全国疾病监测系统
死因监测数据集
2006

中国疾病预防控制中心

军事医学科学出版社
·北 京·
二〇〇九年六月

内容提要

全国疾病监测系统由分布在全国 31 个省（区、市）的 161 个监测点组成，总监测人口 7 300 多万，主要收集死亡个案和人口信息。该系统每年出版一册年度分析报告。《全国疾病监测系统死因监测数据集 2006》简要介绍了全国疾病监测系统工作的历史和目前工作情况及流程，给出了死亡和人口资料的汇总方法、基本结果和统计表格。

本书为读者了解我国人群的死亡水平、死因构成及顺位，以及死亡变化趋势和规律提供了丰富的信息，为医学、人口学、社会学等科学研究机构开展相关研究工作提供基础资料，为政府相关部门决策提供科学依据。

图书在版编目（CIP）数据

全国疾病监测系统死因监测数据集 2006/中国疾病预防控制中心著.
－北京：军事医学科学出版社，2009.9
ISBN 978－7－80245－300－5

Ⅰ.全… Ⅱ.中… Ⅲ.①疾病统计－统计数据－中国－2006
②病死率－统计数据－中国－2006 Ⅳ.R195.4

中国版本图书馆 CIP 数据核字（2009）第 100396 号

出　　版：	军事医学科学出版社
地　　址：	北京市海淀区太平路 27 号
邮　　编：	100850
联系电话：	发行部：(010)66931051,66931049,63827166
	编辑部：(010)66931127,66931039,66931038
传　　真：	(010)63801284
网　　址：	http://www.mmsp.cn
印　　装：	北京冶金大业印刷有限公司
发　　行：	新华书店

开　　本：	889mm×1194mm　1/16
印　　张：	33
字　　数：	991 千字
版　　次：	2010 年 4 月第 1 版
印　　次：	2010 年 4 月第 1 次
定　　价：	116.00 元

本社图书凡缺、损、倒、脱页者，本社发行部负责调换

《全国疾病监测系统死因监测数据集2006》
专家组名单

杨功焕　中国疾病预防控制中心

孔灵芝　卫生部疾病预防控制局

赵文华　中国疾病预防控制中心慢性非传染性疾病预防控制中心

吴　凡　上海市疾病预防控制中心

董景五　北京协和医院世界卫生组织国际分类家族合作中心

周脉耕　中国疾病预防控制中心公共卫生监测与信息服务中心

施小明　中国疾病预防控制中心慢性病防治与社区卫生处

王黎君　中国疾病预防控制中心公共卫生监测与信息服务中心

编写组名单

（以姓氏拼音为序）

胡　楠　黄正京　姜　勇　李晓燕　王丽敏　王志会

序　言

　　人群死亡状况是反映一个国家或地区人群健康状况和卫生保健水平的重要指标。建立死因监测系统，通过长期、系统、连续地收集人群死亡资料，研究人群死亡水平、死亡原因及变化趋势和规律，将信息及时发布、反馈，可以为政府相关部门制定社会经济发展政策、卫生事业发展规划提供科学依据，同时也可为医学、人口学、社会学等学科研究提供基础信息。我国现阶段尚未开展全人群死因登记工作，通过建立和完善具有全国代表性的死因监测系统来推断全国人群死亡状况是一项十分重要的工作。

　　我国疾病监测工作始于1978年，1990年在卫生部支持下，在原有工作基础上建立了由145个监测点组成的具有全国代表性的全国疾病监测系统（DSPs），覆盖1 000余万人口。2005年，经过论证后该系统进行了全面调整，全国疾病监测系统由161个监测点组成，总监测人群达7 300多万。自2006年1月1日起，调整后的监测系统正式上报数据。

　　卫生部、中国疾病预防控制中心及各级疾控机构对全国DSPs工作一直高度重视和大力支持，这对保证DSPs工作的正常开展和监测数据质量的不断提高起到了至关重要的作用。

　　从1990年开始，卫生部防疫司和中国预防医学科学院连续出版了中国疾病监测报告，该报告所提供的信息为我国卫生决策和卫生防病工作发挥了不可替代的作用，也为各级各类科研机构开展相关研究提供了基础数据，DSPs的监测数据也被相关国际组织和机构作为代表中国国家的数据而引用。

　　《全国疾病监测系统死因监测数据集2006》是继《全国疾病监测系统死因监测数据集2004》、《全国疾病监测系统死因监测数据集2005》之后的又一重要报告，提供了我国目前人群死因状况的详实信息，希望该报告的出版能继续为我国疾病预防控制工作、促进人民健康发挥重要作用。

2009年6月

前　言

《全国疾病监测系统死因监测数据集2006》是全国疾病监测系统(DSPs)监测结果的重要报告。本数据集汇总了DSPs 2006年的死亡和人口数据。在进行数据处理和汇总前，我们对每个监测点的数据进行了验收和质量评定，在可能的情况下对错误的数据进行合理的修正，剔除个别不符合要求的数据，以保证信息的真实性。

本书的主要内容共分为七章，并附有附录。第一章主要包括全国疾病监测系统介绍、数据报告流程、统计分析方法、数据质量评价方法等，目的是为了方便使用者更好地了解和使用本书；第二至第七章为大量的数字表格，分别介绍人口资料、总体死亡情况、死亡原因及顺位、主要大类疾病死亡率与死因顺位及地区别、性别、年龄别人口数、分死因死亡数及死亡率，主要是为了给使用者提供详实的基础数据和信息，为政府决策机构、科研机构、卫生专业机构和其他有关部门科学决策、开展相关研究和工作而服务；附录部分包括居民死亡医学证明书样式、161个全国疾病监测系统监测点名单、死因顺位疾病和死因分类ICD-10编码对照表。

为了便于使用者对照，本数据集中分年龄、性别的死因数据表所采用的病因项目和死因分类方法，参考了国家卫生部及世界卫生组织等关于死因数据表的统计方法，并结合实际给出了全部详细的死因编码归类表。

长期以来，全国疾病监测系统死因监测工作得到了各省、自治区、直辖市相关部门的大力支持；31个省(自治区、直辖市)及161个监测县(区)疾病预防控制中心的同志直接负责了监测工作，在此对他们的辛勤劳动表示衷心的感谢。

由于编者水平有限，书中不足之处在所难免，敬请读者批评指正。

编　者
2009年6月

目 录

第一章 概述 ·· (1)
  1.1 全国疾病监测系统调整概况 ·· (1)
  1.2 全国疾病监测系统死因监测数据报告流程 ·· (1)
    1.2.1 死亡个案登记 ·· (1)
    1.2.2 死亡个案资料录入及上报 ·· (2)
  1.3 统计分析方法 ·· (2)
    1.3.1 质量控制指标 ·· (2)
    1.3.2 死亡水平及死因分类指标 ·· (3)
  1.4 数据质量评价 ·· (4)
    1.4.1 质量评价总体情况 ··· (5)
    1.4.2 各监测点死亡率水平 ·· (5)
    1.4.3 死因确定相关指标分析 ··· (6)

第二章 人口资料分析 ··· (8)
  2.1 人口性别年龄构成 ··· (8)
  2.2 性别比 ·· (10)

第三章 总体死亡情况 ··· (12)
  3.1 死亡一般情况 ·· (12)
    3.1.1 死亡个案的年龄构成 ·· (12)
    3.1.2 死亡地点构成 ·· (14)
    3.1.3 死亡时间构成 ·· (15)
  3.2 死亡水平 ··· (16)
    3.2.1 城乡性别年龄别死亡率 ··· (16)
    3.2.2 不同地区性别年龄别死亡率 ·· (17)

第四章 三大类疾病死亡率及构成 ··· (20)
  4.1 城乡不同性别人群的三大类疾病死亡水平及构成 ·· (20)
  4.2 城乡不同年龄段人群的三大类疾病死亡水平及构成 ······································· (21)
  4.3 不同地区人群的三大类疾病死亡水平及构成 ··· (23)

第五章 死亡原因及顺位 ·· (25)
  5.1 总人群及不同性别人群主要疾病死亡率、构成与顺位 ···································· (26)
  5.2 城乡不同性别人群主要疾病死亡率、构成与顺位 ·· (27)
  5.3 不同性别地区别人群主要疾病死亡率、构成与顺位 ······································· (29)
  5.4 城乡不同性别地区别人群主要疾病死亡率、构成与顺位 ································ (32)
  5.5 总人群及不同性别不同年龄段人群主要疾病死亡率、构成与顺位 ··················· (38)
  5.6 城乡不同年龄段人群主要疾病死亡率、构成与顺位 ······································· (44)
  5.7 地区别不同年龄段人群主要疾病死亡率、构成与顺位 ···································· (48)

第六章 主要大类疾病死亡率与死因顺位 ·· (54)
  6.1 主要感染性疾病死亡率与死因顺位 ·· (54)

6.2 主要循环系统疾病死亡率与死因顺位	(56)
6.3 主要恶性肿瘤死亡率与死因顺位	(57)
6.4 主要伤害死亡率与死因顺位	(58)
6.4.1 主要伤害死亡率与死因顺位	(58)
6.4.2 不同年龄段人群主要伤害死亡率与死因顺位	(60)
第七章 地区别、性别、年龄别、死因别死亡数及死亡率	(63)
7.1 地区别、性别、年龄别、死因别死亡数	(64)
7.2 地区别、性别、年龄别、死因别死亡率	(280)
附录1 居民死亡医学证明书及孕产妇死亡、5岁以下儿童死亡登记副卡样式	(496)
附录1-1 居民死亡医学证明书样式	(497)
附录1-2 孕产妇死亡登记副卡	(500)
附录1-3 5岁以下儿童死亡登记副卡	(502)
附录2 全国疾病监测系统监测点名单	(504)
附录3 死因顺位疾病ICD-10编码对照表	(509)
附录4 死因分类ICD-10编码对照表	(510)

表 目 录

表1-4-1	2006年全国疾病监测系统数据质量评价指标	(5)
表1-4-2	各监测点死亡率水平频数分布表	(5)
表1-4-3	各监测点0岁组死亡率水平频数分布表	(6)
表1-4-4	死者生前最高诊断单位构成(%)	(6)
表1-4-5	死亡人群主要死因别死者生前最高诊断单位构成(%)	(6)
表1-4-6	死亡人群死者生前最高诊断依据构成(%)	(7)
表1-4-7	死亡人群主要死因别最高诊断依据构成(%)	(7)
表2-1-1	2006年全国疾病监测系统地区别、年龄别人口数(男女合计)	(8)
表2-1-2	2006年全国疾病监测系统地区别、年龄别人口数(男)	(9)
表2-1-3	2006年全国疾病监测系统地区别、年龄别人口数(女)	(9)
表2-2-1	2006年全国疾病监测系统城乡别、性别、年龄别人口数和性别比	(10)
表2-2-2	2006年全国疾病监测系统地区别、性别、年龄别人口数及性别比	(11)
表3-1-1	2006年全国疾病监测系统地区别、年龄别死亡数(男女合计)	(12)
表3-1-2	2006年全国疾病监测系统地区别、年龄别死亡数(男)	(13)
表3-1-3	2006年全国疾病监测系统地区别、年龄别死亡数(女)	(13)
表3-1-4	2006年全国疾病监测系统城乡性别死亡地点构成(%)	(14)
表3-1-5	2006年全国疾病监测系统地区别死亡地点构成(%)	(14)
表3-1-6	2006年全国疾病监测系统主要死因别死亡地点构成(%)	(14)
表3-1-7	2006年全国疾病监测系统城乡性别死亡时间构成(%)	(15)
表3-1-8	2006年全国疾病监测系统地区别死亡时间构成(%)	(15)
表3-1-9	2006年全国疾病监测系统主要死因别死亡时间构成(%)	(16)
表3-2-1	2006年全国疾病监测系统城乡别、性别、年龄别死亡率	(16)
表3-2-2	2006年全国疾病监测系统城乡别、地区别、年龄别死亡率(男女合计)	(17)
表3-2-3	2006年全国疾病监测系统城乡别、地区别、年龄别死亡率(男)	(18)
表3-2-4	2006年全国疾病监测系统城乡别、地区别、年龄别死亡率(女)	(19)
表4-1-1	2006年全国疾病监测系统城乡别、性别三大类疾病死亡率和构成	(20)
表4-2-1	2006年全国疾病监测系统城乡不同年龄段三大类疾病死亡率及构成	(21)
表4-2-2	2006年全国疾病监测系统地区别不同年龄段三大类疾病死亡率及构成	(22)
表4-3-1	2006年全国疾病监测系统城乡别、地区别三大类疾病死亡率及构成(男女合计)	(23)
表4-3-2	2006年全国疾病监测系统城乡别、地区别三大类疾病死亡率及构成(男)	(24)
表4-3-3	2006年全国疾病监测系统城乡别、地区别三大类疾病死亡率及构成(女)	(24)
表5-1-1	2006年全国疾病监测系统不同性别人群主要疾病死亡率、构成与顺位(城乡合计)	(26)
表5-2-1	2006年全国疾病监测系统不同性别人群主要疾病死亡率、构成与顺位(城市)	(27)
表5-2-2	2006年全国疾病监测系统不同性别人群主要疾病死亡率、构成与顺位(农村)	(28)

表5-3-1	2006年全国疾病监测系统不同地区人群主要疾病死亡率、构成与顺位（城乡合计,男女合计）	(29)
表5-3-2	2006年全国疾病监测系统不同地区人群主要疾病死亡率、构成与顺位（城乡合计,男）	(30)
表5-3-3	2006年全国疾病监测系统不同地区人群主要疾病死亡率、构成与顺位（城乡合计,女）	(31)
表5-4-1	2006年全国疾病监测系统不同地区人群主要疾病死亡率、构成与顺位（城市,男女合计）	(32)
表5-4-2	2006年全国疾病监测系统不同地区人群主要疾病死亡率、构成与顺位（城市,男）	(33)
表5-4-3	2006年全国疾病监测系统不同地区人群主要疾病死亡率、构成与顺位（城市,女）	(34)
表5-4-4	2006年全国疾病监测系统不同地区人群主要疾病死亡率、构成与顺位（农村,男女合计）	(35)
表5-4-5	2006年全国疾病监测系统不同地区人群主要疾病死亡率、构成与顺位（农村,男）	(36)
表5-4-6	2006年全国疾病监测系统不同地区人群主要疾病死亡率、构成与顺位（农村,女）	(37)
表5-5-1	2006年全国疾病监测系统不同年龄段人群主要疾病死亡率、构成与顺位（城乡合计,男女合计）	(38)
表5-5-2	2006年全国疾病监测系统不同年龄段人群主要疾病死亡率、构成与顺位（城乡合计,男）	(40)
表5-5-3	2006年全国疾病监测系统不同年龄段人群主要疾病死亡率、构成与顺位（城乡合计,女）	(42)
表5-6-1	2006年全国疾病监测系统不同年龄段人群主要疾病死亡率、构成与顺位（城市,男女合计）	(44)
表5-6-2	2006年全国疾病监测系统不同年龄段人群主要疾病死亡率、构成与顺位（农村,男女合计）	(46)
表5-7-1	2006年全国疾病监测系统不同年龄段人群主要疾病死亡率、构成与顺位（东部地区,城乡合计,男女合计）	(48)
表5-7-2	2006年全国疾病监测系统不同年龄段人群主要疾病死亡率、构成与顺位（中部地区,城乡合计,男女合计）	(50)
表5-7-3	2006年全国疾病监测系统不同年龄段人群主要疾病死亡率、构成与顺位（西部地区,城乡合计,男女合计）	(52)
表6-1-1	2006年全国疾病监测系统城乡性别主要感染性疾病死亡数、死亡率(1/10万)及死因顺位	(54)
表6-1-2	2006年全国疾病监测系统地区别主要感染性疾病死亡数、死亡率(1/10万)及死因顺位	(55)
表6-2-1	2006年全国疾病监测系统城乡性别循环系统疾病死亡数、死亡率(1/10万)及死因顺位	(56)
表6-2-2	2006年全国疾病监测系统地区别循环系统疾病死亡数、死亡率(1/10万)及死因顺位	(56)

表号	标题	页码
表6-3-1	2006年全国疾病监测系统城乡性别恶性肿瘤死亡数、死亡率(1/10万)及死因顺位	(57)
表6-3-2	2006年全国疾病监测系统地区别恶性肿瘤死亡数、死亡率(1/10万)及死因顺位	(58)
表6-4-1	2006年全国疾病监测系统城乡性别主要伤害类型死亡数、死亡率(1/10万)及死因顺位	(58)
表6-4-2	2006年全国疾病监测系统地区别主要伤害类型死亡数、死亡率(1/10万)及死因顺位	(60)
表6-4-3	2006年全国疾病监测系统分年龄段人群主要伤害死因顺位、死亡率和构成比	(61)
表7-1-1	2006年全国疾病监测系统分死因年龄别死亡数(城乡合计,男女合计)	(64)
表7-1-2	2006年全国疾病监测系统分死因年龄别死亡数(城乡合计,男)	(70)
表7-1-3	2006年全国疾病监测系统分死因年龄别死亡数(城乡合计,女)	(76)
表7-1-4	2006年全国疾病监测系统分死因年龄别死亡数(城市,男女合计)	(82)
表7-1-5	2006年全国疾病监测系统分死因年龄别死亡数(城市,男)	(88)
表7-1-6	2006年全国疾病监测系统分死因年龄别死亡数(城市,女)	(94)
表7-1-7	2006年全国疾病监测系统分死因年龄别死亡数(农村,男女合计)	(100)
表7-1-8	2006年全国疾病监测系统分死因年龄别死亡数(农村,男)	(106)
表7-1-9	2006年全国疾病监测系统分死因年龄别死亡数(农村,女)	(112)
表7-1-10	2006年全国疾病监测系统分死因年龄别死亡数(东部地区,男女合计)	(118)
表7-1-11	2006年全国疾病监测系统分死因年龄别死亡数(东部地区,男)	(124)
表7-1-12	2006年全国疾病监测系统分死因年龄别死亡数(东部地区,女)	(130)
表7-1-13	2006年全国疾病监测系统分死因年龄别死亡数(中部地区,男女合计)	(136)
表7-1-14	2006年全国疾病监测系统分死因年龄别死亡数(中部地区,男)	(142)
表7-1-15	2006年全国疾病监测系统分死因年龄别死亡数(中部地区,女)	(148)
表7-1-16	2006年全国疾病监测系统分死因年龄别死亡数(西部地区,男女合计)	(154)
表7-1-17	2006年全国疾病监测系统分死因年龄别死亡数(西部地区,男)	(160)
表7-1-18	2006年全国疾病监测系统分死因年龄别死亡数(西部地区,女)	(166)
表7-1-19	2006年全国疾病监测系统分死因年龄别死亡数(东部城市,男女合计)	(172)
表7-1-20	2006年全国疾病监测系统分死因年龄别死亡数(东部城市,男)	(178)
表7-1-21	2006年全国疾病监测系统分死因年龄别死亡数(东部城市,女)	(184)
表7-1-22	2006年全国疾病监测系统分死因年龄别死亡数(中部城市,男女合计)	(190)
表7-1-23	2006年全国疾病监测系统分死因年龄别死亡数(中部城市,男)	(196)
表7-1-24	2006年全国疾病监测系统分死因年龄别死亡数(中部城市,女)	(202)
表7-1-25	2006年全国疾病监测系统分死因年龄别死亡数(西部城市,男女合计)	(208)
表7-1-26	2006年全国疾病监测系统分死因年龄别死亡数(西部城市,男)	(214)
表7-1-27	2006年全国疾病监测系统分死因年龄别死亡数(西部城市,女)	(220)
表7-1-28	2006年全国疾病监测系统分死因年龄别死亡数(东部农村,男女合计)	(226)
表7-1-29	2006年全国疾病监测系统分死因年龄别死亡数(东部农村,男)	(232)
表7-1-30	2006年全国疾病监测系统分死因年龄别死亡数(东部农村,女)	(238)
表7-1-31	2006年全国疾病监测系统分死因年龄别死亡数(中部农村,男女合计)	(244)
表7-1-32	2006年全国疾病监测系统分死因年龄别死亡数(中部农村,男)	(250)
表7-1-33	2006年全国疾病监测系统分死因年龄别死亡数(中部农村,女)	(256)

表7-1-34	2006年全国疾病监测系统分死因年龄别死亡数(西部农村,男女合计)	(262)
表7-1-35	2006年全国疾病监测系统分死因年龄别死亡数(西部农村,男)	(268)
表7-1-36	2006年全国疾病监测系统分死因年龄别死亡数(西部农村,女)	(274)
表7-2-1	2006年全国疾病监测系统分死因年龄别死亡率(城乡合计,男女合计)	(280)
表7-2-2	2006年全国疾病监测系统分死因年龄别死亡率(城乡合计,男)	(286)
表7-2-3	2006年全国疾病监测系统分死因年龄别死亡率(城乡合计,女)	(292)
表7-2-4	2006年全国疾病监测系统分死因年龄别死亡率(城市,男女合计)	(298)
表7-2-5	2006年全国疾病监测系统分死因年龄别死亡率(城市,男)	(304)
表7-2-6	2006年全国疾病监测系统分死因年龄别死亡率(城市,女)	(310)
表7-2-7	2006年全国疾病监测系统分死因年龄别死亡率(农村,男女合计)	(316)
表7-2-8	2006年全国疾病监测系统分死因年龄别死亡率(农村,男)	(322)
表7-2-9	2006年全国疾病监测系统分死因年龄别死亡率(农村,女)	(328)
表7-2-10	2006年全国疾病监测系统分死因年龄别死亡率(东部地区,男女合计)	(334)
表7-2-11	2006年全国疾病监测系统分死因年龄别死亡率(东部地区,男)	(340)
表7-2-12	2006年全国疾病监测系统分死因年龄别死亡率(东部地区,女)	(346)
表7-2-13	2006年全国疾病监测系统分死因年龄别死亡率(中部地区,男女合计)	(352)
表7-2-14	2006年全国疾病监测系统分死因年龄别死亡率(中部地区,男)	(358)
表7-2-15	2006年全国疾病监测系统分死因年龄别死亡率(中部地区,女)	(364)
表7-2-16	2006年全国疾病监测系统分死因年龄别死亡率(西部地区,男女合计)	(370)
表7-2-17	2006年全国疾病监测系统分死因年龄别死亡率(西部地区,男)	(376)
表7-2-18	2006年全国疾病监测系统分死因年龄别死亡率(西部地区,女)	(382)
表7-2-19	2006年全国疾病监测系统分死因年龄别死亡率(东部城市,男女合计)	(388)
表7-2-20	2006年全国疾病监测系统分死因年龄别死亡率(东部城市,男)	(394)
表7-2-21	2006年全国疾病监测系统分死因年龄别死亡率(东部城市,女)	(400)
表7-2-22	2006年全国疾病监测系统分死因年龄别死亡率(中部城市,男女合计)	(406)
表7-2-23	2006年全国疾病监测系统分死因年龄别死亡率(中部城市,男)	(412)
表7-2-24	2006年全国疾病监测系统分死因年龄别死亡率(中部城市,女)	(418)
表7-2-25	2006年全国疾病监测系统分死因年龄别死亡率(西部城市,男女合计)	(424)
表7-2-26	2006年全国疾病监测系统分死因年龄别死亡率(西部城市,男)	(430)
表7-2-27	2006年全国疾病监测系统分死因年龄别死亡率(西部城市,女)	(436)
表7-2-28	2006年全国疾病监测系统分死因年龄别死亡率(东部农村,男女合计)	(442)
表7-2-29	2006年全国疾病监测系统分死因年龄别死亡率(东部农村,男)	(448)
表7-2-30	2006年全国疾病监测系统分死因年龄别死亡率(东部农村,女)	(454)
表7-2-31	2006年全国疾病监测系统分死因年龄别死亡率(中部农村,男女合计)	(460)
表7-2-32	2006年全国疾病监测系统分死因年龄别死亡率(中部农村,男)	(466)
表7-2-33	2006年全国疾病监测系统分死因年龄别死亡率(中部农村,女)	(472)
表7-2-34	2006年全国疾病监测系统分死因年龄别死亡率(西部农村,男女合计)	(478)
表7-2-35	2006年全国疾病监测系统分死因年龄别死亡率(西部农村,男)	(484)
表7-2-36	2006年全国疾病监测系统分死因年龄别死亡率(西部农村,女)	(490)

第一章 概 述

全国疾病监测点系统始建于1978年,1990年进行第一次调整,调整后该系统由经过随机抽样产生的145个监测点组成,总监测人群1 000多万,其监测结果可以用于推算全国的情况。2005年,在系统评价的基础上进行了第二次调整,扩大监测覆盖人群,突出监测重点,即:全国疾病监测系统在调整后主要开展死因监测工作,并进行危险因素等监测工作;死因监测工作以县(区)为单位,监测覆盖人口为监测点所在县(区)行政区划内所有人口。调整后的全国疾病监测系统包括全国31个省(自治区、直辖市)的161个监测点,总监测人口由原有的1 000多万增加到7 300多万,覆盖全国人口的比例从1%扩至6%。中国疾控中心为各省(区、市)及各监测点县(区)提供了必要工作经费,并保证经费严格管理,做到专款专用。

多年来,全国疾病监测系统承担着收集人群健康状况基础资料的重要任务,其常规监测数据为制定疾病预防控制策略和有关政策提供了科学依据,同时也承担了多项国家重要科研、专题调查任务。2006年是系统调整后正式运行的第一年,本报告的数据资料即来源于常规死因监测。

1.1 全国疾病监测系统调整概况

2005年,全国疾病监测系统进行了调整,监测点产生的抽样步骤如下:

(1)按照国家统计局的分类方法,首先将全国31个省(自治区、直辖市)分为东、中、西三部分(东部地区包括北京、天津、河北、辽宁、上海、江苏、浙江、福建、山东、广东、海南,中部地区包括山西、吉林、黑龙江、安徽、江西、河南、湖北、湖南,西部地区包括内蒙古、广西、重庆、四川、贵州、云南、西藏、陕西、甘肃、青海、宁夏、新疆)。

(2)将全国所有的县(包括县级市)定义为农村,所有的区定义为城市。

(3)城市地区:分别将东、中、西部地区所有区按非农人口比例排序,分为高、中、低三层,再将每层的市区按照人口总数再分为3层,共27层。

(4)农村地区:分别将东、中、西部地区所有的县和县级市按照人均国民生产总值分为3层,再将每层按照人口总数分为3层。农村地区共分为27层。

(5)参照全国的城乡比例同时根据当时的具体情况,确定城市与农村样本量比例以2:3分配。

调整后的监测系统包括全国31个省(自治区、直辖市)的161个监测点,其中:城市64个,农村97个。总监测人口7 300多万,约占全国人口的6%。

1.2 全国疾病监测系统死因监测数据报告流程

1.2.1 死亡个案登记

全国疾病监测系统的死亡登记对象是发生在各辖区内的所有死亡个案,包括在辖区内死亡的户籍和非户籍中国居民,以及港、澳、台同胞和外籍公民。各级各类医疗卫生机构均为死因信息报告的责任单位,其中具有执业医师资格的医疗卫生人员方可填报《死亡医学证明书》(以下简称《死亡证》,样式见附录1)。

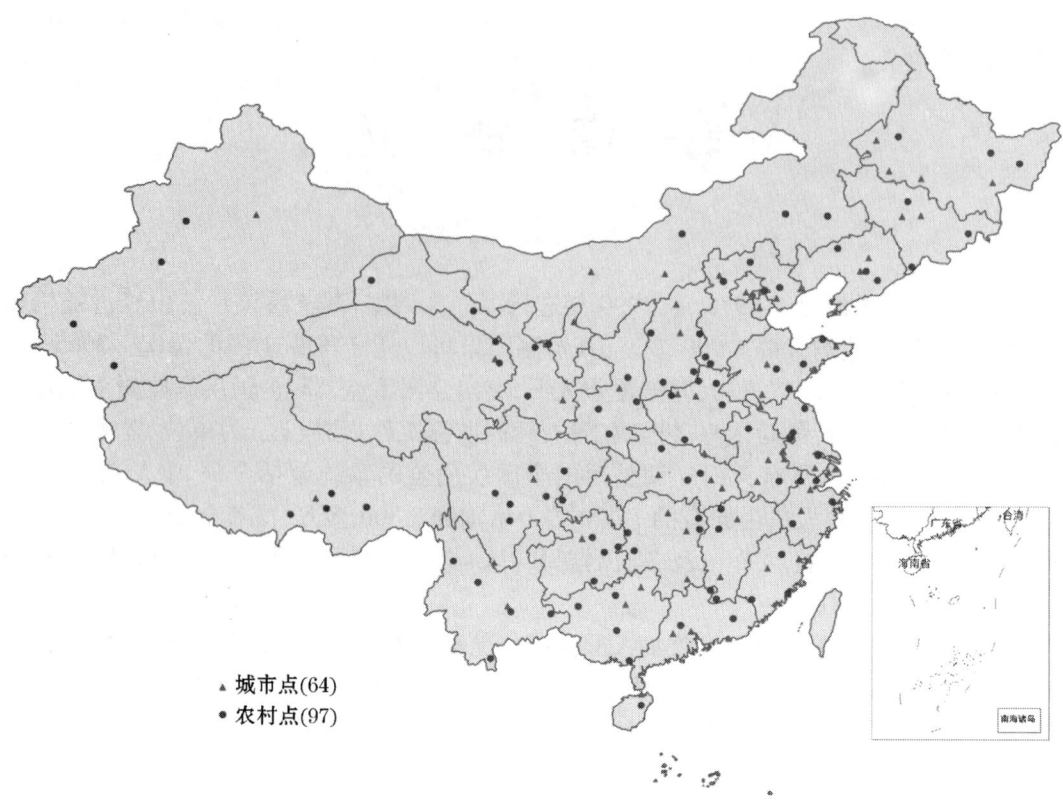

图 1-1 全国疾病监测系统监测点分布

在各级各类医疗机构发生的死亡个案(包括到达医院时已死亡,院前急救过程中死亡、院内诊疗过程中死亡),由诊治医生做出诊断并逐项认真填写《死亡证》。不明原因肺炎或死因不明者,将死者生前的症状、体征、主要的辅助检查结果及诊治经过记录在《死亡证》上的调查记录栏内。

在家中或其他场所死亡者,由所在地的村医(社区医生),将死亡信息定期报告至乡镇卫生院(社区卫生服务中心);乡镇卫生院(社区卫生服务中心)的防保医生,根据死者家属或其他知情人提供的死者生前病史、体征和(或)医学诊断,对其死因进行推断,填写《死亡证》。

凡需公安司法部门介入的死亡个案,由公安司法部门判定死亡性质并出具死亡证明,辖区乡镇卫生院(社区卫生服务中心)负责该地区地段预防保健工作的医生根据死亡证明填报《死亡证》。

1.2.2 死亡个案资料录入及上报

全国疾病监测系统死因监测数据使用监测系统工作软件,中国疾病预防控制中心慢病中心对各省上报的数据进行审核,针对发现的问题进行核实和修正。

1.3 统计分析方法

1.3.1 质量控制指标

(1)性别比

$$性别比 = 男性人口数/女性人口数 \times 100$$

(2)死者生前最高诊断单位

包括省级(市)医院、地区级(市)医院、县级(区)医院、卫生院、村卫生室、未就诊、其他及私人诊所以及不详。

(3) 死者生前最高诊断依据

包括尸检、病理、手术、临床+理化、临床、死后推断以及不详。其中尸检、病理和手术为Ⅰ级诊断，临床合并理化为Ⅱ级诊断，临床为Ⅲ级诊断，死后推断为Ⅳ级诊断。

1.3.2 死亡水平及死因分类指标

(1) 死亡率,性别、年龄别、死因别死亡率

$$死亡率 = 死亡数/人口数 \times 100\,000/10万$$

在性别死亡率、年龄别死亡率中，相应的死亡数分别为某性别死亡数、某年龄组死亡数，相应的人口数分别为某性别人口数、某年龄组人口数。在死因别死亡率中，相应的死亡数为因某类死因死亡数，人口数与计算死亡率时的人口数相同。

(2) 标化死亡率

利用同一人口年龄构成（标准人口构成）与实际年龄别死亡率计算出来的死亡率即标化死亡率。标化死亡率用于对两个或两个以上人口年龄结构存在差别的地区进行全人群死亡率的比较。

标化死亡率的计算步骤如下：①计算年龄组死亡率；②以各年龄组死亡率乘以相应的标准人口年龄构成百分比，得到相应的理论死亡率；③将各年龄组的理论死亡率相加之和，即标化死亡率。计算公式如下：

$$标化死亡率 = \frac{\sum nPx \cdot nMx}{\sum nPx}$$

式中，nPx 是标准人口的年龄别人口数，nMx 为待标化人口的年龄别死亡率，n 为各年龄组间距，x 为各年龄组起始年龄。

本次分析中，以我国2000年第5次人口普查人口为标准人口进行计算（中调率），世界人口标化死亡率以2000年世界人口为标准人口进行计算（世调率）。

(3) 0岁组死亡率

$$0岁组死亡率 = 0岁组死亡数/0岁组人口数 \times 1\,000‰$$

说明：本次分析与婴儿死亡率的算法略有不同（婴儿死亡率的分母为当年活产数）。

(4) 三大类疾病

三大类疾病的定义和相应的ICD-10编码范围如下：

第一大类：感染性、母婴及营养缺乏疾病：

包括以下几类疾病：

传染病和寄生虫病（A00-B99）；

某些感染性疾病：包括脑炎类（G00-G04），中耳炎（H65-H66），急性上呼吸道感染（J00-J06），流行性感冒和肺炎（J10-J18），其他急性下呼吸道感染（J20-J22），女性盆腔器官部分炎性疾病（N70-N73）；

营养缺乏性疾病：包括部分甲状腺疾患（E00-E02），营养性贫血（D50-D53），贫血（D64.9），营养不良（E40-E46）和其他营养缺乏（E50-E64）；

妊娠、分娩和产褥期并发症（O00-O99）；

起源于围生期的某些情况（P00-P96）。

第二大类：非感染性疾病：

包括以下几类疾病：

肿瘤：恶性肿瘤（C00-C97），其他肿瘤 D00-D48；

血液造血器官及免疫疾病（D50-D89，不包括D50-D53、D64.9）；

内分泌营养和代谢疾病（E00-E90，不包括E00-E02，E40-E64）；

精神障碍(F00 – F99);
神经系统疾病(G00 – G99,不包括 G00 – G04);
循环系统疾病(I00 – I99);
呼吸系统疾病(J00 – J99,不包括 J00 – J22);
消化系统疾病(K00 – K93);
泌尿生殖系统疾病(N00 – N99,不包括 N70 – N73);
先天畸形、变形和染色体异常(Q00 – Q99);
其他(非感染性)疾病:眼和附器疾病(H00 – H59,不包括 H00),耳和乳突疾病(H60 – H95,不包括 H65 – H66),皮肤和皮下组织疾病(L00 – L99),肌肉骨骼和结缔组织疾病(M00 – M99)。
第三大类:损伤中毒(简称伤害):即损伤和中毒外部原因小计(V01 – Y89)。
第四大类:诊断不明疾病(R00 – R99)。

(5)死因构成及死因顺位

死因构成:即某类死因的死亡数占总死亡数的比例。计算公式如下:

某类死因占总死亡数的构成比 = 因某类死因死亡的人数/总死亡人数×100%

死因顺位:按各种死因死亡数占总死亡数的比例由高到低排序。主要死因包括:传染病、寄生虫病、恶性肿瘤、血液造血器官及免疫疾病、内分泌营养和代谢疾病、精神障碍、神经系统疾病、心脑血管病、呼吸系统疾病、消化系统疾病、肌肉骨骼和结缔组织疾病、泌尿生殖系统疾病、妊娠分娩和产褥期并发症(简称产科疾病)、起源于围生期的某些情况(简称围生期疾病)、先天畸形变形和染色体异常(简称先天异常)、损伤和中毒外部原因(简称伤害)。另外,诊断不明疾病、其他疾病(此处指全死因中除以上参与顺位的所有死因及诊断不明之外的所有疾病)也列入死因顺位表。以上死因对应的 ICD – 10 编码见附录3。

(6)死因分类

本数据集的详细死因分类(表7 – 1 – 1 至表7 – 1 – 36,表7 – 2 – 1 至表7 – 2 – 36)以全球疾病负担(Global Burden of Disease)的分类为基础,结合卫生部统计分类标准[即卫统8 表 – 1,《居民病伤死亡原因调查表》总表病伤死亡原因类目,国家标准疾病分类与代码(GB/T14396 – 2001)]进行修订而得。本分类的具体疾病名称及相应的 ICD – 10 编码对照表见附录4。

1.4 数据质量评价

2006年监测有161个监测点上报了数据,涉及31个省(区、市),总监测人群7 378.44万,占全国人口的6%。为保证监测系统资料的高质量和较高可信度,在进行数据分析并形成结果之前对数据质量进行了评价。由于漏报很难避免,本次分析通过对所收集的资料进行数据清洗,并对整体质量和每个监测点的数据质量进行比较和判断,将一些认为是漏报严重、有可能影响总体结果的监测点数据进行剔除,形成最终数据库。本次以监测点水平死亡率低于3‰为剔除标准,共剔除15个监测点的资料,最终纳入146个监测点的数据进行汇总分析。剔除后监测点最低死亡率为3.08‰。

1.4.1 质量评价总体情况

表1-4-1 2006年全国疾病监测系统数据质量评价指标

地区	死亡率(1/10万)			0岁组死亡率(‰)	0岁组性别比(女=100)	不明死因所占比例(%)
	男女合计	男	女			
城乡合计						
合计	525.75	601.90	446.29	924.92	112.53	1.82
东部地区	559.28	627.31	489.58	691.98	112.00	2.41
中部地区	532.24	617.05	442.97	922.92	114.26	1.00
西部地区	469.34	546.28	387.89	1170.52	111.22	2.02
城市						
合计	539.77	614.38	463.41	654.64	108.15	2.02
东部城市	585.09	651.10	518.14	627.74	111.02	2.47
中部城市	523.39	608.37	436.32	634.06	106.23	1.41
西部城市	456.78	539.04	371.02	716.32	105.67	1.60
农村						
合计	519.07	596.04	438.01	1025.75	114.21	1.71
东部农村	540.14	609.82	468.21	728.14	112.55	2.37
中部农村	535.26	619.96	445.27	1001.61	116.55	0.87
西部农村	473.89	548.86	394.05	1315.97	113.06	2.16

1.4.2 各监测点死亡率水平

1.4.2.1 总人群死亡率

表1-4-2 各监测点死亡率水平频数分布表

总死亡率(1/10万)	所有监测点			城市点			农村点		
	个数	百分比(%)	累计百分比(%)	个数	百分比(%)	累计百分比(%)	个数	百分比(%)	累计百分比(%)
<400	10	6.85	6.85	7	12.73	12.73	3	3.30	3.30
400~	14	9.59	16.44	5	9.09	21.82	9	9.89	13.19
450~	18	12.33	28.77	7	12.73	34.55	11	12.09	25.28
500~	24	16.44	45.21	6	10.91	45.46	18	19.78	45.06
550~	19	13.01	58.22	5	9.09	54.55	14	15.38	60.44
600~	23	15.75	73.97	8	14.55	69.10	15	16.48	76.92
650~	22	15.07	89.04	9	16.36	85.46	13	14.29	91.21
700~	8	5.48	94.52	3	5.45	90.91	5	5.49	96.70
750~	3	2.05	96.57	1	1.82	92.73	2	2.20	98.90
800~	2	1.37	97.94	1	1.82	94.55	1	1.10	100.00
850~	3	2.04	100.00	3	5.46	100.00	0	—	—
总计	146	100.00		55	100.00		91	100.00	

1.4.2.2　0岁组死亡率

表1-4-3　各监测点0岁组死亡率水平频数分布表

0岁组死亡率 （1/10万）	所有监测点			城市点			农村点		
	个数	百分比（%）	累计百分比（%）	个数	百分比（%）	累计百分比（%）	个数	百分比（%）	累计百分比（%）
<300	9	6.16	6.16	8	14.55	14.55	1	1.10	1.10
300~	45	30.82	36.98	22	40.00	54.55	23	25.27	26.37
600~	30	20.55	57.53	12	21.82	76.37	18	19.78	46.15
900~	26	17.81	75.34	6	10.91	87.28	20	21.98	68.13
1200~	10	6.85	82.19	3	5.45	92.73	7	7.69	75.82
1500~	7	4.79	86.98	2	3.64	96.37	5	5.49	81.31
1800~	6	4.11	91.09	1	1.82	98.19	5	5.49	86.80
2100~	4	2.74	93.83	0	-	-	4	4.40	91.20
2400~	4	2.74	96.57	0	-	-	4	4.40	95.60
2700~	1	0.68	97.25	0	-	-	1	1.10	96.70
3000~	4	2.72	100.00	1	1.82	100.00	3	3.30	100.00
总计	146	100.00		61	100.00		97	100.00	

1.4.3　死因确定相关指标分析

1.4.3.1　死者生前最高诊断单位构成

表1-4-4　死者生前最高诊断单位构成（%）

死者生前最高诊断单位	城乡合计	城市				农村			
		合计	东部	中部	西部	合计	东部	中部	西部
总计	100.00	100.00	100.00	100.00	100.00	100.00	100.00	100.00	100.00
省级（市）医院	11.80	25.12	23.54	31.84	20.04	5.21	4.61	5.37	5.72
地区级（市）医院	19.69	37.08	37.64	40.48	30.52	11.08	11.89	10.30	11.23
县级（区）医院	36.67	19.71	21.15	17.17	19.16	45.06	48.18	46.15	39.46
卫生院	17.05	8.80	9.51	5.52	11.45	21.13	18.85	23.95	19.76
村卫生院	7.22	3.56	2.89	1.00	9.24	9.03	8.87	8.43	10.15
未就诊	5.96	4.39	4.31	3.25	6.25	6.74	6.76	4.37	10.32
不详	1.61	1.34	0.95	0.74	3.34	1.75	0.85	1.43	3.36

表1-4-5　死亡人群主要死因别死者生前最高诊断单位构成（%）

死者生前最高诊断单位	合计	传染病和寄生虫病	恶性肿瘤	内分泌营养代谢疾病	心脑血管病	呼吸系统疾病	消化系统疾病	泌尿生殖系统疾病	产科疾病	伤害
总计	100.00	100.00	100.00	100.00	100.00	100.00	100.00	100.00	100.00	100.00
省级（市）医院	11.80	11.88	23.80	16.14	8.73	6.38	11.98	15.19	7.88	4.52
地区级（市）医院	19.69	22.01	34.36	28.49	16.15	11.86	19.50	25.79	14.52	10.86
县级（区）医院	36.67	47.19	36.67	39.30	39.33	35.67	41.18	41.72	41.91	27.59
卫生院	17.05	10.79	3.22	9.98	21.40	28.37	14.68	10.06	21.16	20.14
村卫生院	7.22	4.27	0.58	2.26	8.83	12.15	6.84	4.10	4.56	9.51
未就诊	5.96	2.58	0.41	2.59	4.26	3.77	4.23	1.79	6.64	24.33
不详	1.61	1.28	0.95	1.24	1.30	1.79	1.58	1.35	3.32	3.05

1.4.3.2 死者生前最高诊断依据构成

表1-4-6 死亡人群死者生前最高诊断依据构成(%)

死者生前最高诊断依据	城乡合计	城市				农村			
		合计	东部	中部	西部	合计	东部	中部	西部
总计	100.00	100.00	100.00	100.00	100.00	100.00	100.00	100.00	100.00
尸检	0.72	0.73	0.59	0.93	0.83	0.72	0.32	1.09	0.64
病理	6.91	8.38	7.83	10.15	7.42	6.19	6.20	7.28	4.52
手术	1.73	1.91	2.10	1.71	1.67	1.64	2.14	1.41	1.34
临床+理化	45.74	49.14	53.59	45.94	40.73	44.06	51.48	42.12	37.56
临床	33.45	29.71	25.59	34.30	35.13	35.30	29.74	39.13	36.56
死后推断	8.65	7.81	8.28	5.60	9.63	9.06	8.72	6.64	13.17
不详	2.80	2.32	2.02	1.36	4.60	3.04	1.39	2.33	6.20

表1-4-7 死亡人群主要死因别最高诊断依据构成(%)

死者生前最高诊断依据	合计	传染病和寄生虫病	恶性肿瘤	内分泌营养代谢疾病	心脑血管病	呼吸系统疾病	消化系统疾病	泌尿生殖系统疾病	产科疾病	伤害
总计	100.00	100.00	100.00	100.00	100.00	100.00	100.00	100.00	100.00	100.00
尸检	0.72	0.06	0.08	0.06	0.11	0.09	0.15	0.02	1.24	6.14
病理	6.91	2.67	27.90	0.69	0.55	0.61	2.56	1.63	0.83	0.37
手术	1.73	0.61	4.44	0.28	0.68	0.25	3.15	1.02	4.98	2.45
临床+理化	45.74	64.55	52.59	67.43	47.35	46.54	53.01	67.20	29.05	19.99
临床	33.45	24.68	12.00	24.37	40.83	43.46	31.25	23.68	49.38	40.12
死后推断	8.65	4.79	1.03	5.00	8.13	6.22	6.85	4.06	8.71	26.91
不详	2.80	2.66	1.96	2.17	2.34	2.83	3.02	2.39	5.81	4.03

第二章 人口资料分析

2.1 人口性别年龄构成

表 2-1-1 2006年全国疾病监测系统地区别、年龄别人口数（男女合计）

年龄（岁）	全国			城 市			农 村		
	城乡合计	城市	农村	东部	中部	西部	东部	中部	西部
总计	66012299	21294191	44718108	10702397	5913136	4678658	14432294	17345185	12940629
0	638647	173531	465116	76465	47787	49279	135825	175418	153873
1~	2723206	722587	2000619	328659	177590	216338	587986	752139	660494
5~	4155543	1082366	3073177	506062	275621	300683	935170	1135223	1002784
10~	5799559	1418469	4381090	675648	375435	367386	1291340	1791734	1298016
15~	5491587	1675073	3816514	820772	508869	345432	1187284	1544345	1084885
20~	5082363	1675376	3406987	834932	500222	340222	1087442	1323472	996073
25~	5864919	1897146	3967773	892413	513318	491415	1228275	1522757	1216741
30~	6369014	1968008	4401006	935239	546320	486449	1396295	1743225	1261486
35~	5889358	1976611	3912747	977850	577766	420995	1305986	1538817	1067944
40~	4907426	1786725	3120701	967042	513238	306445	1118163	1204306	798232
45~	4678275	1684049	2994226	903245	454529	326275	1034394	1157018	802814
50~	3860664	1406488	2454176	762737	377024	266727	838255	952642	663279
55~	2849636	1024048	1825588	524403	286395	213250	584047	706413	535128
60~	2361785	858122	1503663	421782	254146	182194	486403	571097	446163
65~	1987397	721178	1266219	368724	211036	141418	433394	475913	356912
70~	1531560	567065	964495	314948	152152	99965	345721	351927	266847
75~	993240	367463	625777	211506	87375	68582	232558	225080	168139
80~	533042	190267	342775	115252	36512	38503	125967	116536	100272
85~	295017	99558	195459	64657	17801	17100	77789	57123	60547

表2-1-2　2006年全国疾病监测系统地区别、年龄别人口数（男）

年龄（岁）	全　国			城　市			农　村		
	城乡合计	城市	农村	东部	中部	西部	东部	中部	西部
总计	33707590	10769900	22937690	5389375	2992594	2387931	7330315	8933949	6673426
0	338149	90163	247986	40229	24615	25319	71922	94413	81651
1~	1452370	375179	1077191	172542	90426	112211	316710	408973	351508
5~	2189172	562962	1626210	264897	142377	155688	491703	603807	530700
10~	3007279	730997	2276282	349250	192140	189607	668084	932114	676084
15~	2804607	842511	1962096	416091	251331	175089	600792	793168	568136
20~	2583816	862052	1721764	425356	264256	172440	539162	673481	509121
25~	2990410	960159	2030251	451020	258703	250436	622093	784775	623383
30~	3242679	998525	2244154	472617	276387	249521	710155	886365	647634
35~	3004548	1001347	2003201	492691	292991	215665	664193	787040	551968
40~	2527477	914429	1613048	491882	263162	159385	573478	623791	415779
45~	2388095	853788	1534307	455722	231339	166727	529595	593184	411528
50~	1974118	712005	1262113	385272	190875	135858	429271	493314	339528
55~	1463509	516501	947008	264457	143757	108287	300570	370159	276279
60~	1213339	429536	783803	212587	124627	92322	252536	300747	230520
65~	1000205	357079	643126	179986	105341	71752	218749	243334	181043
70~	740861	275211	465650	148853	76202	50156	162424	172212	131014
75~	456039	170395	285644	95262	42181	32952	102948	103051	79645
80~	223108	80324	142784	47606	15262	17456	50051	49084	43649
85~	107809	36737	71072	23055	6622	7060	25879	20937	24256

表2-1-3　2006年全国疾病监测系统地区别、年龄别人口数（女）

年龄（岁）	全　国			城　市			农　村		
	城乡合计	城市	农村	东部	中部	西部	东部	中部	西部
总计	32304709	10524291	21780418	5313022	2920542	2290727	7101979	8411236	6267203
0	300498	83368	217130	36236	23172	23960	63903	81005	72222
1~	1270836	347408	923428	156117	87164	104127	271276	343166	308986
5~	1966371	519404	1446967	241165	133244	144995	443467	531416	472084
10~	2792280	687472	2104808	326398	183295	177779	623256	859620	621932
15~	2686980	832562	1854418	404681	257538	170343	586492	751177	516749
20~	2498547	813324	1685223	409576	235966	167782	548280	649991	486952
25~	2874509	936987	1937522	441393	254615	240979	606182	737982	593358
30~	3126335	969483	2156852	462622	269933	236928	686140	856860	613852
35~	2884810	975264	1909546	485159	284775	205330	641793	751777	515976
40~	2379949	872296	1507653	475160	250076	147060	544685	580515	382453
45~	2290180	830261	1459919	447523	223190	159548	504799	563834	391286
50~	1886546	694483	1192063	377465	186149	130869	408984	459328	323751
55~	1386127	507547	878580	259946	142638	104963	283477	336254	258849
60~	1148446	428586	719860	209195	129519	89872	233867	270350	215643
65~	987192	364099	623093	188738	105695	69666	214645	232579	175869
70~	790699	291854	498845	166095	75950	49809	183297	179715	135833
75~	537201	197068	340133	116244	45194	35630	129610	122029	88494
80~	309934	109943	199991	67646	21250	21047	75916	67452	56623
85~	187208	62821	124387	41602	11179	10040	51910	36186	36291

2.2 性别比

表 2-2-1　2006 年全国疾病监测系统城乡别、性别、年龄别人口数和性别比

年龄（岁）	城乡合计			城　市			农　村		
	男性	女性	性别比（女=100）	男性	女性	性别比（女=100）	男性	女性	性别比（女=100）
总计	33707590	32304709	104.34	10769900	10524291	102.33	22937690	21780418	105.31
0	338149	300498	112.53	90163	83368	108.15	247986	217130	114.21
1～	1452370	1270836	114.28	375179	347408	107.99	1077191	923428	116.65
5～	2189172	1966371	111.33	562962	519404	108.39	1626210	1446967	112.39
10～	3007279	2792280	107.70	730997	687472	106.33	2276282	2104808	108.15
15～	2804607	2686980	104.38	842511	832562	101.19	1962096	1854418	105.81
20～	2583816	2498547	103.41	862052	813324	105.99	1721764	1685223	102.17
25～	2990410	2874509	104.03	960159	936987	102.47	2030251	1937522	104.79
30～	3242679	3126335	103.72	998525	969483	103.00	2244154	2156852	104.05
35～	3004548	2884810	104.15	1001347	975264	102.67	2003201	1909546	104.90
40～	2527477	2379949	106.20	914429	872296	104.83	1613048	1507653	106.99
45～	2388095	2290180	104.28	853788	830261	102.83	1534307	1459919	105.10
50～	1974118	1886546	104.64	712005	694483	102.52	1262113	1192063	105.88
55～	1463509	1386127	105.58	516501	507547	101.76	947008	878580	107.79
60～	1213339	1148446	105.65	429536	428586	100.22	783803	719860	108.88
65～	1000205	987192	101.32	357079	364099	98.07	643126	623093	103.22
70～	740861	790699	93.70	275211	291854	94.30	465650	498845	93.35
75～	456039	537201	84.89	170395	197068	86.47	285644	340133	83.98
80～	223108	309934	71.99	80324	109943	73.06	142784	199991	71.40
85～	107809	187208	57.59	36737	62821	58.48	71072	124387	57.14

表 2-2-2 2006年全国疾病监测系统地区别、性别、年龄别人口数及性别比

年龄(岁)	东部 男性	东部 女性	东部 性别比(女=100)	中部 男性	中部 女性	中部 性别比(女=100)	西部 男性	西部 女性	西部 性别比(女=100)
总计	12719690	12415001	102.45	11926543	11331778	105.25	9061357	8557930	105.88
0	112151	100139	112.00	119028	104177	114.26	106970	96182	111.22
1~	489252	427393	114.47	499399	430330	116.05	463719	413113	112.25
5~	756600	684632	110.51	746184	664660	112.27	686388	617079	111.23
10~	1017334	949654	107.13	1124254	1042915	107.80	865691	799711	108.25
15~	1016883	991173	102.59	1044499	1008715	103.55	743225	687092	108.17
20~	964518	957856	100.70	937737	885957	105.84	681561	654734	104.10
25~	1073113	1047575	102.44	1043478	992597	105.13	873819	834337	104.73
30~	1182772	1148762	102.96	1162752	1126793	103.19	897155	850780	105.45
35~	1156884	1126952	102.66	1080031	1036552	104.19	767633	721306	106.42
40~	1065360	1019845	104.46	886953	830591	106.79	575164	529513	108.62
45~	985317	952322	103.46	824523	787024	104.76	578255	550834	104.98
50~	814543	786449	103.57	684189	645477	106.00	475386	454620	104.57
55~	565027	543423	103.98	513916	478892	107.31	384566	363812	105.70
60~	465123	443062	104.98	425374	399869	106.38	322842	305515	105.67
65~	398735	403383	98.85	348675	338274	103.07	252795	245535	102.96
70~	311277	349392	89.09	248414	255665	97.16	181170	185642	97.59
75~	198210	245854	80.62	145232	167223	86.85	112597	124124	90.71
80~	97657	143562	68.02	64346	88702	72.54	61105	77670	78.67
85~	48934	93512	52.33	27559	47365	58.18	31316	46331	67.59

第三章 总体死亡情况

3.1 死亡一般情况

3.1.1 死亡个案的年龄构成

表3－1－1 2006年全国疾病监测系统地区别、年龄别死亡数（男女合计）

年龄（岁）	全国			城市			农村		
	城乡合计	城市	农村	东部	中部	西部	东部	中部	西部
总计	347058	114939	232119	62619	30949	21371	77954	92841	61324
0	5907	1136	4771	480	303	353	989	1757	2025
1～	1864	335	1529	109	96	130	295	465	769
5～	1202	249	953	86	83	80	211	317	425
10～	1308	282	1026	113	68	101	264	387	375
15～	2410	546	1864	212	183	151	511	684	669
20～	2870	677	2193	302	238	137	587	727	879
25～	3151	786	2365	341	262	183	629	836	900
30～	5149	1391	3758	523	422	446	969	1440	1349
35～	8179	2292	5887	940	743	609	1687	2316	1884
40～	10898	3472	7426	1607	1145	720	2456	2787	2183
45～	11982	4210	7772	2149	1346	715	2692	2989	2091
50～	19237	6202	13035	3170	1857	1175	4259	5115	3661
55～	21749	6679	15070	3408	1923	1348	4700	6290	4080
60～	25591	7622	17969	3711	2160	1751	5201	7647	5121
65～	34211	11398	22813	5596	3406	2396	6895	9686	6232
70～	49153	16864	32289	8877	4799	3188	10315	13901	8073
75～	51012	18419	32593	10523	4777	3119	11763	13098	7732
80～	47465	16461	31004	10024	3906	2531	11528	12638	6838
85～	43672	15912	27760	10447	3229	2236	11989	9747	6024

表 3-1-2 2006 年全国疾病监测系统地区别、年龄别死亡数(男)

年龄(岁)	全国			城市			农村		
	城乡合计	城市	农村	东部	中部	西部	东部	中部	西部
总计	202885	66168	136717	35090	18206	12872	44702	55387	36628
0	3434	641	2793	265	164	212	553	1020	1220
1~	1103	193	910	58	51	84	171	291	448
5~	806	158	648	54	54	50	146	218	284
10~	888	184	704	79	41	64	180	273	251
15~	1701	373	1328	148	118	107	363	489	476
20~	2000	459	1541	201	165	93	421	517	603
25~	2163	519	1644	234	167	118	453	591	600
30~	3511	918	2593	336	293	289	673	983	937
35~	5612	1575	4037	633	532	410	1181	1594	1262
40~	7542	2454	5088	1154	819	481	1670	1911	1507
45~	8223	2889	5334	1492	911	486	1922	2036	1376
50~	12821	4177	8644	2140	1260	777	2919	3335	2390
55~	14258	4380	9878	2262	1255	863	3123	4154	2601
60~	16458	4848	11610	2435	1328	1085	3394	4996	3220
65~	21450	7034	14416	3494	2047	1493	4402	6182	3832
70~	29882	9939	19943	5164	2836	1939	6321	8679	4943
75~	28629	10450	18179	5802	2729	1919	6406	7421	4352
80~	24180	8324	15856	4921	2018	1385	5695	6545	3616
85~	18193	6647	11546	4217	1415	1015	4700	4146	2700

表 3-1-3 2006 年全国疾病监测系统地区别、年龄别死亡数(女)

年龄(岁)	全国			城市			农村		
	城乡合计	城市	农村	东部	中部	西部	东部	中部	西部
总计	144172	48771	95401	27529	12743	8499	33252	37453	24696
0	2473	495	1978	215	139	141	436	737	805
1~	761	142	619	51	45	46	124	174	321
5~	396	91	305	32	29	30	65	99	141
10~	420	98	322	34	27	37	84	114	124
15~	709	173	536	64	65	44	148	195	193
20~	870	218	652	101	73	44	166	210	276
25~	988	267	721	107	95	65	176	245	300
30~	1638	473	1165	187	129	157	296	457	412
35~	2567	717	1850	307	211	199	506	722	622
40~	3355	1018	2337	453	326	239	786	875	676
45~	3759	1321	2438	657	435	229	770	953	715
50~	6416	2025	4391	1030	597	398	1340	1780	1271
55~	7491	2299	5192	1146	668	485	1577	2136	1479
60~	9133	2774	6359	1276	832	666	1807	2651	1901
65~	12761	4364	8397	2102	1359	903	2493	3504	2400
70~	19271	6925	12346	3713	1963	1249	3994	5222	3130
75~	22383	7969	14414	4721	2048	1200	5357	5677	3380
80~	23285	8137	15148	5103	1888	1146	5833	6093	3222
85~	25479	9265	16214	6230	1814	1221	7289	5601	3324

3.1.2 死亡地点构成

表 3-1-4 2006 年全国疾病监测系统城乡性别死亡地点构成（%）

死亡地点	城乡合计			城市			农村		
	男女合计	男	女	男女合计	男	女	男女合计	男	女
总计	100.00	100.00	100.00	100.00	100.00	100.00	100.00	100.00	100.00
医院病房	18.63	19.82	16.96	34.79	36.94	31.87	10.63	11.54	9.34
急诊室	2.88	3.05	2.65	4.34	4.41	4.24	2.16	2.38	1.84
家中	71.48	69.03	74.93	55.45	52.65	59.25	79.42	76.96	82.94
赴医院途中	2.34	2.75	1.75	1.72	1.97	1.38	2.64	3.13	1.94
外地及其他	1.62	2.07	0.98	1.29	1.51	0.99	1.78	2.34	0.97
不详	3.05	3.28	2.73	2.41	2.52	2.26	3.37	3.64	2.97

表 3-1-5 2006 年全国疾病监测系统地区别死亡地点构成（%）

死亡地点	城乡合计			城市			农村		
	东部	中部	西部	东部	中部	西部	东部	中部	西部
总计	100.00	100.00	100.00	100.00	100.00	100.00	100.00	100.00	100.00
医院病房	18.16	21.26	15.51	32.20	44.08	28.90	6.87	13.66	10.84
急诊室	3.38	2.84	2.08	5.46	2.93	3.12	1.72	2.82	1.72
家中	73.32	67.68	74.05	56.71	48.39	61.98	86.65	74.10	78.26
赴医院途中	1.92	2.70	2.50	1.53	1.87	2.04	2.23	2.98	2.65
外地及其他	1.14	1.62	2.42	1.32	1.19	1.36	1.00	1.77	2.79
不详	2.08	3.89	3.44	2.78	1.54	2.60	1.52	4.68	3.73

表 3-1-6 2006 年全国疾病监测系统主要死因别死亡地点构成（%）

死亡地点	合计	传染病和寄生虫病	恶性肿瘤	内分泌营养代谢病	心脑血管病	呼吸系统疾病	消化系统疾病	泌尿生殖系统疾病	产科疾病	伤害
总计	100.00	100.00	100.00	100.00	100.00	100.00	100.00	100.00	100.00	100.00
医院病房	18.63	21.63	23.75	25.18	16.77	13.55	22.94	22.02	49.38	15.33
急诊室	2.88	1.67	1.27	2.95	3.32	1.61	2.52	1.91	7.88	7.51
家中	71.48	72.66	71.66	67.44	74.80	81.14	70.36	72.44	30.71	46.37
赴医院途中	2.34	1.30	0.72	1.03	1.75	0.96	1.41	0.90	5.81	11.58
外地及其他	1.62	0.72	0.35	0.72	0.65	0.47	0.55	0.46	2.90	11.00
不详	3.05	2.02	2.25	2.68	2.72	2.27	2.21	2.27	3.32	8.22

3.1.3 死亡时间构成

表3-1-7 2006年全国疾病监测系统城乡性别死亡时间构成(%)

死亡月份	城乡合计			城 市			农 村		
	男女合计	男	女	男女合计	男	女	男女合计	男	女
总计	100.00	100.00	100.00	100.00	100.00	100.00	100.00	100.00	100.00
1月	10.51	10.31	10.80	10.58	10.39	10.84	10.48	10.27	10.77
2月	9.65	9.49	9.89	9.23	9.05	9.46	9.87	9.69	10.11
3月	9.74	9.62	9.91	9.40	9.32	9.50	9.91	9.77	10.12
4月	8.46	8.50	8.41	8.24	8.28	8.19	8.57	8.60	8.52
5月	8.31	8.31	8.30	8.33	8.30	8.38	8.29	8.32	8.26
6月	7.99	8.00	7.99	7.75	7.75	7.74	8.11	8.12	8.11
7月	7.96	8.16	7.68	7.87	8.16	7.48	8.00	8.16	7.78
8月	7.68	7.77	7.56	7.80	7.97	7.57	7.63	7.68	7.55
9月	7.11	7.19	6.99	7.26	7.40	7.07	7.03	7.09	6.94
10月	7.30	7.38	7.17	7.45	7.48	7.41	7.22	7.34	7.06
11月	7.31	7.43	7.13	7.61	7.68	7.53	7.15	7.31	6.92
12月	7.98	7.84	8.18	8.47	8.22	8.82	7.74	7.65	7.86

表3-1-8 2006年全国疾病监测系统地区别死亡时间构成(%)

死亡月份	城乡合计			城 市			农 村		
	东部	中部	西部	东部	中部	西部	东部	中部	西部
总计	100.00	100.00	100.00	100.00	100.00	100.00	100.00	100.00	100.00
1月	10.79	10.41	10.18	10.70	10.27	10.69	10.87	10.46	10.00
2月	9.67	9.82	9.39	9.48	8.74	9.20	9.82	10.18	9.45
3月	9.67	9.70	9.93	9.38	9.30	9.60	9.91	9.83	10.05
4月	8.33	8.46	8.68	8.32	8.18	8.10	8.34	8.55	8.89
5月	8.22	8.13	8.72	8.08	8.44	8.93	8.34	8.02	8.64
6月	7.97	7.78	8.35	7.62	7.77	8.09	8.25	7.78	8.45
7月	7.12	8.39	8.74	7.27	8.13	9.25	7.00	8.47	8.56
8月	7.27	7.99	7.92	7.53	8.18	8.05	7.07	7.92	7.88
9月	7.16	7.11	7.01	7.33	7.40	6.87	7.03	7.01	7.06
10月	7.37	7.26	7.23	7.56	7.55	6.96	7.21	7.17	7.32
11月	7.66	7.23	6.83	7.75	7.70	7.10	7.58	7.07	6.73
12月	8.76	7.74	7.01	8.99	8.34	7.17	8.58	7.54	6.96

表 3-1-9 2006 年全国疾病监测系统主要死因别死亡时间构成（%）

死亡月份	合计	传染病和寄生虫病	恶性肿瘤	内分泌营养代谢疾病	心脑血管病	呼吸系统疾病	消化系统疾病	泌尿生殖系统疾病	产科疾病	伤害
总计	100.00	100.00	100.00	100.00	100.00	100.00	100.00	100.00	100.00	100.00
1月	10.51	9.81	8.42	10.11	11.20	13.20	10.17	10.08	11.20	8.50
2月	9.65	9.21	8.16	9.44	10.18	11.76	9.33	10.16	9.96	7.85
3月	9.74	10.81	8.91	10.25	10.06	10.49	9.59	10.67	6.64	8.92
4月	8.46	8.98	8.66	8.54	8.37	8.14	8.91	8.96	7.47	8.49
5月	8.31	8.80	8.73	7.76	8.19	7.64	8.70	8.92	10.79	8.83
6月	7.99	8.41	8.61	8.18	7.57	7.21	8.34	8.00	7.47	9.18
7月	7.96	8.30	8.94	7.96	7.20	7.12	7.73	8.14	7.88	9.73
8月	7.68	7.88	8.54	7.54	7.14	6.67	7.58	7.47	6.64	9.25
9月	7.11	7.09	7.89	6.57	6.80	6.15	7.68	6.61	7.88	7.81
10月	7.30	7.17	8.10	7.39	7.06	6.48	7.18	6.93	10.79	7.91
11月	7.31	6.80	7.64	7.57	7.52	6.81	7.41	7.17	7.05	6.73
12月	7.98	6.75	7.42	8.68	8.71	8.33	7.40	6.89	6.22	6.81

3.2 死亡水平

3.2.1 城乡性别年龄别死亡率

表 3-2-1 2006 年全国疾病监测系统城乡别、性别、年龄别死亡率

（单位：1/10 万）

年龄（岁）	城乡合计			城市			农村		
	合计	男性	女性	合计	男性	女性	合计	男性	女性
总计	525.75	601.90	446.29	539.77	614.38	463.41	519.07	596.04	438.01
0	924.92	1015.53	822.97	654.64	710.94	593.75	1025.75	1126.27	910.98
1~	68.45	75.94	59.88	46.36	51.44	40.87	76.43	84.48	67.03
5~	28.93	36.82	20.14	23.01	28.07	17.52	31.01	39.85	21.08
10~	22.55	29.53	15.04	19.88	25.17	14.26	23.42	30.93	15.30
15~	43.89	60.65	26.39	32.60	44.27	20.78	48.84	67.68	28.90
20~	56.47	77.40	34.82	40.41	53.25	26.80	64.37	89.50	38.69
25~	53.73	72.33	34.37	41.43	54.05	28.50	59.61	80.98	37.21
30~	80.84	108.27	52.39	70.68	91.94	48.79	85.39	115.54	54.01
35~	138.88	186.78	88.98	115.96	157.29	73.52	150.46	201.53	96.88
40~	222.08	298.40	140.97	194.32	268.36	116.70	237.97	315.43	155.01
45~	256.12	344.33	164.14	249.99	338.37	159.11	259.57	347.65	167.00
50~	498.28	649.45	340.09	440.96	586.65	291.58	531.13	684.88	368.35
55~	763.22	974.23	540.43	652.22	848.01	452.96	825.48	1043.07	590.95
60~	1083.54	1356.42	795.25	888.22	1128.66	647.25	1195.01	1481.24	883.37
65~	1721.39	2144.56	1292.66	1580.47	1969.87	1198.57	1801.65	2241.55	1347.63
70~	3209.32	4033.41	2437.21	2973.90	3611.40	2372.76	3347.73	4282.83	2474.92
75~	5135.89	6277.74	4166.60	5012.48	6132.80	4043.79	5208.36	6364.21	4237.75
80~	8904.47	10837.85	7512.87	8651.49	10363.05	7401.04	9044.89	11104.94	7574.35
85~	14803.01	16874.99	13609.94	15982.39	18093.07	14748.07	14202.28	16245.36	13035.12

3.2.2 不同地区性别年龄别死亡率

表3-2-2 2006年全国疾病监测系统城乡别、地区别、年龄别死亡率(男女合计)

(单位:1/10万)

年龄 (岁)	城乡合计			城 市			农 村		
	东部	中部	西部	东部	中部	西部	东部	中部	西部
总计	559.28	532.24	469.34	585.09	523.39	456.78	540.14	535.26	473.89
0	691.98	922.92	1170.52	627.74	634.06	716.32	728.14	1001.61	1315.97
1~	44.07	60.34	102.53	33.17	54.06	60.09	50.17	61.82	116.42
5~	20.61	28.35	38.74	16.99	30.11	26.61	22.56	27.92	42.38
10~	19.17	21.00	28.58	16.72	18.11	27.49	20.44	21.60	28.89
15~	36.00	42.23	57.33	25.83	35.96	43.71	43.04	44.29	61.67
20~	46.24	52.91	76.03	36.17	47.58	40.27	53.98	54.93	88.25
25~	45.74	53.93	63.40	38.21	51.04	37.24	51.21	54.90	73.97
30~	63.99	81.33	102.69	55.92	77.24	91.68	69.40	82.61	106.94
35~	115.03	144.53	167.44	96.13	128.60	144.66	129.17	150.51	176.42
40~	194.85	228.93	262.81	166.18	223.09	234.95	219.65	231.42	273.51
45~	249.84	269.00	248.52	237.92	296.13	219.14	260.25	258.34	260.46
50~	464.02	524.34	519.99	415.61	492.54	440.52	508.08	536.93	551.95
55~	731.47	827.25	725.29	649.88	671.45	632.12	804.73	890.41	762.42
60~	981.30	1188.38	1093.63	879.84	849.90	961.06	1069.28	1339.00	1147.77
65~	1557.25	1905.82	1731.34	1517.66	1613.94	1694.27	1590.93	2035.25	1746.03
70~	2904.94	3709.74	3069.88	2818.56	3154.08	3189.08	2983.62	3949.97	3025.23
75~	5018.65	5720.81	4583.79	4975.28	5467.20	4547.87	5058.09	5819.25	4598.44
80~	8934.61	10809.68	6750.98	8697.44	10697.67	6573.54	9151.61	10844.78	6819.11
85~	15750.40	17318.79	10637.53	16157.54	18138.40	13075.68	15412.00	17063.36	9948.95

表3-2-3 2006年全国疾病监测系统城乡别、地区别、年龄别死亡率(男)

(单位:1/10万)

年龄 (岁)	城乡合计			城 市			农 村		
	东部	中部	西部	东部	中部	西部	东部	中部	西部
总计	627.31	617.05	546.28	651.10	608.37	539.04	609.82	619.96	548.86
0	729.38	994.72	1338.69	658.74	666.25	837.32	768.89	1080.35	1494.16
1~	46.81	68.48	114.72	33.62	56.40	74.86	53.99	71.15	127.45
5~	26.43	36.45	48.66	20.39	37.93	32.12	29.69	36.10	53.51
10~	25.46	27.93	36.39	22.62	21.34	33.75	26.94	29.29	37.13
15~	50.25	58.11	78.44	35.57	46.95	61.11	60.42	61.65	83.78
20~	64.49	72.73	102.12	47.25	62.44	53.93	78.08	76.77	118.44
25~	64.02	72.64	82.17	51.88	64.55	47.12	72.82	75.31	96.25
30~	85.31	109.74	136.65	71.09	106.01	115.82	94.77	110.90	144.68
35~	156.80	196.85	217.81	128.48	181.58	190.11	177.81	202.53	228.64
40~	265.07	307.80	345.64	234.61	311.21	301.79	291.21	306.35	362.45
45~	346.49	357.42	322.00	327.39	393.79	291.49	362.92	343.23	334.36
50~	621.08	671.60	666.20	555.45	660.12	571.92	679.99	676.04	703.92
55~	953.05	1052.50	900.75	855.34	873.00	796.96	1039.02	1122.22	941.44
60~	1253.21	1486.69	1333.47	1145.41	1065.58	1175.23	1343.96	1661.19	1396.84
65~	1980.26	2360.08	2106.45	1941.26	1943.21	2080.78	2012.35	2540.54	2116.62
70~	3689.64	4635.41	3798.63	3469.19	3721.68	3865.89	3891.67	5039.73	3772.87
75~	6159.12	6988.79	5569.43	6090.59	6469.66	5823.63	6222.53	7201.29	5464.25
80~	10870.73	13307.81	8184.31	10336.93	13222.33	7934.34	11378.46	13334.39	8284.28
85~	18222.33	20178.42	11862.64	18291.13	21366.50	14375.96	18161.04	19802.62	11131.08

表3-2-4 2006年全国疾病监测系统城乡别、地区别、年龄别死亡率(女)

(单位:1/10万)

年龄 (岁)	城乡合计			城市			农村		
	东部	中部	西部	东部	中部	西部	东部	中部	西部
总计	489.58	442.97	387.89	518.14	436.32	371.02	468.21	445.27	394.05
0	650.10	840.88	983.55	593.34	599.86	588.47	682.28	909.82	1114.62
1～	40.95	50.89	88.84	32.67	51.63	44.18	45.71	50.70	103.89
5～	14.17	19.26	27.71	13.27	21.76	20.69	14.66	18.63	29.87
10～	12.43	13.52	20.13	10.42	14.73	20.81	13.48	13.26	19.94
15～	21.39	25.78	34.49	15.81	25.24	25.83	25.23	25.96	37.35
20～	27.87	31.94	48.87	24.66	30.94	26.22	30.28	32.31	56.68
25～	27.01	34.25	43.75	24.24	37.31	26.97	29.03	33.20	50.56
30～	42.05	52.01	66.88	40.42	47.79	66.26	43.14	53.33	67.12
35～	72.14	90.01	113.82	63.28	74.09	96.92	78.84	96.04	120.55
40～	121.49	144.6	172.80	95.34	130.36	162.52	144.30	150.73	176.75
45～	149.84	176.36	171.38	146.81	194.90	143.53	152.54	169.02	182.73
50～	301.35	368.25	367.12	272.87	320.71	304.12	327.64	387.52	392.59
55～	501.08	585.52	539.84	440.86	468.32	462.07	556.31	635.23	571.38
60～	695.84	871.03	840.22	609.96	642.38	741.05	772.66	980.58	881.55
65～	1139.12	1437.59	1345.23	1113.71	1285.77	1296.19	1161.45	1506.59	1364.65
70～	2205.83	2810.32	2358.83	2235.47	2584.6	2507.55	2178.98	2905.71	2304.29
75～	4099.19	4619.57	3689.87	4061.29	4531.57	3367.98	4133.17	4652.16	3819.46
80～	7617.59	8997.51	5623.80	7543.65	8884.47	5444.94	7683.47	9033.13	5690.28
85～	14456.86	15654.93	9809.88	14975.16	16226.14	12161.28	14041.49	15478.46	9159.35

第四章 三大类疾病死亡率及构成

4.1 城乡不同性别人群的三大类疾病死亡水平及构成

表4-1-1 2006年全国疾病监测系统城乡别、性别三大类疾病死亡率和构成

疾病分类	城乡合计			城 市			农 村		
	男女合计	男性	女性	男女合计	男性	女性	男女合计	男性	女性
死亡率(1/10万)									
总计	525.75	601.90	446.29	539.77	614.38	463.41	519.07	596.04	438.01
感染性母婴及营养缺乏疾病	26.92	30.49	23.20	22.29	25.63	18.87	29.13	32.78	25.29
慢性病	437.00	492.22	379.38	465.95	525.03	405.49	423.22	476.82	366.76
伤害	52.27	70.49	33.25	40.60	53.23	27.67	57.82	78.60	35.95
其他疾病	9.55	8.69	10.46	10.93	10.49	11.38	8.90	7.84	10.01
死因构成(%)									
总计	100.00	100.00	100.00	100.00	100.00	100.00	100.00	100.00	100.00
感染性母婴及营养缺乏疾病	5.12	5.07	5.20	4.13	4.17	4.07	5.61	5.50	5.77
慢性病	83.12	81.78	85.01	86.32	85.46	87.50	81.53	80.00	83.73
伤害	9.94	11.71	7.45	7.52	8.66	5.97	11.14	13.19	8.21
其他疾病	1.82	1.44	2.34	2.03	1.71	2.46	1.71	1.32	2.29

4.2 城乡不同年龄段人群的三大类疾病死亡水平及构成

表4-2-1 2006年全国疾病监测系统城乡不同年龄段三大类疾病死亡率及构成

	死亡率(1/10万)						死因构成(%)					
	0岁	1~4岁	5~14岁	15~44岁	45~64岁	65岁~	0岁	1~4岁	5~14岁	15~44岁	45~64岁	65岁~
城乡合计												
总计	924.92	68.45	25.21	97.18	571.32	4222.86	100.00	100.00	100.00	100.00	100.00	100.00
感染性母婴及营养缺乏疾病	609.09	14.32	2.16	5.54	21.32	158.85	65.85	20.92	8.57	5.70	3.73	3.76
慢性病	226.57	20.09	7.71	49.52	482.23	3796.06	24.50	29.35	30.60	50.96	84.41	89.89
伤害	50.11	31.25	14.78	40.96	64.18	173.59	5.42	45.65	58.61	42.14	11.23	4.11
其他疾病	39.14	2.79	0.56	1.16	3.59	94.36	4.23	4.08	2.23	1.20	0.63	2.23
城市												
总计	654.64	46.36	21.23	83.47	496.97	4063.36	100.00	100.00	100.00	100.00	100.00	100.00
感染性母婴及营养缺乏疾病	388.40	6.37	1.12	4.19	14.90	143.77	59.33	13.73	5.27	5.02	3.00	3.54
慢性病	209.18	17.44	8.12	47.35	429.38	3699.45	31.95	37.61	38.23	56.72	86.40	91.04
伤害	33.42	20.76	11.36	30.08	47.52	127.78	5.11	44.78	53.48	36.04	9.56	3.14
其他疾病	23.63	1.80	0.64	1.85	5.17	92.37	3.61	3.88	3.01	2.22	1.04	2.27
农村												
总计	1025.75	76.43	26.55	103.83	613.44	4314.27	100.00	100.00	100.00	100.00	100.00	100.00
感染性母婴及营养缺乏疾病	691.43	17.19	2.51	6.20	24.95	167.49	67.41	22.50	9.45	5.97	4.07	3.88
慢性病	233.06	21.04	7.58	50.58	512.17	3851.44	22.72	27.53	28.55	48.71	83.49	89.27
伤害	56.33	35.04	15.92	46.23	73.62	199.84	5.49	45.85	59.98	44.52	12.00	4.63
其他疾病	44.93	3.15	0.54	0.83	2.70	95.50	4.38	4.12	2.02	0.80	0.44	2.21

表 4-2-2 2006年全国疾病监测系统地区别不同年龄段三大类疾病死亡率及构成

	死亡率(1/10万)						死因构成(%)					
	0岁	1~4岁	5~14岁	15~44岁	45~64岁	65岁~	0岁	1~4岁	5~14岁	15~44岁	45~64岁	65岁~
东部地区												
总计	691.98	44.07	19.78	84.41	527.25	4276.63	100.00	100.00	100.00	100.00	100.00	100.00
感染性、母婴及营养缺乏疾病	426.78	6.44	1.03	3.42	16.70	154.16	61.67	14.60	5.19	4.05	3.17	3.60
慢性病	217.63	17.24	7.39	44.90	446.44	3819.53	31.45	39.11	37.39	53.20	84.67	89.31
伤害	30.15	19.20	10.91	34.62	59.76	176.03	4.36	43.56	55.19	41.01	11.33	4.12
其他疾病	17.43	1.20	0.44	1.47	4.34	126.91	2.52	2.72	2.23	1.75	0.82	2.97
中部地区												
总计	922.92	60.34	23.90	97.89	616.21	4573.43	100.00	100.00	100.00	100.00	100.00	100.00
感染性、母婴及营养缺乏疾病	608.41	8.93	1.45	4.68	19.18	149.53	65.92	14.80	6.08	4.78	3.11	3.27
慢性病	228.04	19.58	6.85	49.90	523.48	4175.79	24.71	32.44	28.65	50.97	84.95	91.31
伤害	56.00	28.93	15.18	42.69	70.62	195.33	6.07	47.95	63.51	43.61	11.46	4.27
其他疾病	30.47	2.90	0.42	0.63	2.92	52.79	3.30	4.81	1.75	0.64	0.47	1.15
西部地区												
总计	1170.52	102.53	33.04	114.68	580.41	3668.99	100.00	100.00	100.00	100.00	100.00	100.00
感染性、母婴及营养缺乏疾病	800.36	28.28	4.31	9.79	31.72	179.24	68.38	27.59	13.05	8.54	5.47	4.89
慢性病	234.30	23.61	9.13	55.68	482.96	3256.57	20.02	23.03	27.62	48.56	83.21	88.76
伤害	64.48	46.30	18.73	47.76	62.40	140.79	5.51	45.16	56.68	41.65	10.75	3.84
其他疾病	71.37	4.33	0.88	1.44	3.32	92.39	6.10	4.23	2.65	1.26	0.57	2.52

4.3 不同地区人群的三大类疾病死亡水平及构成

表4-3-1 2006年全国疾病监测系统城乡别、地区别三大类疾病死亡率及构成(男女合计)

疾病分类	城乡合计			城 市			农 村		
	东部	中部	西部	东部	中部	西部	东部	中部	西部
死亡率(1/10万)									
总计	559.28	532.24	469.34	585.09	523.39	456.78	540.14	535.26	473.89
感染性母婴及营养缺乏疾病	23.46	23.90	35.86	22.75	20.92	22.96	23.98	24.92	40.52
慢性病	473.05	447.90	371.20	510.78	450.25	383.23	445.06	447.10	366.84
伤害	49.25	55.11	52.82	37.06	44.87	43.30	58.29	58.60	56.26
其他疾病	13.52	5.33	9.47	14.50	7.36	7.29	12.80	4.64	10.26
死因构成(%)									
总计	100.00	100.00	100.00	100.00	100.00	100.00	100.00	100.00	100.00
感染性母婴及营养缺乏疾病	4.19	4.49	7.64	3.89	4.00	5.03	4.44	4.66	8.55
慢性病	84.58	84.15	79.09	87.30	86.03	83.90	82.40	83.53	77.41
伤害	8.81	10.35	11.25	6.33	8.57	9.48	10.79	10.95	11.87
其他疾病	2.42	1.00	2.02	2.48	1.41	1.60	2.37	0.87	2.17

表4-3-2 2006年全国疾病监测系统城乡别、地区别三大类疾病死亡率及构成(男)

疾病分类	城乡合计			城 市			农 村		
	东部	中部	西部	东部	中部	西部	东部	中部	西部
死亡率(1/10万)									
总计	627.31	617.05	546.28	651.10	608.37	539.04	609.82	619.96	548.86
感染性、母婴及营养缺乏疾病	25.78	27.62	40.89	25.83	24.69	26.34	25.74	28.60	46.09
慢性病	525.24	509.68	422.91	563.57	517.48	447.50	497.06	507.07	414.11
伤害	64.70	74.59	73.23	47.70	59.15	58.29	77.20	79.76	78.58
其他疾病	11.59	5.16	9.25	13.99	7.05	6.91	9.82	4.53	10.08
死因构成(%)									
总计	100.00	100.00	100.00	100.00	100.00	100.00	100.00	100.00	100.00
感染性、母婴及营养缺乏疾病	4.11	4.48	7.48	3.97	4.06	4.89	4.22	4.61	8.40
慢性病	83.73	82.60	77.42	86.56	85.06	83.02	81.51	81.79	75.45
伤害	10.31	12.09	13.41	7.33	9.72	10.81	12.66	12.87	14.32
其他疾病	1.85	0.84	1.69	2.15	1.16	1.28	1.61	0.73	1.84

表4-3-3 2006年全国疾病监测系统城乡别、地区别三大类疾病死亡率及构成(女)

疾病分类	城乡合计			城 市			农 村		
	东部	中部	西部	东部	中部	西部	东部	中部	西部
死亡率(1/10万)									
总计	489.58	442.97	387.89	518.14	436.32	371.02	468.21	445.27	394.05
感染性、母婴及营养缺乏疾病	21.08	19.99	30.53	19.63	17.05	19.43	22.16	21.01	34.59
慢性病	419.57	382.87	316.44	457.24	381.37	316.23	391.40	383.39	316.52
伤害	33.42	34.61	31.20	26.26	30.23	27.68	38.78	36.13	32.49
其他疾病	15.51	5.50	9.71	15.02	7.67	7.68	15.87	4.74	10.45
死因构成(%)									
总计	100.00	100.00	100.00	100.00	100.00	100.00	100.00	100.00	100.00
感染性、母婴及营养缺乏疾病	4.31	4.51	7.87	3.79	3.91	5.24	4.73	4.72	8.78
慢性病	85.70	86.43	81.58	88.25	87.40	85.23	83.59	86.10	80.32
伤害	6.83	7.81	8.04	5.07	6.93	7.46	8.28	8.11	8.24
其他疾病	3.17	1.24	2.50	2.90	1.76	2.07	3.39	1.07	2.65

第五章 死亡原因及顺位

5.1 总人群及不同性别人群主要疾病死亡率、构成与顺位

见表 5-1-1。

5.2 城乡不同性别人群主要疾病死亡率、构成与顺位

见表 5-2-1、表 5-2-2。

5.3 不同性别地区别人群主要疾病死亡率、构成与顺位

见表 5-3-1 至表 5-3-3。

5.4 城乡不同性别地区别人群主要疾病死亡率、构成与顺位

见表 5-4-1 至表 5-4-6。

5.5 总人群及不同性别不同年龄段人群主要疾病死亡率、构成与顺位

见表 5-5-1 至表 5-5-3。

5.6 城乡不同年龄段人群主要疾病死亡率、构成与顺位

见表 5-6-1、表 5-6-2。

5.7 地区别不同年龄段人群主要疾病死亡率、构成与顺位

见表 5-7-1 至表 5-7-3。

5.1 总人群及不同性别人群主要疾病死亡率、构成与顺位

表 5-1-1 2006年全国疾病监测系统不同性别人群主要疾病死亡率、构成与顺位（城乡合计）

（死亡率：1/10万，构成比：%）

顺位	男女总计 疾病	男女总计 死亡率	男女总计 构成比	男性 疾病	男性 死亡率	男性 构成比	女性 疾病	女性 死亡率	女性 构成比
	总计	525.75	100.00	总计	601.90	100.00	总计	446.29	100.00
1	心脑血管疾病	190.08	36.15	心脑血管疾病	202.39	33.63	心脑血管疾病	177.23	39.71
2	恶性肿瘤	118.00	22.44	恶性肿瘤	149.85	24.90	恶性肿瘤	84.76	18.99
3	呼吸系统疾病	76.33	14.52	呼吸系统疾病	82.39	13.69	呼吸系统疾病	70.00	15.68
4	伤害	52.27	9.94	伤害	70.49	11.71	伤害	33.25	7.45
5	消化系统疾病	15.13	2.88	消化系统疾病	18.59	3.09	内分泌营养代谢疾病	11.57	2.59
6	传染病	10.35	1.97	传染病	13.85	2.30	消化系统疾病	11.52	2.58
7	内分泌营养代谢疾病	10.13	1.93	内分泌营养代谢疾病	8.74	1.45	传染病	6.69	1.50
8	泌尿生殖系统疾病	7.54	1.43	泌尿生殖系统疾病	8.64	1.44	泌尿生殖系统疾病	6.39	1.43
9	围生期疾病	4.22	0.80	围生期疾病	4.79	0.80	神经系统疾病	3.70	0.83
10	神经系统疾病	4.12	0.78	神经系统疾病	4.52	0.75	围生期疾病	3.63	0.81
11	精神障碍	3.01	0.57	精神障碍	2.98	0.50	精神障碍	3.03	0.68
12	先天异常	2.43	0.46	先天异常	2.74	0.46	先天异常	2.10	0.47
13	肌肉骨骼和结缔组织疾病	1.62	0.31	肌肉骨骼和结缔组织疾病	1.26	0.21	肌肉骨骼和结缔组织疾病	1.99	0.45
14	血液造血免疫疾病	1.08	0.21	血液造血免疫疾病	1.09	0.18	血液造血免疫疾病	1.06	0.24
15	产科疾病	0.37	0.07	寄生虫病	0.18	0.03	产科疾病	0.75	0.17
16	寄生虫病	0.15	0.03	产科疾病	—	—	寄生虫病	0.13	0.03
17	诊断不明	9.55	1.82	诊断不明	8.68	1.44	诊断不明	10.44	2.34
18	其他疾病	19.39	3.69	其他疾病	20.69	3.44	其他疾病	18.03	4.04

5.2 城乡不同性别人群主要疾病死亡率、构成与顺位

表 5-2-1　2006年全国疾病监测系统不同性别人群主要疾病死亡率、构成与顺位（城市）

（死亡率：1/10万，构成比：%）

顺位	男女总计 疾病	死亡率	构成比	男性 疾病	死亡率	构成比	女性 疾病	死亡率	构成比
	总计	539.77	100.00	总计	614.38	100.00	总计	463.41	100.00
1	心脑血管疾病	205.83	38.13	心脑血管疾病	218.44	35.55	心脑血管疾病	192.92	41.63
2	恶性肿瘤	140.47	26.02	恶性肿瘤	176.17	28.67	恶性肿瘤	103.94	22.43
3	呼吸系统疾病	68.78	12.74	呼吸系统疾病	76.41	12.44	呼吸系统疾病	60.98	13.16
4	伤害	40.60	7.52	伤害	53.23	8.66	伤害	27.67	5.97
5	内分泌营养代谢疾病	15.18	2.81	消化系统疾病	17.64	2.87	内分泌营养代谢疾病	17.08	3.69
6	消化系统疾病	14.46	2.68	内分泌营养代谢疾病	13.32	2.17	消化系统疾病	11.20	2.42
7	泌尿生殖系统疾病	7.62	1.41	传染病	10.75	1.75	泌尿生殖系统疾病	6.97	1.50
8	传染病	7.54	1.40	泌尿生殖系统疾病	8.25	1.34	神经系统疾病	4.47	0.96
9	神经系统疾病	5.05	0.94	神经系统疾病	5.62	0.91	传染病	4.25	0.92
10	精神障碍	2.88	0.53	精神障碍	2.96	0.48	精神障碍	2.91	0.63
11	围生期疾病	2.62	0.49	围生期疾病	2.86	0.47	围生期疾病	2.27	0.49
12	先天异常	2.23	0.41	先天异常	2.48	0.40	先天异常	1.97	0.42
13	肌肉骨骼和结缔组织疾病	1.40	0.26	血液造血免疫疾病	1.39	0.23	肌肉骨骼和结缔组织疾病	1.87	0.40
14	血液造血和免疫疾病	1.37	0.25	肌肉骨骼和结缔组织疾病	0.94	0.15	血液造血免疫疾病	1.35	0.29
15	寄生虫病	0.32	0.06	寄生虫病	0.33	0.05	产科疾病	0.45	0.10
16	产科疾病	0.22	0.04	产科疾病	—	—	寄生虫病	0.31	0.07
17	诊断不明	10.91	2.02	诊断不明	10.48	1.71	诊断不明	11.35	2.45
18	其他疾病	12.29	2.28	其他疾病	13.09	2.13	其他疾病	11.46	2.47

表 5-2-2 2006年全国疾病监测系统不同性别人群主要疾病死亡率、构成与顺位（农村）

（死亡率：1/10万，构成比：%）

顺位	男女总计 疾病	死亡率	构成比	男性 疾病	死亡率	构成比	女性 疾病	死亡率	构成比
	总计	519.07	100.00	总计	596.04	100.00	总计	438.01	100.00
1	心脑血管疾病	182.58	35.17	心脑血管疾病	194.86	32.69	心脑血管疾病	169.65	38.73
2	恶性肿瘤	107.30	20.67	恶性肿瘤	137.49	23.07	恶性肿瘤	75.50	17.24
3	呼吸系统疾病	79.92	15.40	呼吸系统疾病	85.20	14.30	呼吸系统疾病	74.36	16.98
4	伤害	57.82	11.14	伤害	78.60	13.19	伤害	35.95	8.21
5	消化系统疾病	15.45	2.98	消化系统疾病	19.04	3.19	消化系统疾病	11.68	2.67
6	传染病	11.68	2.25	传染病	15.31	2.57	内分泌营养代谢疾病	8.91	2.03
7	内分泌营养代谢疾病	7.72	1.49	内分泌营养代谢疾病	8.82	1.48	传染病	7.86	1.80
8	泌尿生殖系统疾病	7.50	1.45	泌尿生殖系统疾病	6.59	1.11	泌尿生殖系统疾病	6.11	1.40
9	围生期疾病	4.99	0.96	围生期疾病	5.65	0.95	围生期疾病	4.29	0.98
10	神经系统疾病	3.67	0.71	神经系统疾病	4.00	0.67	神经系统疾病	3.32	0.76
11	精神障碍	3.06	0.59	精神障碍	3.04	0.51	精神障碍	3.09	0.71
12	先天异常	2.53	0.49	先天异常	2.87	0.48	先天异常	2.17	0.49
13	肌肉骨骼和结缔组织疾病	1.72	0.33	肌肉骨骼和结缔组织疾病	1.41	0.24	肌肉骨骼和结缔组织疾病	2.05	0.47
14	血液造血免疫疾病	0.94	0.18	血液造血免疫疾病	0.95	0.16	血液造血免疫疾病	0.93	0.21
15	产科疾病	0.43	0.08	寄生虫病	0.10	0.02	产科疾病	0.89	0.20
16	寄生虫病	0.07	0.01	产科疾病	—	—	寄生虫病	0.04	0.01
17	诊断不明	8.90	1.71	诊断不明	7.84	1.32	诊断不明	10.01	2.29
18	其他疾病	22.78	4.39	其他疾病	24.26	4.07	其他疾病	21.21	4.84

5.3 不同性别地区别人群主要疾病死亡率、构成与顺位

表5-3-1 2006年全国疾病监测系统不同地区人群主要疾病死亡率、构成与顺位（城乡合计，男女合计）

（死亡率：1/10万，构成比：%）

顺位	东部地区 疾病	死亡率	构成比	中部地区 疾病	死亡率	构成比	西部地区 疾病	死亡率	构成比
	总计	559.28	100.00	总计	532.24	100.00	总计	469.34	100.00
1	心脑血管疾病	203.86	36.45	心脑血管疾病	220.49	41.43	心脑血管疾病	130.27	27.76
2	恶性肿瘤	142.25	25.44	恶性肿瘤	116.68	21.92	呼吸系统疾病	91.22	19.44
3	呼吸系统疾病	74.64	13.35	呼吸系统疾病	66.87	12.56	恶性肿瘤	85.14	18.14
4	伤害	49.25	8.81	伤害	55.11	10.35	伤害	52.82	11.25
5	消化系统疾病	13.44	2.40	消化系统疾病	13.71	2.58	消化系统疾病	19.42	4.14
6	内分泌营养代谢疾病	13.09	2.34	传染病	9.15	1.72	传染病	15.22	3.24
7	传染病	8.04	1.44	内分泌营养代谢疾病	8.83	1.66	内分泌营养代谢疾病	7.61	1.62
8	泌尿生殖系统疾病	7.39	1.32	泌尿生殖系统疾病	7.92	1.49	泌尿生殖系统疾病	7.26	1.55
9	神经系统疾病	4.74	0.85	围生期疾病	4.57	0.86	围生期疾病	5.28	1.12
10	精神障碍	4.37	0.78	神经系统疾病	3.42	0.64	神经系统疾病	4.14	0.88
11	围生期疾病	3.16	0.57	肌肉骨骼和结缔组织疾病	2.55	0.48	肌肉骨骼和结缔组织疾病	2.48	0.53
12	先天异常	2.42	0.43	精神障碍	2.26	0.42	先天异常	2.28	0.49
13	肌肉骨骼和结缔组织疾病	1.41	0.25	先天异常	1.19	0.22	精神障碍	2.05	0.44
14	血液造血免疫疾病	1.11	0.20	血液造血免疫疾病	0.87	0.16	血液造血免疫疾病	1.31	0.28
15	寄生虫病	0.23	0.04	产科疾病	0.36	0.07	产科疾病	0.68	0.14
16	产科疾病	0.16	0.03	寄生虫病	0.10	0.02	寄生虫病	0.10	0.02
17	诊断不明	13.50	2.41	诊断不明	5.33	1.00	诊断不明	9.47	2.02
18	其他疾病	16.21	2.90	其他疾病	12.81	2.41	其他疾病	32.62	6.95

表5-3-2 2006年全国疾病监测系统不同地区人群主要疾病死亡率、构成与顺位（城乡合计，男）

(死亡率:1/10万,构成比:%)

顺位	东部地区 疾病	死亡率	构成比	中部地区 疾病	死亡率	构成比	西部地区 疾病	死亡率	构成比
	总计	627.31	100.00	总计	617.05	100.00	总计	546.28	100.00
1	心脑血管疾病	211.20	33.67	心脑血管疾病	239.47	38.81	心脑血管疾病	141.23	25.85
2	恶性肿瘤	181.84	28.99	恶性肿瘤	147.13	23.84	恶性肿瘤	108.53	19.87
3	呼吸系统疾病	77.86	12.41	伤害	74.59	12.09	呼吸系统疾病	99.27	18.17
4	伤害	64.70	10.31	呼吸系统疾病	74.41	12.06	伤害	73.23	13.41
5	消化系统疾病	16.12	2.57	消化系统疾病	16.92	2.74	消化系统疾病	24.27	4.44
6	传染病	11.08	1.77	传染病	12.48	2.02	传染病	19.57	3.58
7	内分泌营养代谢疾病	10.82	1.72	泌尿生殖系统疾病	9.21	1.49	泌尿生殖系统疾病	8.40	1.54
8	泌尿生殖系统疾病	8.29	1.32	内分泌营养代谢疾病	7.55	1.22	内分泌营养代谢疾病	7.38	1.35
9	神经系统疾病	5.22	0.83	围生期疾病	5.06	0.82	围生期疾病	6.31	1.16
10	精神障碍	4.06	0.65	神经系统疾病	3.82	0.62	神经系统疾病	4.45	0.81
11	围生期疾病	3.46	0.55	先天异常	2.98	0.48	先天异常	2.66	0.49
12	先天异常	2.58	0.41	精神障碍	2.36	0.38	精神障碍	2.30	0.42
13	血液造血免疫疾病	1.14	0.18	肌肉骨骼和结缔组织疾病	0.86	0.14	肌肉骨骼和结缔组织疾病	2.07	0.38
14	肌肉骨骼和结缔组织疾病	1.05	0.17	血液造血免疫疾病	0.86	0.14	血液造血免疫疾病	1.34	0.24
15	寄生虫病	0.21	0.03	寄生虫病	0.16	0.03	寄生虫病	0.14	0.03
16	产科疾病	-	-	产科疾病	-	-	产科疾病	-	-
17	诊断不明	11.58	1.85	诊断不明	5.16	0.84	诊断不明	9.25	1.69
18	其他疾病	16.11	2.57	其他疾病	14.04	2.27	其他疾病	35.89	6.57

表5-3-3 2006年全国疾病监测系统不同地区人群主要疾病死亡率、构成与顺位（城乡合计，女）

（死亡率:1/10万，构成比:%）

顺位	东部地区 疾病	死亡率	构成比	中部地区 疾病	死亡率	构成比	西部地区 疾病	死亡率	构成比
	总计	489.58	100.00	总计	442.97	100.00	总计	387.89	100.00
1	心脑血管疾病	196.34	40.10	心脑血管疾病	200.51	45.26	心脑血管疾病	118.67	30.59
2	恶性肿瘤	101.69	20.77	恶性肿瘤	84.64	19.11	呼吸系统疾病	82.70	21.32
3	呼吸系统疾病	71.34	14.57	呼吸系统疾病	58.94	13.31	恶性肿瘤	60.38	15.57
4	伤害	33.42	6.83	伤害	34.61	7.81	伤害	31.20	8.04
5	内分泌营养代谢疾病	15.42	3.15	消化系统疾病	10.33	2.33	消化系统疾病	14.29	3.68
6	消化系统疾病	10.70	2.19	内分泌营养代谢疾病	10.17	2.30	传染病	10.61	2.74
7	泌尿生殖系统疾病	6.47	1.32	泌尿生殖系统疾病	6.57	1.48	内分泌营养代谢疾病	7.84	2.02
8	传染病	4.92	1.01	传染病	5.66	1.28	泌尿生殖系统疾病	6.05	1.56
9	精神障碍	4.69	0.96	围生期疾病	4.07	0.92	围生期疾病	4.18	1.08
10	神经系统疾病	4.25	0.87	神经系统疾病	3.00	0.68	神经系统疾病	3.81	0.98
11	围生期疾病	2.86	0.58	精神障碍	2.15	0.49	肌肉骨骼和结缔组织疾病	2.91	0.75
12	先天异常	2.26	0.46	先天异常	2.10	0.47	先天异常	1.88	0.49
13	肌肉骨骼和结缔组织疾病	1.79	0.37	肌肉骨骼和结缔组织疾病	1.53	0.34	精神障碍	1.79	0.46
14	血液造血免疫疾病	1.08	0.22	血液造血免疫疾病	0.89	0.20	产科疾病	1.39	0.36
15	产科疾病	0.31	0.06	产科疾病	0.73	0.17	血液造血免疫疾病	1.27	0.33
16	寄生虫病	0.25	0.05	寄生虫病	0.04	0.01	寄生虫病	0.06	0.02
17	诊断不明	15.47	3.16	诊断不明	5.50	1.24	诊断不明	9.70	2.50
18	其他疾病	16.31	3.33	其他疾病	11.53	2.60	其他疾病	29.15	7.52

5.4 城乡不同性别地区别人群主要疾病死亡率、构成与顺位

表5-4-1 2006年全国疾病监测系统不同地区人群主要疾病死亡率、构成与顺位（城市，男女合计）

(死亡率:1/10万,构成比:%)

顺位	东部城市 疾病	死亡率	构成比	中部城市 疾病	死亡率	构成比	西部城市 疾病	死亡率	构成比
	总计	585.09	100.00	总计	523.39	100.00	总计	456.78	100.00
1	心脑血管疾病	223.81	38.25	心脑血管疾病	216.55	41.37	心脑血管疾病	151.13	33.09
2	恶性肿瘤	160.99	27.52	恶性肿瘤	125.84	24.04	恶性肿瘤	112.02	24.52
3	呼吸系统疾病	70.53	12.05	呼吸系统疾病	57.69	11.02	呼吸系统疾病	78.83	17.26
4	伤害	37.06	6.33	伤害	44.87	8.57	伤害	43.30	9.48
5	内分泌营养代谢疾病	17.99	3.07	内分泌营养代谢疾病	14.59	2.79	消化系统疾病	13.70	3.00
6	消化系统疾病	15.02	2.57	消化系统疾病	14.05	2.69	内分泌营养代谢疾病	9.51	2.08
7	泌尿生殖系统疾病	7.47	1.28	泌尿生殖系统疾病	8.73	1.67	传染病	8.21	1.80
8	传染病	6.88	1.18	传染病	8.20	1.57	泌尿生殖系统疾病	6.58	1.44
9	神经系统疾病	5.37	0.92	神经系统疾病	4.46	0.85	神经系统疾病	5.04	1.10
10	精神障碍	3.34	0.57	精神障碍	3.20	0.61	围生期疾病	3.38	0.74
11	先天异常	2.37	0.41	围生期疾病	2.52	0.48	先天异常	2.05	0.45
12	围生期疾病	2.35	0.40	先天异常	2.10	0.40	精神障碍	1.45	0.32
13	血液造血免疫疾病	1.35	0.23	肌肉骨骼和结缔组织疾病	1.64	0.31	肌肉骨骼和结缔组织疾病	1.28	0.28
14	肌肉骨骼和结缔组织疾病	1.32	0.23	血液造血免疫疾病	1.56	0.30	血液造血免疫疾病	1.20	0.26
15	寄生虫病	0.52	0.09	产科疾病	0.25	0.05	产科疾病	0.28	0.06
16	产科疾病	0.18	0.03	寄生虫病	0.19	0.04	寄生虫病	0.04	0.01
17	诊断不明	14.45	2.47	诊断不明	7.36	1.41	诊断不明	7.29	1.60
18	其他疾病	14.12	2.41	其他疾病	9.61	1.84	其他疾病	11.48	2.51

第五章 死亡原因及顺位

表 5-4-2 2006年全国疾病监测系统不同地区人群主要疾病死亡率、构成与顺位（城市，男）

（死亡率:1/10万,构成比:%）

顺位	东部城市 疾病	死亡率	构成比	中部城市 疾病	死亡率	构成比	西部城市 疾病	死亡率	构成比
	总计	651.10	100.00	总计	608.37	100.00	总计	539.04	100.00
1	心脑血管疾病	230.55	35.41	心脑血管疾病	238.29	39.17	心脑血管疾病	166.25	30.84
2	恶性肿瘤	200.43	30.78	恶性肿瘤	158.89	26.12	恶性肿瘤	143.05	26.54
3	呼吸系统疾病	75.98	11.67	呼吸系统疾病	66.60	10.95	呼吸系统疾病	89.66	16.63
4	伤害	47.70	7.33	伤害	59.15	9.72	伤害	58.29	10.81
5	消化系统疾病	18.09	2.78	消化系统疾病	17.18	2.82	消化系统疾病	17.21	3.19
6	内分泌营养代谢疾病	15.29	2.35	内分泌营养代谢疾病	12.80	2.10	传染病	11.22	2.08
7	传染病	9.98	1.53	传染病	11.76	1.93	内分泌营养代谢疾病	9.55	1.77
8	泌尿生殖系统疾病	8.13	1.25	泌尿生殖系统疾病	9.16	1.50	泌尿生殖系统疾病	7.41	1.38
9	神经系统疾病	5.84	0.90	神经系统疾病	5.25	0.86	神经系统疾病	5.57	1.03
10	精神障碍	2.91	0.45	精神障碍	3.74	0.62	围生期疾病	4.19	0.78
11	围生期疾病	2.65	0.41	围生期疾病	2.54	0.42	先天异常	2.68	0.50
12	先天异常	2.52	0.39	先天异常	2.24	0.37	精神障碍	1.63	0.30
13	血液造血免疫疾病	1.45	0.22	血液造血免疫疾病	1.44	0.24	血液造血免疫疾病	1.21	0.23
14	肌肉骨骼和结缔组织疾病	0.91	0.14	肌肉骨骼和结缔组织疾病	1.00	0.16	肌肉骨骼和结缔组织疾病	0.92	0.17
15	寄生虫病	0.48	0.07	寄生虫病	0.33	0.05	寄生虫病	0.00	0.00
16	产科疾病	—	—	产科疾病	—	—	产科疾病	—	—
17	诊断不明	13.97	2.15	诊断不明	7.05	1.16	诊断不明	6.91	1.28
18	其他疾病	14.19	2.18	其他疾病	10.96	1.80	其他疾病	13.28	2.46

表 5－4－3 2006年全国疾病监测系统不同地区人群主要疾病死亡率、构成与顺位（城市，女）

(死亡率：1/10万，构成比：%)

顺位	东部城市 疾病	死亡率	构成比	中部城市 疾病	死亡率	构成比	西部城市 疾病	死亡率	构成比
	总计	518.14	100.00	总计	436.32	100.00	总计	371.02	100.00
1	心脑血管疾病	216.98	41.88	心脑血管疾病	194.28	44.53	心脑血管疾病	135.37	36.49
2	恶性肿瘤	120.99	23.35	恶性肿瘤	91.97	21.08	恶性肿瘤	79.67	21.47
3	呼吸系统疾病	64.99	12.54	呼吸系统疾病	48.55	11.13	呼吸系统疾病	67.53	18.20
4	伤害	26.26	5.07	伤害	30.23	6.93	伤害	27.68	7.46
5	内分泌营养代谢疾病	20.72	4.00	内分泌营养代谢疾病	16.44	3.77	消化系统疾病	10.04	2.71
6	消化系统疾病	11.90	2.30	消化系统疾病	10.85	2.49	内分泌营养代谢疾病	9.47	2.55
7	泌尿生殖系统疾病	6.79	1.31	泌尿生殖系统疾病	8.29	1.90	泌尿生殖系统疾病	5.72	1.54
8	神经系统疾病	4.89	0.94	传染病	4.55	1.04	传染病	5.06	1.36
9	精神障碍	3.76	0.73	神经系统疾病	3.66	0.84	神经系统疾病	4.50	1.21
10	传染病	3.73	0.72	精神障碍	2.64	0.60	围生期疾病	2.53	0.68
11	先天异常	2.22	0.43	围生期疾病	2.50	0.57	肌肉骨骼和结缔组织疾病	1.66	0.45
12	围生期疾病	2.03	0.39	肌肉骨骼和结缔组织疾病	2.29	0.53	先天异常	1.40	0.38
13	肌肉骨骼和结缔组织疾病	1.73	0.33	先天异常	1.95	0.45	精神障碍	1.27	0.34
14	血液造血免疫疾病	1.24	0.24	血液造血免疫疾病	1.68	0.38	血液造血免疫疾病	1.18	0.32
15	寄生虫病	0.56	0.11	产科疾病	0.51	0.12	产科疾病	0.57	0.15
16	产科疾病	0.36	0.07	寄生虫病	0.03	0.01	寄生虫病	0.09	0.02
17	诊断不明	14.94	2.88	诊断不明	7.67	1.76	诊断不明	7.68	2.07
18	其他疾病	14.04	2.71	其他疾病	8.22	1.88	其他疾病	9.60	2.59

表5-4-4 2006年全国疾病监测系统不同地区人群主要疾病死亡率、构成与顺位（农村，男女合计）

（死亡率：1/10万，构成比：%）

顺位	东部农村 疾病	死亡率	构成比	中部农村 疾病	死亡率	构成比	西部农村 疾病	死亡率	构成比
	总计	540.14	100.00	总计	535.26	100.00	总计	473.89	100.00
1	心脑血管疾病	189.07	35.00	心脑血管疾病	221.84	41.45	心脑血管疾病	122.73	25.90
2	恶性肿瘤	128.36	23.76	恶性肿瘤	113.56	21.22	呼吸系统疾病	95.70	20.19
3	呼吸系统疾病	77.69	14.38	呼吸系统疾病	70.00	13.08	恶性肿瘤	75.42	15.92
4	伤害	58.29	10.79	伤害	58.60	10.95	伤害	56.26	11.87
5	消化系统疾病	12.28	2.27	消化系统疾病	13.59	2.54	消化系统疾病	21.49	4.53
6	内分泌营养代谢疾病	9.46	1.75	传染病	9.48	1.77	传染病	17.75	3.75
7	传染病	8.90	1.65	泌尿生殖系统疾病	7.64	1.43	泌尿生殖系统疾病	7.50	1.58
8	泌尿生殖系统疾病	7.33	1.36	内分泌营养代谢疾病	6.87	1.28	内分泌营养代谢疾病	6.92	1.46
9	精神障碍	5.13	0.95	围生期疾病	5.28	0.99	围生期疾病	5.97	1.26
10	神经系统疾病	4.28	0.79	神经系统疾病	3.07	0.57	神经系统疾病	3.81	0.80
11	围生期疾病	3.77	0.70	先天异常	2.71	0.51	肌肉骨骼和结缔组织疾病	2.91	0.61
12	先天异常	2.45	0.45	精神障碍	1.94	0.36	先天异常	2.36	0.50
13	肌肉骨骼和结缔组织疾病	1.48	0.27	肌肉骨骼和结缔组织疾病	1.03	0.19	精神障碍	2.26	0.48
14	血液造血免疫疾病	0.94	0.17	血液造血免疫疾病	0.64	0.12	血液造血免疫疾病	1.34	0.28
15	产科疾病	0.14	0.03	产科疾病	0.39	0.07	产科疾病	0.82	0.17
16	寄生虫病	0.01	0.00	寄生虫病	0.07	0.01	寄生虫病	0.12	0.03
17	诊断不明	12.80	2.37	诊断不明	4.64	0.87	诊断不明	10.25	2.16
18	其他疾病	17.76	3.29	其他疾病	13.91	2.6	其他疾病	40.26	8.50

表 5-4-5 2006年全国疾病监测系统不同地区人群主要疾病死亡率、构成与顺位（农村，男）

（死亡率：1/10万，构成比：%）

顺位	东部农村			中部农村			西部农村		
	疾病	死亡率	构成比	疾病	死亡率	构成比	疾病	死亡率	构成比
	总计	609.82	100.00	总计	619.96	100.00	总计	548.86	100.00
1	心脑血管疾病	196.98	32.30	心脑血管疾病	239.87	38.69	心脑血管疾病	132.27	24.10
2	恶性肿瘤	168.18	27.58	恶性肿瘤	143.18	23.10	呼吸系统疾病	102.71	18.71
3	呼吸系统疾病	79.25	12.99	伤害	79.76	12.87	恶性肿瘤	96.17	17.52
4	伤害	77.20	12.66	呼吸系统疾病	77.02	12.42	伤害	78.58	14.32
5	消化系统疾病	14.67	2.40	消化系统疾病	16.83	2.72	消化系统疾病	26.79	4.88
6	传染病	11.88	1.95	传染病	12.72	2.05	传染病	22.55	4.11
7	泌尿生殖系统疾病	8.40	1.38	泌尿生殖系统疾病	9.22	1.49	泌尿生殖系统疾病	8.75	1.59
8	内分泌营养代谢疾病	7.53	1.23	围生期疾病	5.90	0.95	围生期疾病	7.07	1.29
9	精神障碍	4.90	0.80	内分泌营养代谢疾病	5.80	0.94	内分泌营养代谢疾病	6.61	1.20
10	神经系统疾病	4.76	0.78	神经系统疾病	3.35	0.54	神经系统疾病	4.05	0.74
11	围生期疾病	4.05	0.66	先天异常	3.23	0.52	先天异常	2.65	0.48
12	先天异常	2.62	0.43	精神障碍	1.89	0.31	精神障碍	2.53	0.46
13	肌肉骨骼和结缔组织疾病	1.15	0.19	肌肉骨骼和结缔组织疾病	0.82	0.13	肌肉骨骼和结缔组织疾病	2.49	0.45
14	血液造血免疫疾病	0.91	0.15	血液造血免疫疾病	0.66	0.11	血液造血免疫疾病	1.38	0.25
15	寄生虫病	0.01	0.00	寄生虫病	0.10	0.02	寄生虫病	0.19	0.04
16	产科疾病	-	-	产科疾病	-	-	产科疾病	-	-
17	诊断不明	9.82	1.61	诊断不明	4.53	0.73	诊断不明	10.08	1.84
18	其他疾病	17.52	2.87	其他疾病	15.07	2.43	其他疾病	43.98	8.01

第五章 死亡原因及顺位

表5-4-6 2006年全国疾病监测系统不同地区人群主要疾病死亡率、构成与顺位（农村，女）

(死亡率:1/10万,构成比:%)

顺位	东部农村 疾病	死亡率	构成比	中部农村 疾病	死亡率	构成比	西部农村 疾病	死亡率	构成比
	总计	468.21	100.00	总计	445.27	100.00	总计	394.05	100.00
1	心脑血管疾病	180.91	38.64	心脑血管疾病	202.67	45.52	心脑血管疾病	112.57	28.57
2	恶性肿瘤	87.26	18.64	恶性肿瘤	82.09	18.44	呼吸系统疾病	88.24	22.39
3	呼吸系统疾病	76.09	16.25	呼吸系统疾病	62.55	14.05	恶性肿瘤	53.33	13.53
4	伤害	38.78	8.28	伤害	36.13	8.11	伤害	32.49	8.24
5	内分泌营养代谢疾病	11.45	2.44	消化系统疾病	10.15	2.28	消化系统疾病	15.84	4.02
6	消化系统疾病	9.81	2.10	内分泌营养代谢疾病	8.00	1.80	传染病	12.64	3.21
7	泌尿生殖系统疾病	6.22	1.33	传染病	6.04	1.36	内分泌营养代谢疾病	7.24	1.84
8	传染病	5.82	1.24	泌尿生殖系统疾病	5.97	1.34	泌尿生殖系统疾病	6.18	1.57
9	精神障碍	5.38	1.15	围生期疾病	4.61	1.04	围生期疾病	4.79	1.21
10	神经系统疾病	3.77	0.81	神经系统疾病	2.77	0.62	神经系统疾病	3.56	0.90
11	围生期疾病	3.48	0.74	先天异常	2.15	0.48	肌肉骨骼和结缔组织疾病	3.37	0.85
12	先天异常	2.28	0.49	精神障碍	1.99	0.45	先天异常	2.06	0.52
13	肌肉骨骼和结缔组织疾病	1.83	0.39	肌肉骨骼和结缔组织疾病	1.26	0.28	精神障碍	1.98	0.50
14	血液造血免疫疾病	0.96	0.20	产科疾病	0.81	0.18	产科疾病	1.69	0.43
15	产科疾病	0.28	0.06	血液造血免疫疾病	0.62	0.14	血液造血免疫疾病	1.31	0.33
16	寄生虫病	0.01	0.00	寄生虫病	0.05	0.01	寄生虫病	0.05	0.01
17	诊断不明	15.87	3.39	诊断不明	4.74	1.07	诊断不明	10.44	2.65
18	其他疾病	18.01	3.85	其他疾病	12.67	2.85	其他疾病	36.30	9.21

5.5 总人群及不同性别不同年龄段人群主要疾病死亡率、构成与顺位

表5-5-1 2006年全国疾病监测系统不同年龄段人群主要疾病死亡率、构成与顺位（城乡合计，男女合计）

（死亡率:1/10万，构成比:%）

顺位	0岁 疾病	死亡率	构成比	1~4岁 疾病	死亡率	构成比	5~14岁 疾病	死亡率	构成比
	总计	924.92	100.00	总计	68.45	100.00	总计	25.21	100.00
1	围生期疾病	436.70	47.22	伤害	31.25	45.65	伤害	14.78	58.61
2	先天异常	149.69	16.18	呼吸系统疾病	9.58	14.00	恶性肿瘤	3.13	12.43
3	呼吸系统疾病	131.53	14.22	先天异常	6.90	10.09	呼吸系统疾病	1.21	4.78
4	伤害	50.11	5.42	恶性肿瘤	4.52	6.60	先天异常	1.21	4.78
5	传染病	36.80	3.98	传染病	3.93	5.74	神经系统疾病	1.10	4.38
6	消化系统疾病	21.29	2.30	神经系统疾病	3.08	4.51	传染病	1.04	4.14
7	心脑血管疾病	20.20	2.18	消化系统疾病	1.95	2.84	心脑血管疾病	0.80	3.19
8	内分泌营养代谢疾病	12.37	1.34	心脑血管疾病	1.58	2.31	消化系统疾病	0.34	1.35
9	神经系统疾病	10.18	1.10	血液造血免疫疾病	1.36	1.98	泌尿生殖系统疾病	0.27	1.08
10	恶性肿瘤	7.99	0.86	内分泌营养代谢疾病	0.73	1.07	血液造血免疫疾病	0.25	1.00
11	血液造血免疫疾病	3.76	0.41	泌尿生殖系统疾病	0.22	0.32	内分泌营养代谢疾病	0.12	0.48
12	泌尿生殖系统疾病	1.41	0.15	肌肉骨骼和结缔组织疾病	0.04	0.05	肌肉骨骼和结缔组织疾病	0.11	0.44
13	肌肉骨骼和结缔组织疾病	0.16	0.02	寄生虫病	0.00	0.00	精神障碍	0.06	0.24
14	寄生虫病	0.16	0.02	精神障碍	0.00	0.00	寄生虫病	0.01	0.04
15	精神障碍	0.00	0.00	产科疾病	0.00	0.00	产科疾病	0.00	0.00
16	产科疾病	0.00	0.00	围生期疾病	0.00	0.00	围生期疾病	0.00	0.00
17	诊断不明	39.14	4.23	诊断不明	2.79	4.08	诊断不明	0.56	2.23
18	其他疾病	3.44	0.37	其他疾病	0.51	0.75	其他疾病	0.21	0.84

续表

顺位	15~44岁 疾病	死亡率	构成比	45~64岁 疾病	死亡率	构成比	65岁~ 疾病	死亡率	构成比
	总计	97.18	100.00	总计	571.32	100.00	总计	4222.86	100.00
1	伤害	40.96	42.14	恶性肿瘤	202.29	35.41	心脑血管疾病	1812.90	42.93
2	恶性肿瘤	20.72	21.32	心脑血管疾病	172.15	30.13	呼吸系统疾病	804.49	19.05
3	心脑血管疾病	14.08	14.48	伤害	64.18	11.23	恶性肿瘤	798.10	18.90
4	传染病	3.87	3.99	呼吸系统疾病	38.57	6.75	伤害	173.59	4.11
5	消化系统疾病	3.25	3.35	消化系统疾病	21.08	3.69	消化系统疾病	108.07	2.56
6	呼吸系统疾病	2.67	2.74	传染病	16.72	2.93	内分泌营养代谢疾病	83.85	1.99
7	泌尿生殖系统疾病	2.63	2.71	内分泌营养代谢疾病	12.47	2.18	传染病	52.09	1.23
8	神经系统疾病	1.46	1.51	泌尿生殖系统疾病	9.60	1.68	泌尿生殖系统疾病	51.12	1.21
9	内分泌营养代谢疾病	1.13	1.16	神经系统疾病	3.53	0.62	神经系统疾病	27.73	0.66
10	精神障碍	1.09	1.12	精神障碍	2.49	0.44	精神障碍	23.76	0.56
11	先天异常	0.74	0.76	肌肉骨骼和结缔组织疾病	1.72	0.30	肌肉骨骼和结缔组织疾病	12.60	0.30
12	产科疾病	0.71	0.73	血液造血免疫疾病	1.16	0.20	血液造血免疫疾病	6.07	0.14
13	肌肉骨骼和结缔组织疾病	0.43	0.44	先天异常	0.44	0.08	寄生虫病	1.25	0.03
14	血液造血免疫疾病	0.42	0.43	寄生虫病	0.17	0.03	先天异常	0.58	0.01
15	寄生虫病	0.02	0.02	产科疾病	0.01	0.00	产科疾病	0.00	0.00
16	围生期疾病	0.00	0.00	围生期疾病	0.00	0.00	围生期疾病	0.00	0.00
17	诊断不明	1.16	1.20	诊断不明	3.59	0.63	诊断不明	94.25	2.23
18	其他疾病	1.83	1.88	其他疾病	21.16	3.70	其他疾病	172.41	4.08

表 5-5-2　2006 年全国疾病监测系统不同年龄段人群主要疾病死亡率、构成与顺位（城乡合计，男）

（死亡率：1/10 万，构成比：%）

顺位	0 岁 疾病	死亡率	构成比	1~4 岁 疾病	死亡率	构成比	5~14 岁 疾病	死亡率	构成比
	总计	1015.53	100.00	总计	75.94	100.00	总计	32.60	100.00
1	围生期疾病	477.60	47.03	伤害	37.32	49.14	伤害	21.07	64.64
2	先天异常	165.61	16.31	呼吸系统疾病	10.33	13.60	恶性肿瘤	3.52	10.80
3	呼吸系统疾病	138.10	13.60	先天异常	7.02	9.25	先天异常	1.46	4.49
4	伤害	49.98	4.92	恶性肿瘤	4.68	6.17	神经系统疾病	1.29	3.96
5	传染病	42.88	4.22	传染病	3.65	4.81	传染病	1.25	3.84
6	消化系统疾病	24.84	2.45	神经系统疾病	3.58	4.71	呼吸系统疾病	1.08	3.31
7	心脑血管疾病	23.07	2.27	消化系统疾病	2.00	2.63	心脑血管疾病	0.92	2.83
8	内分泌营养代谢疾病	16.86	1.66	心脑血管疾病	1.65	2.18	血液造血免疫疾病	0.29	0.89
9	神经系统疾病	10.94	1.08	血液造血免疫疾病	1.45	1.90	泌尿生殖系统疾病	0.29	0.89
10	恶性肿瘤	8.28	0.82	内分泌营养代谢疾病	0.62	0.82	消化系统疾病	0.27	0.83
11	血液造血免疫疾病	5.03	0.50	泌尿生殖系统疾病	0.21	0.27	内分泌营养代谢疾病	0.13	0.41
12	泌尿生殖系统疾病	1.48	0.15	肌肉骨骼和结缔组织疾病	0.07	0.09	精神障碍	0.08	0.24
13	肌肉骨骼和结缔组织疾病	0.30	0.03	寄生虫病	0.00	0.00	肌肉骨骼和结缔组织疾病	0.06	0.18
14	寄生虫病	0.00	0.00	精神障碍	0.00	0.00	寄生虫病	0.02	0.06
15	精神障碍	0.00	0.00	产科疾病	-	-	产科疾病	-	-
16	产科疾病	-	-	围生期疾病	0.00	0.00	围生期疾病	0.00	0.00
17	诊断不明	47.02	4.63	诊断不明	2.62	3.45	诊断不明	0.64	1.95
18	其他疾病	3.55	0.35	其他疾病	0.76	1.00	其他疾病	0.23	0.71

续表

顺位	15～44 岁			45～64 岁			65 岁～		
	疾　病	死亡率	构成比	疾　病	死亡率	构成比	疾　病	死亡率	构成比
	总计	131.34	100.00	总计	735.32	100.00	总计	4839.11	100.00
1	伤害	61.35	46.71	恶性肿瘤	266.64	36.26	心脑血管疾病	1972.25	40.76
2	恶性肿瘤	25.06	19.08	心脑血管疾病	213.58	29.05	恶性肿瘤	1074.28	22.20
3	心脑血管疾病	18.52	14.10	伤害	90.98	12.37	呼吸系统疾病	916.84	18.95
4	传染病	5.47	4.16	呼吸系统疾病	47.80	6.50	伤害	198.89	4.11
5	消化系统疾病	5.01	3.82	消化系统疾病	30.09	4.09	消化系统疾病	124.88	2.58
6	呼吸系统疾病	3.24	2.46	传染病	23.58	3.21	内分泌营养代谢疾病	73.26	1.51
7	泌尿生殖系统疾病	3.11	2.37	内分泌营养代谢疾病	11.44	1.56	传染病	71.56	1.48
8	神经系统疾病	1.82	1.39	泌尿生殖系统疾病	10.80	1.47	泌尿生殖系统疾病	63.13	1.30
9	精神障碍	1.35	1.03	神经系统疾病	4.13	0.56	神经系统疾病	30.18	0.62
10	内分泌营养代谢疾病	1.26	0.96	精神障碍	3.01	0.41	精神障碍	22.03	0.46
11	先天异常	0.82	0.62	肌肉骨骼和结缔组织疾病	1.43	0.20	肌肉骨骼和结缔组织疾病	10.96	0.23
12	血液造血免疫疾病	0.41	0.32	血液造血免疫疾病	1.18	0.16	血液造血免疫疾病	6.37	0.13
13	肌肉骨骼和结缔组织疾病	0.24	0.18	先天异常	0.44	0.06	寄生虫病	1.38	0.03
14	寄生虫病	0.04	0.03	寄生虫病	0.23	0.03	先天异常	0.63	0.01
15	产科疾病	－	－	产科疾病	－	－	产科疾病	－	－
16	围生期疾病	0.00	0.00	围生期疾病	0.00	0.00	围生期疾病	0.00	0.00
17	诊断不明	1.60	1.22	诊断不明	4.89	0.66	诊断不明	82.20	1.70
18	其他疾病	2.05	1.56	其他疾病	25.10	3.41	其他疾病	190.27	3.93

表 5-5-3 2006 年全国疾病监测系统不同年龄段人群主要疾病死亡率、构成与顺位（城乡合计，女）

（死亡率：1/10 万，构成比：%）

顺位	0 岁			1~4 岁			5~14 岁		
	疾病	死亡率	构成比	疾病	死亡率	构成比	疾病	死亡率	构成比
	总计	822.97	100.00	总计	59.88	100.00	总计	17.15	100.00
1	围生期疾病	390.68	47.47	伤害	24.31	40.60	伤害	7.90	46.08
2	先天异常	131.78	16.01	呼吸系统疾病	8.73	14.59	恶性肿瘤	2.71	15.81
3	呼吸系统疾病	124.13	15.08	先天异常	6.77	11.30	呼吸系统疾病	1.34	7.84
4	伤害	50.25	6.11	恶性肿瘤	4.33	7.23	先天异常	0.92	5.39
5	传染病	29.95	3.64	传染病	4.25	7.10	神经系统疾病	0.90	5.27
6	消化系统疾病	17.30	2.10	神经系统疾病	2.52	4.20	传染病	0.82	4.78
7	心脑血管疾病	16.97	2.06	消化系统疾病	1.89	3.15	心脑血管疾病	0.67	3.92
8	神经系统疾病	9.32	1.13	心脑血管疾病	1.50	2.50	消化系统疾病	0.42	2.45
9	恶性肿瘤	7.65	0.93	血液造血免疫疾病	1.26	2.10	泌尿生殖系统疾病	0.25	1.47
10	内分泌营养代谢疾病	7.32	0.89	内分泌营养代谢疾病	0.87	1.45	血液造血免疫疾病	0.21	1.23
11	血液造血免疫疾病	2.33	0.28	泌尿生殖系统疾病	0.24	0.39	肌肉骨骼和结缔组织疾病	0.17	0.98
12	泌尿生殖系统疾病	1.33	0.16	寄生虫病	0.00	0.00	内分泌营养代谢疾病	0.11	0.61
13	寄生虫病	0.33	0.04	精神障碍	0.00	0.00	精神障碍	0.04	0.25
14	精神障碍	0.00	0.00	肌肉骨骼和结缔组织疾病	0.00	0.00	寄生虫病	0.00	0.00
15	肌肉骨骼和结缔组织疾病	0.00	0.00	产科疾病	0.00	0.00	产科疾病	0.00	0.00
16	产科疾病	0.00	0.00	围生期疾病	0.00	0.00	围生期疾病	0.00	0.00
17	诊断不明	30.28	3.68	诊断不明	2.99	4.99	诊断不明	0.48	2.82
18	其他疾病	3.33	0.40	其他疾病	0.24	0.39	其他疾病	0.19	1.10

第五章 死亡原因及顺位

续表

顺位	15~44岁 疾病	死亡率	构成比	45~64岁 疾病	死亡率	构成比	65岁~ 疾病	死亡率	构成比
	总计	61.56	100.00	总计	399.31	100.00	总计	3668.93	100.00
1	伤害	19.69	31.99	恶性肿瘤	134.79	33.75	心脑血管疾病	1669.67	45.51
2	恶性肿瘤	16.19	26.31	心脑血管疾病	128.69	32.23	呼吸系统疾病	703.50	19.17
3	心脑血管疾病	9.43	15.33	伤害	36.07	9.03	恶性肿瘤	549.85	14.99
4	传染病	2.21	3.59	呼吸系统疾病	28.88	7.23	伤害	150.84	4.11
5	泌尿生殖系统疾病	2.14	3.48	内分泌营养代谢疾病	13.56	3.40	内分泌营养代谢疾病	93.38	2.55
6	呼吸系统疾病	2.07	3.37	消化系统疾病	11.62	2.91	消化系统疾病	92.95	2.53
7	产科疾病	1.45	2.36	传染病	9.52	2.38	泌尿生殖系统疾病	40.32	1.10
8	消化系统疾病	1.42	2.30	泌尿生殖系统疾病	8.34	2.09	传染病	34.60	0.94
9	神经系统疾病	1.09	1.77	神经系统疾病	2.89	0.72	神经系统疾病	25.53	0.70
10	内分泌营养代谢疾病	1.00	1.62	肌肉骨骼和结缔组织疾病	2.03	0.51	精神障碍	25.32	0.69
11	精神障碍	0.81	1.32	精神障碍	1.95	0.49	肌肉骨骼和结缔组织疾病	14.08	0.38
12	先天异常	0.66	1.08	血液造血免疫疾病	1.15	0.29	血液造血免疫疾病	5.80	0.16
13	肌肉骨骼和结缔组织疾病	0.63	1.03	先天异常	0.43	0.11	寄生虫病	1.14	0.03
14	血液造血免疫疾病	0.43	0.70	寄生虫病	0.10	0.03	先天异常	0.53	0.01
15	寄生虫病	0.01	0.01	产科疾病	0.03	0.01	产科疾病	0.00	0.00
16	围生期疾病	0.00	0.00	围生期疾病	0.00	0.00	围生期疾病	0.00	0.00
17	诊断不明	0.71	1.16	诊断不明	2.24	0.56	诊断不明	105.08	2.86
18	其他疾病	1.60	2.60	其他疾病	17.02	4.26	其他疾病	156.35	4.26

5.6 城乡不同年龄段人群主要疾病死亡率、构成与顺位

表5-6-1 2006年全国疾病监测系统不同年龄段人群主要疾病死亡率、构成与顺位（城市，男女合计）

(死亡率:1/10万,构成比:%)

顺位	疾病（0岁）	死亡率	构成比	疾病（1~4岁）	死亡率	构成比	疾病（5~14岁）	死亡率	构成比
	总计	654.64	100.00	总计	46.36	100.00	总计	21.23	100.00
1	围生期疾病	321.56	49.12	伤害	20.76	44.78	伤害	11.36	53.48
2	先天异常	146.95	22.45	先天异常	7.33	15.82	恶性肿瘤	3.32	15.63
3	呼吸系统疾病	48.98	7.48	恶性肿瘤	4.29	9.25	神经系统疾病	1.40	6.59
4	伤害	33.42	5.11	呼吸系统疾病	4.01	8.66	心脑血管疾病	1.28	6.03
5	心脑血管疾病	22.47	3.43	神经系统疾病	3.60	7.76	先天异常	1.20	5.65
6	传染病	19.59	2.99	传染病	1.66	3.58	呼吸系统疾病	0.56	2.64
7	恶性肿瘤	9.80	1.50	心脑血管疾病	1.38	2.99	传染病	0.44	2.07
8	消化系统疾病	8.07	1.23	内分泌营养代谢疾病	0.55	1.19	血液造血免疫疾病	0.28	1.32
9	神经系统疾病	8.07	1.23	血液造血免疫疾病	0.42	0.90	内分泌营养代谢疾病	0.28	1.32
10	内分泌营养代谢疾病	5.76	0.88	消化系统疾病	0.28	0.60	泌尿生殖系统疾病	0.16	0.75
11	血液造血免疫疾病	2.88	0.44	泌尿生殖系统疾病	0.28	0.60	肌肉骨骼和结缔组织疾病	0.12	0.56
12	肌肉骨骼和结缔组织疾病	0.58	0.09	寄生虫病	0.00	0.00	消化系统疾病	0.08	0.38
13	寄生虫病	0.00	0.00	精神障碍	0.00	0.00	精神障碍	0.04	0.19
14	精神障碍	0.00	0.00	肌肉骨骼和结缔组织疾病	0.00	0.00	寄生虫病	0.00	0.00
15	泌尿生殖系统疾病	0.00	0.00	产科疾病	0.00	0.00	产科疾病	0.00	0.00
16	产科疾病	0.00	0.00	围生期疾病	0.00	0.00	围生期疾病	0.00	0.00
17	诊断不明	23.63	3.61	诊断不明	1.80	3.88	诊断不明	0.64	3.01
18	其他疾病	2.88	0.44	其他疾病	0.00	0.00	其他疾病	0.08	0.38

第五章 死亡原因及顺位

续表

顺位	15~44岁 疾病	死亡率	构成比	45~64岁 疾病	死亡率	构成比	65岁~ 疾病	死亡率	构成比
	总计	83.47	100.00	总计	496.97	100.00	总计	4063.36	100.00
1	伤害	30.08	36.04	恶性肿瘤	195.59	39.36	心脑血管疾病	1785.83	43.95
2	恶性肿瘤	20.89	25.03	心脑血管疾病	151.53	30.49	恶性肿瘤	912.76	22.46
3	心脑血管疾病	13.38	16.03	伤害	47.52	9.56	呼吸系统疾病	665.11	16.37
4	传染病	2.96	3.55	呼吸系统疾病	26.44	5.32	伤害	127.78	3.14
5	消化系统疾病	2.87	3.44	消化系统疾病	17.23	3.47	内分泌营养代谢疾病	122.95	3.03
6	呼吸系统疾病	2.40	2.88	内分泌营养代谢疾病	14.00	2.82	消化系统疾病	97.09	2.39
7	泌尿生殖系统疾病	1.95	2.34	传染病	10.84	2.18	泌尿生殖系统疾病	51.55	1.27
8	神经系统疾病	1.41	1.69	泌尿生殖系统疾病	8.04	1.62	传染病	35.16	0.87
9	内分泌营养代谢疾病	1.13	1.35	神经系统疾病	4.10	0.83	神经系统疾病	32.95	0.81
10	精神障碍	1.09	1.31	精神障碍	1.89	0.38	精神障碍	20.51	0.50
11	先天异常	0.79	0.95	血液造血免疫疾病	1.35	0.27	肌肉骨骼和结缔组织疾病	8.99	0.22
12	肌肉骨骼和结缔组织疾病	0.51	0.61	肌肉骨骼和结缔组织疾病	1.27	0.25	血液造血免疫疾病	8.38	0.21
13	产科疾病	0.43	0.51	先天异常	0.62	0.13	寄生虫病	2.72	0.07
14	血液造血免疫疾病	0.43	0.51	寄生虫病	0.26	0.05	先天异常	0.93	0.02
15	寄生虫病	0.03	0.03	产科疾病	0.00	0.00	产科疾病	0.00	0.00
16	围生期疾病	0.00	0.00	围生期疾病	0.00	0.00	围生期疾病	0.00	0.00
17	诊断不明	1.85	2.22	诊断不明	5.17	1.04	诊断不明	92.11	2.27
18	其他疾病	1.26	1.51	其他疾病	11.12	2.24	其他疾病	98.53	2.42

表5-6-2 2006年全国疾病监测系统不同年龄段人群主要疾病死亡率、构成与顺位（农村，男女合计）

(死亡率:1/10万，构成比:%)

顺位	0岁 疾病	死亡率	构成比	1~4岁 疾病	死亡率	构成比	5~14岁 疾病	死亡率	构成比
	总计	1025.75	100.00	总计	76.43	100.00	总计	26.55	100.00
1	围生期疾病	479.66	46.76	伤害	35.04	45.85	伤害	15.92	59.98
2	呼吸系统疾病	162.32	15.82	呼吸系统疾病	11.60	15.17	恶性肿瘤	3.07	11.57
3	先天异常	150.71	14.69	先天异常	6.75	8.83	呼吸系统疾病	1.42	5.36
4	伤害	56.33	5.49	传染病	4.75	6.21	传染病	1.25	4.70
5	传染病	43.21	4.21	恶性肿瘤	4.60	6.02	先天异常	1.21	4.55
6	消化系统疾病	26.23	2.56	神经系统疾病	2.90	3.79	神经系统疾病	1.01	3.79
7	心脑血管疾病	19.35	1.89	消化系统疾病	2.55	3.34	心脑血管疾病	0.64	2.43
8	内分泌营养代谢疾病	14.83	1.45	血液造血免疫疾病	1.70	2.22	消化系统疾病	0.43	1.62
9	神经系统疾病	10.96	1.07	心脑血管疾病	1.65	2.16	泌尿生殖系统疾病	0.31	1.16
10	恶性肿瘤	7.31	0.71	内分泌营养代谢疾病	0.80	1.05	血液造血免疫疾病	0.24	0.91
11	血液造血免疫疾病	4.08	0.40	泌尿生殖系统疾病	0.20	0.26	肌肉骨骼和结缔组织疾病	0.11	0.40
12	泌尿生殖系统疾病	1.93	0.19	肌肉骨骼和结缔组织疾病	0.05	0.07	内分泌营养代谢疾病	0.07	0.25
13	寄生虫病	0.21	0.02	寄生虫病	0.00	0.00	精神障碍	0.07	0.25
14	精神障碍	0.00	0.00	精神障碍	0.00	0.00	寄生虫病	0.01	0.05
15	肌肉骨骼和结缔组织疾病	0.00	0.00	产科疾病	0.00	0.00	产科疾病	0.00	0.00
16	产科疾病	0.00	0.00	围生期疾病	0.00	0.00	围生期疾病	0.00	0.00
17	诊断不明	44.93	4.38	诊断不明	3.15	4.12	诊断不明	0.54	2.02
18	其他疾病	3.65	0.36	其他疾病	0.70	0.92	其他疾病	0.25	0.96

续表

顺位	15~44岁 疾病	死亡率	构成比	45~64岁 疾病	死亡率	构成比	65岁~ 疾病	死亡率	构成比
	总计	103.83	100.00	总计	613.44	100.00	总计	4314.27	100.00
1	伤害	46.23	44.52	恶性肿瘤	206.08	33.59	心脑血管疾病	1828.41	42.38
2	恶性肿瘤	20.63	19.87	心脑血管疾病	183.83	29.97	呼吸系统疾病	884.36	20.50
3	心脑血管疾病	14.41	13.88	伤害	73.62	12.00	恶性肿瘤	732.39	16.98
4	传染病	4.32	4.16	呼吸系统疾病	45.43	7.41	伤害	199.84	4.63
5	消化系统疾病	3.44	3.31	消化系统疾病	23.25	3.79	消化系统疾病	114.35	2.65
6	泌尿生殖系统疾病	2.97	2.86	传染病	20.05	3.27	传染病	61.80	1.43
7	呼吸系统疾病	2.79	2.69	内分泌营养代谢疾病	11.61	1.89	内分泌营养代谢疾病	61.45	1.42
8	神经系统疾病	1.49	1.43	泌尿生殖系统疾病	10.48	1.71	泌尿生殖系统疾病	50.87	1.18
9	内分泌营养代谢疾病	1.13	1.09	神经系统疾病	3.20	0.52	神经系统疾病	25.63	0.59
10	精神障碍	1.09	1.05	精神障碍	2.84	0.46	精神障碍	24.74	0.57
11	产科疾病	0.85	0.82	肌肉骨骼和结缔组织疾病	1.98	0.32	肌肉骨骼和结缔组织疾病	14.67	0.34
12	先天异常	0.72	0.69	血液造血免疫疾病	1.06	0.17	血液造血免疫疾病	4.74	0.11
13	血液造血免疫疾病	0.42	0.40	先天异常	0.33	0.05	寄生虫病	0.41	0.01
14	肌肉骨骼和结缔组织疾病	0.39	0.38	寄生虫病	0.11	0.02	先天异常	0.38	0.01
15	寄生虫病	0.02	0.02	产科疾病	0.02	0.00	产科疾病	0.00	0.00
16	围生期疾病	0.00	0.00	围生期疾病	0.00	0.00	围生期疾病	0.00	0.00
17	诊断不明	0.83	0.80	诊断不明	2.70	0.44	诊断不明	95.47	2.21
18	其他疾病	2.10	2.03	其他疾病	26.84	4.38	其他疾病	214.74	4.98

5.7 地区别不同年龄段人群主要疾病死亡率、构成与顺位

表5-7-1 2006年全国疾病监测系统不同年龄段人群主要疾病死亡率、构成与顺位（东部地区，城乡合计，男女合计）

（死亡率:1/10万，构成比:%）

顺位	疾病(0岁)	死亡率	构成比	疾病(1~4岁)	死亡率	构成比	疾病(5~14岁)	死亡率	构成比
	总计	691.98	100.00	总计	44.07	100.00	总计	19.78	100.00
1	周生期疾病	374.49	54.12	伤害	19.20	43.56	伤害	10.91	55.19
2	先天异常	172.88	24.98	先天异常	6.87	15.59	恶性肿瘤	3.17	16.02
3	呼吸系统疾病	43.81	6.33	恶性肿瘤	4.58	10.40	神经系统疾病	1.23	6.23
4	伤害	30.15	4.36	呼吸系统疾病	3.82	8.66	先天异常	1.14	5.79
5	神经系统疾病	10.36	1.50	神经系统疾病	3.16	7.18	呼吸系统疾病	0.62	3.12
6	心脑血管疾病	8.01	1.16	传染病	1.31	2.97	心脑血管疾病	0.59	2.97
7	消化系统疾病	8.01	1.16	血液造血免疫疾病	0.87	1.98	传染病	0.41	2.08
8	传染病	7.54	1.09	心脑血管疾病	0.87	1.98	血液造血免疫疾病	0.29	1.48
9	恶性肿瘤	7.07	1.02	内分泌营养代谢疾病	0.65	1.49	泌尿生殖系统疾病	0.26	1.34
10	内分泌营养代谢疾病	4.24	0.61	消化系统疾病	0.65	1.49	肌肉骨骼和结缔组织疾病	0.15	0.74
11	血液造血免疫疾病	3.30	0.48	泌尿生殖系统疾病	0.22	0.50	消化系统疾病	0.15	0.74
12	泌尿生殖系统疾病	0.94	0.14	肌肉骨骼和结缔组织疾病	0.11	0.25	内分泌营养代谢疾病	0.12	0.59
13	肌肉骨骼和结缔组织疾病	0.47	0.07	寄生虫病	0.00	0.00	精神障碍	0.09	0.45
14	寄生虫病	0.00	0.00	精神障碍	0.00	0.00	寄生虫病	0.00	0.00
15	精神障碍	0.00	0.00	产科疾病	0.00	0.00	产科疾病	0.00	0.00
16	产科疾病	0.00	0.00	周生期疾病	0.00	0.00	周生期疾病	0.00	0.00
17	诊断不明	17.43	2.52	诊断不明	1.20	2.72	诊断不明	0.44	2.23
18	其他疾病	3.30	0.48	其他疾病	0.55	1.24	其他疾病	0.21	1.04

续表

顺位	15～44岁 疾病	死亡率	构成比	45～64岁 疾病	死亡率	构成比	65岁～ 疾病	死亡率	构成比
	总计	84.41	100.00	总计	527.25	100.00	总计	4276.63	100.00
1	伤害	34.62	41.01	恶性肿瘤	221.52	42.01	心脑血管疾病	1821.86	42.60
2	恶性肿瘤	21.34	25.28	心脑血管疾病	143.16	27.15	恶性肿瘤	897.70	20.99
3	心脑血管疾病	11.84	14.03	伤害	59.76	11.33	呼吸系统疾病	739.79	17.30
4	消化系统疾病	2.31	2.74	呼吸系统疾病	25.51	4.84	伤害	176.03	4.12
5	传染病	2.31	2.73	消化系统疾病	15.66	2.97	内分泌营养代谢疾病	103.91	2.43
6	泌尿生殖系统疾病	2.03	2.41	内分泌营养代谢疾病	13.72	2.60	消化系统疾病	95.35	2.23
7	呼吸系统疾病	1.94	2.29	传染病	12.98	2.46	泌尿生殖系统疾病	48.42	1.13
8	神经系统疾病	1.34	1.59	泌尿生殖系统疾病	8.57	1.63	传染病	42.04	0.98
9	精神障碍	1.05	1.24	神经系统疾病	3.78	0.72	精神障碍	35.54	0.83
10	内分泌营养代谢疾病	1.01	1.20	精神障碍	2.65	0.50	神经系统疾病	31.35	0.73
11	先天异常	0.72	0.85	肌肉骨骼和结缔组织疾病	1.33	0.25	肌肉骨骼和结缔组织疾病	9.91	0.23
12	血液造血免疫疾病	0.45	0.54	血液造血免疫疾病	0.94	0.18	血液造血免疫疾病	6.29	0.15
13	肌肉骨骼和结缔组织疾病	0.37	0.44	先天异常	0.52	0.10	寄生虫病	1.96	0.05
14	产科疾病	0.31	0.36	寄生虫病	0.22	0.04	先天异常	0.79	0.02
15	寄生虫病	0.01	0.01	产科疾病	0.00	0.00	产科疾病	0.00	0.00
16	围生期疾病	0.00	0.00	围生期疾病	0.00	0.00	围生期疾病	0.00	0.00
17	诊断不明	1.47	1.75	诊断不明	4.34	0.82	诊断不明	126.70	2.96
18	其他疾病	1.29	1.53	其他疾病	12.60	2.39	其他疾病	139.01	3.25

表 5-7-2 2006 年全国疾病监测系统不同年龄段人群主要疾病死亡率、构成与顺位（中部地区，城乡合计，男女合计）

(死亡率:1/10 万,构成比:%)

顺位	0 岁 疾病	死亡率	构成比	1~4 岁 疾病	死亡率	构成比	5~14 岁 疾病	死亡率	构成比
	总计	922.92	100.00	总计	60.34	100.00	总计	23.90	100.00
1	围生期疾病	476.69	51.65	伤害	28.93	47.95	伤害	15.18	63.51
2	先天异常	155.01	16.80	先天异常	8.39	13.90	恶性肿瘤	2.85	11.93
3	呼吸系统疾病	109.32	11.84	恶性肿瘤	5.16	8.56	先天异常	1.48	6.20
4	伤害	56.00	6.07	呼吸系统疾病	5.16	8.56	传染病	0.84	3.51
5	传染病	26.88	2.91	传染病	3.44	5.70	呼吸系统疾病	0.84	3.51
6	心脑血管疾病	25.54	2.77	神经系统疾病	2.58	4.28	神经系统疾病	0.70	2.92
7	消化系统疾病	13.44	1.46	心脑血管疾病	1.40	2.32	心脑血管疾病	0.64	2.69
8	恶性肿瘤	9.86	1.07	消化系统疾病	0.97	1.60	消化系统疾病	0.22	0.94
9	神经系统疾病	8.06	0.87	血液造血免疫疾病	0.65	1.07	泌尿生殖系统疾病	0.20	0.82
10	内分泌营养代谢疾病	4.48	0.49	泌尿生殖系统疾病	0.22	0.36	血液造血免疫疾病	0.17	0.70
11	血液造血免疫疾病	4.03	0.44	内分泌营养代谢疾病	0.11	0.18	内分泌营养代谢疾病	0.08	0.35
12	泌尿生殖系统疾病	1.34	0.15	寄生虫病	0.00	0.00	肌肉骨骼和结缔组织疾病	0.08	0.35
13	寄生虫病	0.00	0.00	精神障碍	0.00	0.00	寄生虫病	0.00	0.00
14	精神障碍	0.00	0.00	肌肉骨骼和结缔组织疾病	0.00	0.00	精神障碍	0.00	0.00
15	肌肉骨骼和结缔组织疾病	0.00	0.00	产科疾病	0.00	0.00	产科疾病	0.00	0.00
16	产科疾病	0.00	0.00	围生期疾病	0.00	0.00	围生期疾病	0.00	0.00
17	诊断不明	30.47	3.30	诊断不明	2.90	4.81	诊断不明	0.42	1.75
18	其他疾病	1.79	0.19	其他疾病	0.43	0.71	其他疾病	0.20	0.82

续表

顺位	15~44岁 疾病	死亡率	构成比	45~64岁 疾病	死亡率	构成比	65岁~ 疾病	死亡率	构成比
	总计	97.89	100.00	总计	616.21	100.00	总计	4573.43	100.00
1	伤害	42.69	43.61	心脑血管疾病	221.90	36.01	心脑血管疾病	2233.15	48.83
2	恶性肿瘤	20.61	21.06	恶性肿瘤	207.15	33.62	恶性肿瘤	844.26	18.46
3	心脑血管疾病	16.27	16.62	伤害	70.62	11.46	呼吸系统疾病	779.29	17.04
4	传染病	3.42	3.50	呼吸系统疾病	31.73	5.15	伤害	195.33	4.27
5	泌尿生殖系统疾病	2.98	3.05	消化系统疾病	20.95	3.40	消化系统疾病	104.02	2.27
6	消化系统疾病	2.84	2.90	传染病	15.07	2.44	内分泌营养代谢疾病	77.16	1.69
7	呼吸系统疾病	1.89	1.93	内分泌营养代谢疾病	11.93	1.94	泌尿生殖系统疾病	54.98	1.20
8	神经系统疾病	1.24	1.26	泌尿生殖系统疾病	10.91	1.77	传染病	50.65	1.11
9	内分泌营养代谢疾病	1.13	1.15	神经系统疾病	2.94	0.48	神经系统疾病	25.41	0.56
10	精神障碍	1.01	1.04	精神障碍	1.87	0.30	精神障碍	18.14	0.40
11	先天异常	0.78	0.80	血液造血免疫疾病	1.22	0.20	肌肉骨骼和结缔组织免疫疾病	9.93	0.22
12	产科疾病	0.68	0.70	肌肉骨骼和结缔组织疾病	1.07	0.17	血液造血免疫疾病	5.60	0.12
13	肌肉骨骼和结缔组织疾病	0.42	0.42	先天异常	0.36	0.06	寄生虫病	0.69	0.02
14	血液造血免疫疾病	0.22	0.23	寄生虫病	0.17	0.03	先天异常	0.35	0.01
15	寄生虫病	0.03	0.03	产科疾病	0.02	0.00	产科疾病	0.00	0.00
16	围生期疾病	0.00	0.00	围生期疾病	0.00	0.00	围生期疾病	0.00	0.00
17	诊断不明	0.63	0.64	诊断不明	2.92	0.47	诊断不明	52.79	1.15
18	其他疾病	1.04	1.06	其他疾病	15.38	2.50	其他疾病	121.69	2.66

表5-7-3 2006年全国疾病监测系统不同年龄段人群主要疾病死亡率、构成与顺位(西部地区,城乡合计,男女合计)

(死亡率:1/10万,构成比:%)

顺位	0岁 疾病	死亡率	构成比	1~4岁 疾病	死亡率	构成比	5~14岁 疾病	死亡率	构成比
	总计	1170.52	100.00	总计	102.53	100.00	总计	33.04	100.00
1	围生期疾病	457.77	39.11	伤害	46.30	45.16	伤害	18.73	56.68
2	呼吸系统疾病	247.59	21.15	呼吸系统疾病	20.30	19.80	恶性肿瘤	3.44	10.40
3	先天异常	119.61	10.22	传染病	7.18	7.01	呼吸系统疾病	2.32	7.03
4	传染病	78.26	6.69	先天异常	5.36	5.23	传染病	2.02	6.12
5	伤害	64.48	5.51	消化系统疾病	4.33	4.23	神经系统疾病	1.45	4.38
6	消化系统疾病	43.81	3.74	恶性肿瘤	3.76	3.67	心脑血管疾病	1.25	3.77
7	内分泌营养代谢疾病	29.53	2.52	神经系统疾病	3.54	3.45	先天异常	0.94	2.85
8	心脑血管疾病	27.07	2.31	血液造血免疫疾病	2.62	2.56	消化系统疾病	0.71	2.14
9	神经系统疾病	12.31	1.05	心脑血管疾病	2.51	2.45	泌尿生殖系统疾病	0.37	1.12
10	恶性肿瘤	6.89	0.59	内分泌营养代谢疾病	1.48	1.45	血液造血免疫疾病	0.30	0.92
11	血液造血免疫疾病	3.94	0.34	泌尿生殖系统疾病	0.23	0.22	内分泌营养代谢疾病	0.17	0.51
12	泌尿生殖系统疾病	1.97	0.17	寄生虫病	0.00	0.00	肌肉骨骼和结缔组织疾病	0.10	0.31
13	寄生虫病	0.49	0.04	精神障碍	0.00	0.00	精神障碍	0.10	0.31
14	精神障碍	0.00	0.00	肌肉骨骼和结缔组织疾病	0.00	0.00	寄生虫病	0.03	0.10
15	肌肉骨骼和结缔组织疾病	0.00	0.00	产科疾病	0.00	0.00	产科疾病	0.00	0.00
16	产科疾病	0.00	0.00	围生期疾病	0.00	0.00	围生期疾病	0.00	0.00
17	诊断不明	71.37	6.10	诊断不明	4.33	4.23	诊断不明	0.88	2.65
18	其他疾病	5.41	0.46	其他疾病	0.57	0.56	其他疾病	0.24	0.71

续表

顺位	15~44岁			45~64岁			65岁~		
	疾病	死亡率	构成比	疾病	死亡率	构成比	疾病	死亡率	构成比
	总计	114.68	100.00	总计	580.41	100.00	总计	3668.99	100.00
1	伤害	47.76	41.65	恶性肿瘤	164.44	28.33	心脑血管疾病	1245.37	33.94
2	恶性肿瘤	19.96	17.41	心脑血管疾病	150.09	25.86	呼吸系统疾病	950.00	25.89
3	心脑血管疾病	14.31	12.48	呼吸系统疾病	69.15	11.91	恶性肿瘤	564.43	15.38
4	传染病	6.76	5.90	伤害	62.40	10.75	伤害	140.79	3.84
5	消化系统疾病	5.17	4.51	消化系统疾病	30.01	5.17	消化系统疾病	135.48	3.69
6	呼吸系统疾病	4.78	4.16	传染病	25.06	4.32	传染病	71.45	1.95
7	泌尿生殖系统疾病	3.03	2.64	内分泌营养代谢疾病	11.21	1.93	内分泌营养代谢疾病	57.80	1.58
8	神经系统疾病	1.95	1.70	泌尿生殖系统疾病	9.46	1.63	泌尿生殖系统疾病	50.75	1.38
9	产科疾病	1.34	1.17	神经系统疾病	3.93	0.68	神经系统疾病	24.50	0.67
10	内分泌营养代谢疾病	1.30	1.14	肌肉骨骼和结缔组织疾病	3.26	0.56	肌肉骨骼和结缔组织疾病	20.78	0.57
11	精神障碍	1.25	1.09	精神障碍	3.11	0.54	精神障碍	10.70	0.29
12	先天异常	0.71	0.62	血液造血免疫疾病	1.46	0.25	血液造血免疫疾病	6.30	0.17
13	血液造血免疫疾病	0.65	0.56	先天异常	0.41	0.07	寄生虫病	0.76	0.02
14	肌肉骨骼和结缔组织疾病	0.54	0.47	寄生虫病	0.09	0.02	先天异常	0.53	0.01
15	寄生虫病	0.03	0.03	产科疾病	0.03	0.01	产科疾病	0.00	0.00
16	围生期疾病	0.00	0.00	围生期疾病	0.00	0.00	围生期疾病	0.00	0.00
17	诊断不明	1.44	1.26	诊断不明	3.32	0.57	诊断不明	92.31	2.52
18	其他疾病	3.68	3.20	其他疾病	42.99	7.41	其他疾病	297.04	8.10

第六章 主要大类疾病死亡率与死因顺位

6.1 主要感染性疾病死亡率与死因顺位

表6-1-1 2006年全国疾病监测系统城乡性别主要感染性疾病死亡数、死亡率(1/10万)及死因顺位

ICD-10编码*	疾病	总计			城市			农村		
		死亡数	死亡率	死因顺位	死亡数	死亡率	死因顺位	死亡数	死亡率	死因顺位
A01	伤寒和副伤寒	15	0.02	15	6	0.03	11	9	0.02	15
A03 A06.0	痢疾	39	0.06	10	7	0.03	10	32	0.07	10
A15.0-A15.3 A16.0-A16.2	肺结核	2309	3.50	3	522	2.45	3	1787	4.00	3
A15.5, A15.6	结核性胸膜炎	23	0.03	12	6	0.03	12	17	0.04	12
A33	新生儿破伤风	34	0.05	11	3	0.01	15	31	0.07	11
A82	狂犬病	112	0.17	9	21	0.10	9	91	0.20	9
A83.0	流行性乙型脑炎	19	0.03	14	5	0.02	13	14	0.03	14
A98.5	流行性出血热	21	0.03	13	5	0.02	14	16	0.04	13
B15-B19	病毒性肝炎	2544	3.85	2	650	3.05	2	1894	4.24	2
B20-B24	艾滋病	155	0.23	8	40	0.19	8	115	0.26	6
J00-J06	急性上呼吸道感染	948	1.44	4	161	0.76	4	787	1.76	4
J10-J11	流感	241	0.37	6	59	0.28	6	182	0.41	5
J12-J18	肺炎	5545	8.40	1	1796	8.43	1	3749	8.38	1
J20-J22	其他急性下呼吸道感染	251	0.38	5	138	0.65	5	113	0.25	7
G00-G04	脑炎类	163	0.25	7	57	0.27	7	106	0.24	8

ICD-10编码*	疾病	男性			城市男性			农村男性		
		死亡数	死亡率	死因顺位	死亡数	死亡率	死因顺位	死亡数	死亡率	死因顺位
A01	伤寒和副伤寒	7	0.02	15	2	0.02	14	5	0.02	15
A03 A06.0	痢疾	26	0.08	10	5	0.05	10	21	0.09	10
A15.0-A15.3 A16.0-A16.2	肺结核	1644	4.88	3	410	3.81	3	1234	5.38	3
A15.5, A15.6	结核性胸膜炎	14	0.04	12	5	0.05	11	9	0.04	13
A33	新生儿破伤风	17	0.05	11	1	0.01	15	16	0.07	11
A82	狂犬病	67	0.20	9	13	0.12	9	54	0.24	9
A83.0	流行性乙型脑炎	12	0.04	14	3	0.03	12	9	0.04	14
A98.5	流行性出血热	13	0.04	13	3	0.03	13	10	0.04	12
B15-B19	病毒性肝炎	1822	5.41	2	469	4.35	2	1353	5.90	2
B20-B24	艾滋病	102	0.30	7	33	0.31	6	69	0.30	6
J00-J06	急性上呼吸道感染	420	1.25	4	70	0.65	4	350	1.53	4
J10-J11	流感	105	0.31	6	23	0.21	8	82	0.36	5
J12-J18	肺炎	2893	8.58	1	951	8.83	1	1942	8.47	1
J20-J22	其他急性下呼吸道感染	127	0.38	5	66	0.61	5	61	0.27	8
G00-G04	脑炎类	95	0.28	8	30	0.28	7	65	0.28	7

续表

ICD-10 编码*	疾病	女性			城市女性			农村女性		
		死亡数	死亡率	死因顺位	死亡数	死亡率	死因顺位	死亡数	死亡率	死因顺位
A01	伤寒和副伤寒	8	0.02	13	4	0.04	10	4	0.02	15
A03 A06.0	痢疾	13	0.04	11	2	0.02	11	11	0.05	11
A15.0-A15.3 A16.0-A16.2	肺结核	665	2.06	3	112	1.06	3	553	2.54	2
A15.5,A15.6	结核性胸膜炎	9	0.03	12	1	0.01	15	8	0.04	12
A33	新生儿破伤风	17	0.05	10	2	0.02	12	15	0.07	10
A82	狂犬病	45	0.14	9	8	0.08	8	37	0.17	9
A83.0	流行性乙型脑炎	7	0.02	15	2	0.02	13	5	0.02	14
A98.5	流行性出血热	8	0.02	14	2	0.02	14	6	0.03	13
B15-B19	病毒性肝炎	722	2.23	2	181	1.72	2	541	2.48	3
B20-B24	艾滋病	53	0.16	8	7	0.07	9	46	0.21	7
J00-J06	急性上呼吸道感染	528	1.63	4	91	0.86	4	437	2.01	4
J10-J11	流感	136	0.42	5	36	0.34	6	100	0.46	5
J12-J18	肺炎	2652	8.21	1	845	8.03	1	1807	8.30	1
J20-J22	其他急性下呼吸道感染	124	0.38	6	72	0.68	5	52	0.24	6
G00-G04	脑炎类	68	0.21	7	27	0.26	7	41	0.19	8

注：* 以上仅标出ICD-10三位码范围(除四位码另有说明外)。

表6-1-2 2006年全国疾病监测系统地区别主要感染性疾病死亡数、死亡率(1/10万)及死因顺位

ICD-10 编码*	疾病	东部			中部			西部		
		死亡数	死亡率	死因顺位	死亡数	死亡率	死因顺位	死亡数	死亡率	死因顺位
A01	伤寒和副伤寒	4	0.02	11	5	0.02	15	6	0.03	14
A03 A06.0	痢疾	4	0.02	12	8	0.03	11	27	0.15	11
A15.0-A15.3 A16.0-A16.2	肺结核	622	2.47	3	744	3.20	2	943	5.35	3
A15.5,A15.6	结核性胸膜炎	2	0.01	13	11	0.05	10	10	0.06	12
A33	新生儿破伤风	0	0.00	15	6	0.03	14	28	0.16	10
A82	狂犬病	19	0.08	8	48	0.21	8	45	0.26	9
A83.0	流行性乙型脑炎	1	0.00	14	8	0.03	12	10	0.06	13
A98.5	流行性出血热	8	0.03	10	8	0.03	13	5	0.03	15
B15-B19	病毒性肝炎	823	3.27	2	738	3.17	3	983	5.58	2
B20-B24	艾滋病	17	0.07	9	91	0.39	5	47	0.27	8
J00-J06	急性上呼吸道感染	326	1.30	4	283	1.22	4	339	1.92	4
J10-J11	流感	99	0.39	5	73	0.31	6	69	0.39	6
J12-J18	肺炎	2168	8.63	1	1671	7.18	1	1706	9.68	1
J20-J22	其他急性下呼吸道感染	52	0.21	7	64	0.28	7	135	0.77	5
G00-G04	脑炎类	55	0.22	6	47	0.20	9	61	0.35	7

注：* 以上仅标出ICD-10三位码范围(除四位码另有说明外)。

6.2 主要循环系统疾病死亡率与死因顺位

表6-2-1 2006年全国疾病监测系统城乡性别循环系统疾病死亡数、死亡率(1/10万)及死因顺位

ICD-10 编码*	疾病	总计			城市			农村		
		死亡数	死亡率	死因顺位	死亡数	死亡率	死因顺位	死亡数	死亡率	死因顺位
I00-I02,I05-I09	风湿热和风湿性心脏病	2782	4.21	4	852	4.00	4	1930	4.32	4
I11-I13	高血压性心脏和/或肾脏病**	4738	7.18	3	1424	6.69	3	3314	7.41	3
I20-I25	缺血性心脏病	36245	54.91	2	14323	67.26	2	21922	49.02	2
I60-I69	脑血管病	71070	107.66	1	23856	112.03	1	47214	105.58	1
I00-I99中的其余部分	循环系统的其他疾病	17525	26.55		4619	21.69		12906	28.86	

ICD-10 编码*	疾病	男性			城市男性			农村男性		
		死亡数	死亡率	死因顺位	死亡数	死亡率	死因顺位	死亡数	死亡率	死因顺位
I00-I02,I05-I09	风湿热和风湿性心脏病	1120	3.32	4	329	3.05	4	791	3.45	4
I11-I13	高血压性心脏和/或肾脏病**	2396	7.11	3	677	6.29	3	1719	7.49	3
I20-I25	缺血性心脏病	19405	57.57	2	7521	69.83	2	11884	51.81	2
I60-I69	脑血管病	39621	117.54	1	13139	122.00	1	26482	115.45	1
I00-I99中的其余部分	循环系统的其他疾病	9457	28.06		2576	23.92		6881	30.00	

ICD-10 编码*	疾病	女性			城市女性			农村女性		
		死亡数	死亡率	死因顺位	死亡数	死亡率	死因顺位	死亡数	死亡率	死因顺位
I00-I02,I05-I09	风湿热和风湿性心脏病	1662	5.14	4	523	4.97	4	1139	5.23	4
I11-I13	高血压性心脏和/或肾脏病**	2342	7.25	3	747	7.10	3	1595	7.32	3
I20-I25	缺血性心脏病	16839	52.13	2	6802	64.63	2	10037	46.08	2
I60-I69	脑血管病	31449	97.35	1	10717	101.83	1	20732	95.19	1
I00-I99中的其余部分	循环系统的其他疾病	8068	24.98		2043	19.41		6025	27.66	

注：* 以上仅标出ICD-10三位码范围(除四位码另有说明外)。
** 高血压性心脏和/或肾脏病包括高血压性心脏病(I11)、高血压性肾脏病(I12)、高血压性心脏和肾脏病(I13)。

表6-2-2 2006年全国疾病监测系统地区别循环系统疾病死亡数、死亡率(1/10万)及死因顺位

ICD-10 编码*	疾病	东部			中部			西部		
		死亡数	死亡率	死因顺位	死亡数	死亡率	死因顺位	死亡数	死亡率	死因顺位
I00-I02,I05-I09	风湿热和风湿性心脏病	791	3.15	4	901	3.87	4	1090	6.19	3
I11-I13	高血压性心脏和/或肾脏病**	1410	5.61	3	2403	10.33	3	925	5.25	4
I20-I25	缺血性心脏病	16571	65.93	2	14655	63.01	2	5019	28.49	2
I60-I69	脑血管病	29568	117.64	1	28598	122.96	1	12904	73.24	1
I00-I99中的其余部分	循环系统的其他疾病	5516	21.94		5377	23.12		6632	37.63	

注：* 以上仅标出ICD-10三位码范围(除四位码另有说明外)。
** 高血压性心脏和/或肾脏病包括高血压性心脏病(I11)、高血压性肾脏病(I12)、高血压性心脏和肾脏病(I13)。

6.3 主要恶性肿瘤死亡率与死因顺位

表6-3-1 2006年全国疾病监测系统城乡性别恶性肿瘤死亡数、死亡率(1/10万)及死因顺位

ICD-10编码*	疾病	总计			城市			农村		
		死亡数	死亡率	死因顺位	死亡数	死亡率	死因顺位	死亡数	死亡率	死因顺位
C11	鼻咽癌	845	1.28	8	342	1.61	9	503	1.12	9
C15	食管癌	8458	12.81	4	2116	9.94	5	6342	14.18	4
C16	胃癌	12455	18.87	3	3670	17.23	3	8785	19.65	3
C18-C21	结肠,直肠和肛门癌	4733	7.17	5	2334	10.96	4	2399	5.36	5
C22	肝癌	14118	21.39	2	4523	21.24	2	9595	21.46	2
C33-C34	肺癌	18664	28.27	1	8592	40.35	1	10072	22.52	1
C50	乳腺癌	1760	2.67	7	838	3.94	6	922	2.06	7
C53	宫颈癌	765	1.16	10	224	1.05	10	541	1.21	8
C67	膀胱癌	825	1.25	9	412	1.93	8	413	0.92	10
C91-C95	白血病	2284	3.46	6	792	3.72	7	1492	3.34	6

ICD-10编码*	疾病	男性			城市男性			农村男性		
		死亡数	死亡率	死因顺位	死亡数	死亡率	死因顺位	死亡数	死亡率	死因顺位
C11	鼻咽癌	589	1.75	8	240	2.23	8	349	1.52	7
C15	食管癌	6042	17.92	4	1543	14.33	4	4499	19.61	4
C16	胃癌	8585	25.47	3	2571	23.87	3	6014	26.22	3
C18-C21	结肠,直肠和肛门癌	2710	8.04	5	1294	12.01	5	1416	6.17	5
C22	肝癌	10472	31.07	2	3336	30.98	2	7136	31.11	1
C33-C34	肺癌	13019	38.62	1	5904	54.82	1	7115	31.02	2
C50	乳腺癌	50	0.15	9	20	0.19	9	30	0.13	9
C53	宫颈癌	-	-	-	-	-	-	-	-	-
C67	膀胱癌	601	1.78	7	288	2.67	7	313	1.36	8
C91-C95	白血病	1338	3.97	6	463	4.30	6	875	3.81	6

ICD-10编码*	疾病	女性			城市女性			农村女性		
		死亡数	死亡率	死因顺位	死亡数	死亡率	死因顺位	死亡数	死亡率	死因顺位
C11	鼻咽癌	256	0.79	9	102	0.97	10	154	0.71	9
C15	食管癌	2416	7.48	4	573	5.44	6	1843	8.46	4
C16	胃癌	3870	11.98	2	1099	10.44	3	2771	12.72	2
C18-C21	结肠,直肠和肛门癌	2023	6.26	5	1040	9.88	4	983	4.51	5
C22	肝癌	3646	11.29	3	1187	11.28	2	2459	11.29	3
C33-C34	肺癌	5645	17.47	1	2688	25.54	1	2957	13.58	1
C50	乳腺癌	1710	5.29	6	818	7.77	5	892	4.10	6
C53	宫颈癌	765	2.37	8	224	2.13	8	541	2.48	8
C67	膀胱癌	224	0.69	10	124	1.18	9	100	0.46	10
C91-C95	白血病	946	2.93	7	329	3.13	7	617	2.83	7

注:* 以上仅标出ICD-10三位码范围(除四位码另有说明外)。

表6-3-2 2006年全国疾病监测系统地区别恶性肿瘤死亡数、死亡率(1/10万)及死因顺位

ICD-10编码*	疾病	东部			中部			西部		
		死亡数	死亡率	死因顺位	死亡数	死亡率	死因顺位	死亡数	死亡率	死因顺位
C11	鼻咽癌	447	1.78	8	223	0.96	10	175	0.99	8
C15	食管癌	3498	13.92	4	3139	13.50	4	1821	10.34	4
C16	胃癌	5351	21.29	3	4477	19.25	3	2627	14.91	3
C18-C21	结肠,直肠和肛门癌	2337	9.30	5	1508	6.48	5	888	5.04	5
C22	肝癌	6023	23.96	2	5340	22.96	2	2755	15.64	2
C33-C34	肺癌	9324	37.10	1	6194	26.63	1	3146	17.86	1
C50	乳腺癌	866	3.45	7	604	2.60	7	290	1.65	7
C53	宫颈癌	226	0.90	10	391	1.68	8	148	0.84	10
C67	膀胱癌	411	1.64	9	254	1.09	9	160	0.91	9
C91-C95	白血病	979	3.90	6	785	3.38	6	520	2.95	6

注:* 以上仅标出ICD-10三位码范围(除四位码另有说明外)。

6.4 主要伤害死亡率与死因顺位

6.4.1 主要伤害死亡率与死因顺位

表6-4-1 2006年全国疾病监测系统城乡性别主要伤害类型死亡数、死亡率(1/10万)及死因顺位

ICD-10编码*	疾病	总计			城市			农村		
		死亡数	死亡率	死因顺位	死亡数	死亡率	死因顺位	死亡数	死亡率	死因顺位
V00-V99	交通事故	12036	18.23	1	3023	14.20	1	9013	20.16	1
X40-X49	意外中毒	1857	2.81	5	545	2.56	5	1312	2.93	5
W00-W19	意外跌落	4914	7.44	3	1470	6.90	3	3444	7.70	3
X00-X09	火灾	462	0.70	10	126	0.59	9	336	0.75	10
W65-W74	溺水	2979	4.51	4	561	2.63	4	2418	5.41	4
W75-W77,W81-W84	意外的机械性窒息	823	1.25	6	134	0.63	8	689	1.54	6
W85-W87	触电	621	0.94	9	147	0.69	7	474	1.06	9
W20	砸死	652	0.99	8	114	0.54	10	538	1.20	7
W25-W31	机器切割和穿刺工具所致意外的事故	145	0.22	12	23	0.11	12	122	0.27	12
X30-X39	自然环境因素所致意外事故	287	0.43	11	82	0.39	11	205	0.46	11
X60-X84	自杀	6673	10.11	2	1475	6.93	2	5198	11.62	2
X85-Y09	被杀	798	1.21	7	296	1.39	6	502	1.12	8
W00-Y99的其他部分	其他意外事故和有害效应	2256	3.43		649	3.04		1607	3.60	

续表

ICD-10 编码*	疾病	男性			城市男性			农村男性		
		死亡数	死亡率	死因顺位	死亡数	死亡率	死因顺位	死亡数	死亡率	死因顺位
V00-V99	交通事故	9180	27.23	1	2226	20.67	1	6954	30.32	1
X40-X49	意外中毒	1353	4.01	5	391	3.63	4	962	4.19	5
W00-W19	意外跌落	2992	8.88	3	855	7.94	2	2137	9.32	3
X00-X09	火灾	306	0.91	10	81	0.75	10	225	0.98	10
W65-W74	溺水	2082	6.18	4	375	3.48	5	1707	7.44	4
W75-W77, W81-W84	意外的机械性窒息	649	1.93	6	98	0.91	9	551	2.40	6
W85-W87	触电	538	1.60	9	128	1.19	7	410	1.79	8
W20	砸死	578	1.71	7	99	0.92	8	479	2.09	7
W25-W31	机器切割和穿刺工具所致意外的事故	123	0.36	12	19	0.18	12	104	0.45	12
X30-X39	自然环境因素所致意外事故	180	0.53	11	45	0.42	11	135	0.59	11
X60-X84	自杀	3681	10.92	2	796	7.39	3	2885	12.58	2
X85-Y09	被杀	552	1.64	8	211	1.96	6	341	1.49	9
W00-Y99 的其他部分	其他意外事故和有害效应	1548	4.59		409	3.79		1139	4.96	

ICD-10 编码*	疾病	女性			城市女性			农村女性		
		死亡数	死亡率	死因顺位	死亡数	死亡率	死因顺位	死亡数	死亡率	死因顺位
V00-V99	交通事故	2856	8.84	2	797	7.57	1	2059	9.45	2
X40-X49	意外中毒	504	1.56	5	154	1.46	5	350	1.61	5
W00-W19	意外跌落	1922	5.95	3	615	5.84	3	1307	6.00	3
X00-X09	火灾	156	0.48	8	45	0.43	7	111	0.51	8
W65-W74	溺水	897	2.78	4	186	1.77	4	711	3.26	4
W75-W77, W81-W84	意外的机械性窒息	174	0.54	7	36	0.34	9	138	0.63	7
W85-W87	触电	83	0.26	10	19	0.18	10	64	0.29	10
W20	砸死	74	0.23	11	15	0.14	11	59	0.27	11
W25-W31	机器切割和穿刺工具所致意外的事故	22	0.07	12	4	0.04	12	18	0.08	12
X30-X39	自然环境因素所致意外事故	107	0.33	9	37	0.35	8	70	0.32	9
X60-X84	自杀	2992	9.26	1	679	6.45	2	2313	10.62	1
X85-Y09	被杀	246	0.76	6	85	0.81	6	161	0.74	6
W00-Y99 的其他部分	其他意外事故和有害效应	708	2.19		240	2.29		468	2.17	

注：* 以上仅标出 ICD-10 三位码范围（除四位码另有说明外）。

表 6-4-2　2006 年全国疾病监测系统地区别主要伤害类型死亡数、死亡率(1/10 万)及死因顺位

ICD-10 编码*	疾病	东部 死亡数	东部 死亡率	东部 死因顺位	中部 死亡数	中部 死亡率	中部 死因顺位	西部 死亡数	西部 死亡率	西部 死因顺位
V00-V99	交通事故	4576	18.21	1	4515	19.41	1	2945	16.71	1
X40-X49	意外中毒	603	2.40	5	691	2.97	5	563	3.20	5
W00-W19	意外跌落	2108	8.39	3	1453	6.25	3	1353	7.68	3
X00-X09	火灾	164	0.65	9	195	0.84	10	103	0.58	10
W65-W74	溺水	901	3.58	4	1104	4.75	4	974	5.53	4
W75-W77, W81-W84	意外的机械性窒息	185	0.74	8	330	1.42	6	308	1.75	6
W85-W87	触电	163	0.65	10	284	1.22	7	174	0.99	9
W20	砸死	202	0.80	7	202	0.87	9	248	1.41	7
W25-W31	机器切割和穿刺工具所致意外的事故	39	0.16	12	38	0.16	12	68	0.39	12
X30-X39	自然环境因素所致意外事故	94	0.37	11	92	0.40	11	101	0.57	11
X60-X84	自杀	2252	8.96	2	2969	12.77	2	1452	8.24	2
X85-Y09	被杀	301	1.20	6	269	1.16	8	228	1.29	8
W00-Y99 的其他部分	其他意外事故和有害效应	791	3.14		676	2.89		789	4.48	

注：* 以上仅标出 ICD-10 三位码范围(除四位码另有说明外)。

6.4.2　不同年龄段人群主要伤害死亡率与死因顺位

见表 6-4-3。

第六章 主要大类疾病死亡率与死因顺位

表6-4-3 2006年全国疾病监测系统分年龄段人群主要伤害死因顺位、死亡率和构成比

(死亡率:1/10万,构成比:%)

死因顺位	0岁 疾病	死亡率	构成比	1~4岁 疾病	死亡率	构成比	5~14岁 疾病	死亡率	构成比	15~44岁 疾病	死亡率	构成比	45~64岁 疾病	死亡率	构成比	65岁~ 疾病	死亡率	构成比
1	意外的机械性窒息	20.98	41.88	溺水	15.83	50.65	溺水	7.53	50.99	交通事故	18.67	45.59	交通事故	24.86	38.73	意外跌落	51.27	29.54
2	交通事故	5.79	11.56	交通事故	6.61	21.15	交通事故	3.49	23.59	自杀	6.24	15.24	自杀	14.42	22.47	自杀	47.41	27.31
3	溺水	5.48	10.94	意外跌落	2.75	8.81	意外跌落	0.80	5.44	意外跌落	2.98	7.27	意外跌落	7.20	11.22	交通事故	33.31	19.19
4	意外跌落	4.54	9.06	意外中毒	1.18	3.76	自杀	0.59	4.01	溺水	2.46	5.99	意外中毒	4.04	6.29	溺水	9.62	5.54
5	意外中毒	1.10	2.19	意外的机械性窒息	0.59	1.88	意外中毒	0.44	2.99	意外中毒	2.26	5.51	溺水	3.08	4.80	意外中毒	8.61	4.96
6	被杀	1.10	2.19	火灾	0.40	1.29	被杀	0.32	2.18	被杀	1.47	3.58	砸死	1.42	2.21	火灾	4.12	2.37
7	自然环境因素所致意外事故	0.78	1.56	被杀	0.29	0.94	触电	0.29	1.97	意外的机械性窒息	1.20	2.93	被杀	1.39	2.16	自然环境因素所致意外事故	1.87	1.08
8	火灾	0.31	0.63	触电	0.22	0.71	意外的机械性窒息	0.26	1.77	砸死	1.13	2.76	触电	1.30	2.03	意外的机械性窒息	1.67	0.96
9	砸死	0.00	0.00	砸死	0.18	0.59	砸死	0.13	0.88	触电	1.06	2.59	意外的机械性窒息	1.13	1.76	被杀	1.25	0.72
10	触电	0.00	0.00	火灾	0.11	0.35	火灾	0.12	0.82	火灾	0.37	0.89	火灾	0.66	1.03	砸死	1.10	0.64
11	机械切割和穿刺工具所致的意外事故	0.00	0.00	自然环境因素所致意外事故	0.07	0.24	自然环境因素所致意外事故	0.07	0.48	自然环境因素所致意外事故	0.28	0.68	自然环境因素所致意外事故	0.54	0.84	触电	0.97	0.56
12	自杀	0.00	0.00	自杀	0.00	0.00	机械切割和穿刺工具所致的意外事故	0.04	0.27	机械切割和穿刺工具所致的意外事故	0.28	0.68	机械切割和穿刺工具所致的意外事故	0.24	0.37	机械切割和穿刺工具所致的意外事故	0.24	0.14

第七章 地区别、性别、年龄别、死因别死亡数及死亡率

7.1 地区别、性别、年龄别、死因别死亡数

见表 7-1-1 至表 7-1-36。

7.2 地区别、性别、年龄别、死因别死亡率

见表 7-2-1 至表 7-2-36。

7.1 地区别、性别、年龄别、死因别死亡数

表 7-1-1 2006 年全国疾病监测系统分死因

疾病编码	疾病名称	总计	0岁	1岁~	5岁~	10岁~	15岁~	20岁~
C001	总计	347058	5907	1864	1202	1308	2410	2870
C002	Ⅰ.感染性、母婴及营养缺乏性疾病	17773	3890	390	119	96	126	172
C003	A.传染病和寄生虫病	7182	259	130	56	66	87	95
C004	1.结核病	2758	7	10	9	10	34	44
C005	a.呼吸道结核	2608	4	4	2	7	22	30
C006	2.性传播疾病(不包括艾滋病)	35	2	0	0	0	0	0
C007	a.梅毒	6	2	0	0	0	0	0
C008	3.艾滋病	155	1	2	0	3	1	3
C009	4.腹泻病	271	92	25	3	2	1	2
C010	a.痢疾	36	8	1	1	0	0	1
C011	b.伤寒和副伤寒	15	2	0	0	0	1	1
C012	5.好发于儿童期的疾病	81	43	2	1	2	2	2
C013	a.百日咳	0	0	0	0	0	0	0
C014	b.脊髓灰质炎	8	0	0	0	1	1	0
C015	c.白喉	1	0	0	0	0	0	0
C016	d.麻疹	3	3	0	0	0	0	0
C017	e.破伤风	69	40	2	1	1	1	2
C018	6.脑(脊)膜炎	138	27	21	10	5	8	2
C019	a.脑膜炎球菌感染	50	11	11	5	1	2	0
C020	b.脑膜炎	88	16	10	5	4	6	2
C021	7.病毒性肝炎	2544	4	3	1	8	11	21
C022	a.乙型肝炎	2487	4	3	1	8	10	21
C023	b.丙型肝炎	24	0	0	0	0	0	0
C024	8.疟疾	2	0	0	0	0	0	0
C025	9.热带病	30	0	0	0	0	0	0
C026	a.血吸虫病	30	0	0	0	0	0	0
C027	10.流行性乙型脑炎	19	1	7	6	2	0	0
C028	11.钩端螺旋体病	1	0	0	0	0	1	0
C029	12.流行性出血热	21	0	0	0	0	1	0
C030	13.败血病	259	36	11	2	5	6	7
C031	B.呼吸系统感染性疾病	6989	773	245	59	29	31	30
C032	1.上呼吸道感染	948	64	29	4	5	4	5
C033	2.下呼吸道感染	6037	709	216	55	24	26	25
C034	a.肺炎	5545	687	210	53	22	22	24
C035	C.妊娠、分娩和产褥期疾病	241	0	0	0	0	5	45
C036	1.直接产科原因	237	0	0	0	0	5	44
C037	a.产后出血	82	0	0	0	0	1	11
C038	b.产褥期感染	34	0	0	0	0	1	7
C039	c.妊娠高血压综合征	32	0	0	0	0	1	7
C040	d.阻梗性分娩	3	0	0	0	0	0	0
C041	e.流产	21	0	0	0	0	2	3
C042	f.母体产伤	7	0	0	0	0	0	1
C043	2.间接产科原因	3	0	0	0	0	0	1
C044	D.起源于围生期的某些情况	2789	2789	0	0	0	0	0
C045	1.低出生体重	587	587	0	0	0	0	0

年龄别死亡数（城乡合计，男女合计）

25岁~	30岁~	35岁~	40岁~	45岁~	50岁~	55岁~	60岁~	65岁~	70岁~	75岁~	80岁~	85岁~
3151	5149	8179	10898	11982	19237	21749	25591	34211	49153	51012	47465	43672
206	357	474	527	506	759	807	859	1054	1471	1608	1866	2484
120	250	356	453	433	641	657	654	712	817	650	451	294
50	86	132	128	143	228	235	275	329	419	307	193	119
39	78	120	122	136	213	225	270	324	408	301	190	113
1	5	2	4	3	5	2	3	2	3	2	1	0
0	1	0	1	0	1	0	0	0	1	0	0	0
11	27	22	37	19	10	4	7	5	2	0	1	0
4	4	2	4	4	10	5	9	6	20	22	24	32
0	2	0	1	0	2	2	2	3	6	2	1	4
0	0	0	1	1	2	0	2	0	1	2	2	0
1	6	2	3	1	4	1	2	2	2	2	2	1
0	0	0	0	0	0	0	0	0	0	0	0	0
0	2	1	0	1	0	0	0	0	0	1	1	0
0	0	0	0	0	1	0	0	0	0	0	0	0
0	0	0	0	0	0	0	0	0	0	0	0	0
1	4	1	3	0	3	1	2	2	2	1	1	1
5	2	5	3	4	9	7	8	5	7	2	3	5
1	0	2	2	2	0	2	2	0	3	2	1	3
4	2	3	1	2	9	5	6	5	4	0	2	2
32	89	140	211	202	319	308	266	278	260	211	132	47
31	89	135	205	199	312	301	264	271	256	207	126	43
1	0	2	2	3	2	1	1	4	1	3	3	1
0	1	1	0	0	0	0	0	0	0	0	0	0
0	0	0	3	0	2	2	2	6	4	5	3	3
0	0	0	3	0	2	2	2	6	4	5	3	3
0	0	1	1	0	0	0	0	0	1	0	0	0
0	0	0	0	0	0	0	0	0	0	0	0	0
0	1	4	1	3	1	4	4	1	0	0	1	0
2	7	9	8	8	6	19	17	15	21	25	24	31
24	34	54	59	62	111	138	192	317	618	896	1311	2005
6	5	5	6	2	16	7	20	36	61	115	187	371
18	28	49	53	60	95	131	172	281	556	780	1124	1634
17	27	42	47	56	88	125	162	256	511	707	1033	1455
57	68	56	8	0	1	1	0	0	0	0	0	0
57	67	55	7	0	1	1	0	0	0	0	0	0
20	22	23	5	0	0	0	0	0	0	0	0	0
7	12	7	0	0	0	0	0	0	0	0	0	0
8	10	6	0	0	0	0	0	0	0	0	0	0
1	0	1	1	0	0	0	0	0	0	0	0	0
2	8	5	1	0	0	0	0	0	0	0	0	0
0	3	3	0	0	0	0	0	0	0	0	0	0
0	0	1	1	0	0	0	0	0	0	0	0	0
0	0	0	0	0	0	0	0	0	0	0	0	0
0	0	0	0	0	0	0	0	0	0	0	0	0

表 7-1-1(续)　2006 年全国疾病监测系统分死因

疾病编码	疾病名称	总计	0 岁	1 岁~	5 岁~	10 岁~	15 岁~	20 岁~
C046	a. 早产儿和未成熟儿	444	444	0	0	0	0	0
C047	2. 新生儿产伤和窒息	1714	1714	0	0	0	0	0
C048	3. 新生儿溶血性疾病	25	25	0	0	0	0	0
C049	4. 新生儿硬化病	26	26	0	0	0	0	0
C050	E. 营养缺乏性疾病	571	69	15	4	1	3	2
C051	1. 营养不良	292	38	7	2	1	0	1
C052	2. 缺铁性贫血	142	4	2	1	0	1	1
C053	Ⅱ. 非感染性疾病	288475	1447	547	342	426	789	927
C054	A. 恶性肿瘤	77894	51	123	135	177	285	311
C055	1. 唇、口腔和咽恶性肿瘤	1412	1	1	1	3	6	3
C056	a. 鼻咽癌	845	0	0	0	3	4	3
C057	2. 食管癌	8458	0	0	0	0	2	7
C058	3. 胃癌	12455	0	0	0	1	8	11
C059	4. 结直肠癌	4733	0	0	0	1	2	11
C060	5. 肝癌	14118	0	0	0	5	18	36
C061	6. 胰腺癌	1903	0	0	0	0	0	1
C062	7. 肺癌	18664	0	0	0	6	7	16
C063	8. 皮肤癌	371	0	1	0	3	2	1
C064	9. 乳腺癌	1760	0	0	0	0	0	1
C065	10. 子宫颈癌	765	0	0	0	0	1	3
C066	11. 子宫体癌	1037	0	0	0	1	1	4
C067	12. 卵巢癌	460	0	0	0	0	4	5
C068	13. 前列腺癌	512	0	0	0	0	0	0
C069	14. 膀胱癌	825	0	0	0	1	0	0
C070	15. 淋巴瘤与多发性骨髓瘤	1086	1	6	4	7	19	23
C071	16. 白血病	2284	31	73	81	94	130	114
C072	B. 其他肿瘤	1452	12	12	11	4	7	15
C073	1. 良性肿瘤	419	9	6	6	2	2	7
C074	C. 糖尿病	5957	3	2	0	3	14	13
C075	D. 内分泌、血液造血及免疫疾病	868	31	40	13	16	19	18
C076	E. 神经和精神疾病	4532	42	61	50	49	90	96
C077	1. 精神障碍	1978	0	0	0	6	15	37
C078	a. 精神分裂症	487	0	0	0	2	4	11
C079	2. 神经系统疾病	2554	42	61	50	43	75	59
C080	a. 阿尔茨海默病	82	0	0	0	0	0	0
C081	b. 帕金森病	255	0	0	0	0	0	0
C082	c. 癫痫	539	4	10	12	17	37	42
C083	F. 感官疾病	31	0	0	0	0	0	0
C084	G. 循环系统疾病	132360	128	41	28	55	151	231
C085	1. 急性风湿热	509	2	0	0	2	4	2
C086	2. 心脏病	59842	52	27	13	33	96	136
C087	a. 慢性风湿性心脏病	2273	0	0	0	4	12	11
C088	b. 高血压心脏病	13887	0	0	0	0	4	11
C089	c. 肺源性心脏病	770	2	2	0	1	2	2
C090	d. 缺血性心脏病	36245	11	2	3	14	45	64

第七章 地区别、性别、年龄别、死因别死亡数及死亡率

年龄别死亡数（城乡合计，男女合计）

25岁~	30岁~	35岁~	40岁~	45岁~	50岁~	55岁~	60岁~	65岁~	70岁~	75岁~	80岁~	85岁~
0	0	0	0	0	0	0	0	0	0	0	0	0
0	0	0	0	0	0	0	0	0	0	0	0	0
0	0	0	0	0	0	0	0	0	0	0	0	0
0	0	0	0	0	0	0	0	0	0	0	0	0
5	5	8	7	10	6	11	13	25	36	62	104	185
0	0	3	0	5	3	3	4	9	5	26	57	128
4	5	4	5	1	2	6	8	11	19	25	20	23
1167	2322	4354	7082	9067	15684	18698	22860	31173	45307	46887	42823	36531
416	954	1906	3090	4268	6993	7977	8577	10394	12270	10167	6447	3343
15	29	52	79	108	165	174	159	180	151	137	91	55
12	24	43	55	75	118	116	93	104	71	55	44	25
4	16	46	155	318	632	902	1058	1234	1517	1290	879	398
28	93	166	355	513	936	1203	1401	1840	2179	1857	1240	623
24	60	109	162	214	324	375	435	621	817	768	516	294
87	237	585	889	1160	1763	1790	1655	1636	1756	1319	768	414
4	7	29	56	88	168	199	211	271	368	257	161	80
34	115	219	527	818	1455	1784	2152	2841	3512	2847	1555	774
8	7	7	15	18	34	24	24	34	44	45	50	54
10	51	126	142	223	291	233	154	149	142	94	86	58
9	20	54	70	77	100	96	66	72	64	65	44	24
5	27	51	66	91	142	128	115	128	96	79	59	43
2	7	10	34	51	67	56	57	52	41	38	26	10
0	2	3	2	5	7	15	24	53	85	120	116	80
0	3	11	11	14	35	42	66	101	137	178	147	79
17	23	44	52	53	77	103	110	153	158	121	85	30
90	116	154	142	126	185	178	167	185	175	131	85	26
16	30	47	66	83	127	141	138	164	208	160	134	77
4	15	17	23	26	36	34	42	51	49	36	35	19
35	37	80	132	211	345	460	594	788	1122	1031	676	411
25	20	39	60	35	65	71	54	60	92	99	66	45
98	147	203	188	169	217	180	223	293	438	573	705	710
43	73	98	100	82	100	73	88	114	161	249	358	381
24	43	40	42	34	55	34	36	38	32	37	29	26
55	74	105	88	87	117	107	135	179	277	324	347	329
0	0	0	0	1	2	1	3	3	6	18	22	26
0	0	1	2	1	7	10	13	26	51	64	53	27
40	48	64	41	42	50	25	26	18	23	19	12	9
0	1	0	0	0	1	1	0	1	3	5	7	12
303	662	1293	2389	3061	5797	7215	9434	13506	21271	23135	22811	20826
3	2	12	13	14	27	44	52	61	81	81	66	43
196	402	740	1187	1484	2592	3257	4176	5746	8922	9820	10195	10748
23	34	78	77	95	190	207	195	222	331	297	265	232
26	42	109	204	279	535	755	1080	1577	2352	2434	2402	2063
3	5	4	14	16	29	22	39	78	134	147	129	141
105	219	431	720	896	1549	1945	2466	3322	5249	5969	6271	6960

表 7-1-1(续)　2006年全国疾病监测系统分死因

疾病编码	疾病名称	总计	0 岁	1 岁~	5 岁~	10 岁~	15 岁~	20 岁~
C091	急性心肌梗死	21691	0	0	0	9	31	45
C092	3.脑血管疾病	71070	70	13	14	19	50	91
C093	H.呼吸系统疾病	47450	74	19	15	18	38	40
C094	1.慢性下呼吸道疾病	45264	44	6	9	12	20	19
C095	a.慢性阻塞性肺疾病	44039	41	6	9	12	16	16
C096	b.哮喘	1116	3	0	0	0	4	2
C097	2.尘肺	366	0	0	0	0	1	0
C098	I.消化系统疾病	9970	131	52	15	18	25	48
C099	1.消化性溃疡	1698	6	0	3	2	5	9
C100	2.肝疾病	4342	10	4	3	7	4	19
C101	a.肝硬化	3307	4	0	2	3	2	12
C102	3.阑尾炎	111	1	0	1	0	5	3
C103	4.肠梗阻	449	10	10	3	4	4	6
C104	J.泌尿生殖系统疾病	4950	9	6	16	11	51	80
C105	1.肾炎和肾病	4336	6	6	15	11	49	77
C106	a.肾小球和肾小管间质疾病	3081	5	3	12	10	42	68
C107	2.良性前列腺肥大	107	0	0	0	0	0	1
C108	K.皮肤病	319	4	1	0	2	8	10
C109	L.肌肉骨骼和结缔组织疾病	1068	1	1	2	9	21	17
C110	1.风湿性关节炎	448	0	0	0	0	0	1
C111	2.骨关节炎	7	0	0	0	0	0	0
C112	M.先天异常	1604	956	188	56	64	80	48
C113	1.先天性心脏病	1033	571	144	43	39	63	32
C114	N.口腔疾病	20	5	1	1	0	0	0
C115	Ⅲ.伤害	34503	320	851	702	769	1448	1726
C116	A.意外伤害	26324	308	818	666	694	1144	1364
C117	1.交通事故	12036	37	180	186	161	614	845
C118	a.道路交通事故	8290	30	119	130	119	416	575
C119	1a*机动车辆交通事故	6758	24	86	98	96	352	482
C120	1b*机动车以外的运输事故	2522	10	54	40	36	130	165
C121	2.意外中毒	1857	7	32	17	27	59	103
C122	3.意外跌落	4914	29	75	39	41	64	103
C123	4.火灾	462	5	11	7	5	8	12
C124	5.溺水	2979	35	431	350	400	233	122
C125	6.意外的机械性窒息	823	134	16	12	14	33	27
C126	7.触电	621	0	5	12	17	53	48
C127	8.砸死	652	2	3	9	4	19	20
C128	9.由机械切割和穿刺工具所致的意外事故	145	0	2	2	2	7	17
C129	10.自然环境因素导致的意外事故	287	6	6	3	4	10	8
C130	B.故意伤害	7543	7	8	24	67	268	331
C131	1.自杀	6673	0	0	5	54	197	255
C132	2.被杀	798	7	8	19	13	69	63

第七章 地区别、性别、年龄别、死因别死亡数及死亡率

年龄别死亡数（城乡合计，男女合计）

25岁~	30岁~	35岁~	40岁~	45岁~	50岁~	55岁~	60岁~	65岁~	70岁~	75岁~	80岁~	85岁~
85	177	343	560	663	1126	1409	1611	2089	3110	3425	3356	3650
97	253	532	1167	1537	3134	3854	5119	7596	12114	13088	12411	9908
60	97	185	321	450	957	1409	2506	4339	7818	9594	10092	9415
47	66	140	253	396	872	1319	2377	4145	7524	9251	9762	8999
40	53	129	238	371	843	1270	2304	4050	7311	9024	9510	8793
5	9	9	14	24	27	43	64	86	192	204	234	196
2	7	9	17	15	24	19	27	48	77	56	39	25
64	178	298	479	518	751	797	828	1028	1254	1321	1137	1023
11	24	34	45	59	85	112	115	168	264	278	274	201
25	99	195	336	358	504	502	457	479	484	422	268	165
16	76	155	257	277	397	387	352	372	362	307	203	123
1	1	3	2	2	8	5	5	11	18	14	18	13
8	5	6	9	5	22	22	14	43	63	74	72	69
90	138	231	285	213	341	354	400	483	642	606	551	442
84	128	217	266	200	314	326	372	437	565	505	438	319
65	89	148	198	137	217	229	277	306	412	355	283	224
0	0	0	0	0	1	2	2	6	9	18	35	33
2	11	7	13	7	19	14	7	9	27	39	58	81
17	23	34	33	37	58	59	83	98	148	146	136	145
3	7	4	8	11	16	29	43	58	73	77	61	57
0	0	1	0	0	0	0	0	0	2	0	2	2
41	24	31	25	15	13	20	12	9	11	8	2	1
31	15	23	16	13	6	13	6	6	7	3	2	0
0	0	0	1	0	0	0	4	1	3	3	1	0
1722	2411	3260	3196	2322	2680	2107	1716	1767	2025	1956	1781	1741
1337	1877	2581	2530	1768	2012	1514	1174	1189	1341	1323	1252	1430
839	1086	1465	1425	944	1064	821	589	559	500	360	205	155
569	760	1016	960	645	740	564	413	408	324	253	147	101
450	621	836	794	527	594	453	344	324	274	212	112	79
196	211	305	294	179	233	176	117	117	104	72	51	31
84	139	183	191	151	170	140	94	122	124	104	75	35
97	167	279	291	235	302	247	206	246	410	553	630	899
14	27	30	32	36	22	14	19	27	42	45	46	60
78	109	150	133	98	138	85	103	86	123	121	116	68
60	72	113	98	57	53	23	22	22	19	17	18	13
46	61	87	61	45	60	50	24	22	12	10	5	3
34	72	106	129	80	54	40	21	15	15	11	11	7
14	21	21	13	9	11	5	8	2	1	4	2	4
11	15	29	21	15	23	16	20	17	14	18	26	25
349	488	611	605	509	612	554	509	550	655	603	504	288
275	390	498	483	440	542	516	485	539	636	585	491	281
62	84	103	112	65	65	38	23	11	19	18	12	7

表7-1-2 2006年全国疾病监测系统分死因

疾病编码	疾病名称	总计	0岁	1岁~	5岁~	10岁~	15岁~	20岁~
C001	总计	202885	3434	1103	806	888	1701	2000
C002	Ⅰ．感染性、母婴及营养缺乏性疾病	10278	2243	210	58	56	83	79
C003	A.传染病和寄生虫病	4870	160	65	28	44	56	59
C004	1.结核病	1943	5	7	4	5	18	25
C005	a.呼吸道结核	1854	4	2	0	3	11	17
C006	2.性传播疾病（不包括艾滋病）	5	1	0	0	0	0	0
C007	a.梅毒	4	1	0	0	0	0	0
C008	3.艾滋病	102	1	2	0	3	1	2
C009	4.腹泻病	138	52	8	1	1	1	0
C010	a.痢疾	24	3	1	1	0	0	0
C011	b.伤寒和副伤寒	7	1	0	0	0	1	0
C012	5.好发于儿童期的疾病	50	24	1	0	2	2	1
C013	a.百日咳	0	0	0	0	0	0	0
C014	b.脊髓灰质炎	6	0	0	0	1	1	0
C015	c.白喉	1	0	0	0	0	0	0
C016	d.麻疹	2	2	0	0	0	0	0
C017	e.破伤风	41	22	1	0	1	1	1
C018	6.脑(脊)膜炎	87	20	13	6	2	6	2
C019	a.脑膜炎球菌感染	31	9	7	5	0	1	0
C020	b.脑膜炎	56	11	6	1	2	5	2
C021	7.病毒性肝炎	1822	4	0	0	6	7	16
C022	a.乙型肝炎	1784	4	0	0	6	7	16
C023	b.丙型肝炎	17	0	0	0	0	0	0
C024	8.疟疾	2	0	0	0	0	0	0
C025	9.热带病	23	0	0	0	0	0	0
C026	a.血吸虫病	23	0	0	0	0	0	0
C027	10.流行性乙型脑炎	12	1	3	5	2	0	0
C028	11.钩端螺旋体病	0	0	0	0	0	0	0
C029	12.流行性出血热	13	0	0	0	0	1	0
C030	13.败血病	150	22	6	1	3	4	6
C031	B.呼吸系统感染性疾病	3548	418	139	27	11	25	18
C032	1.上呼吸道感染	420	34	13	2	1	4	4
C033	2.下呼吸道感染	3125	384	126	25	10	20	14
C034	a.肺炎	2893	377	122	24	10	17	13
C035	C.妊娠、分娩和产褥期疾病	0	0	0	0	0	0	0
C036	1.直接产科原因	0	0	0	0	0	0	0
C037	a.产后出血	0	0	0	0	0	0	0
C038	b.产褥期感染	0	0	0	0	0	0	0
C039	c.妊娠高血压综合征	0	0	0	0	0	0	0
C040	d.阻梗性分娩	0	0	0	0	0	0	0
C041	e.流产	0	0	0	0	0	0	0
C042	f.母体产伤	0	0	0	0	0	0	0
C043	2.间接产科原因	0	0	0	0	0	0	0
C044	D.起源于围生期的某些情况	1615	1615	0	0	0	0	0
C045	1.低出生体重	323	323	0	0	0	0	0

第七章 地区别、性别、年龄别、死因别死亡数及死亡率

年龄别死亡数（城乡合计，男）

25岁~	30岁~	35岁~	40岁~	45岁~	50岁~	55岁~	60岁~	65岁~	70岁~	75岁~	80岁~	85岁~
2163	3511	5612	7542	8223	12821	14258	16458	21450	29882	28629	24180	18193
99	211	289	381	374	551	553	591	690	920	954	929	1006
83	186	253	335	327	472	456	455	484	543	424	291	149
34	59	92	95	108	168	158	192	230	305	221	147	70
27	54	82	91	104	159	154	188	227	298	218	146	69
0	0	0	1	0	1	0	0	0	2	0	0	0
0	0	0	1	0	1	0	0	1	0	0	0	0
7	21	12	18	15	8	2	3	4	2	0	1	0
2	4	1	2	2	7	4	4	4	11	10	13	11
0	2	0	1	0	2	2	1	3	5	1	1	1
0	0	0	1	1	2	0	0	0	0	1	0	0
1	5	0	3	1	4	1	1	0	1	2	1	0
0	0	0	0	0	0	0	0	0	0	0	0	0
0	2	0	0	1	0	0	0	0	1	0	0	0
0	0	0	0	0	1	0	0	0	0	0	0	0
0	0	0	0	0	0	0	0	0	0	0	0	0
1	3	0	3	0	3	1	1	0	1	1	1	0
2	1	5	1	1	5	6	6	3	3	1	1	3
0	0	2	1	0	0	2	0	0	1	1	1	1
2	1	3	0	1	5	4	6	3	2	0	0	2
27	74	116	174	163	248	219	192	187	162	124	78	25
26	74	112	169	161	242	215	190	184	160	121	75	22
1	0	2	2	2	2	0	1	2	1	2	2	0
0	1	1	0	0	0	0	0	0	0	0	0	0
0	0	0	3	0	1	2	2	4	3	4	2	2
0	0	0	3	0	1	2	2	4	3	4	2	2
0	0	0	1	0	0	0	0	0	0	0	0	0
0	0	0	0	0	0	0	0	0	0	0	0	0
0	1	3	1	2	0	3	0	1	0	0	1	0
2	5	4	5	5	1	14	13	10	11	13	13	12
14	23	32	42	41	75	93	128	198	363	502	597	801
5	3	2	6	0	12	3	8	27	29	61	83	123
9	20	30	36	41	63	90	120	171	333	440	514	678
9	19	25	31	39	60	85	114	158	311	404	473	601
0	0	0	0	0	0	0	0	0	0	0	0	0
0	0	0	0	0	0	0	0	0	0	0	0	0
0	0	0	0	0	0	0	0	0	0	0	0	0
0	0	0	0	0	0	0	0	0	0	0	0	0
0	0	0	0	0	0	0	0	0	0	0	0	0
0	0	0	0	0	0	0	0	0	0	0	0	0
0	0	0	0	0	0	0	0	0	0	0	0	0
0	0	0	0	0	0	0	0	0	0	0	0	0

表 7-1-2(续) 2006年全国疾病监测系统分死因

疾病编码	疾病名称	总计	0岁	1岁~	5岁~	10岁~	15岁~	20岁~
C046	a.早产儿和未成熟儿	241	241	0	0	0	0	0
C047	2.新生儿产伤和窒息	1001	1001	0	0	0	0	0
C048	3.新生儿溶血性疾病	20	20	0	0	0	0	0
C049	4.新生儿硬化病	15	15	0	0	0	0	0
C050	E.营养缺乏性疾病	245	50	6	3	1	2	2
C051	1.营养不良	119	27	2	1	1	0	1
C052	2.缺铁性贫血	68	2	1	1	0	0	1
C053	Ⅱ.非感染性疾病	165917	863	313	200	252	488	557
C054	A.恶性肿瘤	50511	28	68	75	108	181	177
C055	1.唇、口腔和咽恶性肿瘤	991	1	1	1	2	4	2
C056	a.鼻咽癌	589	0	0	0	2	3	2
C057	2.食管癌	6042	0	0	0	0	1	3
C058	3.胃癌	8585	0	0	0	0	6	7
C059	4.结直肠癌	2710	0	0	0	0	2	7
C060	5.肝癌	10472	0	0	0	2	11	24
C061	6.胰腺癌	1140	0	0	0	0	0	1
C062	7.肺癌	13019	0	0	0	5	6	12
C063	8.皮肤癌	208	0	1	0	2	1	0
C064	9.乳腺癌	50	0	0	0	0	0	0
C065	10.子宫颈癌	0	0	0	0	0	0	0
C066	11.子宫体癌	0	0	0	0	0	0	0
C067	12.卵巢癌	0	0	0	0	0	0	0
C068	13.前列腺癌	512	0	0	0	0	0	0
C069	14.膀胱癌	601	0	0	0	1	0	0
C070	15.淋巴瘤与多发性骨髓瘤	670	0	4	0	3	16	12
C071	16.白血病	1338	16	42	51	52	80	72
C072	B.其他肿瘤	840	6	9	6	2	7	13
C073	1.良性肿瘤	231	4	5	1	1	2	7
C074	C.糖尿病	2623	1	2	0	0	8	9
C075	D.内分泌、血液造血及免疫疾病	446	23	22	8	10	9	13
C076	E.神经和精神疾病	2432	22	40	32	33	69	64
C077	1.精神障碍	1004	0	0	0	4	13	22
C078	a.精神分裂症	245	0	0	0	2	4	8
C079	2.神经系统疾病	1428	22	40	32	29	56	42
C080	a.阿尔茨海默病	42	0	0	0	0	0	0
C081	b.帕金森病	140	0	0	0	0	0	0
C082	c.癫痫	330	2	6	5	11	26	30
C083	F.感官疾病	11	0	0	0	0	0	0
C084	G.循环系统疾病	71999	77	24	15	35	92	152
C085	1.急性风湿热	226	0	0	0	2	2	0
C086	2.心脏病	31589	30	13	7	20	58	83
C087	a.慢性风湿性心脏病	894	0	0	0	2	7	6
C088	b.高血压心脏病	7402	0	0	0	0	3	4
C089	c.肺源性心脏病	407	0	2	0	0	2	0
C090	d.缺血性心脏病	19405	5	0	2	11	27	43

第七章 地区别、性别、年龄别、死因别死亡数及死亡率

年龄别死亡数（城乡合计，男）

25岁~	30岁~	35岁~	40岁~	45岁~	50岁~	55岁~	60岁~	65岁~	70岁~	75岁~	80岁~	85岁~
0	0	0	0	0	0	0	0	0	0	0	0	0
0	0	0	0	0	0	0	0	0	0	0	0	0
0	0	0	0	0	0	0	0	0	0	0	0	0
0	0	0	0	0	0	0	0	0	0	0	0	0
2	2	4	4	6	4	4	8	8	14	28	41	56
0	0	2	0	3	2	1	2	3	1	12	22	39
2	2	1	3	1	1	1	5	4	9	12	14	8
716	1452	2747	4630	6022	10229	12108	14584	19489	27495	26312	21941	15491
246	559	1156	1979	2817	4693	5432	5827	6993	8145	6513	3744	1763
10	20	37	59	90	136	126	104	132	105	83	54	22
8	18	31	44	60	92	78	61	79	46	28	29	8
2	9	35	128	265	507	717	788	890	1059	855	550	233
14	43	95	231	374	679	896	1017	1346	1547	1275	734	320
16	27	61	92	138	184	221	252	384	470	443	272	141
61	188	493	739	968	1430	1389	1259	1165	1243	842	433	225
3	7	18	34	63	98	130	137	171	223	139	77	37
26	78	134	342	560	1060	1304	1587	2028	2474	1948	1010	444
3	6	6	11	9	17	11	11	25	27	29	24	25
2	0	2	3	4	6	6	6	7	5	2	6	1
0	0	0	0	0	0	0	0	0	0	0	0	0
0	0	0	0	0	0	0	0	0	0	0	0	0
0	0	0	0	0	0	0	0	0	0	0	0	0
0	2	3	2	5	7	15	24	53	85	120	116	80
0	2	6	6	10	23	34	44	68	104	135	114	54
7	13	24	36	31	47	69	67	102	102	76	46	15
59	71	87	83	62	120	98	86	110	107	85	39	17
11	11	20	38	39	73	84	81	104	135	92	72	37
3	6	9	15	11	20	17	24	29	35	13	21	8
21	20	45	77	113	148	213	277	343	485	412	269	180
15	9	18	27	18	32	37	28	28	47	46	34	22
63	88	124	113	110	138	107	123	169	231	288	337	281
25	43	67	62	58	60	41	53	64	84	106	164	138
12	23	21	21	18	28	16	20	19	16	18	10	9
38	45	57	51	52	78	66	70	105	147	182	173	143
0	0	0	0	1	2	0	1	2	3	11	11	11
0	0	1	2	1	4	4	4	15	28	39	28	14
29	30	37	21	25	36	15	16	13	9	8	7	4
0	0	0	0	0	1	0	0	0	0	4	5	1
191	447	864	1616	2070	3719	4543	5866	8125	12344	12184	11191	8430
1	1	4	7	2	13	18	27	33	39	33	25	19
118	267	486	821	1020	1713	2073	2513	3388	4916	5002	4868	4179
9	13	34	35	35	76	93	70	89	128	122	100	75
17	30	65	133	184	342	471	656	909	1339	1274	1173	790
2	2	2	5	10	16	13	23	41	73	84	68	64
64	155	314	525	645	1077	1284	1523	2029	2926	3030	2990	2754

表 7-1-2（续） 2006年全国疾病监测系统分死因

疾病编码	疾病名称	总计	0岁	1岁~	5岁~	10岁~	15岁~	20岁~
C091	急性心肌梗死	12074	0	0	0	7	20	33
C092	3.脑血管疾病	39621	44	10	7	13	32	68
C093	H.呼吸系统疾病	26400	53	12	10	9	20	23
C094	1.慢性下呼吸道疾病	25005	32	3	6	7	11	9
C095	a.慢性阻塞性肺疾病	24355	29	3	6	7	9	7
C096	b.哮喘	586	3	0	0	0	2	2
C097	2.尘肺	349	0	0	0	0	0	0
C098	I.消化系统疾病	6262	81	29	8	5	17	27
C099	1.消化性溃疡	1084	5	0	2	2	4	5
C100	2.肝疾病	3088	6	1	3	2	3	15
C101	a.肝硬化	2398	1	0	2	1	1	10
C102	3.阑尾炎	54	1	0	1	0	4	1
C103	4.肠梗阻	246	7	5	1	1	4	2
C104	J.泌尿生殖系统疾病	2913	5	3	8	7	31	47
C105	1.肾炎和肾病	2451	4	3	7	7	29	45
C106	a.肾小球和肾小管间质疾病	1719	3	3	6	7	26	39
C107	2.良性前列腺肥大	107	0	0	0	0	0	1
C108	K.皮肤病	126	3	1	0	1	2	4
C109	L.肌肉骨骼和结缔组织疾病	424	1	1	1	2	5	2
C110	1.风湿性关节炎	179	0	0	0	0	0	0
C111	2.骨关节炎	2	0	0	0	0	0	0
C112	M.先天异常	925	560	102	36	40	47	26
C113	1.先天性心脏病	573	326	76	27	22	38	15
C114	N.口腔疾病	5	3	0	1	0	0	0
C115	Ⅲ.伤害	23762	169	542	525	570	1099	1335
C116	A.意外伤害	19027	162	525	501	524	912	1116
C117	1.交通事故	9180	19	109	133	115	492	694
C118	a.道路交通事故	6282	16	77	89	85	345	458
C119	1a*机动车辆交通事故	5103	13	55	63	67	293	389
C120	1b*机动车以外的运输事故	1965	5	34	31	30	104	136
C121	2.意外中毒	1353	4	21	8	18	32	70
C122	3.意外跌落	2992	16	48	28	26	56	79
C123	4.火灾	306	2	7	3	4	6	7
C124	5.溺水	2082	14	285	287	317	187	107
C125	6.意外的机械性窒息	649	77	10	11	8	26	26
C126	7.触电	538	0	5	7	14	49	43
C127	8.砸死	578	1	0	4	3	16	17
C128	9.由机械切割和穿刺工具所致的意外事故	123	0	1	2	2	6	17
C129	10.自然环境因素导致的意外事故	180	3	3	0	3	6	7
C130	B.故意伤害	4302	4	4	18	42	163	199
C131	1.自杀	3681	0	0	4	32	108	139
C132	2.被杀	552	4	4	14	10	53	47

第七章 地区别、性别、年龄别、死因别死亡数及死亡率

年龄别死亡数（城乡合计，男）

25岁~	30岁~	35岁~	40岁~	45岁~	50岁~	55岁~	60岁~	65岁~	70岁~	75岁~	80岁~	85岁~
55	121	263	399	499	793	962	1025	1330	1761	1731	1624	1451
68	174	365	775	1029	1962	2408	3264	4639	7289	7055	6238	4181
36	57	111	198	282	609	860	1566	2709	4877	5577	5348	4042
24	33	81	148	236	543	794	1474	2571	4665	5351	5164	3852
22	25	75	139	223	523	766	1426	2503	4541	5229	5038	3783
1	4	5	8	13	19	23	42	62	109	109	118	66
2	7	9	17	15	24	19	26	45	73	53	37	22
43	147	232	393	423	561	578	556	680	761	734	563	419
8	19	21	35	45	59	77	87	120	167	175	157	93
19	89	158	284	307	398	371	314	343	308	252	130	84
12	69	132	227	237	319	290	245	268	234	184	103	63
0	1	1	2	1	4	5	4	3	7	5	10	4
5	4	4	3	1	14	17	6	23	41	41	39	28
59	90	145	161	122	213	210	215	280	387	372	318	239
55	86	138	151	115	196	193	194	241	328	287	229	142
40	58	92	115	81	138	130	138	172	240	191	141	98
0	0	0	0	0	1	2	2	6	9	18	35	33
1	3	3	6	2	10	8	7	7	16	19	14	19
5	6	13	10	17	23	26	35	48	62	66	44	57
2	3	2	4	6	9	10	16	25	26	34	19	23
0	0	0	0	0	0	0	0	0	1	0	1	0
25	15	16	11	9	9	10	3	3	5	5	2	1
16	9	11	7	7	5	7	1	2	2	0	2	0
0	0	0	1	0	0	0	0	0	0	0	0	0
1316	1812	2505	2456	1761	1959	1501	1183	1130	1271	1088	865	674
1095	1537	2128	2062	1431	1577	1137	834	771	864	740	588	523
696	881	1182	1150	755	807	603	411	361	322	225	130	95
477	609	813	772	515	564	409	284	259	199	155	92	64
377	498	663	634	418	451	327	231	203	167	133	70	51
157	179	253	247	150	181	130	87	74	71	45	34	17
55	110	146	155	125	140	105	75	85	84	59	45	16
78	141	239	247	192	251	194	144	156	261	283	267	286
12	22	26	24	31	16	9	14	17	26	25	28	27
53	76	107	86	63	91	59	68	53	79	71	48	31
53	66	103	89	52	50	19	13	15	12	9	5	5
42	55	83	56	36	52	45	18	15	9	5	2	2
33	65	101	119	73	51	38	18	13	10	8	3	5
11	17	18	12	9	10	3	8	1	1	3	1	1
7	14	21	14	13	19	7	12	11	8	7	16	9
192	245	321	351	298	341	334	325	340	388	332	265	139
134	176	244	262	246	294	307	309	331	376	321	260	137
46	56	68	80	48	42	27	15	9	12	11	4	2

表 7－1－3 2006 年全国疾病监测系统分死因

疾病编码	疾病名称	总计	0岁	1岁~	5岁~	10岁~	15岁~	20岁~
C001	总计	144172	2473	761	396	420	709	870
C002	Ⅰ．感染性、母婴及营养缺乏性疾病	7495	1647	180	61	40	43	93
C003	A. 传染病和寄生虫病	2312	99	65	28	22	31	36
C004	1. 结核病	815	2	3	5	5	16	19
C005	a. 呼吸道结核	754	0	2	2	4	11	13
C006	2. 性传播疾病（不包括艾滋病）	30	1	0	0	0	0	0
C007	a. 梅毒	2	1	0	0	0	0	0
C008	3. 艾滋病	53	0	0	0	0	0	1
C009	4. 腹泻病	133	40	17	2	1	0	2
C010	a. 痢疾	12	5	0	0	0	0	1
C011	b. 伤寒和副伤寒	8	1	0	0	0	0	1
C012	5. 好发于儿童期的疾病	31	19	1	1	0	0	1
C013	a. 百日咳	0	0	0	0	0	0	0
C014	b. 脊髓灰质炎	2	0	0	0	0	0	0
C015	c. 白喉	0	0	0	0	0	0	0
C016	d. 麻疹	1	1	0	0	0	0	0
C017	e. 破伤风	28	18	1	1	0	0	1
C018	6. 脑(脊)膜炎	51	7	8	4	3	2	0
C019	a. 脑膜炎球菌感染	19	2	4	0	1	1	0
C020	b. 脑膜炎	32	5	4	4	2	1	0
C021	7. 病毒性肝炎	722	0	3	1	2	4	5
C022	a. 乙型肝炎	703	0	3	1	2	3	5
C023	b. 丙型肝炎	7	0	0	0	0	0	0
C024	8. 疟疾	0	0	0	0	0	0	0
C025	9. 热带病	7	0	0	0	0	0	0
C026	a. 血吸虫病	7	0	0	0	0	0	0
C027	10. 流行性乙型脑炎	7	0	4	1	0	0	0
C028	11. 钩端螺旋体病	1	0	0	0	0	1	0
C029	12. 流行性出血热	8	0	0	0	0	0	0
C030	13. 败血病	109	14	5	1	2	2	1
C031	B. 呼吸系统感染性疾病	3441	355	106	32	18	6	12
C032	1. 上呼吸道感染	528	30	16	2	4	0	1
C033	2. 下呼吸道感染	2912	325	90	30	14	6	11
C034	a. 肺炎	2652	310	88	29	12	5	11
C035	C. 妊娠、分娩和产褥期疾病	241	0	0	0	0	5	45
C036	1. 直接产科原因	237	0	0	0	0	5	44
C037	a. 产后出血	82	0	0	0	0	1	11
C038	b. 产褥期感染	34	0	0	0	0	1	7
C039	c. 妊娠高血压综合征	32	0	0	0	0	1	7
C040	d. 阻梗性分娩	3	0	0	0	0	0	0
C041	e. 流产	21	0	0	0	0	2	3
C042	f. 母体产伤	7	0	0	0	0	0	1
C043	2. 间接产科原因	3	0	0	0	0	0	1
C044	D. 起源于围生期的某些情况	1174	1174	0	0	0	0	0
C045	1. 低出生体重	264	264	0	0	0	0	0

第七章 地区别、性别、年龄别、死因别死亡数及死亡率

年龄别死亡数（城乡合计，女）

25岁~	30岁~	35岁~	40岁~	45岁~	50岁~	55岁~	60岁~	65岁~	70岁~	75岁~	80岁~	85岁~
988	1638	2567	3355	3759	6416	7491	9133	12761	19271	22383	23285	25479
107	146	185	146	132	208	254	268	364	551	654	937	1478
37	64	103	118	106	169	201	199	228	274	226	160	145
16	27	40	33	35	60	77	83	99	114	86	46	49
12	24	38	31	32	54	71	82	97	110	83	44	44
1	5	2	3	3	4	2	3	2	1	2	1	0
0	1	0	0	0	0	0	0	0	0	0	0	0
4	6	10	19	4	2	2	4	1	0	0	0	0
2	0	1	2	2	3	1	5	2	9	12	11	21
0	0	0	0	0	0	0	1	0	1	1	0	3
0	0	0	0	0	0	0	2	0	1	1	2	0
0	1	2	0	0	0	0	1	2	1	0	1	1
0	0	0	0	0	0	0	0	0	0	0	0	0
0	0	1	0	0	0	0	0	0	0	0	1	0
0	0	0	0	0	0	0	0	0	0	0	0	0
0	0	0	0	0	0	0	0	0	0	0	0	0
0	1	1	0	0	0	0	1	2	1	0	0	1
3	1	0	2	3	4	1	2	2	4	1	2	2
1	0	0	1	2	0	0	2	0	2	1	0	2
2	1	0	1	1	4	1	0	2	2	0	2	0
5	15	24	37	39	71	89	74	91	98	87	54	22
5	15	23	36	38	70	86	74	87	96	86	51	21
0	0	0	0	1	0	1	0	2	0	1	1	1
0	0	0	0	0	0	0	0	0	0	0	0	0
0	0	0	0	0	1	0	0	2	1	1	1	1
0	0	0	0	0	1	0	0	0	2	1	1	1
0	0	0	1	0	0	0	0	0	1	0	0	0
0	0	0	0	0	0	0	0	0	0	0	0	0
0	0	0	1	0	1	1	1	4	0	0	0	0
0	2	5	3	3	5	5	4	5	10	12	11	19
10	11	22	17	21	36	45	64	119	255	394	714	1204
1	2	3	0	2	4	4	12	9	32	54	104	248
9	8	19	17	19	32	41	52	110	223	340	610	956
8	8	17	16	17	28	40	48	98	200	303	560	854
57	68	56	8	0	1	1	0	0	0	0	0	0
57	67	55	7	0	1	1	0	0	0	0	0	0
20	22	23	5	0	0	0	0	0	0	0	0	0
7	12	7	0	0	0	0	0	0	0	0	0	0
8	10	6	0	0	0	0	0	0	0	0	0	0
1	0	1	1	0	0	0	0	0	0	0	0	0
2	8	5	1	0	0	0	0	0	0	0	0	0
0	3	3	0	0	0	0	0	0	0	0	0	0
0	0	1	1	0	0	0	0	0	0	0	0	0
0	0	0	0	0	0	0	0	0	0	0	0	0
0	0	0	0	0	0	0	0	0	0	0	0	0

表7-1-3(续) 2006年全国疾病监测系统分死因

疾病编码	疾病名称	总计	0岁	1岁~	5岁~	10岁~	15岁~	20岁~
C046	a.早产儿和未成熟儿	203	203	0	0	0	0	0
C047	2.新生儿产伤和窒息	713	713	0	0	0	0	0
C048	3.新生儿溶血性疾病	5	5	0	0	0	0	0
C049	4.新生儿硬化病	11	11	0	0	0	0	0
C050	E.营养缺乏性疾病	326	19	9	1	0	1	0
C051	1.营养不良	173	11	5	1	0	0	0
C052	2.缺铁性贫血	74	2	1	0	0	1	0
C053	Ⅱ.非感染性疾病	122557	584	234	142	174	301	370
C054	A.恶性肿瘤	27383	23	55	60	69	104	134
C055	1.唇、口腔和咽恶性肿瘤	421	0	0	0	1	2	1
C056	a.鼻咽癌	256	0	0	0	1	1	1
C057	2.食管癌	2416	0	0	0	0	1	4
C058	3.胃癌	3870	0	0	0	1	2	4
C059	4.结直肠癌	2023	0	0	0	1	0	4
C060	5.肝癌	3646	0	0	0	3	7	12
C061	6.胰腺癌	763	0	0	0	0	0	0
C062	7.肺癌	5645	0	0	0	1	1	4
C063	8.皮肤癌	163	0	0	0	1	1	1
C064	9.乳腺癌	1710	0	0	0	0	0	1
C065	10.子宫颈癌	765	0	0	0	0	1	3
C066	11.子宫体癌	1037	0	0	0	1	1	4
C067	12.卵巢癌	460	0	0	0	0	4	5
C068	13.前列腺癌	0	0	0	0	0	0	0
C069	14.膀胱癌	224	0	0	0	0	0	0
C070	15.淋巴瘤与多发性骨髓瘤	416	1	2	4	4	3	11
C071	16.白血病	946	15	31	30	42	50	42
C072	B.其他肿瘤	612	6	3	5	2	0	2
C073	1.良性肿瘤	188	5	1	5	1	0	0
C074	C.糖尿病	3334	2	0	0	3	6	4
C075	D.内分泌、血液造血及免疫疾病	422	8	18	5	6	10	5
C076	E.神经和精神疾病	2100	20	21	18	16	21	32
C077	1.精神障碍	974	0	0	0	2	2	15
C078	a.精神分裂症	242	0	0	0	0	0	3
C079	2.神经系统疾病	1126	20	21	18	14	19	17
C080	a.阿尔茨海默病	40	0	0	0	0	0	0
C081	b.帕金森病	115	0	0	0	0	0	0
C082	c.癫痫	209	2	4	7	6	11	12
C083	F.感官疾病	20	0	0	0	0	0	0
C084	G.循环系统疾病	60360	51	17	13	20	59	79
C085	1.急性风湿热	283	2	0	0	0	2	2
C086	2.心脏病	28252	22	14	6	13	38	53
C087	a.慢性风湿性心脏病	1379	0	0	0	2	5	5
C088	b.高血压心脏病	6485	0	0	0	0	1	7
C089	c.肺源性心脏病	363	2	0	0	1	0	2
C090	d.缺血性心脏病	16839	6	2	1	3	18	21

第七章 地区别、性别、年龄别、死因别死亡数及死亡率

年龄别死亡数（城乡合计，女）

25岁~	30岁~	35岁~	40岁~	45岁~	50岁~	55岁~	60岁~	65岁~	70岁~	75岁~	80岁~	85岁~
0	0	0	0	0	0	0	0	0	0	0	0	0
0	0	0	0	0	0	0	0	0	0	0	0	0
0	0	0	0	0	0	0	0	0	0	0	0	0
0	0	0	0	0	0	0	0	0	0	0	0	0
3	3	4	3	4	2	7	5	17	22	34	63	129
0	0	1	0	2	1	2	2	6	4	14	35	89
2	3	3	2	0	1	5	3	7	10	13	6	15
451	870	1607	2451	3045	5455	6590	8276	11684	17812	20575	20882	21040
170	395	750	1111	1451	2300	2545	2750	3401	4125	3654	2703	1580
5	9	15	20	18	29	48	55	48	46	54	37	33
4	6	12	11	15	26	38	32	25	25	27	15	17
2	7	11	27	53	125	185	270	344	458	435	329	165
14	50	71	124	139	257	307	384	494	632	582	506	303
8	33	48	70	76	140	154	183	237	347	325	244	153
26	49	92	150	192	333	401	396	471	513	477	335	189
1	0	11	22	25	70	69	74	100	145	118	84	43
8	37	85	185	258	395	480	565	813	1038	899	545	330
5	1	1	4	9	17	13	13	9	17	16	26	29
8	51	124	139	219	285	227	148	142	137	92	80	57
9	20	54	70	77	100	96	66	72	64	65	44	24
5	27	51	66	91	142	128	115	128	96	79	59	43
2	7	10	34	51	67	56	57	52	41	38	26	10
0	0	0	0	0	0	0	0	0	0	0	0	0
0	1	5	5	4	12	8	22	33	33	43	33	25
10	10	20	16	22	30	34	43	51	56	45	39	15
31	45	67	59	64	65	80	81	75	68	46	46	9
5	19	27	28	44	54	57	57	60	73	68	62	40
1	9	8	8	15	16	17	18	22	14	23	14	11
14	17	35	55	98	197	247	317	445	637	619	407	231
10	11	21	33	17	33	34	26	32	45	53	32	23
35	59	79	75	59	79	73	100	124	207	285	368	429
18	30	31	38	24	40	32	35	50	77	143	194	243
12	20	19	21	16	27	18	16	19	16	19	19	17
17	29	48	37	35	39	41	65	74	130	142	174	186
0	0	0	0	0	0	1	2	1	3	7	11	15
0	0	0	0	0	3	6	9	11	23	25	25	13
11	18	27	20	17	14	10	10	5	14	11	5	5
0	1	0	0	0	0	1	0	1	3	1	2	11
112	215	429	772	991	2078	2672	3568	5381	8927	10951	11620	12396
2	1	8	6	12	14	26	25	28	42	48	41	24
78	135	254	365	464	879	1184	1663	2358	4006	4818	5327	6569
14	21	44	42	60	114	114	125	133	203	175	165	157
9	12	44	71	95	193	284	424	668	1013	1160	1229	1273
1	3	2	9	6	13	9	16	37	61	63	61	77
41	64	117	194	251	472	661	943	1293	2323	2939	3281	4206

表 7-1-3(续) 2006年全国疾病监测系统分死因

疾病编码	疾病名称	总计	0 岁	1 岁~	5 岁~	10 岁~	15 岁~	20 岁~
C091	急性心肌梗死	9616	0	0	0	2	11	12
C092	3. 脑血管疾病	31449	26	3	7	6	18	23
C093	H. 呼吸系统疾病	21050	21	7	5	9	18	17
C094	1. 慢性下呼吸道疾病	20259	12	3	3	5	9	10
C095	a. 慢性阻塞性肺疾病	19684	12	3	3	5	7	9
C096	b. 哮喘	530	0	0	0	0	2	0
C097	2. 尘肺	17	0	0	0	0	1	0
C098	I. 消化系统疾病	3708	50	23	7	13	8	21
C099	1. 消化性溃疡	614	1	0	1	0	1	4
C100	2. 肝疾病	1254	4	3	0	5	1	4
C101	a. 肝硬化	909	3	0	0	2	1	2
C102	3. 阑尾炎	57	0	0	0	0	1	2
C103	4. 肠梗阻	203	3	5	2	3	0	4
C104	J. 泌尿生殖系统疾病	2037	4	3	8	4	20	33
C105	1. 肾炎和肾病	1885	2	3	8	4	20	32
C106	a. 肾小球和肾小管间质疾病	1362	2	0	6	3	16	29
C107	2. 良性前列腺肥大	0	0	0	0	0	0	0
C108	K. 皮肤病	193	1	0	0	1	6	6
C109	L. 肌肉骨骼和结缔组织疾病	644	0	0	1	7	16	15
C110	1. 风湿性关节炎	269	0	0	0	0	0	1
C111	2. 骨关节炎	5	0	0	0	0	0	0
C112	M. 先天异常	679	396	86	20	24	33	22
C113	1. 先天性心脏病	460	245	68	16	17	25	17
C114	N. 口腔疾病	15	2	1	0	0	0	0
C115	Ⅲ. 伤害	10741	151	309	177	199	349	391
C116	A. 意外伤害	7297	146	293	165	170	232	248
C117	1. 交通事故	2856	18	71	53	46	122	151
C118	a. 道路交通事故	2008	14	42	41	34	71	117
C119	1a* 机动车辆交通事故	1655	11	31	35	29	59	93
C120	1b* 机动车以外的运输事故	557	5	20	9	6	26	29
C121	2. 意外中毒	504	3	11	9	9	27	33
C122	3. 意外跌落	1922	13	27	11	15	8	24
C123	4. 火灾	156	3	4	4	1	2	5
C124	5. 溺水	897	21	146	63	83	46	15
C125	6. 意外的机械性窒息	174	57	6	1	6	7	1
C126	7. 触电	83	0	0	5	3	4	5
C127	8. 砸死	74	1	3	5	1	3	3
C128	9. 由机械切割和穿刺工具所致的意外事故	22	0	1	0	0	1	0
C129	10. 自然环境因素导致的意外事故	107	3	3	3	1	4	1
C130	B. 故意伤害	3241	3	4	6	25	105	132
C131	1. 自杀	2992	0	0	1	22	89	116
C132	2. 被杀	246	3	4	5	3	16	16

第七章 地区别、性别、年龄别、死因别死亡数及死亡率

年龄别死亡数（城乡合计，女）

25岁~	30岁~	35岁~	40岁~	45岁~	50岁~	55岁~	60岁~	65岁~	70岁~	75岁~	80岁~	85岁~
30	56	80	160	164	333	447	586	759	1349	1694	1732	2199
29	79	167	392	508	1172	1446	1855	2957	4825	6033	6173	5727
24	40	74	123	168	348	549	940	1630	2941	4017	4744	5373
23	33	59	105	160	329	525	903	1574	2859	3900	4598	5147
18	28	54	99	148	320	504	878	1547	2770	3795	4472	5010
4	5	4	6	11	8	20	22	24	83	95	116	130
0	0	0	0	0	0	0	1	3	4	3	2	3
21	31	66	86	95	190	219	272	348	493	587	574	604
3	5	13	10	14	26	35	28	48	97	103	117	108
6	10	37	52	51	106	131	143	136	176	170	138	81
4	7	23	30	40	78	97	107	104	128	123	100	60
1	0	2	0	1	4	0	1	8	11	9	8	9
3	1	2	6	4	8	5	8	20	22	33	33	41
31	48	86	124	91	128	144	185	203	255	234	233	203
29	42	79	115	85	118	133	178	196	237	218	209	177
25	31	56	83	56	79	99	139	134	172	164	142	126
0	0	0	0	0	0	0	0	0	0	0	0	0
1	8	4	7	5	9	6	0	2	11	20	44	62
12	17	21	23	20	35	33	48	50	86	80	92	88
1	4	2	4	5	7	19	27	33	47	43	42	34
0	0	1	0	0	0	0	0	0	1	0	1	2
16	9	15	14	6	4	10	9	6	6	3	0	0
15	6	12	9	6	1	6	5	4	5	3	0	0
0	0	0	0	0	0	0	4	1	3	3	1	0
406	599	755	740	561	721	606	533	637	754	868	916	1067
242	340	453	468	337	435	377	340	418	477	583	664	907
143	205	283	275	189	257	218	178	198	178	135	75	60
92	151	203	188	130	176	155	129	149	125	98	55	37
73	123	173	160	109	143	126	113	121	107	79	42	28
39	32	52	47	29	52	46	30	43	33	27	17	14
29	29	37	36	26	30	35	19	37	40	45	30	19
19	26	40	44	43	51	53	62	90	149	270	363	613
2	5	4	8	5	6	5	5	10	16	20	18	33
25	33	43	47	35	47	26	35	33	44	50	68	37
7	6	10	9	5	3	4	9	7	7	8	13	8
4	6	4	5	9	8	5	6	7	3	5	3	1
1	7	5	10	7	3	2	3	2	5	3	8	2
3	4	3	1	0	1	2	0	1	0	1	1	3
4	1	8	7	2	4	9	8	6	6	11	10	16
157	243	290	254	211	271	220	184	210	267	271	239	149
141	214	254	221	194	248	209	176	208	260	264	231	144
16	28	35	32	17	23	11	8	2	7	7	8	5

表 7-1-4 2006年全国疾病监测系统分死因

疾病编码	疾病名称	总计	0岁	1岁~	5岁~	10岁~	15岁~	20岁~
C001	总计	114939	1136	335	249	282	546	677
C002	Ⅰ.感染性、母婴及营养缺乏性疾病	4746	674	46	19	9	22	32
C003	A.传染病和寄生虫病	1747	36	18	8	7	15	15
C004	1.结核病	612	1	1	1	0	6	9
C005	a.呼吸道结核	578	0	1	0	0	5	4
C006	2.性传播疾病(不包括艾滋病)	6	1	0	0	0	0	0
C007	a.梅毒	3	1	0	0	0	0	0
C008	3.艾滋病	40	0	0	0	0	0	1
C009	4.腹泻病	34	7	1	0	1	1	0
C010	a.痢疾	7	2	0	0	0	0	0
C011	b.伤寒和副伤寒	6	1	0	0	0	1	0
C012	5.好发于儿童期的疾病	12	5	0	0	0	0	0
C013	a.百日咳	0	0	0	0	0	0	0
C014	b.脊髓灰质炎	1	0	0	0	0	0	0
C015	c.白喉	1	0	0	0	0	0	0
C016	d.麻疹	2	2	0	0	0	0	0
C017	e.破伤风	8	3	0	0	0	0	0
C018	6.脑(脊)膜炎	48	7	5	3	1	1	0
C019	a.脑膜炎球菌感染	17	6	1	1	0	0	0
C020	b.脑膜炎	31	1	4	2	1	1	0
C021	7.病毒性肝炎	650	0	0	0	0	2	2
C022	a.乙型肝炎	627	0	0	0	0	2	2
C023	b.丙型肝炎	15	0	0	0	0	0	0
C024	8.疟疾	0	0	0	0	0	0	0
C025	9.热带病	16	0	0	0	0	0	0
C026	a.血吸虫病	16	0	0	0	0	0	0
C027	10.流行性乙型脑炎	5	1	3	1	0	0	0
C028	11.钩端螺旋体病	0	0	0	0	0	0	0
C029	12.流行性出血热	5	0	0	0	0	1	0
C030	13.败血病	62	3	2	0	1	0	1
C031	B.呼吸系统感染性疾病	2154	71	25	8	2	5	10
C032	1.上呼吸道感染	161	1	1	0	0	0	1
C033	2.下呼吸道感染	1993	70	24	8	2	5	9
C034	a.肺炎	1796	64	21	7	1	4	9
C035	C.妊娠、分娩和产褥期疾病	47	0	0	0	0	1	5
C036	1.直接产科原因	46	0	0	0	0	1	5
C037	a.产后出血	11	0	0	0	0	0	0
C038	b.产褥期感染	10	0	0	0	0	1	1
C039	c.妊娠高血压综合征	10	0	0	0	0	0	2
C040	d.阻梗性分娩	0	0	0	0	0	0	0
C041	e.流产	5	0	0	0	0	0	0
C042	f.母体产伤	2	0	0	0	0	0	0
C043	2.间接产科原因	1	0	0	0	0	0	0
C044	D.起源于围生期的某些情况	558	558	0	0	0	0	0
C045	1.低出生体重	137	137	0	0	0	0	0

第七章 地区别、性别、年龄别、死因别死亡数及死亡率

年龄别死亡数(城市,男女合计)

25岁~	30岁~	35岁~	40岁~	45岁~	50岁~	55岁~	60岁~	65岁~	70岁~	75岁~	80岁~	85岁~
786	1391	2292	3472	4210	6202	6679	7622	11398	16864	18419	16461	15912
38	92	126	150	157	223	187	174	288	418	531	655	905
21	67	94	125	128	177	151	123	162	194	166	140	100
5	20	42	38	39	54	34	38	57	102	74	53	38
3	18	39	38	37	51	30	38	54	98	74	52	36
0	0	0	0	0	2	0	1	1	1	0	0	0
0	0	0	0	0	1	0	0	0	1	0	0	0
2	12	2	8	6	4	1	1	2	0	0	1	0
1	1	0	1	2	0	2	0	1	2	4	7	3
0	1	0	1	0	0	1	0	1	0	0	1	0
0	0	0	0	1	0	0	0	0	1	1	1	0
1	2	1	0	0	2	0	0	0	0	0	0	1
0	0	0	0	0	0	0	0	0	0	0	0	0
0	1	0	0	0	0	0	0	0	0	0	0	0
0	0	0	0	0	1	0	0	0	0	0	0	0
0	0	0	0	0	0	0	0	0	0	0	0	0
1	1	1	0	0	1	0	0	0	0	0	0	1
1	0	1	1	1	6	7	3	3	3	0	2	3
0	0	1	0	0	0	2	0	0	2	0	1	3
1	0	0	1	1	6	5	3	3	1	0	1	0
9	24	35	51	62	99	78	60	74	56	52	32	14
9	24	34	50	61	97	76	58	69	55	49	29	12
0	0	0	1	1	1	1	1	4	1	3	2	0
0	0	0	0	0	0	0	0	0	0	0	0	0
0	0	0	2	0	0	1	0	2	2	3	3	3
0	0	0	2	0	0	1	0	2	2	3	3	3
0	0	0	0	0	0	0	0	0	0	0	0	0
0	0	0	0	0	0	0	0	0	0	0	0	0
0	0	2	0	1	1	0	0	0	0	0	0	0
1	0	4	2	3	0	4	3	3	5	8	11	11
7	8	19	21	23	43	32	45	117	212	344	455	707
0	1	0	1	0	1	0	2	6	5	23	45	74
7	7	19	20	23	42	32	43	111	207	321	410	633
6	6	15	17	23	39	30	39	102	193	294	372	554
10	16	12	3	0	0	0	0	0	0	0	0	0
10	16	12	2	0	0	0	0	0	0	0	0	0
2	4	3	2	0	0	0	0	0	0	0	0	0
1	3	4	0	0	0	0	0	0	0	0	0	0
2	4	2	0	0	0	0	0	0	0	0	0	0
0	0	0	0	0	0	0	0	0	0	0	0	0
2	1	2	0	0	0	0	0	0	0	0	0	0
0	1	1	0	0	0	0	0	0	0	0	0	0
0	0	0	1	0	0	0	0	0	0	0	0	0
0	0	0	0	0	0	0	0	0	0	0	0	0
0	0	0	0	0	0	0	0	0	0	0	0	0

表7-1-4(续) 2006年全国疾病监测系统分死因

疾病编码	疾病名称	总计	0岁	1岁~	5岁~	10岁~	15岁~	20岁~
C046	a.早产儿和未成熟儿	91	91	0	0	0	0	0
C047	2.新生儿产伤和窒息	336	336	0	0	0	0	0
C048	3.新生儿溶血性疾病	9	9	0	0	0	0	0
C049	4.新生儿硬化病	6	6	0	0	0	0	0
C050	E.营养缺乏性疾病	239	9	3	3	0	1	2
C051	1.营养不良	157	7	2	2	0	0	1
C052	2.缺铁性贫血	53	1	0	0	0	0	1
C053	Ⅱ.非感染性疾病	99220	363	126	90	113	204	254
C054	A.恶性肿瘤	29912	17	31	42	41	76	100
C055	1.唇、口腔和咽恶性肿瘤	589	0	0	0	0	1	1
C056	a.鼻咽癌	342	0	0	0	0	1	1
C057	2.食管癌	2116	0	0	0	0	1	1
C058	3.胃癌	3670	0	0	0	0	3	2
C059	4.结直肠癌	2334	0	0	0	0	1	4
C060	5.肝癌	4523	0	0	0	1	5	12
C061	6.胰腺癌	1047	0	0	0	0	0	1
C062	7.肺癌	8592	0	0	0	2	2	1
C063	8.皮肤癌	116	0	0	0	0	0	1
C064	9.乳腺癌	838	0	0	0	0	0	0
C065	10.子宫颈癌	224	0	0	0	0	1	2
C066	11.子宫体癌	276	0	0	0	0	0	1
C067	12.卵巢癌	301	0	0	0	0	1	3
C068	13.前列腺癌	243	0	0	0	0	0	0
C069	14.膀胱癌	412	0	0	0	0	0	0
C070	15.淋巴瘤与多发性骨髓瘤	558	1	3	4	3	4	12
C071	16.白血病	792	9	17	22	17	30	31
C072	B.其他肿瘤	449	3	0	1	0	2	3
C073	1.良性肿瘤	136	3	0	0	0	1	3
C074	C.糖尿病	2947	1	0	0	1	4	1
C075	D.内分泌、血液造血及免疫疾病	339	5	4	4	6	5	7
C076	E.神经和精神疾病	1627	12	20	15	17	24	25
C077	1.精神障碍	609	0	0	0	1	4	7
C078	a.精神分裂症	121	0	0	0	0	1	1
C079	2.神经系统疾病	1018	12	20	15	16	20	18
C080	a.阿尔茨海默病	69	0	0	0	0	0	0
C081	b.帕金森病	160	0	0	0	0	0	0
C082	c.癫痫	147	0	3	4	3	6	8
C083	F.感官疾病	13	0	0	0	0	0	0
C084	G.循环系统疾病	45074	37	10	12	21	28	57
C085	1.急性风湿热	95	1	0	0	0	0	0
C086	2.心脏病	20767	21	9	6	11	17	30
C087	a.慢性风湿性心脏病	757	0	0	0	0	3	3
C088	b.高血压心脏病	2776	0	0	0	0	0	2
C089	c.肺源性心脏病	311	1	0	0	1	1	1
C090	d.缺血性心脏病	14323	3	1	1	3	8	12

第七章 地区别、性别、年龄别、死因别死亡数及死亡率

年龄别死亡数（城市，男女合计）

25岁~	30岁~	35岁~	40岁~	45岁~	50岁~	55岁~	60岁~	65岁~	70岁~	75岁~	80岁~	85岁~
0	0	0	0	0	0	0	0	0	0	0	0	0
0	0	0	0	0	0	0	0	0	0	0	0	0
0	0	0	0	0	0	0	0	0	0	0	0	0
0	0	0	0	0	0	0	0	0	0	0	0	0
0	1	1	1	5	3	4	6	9	12	21	60	98
0	0	0	0	2	2	1	2	4	3	13	41	77
0	1	1	1	0	1	2	3	3	7	6	10	16
352	706	1293	2389	3334	5172	5873	6973	10560	15804	17103	15019	13488
146	322	579	1071	1661	2489	2670	2906	3983	5058	4423	2788	1506
7	9	18	31	45	71	61	67	81	73	59	38	26
5	7	14	21	28	53	43	40	51	29	24	13	12
3	8	12	36	84	160	210	235	300	364	335	240	127
8	33	48	96	152	274	303	354	537	658	617	382	203
6	25	29	71	98	148	168	196	285	413	412	296	182
27	63	153	296	396	522	544	467	530	592	477	278	160
1	0	12	16	48	80	99	100	154	219	156	102	58
12	38	67	185	366	606	696	885	1297	1758	1477	805	395
2	0	5	5	2	12	4	6	9	16	16	19	19
5	20	44	68	114	125	100	74	72	87	46	53	30
4	7	15	31	37	24	16	15	13	21	20	12	6
1	7	12	11	24	30	31	31	33	38	27	19	11
0	6	6	15	38	49	28	42	37	27	30	15	4
0	2	2	0	4	3	5	5	21	35	65	57	44
0	2	5	3	5	12	13	21	42	77	103	80	49
10	9	20	22	17	40	45	47	83	101	69	52	16
27	31	49	37	51	79	60	59	79	73	67	40	13
2	8	14	19	25	42	27	26	37	83	63	54	40
0	5	5	7	7	11	10	11	18	19	13	13	10
9	13	22	50	85	147	180	244	372	583	583	406	246
9	2	19	24	10	25	30	24	25	47	45	27	21
33	51	67	66	62	76	55	79	94	152	230	286	263
14	31	29	35	27	37	10	20	26	41	83	121	123
8	15	10	11	11	18	3	8	12	6	6	4	7
19	20	38	31	35	39	45	59	68	111	147	165	140
0	0	0	0	1	1	0	2	3	4	15	21	22
0	0	0	0	0	4	4	9	12	37	40	36	18
12	12	16	11	15	16	6	7	7	5	8	4	4
0	0	0	0	0	1	0	0	1	0	2	3	6
85	199	367	796	1092	1806	2210	2766	4461	7161	8246	7897	7822
1	0	3	2	7	3	10	11	7	11	15	14	10
57	122	186	375	499	784	1003	1252	1965	3111	3596	3603	4119
5	12	20	21	32	53	82	63	98	119	89	85	72
6	8	22	43	44	98	126	184	296	411	527	493	515
0	2	2	9	5	13	14	14	41	54	56	48	49
29	61	97	220	332	498	648	822	1318	2162	2538	2593	2977

表 7-1-4(续) 2006 年全国疾病监测系统分死因

疾病编码	疾病名称	总计	0 岁	1 岁~	5 岁~	10 岁~	15 岁~	20 岁~
C091	急性心肌梗死	7287	0	0	0	2	6	6
C092	3. 脑血管疾病	23856	15	1	5	10	10	26
C093	H. 呼吸系统疾病	13270	17	4	1	3	15	12
C094	1. 慢性下呼吸道疾病	12062	7	0	0	1	4	3
C095	a. 慢性阻塞性肺疾病	11534	6	0	0	1	2	1
C096	b. 哮喘	485	1	0	0	0	2	2
C097	2. 尘肺	172	0	0	0	0	0	0
C098	I. 消化系统疾病	3079	14	2	0	2	5	6
C099	1. 消化性溃疡	384	1	0	0	0	1	0
C100	2. 肝疾病	1470	1	0	0	2	2	3
C101	a. 肝硬化	1146	0	0	0	1	1	3
C102	3. 阑尾炎	19	0	0	0	0	0	0
C103	4. 肠梗阻	173	1	0	0	0	1	1
C104	J. 泌尿生殖系统疾病	1620	0	2	4	0	11	16
C105	1. 肾炎和肾病	1463	0	2	4	0	11	14
C106	a. 肾小球和肾小管间质疾病	974	0	1	3	0	11	12
C107	2. 良性前列腺肥大	32	0	0	0	0	0	0
C108	K. 皮肤病	118	1	0	0	0	3	4
C109	L. 肌肉骨骼和结缔组织疾病	298	1	0	0	3	9	2
C110	1. 风湿性关节炎	92	0	0	0	0	0	0
C111	2. 骨关节炎	2	0	0	0	0	0	0
C112	M. 先天异常	474	255	53	11	19	22	21
C113	1. 先天性心脏病	269	136	36	9	7	14	12
C114	N. 口腔疾病	0	0	0	0	0	0	0
C115	Ⅲ. 伤害	8645	58	150	132	152	299	372
C116	A. 意外伤害	6682	53	139	125	130	222	296
C117	1. 交通事故	3023	5	22	36	42	111	173
C118	a. 道路交通事故	2068	5	14	26	33	72	122
C119	1a* 机动车辆交通事故	1662	5	10	22	26	64	107
C120	1b* 机动车以外的运输事故	652	0	5	4	9	23	31
C121	2. 意外中毒	545	4	6	3	7	18	26
C122	3. 意外跌落	1470	6	28	7	10	20	33
C123	4. 火灾	126	2	3	2	0	1	4
C124	5. 溺水	561	2	59	58	54	46	26
C125	6. 意外的机械性窒息	134	25	3	2	6	5	4
C126	7. 触电	147	0	1	3	5	7	11
C127	8. 砸死	114	0	3	3	0	2	1
C128	9. 由机械切割和穿刺工具所致的意外事故	23	0	0	0	0	2	0
C129	10. 自然环境因素导致的意外事故	82	0	2	1	1	3	3
C130	B. 故意伤害	1798	5	5	4	18	70	71
C131	1. 自杀	1475	0	0	0	11	46	54
C132	2. 被杀	296	5	5	4	7	24	14

第七章 地区别、性别、年龄别、死因别死亡数及死亡率

年龄别死亡数（城市，男女合计）

25岁~	30岁~	35岁~	40岁~	45岁~	50岁~	55岁~	60岁~	65岁~	70岁~	75岁~	80岁~	85岁~
23	54	77	158	246	340	443	502	749	1099	1224	1128	1230
26	75	174	411	569	1000	1173	1463	2457	3983	4573	4236	3649
15	25	45	91	114	219	333	585	1111	2072	2746	2925	2937
9	12	25	56	87	180	292	525	1014	1910	2534	2736	2667
6	5	20	47	78	164	259	492	977	1834	2443	2631	2568
3	6	5	8	9	14	29	26	34	70	84	97	95
0	2	1	3	2	2	6	9	28	43	34	26	16
13	38	98	155	192	228	236	201	289	375	459	369	397
1	4	6	16	13	9	20	15	32	63	75	64	64
6	23	71	111	148	187	169	128	154	161	152	99	53
5	16	58	86	114	143	134	105	126	123	119	71	41
0	0	1	0	1	1	0	1	0	2	4	4	5
3	3	1	1	3	7	9	5	15	25	35	29	34
20	29	55	83	73	103	104	118	155	219	249	203	176
18	26	52	79	69	93	100	116	144	206	228	168	133
14	14	37	59	45	66	65	86	100	145	140	93	83
0	0	0	0	0	1	0	0	1	1	4	15	10
1	3	2	5	2	5	6	1	4	7	15	27	32
7	9	14	15	9	21	14	19	22	41	37	33	42
0	0	1	2	1	3	5	6	12	16	21	12	13
0	0	0	0	0	0	0	0	0	0	0	1	1
12	7	11	14	9	10	8	4	6	6	5	1	0
8	3	6	7	8	4	4	3	4	5	2	1	0
0	0	0	0	0	0	0	0	0	0	0	0	0
369	566	817	880	672	740	546	405	433	489	553	456	555
277	434	635	701	499	562	412	290	313	353	399	353	489
171	241	354	384	279	321	242	157	155	138	104	55	33
118	173	233	255	203	216	159	107	113	84	77	39	19
93	143	179	207	167	175	122	87	81	69	63	28	14
39	51	86	85	50	67	58	30	38	33	21	15	7
20	41	55	71	59	39	36	31	31	33	36	19	10
26	53	98	95	64	107	65	49	67	94	164	174	310
5	1	7	7	6	9	1	4	10	13	14	10	27
16	26	25	42	29	19	15	18	14	34	31	31	16
10	11	9	8	13	11	4	2	5	5	4	4	3
10	16	26	16	15	13	9	5	4	2	1	2	1
5	14	16	21	9	16	9	3	2	5	2	1	2
2	4	4	4	1	2	1	0	0	1	1	0	1
2	4	9	7	1	5	4	8	4	3	8	9	8
81	123	165	163	158	165	126	108	113	129	145	92	56
60	88	123	114	120	134	113	98	109	124	136	89	55
16	33	39	44	34	28	13	9	4	5	9	2	1

表 7-1-5 2006年全国疾病监测系统分死因

疾病编码	疾病名称	总计	0岁	1岁~	5岁~	10岁~	15岁~	20岁~
C001	总计	66168	641	193	158	184	373	459
C002	Ⅰ．感染性、母婴及营养缺乏性疾病	2760	376	24	9	5	17	15
C003	A．传染病和寄生虫病	1233	20	11	3	4	11	9
C004	1．结核病	473	1	1	0	0	4	6
C005	a．呼吸道结核	451	0	1	0	0	3	3
C006	2．性传播疾病（不包括艾滋病）	3	1	0	0	0	0	0
C007	a．梅毒	3	1	0	0	0	0	0
C008	3．艾滋病	33	0	0	0	0	0	0
C009	4．腹泻病	14	2	1	0	0	1	0
C010	a．痢疾	5	0	0	0	0	0	0
C011	b．伤寒和副伤寒	2	0	0	0	0	1	0
C012	5．好发于儿童期的疾病	7	2	0	0	0	0	0
C013	a．百日咳	0	0	0	0	0	0	0
C014	b．脊髓灰质炎	1	0	0	0	0	0	0
C015	c．白喉	1	0	0	0	0	0	0
C016	d．麻疹	1	1	0	0	0	0	0
C017	e．破伤风	4	1	0	0	0	0	0
C018	6．脑（脊）膜炎	29	5	4	1	0	1	0
C019	a．脑膜炎球菌感染	12	4	1	1	0	0	0
C020	b．脑膜炎	17	1	3	0	0	1	0
C021	7．病毒性肝炎	469	0	0	0	0	1	2
C022	a．乙型肝炎	452	0	0	0	0	1	2
C023	b．丙型肝炎	10	0	0	0	0	0	0
C024	8．疟疾	0	0	0	0	0	0	0
C025	9．热带病	13	0	0	0	0	0	0
C026	a．血吸虫病	13	0	0	0	0	0	0
C027	10．流行性乙型脑炎	3	1	1	1	0	0	0
C028	11．钩端螺旋体病	0	0	0	0	0	0	0
C029	12．流行性出血热	3	0	0	0	0	1	0
C030	13．败血病	37	1	0	0	1	0	1
C031	B．呼吸系统感染性疾病	1110	33	13	4	1	5	4
C032	1．上呼吸道感染	70	0	1	0	0	0	0
C033	2．下呼吸道感染	1040	33	12	4	1	5	4
C034	a．肺炎	951	32	11	3	1	4	4
C035	C．妊娠、分娩和产褥期疾病	0	0	0	0	0	0	0
C036	1．直接产科原因	0	0	0	0	0	0	0
C037	a．产后出血	0	0	0	0	0	0	0
C038	b．产褥期感染	0	0	0	0	0	0	0
C039	c．妊娠高血压综合征	0	0	0	0	0	0	0
C040	d．阻梗性分娩	0	0	0	0	0	0	0
C041	e．流产	0	0	0	0	0	0	0
C042	f．母体产伤	0	0	0	0	0	0	0
C043	2．间接产科原因	0	0	0	0	0	0	0
C044	D．起源于围生期的某些情况	319	319	0	0	0	0	0
C045	1．低出生体重	79	79	0	0	0	0	0

第七章 地区别、性别、年龄别、死因别死亡数及死亡率

年龄别死亡数（城市，男）

25岁~	30岁~	35岁~	40岁~	45岁~	50岁~	55岁~	60岁~	65岁~	70岁~	75岁~	80岁~	85岁~
519	918	1575	2454	2889	4177	4380	4848	7034	9939	10450	8324	6647
16	62	81	115	122	166	133	117	184	256	328	334	400
13	55	70	101	104	136	112	86	114	136	106	85	57
4	17	31	32	30	46	27	28	46	76	53	43	28
2	15	28	32	28	43	26	28	45	73	53	43	28
0	0	0	0	0	1	0	0	0	1	0	0	0
0	0	0	0	0	1	0	0	0	1	0	0	0
1	11	1	7	5	4	1	0	2	0	0	1	0
0	1	0	1	1	0	1	0	1	0	0	3	2
0	1	0	1	0	0	1	0	1	0	0	1	0
0	0	0	0	1	0	0	0	0	0	0	0	0
1	2	0	0	0	2	0	0	0	0	0	0	0
0	0	0	0	0	0	0	0	0	0	0	0	0
0	1	0	0	0	0	0	0	0	0	0	0	0
0	0	0	0	0	1	0	0	0	0	0	0	0
0	0	0	0	0	0	0	0	0	0	0	0	0
1	1	0	0	0	1	0	0	0	0	0	0	0
0	0	1	0	1	3	6	3	1	1	0	1	1
0	0	1	0	0	0	2	0	0	1	0	1	1
0	0	0	0	1	3	4	3	1	0	0	0	0
6	20	28	43	52	75	57	44	48	40	30	16	7
6	20	27	42	51	73	56	42	46	39	28	14	5
0	0	0	1	1	1	0	1	2	1	2	1	0
0	0	0	0	0	0	0	0	0	0	0	0	0
0	0	0	2	0	0	1	0	2	2	2	2	2
0	0	0	2	0	0	1	0	2	2	2	2	2
0	0	0	0	0	0	0	0	0	0	0	0	0
0	0	0	0	0	0	0	0	0	0	0	0	0
0	0	1	0	1	0	0	0	0	0	0	0	0
1	0	3	1	3	0	4	1	2	3	5	7	4
3	6	11	14	15	29	20	26	68	114	207	227	310
0	1	0	1	0	1	0	0	3	1	17	18	27
3	5	11	13	15	28	20	26	65	113	190	209	283
3	4	8	10	15	26	18	25	61	108	179	193	246
0	0	0	0	0	0	0	0	0	0	0	0	0
0	0	0	0	0	0	0	0	0	0	0	0	0
0	0	0	0	0	0	0	0	0	0	0	0	0
0	0	0	0	0	0	0	0	0	0	0	0	0
0	0	0	0	0	0	0	0	0	0	0	0	0
0	0	0	0	0	0	0	0	0	0	0	0	0
0	0	0	0	0	0	0	0	0	0	0	0	0
0	0	0	0	0	0	0	0	0	0	0	0	0

表 7-1-5(续) 2006年全国疾病监测系统分死因

疾病编码	疾病名称	总计	0岁	1岁~	5岁~	10岁~	15岁~	20岁~
C046	a.早产儿和未成熟儿	52	52	0	0	0	0	0
C047	2.新生儿产伤和窒息	189	189	0	0	0	0	0
C048	3.新生儿溶血性疾病	7	7	0	0	0	0	0
C049	4.新生儿硬化病	5	5	0	0	0	0	0
C050	E.营养缺乏性疾病	98	4	0	2	0	1	2
C051	1.营养不良	59	3	0	1	0	0	1
C052	2.缺铁性贫血	26	0	0	0	0	0	1
C053	Ⅱ.非感染性疾病	56545	212	72	51	66	129	147
C054	A.恶性肿瘤	18973	7	19	18	25	49	46
C055	1.唇、口腔和咽恶性肿瘤	419	0	0	0	0	1	1
C056	a.鼻咽癌	240	0	0	0	0	1	1
C057	2.食管癌	1543	0	0	0	0	0	1
C058	3.胃癌	2571	0	0	0	0	2	1
C059	4.结直肠癌	1294	0	0	0	0	1	2
C060	5.肝癌	3336	0	0	0	0	4	6
C061	6.胰腺癌	614	0	0	0	0	0	1
C062	7.肺癌	5904	0	0	0	2	1	0
C063	8.皮肤癌	72	0	0	0	0	0	0
C064	9.乳腺癌	20	0	0	0	0	0	0
C065	10.子宫颈癌	0	0	0	0	0	0	0
C066	11.子宫体癌	0	0	0	0	0	0	0
C067	12.卵巢癌	0	0	0	0	0	0	0
C068	13.前列腺癌	243	0	0	0	0	0	0
C069	14.膀胱癌	288	0	0	0	0	0	0
C070	15.淋巴瘤与多发性骨髓瘤	343	0	2	0	0	4	4
C071	16.白血病	463	4	12	14	10	20	16
C072	B.其他肿瘤	254	1	0	1	0	2	3
C073	1.良性肿瘤	72	1	0	0	0	1	3
C074	C.糖尿病	1314	1	0	0	0	4	0
C075	D.内分泌、血液造血及免疫疾病	173	3	1	4	4	2	5
C076	E.神经和精神疾病	882	7	12	11	11	18	20
C077	1.精神障碍	307	0	0	0	1	4	5
C078	a.精神分裂症	67	0	0	0	0	1	1
C079	2.神经系统疾病	575	7	12	11	10	14	15
C080	a.阿尔茨海默病	35	0	0	0	0	0	0
C081	b.帕金森病	89	0	0	0	0	0	0
C082	c.癫痫	83	0	2	0	2	3	7
C083	F.感官疾病	5	0	0	0	0	0	0
C084	G.循环系统疾病	24242	21	5	8	12	20	38
C085	1.急性风湿热	39	0	0	0	0	0	0
C086	2.心脏病	10837	11	4	5	7	12	19
C087	a.慢性风湿性心脏病	290	0	0	0	0	2	2
C088	b.高血压心脏病	1421	0	0	0	0	0	0
C089	c.肺源性心脏病	178	0	0	0	0	1	0
C090	d.缺血性心脏病	7521	0	0	1	3	5	8

年龄别死亡数（城市，男）

25岁~	30岁~	35岁~	40岁~	45岁~	50岁~	55岁~	60岁~	65岁~	70岁~	75岁~	80岁~	85岁~
0	0	0	0	0	0	0	0	0	0	0	0	0
0	0	0	0	0	0	0	0	0	0	0	0	0
0	0	0	0	0	0	0	0	0	0	0	0	0
0	0	0	0	0	0	0	0	0	0	0	0	0
0	1	0	0	3	1	1	5	2	6	15	22	33
0	0	0	0	1	1	0	2	1	1	9	14	25
0	1	0	0	0	0	0	2	1	5	5	5	6
220	427	817	1615	2229	3421	3820	4417	6505	9301	9718	7649	5725
83	180	329	676	1040	1624	1780	1911	2585	3232	2887	1649	830
5	5	15	24	36	58	45	48	59	51	37	24	9
4	5	12	16	20	41	33	27	39	18	12	9	2
2	6	9	32	66	134	167	181	212	252	238	164	79
3	14	26	63	97	195	227	261	402	482	447	230	121
5	13	13	40	62	86	93	104	165	229	246	153	82
20	50	127	253	337	425	423	342	374	403	315	165	92
1	0	8	10	36	46	63	69	89	131	79	53	27
8	25	38	118	255	433	498	642	880	1198	1032	535	239
1	0	5	5	2	8	2	1	7	11	8	14	8
1	0	0	2	2	2	4	1	4	2	0	2	0
0	0	0	0	0	0	0	0	0	0	0	0	0
0	0	0	0	0	0	0	0	0	0	0	0	0
0	0	0	0	0	0	0	0	0	0	0	0	0
0	2	2	0	4	3	5	5	21	35	65	57	44
0	2	1	1	4	8	10	15	30	56	76	57	28
4	6	8	14	10	23	35	30	58	67	42	30	6
18	17	24	25	29	52	30	29	50	40	44	17	11
2	3	7	12	13	24	12	17	29	53	32	27	16
0	2	4	5	2	6	3	6	12	13	3	8	3
7	9	10	36	50	67	87	123	162	257	228	160	113
4	1	9	10	7	13	15	13	15	22	19	17	9
20	30	40	42	40	52	29	41	54	80	126	136	113
9	19	21	24	20	27	4	11	12	24	32	50	44
4	7	6	7	7	13	1	3	5	5	4	1	2
11	11	19	18	20	25	25	30	42	56	94	86	69
0	0	0	0	1	1	0	0	2	2	9	11	9
0	0	0	0	0	2	2	2	6	19	27	21	10
7	7	7	7	9	9	3	4	4	2	5	3	2
0	0	0	0	0	1	0	0	0	0	1	2	1
61	134	262	591	789	1238	1449	1736	2670	3985	4324	3772	3126
1	0	2	0	2	2	4	5	3	7	5	4	4
39	80	133	287	375	548	663	771	1159	1657	1817	1660	1589
3	3	11	12	13	24	37	25	35	39	30	29	25
5	6	16	32	30	69	78	118	168	233	256	218	191
0	1	1	4	3	6	5	9	19	29	35	34	31
20	41	71	178	257	360	446	515	801	1158	1300	1204	1153

表 7-1-5(续)　2006 年全国疾病监测系统分死因

疾病编码	疾病名称	总计	0岁	1岁~	5岁~	10岁~	15岁~	20岁~
C091	急性心肌梗死	4066	0	0	0	2	4	5
C092	3.脑血管疾病	13139	10	1	2	5	8	19
C093	H.呼吸系统疾病	7509	11	2	1	0	9	8
C094	1.慢性下呼吸道疾病	6749	4	0	0	0	2	3
C095	a.慢性阻塞性肺疾病	6478	3	0	0	0	1	1
C096	b.哮喘	251	1	0	0	0	1	2
C097	2.尘肺	162	0	0	0	0	0	0
C098	I.消化系统疾病	1900	10	1	0	1	5	4
C099	1.消化性溃疡	241	1	0	0	0	1	0
C100	2.肝疾病	1048	1	0	0	1	2	3
C101	a.肝硬化	822	0	0	0	0	1	3
C102	3.阑尾炎	9	0	0	0	0	0	0
C103	4.肠梗阻	86	1	0	0	0	1	0
C104	J.泌尿生殖系统疾病	889	0	1	2	0	8	11
C105	1.肾炎和肾病	771	0	1	2	0	8	10
C106	a.肾小球和肾小管间质疾病	503	0	1	2	0	8	8
C107	2.良性前列腺肥大	32	0	0	0	0	0	0
C108	K.皮肤病	36	0	0	0	0	0	2
C109	L.肌肉骨骼和结缔组织疾病	101	1	0	0	2	0	0
C110	1.风湿性关节炎	29	0	0	0	0	0	0
C111	2.骨关节炎	1	0	0	0	0	0	0
C112	M.先天异常	267	150	31	6	11	12	10
C113	1.先天性心脏病	141	77	20	4	4	8	4
C114	N.口腔疾病	0	0	0	0	0	0	0
C115	Ⅲ.伤害	5733	29	88	94	108	212	282
C116	A.意外伤害	4601	27	81	88	96	165	230
C117	1.交通事故	2226	4	15	22	29	83	129
C118	a.道路交通事故	1509	4	11	14	24	55	83
C119	1a*机动车辆交通事故	1203	4	8	11	18	49	74
C120	1b*机动车以外的运输事故	487	0	4	3	7	17	23
C121	2.意外中毒	391	2	4	1	3	10	19
C122	3.意外跌落	855	3	12	5	5	17	24
C123	4.火灾	81	2	2	1	0	1	3
C124	5.溺水	375	0	37	48	45	34	23
C125	6.意外的机械性窒息	98	14	2	2	4	5	4
C126	7.触电	128	0	1	1	5	6	10
C127	8.砸死	99	0	0	2	0	1	1
C128	9.由机械切割和穿刺工具所致的意外事故	19	0	0	0	0	1	0
C129	10.自然环境因素导致的意外事故	45	0	0	0	1	1	3
C130	B.故意伤害	1033	2	4	4	10	43	48
C131	1.自杀	796	0	0	0	4	24	33
C132	2.被杀	211	2	4	4	6	19	12

第七章 地区别、性别、年龄别、死因别死亡数及死亡率

年龄别死亡数(城市,男)

25岁~	30岁~	35岁~	40岁~	45岁~	50岁~	55岁~	60岁~	65岁~	70岁~	75岁~	80岁~	85岁~
16	38	59	122	196	253	320	320	486	605	629	538	473
20	52	123	299	400	675	761	930	1489	2281	2465	2088	1511
11	16	26	60	78	140	203	377	724	1321	1676	1575	1271
5	6	13	35	57	112	174	330	649	1210	1533	1467	1149
4	3	12	29	53	102	156	308	620	1170	1480	1418	1118
1	2	1	5	4	9	15	18	28	36	51	48	29
0	2	1	3	2	2	6	8	27	40	33	24	14
11	34	81	129	163	180	170	129	178	220	253	187	144
1	3	2	12	12	6	10	10	23	37	51	43	29
6	22	60	96	130	149	125	82	107	96	88	50	30
5	16	51	76	102	117	97	67	89	70	66	38	24
0	0	1	0	0	1	0	1	0	1	1	2	2
2	3	1	1	1	6	7	2	3	15	16	14	13
13	14	40	48	40	65	65	61	73	110	147	108	83
11	14	38	45	36	57	62	61	63	101	129	78	55
7	7	24	35	27	42	38	44	46	72	71	41	30
0	0	0	0	0	1	0	0	1	1	4	15	10
0	1	0	3	2	2	2	1	2	4	7	5	5
1	1	4	2	2	9	6	8	10	16	15	10	14
0	0	1	0	0	1	1	2	5	3	8	3	5
0	0	0	0	0	0	0	0	0	0	0	1	0
7	4	9	6	5	6	2	0	3	1	3	1	0
3	1	5	2	4	3	2	0	2	1	0	1	0
0	0	0	0	0	0	0	0	0	0	0	0	0
265	414	633	680	501	541	375	270	269	291	281	202	197
209	350	524	578	391	442	291	200	193	207	207	153	169
133	192	283	315	217	245	162	100	99	87	61	33	17
90	135	185	208	156	166	105	70	73	50	44	24	12
72	111	142	169	132	131	81	53	47	38	35	19	9
30	44	69	68	36	53	37	20	27	24	14	8	3
10	35	47	65	46	28	24	28	18	16	17	13	5
18	44	83	77	50	89	53	33	38	56	82	67	99
4	1	6	5	5	6	0	4	7	8	7	7	12
12	14	16	27	20	12	12	11	7	18	19	11	9
9	8	8	7	11	11	3	0	3	1	3	1	2
7	15	25	14	11	12	8	5	2	2	1	2	1
5	13	16	19	8	15	8	2	2	5	0	0	2
1	4	4	3	1	2	1	0	0	1	1	0	0
1	4	7	6	1	5	2	5	2	2	1	4	0
46	60	95	91	101	91	78	65	71	80	74	46	23
28	39	64	55	72	68	68	58	68	78	68	45	23
13	19	28	32	25	20	10	6	3	2	6	0	0

表 7-1-6　2006 年全国疾病监测系统分死因

疾病编码	疾病名称	总计	0岁	1岁~	5岁~	10岁~	15岁~	20岁~
C001	总计	48771	495	142	91	98	173	218
C002	Ⅰ．感染性、母婴及营养缺乏性疾病	1986	298	22	10	4	5	17
C003	A.传染病和寄生虫病	514	16	7	5	3	4	6
C004	1.结核病	139	0	0	1	0	2	3
C005	a.呼吸道结核	127	0	0	0	0	2	1
C006	2.性传播疾病(不包括艾滋病)	3	0	0	0	0	0	0
C007	a.梅毒	0	0	0	0	0	0	0
C008	3.艾滋病	7	0	0	0	0	0	1
C009	4.腹泻病	20	5	0	0	1	0	0
C010	a.痢疾	2	2	0	0	0	0	0
C011	b.伤寒和副伤寒	4	1	0	0	0	0	0
C012	5.好发于儿童期的疾病	5	3	0	0	0	0	0
C013	a.百日咳	0	0	0	0	0	0	0
C014	b.脊髓灰质炎	0	0	0	0	0	0	0
C015	c.白喉	0	0	0	0	0	0	0
C016	d.麻疹	1	1	0	0	0	0	0
C017	e.破伤风	4	2	0	0	0	0	0
C018	6.脑(脊)膜炎	19	2	1	2	1	0	0
C019	a.脑膜炎球菌感染	5	2	0	0	0	0	0
C020	b.脑膜炎	14	0	1	2	1	0	0
C021	7.病毒性肝炎	181	0	0	0	0	1	0
C022	a.乙型肝炎	175	0	0	0	0	1	0
C023	b.丙型肝炎	5	0	0	0	0	0	0
C024	8.疟疾	0	0	0	0	0	0	0
C025	9.热带病	3	0	0	0	0	0	0
C026	a.血吸虫病	3	0	0	0	0	0	0
C027	10.流行性乙型脑炎	2	0	2	0	0	0	0
C028	11.钩端螺旋体病	0	0	0	0	0	0	0
C029	12.流行性出血热	2	0	0	0	0	0	0
C030	13.败血病	25	2	2	0	0	0	0
C031	B.呼吸系统感染性疾病	1044	38	12	4	1	0	6
C032	1.上呼吸道感染	91	1	0	0	0	0	1
C033	2.下呼吸道感染	953	37	12	4	1	0	5
C034	a.肺炎	845	32	10	4	0	0	5
C035	C.妊娠、分娩和产褥期疾病	47	0	0	0	0	1	5
C036	1.直接产科原因	46	0	0	0	0	1	5
C037	a.产后出血	11	0	0	0	0	0	0
C038	b.产褥期感染	10	0	0	0	0	1	1
C039	c.妊娠高血压综合征	10	0	0	0	0	0	2
C040	d.阻梗性分娩	0	0	0	0	0	0	0
C041	e.流产	5	0	0	0	0	0	0
C042	f.母体产伤	2	0	0	0	0	0	0
C043	2.间接产科原因	1	0	0	0	0	0	0
C044	D.起源于围生期的某些情况	239	239	0	0	0	0	0
C045	1.低出生体重	58	58	0	0	0	0	0

年龄别死亡数(城市,女)

25岁~	30岁~	35岁~	40岁~	45岁~	50岁~	55岁~	60岁~	65岁~	70岁~	75岁~	80岁~	85岁~
267	473	717	1018	1321	2025	2299	2774	4364	6925	7969	8137	9265
22	30	45	35	35	57	54	57	104	162	203	321	505
8	12	24	24	24	41	39	37	48	58	60	55	43
1	3	11	6	9	8	7	10	11	26	21	10	10
1	3	11	6	9	8	4	10	9	25	21	9	8
0	0	0	0	0	1	0	1	1	0	0	0	0
0	0	0	0	0	0	0	0	0	0	0	0	0
1	1	1	1	1	0	0	1	0	0	0	0	0
1	0	0	0	1	0	1	0	0	2	4	4	1
0	0	0	0	0	0	0	0	0	0	0	0	0
0	0	0	0	0	0	0	0	0	1	1	1	0
0	0	1	0	0	0	0	0	0	0	0	0	1
0	0	0	0	0	0	0	0	0	0	0	0	0
0	0	0	0	0	0	0	0	0	0	0	0	0
0	0	0	0	0	0	0	0	0	0	0	0	0
0	0	0	0	0	0	0	0	0	0	0	0	0
0	0	1	0	0	0	0	0	0	0	0	0	1
1	0	0	1	0	3	1	0	2	2	0	1	2
0	0	0	0	0	0	0	0	0	1	0	0	2
1	0	0	1	0	3	1	0	2	1	0	1	0
3	4	7	8	10	24	21	16	26	16	22	16	7
3	4	7	8	10	24	20	16	23	16	21	15	7
0	0	0	0	0	0	1	0	2	0	1	1	0
0	0	0	0	0	0	0	0	0	0	0	0	0
0	0	0	0	0	0	0	0	0	0	1	1	1
0	0	0	0	0	0	0	0	0	0	1	1	1
0	0	0	0	0	0	0	0	0	0	0	0	0
0	0	0	0	0	0	0	0	0	0	0	0	0
0	0	1	0	0	1	0	0	0	0	0	0	0
0	0	1	1	0	0	0	2	1	2	3	4	7
4	2	8	7	8	14	12	19	49	98	137	228	397
0	0	0	0	0	0	0	2	3	4	6	27	47
4	2	8	7	8	14	12	17	46	94	131	201	350
3	2	7	7	8	13	12	14	41	85	115	179	308
10	16	12	3	0	0	0	0	0	0	0	0	0
10	16	12	2	0	0	0	0	0	0	0	0	0
2	4	3	2	0	0	0	0	0	0	0	0	0
1	3	4	0	0	0	0	0	0	0	0	0	0
2	4	2	0	0	0	0	0	0	0	0	0	0
0	0	0	0	0	0	0	0	0	0	0	0	0
2	1	2	0	0	0	0	0	0	0	0	0	0
0	1	1	0	0	0	0	0	0	0	0	0	0
0	0	0	1	0	0	0	0	0	0	0	0	0
0	0	0	0	0	0	0	0	0	0	0	0	0
0	0	0	0	0	0	0	0	0	0	0	0	0

表7-1-6(续) 2006年全国疾病监测系统分死因

疾病编码	疾病名称	总计	0岁	1岁~	5岁~	10岁~	15岁~	20岁~
C046	a.早产儿和未成熟儿	39	39	0	0	0	0	0
C047	2.新生儿产伤和窒息	147	147	0	0	0	0	0
C048	3.新生儿溶血性疾病	2	2	0	0	0	0	0
C049	4.新生儿硬化病	1	1	0	0	0	0	0
C050	E.营养缺乏性疾病	141	5	3	1	0	0	0
C051	1.营养不良	98	4	2	1	0	0	0
C052	2.缺铁性贫血	27	1	0	0	0	0	0
C053	Ⅱ.非感染性疾病	42675	151	54	39	47	75	107
C054	A.恶性肿瘤	10939	10	12	24	16	27	54
C055	1.唇、口腔和咽恶性肿瘤	170	0	0	0	0	0	0
C056	a.鼻咽癌	102	0	0	0	0	0	0
C057	2.食管癌	573	0	0	0	0	1	0
C058	3.胃癌	1099	0	0	0	0	1	1
C059	4.结直肠癌	1040	0	0	0	0	0	2
C060	5.肝癌	1187	0	0	0	1	1	6
C061	6.胰腺癌	433	0	0	0	0	0	0
C062	7.肺癌	2688	0	0	0	0	1	1
C063	8.皮肤癌	44	0	0	0	0	0	1
C064	9.乳腺癌	818	0	0	0	0	0	0
C065	10.子宫颈癌	224	0	0	0	0	1	2
C066	11.子宫体癌	276	0	0	0	0	0	1
C067	12.卵巢癌	301	0	0	0	0	1	3
C068	13.前列腺癌	0	0	0	0	0	0	0
C069	14.膀胱癌	124	0	0	0	0	0	0
C070	15.淋巴瘤与多发性骨髓瘤	215	1	1	4	3	0	8
C071	16.白血病	329	5	5	8	7	10	15
C072	B.其他肿瘤	195	2	0	0	0	0	0
C073	1.良性肿瘤	64	2	0	0	0	0	0
C074	C.糖尿病	1633	0	0	0	1	0	1
C075	D.内分泌、血液造血及免疫疾病	166	2	3	0	2	3	2
C076	E.神经和精神疾病	745	5	8	4	6	6	5
C077	1.精神障碍	302	0	0	0	0	0	2
C078	a.精神分裂症	54	0	0	0	0	0	0
C079	2.神经系统疾病	443	5	8	4	6	6	3
C080	a.阿尔茨海默病	34	0	0	0	0	0	0
C081	b.帕金森病	71	0	0	0	0	0	0
C082	c.癫痫	64	0	1	4	1	3	1
C083	F.感官疾病	8	0	0	0	0	0	0
C084	G.循环系统疾病	20832	16	5	4	9	8	19
C085	1.急性风湿热	56	1	0	0	0	0	0
C086	2.心脏病	9930	10	5	1	4	5	11
C087	a.慢性风湿性心脏病	467	0	0	0	0	1	1
C088	b.高血压心脏病	1355	0	0	0	0	0	2
C089	c.肺源性心脏病	133	1	0	0	1	0	1
C090	d.缺血性心脏病	6802	3	1	0	0	3	4

第七章 地区别、性别、年龄别、死因别死亡数及死亡率

年龄别死亡数（城市，女）

25岁~	30岁~	35岁~	40岁~	45岁~	50岁~	55岁~	60岁~	65岁~	70岁~	75岁~	80岁~	85岁~
0	0	0	0	0	0	0	0	0	0	0	0	0
0	0	0	0	0	0	0	0	0	0	0	0	0
0	0	0	0	0	0	0	0	0	0	0	0	0
0	0	0	0	0	0	0	0	0	0	0	0	0
0	0	1	1	2	2	3	1	7	6	6	38	65
0	0	0	0	1	1	1	0	3	2	4	27	52
0	0	1	1	0	1	2	1	2	2	1	5	10
132	279	476	774	1105	1751	2053	2556	4055	6503	7385	7370	7763
63	142	250	395	621	865	890	995	1398	1826	1536	1139	676
2	4	3	7	9	13	16	19	22	22	22	14	17
1	2	2	5	8	12	10	13	12	11	12	4	10
1	2	3	4	18	26	43	54	88	112	97	76	48
5	19	22	33	55	79	76	93	135	176	170	152	82
1	12	16	31	36	62	75	92	120	184	166	143	100
7	13	26	43	59	97	121	125	156	189	162	113	68
0	0	4	6	12	34	36	31	65	88	77	49	31
4	13	29	67	111	173	198	243	417	560	445	270	156
1	0	0	0	0	4	2	5	2	5	8	5	11
4	20	44	66	112	123	96	73	68	85	46	51	30
4	7	15	31	37	24	16	15	13	21	20	12	6
1	7	12	11	24	30	31	31	33	38	27	19	11
0	6	6	15	38	49	28	42	37	27	30	15	4
0	0	0	0	0	0	0	0	0	0	0	0	0
0	0	4	2	1	4	3	6	12	21	27	23	21
6	3	12	8	7	17	10	17	25	34	27	22	10
9	14	25	12	22	27	30	30	29	33	23	23	2
0	5	7	7	12	18	15	9	8	30	31	27	24
0	3	1	2	5	5	7	5	6	6	10	5	7
2	4	12	14	35	80	93	121	210	326	355	246	133
5	1	10	14	3	12	15	11	10	25	26	10	12
13	21	27	24	22	24	26	38	40	72	104	150	150
5	12	8	11	7	10	6	9	14	17	51	71	79
4	8	4	4	4	5	2	5	7	1	2	3	5
8	9	19	13	15	14	20	29	26	55	53	79	71
0	0	0	0	0	0	0	2	1	2	6	10	13
0	0	0	0	0	2	2	7	6	18	13	15	8
5	5	9	4	6	7	3	3	3	3	3	1	2
0	0	0	0	0	0	0	0	1	0	1	1	5
24	65	105	205	303	568	761	1030	1791	3176	3922	4125	4696
0	0	1	2	5	1	6	6	4	4	10	10	6
18	42	53	88	124	236	340	481	806	1454	1779	1943	2530
2	9	9	9	19	29	45	38	63	80	59	56	47
1	2	6	11	14	29	48	66	128	178	271	275	324
0	1	1	5	2	7	9	5	22	25	21	14	18
9	20	26	42	75	138	202	307	517	1004	1238	1389	1824

表 7-1-6(续)　2006 年全国疾病监测系统分死因

疾病编码	疾病名称	总计	0 岁	1 岁~	5 岁~	10 岁~	15 岁~	20 岁~
C091	急性心肌梗死	3221	0	0	0	0	2	1
C092	3.脑血管疾病	10717	5	0	3	5	2	7
C093	H.呼吸系统疾病	5761	6	2	0	3	6	4
C094	1.慢性下呼吸道疾病	5313	3	0	0	1	2	0
C095	a.慢性阻塞性肺疾病	5056	3	0	0	1	1	0
C096	b.哮喘	234	0	0	0	0	1	0
C097	2.尘肺	10	0	0	0	0	0	0
C098	I.消化系统疾病	1179	4	1	0	1	0	2
C099	1.消化性溃疡	143	0	0	0	0	0	0
C100	2.肝疾病	422	0	0	0	1	0	0
C101	a.肝硬化	324	0	0	0	1	0	0
C102	3.阑尾炎	10	0	0	0	0	0	0
C103	4.肠梗阻	87	0	0	0	0	0	1
C104	J.泌尿生殖系统疾病	731	0	1	2	0	3	5
C105	1.肾炎和肾病	692	0	1	2	0	3	4
C106	a.肾小球和肾小管间质疾病	471	0	0	1	0	3	4
C107	2.良性前列腺肥大	0	0	0	0	0	0	0
C108	K.皮肤病	82	1	0	0	0	3	2
C109	L.肌肉骨骼和结缔组织疾病	197	0	0	0	1	9	2
C110	1.风湿性关节炎	63	0	0	0	0	0	0
C111	2.骨关节炎	1	0	0	0	0	0	0
C112	M.先天异常	207	105	22	5	8	10	11
C113	1.先天性心脏病	128	59	16	5	3	6	8
C114	N.口腔疾病	0	0	0	0	0	0	0
C115	Ⅲ.伤害	2912	29	62	38	44	87	90
C116	A.意外伤害	2081	26	58	37	34	57	66
C117	1.交通事故	797	1	7	14	13	28	44
C118	a.道路交通事故	559	1	3	12	9	17	39
C119	1a* 机动车辆交通事故	459	1	2	11	8	15	33
C120	1b* 机动车以外的运输事故	165	0	1	1	2	6	8
C121	2.意外中毒	154	2	2	2	4	8	7
C122	3.意外跌落	615	3	16	2	5	3	9
C123	4.火灾	45	0	1	1	0	0	1
C124	5.溺水	186	2	22	10	9	12	3
C125	6.意外的机械性窒息	36	11	1	0	2	0	0
C126	7.触电	19	0	0	2	0	1	1
C127	8.砸死	15	0	3	1	0	1	0
C128	9.由机械切割和穿刺工具所致的意外事故	4	0	0	0	0	1	0
C129	10.自然环境因素导致的意外事故	37	0	2	1	0	2	0
C130	B.故意伤害	765	3	1	0	8	27	23
C131	1.自杀	679	0	0	0	7	22	21
C132	2.被杀	85	3	1	0	1	5	2

第七章 地区别、性别、年龄别、死因别死亡数及死亡率

年龄别死亡数(城市,女)

25岁~	30岁~	35岁~	40岁~	45岁~	50岁~	55岁~	60岁~	65岁~	70岁~	75岁~	80岁~	85岁~
7	16	18	36	50	87	123	182	263	494	595	590	757
6	23	51	112	169	325	412	533	968	1702	2108	2148	2138
4	9	19	31	36	79	130	208	387	751	1070	1350	1666
4	6	12	21	30	68	118	195	365	700	1001	1269	1518
2	2	8	18	25	62	103	184	357	664	963	1213	1450
2	4	4	3	5	5	14	8	6	34	33	49	66
0	0	0	0	0	0	0	1	1	3	1	2	2
2	4	17	26	29	48	66	72	111	155	206	182	253
0	1	4	4	1	3	10	5	9	26	24	21	35
0	1	11	15	18	38	44	46	47	65	64	49	23
0	0	7	10	12	26	37	38	37	53	53	33	17
0	0	0	0	1	0	0	0	0	1	3	2	3
1	0	0	0	2	1	2	3	12	10	19	15	21
7	15	15	35	33	38	39	57	82	109	102	95	93
7	12	14	34	33	36	38	55	81	105	99	90	78
7	7	13	24	18	24	27	42	54	73	69	52	53
0	0	0	0	0	0	0	0	0	0	0	0	0
1	2	2	2	0	3	4	0	2	3	8	22	27
6	8	10	13	7	12	8	11	12	25	22	23	28
0	0	0	2	1	2	4	4	7	13	13	9	8
0	0	0	0	0	0	0	0	0	0	0	0	1
5	3	2	8	4	4	6	4	3	5	2	0	0
5	2	1	5	4	1	2	3	2	4	2	0	0
0	0	0	0	0	0	0	0	0	0	0	0	0
104	152	184	200	171	199	171	135	164	198	272	254	358
68	84	111	123	108	120	121	90	120	146	192	200	320
38	49	71	69	62	76	80	57	56	51	43	22	16
28	38	48	47	47	50	54	37	40	34	33	15	7
21	32	37	38	35	44	41	34	34	31	28	9	5
9	7	17	17	14	14	21	10	11	9	7	7	4
10	6	8	6	13	11	12	3	13	17	19	6	5
8	9	15	18	14	18	12	16	29	38	82	107	211
1	0	1	2	1	3	1	0	3	5	7	3	15
4	12	9	15	9	7	3	7	7	16	12	20	7
1	3	1	1	2	0	1	2	2	4	1	3	1
3	1	1	2	4	1	1	0	2	0	0	0	0
0	1	0	2	1	1	1	0	1	0	2	1	0
1	0	0	0	1	0	0	0	0	0	0	0	1
1	0	2	1	0	0	2	3	2	1	7	5	8
35	63	70	72	57	74	48	43	42	49	71	46	33
32	49	59	59	48	66	45	40	41	46	68	44	32
3	14	11	12	9	8	3	3	1	3	3	2	1

表 7-1-7 2006 年全国疾病监测系统分死因

疾病编码	疾病名称	总计	0 岁	1 岁~	5 岁~	10 岁~	15 岁~	20 岁~
C001	总计	232119	4771	1529	953	1026	1864	2193
C002	Ⅰ.感染性、母婴及营养缺乏性疾病	13027	3216	344	100	87	104	140
C003	A.传染病和寄生虫病	5435	223	112	48	59	72	80
C004	1.结核病	2146	6	9	8	10	28	35
C005	a.呼吸道结核	2030	4	3	2	7	17	26
C006	2.性传播疾病(不包括艾滋病)	29	1	0	0	0	0	0
C007	a.梅毒	3	1	0	0	0	0	0
C008	3.艾滋病	115	1	2	0	3	1	2
C009	4.腹泻病	237	85	24	3	1	0	2
C010	a.痢疾	29	6	1	1	0	0	1
C011	b.伤寒和副伤寒	9	1	0	0	0	0	1
C012	5.好发于儿童期的疾病	69	38	2	1	2	2	2
C013	a.百日咳	0	0	0	0	0	0	0
C014	b.脊髓灰质炎	7	0	0	0	1	1	0
C015	c.白喉	0	0	0	0	0	0	0
C016	d.麻疹	1	1	0	0	0	0	0
C017	e.破伤风	61	37	2	1	1	1	2
C018	6.脑(脊)膜炎	90	20	16	7	4	7	2
C019	a.脑膜炎球菌感染	33	5	10	4	1	2	0
C020	b.脑膜炎	57	15	6	3	3	5	2
C021	7.病毒性肝炎	1894	4	3	1	8	9	19
C022	a.乙型肝炎	1860	4	3	1	8	8	19
C023	b.丙型肝炎	9	0	0	0	0	0	0
C024	8.疟疾	2	0	0	0	0	0	0
C025	9.热带病	14	0	0	0	0	0	0
C026	a.血吸虫病	14	0	0	0	0	0	0
C027	10.流行性乙型脑炎	14	0	4	5	2	0	0
C028	11.钩端螺旋体病	1	0	0	0	0	1	0
C029	12.流行性出血热	16	0	0	0	0	0	0
C030	13.败血病	197	33	9	2	4	6	6
C031	B.呼吸系统感染性疾病	4835	702	220	51	27	26	20
C032	1.上呼吸道感染	787	63	28	4	5	4	4
C033	2.下呼吸道感染	4044	639	192	47	22	21	16
C034	a.肺炎	3749	623	189	46	21	18	15
C035	C.妊娠、分娩和产褥期疾病	194	0	0	0	0	4	40
C036	1.直接产科原因	191	0	0	0	0	4	39
C037	a.产后出血	71	0	0	0	0	1	11
C038	b.产褥期感染	24	0	0	0	0	0	6
C039	c.妊娠高血压综合征	22	0	0	0	0	1	5
C040	d.阻梗性分娩	3	0	0	0	0	0	0
C041	e.流产	16	0	0	0	0	2	3
C042	f.母体产伤	5	0	0	0	0	0	1
C043	2.间接产科原因	2	0	0	0	0	0	1
C044	D.起源于围生期的某些情况	2231	2231	0	0	0	0	0
C045	1.低出生体重	450	450	0	0	0	0	0

年龄别死亡数(农村,男女合计)

25岁~	30岁~	35岁~	40岁~	45岁~	50岁~	55岁~	60岁~	65岁~	70岁~	75岁~	80岁~	85岁~
2365	3758	5887	7426	7772	13035	15070	17969	22813	32289	32593	31004	27760
168	265	348	377	349	536	620	685	766	1053	1077	1211	1579
99	183	262	328	305	464	506	531	550	623	484	311	194
45	66	90	90	104	174	201	237	272	317	233	140	81
36	60	81	84	99	162	195	232	270	310	227	138	77
1	5	2	4	3	3	2	2	1	2	2	1	0
0	1	0	1	0	0	0	0	0	0	0	0	0
9	15	20	29	13	6	3	6	3	2	0	0	0
3	3	2	3	2	10	3	9	5	18	18	17	29
0	1	0	0	0	2	1	2	2	6	2	0	4
0	0	0	1	0	2	0	2	0	0	1	1	0
0	4	1	3	1	2	1	2	2	2	2	2	0
0	0	0	0	0	0	0	0	0	0	0	0	0
0	1	1	0	1	0	0	0	0	0	0	1	0
0	0	0	0	0	0	0	0	0	0	0	0	0
0	0	0	0	0	0	0	0	0	0	0	0	0
0	3	0	3	0	2	1	2	2	2	1	1	0
4	2	4	2	3	3	0	5	2	4	2	1	2
1	0	1	2	2	0	0	2	0	1	2	0	0
3	2	3	0	1	3	0	3	2	3	0	1	2
23	65	105	160	140	220	230	206	204	204	159	100	33
22	65	101	155	138	215	225	206	202	201	158	97	31
1	0	2	1	2	1	0	0	0	0	0	1	1
0	1	1	0	0	0	0	0	0	0	0	0	0
0	0	0	1	0	2	1	2	4	2	2	0	0
0	0	0	1	0	2	1	2	4	2	2	0	0
0	0	1	1	0	0	0	0	0	1	0	0	0
0	0	0	0	0	0	0	0	0	0	0	0	0
0	1	2	1	2	0	4	4	1	0	0	1	0
1	7	5	6	5	6	15	14	12	16	17	13	20
17	26	35	38	39	68	106	147	200	406	552	856	1298
6	4	5	5	2	15	7	18	30	56	92	142	297
11	21	30	33	37	53	99	129	170	349	459	714	1001
11	21	27	30	33	49	95	123	154	318	413	661	901
47	52	44	5	0	1	1	0	0	0	0	0	0
47	51	43	5	0	1	1	0	0	0	0	0	0
18	18	20	3	0	0	0	0	0	0	0	0	0
6	9	3	0	0	0	0	0	0	0	0	0	0
6	6	4	0	0	0	0	0	0	0	0	0	0
1	0	1	1	0	0	0	0	0	0	0	0	0
0	7	3	1	0	0	0	0	0	0	0	0	0
0	2	2	0	0	0	0	0	0	0	0	0	0
0	0	1	0	0	0	0	0	0	0	0	0	0
0	0	0	0	0	0	0	0	0	0	0	0	0
0	0	0	0	0	0	0	0	0	0	0	0	0

表 7-1-7(续) 2006年全国疾病监测系统分死因

疾病编码	疾病名称	总计	0岁	1岁~	5岁~	10岁~	15岁~	20岁~
C046	a.早产儿和未成熟儿	353	353	0	0	0	0	0
C047	2.新生儿产伤和窒息	1378	1378	0	0	0	0	0
C048	3.新生儿溶血性疾病	16	16	0	0	0	0	0
C049	4.新生儿硬化病	20	20	0	0	0	0	0
C050	E.营养缺乏性疾病	332	60	12	1	1	2	0
C051	1.营养不良	135	31	5	0	1	0	0
C052	2.缺铁性贫血	89	3	2	1	0	1	0
C053	Ⅱ.非感染性疾病	189255	1084	421	252	313	585	673
C054	A.恶性肿瘤	47982	34	92	93	136	209	211
C055	1.唇、口腔和咽恶性肿瘤	823	1	1	1	3	5	2
C056	a.鼻咽癌	503	0	0	0	3	3	2
C057	2.食管癌	6342	0	0	0	0	1	6
C058	3.胃癌	8785	0	0	0	1	5	9
C059	4.结直肠癌	2399	0	0	0	1	1	7
C060	5.肝癌	9595	0	0	0	4	13	24
C061	6.胰腺癌	856	0	0	0	0	0	0
C062	7.肺癌	10072	0	0	0	4	5	15
C063	8.皮肤癌	255	0	1	0	3	2	0
C064	9.乳腺癌	922	0	0	0	0	0	1
C065	10.子宫颈癌	541	0	0	0	0	0	1
C066	11.子宫体癌	761	0	0	0	1	1	3
C067	12.卵巢癌	159	0	0	0	0	3	2
C068	13.前列腺癌	269	0	0	0	0	0	0
C069	14.膀胱癌	413	0	0	0	1	0	0
C070	15.淋巴瘤与多发性骨髓瘤	528	0	3	0	4	15	11
C071	16.白血病	1492	22	56	59	77	100	83
C072	B.其他肿瘤	1003	9	12	10	4	5	12
C073	1.良性肿瘤	283	6	6	6	2	1	4
C074	C.糖尿病	3010	2	2	0	2	10	12
C075	D.内分泌、血液造血及免疫疾病	529	26	36	9	10	14	11
C076	E.神经和精神疾病	2905	30	41	35	32	66	71
C077	1.精神障碍	1369	0	0	0	5	11	30
C078	a.精神分裂症	366	0	0	0	2	3	10
C079	2.神经系统疾病	1536	30	41	35	27	55	41
C080	a.阿尔茨海默病	13	0	0	0	0	0	0
C081	b.帕金森病	95	0	0	0	0	0	0
C082	c.癫痫	392	4	7	8	14	31	34
C083	F.感官疾病	18	0	0	0	0	0	0
C084	G.循环系统疾病	87286	91	31	16	34	123	174
C085	1.急性风湿热	414	1	0	0	2	4	2
C086	2.心脏病	39075	31	18	7	22	79	106
C087	a.慢性风湿性心脏病	1516	0	0	0	4	9	8
C088	b.高血压心脏病	11111	0	0	0	0	4	9
C089	c.肺源性心脏病	459	1	2	0	0	1	1
C090	d.缺血性心脏病	21922	8	1	2	11	37	52

第七章 地区别、性别、年龄别、死因别死亡数及死亡率

年龄别死亡数（农村，男女合计）

25岁~	30岁~	35岁~	40岁~	45岁~	50岁~	55岁~	60岁~	65岁~	70岁~	75岁~	80岁~	85岁~
0	0	0	0	0	0	0	0	0	0	0	0	0
0	0	0	0	0	0	0	0	0	0	0	0	0
0	0	0	0	0	0	0	0	0	0	0	0	0
0	0	0	0	0	0	0	0	0	0	0	0	0
5	4	7	6	5	3	7	7	16	24	41	44	87
0	0	3	0	3	1	2	2	5	2	13	16	51
4	4	3	4	1	1	4	5	8	12	19	10	7
815	1616	3061	4693	5733	10512	12825	15887	20613	29503	29784	27804	23043
270	632	1327	2019	2607	4504	5307	5671	6411	7212	5744	3659	1837
8	20	34	48	63	94	113	92	99	78	78	53	29
7	17	29	34	47	65	73	53	53	42	31	31	13
1	8	34	119	234	472	692	823	934	1153	955	639	271
20	60	118	259	361	662	900	1047	1303	1521	1240	858	420
18	35	80	91	116	176	207	239	336	404	356	220	112
60	174	432	593	764	1241	1246	1188	1106	1164	842	490	254
3	7	17	40	40	88	100	111	117	149	101	59	22
22	77	152	342	452	849	1088	1267	1544	1754	1370	750	379
6	7	2	10	16	22	20	18	25	28	29	31	35
5	31	82	74	109	166	133	80	77	55	48	33	28
5	13	39	39	40	76	80	51	59	43	45	32	18
4	20	39	55	67	112	97	84	95	58	52	40	32
2	1	4	19	13	18	28	15	15	14	8	11	6
0	0	1	2	1	4	10	19	32	50	55	59	36
0	1	6	8	9	23	29	45	59	60	75	67	30
7	14	24	30	36	37	58	63	70	57	52	33	14
63	85	105	105	75	106	118	108	106	102	64	45	13
14	22	33	47	58	85	114	112	127	125	97	80	37
4	10	12	16	19	25	24	31	33	30	23	22	9
26	24	58	82	126	198	280	350	416	539	448	270	165
16	18	20	36	25	40	41	30	35	45	54	39	24
65	96	136	122	107	141	125	144	199	286	343	419	447
29	42	69	65	55	63	63	68	88	120	166	237	258
16	28	30	31	23	37	31	28	26	26	31	25	19
36	54	67	57	52	78	62	76	111	166	177	182	189
0	0	0	0	0	1	1	1	0	2	3	1	4
0	0	1	2	1	3	6	4	14	14	24	17	9
28	36	48	30	27	34	19	19	11	18	11	8	5
0	1	0	0	0	0	1	0	0	3	3	4	6
218	463	926	1593	1969	3991	5005	6668	9045	14110	14889	14914	13004
2	2	9	11	7	24	34	41	54	70	66	52	33
139	280	554	812	985	1808	2254	2924	3781	5811	6224	6592	6629
18	22	58	56	63	137	125	132	124	212	208	180	160
20	34	87	161	235	437	629	896	1281	1941	1907	1909	1548
3	3	2	5	11	16	8	25	37	80	91	81	92
76	158	334	500	564	1051	1297	1644	2004	3087	3431	3678	3983

表 7-1-7（续） 2006年全国疾病监测系统分死因

疾病编码	疾病名称	总计	0岁	1岁~	5岁~	10岁~	15岁~	20岁~
C091	急性心肌梗死	14404	0	0	0	7	25	39
C092	3.脑血管疾病	47214	55	12	9	9	40	65
C093	H.呼吸系统疾病	34180	57	15	14	15	23	28
C094	1.慢性下呼吸道疾病	33202	37	6	9	11	16	16
C095	a.慢性阻塞性肺疾病	32505	35	6	9	11	14	15
C096	b.哮喘	631	2	0	0	0	2	0
C097	2.尘肺	194	0	0	0	0	1	0
C098	I.消化系统疾病	6891	117	50	15	16	20	42
C099	1.消化性溃疡	1314	5	0	3	2	4	9
C100	2.肝疾病	2872	9	4	3	5	2	16
C101	a.肝硬化	2161	4	0	2	2	1	9
C102	3.阑尾炎	92	1	0	1	0	5	3
C103	4.肠梗阻	276	9	10	3	4	3	5
C104	J.泌尿生殖系统疾病	3330	9	4	12	11	40	64
C105	1.肾炎和肾病	2873	6	4	11	11	38	63
C106	a.肾小球和肾小管间质疾病	2107	5	2	9	10	31	56
C107	2.良性前列腺肥大	75	0	0	0	0	0	1
C108	K.皮肤病	201	3	1	0	2	5	6
C109	L.肌肉骨骼和结缔组织疾病	770	0	1	2	6	12	15
C110	1.风湿性关节炎	356	0	0	0	0	0	1
C111	2.骨关节炎	5	0	0	0	0	0	0
C112	M.先天异常	1130	701	135	45	45	58	27
C113	1.先天性心脏病	764	435	108	34	32	49	20
C114	N.口腔疾病	20	5	1	1	0	0	0
C115	Ⅲ.伤害	25858	262	701	570	617	1149	1354
C116	A.意外伤害	19642	255	679	541	564	922	1068
C117	1.交通事故	9013	32	158	150	119	503	672
C118	a.道路交通事故	6222	25	105	104	86	344	453
C119	1a*机动车辆交通事故	5096	19	76	76	70	288	375
C120	1b*机动车以外的运输事故	1870	10	49	36	27	107	134
C121	2.意外中毒	1312	3	26	14	20	41	77
C122	3.意外跌落	3444	23	47	32	31	44	70
C123	4.火灾	336	3	8	5	5	7	8
C124	5.溺水	2418	33	372	292	346	187	96
C125	6.意外的机械性窒息	689	109	13	10	8	28	23
C126	7.触电	474	0	4	9	12	46	37
C127	8.砸死	538	2	0	6	4	17	19
C128	9.由机械切割和穿刺工具所致的意外事故	122	0	2	2	2	5	17
C129	10.自然环境因素导致的意外事故	205	6	4	2	3	7	5
C130	B.故意伤害	5745	2	3	20	49	198	260
C131	1.自杀	5198	0	0	5	43	151	201
C132	2.被杀	502	2	3	15	6	45	49

第七章 地区别、性别、年龄别、死因别死亡数及死亡率

年龄别死亡数(农村,男女合计)

25岁~	30岁~	35岁~	40岁~	45岁~	50岁~	55岁~	60岁~	65岁~	70岁~	75岁~	80岁~	85岁~
62	123	266	402	417	786	966	1109	1340	2011	2201	2228	2420
71	178	358	756	968	2134	2681	3656	5139	8131	8515	8175	6259
45	72	140	230	336	738	1076	1921	3228	5746	6848	7167	6478
38	54	115	197	309	692	1027	1852	3131	5614	6717	7026	6332
34	48	109	191	293	679	1011	1812	3073	5477	6581	6879	6225
2	3	4	6	15	13	14	38	52	122	120	137	101
2	5	8	14	13	22	13	18	20	34	22	13	9
51	140	200	324	326	523	561	627	739	879	862	768	626
10	20	28	29	46	76	92	100	136	201	203	210	137
19	76	124	225	210	317	333	329	325	323	270	169	112
11	60	97	171	163	254	253	247	246	239	188	132	82
1	1	2	2	1	7	5	4	11	16	10	14	8
5	2	5	8	2	15	13	9	28	38	39	43	35
70	109	176	202	140	238	250	282	328	423	357	348	266
66	102	165	187	131	221	226	256	293	359	277	270	186
51	75	111	139	92	151	164	191	206	267	215	190	141
0	0	0	0	0	0	2	2	5	8	14	20	23
1	8	5	8	5	14	8	6	5	20	24	31	49
10	14	20	18	28	37	45	64	76	107	109	103	103
3	7	3	6	10	13	24	37	46	57	56	49	44
0	0	1	0	0	0	0	0	0	2	0	1	1
29	17	20	11	6	3	12	8	3	5	3	1	1
23	12	17	9	5	2	9	3	2	2	1	1	0
0	0	0	1	0	0	0	4	1	3	3	1	0
1353	1845	2443	2316	1650	1940	1561	1311	1334	1536	1403	1325	1186
1060	1443	1946	1829	1269	1450	1102	884	876	988	924	899	941
668	845	1111	1041	665	743	579	432	404	362	256	150	122
451	587	783	705	442	524	405	306	295	240	176	108	82
357	478	657	587	360	419	331	257	243	205	149	84	65
157	160	219	209	129	166	118	87	79	71	51	36	24
64	98	128	120	92	131	104	63	91	91	68	56	25
71	114	181	196	171	195	182	157	179	316	389	456	589
9	26	23	25	30	13	13	15	17	29	31	36	33
62	83	125	91	69	119	70	85	72	89	90	85	52
50	61	104	90	44	42	19	20	17	14	13	14	10
36	45	61	45	30	47	41	19	18	10	9	3	2
29	58	90	108	71	38	31	18	13	10	9	10	5
12	17	17	17	9	8	9	4	8	2	0	3	2	3
9	11	20	14	14	18	12	12	13	11	10	17	17
268	365	446	442	351	447	428	401	437	526	458	412	232
215	302	375	369	320	408	403	387	430	512	449	402	226
46	51	64	68	31	37	25	14	7	14	9	10	6

表 7-1-8 2006年全国疾病监测系统分死因

疾病编码	疾病名称	总计	0岁	1岁~	5岁~	10岁~	15岁~	20岁~
C001	总计	136717	2793	910	648	704	1328	1541
C002	Ⅰ.感染性、母婴及营养缺乏性疾病	7518	1867	186	49	51	66	64
C003	A.传染病和寄生虫病	3637	140	54	25	40	45	50
C004	1.结核病	1470	4	6	4	5	14	19
C005	a.呼吸道结核	1403	4	1	0	3	8	14
C006	2.性传播疾病（不包括艾滋病）	2	0	0	0	0	0	0
C007	a.梅毒	1	0	0	0	0	0	0
C008	3.艾滋病	69	1	2	0	3	1	2
C009	4.腹泻病	124	50	7	1	1	0	0
C010	a.痢疾	19	3	1	1	0	0	0
C011	b.伤寒和副伤寒	5	1	0	0	0	0	0
C012	5.好发于儿童期的疾病	43	22	1	0	2	2	1
C013	a.百日咳	0	0	0	0	0	0	0
C014	b.脊髓灰质炎	5	0	0	0	1	1	0
C015	c.白喉	0	0	0	0	0	0	0
C016	d.麻疹	1	1	0	0	0	0	0
C017	e.破伤风	37	21	1	0	1	1	1
C018	6.脑(脊)膜炎	58	15	9	5	2	5	2
C019	a.脑膜炎球菌感染	19	5	6	4	0	1	0
C020	b.脑膜炎	39	10	3	1	2	4	2
C021	7.病毒性肝炎	1353	4	0	0	6	6	14
C022	a.乙型肝炎	1332	4	0	0	6	6	14
C023	b.丙型肝炎	7	0	0	0	0	0	0
C024	8.疟疾	2	0	0	0	0	0	0
C025	9.热带病	10	0	0	0	0	0	0
C026	a.血吸虫病	10	0	0	0	0	0	0
C027	10.流行性乙型脑炎	9	0	2	4	2	0	0
C028	11.钩端螺旋体病	0	0	0	0	0	0	0
C029	12.流行性出血热	10	0	0	0	0	0	0
C030	13.败血病	113	21	6	1	2	4	5
C031	B.呼吸系统感染性疾病	2438	385	126	23	10	20	14
C032	1.上呼吸道感染	350	34	12	2	1	4	4
C033	2.下呼吸道感染	2085	351	114	21	9	15	10
C034	a.肺炎	1942	345	111	21	9	13	9
C035	C.妊娠、分娩和产褥期疾病	0	0	0	0	0	0	0
C036	1.直接产科原因	0	0	0	0	0	0	0
C037	a.产后出血	0	0	0	0	0	0	0
C038	b.产褥期感染	0	0	0	0	0	0	0
C039	c.妊娠高血压综合征	0	0	0	0	0	0	0
C040	d.阻梗性分娩	0	0	0	0	0	0	0
C041	e.流产	0	0	0	0	0	0	0
C042	f.母体产伤	0	0	0	0	0	0	0
C043	2.间接产科原因	0	0	0	0	0	0	0
C044	D.起源于围生期的某些情况	1296	1296	0	0	0	0	0
C045	1.低出生体重	244	244	0	0	0	0	0

第七章 地区别、性别、年龄别、死因别死亡数及死亡率

年龄别死亡数（农村，男）

25岁~	30岁~	35岁~	40岁~	45岁~	50岁~	55岁~	60岁~	65岁~	70岁~	75岁~	80岁~	85岁~
1644	2593	4037	5088	5334	8644	9878	11610	14416	19943	18179	15856	11546
83	149	208	266	252	385	420	474	506	664	626	595	606
70	131	183	234	223	336	344	369	370	407	318	206	92
30	42	61	63	78	122	131	164	184	229	168	104	42
25	39	54	59	76	116	128	160	182	225	165	103	41
0	0	0	1	0	0	0	0	0	1	0	0	0
0	0	0	1	0	0	0	0	0	0	0	0	0
6	10	11	11	10	4	1	3	2	2	0	0	0
2	3	1	1	1	7	3	4	3	11	10	10	9
0	1	0	0	0	2	1	1	2	5	1	0	1
0	0	0	1	0	2	0	0	0	0	1	0	0
0	3	0	3	1	2	1	1	0	1	2	1	0
0	0	0	0	0	0	0	0	0	0	0	0	0
0	1	0	0	1	0	0	0	0	0	1	0	0
0	0	0	0	0	0	0	0	0	0	0	0	0
0	0	0	0	0	0	0	0	0	0	0	0	0
0	2	0	3	0	2	1	1	0	1	1	1	0
2	1	4	1	0	2	0	3	2	2	1	0	2
0	0	1	1	0	0	0	0	0	0	1	0	0
2	1	3	0	0	2	0	3	2	2	0	0	2
21	54	88	131	111	173	162	148	139	122	94	62	18
20	54	85	127	110	169	159	148	138	121	93	61	17
1	0	2	1	1	1	0	0	0	0	0	1	0
0	1	1	0	0	0	0	0	0	0	0	0	0
0	0	0	1	0	1	1	2	2	1	2	0	0
0	0	0	1	0	1	1	2	2	1	2	0	0
0	0	0	1	0	0	0	0	0	0	0	0	0
0	0	0	0	0	0	0	0	0	0	0	0	0
0	1	2	1	1	0	3	0	1	0	0	1	0
1	5	1	4	2	1	10	12	8	8	8	6	8
11	17	21	28	26	46	73	102	130	249	295	370	491
5	2	2	5	0	11	3	8	24	28	44	65	96
6	15	19	23	26	35	70	94	106	220	250	305	395
6	15	17	21	24	34	67	89	97	203	225	280	355
0	0	0	0	0	0	0	0	0	0	0	0	0
0	0	0	0	0	0	0	0	0	0	0	0	0
0	0	0	0	0	0	0	0	0	0	0	0	0
0	0	0	0	0	0	0	0	0	0	0	0	0
0	0	0	0	0	0	0	0	0	0	0	0	0
0	0	0	0	0	0	0	0	0	0	0	0	0
0	0	0	0	0	0	0	0	0	0	0	0	0
0	0	0	0	0	0	0	0	0	0	0	0	0
0	0	0	0	0	0	0	0	0	0	0	0	0

表 7-1-8(续) 2006年全国疾病监测系统分死因

疾病编码	疾病名称	总计	0岁	1岁~	5岁~	10岁~	15岁~	20岁~
C046	a.早产儿和未成熟儿	189	189	0	0	0	0	0
C047	2.新生儿产伤和窒息	812	812	0	0	0	0	0
C048	3.新生儿溶血性疾病	13	13	0	0	0	0	0
C049	4.新生儿硬化病	10	10	0	0	0	0	0
C050	E.营养缺乏性疾病	147	46	6	1	1	1	0
C051	1.营养不良	60	24	2	0	1	0	0
C052	2.缺铁性贫血	42	2	1	1	0	0	0
C053	Ⅱ.非感染性疾病	109372	651	241	149	186	359	410
C054	A.恶性肿瘤	31538	21	49	57	83	132	131
C055	1.唇、口腔和咽恶性肿瘤	572	1	1	1	2	3	1
C056	a.鼻咽癌	349	0	0	0	2	2	1
C057	2.食管癌	4499	0	0	0	0	1	2
C058	3.胃癌	6014	0	0	0	0	4	6
C059	4.结直肠癌	1416	0	0	0	0	1	5
C060	5.肝癌	7136	0	0	0	2	7	18
C061	6.胰腺癌	526	0	0	0	0	0	0
C062	7.肺癌	7115	0	0	0	3	5	12
C063	8.皮肤癌	136	0	1	0	2	1	0
C064	9.乳腺癌	30	0	0	0	0	0	0
C065	10.子宫颈癌	0	0	0	0	0	0	0
C066	11.子宫体癌	0	0	0	0	0	0	0
C067	12.卵巢癌	0	0	0	0	0	0	0
C068	13.前列腺癌	269	0	0	0	0	0	0
C069	14.膀胱癌	313	0	0	0	1	0	0
C070	15.淋巴瘤与多发性骨髓瘤	327	0	2	0	3	12	8
C071	16.白血病	875	12	30	37	42	60	56
C072	B.其他肿瘤	586	5	9	5	2	5	10
C073	1.良性肿瘤	159	3	5	1	1	1	4
C074	C.糖尿病	1309	0	2	0	0	4	9
C075	D.内分泌、血液造血及免疫疾病	273	20	21	4	6	7	8
C076	E.神经和精神疾病	1550	15	28	21	22	51	44
C077	1.精神障碍	697	0	0	0	3	9	17
C078	a.精神分裂症	178	0	0	0	2	3	7
C079	2.神经系统疾病	853	15	28	21	19	42	27
C080	a.阿尔茨海默病	7	0	0	0	0	0	0
C081	b.帕金森病	51	0	0	0	0	0	0
C082	c.癫痫	247	2	4	5	9	23	23
C083	F.感官疾病	6	0	0	0	0	0	0
C084	G.循环系统疾病	47757	56	19	7	23	72	114
C085	1.急性风湿热	187	0	0	0	2	2	0
C086	2.心脏病	20752	19	9	2	13	46	64
C087	a.慢性风湿性心脏病	604	0	0	0	2	5	4
C088	b.高血压心脏病	5981	0	0	0	0	3	4
C089	c.肺源性心脏病	229	0	2	0	0	1	0
C090	d.缺血性心脏病	11884	5	0	1	8	22	35

第七章 地区别、性别、年龄别、死因别死亡数及死亡率

年龄别死亡数(农村,男)

25岁~	30岁~	35岁~	40岁~	45岁~	50岁~	55岁~	60岁~	65岁~	70岁~	75岁~	80岁~	85岁~
0	0	0	0	0	0	0	0	0	0	0	0	0
0	0	0	0	0	0	0	0	0	0	0	0	0
0	0	0	0	0	0	0	0	0	0	0	0	0
0	0	0	0	0	0	0	0	0	0	0	0	0
2	1	4	4	3	3	3	3	6	8	13	19	23
0	0	2	0	2	1	1	0	2	0	3	8	14
2	1	1	3	1	1	1	3	3	4	7	9	2
496	1025	1930	3015	3793	6808	8288	10167	12984	18194	16594	14292	9766
163	379	827	1303	1777	3069	3652	3916	4408	4913	3626	2095	933
5	15	22	35	54	78	81	56	73	54	46	30	13
4	13	19	28	40	51	45	34	40	28	16	20	6
0	3	26	96	199	373	550	607	678	807	617	386	154
11	29	69	168	277	484	669	756	944	1065	828	504	199
11	14	48	52	76	98	128	148	219	241	197	119	59
41	138	366	486	631	1005	966	917	791	840	527	268	133
2	7	10	24	27	52	67	68	82	92	60	24	10
18	53	96	224	305	627	806	945	1148	1276	916	475	205
2	6	1	6	7	9	9	10	18	16	21	10	17
1	0	2	1	2	4	2	5	3	3	2	4	1
0	0	0	0	0	0	0	0	0	0	0	0	0
0	0	0	0	0	0	0	0	0	0	0	0	0
0	0	0	0	0	0	0	0	0	0	0	0	0
0	0	1	2	1	4	10	19	32	50	55	59	36
0	0	5	5	6	15	24	29	38	48	59	57	26
3	7	16	22	21	24	34	37	44	35	34	16	9
41	54	63	58	33	68	68	57	60	67	41	22	6
9	8	13	26	26	49	72	64	75	82	60	45	21
3	4	5	10	9	14	14	18	17	22	10	13	5
14	11	35	41	63	81	126	154	181	228	184	109	67
11	8	9	17	11	19	22	15	13	25	27	17	13
43	58	84	71	70	86	78	82	115	151	162	201	168
16	24	46	38	38	33	37	42	52	60	74	114	94
8	16	15	14	11	15	15	17	14	11	14	9	7
27	34	38	33	32	53	41	40	63	91	88	87	74
0	0	0	0	0	1	0	1	0	1	2	0	2
0	0	1	2	1	2	2	2	9	9	12	7	4
22	23	30	14	16	27	12	12	9	7	3	4	2
0	0	0	0	0	0	0	0	0	0	3	3	0
130	313	602	1025	1281	2481	3094	4130	5455	8359	7860	7419	5304
0	1	2	7	0	11	14	22	30	32	28	21	15
79	187	353	534	645	1165	1410	1742	2229	3259	3185	3208	2590
6	10	23	23	22	52	56	45	54	89	92	71	50
12	24	49	101	154	273	393	538	741	1106	1018	955	599
2	1	1	1	7	10	8	14	22	44	49	34	33
44	114	243	347	388	717	838	1008	1228	1768	1730	1786	1601

表 7-1-8(续)　2006年全国疾病监测系统分死因

疾病编码	疾病名称	总计	0岁	1岁~	5岁~	10岁~	15岁~	20岁~
C091	急性心肌梗死	8008	0	0	0	5	16	28
C092	3.脑血管疾病	26482	34	9	5	8	24	49
C093	H.呼吸系统疾病	18891	42	10	9	9	11	15
C094	1.慢性下呼吸道疾病	18256	28	3	6	7	9	6
C095	a.慢性阻塞性肺疾病	17877	26	3	6	7	8	6
C096	b.哮喘	335	2	0	0	0	1	0
C097	2.尘肺	187	0	0	0	0	0	0
C098	I.消化系统疾病	4362	71	28	8	4	12	23
C099	1.消化性溃疡	843	4	0	2	2	3	5
C100	2.肝疾病	2040	5	1	3	1	1	12
C101	a.肝硬化	1576	1	0	2	1	0	7
C102	3.阑尾炎	45	1	0	1	0	4	1
C103	4.肠梗阻	160	6	5	1	1	3	2
C104	J.泌尿生殖系统疾病	2024	5	2	6	7	23	36
C105	1.肾炎和肾病	1680	4	2	5	7	21	35
C106	a.肾小球和肾小管间质疾病	1216	3	2	4	7	18	31
C107	2.良性前列腺肥大	75	0	0	0	0	0	1
C108	K.皮肤病	90	3	1	0	1	2	2
C109	L.肌肉骨骼和结缔组织疾病	323	0	1	1	0	5	2
C110	1.风湿性关节炎	150	0	0	0	0	0	0
C111	2.骨关节炎	1	0	0	0	0	0	0
C112	M.先天异常	658	410	71	30	29	35	16
C113	1.先天性心脏病	432	249	56	23	18	30	11
C114	N.口腔疾病	5	3	0	1	0	0	0
C115	Ⅲ.伤害	18029	140	454	431	462	887	1053
C116	A.意外伤害	14426	135	444	413	428	747	886
C117	1.交通事故	6954	15	94	111	86	409	565
C118	a.道路交通事故	4773	12	66	75	61	290	375
C119	1a* 机动车辆交通事故	3900	9	47	52	49	244	315
C120	1b* 机动车以外的运输事故	1478	5	30	28	23	87	113
C121	2.意外中毒	962	2	17	7	15	22	51
C122	3.意外跌落	2137	13	36	23	21	39	55
C123	4.火灾	225	0	5	2	4	5	4
C124	5.溺水	1707	14	248	239	272	153	84
C125	6.意外的机械性窒息	551	63	8	9	4	21	22
C126	7.触电	410	0	4	6	9	43	33
C127	8.砸死	479	1	0	2	3	15	16
C128	9.由机械切割和穿刺工具所致的意外事故	104	0	1	2	2	5	17
C129	10.自然环境因素导致的意外事故	135	3	3	0	2	5	4
C130	B.故意伤害	3269	2	0	14	32	120	151
C131	1.自杀	2885	0	0	4	28	84	106
C132	2.被杀	341	2	0	10	4	34	35

第七章 地区别、性别、年龄别、死因别死亡数及死亡率

年龄别死亡数（农村，男）

25 岁~	30 岁~	35 岁~	40 岁~	45 岁~	50 岁~	55 岁~	60 岁~	65 岁~	70 岁~	75 岁~	80 岁~	85 岁~
39	83	204	277	303	540	642	705	844	1156	1102	1086	978
48	122	242	476	629	1287	1647	2334	3150	5008	4590	4150	2670
25	41	85	138	204	469	657	1189	1985	3556	3901	3773	2771
19	27	68	113	179	431	620	1144	1922	3455	3818	3697	2703
18	22	63	110	170	421	610	1118	1883	3371	3749	3620	2665
0	2	4	3	9	10	8	24	34	73	58	70	37
2	5	8	14	13	22	13	18	18	33	20	13	8
32	113	151	264	260	381	408	427	502	541	481	376	275
7	16	19	23	33	53	67	77	97	130	124	114	64
13	67	98	188	177	249	246	232	236	212	164	80	54
7	53	81	151	135	202	193	178	179	164	118	65	39
0	1	0	2	1	3	5	3	3	6	4	8	2
3	1	3	2	0	8	10	4	20	26	25	25	15
46	76	105	113	82	148	145	154	207	277	225	210	156
44	72	100	106	79	139	131	133	178	227	158	151	87
33	51	68	80	54	96	92	94	126	168	120	100	68
0	0	0	0	0	0	2	2	5	8	14	20	23
1	2	3	3	0	8	6	6	5	12	12	9	14
4	5	9	8	15	14	20	27	38	46	51	34	43
2	3	1	4	6	8	9	14	20	23	26	16	18
0	0	0	0	0	0	0	0	0	1	0	0	0
18	11	7	5	4	3	8	3	0	4	2	1	1
13	8	6	5	3	2	5	1	0	1	0	1	0
0	0	0	1	0	0	0	0	0	0	0	0	0
1051	1398	1872	1776	1260	1418	1126	913	861	980	807	663	477
886	1187	1604	1484	1040	1135	846	634	578	657	533	435	354
563	689	899	835	538	562	441	311	262	235	164	97	78
387	474	628	564	359	398	304	214	186	149	111	68	52
305	387	521	465	286	320	246	178	156	129	98	51	42
127	135	184	179	114	128	93	67	47	47	31	26	14
45	75	99	90	79	112	81	47	67	68	42	32	11
60	97	156	170	142	162	141	111	118	205	201	200	187
8	21	20	19	26	10	9	10	10	18	18	21	15
41	62	91	59	43	79	47	57	46	61	52	37	22
44	58	95	82	41	39	16	13	12	11	6	4	3
35	40	58	42	25	40	37	13	13	7	4	0	1
28	52	85	100	65	36	30	16	11	5	8	3	3
10	13	14	9	8	8	2	8	1	0	2	1	1
6	10	14	8	12	14	5	7	9	6	6	12	9
146	185	226	260	197	250	256	260	269	308	258	219	116
106	137	180	207	174	226	239	251	263	298	253	215	114
33	37	40	48	23	22	17	9	6	10	5	4	2

表 7-1-9 2006年全国疾病监测系统分死因

疾病编码	疾病名称	总计	0岁	1岁~	5岁~	10岁~	15岁~	20岁~
C001	总计	95401	1978	619	305	322	536	652
C002	Ⅰ.感染性、母婴及营养缺乏性疾病	5509	1349	158	51	36	38	76
C003	A.传染病和寄生虫病	1798	83	58	23	19	27	30
C004	1.结核病	676	2	3	4	5	14	16
C005	a.呼吸道结核	627	0	2	2	4	9	12
C006	2.性传播疾病(不包括艾滋病)	27	1	0	0	0	0	0
C007	a.梅毒	2	1	0	0	0	0	0
C008	3.艾滋病	46	0	0	0	0	0	0
C009	4.腹泻病	113	35	17	2	0	0	2
C010	a.痢疾	10	3	0	0	0	0	1
C011	b.伤寒和副伤寒	4	0	0	0	0	0	1
C012	5.好发于儿童期的疾病	26	16	1	1	0	0	1
C013	a.百日咳	0	0	0	0	0	0	0
C014	b.脊髓灰质炎	2	0	0	0	0	0	0
C015	c.白喉	0	0	0	0	0	0	0
C016	d.麻疹	0	0	0	0	0	0	0
C017	e.破伤风	24	16	1	1	0	0	1
C018	6.脑(脊)膜炎	32	5	7	2	2	2	0
C019	a.脑膜炎球菌感染	14	0	4	0	1	1	0
C020	b.脑膜炎	18	5	3	2	1	1	0
C021	7.病毒性肝炎	541	0	3	1	2	3	5
C022	a.乙型肝炎	528	0	3	1	2	2	5
C023	b.丙型肝炎	2	0	0	0	0	0	0
C024	8.疟疾	0	0	0	0	0	0	0
C025	9.热带病	4	0	0	0	0	0	0
C026	a.血吸虫病	4	0	0	0	0	0	0
C027	10.流行性乙型脑炎	5	0	2	1	0	0	0
C028	11.钩端螺旋体病	1	0	0	0	0	1	0
C029	12.流行性出血热	6	0	0	0	0	0	0
C030	13.败血病	84	12	3	1	2	2	1
C031	B.呼吸系统感染性疾病	2397	317	94	28	17	6	6
C032	1.上呼吸道感染	437	29	16	2	4	0	0
C033	2.下呼吸道感染	1959	288	78	26	13	6	6
C034	a.肺炎	1807	278	78	25	12	5	6
C035	C.妊娠、分娩和产褥期疾病	194	0	0	0	0	4	40
C036	1.直接产科原因	191	0	0	0	0	4	39
C037	a.产后出血	71	0	0	0	0	1	11
C038	b.产褥期感染	24	0	0	0	0	0	6
C039	c.妊娠高血压综合征	22	0	0	0	0	1	5
C040	d.阻梗性分娩	3	0	0	0	0	0	0
C041	e.流产	16	0	0	0	0	2	3
C042	f.母体产伤	5	0	0	0	0	0	1
C043	2.间接产科原因	2	0	0	0	0	0	1
C044	D.起源于围生期的某些情况	935	935	0	0	0	0	0
C045	1.低出生体重	206	206	0	0	0	0	0

年龄别死亡数(农村,女)

25 岁~	30 岁~	35 岁~	40 岁~	45 岁~	50 岁~	55 岁~	60 岁~	65 岁~	70 岁~	75 岁~	80 岁~	85 岁~
721	1165	1850	2337	2438	4391	5192	6359	8397	12346	14414	15148	16214
85	116	140	111	97	151	200	211	260	389	451	616	973
29	52	79	94	82	128	162	162	180	216	166	105	102
15	24	29	27	26	52	70	73	88	88	65	36	39
11	21	27	25	23	46	67	72	88	85	62	35	36
1	5	2	3	3	3	2	2	1	1	2	1	0
0	1	0	0	0	0	0	0	0	0	0	0	0
3	5	9	18	3	2	2	3	1	0	0	0	0
1	0	1	2	1	3	0	5	2	7	8	7	20
0	0	0	0	0	0	0	1	0	1	1	0	3
0	0	0	0	0	0	0	2	0	0	0	1	0
0	1	1	0	0	0	0	1	2	1	0	1	0
0	0	0	0	0	0	0	0	0	0	0	0	0
0	0	1	0	0	0	0	0	0	0	0	1	0
0	0	0	0	0	0	0	0	0	0	0	0	0
0	0	0	0	0	0	0	0	0	0	0	0	0
0	1	0	0	0	0	0	1	2	1	0	0	0
2	1	0	1	3	1	0	2	0	2	1	1	0
1	0	0	1	2	0	0	2	0	1	1	0	0
1	1	0	0	1	1	0	0	0	1	0	1	0
2	11	17	29	29	47	68	58	65	82	65	38	15
2	11	16	28	28	46	66	58	64	80	65	36	14
0	0	0	0	1	0	0	0	0	0	0	0	1
0	0	0	0	0	0	0	0	0	0	0	0	0
0	0	0	0	0	1	0	0	2	1	0	0	0
0	0	0	0	0	1	0	0	2	1	0	0	0
0	0	1	0	0	0	0	0	0	1	0	0	0
0	0	0	0	0	0	0	0	0	0	0	0	0
0	0	0	0	1	0	1	4	0	0	0	0	0
0	2	4	2	3	5	5	2	4	8	9	7	12
6	9	14	10	13	22	33	45	70	157	257	486	807
1	2	3	0	2	4	4	10	6	28	48	77	201
5	6	11	10	11	18	29	35	64	129	209	409	606
5	6	10	9	9	15	28	34	57	115	188	381	546
47	52	44	5	0	1	1	0	0	0	0	0	0
47	51	43	5	0	1	1	0	0	0	0	0	0
18	18	20	3	0	0	0	0	0	0	0	0	0
6	9	3	0	0	0	0	0	0	0	0	0	0
6	6	4	0	0	0	0	0	0	0	0	0	0
1	0	1	1	0	0	0	0	0	0	0	0	0
0	7	3	1	0	0	0	0	0	0	0	0	0
0	2	2	0	0	0	0	0	0	0	0	0	0
0	0	1	0	0	0	0	0	0	0	0	0	0
0	0	0	0	0	0	0	0	0	0	0	0	0
0	0	0	0	0	0	0	0	0	0	0	0	0

表 7-1-9(续) 2006年全国疾病监测系统分死因

疾病编码	疾病名称	总计	0岁	1岁~	5岁~	10岁~	15岁~	20岁~
C046	a.早产儿和未成熟儿	164	164	0	0	0	0	0
C047	2.新生儿产伤和窒息	566	566	0	0	0	0	0
C048	3.新生儿溶血性疾病	3	3	0	0	0	0	0
C049	4.新生儿硬化病	10	10	0	0	0	0	0
C050	E.营养缺乏性疾病	185	14	6	0	0	1	0
C051	1.营养不良	75	7	3	0	0	0	0
C052	2.缺铁性贫血	47	1	1	0	0	1	0
C053	Ⅱ.非感染性疾病	79882	433	180	103	127	226	263
C054	A.恶性肿瘤	16444	13	43	36	53	77	80
C055	1.唇、口腔和咽恶性肿瘤	251	0	0	0	1	2	1
C056	a.鼻咽癌	154	0	0	0	1	1	1
C057	2.食管癌	1843	0	0	0	0	0	4
C058	3.胃癌	2771	0	0	0	1	1	3
C059	4.结直肠癌	983	0	0	0	1	0	2
C060	5.肝癌	2459	0	0	0	2	6	6
C061	6.胰腺癌	330	0	0	0	0	0	0
C062	7.肺癌	2957	0	0	0	1	0	3
C063	8.皮肤癌	119	0	0	0	1	1	0
C064	9.乳腺癌	892	0	0	0	0	0	1
C065	10.子宫颈癌	541	0	0	0	0	0	1
C066	11.子宫体癌	761	0	0	0	1	1	3
C067	12.卵巢癌	159	0	0	0	0	3	2
C068	13.前列腺癌	0	0	0	0	0	0	0
C069	14.膀胱癌	100	0	0	0	0	0	0
C070	15.淋巴瘤与多发性骨髓瘤	201	0	1	0	1	3	3
C071	16.白血病	617	10	26	22	35	40	27
C072	B.其他肿瘤	417	4	3	5	2	0	2
C073	1.良性肿瘤	124	3	1	5	1	0	0
C074	C.糖尿病	1701	2	0	0	2	6	3
C075	D.内分泌、血液造血及免疫疾病	256	6	15	5	4	7	3
C076	E.神经和精神疾病	1355	15	13	14	10	15	27
C077	1.精神障碍	672	0	0	0	2	2	13
C078	a.精神分裂症	188	0	0	0	0	0	3
C079	2.神经系统疾病	683	15	13	14	8	13	14
C080	a.阿尔茨海默病	6	0	0	0	0	0	0
C081	b.帕金森病	44	0	0	0	0	0	0
C082	c.癫痫	145	2	3	3	5	8	11
C083	F.感官疾病	12	0	0	0	0	0	0
C084	G.循环系统疾病	39528	35	12	9	11	51	60
C085	1.急性风湿热	227	1	0	0	0	2	2
C086	2.心脏病	18322	12	9	5	9	33	42
C087	a.慢性风湿性心脏病	912	0	0	0	2	4	4
C088	b.高血压心脏病	5130	0	0	0	0	1	5
C089	c.肺源性心脏病	230	1	0	0	0	0	1
C090	d.缺血性心脏病	10037	3	1	1	3	15	17

第七章 地区别、性别、年龄别、死因别死亡数及死亡率

年龄别死亡数(农村,女)

25岁~	30岁~	35岁~	40岁~	45岁~	50岁~	55岁~	60岁~	65岁~	70岁~	75岁~	80岁~	85岁~
0	0	0	0	0	0	0	0	0	0	0	0	0
0	0	0	0	0	0	0	0	0	0	0	0	0
0	0	0	0	0	0	0	0	0	0	0	0	0
0	0	0	0	0	0	0	0	0	0	0	0	0
3	3	3	2	2	0	4	4	10	16	28	25	64
0	0	1	0	1	0	1	2	3	2	10	8	37
2	3	2	1	0	0	3	2	5	8	12	1	5
319	591	1131	1677	1940	3704	4537	5720	7629	11309	13190	13512	13277
107	253	500	716	830	1435	1655	1755	2003	2299	2118	1564	904
3	5	12	13	9	16	32	36	26	24	32	23	16
3	4	10	6	7	14	28	19	13	14	15	11	7
1	5	8	23	35	99	142	216	256	346	338	253	117
9	31	49	91	84	178	231	291	359	456	412	354	221
7	21	32	39	40	78	79	91	117	163	159	101	53
19	36	66	107	133	236	280	271	315	324	315	222	121
1	0	7	16	13	36	33	43	35	57	41	35	12
4	24	56	118	147	222	282	322	396	478	454	275	174
4	1	1	4	9	13	11	8	7	12	8	21	18
4	31	80	73	107	162	131	75	74	52	46	29	27
5	13	39	39	40	76	80	51	59	43	45	32	18
4	20	39	55	67	112	97	84	95	58	52	40	32
2	1	4	19	13	18	28	15	15	14	8	11	6
0	0	0	0	0	0	0	0	0	0	0	0	0
0	1	1	3	3	8	5	16	21	12	16	10	4
4	7	8	8	15	13	24	26	26	22	18	17	5
22	31	42	47	42	38	50	51	46	35	23	23	7
5	14	20	21	32	36	42	48	52	43	37	35	16
1	6	7	6	10	11	10	13	16	8	13	9	4
12	13	23	41	63	117	154	196	235	311	264	161	98
5	10	11	19	14	21	19	15	22	20	27	22	11
22	38	52	51	37	55	47	62	84	135	181	218	279
13	18	23	27	17	30	26	26	36	60	92	123	164
8	12	15	17	12	22	16	11	12	15	17	16	12
9	20	29	24	20	25	21	36	48	75	89	95	115
0	0	0	0	0	0	1	0	0	1	1	1	2
0	0	0	0	0	1	4	2	5	5	12	10	5
6	13	18	16	11	7	7	7	2	11	8	4	3
0	1	0	0	0	0	1	0	0	3	0	1	6
88	150	324	567	688	1510	1911	2538	3590	5751	7029	7495	7700
2	1	7	4	7	13	20	19	24	38	38	31	18
60	93	201	277	340	643	844	1182	1552	2552	3039	3384	4039
12	12	35	33	41	85	69	87	70	123	116	109	110
8	10	38	60	81	164	236	358	540	835	889	954	949
1	2	1	4	4	6	0	11	15	36	42	47	59
32	44	91	152	176	334	459	636	776	1319	1701	1892	2382

表 7-1-9(续)　2006 年全国疾病监测系统分死因

疾病编码	疾病名称	总计	0岁	1岁~	5岁~	10岁~	15岁~	20岁~
C091	急性心肌梗死	6395	0	0	0	2	9	11
C092	3.脑血管疾病	20732	21	3	4	1	16	16
C093	H.呼吸系统疾病	15289	15	5	5	6	12	13
C094	1.慢性下呼吸道疾病	14946	9	3	3	4	7	10
C095	a.慢性阻塞性肺疾病	14628	9	3	3	4	6	9
C096	b.哮喘	296	0	0	0	0	1	0
C097	2.尘肺	7	0	0	0	0	1	0
C098	I.消化系统疾病	2529	46	22	7	12	8	19
C099	1.消化性溃疡	471	1	0	1	0	1	4
C100	2.肝疾病	832	4	3	0	4	1	4
C101	a.肝硬化	585	3	0	0	1	1	2
C102	3.阑尾炎	47	0	0	0	0	1	2
C103	4.肠梗阻	116	3	5	2	3	0	3
C104	J.泌尿生殖系统疾病	1306	4	2	6	4	17	28
C105	1.肾炎和肾病	1193	2	2	6	4	17	28
C106	a.肾小球和肾小管间质疾病	891	2	0	5	3	13	25
C107	2.良性前列腺肥大	0	0	0	0	0	0	0
C108	K.皮肤病	111	0	0	0	1	3	4
C109	L.肌肉骨骼和结缔组织疾病	447	0	0	1	6	7	13
C110	1.风湿性关节炎	206	0	0	0	0	0	1
C111	2.骨关节炎	4	0	0	0	0	0	0
C112	M.先天异常	472	291	64	15	16	23	11
C113	1.先天性心脏病	332	186	52	11	14	19	9
C114	N.口腔疾病	15	2	1	0	0	0	0
C115	Ⅲ.伤害	7829	122	247	139	155	262	301
C116	A.意外伤害	5216	120	235	128	136	175	182
C117	1.交通事故	2059	17	64	39	33	94	107
C118	a.道路交通事故	1449	13	39	29	25	54	78
C119	1a*机动车辆交通事故	1196	10	29	24	21	44	60
C120	1b*机动车以外的运输事故	392	5	19	8	4	20	21
C121	2.意外中毒	350	1	9	7	5	19	26
C122	3.意外跌落	1307	10	11	9	10	5	15
C123	4.火灾	111	3	3	3	1	2	4
C124	5.溺水	711	19	124	53	74	34	12
C125	6.意外的机械性窒息	138	46	5	1	4	7	1
C126	7.触电	64	0	0	3	3	3	4
C127	8.砸死	59	1	0	4	1	2	3
C128	9.由机械切割和穿刺工具所致的意外事故	18	0	1	0	0	0	0
C129	10.自然环境因素导致的意外事故	70	3	1	2	1	2	1
C130	B.故意伤害	2476	0	3	6	17	78	109
C131	1.自杀	2313	0	0	1	15	67	95
C132	2.被杀	161	0	3	5	2	11	14

第七章 地区别、性别、年龄别、死因别死亡数及死亡率

年龄别死亡数(农村,女)

25岁~	30岁~	35岁~	40岁~	45岁~	50岁~	55岁~	60岁~	65岁~	70岁~	75岁~	80岁~	85岁~
23	40	62	124	114	246	324	404	496	855	1099	1142	1442
23	56	116	280	339	847	1034	1322	1989	3123	3925	4025	3589
20	31	55	92	132	269	419	732	1243	2190	2947	3394	3707
19	27	47	84	130	261	407	708	1209	2159	2899	3329	3629
16	26	46	81	123	258	401	694	1190	2106	2832	3259	3560
2	1	0	3	6	3	6	14	18	49	62	67	64
0	0	0	0	0	0	0	0	2	1	2	0	1
19	27	49	60	66	142	153	200	237	338	381	392	351
3	4	9	6	13	23	25	23	39	71	79	96	73
6	9	26	37	33	68	87	97	89	111	106	89	58
4	7	16	20	28	52	60	69	67	75	70	67	43
1	0	2	0	0	4	0	1	8	10	6	6	6
2	1	2	6	2	7	3	5	8	12	14	18	20
24	33	71	89	58	90	105	128	121	146	132	138	110
22	30	65	81	52	82	95	123	115	132	119	119	99
18	24	43	59	38	55	72	97	80	99	95	90	73
0	0	0	0	0	0	0	0	0	0	0	0	0
0	6	2	5	5	6	2	0	0	8	12	22	35
6	9	11	10	13	23	25	37	38	61	58	69	60
1	4	2	2	4	5	15	23	26	34	30	33	26
0	0	1	0	0	0	0	0	0	1	0	1	1
11	6	13	6	2	0	4	5	3	1	1	0	0
10	4	11	4	2	0	4	2	2	1	1	0	0
0	0	0	0	0	0	0	4	1	3	3	1	0
302	447	571	540	390	522	435	398	473	556	596	662	709
174	256	342	345	229	315	256	250	298	331	391	464	587
105	156	212	206	127	181	138	121	142	127	92	53	44
64	113	155	141	83	126	101	92	109	91	65	40	30
52	91	136	122	74	99	85	79	87	76	51	33	23
30	25	35	30	15	38	25	20	32	24	20	10	10
19	23	29	30	13	19	23	16	24	23	26	24	14
11	17	25	26	29	33	41	46	61	111	188	256	402
1	5	3	6	4	3	4	5	7	11	13	15	18
21	21	34	32	26	40	23	28	26	28	38	48	30
6	3	9	8	3	3	3	7	5	3	7	10	7
1	5	3	3	5	7	4	6	5	3	5	3	1
1	6	5	8	6	2	1	2	2	5	1	7	2
2	4	3	3	0	0	1	2	0	1	0	1	2
3	1	6	6	2	4	7	5	4	5	4	5	8
122	180	220	182	154	197	172	141	168	218	200	193	116
109	165	195	162	146	182	164	136	167	214	196	187	112
13	14	24	20	8	15	8	5	1	4	4	6	4

表 7－1－10　2006年全国疾病监测系统分死因

疾病编码	疾病名称	总计	0岁	1岁~	5岁~	10岁~	15岁~	20岁~
C001	总计	140573	1469	404	297	377	723	889
C002	Ⅰ.感染性、母婴及营养缺乏性疾病	5896	906	59	22	13	24	25
C003	A.传染病和寄生虫病	2179	24	19	11	6	15	11
C004	1.结核病	749	1	1	2	0	5	5
C005	a.呼吸道结核	716	0	1	0	0	2	3
C006	2.性传播疾病(不包括艾滋病)	11	0	0	0	0	0	0
C007	a.梅毒	3	0	0	0	0	0	0
C008	3.艾滋病	17	0	0	0	0	0	0
C009	4.腹泻病	37	2	1	0	0	0	0
C010	a.痢疾	4	0	0	0	0	0	0
C011	b.伤寒和副伤寒	4	1	0	0	0	0	0
C012	5.好发于儿童期的疾病	14	0	1	0	2	1	1
C013	a.百日咳	0	0	0	0	0	0	0
C014	b.脊髓灰质炎	4	0	0	0	1	0	0
C015	c.白喉	0	0	0	0	0	0	0
C016	d.麻疹	0	0	0	0	0	0	0
C017	e.破伤风	10	0	1	0	1	1	1
C018	6.脑(脊)膜炎	34	7	3	2	0	1	0
C019	a.脑膜炎球菌感染	10	1	1	1	0	0	0
C020	b.脑膜炎	24	6	2	1	0	1	0
C021	7.病毒性肝炎	823	1	0	0	1	2	1
C022	a.乙型肝炎	804	1	0	0	1	2	1
C023	b.丙型肝炎	14	0	0	0	0	0	0
C024	8.疟疾	0	0	0	0	0	0	0
C025	9.热带病	5	0	0	0	0	0	0
C026	a.血吸虫病	5	0	0	0	0	0	0
C027	10.流行性乙型脑炎	1	1	0	0	0	0	0
C028	11.钩端螺旋体病	0	0	0	0	0	0	0
C029	12.流行性出血热	8	0	0	0	0	1	0
C030	13.败血病	62	6	1	0	0	0	0
C031	B.呼吸系统感染性疾病	2647	81	34	10	7	7	8
C032	1.上呼吸道感染	326	1	1	0	1	0	0
C033	2.下呼吸道感染	2319	80	33	10	6	7	8
C034	a.肺炎	2168	74	31	9	4	6	8
C035	C.妊娠、分娩和产褥期疾病	39	0	0	0	0	1	4
C036	1.直接产科原因	38	0	0	0	0	1	4
C037	a.产后出血	13	0	0	0	0	0	1
C038	b.产褥期感染	7	0	0	0	0	0	0
C039	c.妊娠高血压综合征	4	0	0	0	0	0	1
C040	d.阻梗性分娩	0	0	0	0	0	0	0
C041	e.流产	4	0	0	0	0	1	0
C042	f.母体产伤	2	0	0	0	0	0	0
C043	2.间接产科原因	1	0	0	0	0	0	0
C044	D.起源于围生期的某些情况	795	795	0	0	0	0	0
C045	1.低出生体重	193	193	0	0	0	0	0

第七章 地区别、性别、年龄别、死因别死亡数及死亡率

年龄别死亡数（东部地区，男女合计）

25岁~	30岁~	35岁~	40岁~	45岁~	50岁~	55岁~	60岁~	65岁~	70岁~	75岁~	80岁~	85岁~
970	1492	2627	4063	4841	7429	8108	8912	12491	19192	22286	21552	22436
36	78	129	144	191	252	249	236	324	487	652	833	1235
22	50	98	114	162	209	207	177	212	268	249	203	122
7	13	28	18	45	59	49	67	77	137	105	87	43
6	12	27	17	44	52	46	66	75	133	103	87	42
1	1	0	1	2	2	0	1	1	1	0	1	0
0	1	0	0	0	1	0	0	0	1	0	0	0
2	3	1	6	2	1	1	0	1	0	0	0	0
2	0	1	1	1	2	1	0	0	3	5	6	12
0	0	0	1	0	1	0	0	0	1	0	1	0
0	0	0	0	1	0	0	0	0	0	1	1	0
1	2	0	2	1	1	0	0	0	0	2	0	0
0	0	0	0	0	0	0	0	0	0	0	0	0
0	1	0	0	1	0	0	0	0	0	1	0	0
0	0	0	0	0	0	0	0	0	0	0	0	0
0	0	0	0	0	0	0	0	0	0	0	0	0
1	1	0	2	0	1	0	0	0	0	1	0	0
0	1	2	1	2	2	4	1	3	3	1	1	0
0	0	1	0	1	0	1	1	0	2	1	0	0
0	1	1	1	1	2	3	0	3	1	0	1	0
6	21	48	62	82	117	111	75	84	74	73	46	19
6	21	46	60	80	115	110	73	83	74	70	43	18
0	0	2	1	2	1	0	1	1	0	2	3	1
0	0	0	0	0	0	0	0	0	0	0	0	0
0	0	0	0	0	0	0	0	1	0	1	2	1
0	0	0	0	0	0	0	0	1	0	1	2	1
0	0	0	0	0	0	0	0	0	0	0	0	0
0	0	0	0	0	0	0	0	0	0	0	0	0
0	0	0	1	1	0	1	2	1	0	0	1	0
1	3	1	1	0	2	2	5	5	4	9	7	15
7	10	20	24	25	40	37	56	102	207	381	578	1012
1	1	1	3	0	4	1	6	5	13	32	72	184
6	8	19	21	25	36	36	50	97	193	349	506	828
6	8	16	18	25	34	34	47	93	182	330	472	770
7	16	9	2	0	0	0	0	0	0	0	0	0
7	16	9	1	0	0	0	0	0	0	0	0	0
2	5	4	1	0	0	0	0	0	0	0	0	0
2	3	2	0	0	0	0	0	0	0	0	0	0
0	2	1	0	0	0	0	0	0	0	0	0	0
0	0	0	0	0	0	0	0	0	0	0	0	0
1	1	1	0	0	0	0	0	0	0	0	0	0
0	1	1	0	0	0	0	0	0	0	0	0	0
0	0	0	1	0	0	0	0	0	0	0	0	0
0	0	0	0	0	0	0	0	0	0	0	0	0
0	0	0	0	0	0	0	0	0	0	0	0	0

表 7-1-10(续)　2006 年全国疾病监测系统分死因

疾病编码	疾病名称	总计	0 岁	1 岁~	5 岁~	10 岁~	15 岁~	20 岁~
C046	a. 早产儿和未成熟儿	123	123	0	0	0	0	0
C047	2. 新生儿产伤和窒息	470	470	0	0	0	0	0
C048	3. 新生儿溶血性疾病	5	5	0	0	0	0	0
C049	4. 新生儿硬化病	8	8	0	0	0	0	0
C050	E. 营养缺乏性疾病	235	6	6	1	0	1	2
C051	1. 营养不良	155	2	4	0	0	0	1
C052	2. 缺铁性贫血	62	1	1	0	0	0	1
C053	Ⅱ. 非感染性疾病	118899	462	158	114	138	241	317
C054	A. 恶性肿瘤	35755	15	42	48	60	105	120
C055	1. 唇、口腔和咽恶性肿瘤	689	0	1	0	0	0	1
C056	a. 鼻咽癌	447	0	0	0	0	0	1
C057	2. 食管癌	3498	0	0	0	0	1	1
C058	3. 胃癌	5351	0	0	0	0	4	3
C059	4. 结直肠癌	2337	0	0	0	0	0	7
C060	5. 肝癌	6023	0	0	0	4	8	15
C061	6. 胰腺癌	1065	0	0	0	0	0	1
C062	7. 肺癌	9324	0	0	0	0	2	5
C063	8. 皮肤癌	165	0	0	0	1	1	1
C064	9. 乳腺癌	866	0	0	0	0	0	0
C065	10. 子宫颈癌	226	0	0	0	0	0	0
C066	11. 子宫体癌	368	0	0	0	1	1	2
C067	12. 卵巢癌	256	0	0	0	0	1	2
C068	13. 前列腺癌	276	0	0	0	0	0	0
C069	14. 膀胱癌	411	0	0	0	0	0	0
C070	15. 淋巴瘤与多发性骨髓瘤	600	0	3	3	3	6	10
C071	16. 白血病	979	8	24	26	34	52	42
C072	B. 其他肿瘤	485	1	5	4	1	1	2
C073	1. 良性肿瘤	141	0	2	1	1	0	1
C074	C. 糖尿病	3003	0	0	0	0	2	4
C075	D. 内分泌、血液造血及免疫疾病	331	10	8	4	9	9	6
C076	E. 神经和精神疾病	2230	14	22	22	20	30	39
C077	1. 精神障碍	1093	0	0	0	3	6	17
C078	a. 精神分裂症	208	0	0	0	0	1	5
C079	2. 神经系统疾病	1137	14	22	22	17	24	22
C080	a. 阿尔茨海默病	27	0	0	0	0	0	0
C081	b. 帕金森病	168	0	0	0	0	0	0
C082	c. 癫痫	198	2	4	2	2	12	14
C083	F. 感官疾病	12	0	0	0	0	0	0
C084	G. 循环系统疾病	53856	18	8	4	17	35	64
C085	1. 急性风湿热	88	1	0	0	0	0	0
C086	2. 心脏病	23803	8	5	0	13	21	35
C087	a. 慢性风湿性心脏病	703	0	0	0	0	5	3
C088	b. 高血压心脏病	4100	0	0	0	0	0	0
C089	c. 肺源性心脏病	309	0	0	0	1	0	1
C090	d. 缺血性心脏病	16571	2	1	0	6	8	15

第七章 地区别、性别、年龄别、死因别死亡数及死亡率

年龄别死亡数（东部地区，男女合计）

25岁~	30岁~	35岁~	40岁~	45岁~	50岁~	55岁~	60岁~	65岁~	70岁~	75岁~	80岁~	85岁~
0	0	0	0	0	0	0	0	0	0	0	0	0
0	0	0	0	0	0	0	0	0	0	0	0	0
0	0	0	0	0	0	0	0	0	0	0	0	0
0	0	0	0	0	0	0	0	0	0	0	0	0
0	2	2	4	3	3	5	3	10	12	22	52	101
0	0	1	0	2	2	2	1	5	2	14	36	83
0	2	1	3	0	1	2	2	4	8	7	12	17
362	698	1426	2682	3691	6093	7028	7989	11418	17813	20537	19382	18337
157	339	694	1306	1979	3160	3570	3597	4564	5682	5154	3353	1809
5	16	23	38	49	86	111	73	83	66	62	44	31
4	14	19	30	31	66	78	48	55	39	27	21	14
2	5	15	62	164	294	375	383	491	581	544	408	172
13	39	53	148	231	377	501	525	732	956	873	610	286
9	18	37	69	87	132	183	197	285	391	423	300	199
39	87	218	359	535	782	744	672	662	752	596	351	199
1	2	10	25	46	96	108	98	160	190	152	112	64
7	33	75	235	415	692	859	1039	1357	1758	1558	854	434
2	3	3	5	3	17	5	8	14	22	22	23	35
5	21	57	55	108	139	124	69	67	73	56	53	39
4	5	15	22	24	26	21	14	15	23	27	19	11
2	10	13	20	25	40	47	38	44	44	37	26	18
1	3	2	17	29	40	29	30	33	25	26	13	5
0	2	3	1	3	4	5	12	23	43	78	55	47
0	0	4	2	2	13	17	21	53	61	104	79	55
10	8	22	28	31	46	57	49	87	100	71	53	13
33	36	59	68	59	88	67	67	77	94	71	56	18
6	9	13	27	30	43	48	25	39	70	62	57	42
2	5	5	14	8	13	11	10	15	15	14	13	11
13	10	28	55	105	152	192	275	368	572	544	414	269
5	5	15	24	9	25	19	23	22	33	48	32	25
33	53	63	77	67	93	91	92	139	211	318	420	426
10	24	34	43	30	43	35	39	59	79	158	243	270
8	17	15	21	12	27	15	12	23	10	20	11	11
23	29	29	34	37	50	56	53	80	132	160	177	156
0	0	0	0	1	1	1	1	1	2	2	5	13
0	0	1	1	0	4	6	9	15	31	45	37	19
15	17	18	17	15	17	16	4	7	9	13	8	6
0	0	0	0	0	0	0	0	0	1	2	2	7
81	180	397	827	1090	1989	2350	2985	4605	8149	10082	10375	10592
0	0	4	2	3	6	8	11	8	12	12	11	10
53	119	222	439	528	943	1064	1288	1902	3317	4194	4361	5285
3	9	15	22	28	69	79	51	62	97	96	81	83
4	7	22	52	61	139	141	192	359	602	786	885	844
1	2	1	7	5	14	6	11	26	45	63	55	71
38	73	142	299	363	637	732	925	1294	2301	2917	3004	3814

表 7-1-10(续)　2006 年全国疾病监测系统分死因

疾病编码	疾病名称	总计	0岁	1岁~	5岁~	10岁~	15岁~	20岁~
C091	急性心肌梗死	9975	0	0	0	5	7	11
C092	3. 脑血管疾病	29568	7	3	3	4	13	28
C093	H. 呼吸系统疾病	16854	14	1	2	2	9	9
C094	1. 慢性下呼吸道疾病	15880	7	0	0	1	5	2
C095	a. 慢性阻塞性肺疾病	15457	6	0	0	1	3	0
C096	b. 哮喘	383	1	0	0	0	2	2
C097	2. 尘肺	129	0	0	0	0	0	0
C098	I. 消化系统疾病	3379	17	6	4	1	3	12
C099	1. 消化性溃疡	558	1	0	1	0	0	3
C100	2. 肝疾病	1420	3	0	0	0	1	4
C101	a. 肝硬化	1091	0	0	0	0	1	2
C102	3. 阑尾炎	26	0	0	0	0	1	0
C103	4. 肠梗阻	172	1	1	2	0	1	5
C104	J. 泌尿生殖系统疾病	1849	2	2	6	3	13	28
C105	1. 肾炎和肾病	1608	1	2	6	3	12	26
C106	a. 肾小球和肾小管间质疾病	1119	0	0	5	2	11	25
C107	2. 良性前列腺肥大	50	0	0	0	0	0	1
C108	K. 皮肤病	182	3	0	0	1	3	3
C109	L. 肌肉骨骼和结缔组织疾病	355	1	1	1	4	8	9
C110	1. 风湿性关节炎	131	0	0	0	0	0	0
C111	2. 骨关节炎	3	0	0	0	0	0	0
C112	M. 先天异常	608	367	63	19	20	23	21
C113	1. 先天性心脏病	350	196	43	13	8	16	11
C114	N. 口腔疾病	0	0	0	0	0	0	0
C115	Ⅲ. 伤害	12379	64	176	152	220	440	524
C116	A. 意外伤害	9630	59	166	149	197	352	410
C117	1. 交通事故	4576	3	43	45	40	200	290
C118	a. 道路交通事故	2872	2	28	34	23	126	170
C119	1a* 机动车辆交通事故	2396	1	20	28	17	109	141
C120	1b* 机动车以外的运输事故	814	2	12	6	13	35	54
C121	2. 意外中毒	603	1	10	3	4	14	23
C122	3. 意外跌落	2108	11	14	4	5	15	32
C123	4. 火灾	164	0	1	2	0	4	5
C124	5. 溺水	901	3	81	81	135	74	29
C125	6. 意外的机械性窒息	185	26	2	1	2	10	5
C126	7. 触电	163	0	1	3	5	13	12
C127	8. 砸死	202	0	1	2	2	2	1
C128	9. 由机械切割和穿刺工具所致的意外事故	39	0	0	0	0	2	3
C129	10. 自然环境因素导致的意外事故	94	0	1	1	2	2	0
C130	B. 故意伤害	2585	3	6	2	22	81	111
C131	1. 自杀	2252	0	0	0	16	60	86
C132	2. 被杀	301	3	6	2	6	21	21

第七章 地区别、性别、年龄别、死因别死亡数及死亡率

年龄别死亡数（东部地区，男女合计）

25岁~	30岁~	35岁~	40岁~	45岁~	50岁~	55岁~	60岁~	65岁~	70岁~	75岁~	80岁~	85岁~
34	64	123	253	282	495	570	642	865	1411	1698	1565	1950
27	59	169	380	549	1026	1260	1658	2659	4758	5794	5931	5238
13	13	41	94	130	236	358	607	1200	2379	3486	3951	4307
5	5	28	73	109	209	326	557	1128	2264	3307	3791	4061
3	3	24	67	96	199	309	529	1101	2207	3239	3694	3974
2	2	3	6	13	10	14	22	26	50	59	88	83
2	0	0	2	2	5	2	9	19	23	35	17	13
7	34	86	153	175	232	227	236	277	410	500	473	524
0	7	5	11	15	25	26	35	35	88	98	107	100
4	23	60	121	139	172	159	137	153	140	145	104	55
2	17	46	85	112	136	125	106	118	100	114	82	45
0	0	0	0	0	0	1	0	1	1	4	7	5	6
1	1	1	1	0	6	9	5	11	24	34	28	41
27	30	69	90	86	132	137	117	173	247	254	218	215
25	30	63	83	82	120	127	112	156	223	214	171	152
20	23	47	62	59	87	85	88	109	148	141	102	105
0	0	0	0	0	0	1	0	4	3	6	12	23
2	6	2	6	3	6	4	3	3	12	25	43	57
7	6	8	9	9	17	25	23	23	41	56	43	64
0	1	0	2	2	4	12	11	14	17	31	17	20
0	0	0	0	0	0	0	0	0	0	0	1	2
11	13	10	14	8	8	7	6	5	6	6	1	0
8	8	7	10	7	5	3	3	3	5	3	1	0
0	0	0	0	0	0	0	0	0	0	0	0	0
547	687	1032	1184	919	1022	762	617	648	747	820	822	995
451	529	805	935	693	772	565	449	451	528	601	654	863
313	355	522	571	410	438	357	258	219	213	157	88	54
196	218	309	354	252	269	228	168	146	135	113	63	38
163	185	259	299	208	215	187	147	115	121	101	49	31
54	54	92	96	70	94	66	41	41	33	23	19	9
24	44	51	74	62	53	47	28	46	39	35	32	13
28	34	72	92	83	101	74	67	86	160	281	366	582
2	5	5	9	7	12	4	5	10	20	21	17	35
24	27	46	50	41	51	20	38	35	42	42	49	33
12	8	15	18	12	17	6	5	8	10	9	10	9
15	11	21	20	13	20	11	6	3	5	2	0	2
14	16	26	44	27	26	9	6	8	7	3	4	4
3	4	10	3	2	4	1	1	0	0	2	1	3
0	3	6	8	7	6	7	9	8	2	7	11	14
92	151	213	235	211	233	187	158	187	209	209	154	121
72	117	159	192	176	201	170	151	185	201	203	146	117
15	29	48	39	32	29	17	6	2	8	6	7	4

表7-1-11 2006年全国疾病监测系统分死因

疾病编码	疾病名称	总计	0岁	1岁~	5岁~	10岁~	15岁~	20岁~
C001	总计	79792	818	229	200	259	511	622
C002	Ⅰ．感染性、母婴及营养缺乏性疾病	3279	497	34	11	6	13	13
C003	A.传染病和寄生虫病	1501	16	10	4	4	8	6
C004	1.结核病	547	0	1	0	0	1	2
C005	a.呼吸道结核	532	0	1	0	0	1	1
C006	2.性传播疾病(不包括艾滋病)	2	0	0	0	0	0	0
C007	a.梅毒	2	0	0	0	0	0	0
C008	3.艾滋病	14	0	0	0	0	0	0
C009	4.腹泻病	14	0	0	0	0	0	0
C010	a.痢疾	4	0	0	0	0	0	0
C011	b.伤寒和副伤寒	1	0	0	0	0	0	0
C012	5.好发于儿童期的疾病	13	0	0	0	2	1	1
C013	a.百日咳	0	0	0	0	0	0	0
C014	b.脊髓灰质炎	4	0	0	0	1	0	0
C015	c.白喉	0	0	0	0	0	0	0
C016	d.麻疹	0	0	0	0	0	0	0
C017	e.破伤风	9	0	0	0	1	1	1
C018	6.脑(脊)膜炎	22	7	2	1	0	1	0
C019	a.脑膜炎球菌感染	6	1	1	1	0	0	0
C020	b.脑膜炎	16	6	1	0	0	1	0
C021	7.病毒性肝炎	593	1	0	0	0	2	1
C022	a.乙型肝炎	580	1	0	0	0	2	1
C023	b.丙型肝炎	10	0	0	0	0	0	0
C024	8.疟疾	0	0	0	0	0	0	0
C025	9.热带病	3	0	0	0	0	0	0
C026	a.血吸虫病	3	0	0	0	0	0	0
C027	10.流行性乙型脑炎	1	1	0	0	0	0	0
C028	11.钩端螺旋体病	0	0	0	0	0	0	0
C029	12.流行性出血热	5	0	0	0	0	1	0
C030	13.败血病	29	1	0	0	0	0	0
C031	B.呼吸系统感染性疾病	1249	37	22	6	2	4	5
C032	1.上呼吸道感染	128	1	0	0	0	0	0
C033	2.下呼吸道感染	1120	36	22	6	2	4	5
C034	a.肺炎	1049	36	20	5	2	3	5
C035	C.妊娠、分娩和产褥期疾病	0	0	0	0	0	0	0
C036	1.直接产科原因	0	0	0	0	0	0	0
C037	a.产后出血	0	0	0	0	0	0	0
C038	b.产褥期感染	0	0	0	0	0	0	0
C039	c.妊娠高血压综合征	0	0	0	0	0	0	0
C040	d.阻梗性分娩	0	0	0	0	0	0	0
C041	e.流产	0	0	0	0	0	0	0
C042	f.母体产伤	0	0	0	0	0	0	0
C043	2.间接产科原因	0	0	0	0	0	0	0
C044	D.起源于围生期的某些情况	440	440	0	0	0	0	0
C045	1.低出生体重	101	101	0	0	0	0	0

年龄别死亡数(东部地区,男)

25岁~	30岁~	35岁~	40岁~	45岁~	50岁~	55岁~	60岁~	65岁~	70岁~	75岁~	80岁~	85岁~
687	1009	1814	2824	3414	5059	5385	5829	7896	11485	12208	10616	8917
19	49	92	113	147	185	173	166	211	304	369	413	463
16	42	79	94	130	157	147	127	147	182	156	125	51
5	11	21	15	37	48	33	49	57	109	71	65	22
4	11	20	14	36	45	32	48	55	107	70	65	22
0	0	0	0	0	1	0	0	0	1	0	0	0
0	0	0	0	0	1	0	0	0	1	0	0	0
1	2	0	6	2	1	1	0	1	0	0	0	0
1	0	0	1	1	2	0	0	0	3	2	2	2
0	0	0	1	0	1	0	0	0	1	0	1	0
0	0	0	0	1	0	0	0	0	0	0	0	0
1	2	0	2	1	1	0	0	0	0	2	0	0
0	0	0	0	0	0	0	0	0	0	0	0	0
0	1	0	0	1	0	0	0	0	0	1	0	0
0	0	0	0	0	0	0	0	0	0	0	0	0
0	0	0	0	0	0	0	0	0	0	0	0	0
1	1	0	2	0	1	0	0	0	0	1	0	0
0	1	2	0	1	2	3	0	1	1	0	0	0
0	0	1	0	0	0	1	0	0	1	0	0	0
0	1	1	0	1	2	2	0	1	0	0	0	0
5	20	44	53	67	87	81	57	57	43	39	27	9
5	20	42	52	66	85	81	55	56	43	37	25	9
0	0	2	1	1	1	0	1	1	0	1	2	0
0	0	0	0	0	0	0	0	0	0	0	0	0
0	0	0	0	0	0	0	0	1	0	1	1	0
0	0	0	0	0	0	0	0	1	0	1	1	0
0	0	0	0	0	0	0	0	0	0	0	0	0
0	0	0	0	0	0	0	0	0	0	0	0	0
0	0	0	1	1	0	0	0	1	0	0	1	0
1	1	1	1	0	0	1	3	4	3	4	4	5
3	7	12	16	16	27	25	37	62	118	200	267	382
1	1	1	3	0	3	0	2	4	6	14	33	59
2	6	11	13	16	24	25	35	58	111	186	234	323
2	6	10	11	16	22	23	33	56	104	175	218	301
0	0	0	0	0	0	0	0	0	0	0	0	0
0	0	0	0	0	0	0	0	0	0	0	0	0
0	0	0	0	0	0	0	0	0	0	0	0	0
0	0	0	0	0	0	0	0	0	0	0	0	0
0	0	0	0	0	0	0	0	0	0	0	0	0
0	0	0	0	0	0	0	0	0	0	0	0	0
0	0	0	0	0	0	0	0	0	0	0	0	0
0	0	0	0	0	0	0	0	0	0	0	0	0
0	0	0	0	0	0	0	0	0	0	0	0	0

表7-1-11(续) 2006年全国疾病监测系统分死因

疾病编码	疾病名称	总计	0岁	1岁~	5岁~	10岁~	15岁~	20岁~
C046	a.早产儿和未成熟儿	65	65	0	0	0	0	0
C047	2.新生儿产伤和窒息	257	257	0	0	0	0	0
C048	3.新生儿溶血性疾病	4	4	0	0	0	0	0
C049	4.新生儿硬化病	6	6	0	0	0	0	0
C050	E.营养缺乏性疾病	89	4	2	1	0	1	2
C051	1.营养不良	51	1	1	0	0	0	1
C052	2.缺铁性贫血	25	0	1	0	0	0	1
C053	Ⅱ.非感染性疾病	66809	260	83	69	83	152	193
C054	A.恶性肿瘤	23130	8	24	28	32	68	65
C055	1.唇、口腔和咽恶性肿瘤	492	0	1	0	0	0	1
C056	a.鼻咽癌	317	0	0	0	0	0	1
C057	2.食管癌	2557	0	0	0	0	0	0
C058	3.胃癌	3712	0	0	0	0	3	2
C059	4.结直肠癌	1323	0	0	0	0	0	5
C060	5.肝癌	4487	0	0	0	2	5	9
C061	6.胰腺癌	640	0	0	0	0	0	1
C062	7.肺癌	6382	0	0	0	0	1	4
C063	8.皮肤癌	95	0	0	0	0	0	0
C064	9.乳腺癌	23	0	0	0	0	0	0
C065	10.子宫颈癌	0	0	0	0	0	0	0
C066	11.子宫体癌	0	0	0	0	0	0	0
C067	12.卵巢癌	0	0	0	0	0	0	0
C068	13.前列腺癌	276	0	0	0	0	0	0
C069	14.膀胱癌	307	0	0	0	0	0	0
C070	15.淋巴瘤与多发性骨髓瘤	359	0	2	0	0	5	4
C071	16.白血病	561	4	14	18	20	34	24
C072	B.其他肿瘤	260	1	3	3	0	1	2
C073	1.良性肿瘤	68	0	1	0	0	0	1
C074	C.糖尿病	1266	0	0	0	0	2	3
C075	D.内分泌、血液造血及免疫疾病	166	7	3	4	6	5	4
C076	E.神经和精神疾病	1145	10	15	17	13	23	28
C077	1.精神障碍	515	0	0	0	2	6	9
C078	a.精神分裂症	108	0	0	0	0	1	3
C079	2.神经系统疾病	630	10	15	17	11	17	19
C080	a.阿尔茨海默病	12	0	0	0	0	0	0
C081	b.帕金森病	94	0	0	0	0	0	0
C082	c.癫痫	121	1	1	1	1	7	13
C083	F.感官疾病	3	0	0	0	0	0	0
C084	G.循环系统疾病	28177	9	5	2	11	23	43
C085	1.急性风湿热	34	0	0	0	0	0	0
C086	2.心脏病	12106	3	3	0	9	14	23
C087	a.慢性风湿性心脏病	251	0	0	0	0	2	1
C088	b.高血压心脏病	2006	0	0	0	0	0	0
C089	c.肺源性心脏病	147	0	0	0	0	0	0
C090	d.缺血性心脏病	8579	0	0	0	5	7	11

第七章 地区别、性别、年龄别、死因别死亡数及死亡率

年龄别死亡数(东部地区,男)

25岁~	30岁~	35岁~	40岁~	45岁~	50岁~	55岁~	60岁~	65岁~	70岁~	75岁~	80岁~	85岁~
0	0	0	0	0	0	0	0	0	0	0	0	0
0	0	0	0	0	0	0	0	0	0	0	0	0
0	0	0	0	0	0	0	0	0	0	0	0	0
0	0	0	0	0	0	0	0	0	0	0	0	0
0	0	1	3	1	1	1	2	2	4	13	21	30
0	0	1	0	0	1	0	1	1	1	8	12	23
0	0	0	2	0	0	0	1	1	2	4	7	6
224	421	921	1747	2529	4070	4614	5182	7196	10654	11273	9621	7508
91	193	431	830	1330	2163	2448	2497	3089	3732	3247	1922	931
4	13	19	32	46	69	83	50	62	47	30	23	12
3	12	16	24	28	51	57	32	41	25	11	14	2
1	2	13	55	146	254	308	307	346	407	360	260	98
5	18	29	87	170	274	374	388	550	700	593	370	149
8	8	22	40	54	79	105	117	167	222	246	154	96
29	70	186	296	450	646	582	516	486	530	382	192	106
1	2	5	13	34	60	77	74	106	106	79	52	30
5	19	44	142	279	495	630	769	963	1216	1036	536	242
1	3	3	3	1	12	2	4	11	15	12	13	15
0	0	1	1	3	1	5	3	4	2	1	2	0
0	0	0	0	0	0	0	0	0	0	0	0	0
0	0	0	0	0	0	0	0	0	0	0	0	0
0	0	0	0	0	0	0	0	0	0	0	0	0
0	2	3	1	3	4	5	12	23	43	78	55	47
0	0	2	2	1	11	14	18	35	45	81	62	36
4	4	13	17	19	27	35	25	62	64	45	28	5
23	20	30	44	23	63	37	27	44	53	46	25	12
4	2	1	12	18	24	24	15	25	44	33	29	19
2	0	0	7	4	8	5	6	7	9	6	8	4
6	6	15	35	61	70	90	124	164	239	196	149	106
2	1	6	13	5	15	11	9	7	19	23	16	10
23	30	40	42	45	55	48	51	76	113	165	195	156
7	13	26	25	22	22	18	21	33	43	69	108	91
5	9	9	11	7	12	6	5	11	7	14	6	2
16	17	14	17	23	33	30	30	43	70	96	87	65
0	0	0	0	1	1	0	1	0	1	1	2	5
0	0	1	1	0	2	2	3	7	17	32	20	9
12	12	10	7	9	12	10	4	4	4	6	4	3
0	0	0	0	0	0	0	0	0	0	1	2	0
52	128	274	571	764	1317	1525	1852	2778	4592	5147	4909	4170
0	0	2	1	1	5	3	4	2	7	4	3	2
31	82	152	317	383	626	705	789	1122	1760	2063	2015	2004
1	1	8	10	11	24	33	18	20	26	38	30	28
4	6	11	32	36	90	83	118	198	324	388	413	298
0	0	0	0	2	3	5	4	6	14	26	32	29	26
23	55	101	225	282	445	510	577	795	1244	1432	1387	1480

表 7-1-11(续) 2006年全国疾病监测系统分死因

疾病编码	疾病名称	总计	0岁	1岁~	5岁~	10岁~	15岁~	20岁~
C091	急性心肌梗死	5471	0	0	0	4	6	8
C092	3.脑血管疾病	15808	4	2	1	2	9	20
C093	H.呼吸系统疾病	9034	9	0	1	1	7	6
C094	1.慢性下呼吸道疾病	8452	4	0	0	1	3	2
C095	a.慢性阻塞性肺疾病	8230	3	0	0	1	2	0
C096	b.哮喘	203	1	0	0	0	1	2
C097	2.尘肺	121	0	0	0	0	0	0
C098	I.消化系统疾病	2050	9	3	1	0	2	7
C099	1.消化性溃疡	351	1	0	1	0	0	2
C100	2.肝疾病	1020	2	0	0	0	0	3
C101	a.肝硬化	803	0	0	0	0	0	2
C102	3.阑尾炎	9	0	0	0	0	1	0
C103	4.肠梗阻	91	1	0	0	0	1	2
C104	J.泌尿生殖系统疾病	1054	1	0	2	2	9	19
C105	1.肾炎和肾病	873	1	0	2	2	8	17
C106	a.肾小球和肾小管间质疾病	588	0	0	2	2	8	16
C107	2.良性前列腺肥大	50	0	0	0	0	0	1
C108	K.皮肤病	63	2	0	0	1	1	1
C109	L.肌肉骨骼和结缔组织疾病	133	1	1	0	1	1	2
C110	1.风湿性关节炎	46	0	0	0	0	0	0
C111	2.骨关节炎	1	0	0	0	0	0	0
C112	M.先天异常	328	203	29	11	16	10	13
C113	1.先天性心脏病	175	98	22	7	6	8	6
C114	N.口腔疾病	0	0	0	0	0	0	0
C115	Ⅲ.伤害	8230	39	107	113	167	332	401
C116	A.意外伤害	6672	36	101	111	150	283	330
C117	1.交通事故	3503	1	22	32	27	164	238
C118	a.道路交通事故	2166	1	14	23	15	105	128
C119	1a*机动车辆交通事故	1798	0	11	18	11	91	105
C120	1b*机动车以外的运输事故	637	1	6	5	10	29	48
C121	2.意外中毒	452	1	7	1	3	9	14
C122	3.意外跌落	1087	7	9	3	2	14	24
C123	4.火灾	93	0	1	1	0	2	3
C124	5.溺水	630	1	52	67	107	57	24
C125	6.意外的机械性窒息	130	17	1	1	1	9	4
C126	7.触电	142	0	1	1	4	10	10
C127	8.砸死	185	0	0	1	2	2	1
C128	9.由机械切割和穿刺工具所致的意外事故	31	0	0	0	0	1	3
C129	10.自然环境因素导致的意外事故	51	0	1	0	2	1	0
C130	B.故意伤害	1456	1	3	1	16	46	69
C131	1.自杀	1225	0	0	0	10	29	48
C132	2.被杀	199	1	3	1	6	17	17

年龄别死亡数（东部地区，男）

25岁~	30岁~	35岁~	40岁~	45岁~	50岁~	55岁~	60岁~	65岁~	70岁~	75岁~	80岁~	85岁~
21	48	94	185	229	351	416	415	564	782	830	734	784
20	44	118	251	372	675	804	1038	1629	2786	3028	2863	2142
12	7	26	54	91	144	205	393	752	1485	2025	2045	1770
4	2	20	42	74	126	183	356	702	1406	1902	1965	1659
3	2	17	39	64	117	175	337	681	1374	1867	1919	1628
1	0	2	3	10	9	6	15	21	28	30	44	30
2	0	0	2	2	5	2	8	18	22	34	16	10
6	30	70	126	154	185	170	171	193	254	256	215	196
0	6	4	10	12	18	19	27	25	66	58	57	44
4	21	49	101	124	143	122	98	113	84	82	46	28
2	16	41	77	100	115	99	78	87	61	61	39	25
0	0	0	0	0	1	0	1	0	1	2	2	1
0	1	0	1	0	5	8	2	6	16	16	16	16
17	17	48	52	51	84	82	56	96	148	141	114	115
15	17	43	48	49	76	75	52	83	130	110	80	65
12	14	29	37	36	53	50	38	57	88	63	42	41
0	0	0	0	0	0	1	0	4	3	6	12	23
1	1	0	3	1	2	1	3	2	8	12	13	11
2	0	5	2	5	6	9	10	12	17	24	11	24
0	0	0	1	1	2	3	3	7	5	13	4	7
0	0	0	0	0	0	0	0	0	0	0	1	0
8	6	5	7	4	5	1	1	2	3	3	1	0
5	3	3	5	3	4	0	1	1	2	0	1	0
0	0	0	0	0	0	0	0	0	0	0	0	0
427	522	771	921	706	758	546	431	420	442	432	361	334
373	440	643	782	569	612	426	322	300	318	317	284	275
265	290	408	475	328	341	262	181	148	134	95	61	31
169	178	237	292	202	209	163	118	95	83	65	43	26
139	149	194	248	168	166	133	103	74	72	60	34	22
48	49	74	79	56	74	45	29	29	23	14	13	5
14	39	43	66	53	43	37	23	30	24	17	19	9
24	29	57	80	71	81	59	45	54	92	137	138	161
2	2	5	8	6	7	1	5	8	14	8	7	13
17	20	36	35	27	35	17	30	21	22	28	18	16
8	7	13	16	12	16	4	1	5	6	4	2	3
13	11	20	18	10	19	11	6	1	3	2	0	2
13	16	24	40	26	25	9	5	8	5	2	3	3
2	3	9	2	2	4	1	1	0	0	1	1	1
0	3	2	4	7	4	2	5	4	1	2	7	6
51	79	118	132	126	134	113	103	112	118	110	71	53
34	55	81	102	101	115	102	98	110	112	108	68	52
12	19	31	26	22	16	11	4	2	6	2	2	1

表 7-1-12 2006年全国疾病监测系统分死因

疾病编码	疾病名称	总计	0岁	1岁~	5岁~	10岁~	15岁~	20岁~
C001	总计	60781	651	175	97	118	212	267
C002	Ⅰ.感染性、母婴及营养缺乏性疾病	2617	409	25	11	7	11	12
C003	A.传染病和寄生虫病	678	8	9	7	2	7	5
C004	1.结核病	202	1	0	2	0	4	3
C005	a.呼吸道结核	184	0	0	0	0	1	2
C006	2.性传播疾病(不包括艾滋病)	9	0	0	0	0	0	0
C007	a.梅毒	1	0	0	0	0	0	0
C008	3.艾滋病	3	0	0	0	0	0	0
C009	4.腹泻病	23	2	1	0	0	0	0
C010	a.痢疾	0	0	0	0	0	0	0
C011	b.伤寒和副伤寒	3	1	0	0	0	0	0
C012	5.好发于儿童期的疾病	1	0	1	0	0	0	0
C013	a.百日咳	0	0	0	0	0	0	0
C014	b.脊髓灰质炎	0	0	0	0	0	0	0
C015	c.白喉	0	0	0	0	0	0	0
C016	d.麻疹	0	0	0	0	0	0	0
C017	e.破伤风	1	0	1	0	0	0	0
C018	6.脑(脊)膜炎	12	0	1	1	0	0	0
C019	a.脑膜炎球菌感染	4	0	0	0	0	0	0
C020	b.脑膜炎	8	0	1	1	0	0	0
C021	7.病毒性肝炎	230	0	0	0	1	0	0
C022	a.乙型肝炎	224	0	0	0	1	0	0
C023	b.丙型肝炎	4	0	0	0	0	0	0
C024	8.疟疾	0	0	0	0	0	0	0
C025	9.热带病	2	0	0	0	0	0	0
C026	a.血吸虫病	2	0	0	0	0	0	0
C027	10.流行性乙型脑炎	0	0	0	0	0	0	0
C028	11.钩端螺旋体病	0	0	0	0	0	0	0
C029	12.流行性出血热	3	0	0	0	0	0	0
C030	13.败血病	33	5	1	0	0	0	0
C031	B.呼吸系统感染性疾病	1398	44	12	4	5	3	3
C032	1.上呼吸道感染	198	0	1	0	1	0	0
C033	2.下呼吸道感染	1199	44	11	4	4	3	3
C034	a.肺炎	1119	38	11	4	2	3	3
C035	C.妊娠、分娩和产褥期疾病	39	0	0	0	0	1	4
C036	1.直接产科原因	38	0	0	0	0	1	4
C037	a.产后出血	13	0	0	0	0	0	1
C038	b.产褥期感染	7	0	0	0	0	0	0
C039	c.妊娠高血压综合征	4	0	0	0	0	0	1
C040	d.阻梗性分娩	0	0	0	0	0	0	0
C041	e.流产	4	0	0	0	0	1	0
C042	f.母体产伤	2	0	0	0	0	0	0
C043	2.间接产科原因	1	0	0	0	0	0	0
C044	D.起源于围生期的某些情况	355	355	0	0	0	0	0
C045	1.低出生体重	92	92	0	0	0	0	0

第七章 地区别、性别、年龄别、死因别死亡数及死亡率

年龄别死亡数(东部地区,女)

25岁~	30岁~	35岁~	40岁~	45岁~	50岁~	55岁~	60岁~	65岁~	70岁~	75岁~	80岁~	85岁~
283	483	813	1239	1427	2370	2723	3083	4595	7707	10078	10936	13519
17	29	37	31	44	67	76	70	113	183	283	420	772
6	8	19	20	32	52	60	50	65	86	93	78	71
2	2	7	3	8	11	16	18	20	28	34	22	21
2	1	7	3	8	7	14	18	20	26	33	22	20
1	1	0	1	2	1	0	1	1	0	0	1	0
0	1	0	0	0	0	0	0	0	0	0	0	0
1	1	1	0	0	0	0	0	0	0	0	0	0
1	0	1	0	0	0	1	0	0	0	3	4	10
0	0	0	0	0	0	0	0	0	0	0	0	0
0	0	0	0	0	0	0	0	0	0	1	1	0
0	0	0	0	0	0	0	0	0	0	0	0	0
0	0	0	0	0	0	0	0	0	0	0	0	0
0	0	0	0	0	0	0	0	0	0	0	0	0
0	0	0	0	0	0	0	0	0	0	0	0	0
0	0	0	1	1	0	1	1	2	2	1	1	0
0	0	0	0	1	0	0	1	0	1	1	0	0
0	0	0	1	0	0	1	0	2	1	0	1	0
1	1	4	9	15	30	30	18	27	31	34	19	10
1	1	4	8	14	30	29	18	27	31	33	18	9
0	0	0	0	1	0	0	0	0	0	1	1	1
0	0	0	0	0	0	0	0	0	0	0	0	0
0	0	0	0	0	0	0	0	0	0	0	1	1
0	0	0	0	0	0	0	0	0	0	0	1	1
0	0	0	0	0	0	0	0	0	0	0	0	0
0	0	0	0	0	0	0	0	0	0	0	0	0
0	0	0	0	0	0	1	2	0	0	0	0	0
0	2	0	0	0	2	1	2	1	1	5	3	10
4	3	8	8	9	13	12	19	40	89	181	311	630
0	0	0	0	0	1	1	4	1	7	18	39	125
4	2	8	8	9	12	11	15	39	82	163	272	505
4	2	6	7	9	12	11	14	37	78	155	254	469
7	16	9	2	0	0	0	0	0	0	0	0	0
7	16	9	1	0	0	0	0	0	0	0	0	0
2	5	4	1	0	0	0	0	0	0	0	0	0
2	3	2	0	0	0	0	0	0	0	0	0	0
0	2	1	0	0	0	0	0	0	0	0	0	0
0	0	0	0	0	0	0	0	0	0	0	0	0
1	1	1	0	0	0	0	0	0	0	0	0	0
0	1	1	0	0	0	0	0	0	0	0	0	0
0	0	0	1	0	0	0	0	0	0	0	0	0
0	0	0	0	0	0	0	0	0	0	0	0	0
0	0	0	0	0	0	0	0	0	0	0	0	0

表 7-1-12(续) 2006年全国疾病监测系统分死因

疾病编码	疾病名称	总计	0岁	1岁~	5岁~	10岁~	15岁~	20岁~
C046	a.早产儿和未成熟儿	58	58	0	0	0	0	0
C047	2.新生儿产伤和窒息	213	213	0	0	0	0	0
C048	3.新生儿溶血性疾病	1	1	0	0	0	0	0
C049	4.新生儿硬化病	2	2	0	0	0	0	0
C050	E.营养缺乏性疾病	146	2	4	0	0	0	0
C051	1.营养不良	104	1	3	0	0	0	0
C052	2.缺铁性贫血	37	1	0	0	0	0	0
C053	Ⅱ.非感染性疾病	52090	202	75	45	55	89	124
C054	A.恶性肿瘤	12625	7	18	20	28	37	55
C055	1.唇、口腔和咽恶性肿瘤	197	0	0	0	0	0	0
C056	a.鼻咽癌	130	0	0	0	0	0	0
C057	2.食管癌	941	0	0	0	0	1	1
C058	3.胃癌	1639	0	0	0	0	1	1
C059	4.结直肠癌	1014	0	0	0	0	0	2
C060	5.肝癌	1536	0	0	0	2	3	6
C061	6.胰腺癌	425	0	0	0	0	0	0
C062	7.肺癌	2942	0	0	0	0	1	1
C063	8.皮肤癌	70	0	0	0	1	1	1
C064	9.乳腺癌	843	0	0	0	0	0	0
C065	10.子宫颈癌	226	0	0	0	0	0	0
C066	11.子宫体癌	368	0	0	0	1	1	2
C067	12.卵巢癌	256	0	0	0	0	1	2
C068	13.前列腺癌	0	0	0	0	0	0	0
C069	14.膀胱癌	104	0	0	0	0	0	0
C070	15.淋巴瘤与多发性骨髓瘤	241	0	1	3	3	1	6
C071	16.白血病	418	4	10	8	14	18	18
C072	B.其他肿瘤	225	0	2	1	1	0	0
C073	1.良性肿瘤	73	0	1	1	1	0	0
C074	C.糖尿病	1737	0	0	0	0	0	1
C075	D.内分泌、血液造血及免疫疾病	165	3	5	0	3	4	2
C076	E.神经和精神疾病	1085	4	7	5	7	7	11
C077	1.精神障碍	578	0	0	0	1	0	8
C078	a.精神分裂症	100	0	0	0	0	0	2
C079	2.神经系统疾病	507	4	7	5	6	7	3
C080	a.阿尔茨海默病	15	0	0	0	0	0	0
C081	b.帕金森病	74	0	0	0	0	0	0
C082	c.癫痫	77	1	3	1	1	5	1
C083	F.感官疾病	9	0	0	0	0	0	0
C084	G.循环系统疾病	25679	9	3	2	6	12	21
C085	1.急性风湿热	54	1	0	0	0	0	0
C086	2.心脏病	11697	5	2	0	4	7	12
C087	a.慢性风湿性心脏病	452	0	0	0	0	3	2
C088	b.高血压心脏病	2094	0	0	0	0	0	0
C089	c.肺源性心脏病	162	0	0	0	1	0	1
C090	d.缺血性心脏病	7992	2	1	0	1	1	4

第七章 地区别、性别、年龄别、死因别死亡数及死亡率

年龄别死亡数（东部地区，女）

25岁~	30岁~	35岁~	40岁~	45岁~	50岁~	55岁~	60岁~	65岁~	70岁~	75岁~	80岁~	85岁~
0	0	0	0	0	0	0	0	0	0	0	0	0
0	0	0	0	0	0	0	0	0	0	0	0	0
0	0	0	0	0	0	0	0	0	0	0	0	0
0	0	0	0	0	0	0	0	0	0	0	0	0
0	2	1	1	2	2	4	1	8	8	9	31	71
0	0	0	0	2	1	2	0	4	1	6	24	60
0	2	1	1	0	1	2	1	3	6	3	5	11
138	277	505	935	1162	2023	2414	2807	4222	7159	9264	9761	10829
66	146	263	476	649	997	1122	1100	1475	1950	1907	1431	878
1	3	4	6	3	17	28	23	21	19	32	21	19
1	2	3	6	3	15	21	16	14	14	16	7	12
1	3	2	7	18	40	67	76	145	174	184	148	74
8	21	24	61	61	103	127	137	182	256	280	240	137
1	10	15	29	33	53	78	80	118	169	177	146	103
10	17	32	63	85	136	162	156	176	222	214	159	93
0	0	5	12	12	36	31	24	54	84	73	60	34
2	14	31	93	136	197	229	270	394	542	522	318	192
1	0	0	2	2	5	3	4	3	7	10	10	20
5	21	56	54	105	138	119	66	63	71	55	51	39
4	5	15	22	24	26	21	14	15	23	27	19	11
2	10	13	20	25	40	47	38	44	44	37	26	18
1	3	2	17	29	40	29	30	33	25	26	13	5
0	0	0	0	0	0	0	0	0	0	0	0	0
0	0	2	0	1	2	3	3	18	16	23	17	19
6	4	9	11	12	19	22	24	25	36	26	25	8
10	16	29	24	36	25	30	40	33	41	25	31	6
2	7	12	15	12	19	24	10	14	26	29	28	23
0	5	5	7	4	5	6	4	8	6	8	5	7
7	4	13	20	44	82	102	151	204	333	348	265	163
3	4	9	11	4	10	8	14	15	14	25	16	15
10	23	23	35	22	38	43	41	63	98	153	225	270
3	11	8	18	8	21	17	18	26	36	89	135	179
3	8	6	10	5	15	9	7	12	3	6	5	9
7	12	15	17	14	17	26	23	37	62	64	90	91
0	0	0	0	0	0	1	0	1	1	1	3	8
0	0	0	0	0	2	4	6	8	14	13	17	10
3	5	8	10	6	5	6	0	3	5	7	4	3
0	0	0	0	0	0	0	0	0	1	1	0	7
29	52	123	256	326	672	825	1133	1827	3557	4935	5466	6422
0	0	2	1	2	1	5	7	6	5	8	8	8
22	37	70	122	145	317	359	499	780	1557	2131	2346	3281
2	8	7	12	17	45	46	33	42	71	58	51	55
0	1	11	20	25	49	58	74	161	278	398	472	546
1	2	1	5	2	9	2	5	12	19	31	26	45
15	18	41	74	81	192	222	348	499	1057	1485	1617	2334

表 7-1-12(续)　2006 年全国疾病监测系统分死因

疾病编码	疾病名称	总计	0岁	1岁~	5岁~	10岁~	15岁~	20岁~
C091	急性心肌梗死	4504	0	0	0	1	1	3
C092	3.脑血管疾病	13760	3	1	2	2	4	8
C093	H.呼吸系统疾病	7820	5	1	1	1	2	3
C094	1.慢性下呼吸道疾病	7428	3	0	0	0	2	0
C095	a.慢性阻塞性肺疾病	7227	3	0	0	0	1	0
C096	b.哮喘	180	0	0	0	0	1	0
C097	2.尘肺	8	0	0	0	0	0	0
C098	I.消化系统疾病	1329	8	3	3	1	1	5
C099	1.消化性溃疡	207	0	0	0	0	0	1
C100	2.肝疾病	400	1	0	0	0	1	1
C101	a.肝硬化	288	0	0	0	0	1	0
C102	3.阑尾炎	17	0	0	0	0	0	0
C103	4.肠梗阻	81	0	1	2	0	0	3
C104	J.泌尿生殖系统疾病	795	1	2	4	1	4	9
C105	1.肾炎和肾病	735	0	2	4	1	4	9
C106	a.肾小球和肾小管间质疾病	531	0	0	3	0	3	9
C107	2.良性前列腺肥大	0	0	0	0	0	0	0
C108	K.皮肤病	119	1	0	0	0	2	2
C109	L.肌肉骨骼和结缔组织疾病	222	0	0	1	3	7	7
C110	1.风湿性关节炎	85	0	0	0	0	0	0
C111	2.骨关节炎	2	0	0	0	0	0	0
C112	M.先天异常	280	164	34	8	4	13	8
C113	1.先天性心脏病	175	98	21	6	2	8	5
C114	N.口腔疾病	0	0	0	0	0	0	0
C115	Ⅲ.伤害	4149	25	69	39	53	108	123
C116	A.意外伤害	2958	23	65	38	47	69	80
C117	1.交通事故	1073	2	21	13	13	36	52
C118	a.道路交通事故	706	1	14	11	8	21	42
C119	1a* 机动车辆交通事故	598	1	9	10	6	18	36
C120	1b* 机动车以外的运输事故	177	1	6	1	3	6	6
C121	2.意外中毒	151	0	3	2	1	5	9
C122	3.意外跌落	1021	4	5	1	3	1	8
C123	4.火灾	71	0	0	1	0	2	2
C124	5.溺水	271	2	29	14	28	17	5
C125	6.意外的机械性窒息	55	9	1	0	1	1	1
C126	7.触电	21	0	0	2	1	3	2
C127	8.砸死	17	0	1	1	0	0	0
C128	9.由机械切割和穿刺工具所致的意外事故	8	0	0	0	0	1	0
C129	10.自然环境因素导致的意外事故	43	0	0	1	0	1	0
C130	B.故意伤害	1129	2	3	1	6	35	42
C131	1.自杀	1027	0	0	0	6	31	38
C132	2.被杀	102	2	3	1	0	4	4

年龄别死亡数(东部地区,女)

25岁~	30岁~	35岁~	40岁~	45岁~	50岁~	55岁~	60岁~	65岁~	70岁~	75岁~	80岁~	85岁~
13	16	29	68	53	144	154	227	301	629	868	831	1166
7	15	51	129	177	351	456	620	1030	1972	2766	3068	3096
1	6	15	40	39	92	153	214	448	894	1461	1906	2537
1	3	8	31	35	83	143	201	426	858	1405	1826	2402
0	1	7	28	32	82	134	192	420	833	1372	1775	2346
1	2	1	3	3	1	8	7	5	22	29	44	53
0	0	0	0	0	0	0	1	1	1	1	1	3
1	4	16	27	21	47	57	65	84	156	244	258	328
0	1	1	1	3	7	7	8	10	22	40	50	56
0	2	11	20	15	29	37	39	40	56	63	58	27
0	1	5	8	12	21	26	28	31	39	53	43	20
0	0	0	0	0	0	0	0	1	3	5	3	5
1	0	1	0	0	1	1	3	5	8	18	12	25
10	13	21	38	35	48	55	61	77	99	113	104	100
10	13	20	35	33	44	52	60	73	93	104	91	87
8	9	18	25	23	34	35	50	52	60	78	60	64
0	0	0	0	0	0	0	0	0	0	0	0	0
1	5	2	3	2	4	3	0	1	4	13	30	46
5	6	3	7	4	11	16	13	11	24	32	32	40
0	1	0	1	1	2	9	8	7	12	18	13	13
0	0	0	0	0	0	0	0	0	0	0	0	2
3	7	5	7	4	3	6	5	3	3	3	0	0
3	5	4	5	4	1	3	2	2	3	3	0	0
0	0	0	0	0	0	0	0	0	0	0	0	0
120	165	261	263	213	264	216	186	228	305	388	461	661
78	89	162	153	124	160	139	127	151	210	284	370	588
48	65	114	96	82	97	95	77	71	79	62	27	23
27	40	72	62	50	60	65	50	51	52	48	20	12
24	36	65	51	40	49	54	44	41	49	41	15	9
6	5	18	17	14	20	21	12	12	10	9	6	4
10	5	8	8	9	10	10	5	16	15	18	13	4
4	5	15	12	12	20	15	22	32	68	144	228	421
0	3	0	1	1	5	3	0	2	6	13	10	22
7	7	10	15	14	16	3	8	14	20	14	31	17
4	1	2	2	0	1	2	4	3	4	5	8	6
2	0	1	2	3	1	0	0	2	2	0	0	0
1	0	2	4	1	1	0	1	0	2	1	1	1
1	1	1	1	0	0	0	0	0	0	1	0	2
0	0	4	4	0	2	5	4	4	1	5	4	8
41	72	95	103	85	99	74	55	75	91	99	83	68
38	62	78	90	75	86	68	53	75	89	95	78	65
3	10	17	13	10	13	6	2	0	2	4	5	3

疾病编码	疾病名称	总计	0岁	1岁~	5岁~	10岁~	15岁~	20岁~
C001	总计	123790	2060	561	400	455	867	965
C002	Ⅰ.感染性、母婴及营养缺乏性疾病	5559	1358	83	19	33	46	43
C003	A.传染病和寄生虫病	2221	68	40	9	25	36	25
C004	1.结核病	897	1	4	1	3	10	8
C005	a.呼吸道结核	857	1	1	0	2	8	6
C006	2.性传播疾病(不包括艾滋病)	5	1	0	0	0	0	0
C007	a.梅毒	1	1	0	0	0	0	0
C008	3.艾滋病	91	1	2	0	3	1	0
C009	4.腹泻病	52	13	5	0	0	1	2
C010	a.痢疾	8	4	0	0	0	0	1
C011	b.伤寒和副伤寒	5	0	0	0	0	1	1
C012	5.好发于儿童期的疾病	24	11	0	1	0	1	0
C013	a.百日咳	0	0	0	0	0	0	0
C014	b.脊髓灰质炎	3	0	0	0	0	1	0
C015	c.白喉	1	0	0	0	0	0	0
C016	d.麻疹	3	3	0	0	0	0	0
C017	e.破伤风	17	8	0	1	0	0	0
C018	6.脑(脊)膜炎	42	8	6	2	2	5	1
C019	a.脑膜炎球菌感染	13	2	3	2	0	1	0
C020	b.脑膜炎	29	6	3	0	2	4	1
C021	7.病毒性肝炎	738	0	1	0	2	4	7
C022	a.乙型肝炎	720	0	1	0	2	4	7
C023	b.丙型肝炎	4	0	0	0	0	0	0
C024	8.疟疾	0	0	0	0	0	0	0
C025	9.热带病	19	0	0	0	0	0	0
C026	a.血吸虫病	19	0	0	0	0	0	0
C027	10.流行性乙型脑炎	8	0	3	1	2	0	0
C028	11.钩端螺旋体病	0	0	0	0	0	0	0
C029	12.流行性出血热	8	0	0	0	0	0	0
C030	13.败血病	122	18	7	0	2	3	3
C031	B.呼吸系统感染性疾病	2091	221	43	10	8	10	3
C032	1.上呼吸道感染	283	6	2	0	0	1	0
C033	2.下呼吸道感染	1808	215	41	10	8	9	3
C034	a.肺炎	1671	210	41	10	8	7	3
C035	C.妊娠、分娩和产褥期疾病	83	0	0	0	0	0	15
C036	1.直接产科原因	82	0	0	0	0	0	15
C037	a.产后出血	30	0	0	0	0	0	4
C038	b.产褥期感染	14	0	0	0	0	0	4
C039	c.妊娠高血压综合征	10	0	0	0	0	0	2
C040	d.阻梗性分娩	1	0	0	0	0	0	0
C041	e.流产	6	0	0	0	0	0	1
C042	f.母体产伤	3	0	0	0	0	0	0
C043	2.间接产科原因	0	0	0	0	0	0	0
C044	D.起源于围生期的某些情况	1064	1064	0	0	0	0	0
C045	1.低出生体重	228	228	0	0	0	0	0

第七章 地区别、性别、年龄别、死因别死亡数及死亡率

年龄别死亡数（中部地区，男女合计）

25岁~	30岁~	35岁~	40岁~	45岁~	50岁~	55岁~	60岁~	65岁~	70岁~	75岁~	80岁~	85岁~
1098	1862	3059	3932	4335	6972	8213	9807	13092	18700	17875	16544	12976
47	95	162	170	162	225	256	270	334	496	478	565	716
28	62	120	158	138	190	203	210	223	270	197	126	92
11	24	47	54	45	84	69	83	110	142	105	57	39
7	21	42	53	42	79	68	81	109	140	103	56	38
0	1	0	0	0	0	0	0	0	2	1	0	0
0	0	0	0	0	0	0	0	0	0	0	0	0
1	8	14	22	16	9	3	6	2	2	0	1	0
0	1	1	1	1	3	1	2	1	6	3	6	5
0	0	0	0	0	0	0	0	0	1	0	0	2
0	0	0	0	0	1	0	0	0	0	1	1	0
0	1	1	0	0	3	0	1	1	1	0	2	1
0	0	0	0	0	0	0	0	0	0	0	0	0
0	0	1	0	0	0	0	0	0	0	0	1	0
0	0	0	0	0	1	0	0	0	0	0	0	0
0	0	0	0	0	0	0	0	0	0	0	0	0
0	1	0	0	0	2	0	1	1	1	0	1	1
1	1	0	0	0	4	2	1	1	3	0	2	3
0	0	0	0	0	0	1	0	0	0	0	1	3
1	1	0	0	0	4	1	1	1	3	0	1	0
11	22	40	59	55	67	95	86	83	79	64	41	21
10	22	38	57	55	65	92	86	80	79	64	38	19
1	0	0	1	0	0	1	0	1	0	0	0	0
0	0	0	0	0	0	0	0	0	0	0	0	0
0	0	0	3	0	2	2	1	3	3	2	1	2
0	0	0	3	0	2	2	1	3	3	2	1	2
0	0	1	0	0	0	0	0	0	1	0	0	0
0	0	0	0	0	0	0	0	0	0	0	0	0
0	0	2	0	2	1	1	2	0	0	0	0	0
1	1	2	4	7	3	13	9	8	12	12	10	7
3	8	14	10	23	32	51	57	107	218	269	415	589
0	0	1	0	0	1	2	2	9	21	42	69	127
3	8	13	10	23	31	49	55	98	197	227	346	462
3	7	11	7	22	29	48	53	88	182	209	327	406
16	24	25	2	0	0	1	0	0	0	0	0	0
16	23	25	2	0	0	1	0	0	0	0	0	0
6	9	10	1	0	0	0	0	0	0	0	0	0
3	4	3	0	0	0	0	0	0	0	0	0	0
2	4	2	0	0	0	0	0	0	0	0	0	0
0	0	1	0	0	0	0	0	0	0	0	0	0
0	2	2	1	0	0	0	0	0	0	0	0	0
0	1	2	0	0	0	0	0	0	0	0	0	0
0	0	0	0	0	0	0	0	0	0	0	0	0
0	0	0	0	0	0	0	0	0	0	0	0	0
0	0	0	0	0	0	0	0	0	0	0	0	0

表 7-1-13(续) 2006年全国疾病监测系统分死因

疾病编码	疾病名称	总计	0岁	1岁~	5岁~	10岁~	15岁~	20岁~
C046	a.早产儿和未成熟儿	197	197	0	0	0	0	0
C047	2.新生儿产伤和窒息	626	626	0	0	0	0	0
C048	3.新生儿溶血性疾病	8	8	0	0	0	0	0
C049	4.新生儿硬化病	14	14	0	0	0	0	0
C050	E.营养缺乏性疾病	100	5	0	0	0	0	0
C051	1.营养不良	45	2	0	0	0	0	0
C052	2.缺铁性贫血	31	2	0	0	0	0	0
C053	Ⅱ.非感染性疾病	104174	509	182	116	129	290	293
C054	A.恶性肿瘤	27138	22	48	45	57	109	99
C055	1.唇、口腔和咽恶性肿瘤	414	1	0	0	1	5	0
C056	a.鼻咽癌	223	0	0	0	1	3	0
C057	2.食管癌	3139	0	0	0	0	0	4
C058	3.胃癌	4477	0	0	0	0	4	2
C059	4.结直肠癌	1508	0	0	0	1	2	0
C060	5.肝癌	5340	0	0	0	0	4	10
C061	6.胰腺癌	555	0	0	0	0	0	0
C062	7.肺癌	6194	0	0	0	1	3	5
C063	8.皮肤癌	121	0	0	0	1	1	0
C064	9.乳腺癌	604	0	0	0	0	0	0
C065	10.子宫颈癌	391	0	0	0	0	0	2
C066	11.子宫体癌	393	0	0	0	0	0	0
C067	12.卵巢癌	140	0	0	0	0	3	2
C068	13.前列腺癌	144	0	0	0	0	0	0
C069	14.膀胱癌	254	0	0	0	0	0	0
C070	15.淋巴瘤与多发性骨髓瘤	318	1	1	0	2	9	8
C071	16.白血病	785	12	32	30	35	49	39
C072	B.其他肿瘤	409	2	4	5	0	3	3
C073	1.良性肿瘤	162	2	3	4	0	0	3
C074	C.糖尿病	1893	3	1	0	1	8	6
C075	D.内分泌、血液造血及免疫疾病	264	11	6	3	5	4	2
C076	E.神经和精神疾病	1274	10	16	9	12	30	31
C077	1.精神障碍	525	0	0	0	0	6	7
C078	a.精神分裂症	150	0	0	0	0	1	2
C079	2.神经系统疾病	749	10	16	9	12	24	24
C080	a.阿尔茨海默病	7	0	0	0	0	0	0
C081	b.帕金森病	52	0	0	0	0	0	0
C082	c.癫痫	157	0	1	2	7	12	16
C083	F.感官疾病	5	0	0	0	0	0	0
C084	G.循环系统疾病	51934	57	12	12	13	55	82
C085	1.急性风湿热	249	1	0	0	2	0	0
C086	2.心脏病	22802	24	9	7	9	35	45
C087	a.慢性风湿性心脏病	652	0	0	0	3	1	1
C088	b.高血压心脏病	4248	0	0	0	0	0	3
C089	c.肺源性心脏病	296	1	0	0	0	1	1
C090	d.缺血性心脏病	14655	6	0	1	3	20	30

第七章 地区别、性别、年龄别、死因别死亡数及死亡率

年龄别死亡数（中部地区，男女合计）

25岁~	30岁~	35岁~	40岁~	45岁~	50岁~	55岁~	60岁~	65岁~	70岁~	75岁~	80岁~	85岁~
0	0	0	0	0	0	0	0	0	0	0	0	0
0	0	0	0	0	0	0	0	0	0	0	0	0
0	0	0	0	0	0	0	0	0	0	0	0	0
0	0	0	0	0	0	0	0	0	0	0	0	0
0	1	3	0	1	3	1	3	4	8	12	24	35
0	0	0	0	1	1	0	1	0	0	3	15	22
0	1	2	0	0	1	0	2	3	5	7	3	5
407	848	1594	2574	3267	5698	7084	8865	12012	17311	16538	15125	11316
152	340	696	1085	1456	2385	2865	3153	3799	4470	3306	2045	998
5	6	19	19	36	44	39	49	56	44	49	23	17
4	4	16	11	22	28	22	27	28	17	20	14	6
1	5	16	57	92	192	307	416	469	620	496	318	146
8	31	47	117	164	338	452	537	705	802	639	428	202
10	19	46	55	86	119	125	143	197	277	231	134	63
24	89	217	326	402	621	702	642	674	712	479	291	147
3	1	9	21	28	45	66	70	68	123	69	35	14
19	49	90	181	269	482	607	726	991	1227	872	456	215
5	3	1	5	10	10	11	10	11	9	12	16	16
4	14	46	60	76	103	79	62	54	50	21	20	15
2	9	22	32	38	55	58	37	48	32	26	19	11
2	5	10	23	37	58	52	46	53	36	30	22	18
1	2	6	12	16	15	15	17	14	12	9	12	4
0	0	0	0	1	3	2	6	19	25	32	38	18
0	2	5	5	6	13	12	28	29	45	51	44	14
5	7	16	13	16	21	29	42	45	40	34	20	9
28	49	54	44	43	54	75	64	66	57	31	17	5
4	9	14	15	29	34	38	45	45	67	40	38	14
1	7	9	3	12	11	15	18	20	21	12	17	4
16	13	28	46	60	115	178	189	274	372	318	165	100
7	4	8	17	13	20	30	13	21	38	33	22	7
21	54	71	53	49	57	47	67	89	131	149	187	191
12	33	34	30	23	26	17	23	32	55	60	88	79
6	18	13	14	9	12	8	11	7	12	11	15	11
9	21	37	23	26	31	30	44	57	76	89	99	112
0	0	0	0	0	0	0	0	0	0	4	2	1
0	0	0	1	1	2	2	4	7	11	7	11	6
6	15	21	12	15	16	5	9	5	9	2	4	0
0	0	0	0	0	0	0	0	0	0	0	2	3
121	272	518	944	1262	2423	3099	4139	5799	8804	8900	8644	6772
0	1	4	6	7	9	25	16	35	43	45	34	21
75	145	288	423	556	952	1282	1744	2331	3584	3647	3979	3661
9	8	18	21	25	51	44	73	57	109	91	78	63
8	6	25	45	64	123	233	354	515	807	742	745	577
0	3	2	4	4	9	11	7	13	36	58	52	50	51
42	89	202	284	386	634	856	1134	1475	2224	2327	2563	2376

表7-1-13(续) 2006年全国疾病监测系统分死因

疾病编码	疾病名称	总计	0岁	1岁~	5岁~	10岁~	15岁~	20岁~
C091	急性心肌梗死	8966	0	0	0	1	17	24
C092	3.脑血管疾病	28598	31	3	5	2	20	37
C093	H.呼吸系统疾病	15287	25	6	8	4	8	9
C094	1.慢性下呼吸道疾病	14693	18	2	4	3	3	4
C095	a.慢性阻塞性肺疾病	14125	17	2	4	3	1	4
C096	b.哮喘	529	1	0	0	0	2	0
C097	2.尘肺	71	0	0	0	0	1	0
C098	I.消化系统疾病	3180	30	9	3	4	5	7
C099	1.消化性溃疡	491	1	0	0	0	0	1
C100	2.肝疾病	1587	6	3	3	4	2	2
C101	a.肝硬化	1118	3	0	2	2	0	2
C102	3.阑尾炎	34	0	0	0	0	2	1
C103	4.肠梗阻	135	5	1	0	0	1	0
C104	J.泌尿生殖系统疾病	1839	3	2	5	2	19	29
C105	1.肾炎和肾病	1678	2	2	4	2	19	29
C106	a.肾小球和肾小管间质疾病	1219	2	2	3	2	18	22
C107	2.良性前列腺肥大	18	0	0	0	0	0	0
C108	K.皮肤病	72	0	0	0	0	2	5
C109	L.肌肉骨骼和结缔组织疾病	276	0	0	1	2	11	3
C110	1.风湿性关节炎	108	0	0	0	0	0	0
C111	2.骨关节炎	1	0	0	0	0	0	0
C112	M.先天异常	594	346	78	24	29	36	17
C113	1.先天性心脏病	427	241	63	19	22	29	12
C114	N.口腔疾病	9	0	0	1	0	0	0
C115	Ⅲ.伤害	12818	125	269	254	289	521	623
C116	A.意外伤害	9392	124	265	245	265	411	484
C117	1.交通事故	4515	20	65	66	57	240	291
C118	a.道路交通事故	3389	15	44	42	47	173	218
C119	1a*机动车辆交通事故	2687	13	29	31	36	143	180
C120	1b*机动车以外的运输事故	1035	4	23	14	14	50	57
C121	2.意外中毒	691	4	8	7	13	26	39
C122	3.意外跌落	1453	8	24	13	10	23	37
C123	4.火灾	195	2	4	1	4	2	4
C124	5.溺水	1104	13	135	133	155	77	48
C125	6.意外的机械性窒息	330	58	7	4	7	8	10
C126	7.触电	284	0	1	6	5	18	22
C127	8.砸死	202	0	0	1	1	6	5
C128	9.由机械切割和穿刺工具所致的意外事故	38	0	1	2	1	1	4
C129	10.自然环境因素导致的意外事故	92	0	2	1	1	3	4
C130	B.故意伤害	3259	1	1	9	21	99	134
C131	1.自杀	2969	0	0	1	18	73	102
C132	2.被杀	269	1	1	8	3	25	28

年龄别死亡数（中部地区，男女合计）

25岁~	30岁~	35岁~	40岁~	45岁~	50岁~	55岁~	60岁~	65岁~	70岁~	75岁~	80岁~	85岁~
30	78	159	219	279	456	617	741	922	1315	1337	1447	1322
44	126	223	510	690	1446	1773	2349	3396	5126	5169	4595	3053
13	28	46	102	134	279	392	744	1405	2705	3087	3465	2827
10	23	35	83	121	254	368	707	1354	2618	2996	3364	2726
8	20	30	79	115	244	352	676	1306	2498	2883	3242	2641
1	1	4	4	6	8	16	30	43	113	104	114	82
0	1	3	7	5	8	3	4	8	16	7	6	2
15	60	89	166	172	240	283	299	352	413	456	327	248
4	7	9	13	20	29	35	32	55	72	89	74	49
4	35	62	121	114	160	195	189	167	185	175	92	67
3	25	48	91	84	117	139	130	118	129	105	69	51
0	1	1	1	1	2	2	2	3	6	3	7	2
4	0	1	5	3	7	4	4	13	23	27	23	14
33	56	93	128	76	126	128	189	195	249	207	186	113
33	51	87	122	72	121	121	177	181	224	184	163	84
27	36	57	89	41	85	90	132	121	175	137	115	65
0	0	0	0	0	0	0	1	0	2	4	8	3
0	3	3	3	2	4	5	4	4	8	7	11	11
5	7	15	9	9	12	13	17	27	50	33	31	31
0	1	1	1	2	1	5	9	13	25	20	15	15
0	0	0	0	0	0	0	0	0	1	0	0	0
20	2	13	6	5	3	6	3	1	3	0	1	1
14	1	9	3	4	1	5	7	1	0	2	0	1	0
0	0	0	0	0	0	0	3	1	1	2	1	0
636	906	1284	1168	881	1016	828	636	703	812	753	640	474
486	699	1040	925	677	755	574	395	450	470	437	359	331
293	395	574	518	350	424	325	210	221	189	133	79	65
225	304	442	377	270	326	243	164	172	133	96	58	40
165	241	351	299	214	257	195	130	143	107	77	45	31
80	84	136	121	74	98	70	49	46	50	31	19	15
29	38	74	62	54	60	52	36	47	52	49	25	16
39	57	112	106	86	101	88	59	87	121	151	152	179
9	18	19	18	23	7	7	7	9	13	16	21	11
33	50	65	51	39	50	34	36	31	51	42	40	21
27	37	54	45	22	19	4	6	8	4	5	4	1
19	36	37	25	24	28	25	11	15	5	5	1	1
11	20	33	36	33	12	15	8	4	6	8	3	0
1	5	5	4	4	2	2	3	2	0	1	0	0
3	4	13	7	4	12	2	6	4	6	6	8	6
140	197	222	225	194	251	236	232	248	332	304	275	138
115	163	188	188	172	226	224	224	244	326	297	273	135
20	30	32	34	21	24	12	8	4	6	7	2	3

表 7－1－14　2006年全国疾病监测系统分死因

疾病编码	疾病名称	总计	0岁	1岁～	5岁～	10岁～	15岁～	20岁～
C001	总计	73593	1184	342	272	314	607	682
C002	Ⅰ．感染性、母婴及营养缺乏性疾病	3294	765	47	10	18	34	21
C003	A．传染病和寄生虫病	1544	41	26	6	14	27	19
C004	1．结核病	670	1	4	1	0	6	7
C005	a．呼吸道结核	643	1	1	0	0	4	5
C006	2．性传播疾病（不包括艾滋病）	1	0	0	0	0	0	0
C007	a．梅毒	0	0	0	0	0	0	0
C008	3．艾滋病	55	1	2	0	3	1	0
C009	4．腹泻病	26	8	2	0	0	1	0
C010	a．痢疾	3	2	0	0	0	0	0
C011	b．伤寒和副伤寒	3	0	0	0	0	1	0
C012	5．好发于儿童期的疾病	13	7	0	0	0	1	0
C013	a．百日咳	0	0	0	0	0	0	0
C014	b．脊髓灰质炎	1	0	0	0	0	1	0
C015	c．白喉	1	0	0	0	0	0	0
C016	d．麻疹	2	2	0	0	0	0	0
C017	e．破伤风	9	5	0	0	0	0	0
C018	6．脑(脊)膜炎	26	4	4	2	1	5	1
C019	a．脑膜炎球菌感染	9	1	2	2	0	1	0
C020	b．脑膜炎	17	3	2	0	1	4	1
C021	7．病毒性肝炎	520	0	0	0	2	3	7
C022	a．乙型肝炎	507	0	0	0	2	3	7
C023	b．丙型肝炎	3	0	0	0	0	0	0
C024	8．疟疾	0	0	0	0	0	0	0
C025	9．热带病	15	0	0	0	0	0	0
C026	a．血吸虫病	15	0	0	0	0	0	0
C027	10．流行性乙型脑炎	4	0	1	1	2	0	0
C028	11．钩端螺旋体病	0	0	0	0	0	0	0
C029	12．流行性出血热	3	0	0	0	0	0	0
C030	13．败血病	74	11	5	0	0	1	2
C031	B．呼吸系统感染性疾病	1101	117	21	4	4	7	2
C032	1．上呼吸道感染	123	2	2	0	0	1	0
C033	2．下呼吸道感染	978	115	19	4	4	6	2
C034	a．肺炎	913	114	19	4	4	5	2
C035	C．妊娠、分娩和产褥期疾病	0	0	0	0	0	0	0
C036	1．直接产科原因	0	0	0	0	0	0	0
C037	a．产后出血	0	0	0	0	0	0	0
C038	b．产褥期感染	0	0	0	0	0	0	0
C039	c．妊娠高血压综合征	0	0	0	0	0	0	0
C040	d．阻梗性分娩	0	0	0	0	0	0	0
C041	e．流产	0	0	0	0	0	0	0
C042	f．母体产伤	0	0	0	0	0	0	0
C043	2．间接产科原因	0	0	0	0	0	0	0
C044	D．起源于围生期的某些情况	603	603	0	0	0	0	0
C045	1．低出生体重	115	115	0	0	0	0	0

第七章 地区别、性别、年龄别、死因别死亡数及死亡率

年龄别死亡数（中部地区，男）

25岁~	30岁~	35岁~	40岁~	45岁~	50岁~	55岁~	60岁~	65岁~	70岁~	75岁~	80岁~	85岁~
758	1276	2126	2730	2947	4595	5409	6324	8229	11515	10150	8563	5561
21	49	95	119	119	160	174	194	240	317	309	289	313
19	42	82	112	103	137	139	151	167	185	134	84	56
7	14	36	40	33	67	52	62	90	102	77	45	26
5	12	31	40	31	62	52	61	90	101	76	45	26
0	0	0	0	0	0	0	0	0	1	0	0	0
0	0	0	0	0	0	0	0	0	0	0	0	0
1	6	6	9	12	7	1	2	1	2	0	1	0
0	1	1	0	0	1	1	2	0	1	2	3	3
0	0	0	0	0	0	0	0	0	0	0	0	1
0	0	0	0	0	1	0	0	0	0	1	0	0
0	0	0	0	0	3	0	0	0	1	0	1	0
0	0	0	0	0	0	0	0	0	0	0	0	0
0	0	0	0	0	0	0	0	0	0	0	0	0
0	0	0	0	0	1	0	0	0	0	0	0	0
0	0	0	0	0	0	0	0	0	0	0	0	0
0	0	0	0	0	2	0	0	0	1	0	1	0
0	0	0	0	0	1	2	1	1	2	0	1	1
0	0	0	0	0	0	1	0	0	0	0	1	1
0	0	0	0	0	1	1	1	1	2	0	0	0
9	17	31	47	46	49	62	59	59	51	42	24	12
8	17	29	45	46	47	61	59	57	51	42	23	10
1	0	0	1	0	0	0	0	1	0	0	0	0
0	0	0	0	0	0	0	0	0	0	0	0	0
0	0	0	3	0	1	2	1	1	3	1	1	2
0	0	0	3	0	1	2	1	1	3	1	1	2
0	0	0	0	0	0	0	0	0	0	0	0	0
0	0	0	0	0	0	0	0	0	0	0	0	0
0	0	1	0	1	0	1	0	0	0	0	0	0
1	1	1	2	4	1	9	8	5	7	7	5	4
2	7	11	7	15	20	34	42	71	126	170	196	245
0	0	1	0	0	1	1	0	8	9	26	32	40
2	7	10	7	15	19	33	42	63	117	144	164	205
2	6	8	4	15	19	33	40	58	111	135	153	181
0	0	0	0	0	0	0	0	0	0	0	0	0
0	0	0	0	0	0	0	0	0	0	0	0	0
0	0	0	0	0	0	0	0	0	0	0	0	0
0	0	0	0	0	0	0	0	0	0	0	0	0
0	0	0	0	0	0	0	0	0	0	0	0	0
0	0	0	0	0	0	0	0	0	0	0	0	0
0	0	0	0	0	0	0	0	0	0	0	0	0
0	0	0	0	0	0	0	0	0	0	0	0	0

表 7-1-14(续) 2006年全国疾病监测系统分死因

疾病编码	疾病名称	总计	0岁	1岁~	5岁~	10岁~	15岁~	20岁~
C046	a.早产儿和未成熟儿	96	96	0	0	0	0	0
C047	2.新生儿产伤和窒息	366	366	0	0	0	0	0
C048	3.新生儿溶血性疾病	5	5	0	0	0	0	0
C049	4.新生儿硬化病	7	7	0	0	0	0	0
C050	E.营养缺乏性疾病	46	4	0	0	0	0	0
C051	1.营养不良	18	2	0	0	0	0	0
C052	2.缺铁性贫血	18	1	0	0	0	0	0
C053	Ⅱ.非感染性疾病	60787	307	105	68	73	174	171
C054	A.恶性肿瘤	17547	11	24	21	34	66	58
C055	1.唇、口腔和咽恶性肿瘤	276	1	0	0	1	3	0
C056	a.鼻咽癌	146	0	0	0	1	2	0
C057	2.食管癌	2193	0	0	0	0	0	3
C058	3.胃癌	3098	0	0	0	0	3	1
C059	4.结直肠癌	856	0	0	0	0	2	0
C060	5.肝癌	3950	0	0	0	0	3	7
C061	6.胰腺癌	325	0	0	0	0	0	0
C062	7.肺癌	4373	0	0	0	1	3	4
C063	8.皮肤癌	67	0	0	0	1	1	0
C064	9.乳腺癌	20	0	0	0	0	0	0
C065	10.子宫颈癌	0	0	0	0	0	0	0
C066	11.子宫体癌	0	0	0	0	0	0	0
C067	12.卵巢癌	0	0	0	0	0	0	0
C068	13.前列腺癌	144	0	0	0	0	0	0
C069	14.膀胱癌	177	0	0	0	0	0	0
C070	15.淋巴瘤与多发性骨髓瘤	196	0	0	0	1	7	5
C071	16.白血病	454	5	18	18	18	27	27
C072	B.其他肿瘤	250	1	3	2	0	3	3
C073	1.良性肿瘤	102	1	3	1	0	0	3
C074	C.糖尿病	832	1	1	0	0	3	4
C075	D.内分泌、血液造血及免疫疾病	125	7	2	1	3	0	1
C076	E.神经和精神疾病	711	6	11	7	9	28	16
C077	1.精神障碍	281	0	0	0	0	5	3
C078	a.精神分裂症	69	0	0	0	0	1	1
C079	2.神经系统疾病	430	6	11	7	9	23	13
C080	a.阿尔茨海默病	5	0	0	0	0	0	0
C081	b.帕金森病	28	0	0	0	0	0	0
C082	c.癫痫	96	0	1	1	5	11	7
C083	F.感官疾病	2	0	0	0	0	0	0
C084	G.循环系统疾病	28985	36	7	5	7	30	54
C085	1.急性风湿热	124	0	0	0	2	0	0
C086	2.心脏病	12274	15	5	3	4	20	29
C087	a.慢性风湿性心脏病	265	0	0	0	1	1	1
C088	b.高血压心脏病	2289	0	0	0	0	0	2
C089	c.肺源性心脏病	170	0	0	0	0	1	0
C090	d.缺血性心脏病	8019	4	0	1	2	11	19

第七章 地区别、性别、年龄别、死因别死亡数及死亡率

年龄别死亡数（中部地区，男）

25岁~	30岁~	35岁~	40岁~	45岁~	50岁~	55岁~	60岁~	65岁~	70岁~	75岁~	80岁~	85岁~
0	0	0	0	0	0	0	0	0	0	0	0	0
0	0	0	0	0	0	0	0	0	0	0	0	0
0	0	0	0	0	0	0	0	0	0	0	0	0
0	0	0	0	0	0	0	0	0	0	0	0	0
0	0	2	0	1	3	1	1	2	6	5	9	12
0	0	0	0	1	1	0	0	0	0	0	6	8
0	0	1	0	0	1	0	1	2	4	4	2	2
256	550	1001	1708	2149	3691	4619	5686	7521	10649	9357	7830	4863
95	209	415	697	965	1568	1949	2103	2520	2965	2129	1194	519
3	1	13	10	30	38	29	31	34	29	33	14	5
2	1	11	7	19	22	12	19	18	10	11	9	2
1	3	10	45	72	145	247	299	341	423	332	190	82
4	15	24	79	122	249	345	385	523	554	440	248	105
6	12	23	30	57	57	74	78	128	166	120	77	26
16	72	186	280	339	489	540	490	458	512	310	168	80
2	1	4	14	20	24	42	36	41	76	39	17	7
15	33	57	131	192	365	447	529	703	863	602	306	122
2	3	1	5	5	3	4	4	8	5	10	8	7
2	0	0	2	1	4	0	3	3	2	1	2	0
0	0	0	0	0	0	0	0	0	0	0	0	0
0	0	0	0	0	0	0	0	0	0	0	0	0
0	0	0	0	0	0	0	0	0	0	0	0	0
0	0	0	0	1	3	2	6	19	25	32	38	18
0	2	3	2	5	8	10	16	18	35	36	32	10
2	4	10	11	10	12	21	26	23	26	20	11	7
21	29	32	18	24	33	40	37	40	34	21	8	3
3	5	9	10	14	21	24	30	29	45	24	15	9
0	5	7	3	6	6	8	12	13	16	6	9	3
11	6	19	20	23	46	75	92	118	153	140	69	51
4	2	2	6	7	9	13	8	10	17	16	12	5
10	34	48	32	31	40	34	38	53	70	67	94	83
8	21	23	19	16	19	10	15	16	29	21	44	32
3	10	7	8	4	8	4	6	4	5	1	3	4
2	13	25	13	15	21	24	23	37	41	46	50	51
0	0	0	0	0	0	0	0	0	0	4	1	0
0	0	0	1	1	1	2	1	5	6	3	5	3
1	8	14	6	10	12	3	5	4	3	2	3	0
0	0	0	0	0	0	0	0	0	0	0	1	1
81	183	341	663	847	1564	1971	2621	3537	5257	4742	4265	2772
0	0	1	4	0	4	11	10	24	23	18	15	12
49	97	191	310	370	653	815	1051	1393	2039	1886	1916	1426
2	3	10	11	12	20	21	24	24	49	37	29	20
5	3	16	35	45	79	146	219	293	472	390	362	222
0	2	1	2	2	7	5	7	17	37	32	29	28
30	60	143	213	255	446	549	698	909	1284	1202	1238	954

表 7-1-14(续)　2006年全国疾病监测系统分死因

疾病编码	疾病名称	总计	0岁	1岁~	5岁~	10岁~	15岁~	20岁~
C091	急性心肌梗死	5025	0	0	0	1	10	17
C092	3.脑血管疾病	16418	21	2	2	1	10	25
C093	H.呼吸系统疾病	8726	16	5	5	1	2	6
C094	1.慢性下呼吸道疾病	8353	13	2	2	1	1	2
C095	a.慢性阻塞性肺疾病	8052	12	2	2	1	0	2
C096	b.哮喘	274	1	0	0	0	1	0
C097	2.尘肺	68	0	0	0	0	0	0
C098	I.消化系统疾病	2017	18	6	3	2	5	2
C099	1.消化性溃疡	312	1	0	0	0	0	1
C100	2.肝疾病	1103	3	1	3	2	2	1
C101	a.肝硬化	787	0	0	2	1	0	1
C102	3.阑尾炎	20	0	0	0	0	2	0
C103	4.肠梗阻	77	4	1	0	0	1	0
C104	J.泌尿生殖系统疾病	1098	1	2	4	2	10	16
C105	1.肾炎和肾病	978	1	2	3	2	10	16
C106	a.肾小球和肾小管间质疾病	707	1	2	2	2	10	11
C107	2.良性前列腺肥大	18	0	0	0	0	0	0
C108	K.皮肤病	34	0	0	0	0	1	2
C109	L.肌肉骨骼和结缔组织疾病	103	0	0	1	0	3	0
C110	1.风湿性关节炎	40	0	0	0	0	0	0
C111	2.骨关节炎	1	0	0	0	0	0	0
C112	M.先天异常	356	210	44	18	15	23	9
C113	1.先天性心脏病	251	149	33	14	10	17	6
C114	N.口腔疾病	1	0	0	1	0	0	0
C115	Ⅲ.伤害	8896	67	178	190	221	393	487
C116	A.意外伤害	6932	66	176	185	210	324	400
C117	1.交通事故	3404	11	39	45	42	189	232
C118	a.道路交通事故	2551	9	28	26	37	139	173
C119	1a*机动车辆交通事故	2015	8	17	17	28	115	149
C120	1b*机动车以外的运输事故	793	2	15	11	12	40	40
C121	2.意外中毒	485	3	5	5	12	14	26
C122	3.意外跌落	972	4	15	6	6	19	32
C123	4.火灾	145	1	3	1	3	2	3
C124	5.溺水	789	5	94	111	126	65	45
C125	6.意外的机械性窒息	278	34	4	4	5	6	10
C126	7.触电	245	0	1	3	5	17	22
C127	8.砸死	181	0	0	1	1	5	3
C128	9.由机械切割和穿刺工具所致的意外事故	32	0	1	2	1	1	4
C129	10.自然环境因素导致的意外事故	61	0	0	0	1	1	4
C130	B.故意伤害	1854	1	0	5	10	63	85
C131	1.自杀	1649	0	0	0	9	42	62
C132	2.被杀	186	1	0	5	1	20	19

年龄别死亡数（中部地区，男）

25岁~	30岁~	35岁~	40岁~	45岁~	50岁~	55岁~	60岁~	65岁~	70岁~	75岁~	80岁~	85岁~
24	51	118	160	196	322	397	472	580	766	694	700	517
31	86	146	345	471	898	1130	1538	2100	3161	2814	2319	1318
8	15	27	64	78	186	259	484	896	1714	1829	1880	1251
6	11	18	49	67	164	245	458	856	1650	1777	1821	1210
5	8	16	46	66	157	238	439	824	1576	1714	1758	1186
0	1	2	3	1	6	7	18	29	67	58	57	23
0	1	3	7	5	8	3	4	8	16	5	6	2
10	50	72	138	136	174	208	187	230	258	257	168	91
2	6	7	11	16	23	24	24	38	42	56	39	21
1	30	49	102	95	122	144	124	117	120	102	53	31
0	21	40	79	70	92	102	84	84	86	63	40	22
0	1	1	1	0	1	2	2	1	3	1	4	1
4	0	1	1	0	3	3	2	7	19	16	12	3
22	42	56	72	42	74	73	111	111	146	133	118	63
22	40	54	69	39	71	70	103	99	125	113	99	40
18	27	36	52	23	51	48	75	70	96	80	68	35
0	0	0	0	0	0	0	1	0	2	4	8	3
0	1	2	3	0	3	3	4	3	3	4	1	4
0	1	3	2	2	3	6	7	14	20	16	12	13
0	0	0	0	0	0	3	3	6	7	8	5	8
0	0	0	0	0	0	0	0	0	1	0	0	0
12	2	7	1	4	3	4	1	0	1	0	1	1
7	1	5	0	3	1	4	0	0	0	0	1	0
0	0	0	0	0	0	0	0	0	0	0	0	0
478	669	1014	888	662	722	585	424	439	507	430	337	205
397	571	877	742	547	576	430	273	286	302	256	180	134
240	318	473	404	288	309	241	143	139	124	83	44	40
185	242	359	296	222	240	180	110	106	84	59	33	23
139	194	284	229	172	191	143	82	86	68	48	26	19
59	67	114	103	65	70	55	37	30	34	20	11	8
20	27	59	49	42	48	35	31	31	33	30	12	3
31	47	100	93	66	87	69	44	57	76	82	72	66
7	16	15	15	20	7	5	4	3	7	10	17	6
23	38	50	31	23	29	23	19	21	35	22	21	8
26	35	52	42	21	19	4	4	5	2	3	2	0
17	31	35	23	19	24	23	7	12	4	2	0	0
11	19	33	34	30	11	14	7	3	3	6	0	0
0	4	3	4	4	2	1	3	1	0	1	0	0
2	4	10	6	4	10	1	3	3	4	2	5	1
73	94	119	134	109	140	139	143	151	199	168	152	69
53	71	96	107	93	119	131	140	148	196	163	151	68
15	19	22	25	15	20	8	3	3	3	5	1	1

表 7-1-15 2006年全国疾病监测系统分死因

疾病编码	疾病名称	总计	0岁	1岁~	5岁~	10岁~	15岁~	20岁~
C001	总计	50196	876	219	128	141	260	283
C002	Ⅰ.感染性、母婴及营养缺乏性疾病	2265	593	36	9	15	12	22
C003	A.传染病和寄生虫病	677	27	14	3	11	9	6
C004	1.结核病	227	0	0	0	3	4	1
C005	a.呼吸道结核	214	0	0	0	2	4	1
C006	2.性传播疾病(不包括艾滋病)	4	1	0	0	0	0	0
C007	a.梅毒	1	1	0	0	0	0	0
C008	3.艾滋病	36	0	0	0	0	0	0
C009	4.腹泻病	26	5	3	0	0	0	2
C010	a.痢疾	5	2	0	0	0	0	1
C011	b.伤寒和副伤寒	2	0	0	0	0	0	1
C012	5.好发于儿童期的疾病	11	4	0	1	0	0	0
C013	a.百日咳	0	0	0	0	0	0	0
C014	b.脊髓灰质炎	2	0	0	0	0	0	0
C015	c.白喉	0	0	0	0	0	0	0
C016	d.麻疹	1	1	0	0	0	0	0
C017	e.破伤风	8	3	0	1	0	0	0
C018	6.脑(脊)膜炎	16	4	2	0	1	0	0
C019	a.脑膜炎球菌感染	4	1	1	0	0	0	0
C020	b.脑膜炎	12	3	1	0	1	0	0
C021	7.病毒性肝炎	218	0	1	0	0	1	0
C022	a.乙型肝炎	213	0	1	0	0	1	0
C023	b.丙型肝炎	1	0	0	0	0	0	0
C024	8.疟疾	0	0	0	0	0	0	0
C025	9.热带病	4	0	0	0	0	0	0
C026	a.血吸虫病	4	0	0	0	0	0	0
C027	10.流行性乙型脑炎	4	0	2	0	0	0	0
C028	11.钩端螺旋体病	0	0	0	0	0	0	0
C029	12.流行性出血热	5	0	0	0	0	0	0
C030	13.败血病	48	7	2	0	2	2	1
C031	B.呼吸系统感染性疾病	990	104	22	6	4	3	1
C032	1.上呼吸道感染	160	4	0	0	0	0	0
C033	2.下呼吸道感染	830	100	22	6	4	3	1
C034	a.肺炎	758	96	22	6	4	2	1
C035	C.妊娠、分娩和产褥期疾病	83	0	0	0	0	0	15
C036	1.直接产科原因	82	0	0	0	0	0	15
C037	a.产后出血	30	0	0	0	0	0	4
C038	b.产褥期感染	14	0	0	0	0	0	4
C039	c.妊娠高血压综合征	10	0	0	0	0	0	2
C040	d.阻梗性分娩	1	0	0	0	0	0	0
C041	e.流产	6	0	0	0	0	0	1
C042	f.母体产伤	3	0	0	0	0	0	0
C043	2.间接产科原因	0	0	0	0	0	0	0
C044	D.起源于围生期的某些情况	461	461	0	0	0	0	0
C045	1.低出生体重	113	113	0	0	0	0	0

第七章 地区别、性别、年龄别、死因别死亡数及死亡率

年龄别死亡数（中部地区，女）

25岁~	30岁~	35岁~	40岁~	45岁~	50岁~	55岁~	60岁~	65岁~	70岁~	75岁~	80岁~	85岁~
340	586	933	1201	1388	2377	2804	3483	4863	7185	7725	7981	7415
26	46	67	51	43	65	82	76	94	179	169	276	403
9	20	38	46	35	53	64	59	56	85	63	42	36
4	10	11	14	12	17	17	21	20	40	28	12	13
2	9	11	13	11	17	16	20	19	39	27	11	12
0	1	0	0	0	0	0	0	0	1	1	0	0
0	0	0	0	0	0	0	0	0	0	0	0	0
0	2	8	13	4	2	2	4	1	0	0	0	0
0	0	0	1	1	2	0	0	1	5	1	3	2
0	0	0	0	0	0	0	0	0	1	0	0	1
0	0	0	0	0	0	0	0	0	0	0	1	0
0	1	1	0	0	0	0	1	1	0	0	1	1
0	0	0	0	0	0	0	0	0	0	0	0	0
0	0	1	0	0	0	0	0	0	0	0	1	0
0	0	0	0	0	0	0	0	0	0	0	0	0
0	0	0	0	0	0	0	0	0	0	0	0	0
0	1	0	0	0	0	0	1	1	0	0	0	1
1	1	0	0	0	3	0	0	0	1	0	1	2
0	0	0	0	0	0	0	0	0	0	0	0	2
1	1	0	0	0	3	0	0	0	1	0	1	0
2	5	9	12	9	18	33	27	24	28	22	17	9
2	5	9	12	9	18	31	27	23	28	22	15	9
0	0	0	0	0	0	1	0	0	0	0	0	0
0	0	0	0	0	0	0	0	0	0	0	0	0
0	0	0	0	0	1	0	0	2	0	1	0	0
0	0	0	0	0	1	0	0	2	0	1	0	0
0	0	1	0	0	0	0	0	1	0	0	0	0
0	0	0	0	0	0	0	0	0	0	0	0	0
0	0	1	0	1	1	0	2	0	0	0	0	0
0	0	1	2	3	2	4	1	3	5	5	5	3
1	1	3	3	8	12	17	15	36	92	99	219	344
0	0	0	0	0	0	1	2	1	12	16	37	87
1	1	3	3	8	12	16	13	35	80	83	182	257
1	1	3	3	7	10	15	13	30	71	74	174	225
16	24	25	2	0	0	1	0	0	0	0	0	0
16	23	25	2	0	0	1	0	0	0	0	0	0
6	9	10	1	0	0	0	0	0	0	0	0	0
3	4	3	0	0	0	0	0	0	0	0	0	0
2	4	2	0	0	0	0	0	0	0	0	0	0
0	0	1	0	0	0	0	0	0	0	0	0	0
0	2	2	1	0	0	0	0	0	0	0	0	0
0	1	2	0	0	0	0	0	0	0	0	0	0
0	0	0	0	0	0	0	0	0	0	0	0	0
0	0	0	0	0	0	0	0	0	0	0	0	0
0	0	0	0	0	0	0	0	0	0	0	0	0

表 7-1-15(续) 2006年全国疾病监测系统分死因

疾病编码	疾病名称	总计	0岁	1岁~	5岁~	10岁~	15岁~	20岁~
C046	a.早产儿和未成熟儿	101	101	0	0	0	0	0
C047	2.新生儿产伤和窒息	260	260	0	0	0	0	0
C048	3.新生儿溶血性疾病	3	3	0	0	0	0	0
C049	4.新生儿硬化病	7	7	0	0	0	0	0
C050	E.营养缺乏性疾病	54	1	0	0	0	0	0
C051	1.营养不良	27	0	0	0	0	0	0
C052	2.缺铁性贫血	13	1	0	0	0	0	0
C053	Ⅱ.非感染性疾病	43386	202	77	48	56	116	122
C054	A.恶性肿瘤	9591	11	24	24	23	43	41
C055	1.唇、口腔和咽恶性肿瘤	138	0	0	0	0	2	0
C056	a.鼻咽癌	77	0	0	0	0	1	0
C057	2.食管癌	946	0	0	0	0	0	1
C058	3.胃癌	1379	0	0	0	0	1	1
C059	4.结直肠癌	652	0	0	0	1	0	0
C060	5.肝癌	1390	0	0	0	0	1	3
C061	6.胰腺癌	230	0	0	0	0	0	0
C062	7.肺癌	1821	0	0	0	0	0	1
C063	8.皮肤癌	54	0	0	0	0	0	0
C064	9.乳腺癌	584	0	0	0	0	0	0
C065	10.子宫颈癌	391	0	0	0	0	0	2
C066	11.子宫体癌	393	0	0	0	0	0	0
C067	12.卵巢癌	140	0	0	0	0	3	2
C068	13.前列腺癌	0	0	0	0	0	0	0
C069	14.膀胱癌	77	0	0	0	0	0	0
C070	15.淋巴瘤与多发性骨髓瘤	122	1	1	0	1	2	3
C071	16.白血病	331	7	14	12	17	22	12
C072	B.其他肿瘤	159	1	1	3	0	0	0
C073	1.良性肿瘤	60	1	0	3	0	0	0
C074	C.糖尿病	1061	2	0	0	1	5	2
C075	D.内分泌、血液造血及免疫疾病	139	4	4	2	2	4	1
C076	E.神经和精神疾病	563	4	5	2	3	2	15
C077	1.精神障碍	244	0	0	0	0	1	4
C078	a.精神分裂症	81	0	0	0	0	0	1
C079	2.神经系统疾病	319	4	5	2	3	1	11
C080	a.阿尔茨海默病	2	0	0	0	0	0	0
C081	b.帕金森病	24	0	0	0	0	0	0
C082	c.癫痫	61	0	0	1	2	1	9
C083	F.感官疾病	3	0	0	0	0	0	0
C084	G.循环系统疾病	22948	21	5	7	6	25	28
C085	1.急性风湿热	125	1	0	0	0	0	0
C086	2.心脏病	10527	9	4	4	5	15	16
C087	a.慢性风湿性心脏病	387	0	0	0	2	0	0
C088	b.高血压心脏病	1959	0	0	0	0	0	1
C089	c.肺源性心脏病	126	1	0	0	0	0	1
C090	d.缺血性心脏病	6635	2	0	0	1	9	11

年龄别死亡数(中部地区,女)

25岁~	30岁~	35岁~	40岁~	45岁~	50岁~	55岁~	60岁~	65岁~	70岁~	75岁~	80岁~	85岁~
0	0	0	0	0	0	0	0	0	0	0	0	0
0	0	0	0	0	0	0	0	0	0	0	0	0
0	0	0	0	0	0	0	0	0	0	0	0	0
0	0	0	0	0	0	0	0	0	0	0	0	0
0	1	1	0	0	0	0	2	2	2	7	15	23
0	0	0	0	0	0	0	1	0	0	3	9	14
0	1	1	0	0	0	0	1	1	1	3	1	3
151	298	593	865	1118	2007	2465	3179	4491	6662	7181	7295	6453
57	131	281	388	491	817	916	1050	1279	1505	1177	851	479
2	5	6	9	6	6	10	18	22	15	16	9	12
2	3	5	4	3	6	10	8	10	7	9	5	4
0	2	6	12	20	47	60	117	128	197	164	128	64
4	16	23	38	42	89	107	152	182	248	199	180	97
4	7	23	25	29	62	51	65	69	111	111	57	37
8	17	31	46	63	132	162	152	216	200	169	123	67
1	0	5	7	8	21	24	34	27	47	30	18	7
4	16	33	50	77	117	160	197	288	364	270	150	93
3	0	0	0	5	7	7	6	3	4	2	8	9
2	14	46	58	75	99	79	59	51	48	20	18	15
2	9	22	32	38	55	58	37	48	32	26	19	11
2	5	10	23	37	58	52	46	53	36	30	22	18
1	2	6	12	16	15	15	17	14	12	9	12	4
0	0	0	0	0	0	0	0	0	0	0	0	0
0	0	2	3	1	5	2	12	11	10	15	12	4
3	3	6	2	6	9	8	16	22	14	14	9	2
7	20	22	26	19	21	35	27	26	23	10	9	2
1	4	5	5	15	13	14	15	16	22	16	23	5
1	2	2	0	6	5	7	6	7	5	6	8	1
5	7	9	26	37	69	103	97	156	219	178	96	49
3	2	6	11	6	11	17	5	11	21	17	10	2
11	20	23	21	18	17	13	29	36	61	82	93	108
4	12	11	11	7	7	7	8	16	26	39	44	47
3	8	6	6	5	4	4	5	3	7	10	12	7
7	8	12	10	11	10	6	21	20	35	43	49	61
0	0	0	0	0	0	0	0	0	0	0	1	1
0	0	0	0	0	1	0	3	2	5	4	6	3
5	7	7	6	5	4	2	4	1	6	0	1	0
0	0	0	0	0	0	0	0	0	0	0	1	2
40	89	177	280	415	859	1128	1518	2262	3547	4158	4379	4000
0	1	3	2	7	5	14	6	11	20	27	19	9
26	48	97	112	186	299	467	693	938	1545	1761	2063	2235
7	5	8	10	13	31	23	49	33	60	54	49	43
3	3	9	10	19	44	87	135	222	335	352	383	355
0	1	1	2	2	2	6	6	19	21	20	21	23
12	29	59	70	131	188	307	436	566	940	1125	1325	1422

表 7-1-15(续) 2006年全国疾病监测系统分死因

疾病编码	疾病名称	总计	0岁	1岁~	5岁~	10岁~	15岁~	20岁~
C091	急性心肌梗死	3940	0	0	0	0	7	7
C092	3.脑血管疾病	12180	10	1	3	1	10	12
C093	H.呼吸系统疾病	6561	9	1	3	3	6	3
C094	1.慢性下呼吸道疾病	6340	5	0	2	2	2	2
C095	a.慢性阻塞性肺疾病	6073	5	0	2	2	1	2
C096	b.哮喘	255	0	0	0	0	1	0
C097	2.尘肺	3	0	0	0	0	1	0
C098	I.消化系统疾病	1163	12	3	0	2	0	5
C099	1.消化性溃疡	179	0	0	0	0	0	0
C100	2.肝疾病	484	3	2	0	2	0	1
C101	a.肝硬化	331	3	0	0	1	0	1
C102	3.阑尾炎	14	0	0	0	0	0	1
C103	4.肠梗阻	58	1	0	0	0	0	0
C104	J.泌尿生殖系统疾病	741	2	0	1	0	9	13
C105	1.肾炎和肾病	700	1	0	1	0	9	13
C106	a.肾小球和肾小管间质疾病	512	1	0	1	0	8	11
C107	2.良性前列腺肥大	0	0	0	0	0	0	0
C108	K.皮肤病	38	0	0	0	0	1	3
C109	L.肌肉骨骼和结缔组织疾病	173	0	0	0	2	8	3
C110	1.风湿性关节炎	68	0	0	0	0	0	0
C111	2.骨关节炎	0	0	0	0	0	0	0
C112	M.先天异常	238	136	34	6	14	13	8
C113	1.先天性心脏病	176	92	30	5	12	12	6
C114	N.口腔疾病	8	0	0	0	0	0	0
C115	Ⅲ.伤害	3922	58	91	64	68	128	136
C116	A.意外伤害	2460	58	89	60	55	87	84
C117	1.交通事故	1111	9	26	21	15	51	59
C118	a.道路交通事故	838	6	16	16	10	34	45
C119	1a* 机动车辆交通事故	672	5	12	14	8	28	31
C120	1b* 机动车以外的运输事故	242	2	8	3	2	10	17
C121	2.意外中毒	206	1	3	2	1	12	13
C122	3.意外跌落	481	4	9	7	4	4	5
C123	4.火灾	50	1	1	0	1	0	1
C124	5.溺水	315	8	41	22	29	12	3
C125	6.意外的机械性窒息	52	24	3	0	2	2	0
C126	7.触电	39	0	0	3	0	1	0
C127	8.砸死	21	0	0	0	0	1	2
C128	9.由机械切割和穿刺工具所致的意外事故	6	0	0	0	0	0	0
C129	10.自然环境因素导致的意外事故	31	0	2	1	0	2	0
C130	B.故意伤害	1405	0	1	4	11	36	49
C131	1.自杀	1320	0	0	1	9	31	40
C132	2.被杀	83	0	1	3	2	5	9

第七章 地区别、性别、年龄别、死因别死亡数及死亡率

年龄别死亡数（中部地区，女）

25 岁~	30 岁~	35 岁~	40 岁~	45 岁~	50 岁~	55 岁~	60 岁~	65 岁~	70 岁~	75 岁~	80 岁~	85 岁~
6	27	41	58	83	134	220	269	342	549	643	747	805
13	40	77	165	219	548	643	811	1296	1965	2355	2276	1735
5	13	19	38	56	93	133	260	509	991	1258	1585	1576
4	12	17	34	54	90	123	249	498	968	1219	1543	1516
3	12	14	33	49	87	114	237	482	922	1169	1484	1455
1	0	2	1	5	2	9	12	14	46	46	57	59
0	0	0	0	0	0	0	0	0	0	2	0	0
5	10	17	28	36	66	75	112	122	155	199	159	157
2	1	2	2	4	6	11	8	17	30	33	35	28
3	5	13	19	19	38	51	65	50	65	73	39	36
3	4	8	12	14	25	37	46	34	43	42	29	29
0	0	0	0	1	1	0	0	2	3	2	3	1
0	0	0	4	3	4	1	2	6	4	11	11	11
11	14	37	56	34	52	55	78	84	103	74	68	50
11	11	33	53	33	50	51	74	82	99	71	64	44
9	9	21	37	18	34	42	57	51	79	57	47	30
0	0	0	0	0	0	0	0	0	0	0	0	0
0	2	1	0	2	1	2	0	1	5	3	10	7
5	6	12	7	7	9	7	10	13	30	17	19	18
0	1	1	1	2	1	2	6	7	18	12	10	7
0	0	0	0	0	0	0	0	0	0	0	0	0
8	0	6	5	1	0	2	2	1	2	0	0	0
7	0	4	3	1	0	1	1	0	2	0	0	0
0	0	0	0	0	0	0	3	1	1	2	1	0
158	237	270	280	219	294	243	212	264	305	323	303	269
89	128	163	183	130	179	144	122	164	168	181	179	197
53	77	101	114	62	115	84	67	82	65	50	35	25
40	62	83	81	48	86	63	54	66	49	37	25	17
26	47	67	70	42	66	52	48	57	39	29	19	12
21	17	22	18	9	28	15	12	16	16	11	8	7
9	11	15	13	12	12	17	5	16	19	19	13	13
8	10	12	13	20	14	19	15	30	45	69	80	113
2	2	4	3	3	0	2	3	6	6	6	4	5
10	12	15	20	16	21	11	17	10	16	20	19	13
1	2	2	3	1	0	0	2	3	2	2	2	1
2	5	2	2	5	4	2	4	3	1	3	1	1
0	1	0	2	3	1	1	1	1	3	2	3	0
1	1	2	0	0	0	1	0	1	0	0	0	0
1	0	3	1	0	2	1	3	1	2	4	3	5
67	103	103	91	85	111	97	89	97	133	136	123	69
62	92	92	81	79	107	93	84	96	130	134	122	67
5	11	10	9	6	4	4	5	1	3	2	1	2

表 7-1-16 2006年全国疾病监测系统分死因

疾病编码	疾病名称	总计	0岁	1岁~	5岁~	10岁~	15岁~	20岁~
C001	总计	82695	2378	899	505	476	820	1016
C002	Ⅰ.感染性、母婴及营养缺乏性疾病	6318	1626	248	78	50	56	104
C003	A.传染病和寄生虫病	2782	167	71	36	35	36	59
C004	1.结核病	1112	5	5	6	7	19	31
C005	a.呼吸道结核	1035	3	2	2	5	12	21
C006	2.性传播疾病(不包括艾滋病)	19	1	0	0	0	0	0
C007	a.梅毒	2	1	0	0	0	0	0
C008	3.艾滋病	47	0	0	0	0	0	3
C009	4.腹泻病	182	77	19	3	2	0	0
C010	a.痢疾	24	4	1	1	0	0	0
C011	b.伤寒和副伤寒	6	1	0	0	0	0	0
C012	5.好发于儿童期的疾病	43	32	1	0	0	0	1
C013	a.百日咳	0	0	0	0	0	0	0
C014	b.脊髓灰质炎	1	0	0	0	0	0	0
C015	c.白喉	0	0	0	0	0	0	0
C016	d.麻疹	0	0	0	0	0	0	0
C017	e.破伤风	42	32	1	0	0	0	1
C018	6.脑(脊)膜炎	62	12	12	6	3	2	1
C019	a.脑膜炎球菌感染	27	8	7	2	1	1	0
C020	b.脑膜炎	35	4	5	4	2	1	1
C021	7.病毒性肝炎	983	3	2	1	5	5	13
C022	a.乙型肝炎	963	3	2	1	5	4	13
C023	b.丙型肝炎	6	0	0	0	0	0	0
C024	8.疟疾	2	0	0	0	0	0	0
C025	9.热带病	6	0	0	0	0	0	0
C026	a.血吸虫病	6	0	0	0	0	0	0
C027	10.流行性乙型脑炎	10	0	4	5	0	0	0
C028	11.钩端螺旋体病	1	0	0	0	0	1	0
C029	12.流行性出血热	5	0	0	0	0	0	0
C030	13.败血病	75	12	3	2	3	3	4
C031	B.呼吸系统感染性疾病	2251	471	168	39	14	14	19
C032	1.上呼吸道感染	339	57	26	4	4	3	5
C033	2.下呼吸道感染	1910	414	142	35	10	10	14
C034	a.肺炎	1706	403	138	34	10	9	13
C035	C.妊娠、分娩和产褥期疾病	119	0	0	0	0	4	26
C036	1.直接产科原因	117	0	0	0	0	4	25
C037	a.产后出血	39	0	0	0	0	1	6
C038	b.产褥期感染	13	0	0	0	0	1	3
C039	c.妊娠高血压综合征	18	0	0	0	0	1	4
C040	d.阻梗性分娩	2	0	0	0	0	0	0
C041	e.流产	11	0	0	0	0	1	2
C042	f.母体产伤	2	0	0	0	0	0	1
C043	2.间接产科原因	2	0	0	0	0	0	1
C044	D.起源于围生期的某些情况	930	930	0	0	0	0	0
C045	1.低出生体重	166	166	0	0	0	0	0

第七章 地区别、性别、年龄别、死因别死亡数及死亡率

年龄别死亡数（西部地区，男女合计）

25岁~	30岁~	35岁~	40岁~	45岁~	50岁~	55岁~	60岁~	65岁~	70岁~	75岁~	80岁~	85岁~
1083	1795	2493	2903	2806	4836	5428	6872	8628	11261	10851	9369	8260
123	184	183	213	153	282	302	353	396	488	478	468	533
70	138	138	181	133	242	247	267	277	279	204	122	80
32	49	57	56	53	85	117	125	142	140	97	49	37
26	45	51	52	50	82	111	123	140	135	95	47	33
0	3	2	3	1	3	2	2	1	0	1	0	0
0	0	0	1	0	0	0	0	0	0	0	0	0
8	16	7	9	1	0	0	1	2	0	0	0	0
2	3	0	2	2	5	3	7	5	11	14	12	15
0	2	0	0	0	1	2	2	3	4	2	0	2
0	0	0	1	0	1	0	2	0	1	0	0	0
0	3	1	1	0	0	1	1	1	1	0	0	0
0	0	0	0	0	0	0	0	0	0	0	0	0
0	1	0	0	0	0	0	0	0	0	0	0	0
0	0	0	0	0	0	0	0	0	0	0	0	0
0	0	0	0	0	0	0	0	0	0	0	0	0
0	2	1	1	0	0	1	1	1	1	0	0	0
4	0	3	2	2	3	1	6	1	1	1	0	2
1	0	1	2	1	0	0	1	0	1	1	0	0
3	0	2	0	1	3	1	5	1	0	0	0	2
15	46	52	90	65	135	102	105	111	107	74	45	7
15	46	51	88	64	132	99	105	108	103	73	45	6
0	0	0	0	1	1	0	0	2	1	1	0	0
0	1	1	0	0	0	0	0	0	0	0	0	0
0	0	0	0	0	0	0	1	2	1	2	0	0
0	0	0	0	0	0	0	1	2	1	2	0	0
0	0	0	1	0	0	0	0	0	0	0	0	0
0	0	0	0	0	0	0	0	0	0	0	0	0
0	1	2	0	0	0	2	0	0	0	0	0	0
0	3	6	3	1	1	4	3	2	5	4	7	9
14	16	20	25	14	39	50	79	108	193	246	318	404
5	4	3	3	2	11	4	12	22	27	41	46	60
9	12	17	22	12	28	46	67	86	166	204	272	344
8	12	15	22	9	25	43	62	75	147	168	234	279
34	28	22	4	0	1	0	0	0	0	0	0	0
34	28	21	4	0	1	0	0	0	0	0	0	0
12	8	9	3	0	0	0	0	0	0	0	0	0
2	5	2	0	0	0	0	0	0	0	0	0	0
6	4	3	0	0	0	0	0	0	0	0	0	0
1	0	0	1	0	0	0	0	0	0	0	0	0
1	5	2	0	0	0	0	0	0	0	0	0	0
0	1	0	0	0	0	0	0	0	0	0	0	0
0	0	1	0	0	0	0	0	0	0	0	0	0
0	0	0	0	0	0	0	0	0	0	0	0	0
0	0	0	0	0	0	0	0	0	0	0	0	0

表 7-1-16(续)　2006年全国疾病监测系统分死因

疾病编码	疾病名称	总计	0岁	1岁~	5岁~	10岁~	15岁~	20岁~
C046	a.早产儿和未成熟儿	124	124	0	0	0	0	0
C047	2.新生儿产伤和窒息	618	618	0	0	0	0	0
C048	3.新生儿溶血性疾病	12	12	0	0	0	0	0
C049	4.新生儿硬化病	4	4	0	0	0	0	0
C050	E.营养缺乏性疾病	236	58	9	3	1	2	0
C051	1.营养不良	92	34	3	2	1	0	0
C052	2.缺铁性贫血	49	1	1	1	0	1	0
C053	II.非感染性疾病	65402	476	207	112	159	258	317
C054	A.恶性肿瘤	15001	14	33	42	60	71	92
C055	1.唇、口腔和咽恶性肿瘤	309	0	0	1	2	1	2
C056	a.鼻咽癌	175	0	0	0	2	1	2
C057	2.食管癌	1821	0	0	0	0	1	2
C058	3.胃癌	2627	0	0	0	1	0	6
C059	4.结直肠癌	888	0	0	0	0	0	4
C060	5.肝癌	2755	0	0	0	1	6	11
C061	6.胰腺癌	283	0	0	0	0	0	0
C062	7.肺癌	3146	0	0	0	5	2	6
C063	8.皮肤癌	85	0	1	0	1	0	0
C064	9.乳腺癌	290	0	0	0	0	0	1
C065	10.子宫颈癌	148	0	0	0	0	1	1
C066	11.子宫体癌	276	0	0	0	0	0	2
C067	12.卵巢癌	64	0	0	0	0	0	1
C068	13.前列腺癌	92	0	0	0	0	0	0
C069	14.膀胱癌	160	0	0	0	1	0	0
C070	15.淋巴瘤与多发性骨髓瘤	168	0	2	1	2	4	5
C071	16.白血病	520	11	17	25	25	29	33
C072	B.其他肿瘤	558	9	3	2	3	3	10
C073	1.良性肿瘤	116	7	1	1	1	2	3
C074	C.糖尿病	1061	0	1	0	2	4	3
C075	D.内分泌、血液造血及免疫疾病	273	10	26	6	2	6	10
C076	E.神经和精神疾病	1028	18	23	19	17	30	26
C077	1.精神障碍	360	0	0	0	3	3	13
C078	a.精神分裂症	129	0	0	0	2	2	4
C079	2.神经系统疾病	668	18	23	19	14	27	13
C080	a.阿尔茨海默病	48	0	0	0	0	0	0
C081	b.帕金森病	35	0	0	0	0	0	0
C082	c.癫痫	184	2	5	8	8	13	12
C083	F.感官疾病	14	0	0	0	0	0	0
C084	G.循环系统疾病	26570	53	21	12	25	61	85
C085	1.急性风湿热	172	0	0	0	0	4	2
C086	2.心脏病	13237	20	13	6	11	40	56
C087	a.慢性风湿性心脏病	918	0	0	0	1	6	7
C088	b.高血压心脏病	5539	0	0	0	0	4	8
C089	c.肺源性心脏病	165	1	2	0	0	1	0
C090	d.缺血性心脏病	5019	3	1	2	5	17	19

第七章 地区别、性别、年龄别、死因别死亡数及死亡率

年龄别死亡数(西部地区,男女合计)

25岁~	30岁~	35岁~	40岁~	45岁~	50岁~	55岁~	60岁~	65岁~	70岁~	75岁~	80岁~	85岁~
0	0	0	0	0	0	0	0	0	0	0	0	0
0	0	0	0	0	0	0	0	0	0	0	0	0
0	0	0	0	0	0	0	0	0	0	0	0	0
0	0	0	0	0	0	0	0	0	0	0	0	0
5	2	3	3	6	0	5	7	11	16	28	28	49
0	0	2	0	2	0	1	2	4	3	9	6	23
4	2	1	2	1	0	4	4	4	6	11	5	1
398	776	1334	1826	2109	3893	4586	6006	7743	10183	9812	8316	6878
107	275	516	699	833	1448	1542	1827	2031	2118	1707	1049	536
5	7	10	22	23	35	24	37	41	41	26	24	7
4	6	8	14	22	24	16	18	21	15	8	9	5
1	6	15	36	62	146	220	259	274	316	250	153	80
7	23	66	90	118	221	250	339	403	421	345	202	135
5	23	26	38	41	73	67	95	139	149	114	82	32
24	61	150	204	223	360	344	341	300	292	244	126	68
0	4	10	10	14	27	25	43	43	55	36	14	2
8	33	54	111	134	281	318	387	493	527	417	245	125
1	1	3	5	5	7	8	6	9	13	11	11	3
1	16	23	27	39	49	30	23	28	19	17	13	4
3	6	17	16	15	19	17	15	9	9	12	6	2
1	12	28	23	29	44	29	31	31	16	12	11	7
0	2	2	5	6	12	12	10	5	4	3	1	1
0	0	0	1	1	0	8	6	11	17	10	23	15
0	1	2	4	6	9	13	17	19	31	23	24	10
2	8	6	11	6	10	17	19	21	18	16	12	8
29	31	41	30	24	43	36	36	42	24	29	12	3
6	12	20	24	24	50	55	68	80	71	58	39	21
1	3	3	6	6	12	8	14	16	13	10	5	4
6	14	24	31	46	78	90	130	146	178	169	97	42
13	11	16	19	13	20	22	18	17	21	18	12	13
44	40	69	58	53	67	42	64	65	96	106	98	93
21	16	30	27	29	31	21	26	23	27	31	27	32
10	8	12	7	13	16	11	13	8	10	6	3	4
23	24	39	31	24	36	21	38	42	69	75	71	61
0	0	0	0	0	1	0	2	2	4	12	15	12
0	0	0	0	0	1	2	0	4	9	12	5	2
19	16	25	12	12	17	4	13	6	5	4	0	3
0	1	0	0	0	1	1	0	1	2	3	3	2
101	210	378	618	709	1385	1766	2310	3102	4318	4153	3792	3462
3	1	4	5	4	12	11	25	18	26	24	21	12
68	138	230	325	400	697	911	1144	1513	2021	1979	1855	1802
11	17	45	34	42	70	84	71	103	125	110	106	86
14	29	62	107	154	273	381	534	703	943	906	772	642
2	0	1	3	7	6	5	15	16	31	32	24	19
25	57	87	137	147	278	357	407	553	724	725	704	770

表 7-1-16(续) 2006年全国疾病监测系统分死因

疾病编码	疾病名称	总计	0岁	1岁~	5岁~	10岁~	15岁~	20岁~
C091	急性心肌梗死	2750	0	0	0	3	7	10
C092	3.脑血管疾病	12904	32	7	6	13	17	26
C093	H.呼吸系统疾病	15309	35	12	5	12	21	22
C094	1.慢性下呼吸道疾病	14691	19	4	5	8	12	13
C095	a.慢性阻塞性肺疾病	14457	18	4	5	8	12	12
C096	b.哮喘	204	1	0	0	0	0	0
C097	2.尘肺	166	0	0	0	0	0	0
C098	I.消化系统疾病	3411	84	37	8	13	17	29
C099	1.消化性溃疡	649	4	0	2	2	5	5
C100	2.肝疾病	1335	1	1	0	3	1	13
C101	a.肝硬化	1098	1	0	0	1	1	8
C102	3.阑尾炎	51	1	0	1	0	2	2
C103	4.肠梗阻	142	4	8	1	4	2	1
C104	J.泌尿生殖系统疾病	1262	4	2	5	6	19	23
C105	1.肾炎和肾病	1050	3	2	5	6	18	22
C106	a.肾小球和肾小管间质疾病	743	3	1	4	6	13	21
C107	2.良性前列腺肥大	39	0	0	0	0	0	0
C108	K.皮肤病	65	1	1	0	1	3	2
C109	L.肌肉骨骼和结缔组织疾病	437	0	0	0	3	2	5
C110	1.风湿性关节炎	209	0	0	0	0	0	1
C111	2.骨关节炎	3	0	0	0	0	0	0
C112	M.先天异常	402	243	47	13	15	21	10
C113	1.先天性心脏病	256	134	38	11	9	18	9
C114	N.口腔疾病	11	5	1	0	0	0	0
C115	Ⅲ.伤害	9306	131	406	296	260	487	579
C116	A.意外伤害	7302	125	387	272	232	381	470
C117	1.交通事故	2945	14	72	75	64	174	264
C118	a.道路交通事故	2029	13	47	54	49	117	187
C119	1a*机动车辆交通事故	1675	10	37	39	43	100	161
C120	1b*机动车以外的运输事故	673	4	19	20	9	45	54
C121	2.意外中毒	563	2	14	7	10	19	41
C122	3.意外跌落	1353	10	37	22	26	26	34
C123	4.火灾	103	3	6	4	1	2	3
C124	5.溺水	974	19	215	136	110	82	45
C125	6.意外的机械性窒息	308	50	7	7	5	15	12
C126	7.触电	174	0	3	3	7	22	14
C127	8.砸死	248	2	2	6	1	11	14
C128	9.由机械切割和穿刺工具所致的意外事故	68	0	1	0	1	4	10
C129	10.自然环境因素导致的意外事故	101	6	3	1	1	5	4
C130	B.故意伤害	1699	3	1	13	24	88	86
C131	1.自杀	1452	0	0	4	20	64	67
C132	2.被杀	228	3	1	9	4	23	14

第七章 地区别、性别、年龄别、死因别死亡数及死亡率

年龄别死亡数（西部地区，男女合计）

25岁~	30岁~	35岁~	40岁~	45岁~	50岁~	55岁~	60岁~	65岁~	70岁~	75岁~	80岁~	85岁~
21	35	61	88	102	175	222	228	302	384	390	344	378
26	68	140	277	298	662	821	1112	1541	2230	2125	1885	1617
34	56	98	125	186	442	659	1155	1734	2734	3021	2676	2281
32	38	77	97	166	409	625	1113	1663	2642	2948	2607	2212
29	30	75	92	160	400	609	1099	1643	2606	2902	2574	2178
2	6	2	4	5	9	13	12	17	29	41	32	31
0	6	6	8	8	11	14	14	21	38	14	16	10
42	84	123	160	171	279	287	293	399	431	365	337	251
7	10	20	21	24	31	51	48	78	104	91	93	52
17	41	73	94	105	172	148	131	159	159	102	72	43
11	34	61	81	81	144	123	116	136	133	88	52	27
1	0	2	1	1	5	3	2	7	8	4	6	5
3	4	4	3	2	9	9	5	19	16	13	21	14
30	52	69	67	51	83	89	94	115	146	145	147	114
26	47	67	61	46	73	78	83	100	118	107	104	83
18	30	44	47	37	45	54	57	76	89	77	66	54
0	0	0	0	0	1	1	1	2	4	8	15	7
0	2	2	4	2	9	5	0	2	7	7	4	13
5	10	11	15	19	29	21	43	48	57	57	62	50
3	5	3	5	7	11	12	23	31	31	26	29	22
0	0	1	0	0	0	0	0	0	1	0	1	0
10	9	8	5	2	2	7	3	3	2	2	0	0
9	6	7	3	2	0	5	2	3	0	0	0	0
0	0	0	1	0	0	0	1	0	2	1	0	0
539	818	944	844	522	642	517	463	416	466	383	319	272
400	649	736	670	398	485	375	330	288	343	285	239	236
233	336	369	336	184	202	139	121	119	98	70	38	36
148	238	265	229	123	145	93	81	90	56	44	26	23
122	195	226	196	105	122	71	67	66	46	34	18	17
62	73	77	77	35	41	40	27	30	21	18	13	7
31	57	58	55	35	57	41	30	29	33	20	18	6
30	76	95	93	66	100	85	80	73	129	121	112	138
3	4	6	5	6	3	3	7	8	9	8	8	14
21	32	39	32	18	37	31	29	20	30	37	27	14
21	27	44	35	23	17	13	11	6	5	3	4	3
12	14	29	16	8	12	14	7	4	2	3	4	0
9	36	47	49	20	16	16	7	3	2	0	4	3
10	12	6	6	3	5	2	4	0	1	1	1	1
8	8	10	6	4	5	7	5	5	6	5	7	5
117	140	176	145	104	128	131	119	115	114	90	75	29
88	110	151	103	92	115	122	110	110	109	85	72	29
27	25	23	39	12	12	9	9	5	5	5	3	0

表7-1-17 2006年全国疾病监测系统分死因

疾病编码	疾病名称	总计	0岁	1岁~	5岁~	10岁~	15岁~	20岁~
C001	总计	49500	1432	532	334	315	583	696
C002	Ⅰ．感染性、母婴及营养缺乏性疾病	3705	981	129	37	32	36	45
C003	A．传染病和寄生虫病	1825	103	29	18	26	21	34
C004	1．结核病	726	4	2	3	5	11	16
C005	a．呼吸道结核	679	3	0	0	3	6	11
C006	2．性传播疾病（不包括艾滋病）	2	1	0	0	0	0	0
C007	a．梅毒	2	1	0	0	0	0	0
C008	3．艾滋病	33	0	0	0	0	0	2
C009	4．腹泻病	98	44	6	1	1	0	0
C010	a．痢疾	17	1	1	1	0	0	0
C011	b．伤寒和副伤寒	3	1	0	0	0	0	0
C012	5．好发于儿童期的疾病	24	17	1	0	0	0	0
C013	a．百日咳	0	0	0	0	0	0	0
C014	b．脊髓灰质炎	1	0	0	0	0	0	0
C015	c．白喉	0	0	0	0	0	0	0
C016	d．麻疹	0	0	0	0	0	0	0
C017	e．破伤风	23	17	1	0	0	0	0
C018	6．脑（脊）膜炎	39	9	7	3	1	0	1
C019	a．脑膜炎球菌感染	16	7	4	2	0	0	0
C020	b．脑膜炎	23	2	3	1	1	0	1
C021	7．病毒性肝炎	709	3	0	0	4	2	8
C022	a．乙型肝炎	697	3	0	0	4	2	8
C023	b．丙型肝炎	4	0	0	0	0	0	0
C024	8．疟疾	2	0	0	0	0	0	0
C025	9．热带病	5	0	0	0	0	0	0
C026	a．血吸虫病	5	0	0	0	0	0	0
C027	10．流行性乙型脑炎	7	0	2	4	0	0	0
C028	11．钩端螺旋体病	0	0	0	0	0	0	0
C029	12．流行性出血热	5	0	0	0	0	0	0
C030	13．败血病	47	10	1	1	3	3	4
C031	B．呼吸系统感染性疾病	1198	264	96	17	5	14	11
C032	1．上呼吸道感染	169	31	11	2	1	3	4
C033	2．下呼吸道感染	1027	233	85	15	4	10	7
C034	a．肺炎	931	227	83	15	4	9	6
C035	C．妊娠、分娩和产褥期疾病	0	0	0	0	0	0	0
C036	1．直接产科原因	0	0	0	0	0	0	0
C037	a．产后出血	0	0	0	0	0	0	0
C038	b．产褥期感染	0	0	0	0	0	0	0
C039	c．妊娠高血压综合征	0	0	0	0	0	0	0
C040	d．阻梗性分娩	0	0	0	0	0	0	0
C041	e．流产	0	0	0	0	0	0	0
C042	f．母体产伤	0	0	0	0	0	0	0
C043	2．间接产科原因	0	0	0	0	0	0	0
C044	D．起源于围生期的某些情况	572	572	0	0	0	0	0
C045	1．低出生体重	107	107	0	0	0	0	0

年龄别死亡数(西部地区,男)

25岁~	30岁~	35岁~	40岁~	45岁~	50岁~	55岁~	60岁~	65岁~	70岁~	75岁~	80岁~	85岁~
718	1226	1672	1988	1862	3167	3464	4305	5325	6882	6271	5001	3715
59	113	102	149	108	206	206	231	239	299	276	227	230
48	102	92	129	94	178	170	177	170	176	134	82	42
22	34	35	40	38	53	73	81	83	94	73	37	22
18	31	31	37	37	52	70	79	82	90	72	36	21
0	0	0	1	0	0	0	0	0	0	0	0	0
0	0	0	1	0	0	0	0	0	0	0	0	0
5	13	6	3	1	0	0	1	2	0	0	0	0
1	3	0	1	1	4	3	2	4	7	6	8	6
0	2	0	0	0	1	2	1	3	4	1	0	0
0	0	0	1	0	1	0	0	0	0	0	0	0
0	3	0	1	0	0	1	1	0	0	0	0	0
0	0	0	0	0	0	0	0	0	0	0	0	0
0	1	0	0	0	0	0	0	0	0	0	0	0
0	0	0	0	0	0	0	0	0	0	0	0	0
0	0	0	0	0	0	0	0	0	0	0	0	0
0	2	0	1	0	0	1	1	0	0	0	0	0
2	0	3	1	0	2	1	5	1	0	1	0	2
0	0	1	1	0	0	0	0	0	0	1	0	0
2	0	2	0	0	2	1	5	1	0	0	0	2
13	37	41	74	50	112	76	76	71	68	43	27	4
13	37	41	72	49	110	73	76	71	66	42	27	3
0	0	0	0	1	1	0	0	0	1	1	0	0
0	1	1	0	0	0	0	0	0	0	0	0	0
0	0	0	0	0	0	0	1	2	0	2	0	0
0	0	0	0	0	0	0	1	2	0	2	0	0
0	0	0	1	0	0	0	0	0	0	0	0	0
0	0	0	0	0	0	0	0	0	0	0	0	0
0	1	2	0	0	0	2	0	0	0	0	0	0
0	3	2	2	1	0	4	2	1	1	2	4	3
9	9	9	19	10	28	34	49	65	119	132	134	174
4	2	0	3	0	8	2	6	15	14	21	18	24
5	7	9	16	10	20	32	43	50	105	110	116	150
5	7	7	16	8	19	29	41	44	96	94	102	119
0	0	0	0	0	0	0	0	0	0	0	0	0
0	0	0	0	0	0	0	0	0	0	0	0	0
0	0	0	0	0	0	0	0	0	0	0	0	0
0	0	0	0	0	0	0	0	0	0	0	0	0
0	0	0	0	0	0	0	0	0	0	0	0	0
0	0	0	0	0	0	0	0	0	0	0	0	0
0	0	0	0	0	0	0	0	0	0	0	0	0
0	0	0	0	0	0	0	0	0	0	0	0	0
0	0	0	0	0	0	0	0	0	0	0	0	0

表 7-1-17(续)　2006 年全国疾病监测系统分死因

疾病编码	疾病名称	总计	0岁	1岁~	5岁~	10岁~	15岁~	20岁~
C046	a.早产儿和未成熟儿	80	80	0	0	0	0	0
C047	2.新生儿产伤和窒息	378	378	0	0	0	0	0
C048	3.新生儿溶血性疾病	11	11	0	0	0	0	0
C049	4.新生儿硬化病	2	2	0	0	0	0	0
C050	E.营养缺乏性疾病	110	42	4	2	1	1	0
C051	1.营养不良	50	24	1	1	1	0	0
C052	2.缺铁性贫血	25	1	0	1	0	0	0
C053	Ⅱ.非感染性疾病	38321	296	125	63	96	162	193
C054	A.恶性肿瘤	9834	9	20	26	42	47	54
C055	1.唇、口腔和咽恶性肿瘤	223	0	0	1	1	1	1
C056	a.鼻咽癌	126	0	0	0	1	1	1
C057	2.食管癌	1292	0	0	0	0	1	0
C058	3.胃癌	1775	0	0	0	0	0	4
C059	4.结直肠癌	531	0	0	0	0	0	2
C060	5.肝癌	2035	0	0	0	0	3	8
C061	6.胰腺癌	175	0	0	0	0	0	0
C062	7.肺癌	2264	0	0	0	4	2	4
C063	8.皮肤癌	46	0	1	0	1	0	0
C064	9.乳腺癌	7	0	0	0	0	0	0
C065	10.子宫颈癌	0	0	0	0	0	0	0
C066	11.子宫体癌	0	0	0	0	0	0	0
C067	12.卵巢癌	0	0	0	0	0	0	0
C068	13.前列腺癌	92	0	0	0	0	0	0
C069	14.膀胱癌	117	0	0	0	1	0	0
C070	15.淋巴瘤与多发性骨髓瘤	115	0	2	0	2	4	3
C071	16.白血病	323	7	10	15	14	19	21
C072	B.其他肿瘤	330	4	3	1	2	3	8
C073	1.良性肿瘤	61	3	1	0	1	2	3
C074	C.糖尿病	525	0	1	0	0	3	2
C075	D.内分泌、血液造血及免疫疾病	155	9	17	3	1	4	8
C076	E.神经和精神疾病	576	6	14	8	11	18	20
C077	1.精神障碍	208	0	0	0	2	2	10
C078	a.精神分裂症	68	0	0	0	2	2	4
C079	2.神经系统疾病	368	6	14	8	9	16	10
C080	a.阿尔茨海默病	25	0	0	0	0	0	0
C081	b.帕金森病	18	0	0	0	0	0	0
C082	c.癫痫	113	1	4	3	5	8	10
C083	F.感官疾病	6	0	0	0	0	0	0
C084	G.循环系统疾病	14837	32	12	8	17	39	55
C085	1.急性风湿热	68	0	0	0	0	2	0
C086	2.心脏病	7209	12	5	4	7	24	31
C087	a.慢性风湿性心脏病	378	0	0	0	1	4	4
C088	b.高血压心脏病	3107	0	0	0	0	3	2
C089	c.肺源性心脏病	90	0	2	0	0	1	0
C090	d.缺血性心脏病	2807	1	0	1	4	9	13

第七章 地区别、性别、年龄别、死因别死亡数及死亡率

年龄别死亡数（西部地区，男）

25岁~	30岁~	35岁~	40岁~	45岁~	50岁~	55岁~	60岁~	65岁~	70岁~	75岁~	80岁~	85岁~
0	0	0	0	0	0	0	0	0	0	0	0	0
0	0	0	0	0	0	0	0	0	0	0	0	0
0	0	0	0	0	0	0	0	0	0	0	0	0
0	0	0	0	0	0	0	0	0	0	0	0	0
2	2	1	1	4	0	2	5	4	4	10	11	14
0	0	1	0	2	0	1	1	2	0	4	4	8
2	2	0	1	1	0	1	3	1	3	4	5	0
236	481	825	1175	1344	2468	2875	3716	4772	6192	5682	4490	3120
60	157	310	452	522	962	1035	1227	1384	1448	1137	628	313
3	6	5	17	14	29	14	23	36	29	20	17	5
3	5	4	13	13	19	9	10	20	11	6	6	4
0	4	12	28	47	108	162	182	203	229	163	100	53
5	10	42	65	82	156	177	244	273	293	242	116	66
2	7	16	22	27	48	42	57	89	82	77	41	19
16	46	121	163	179	295	267	253	221	201	150	73	39
0	4	9	7	9	14	11	27	24	41	21	8	0
6	26	33	69	89	200	227	289	362	395	310	168	80
0	0	2	3	3	2	5	3	6	7	7	3	3
0	0	1	0	0	1	1	0	0	1	0	2	1
0	0	0	0	0	0	0	0	0	0	0	0	0
0	0	0	0	0	0	0	0	0	0	0	0	0
0	0	0	0	0	0	0	0	0	0	0	0	0
0	0	0	1	1	0	8	6	11	17	10	23	15
0	0	1	2	4	4	10	10	15	24	18	20	8
1	5	1	8	2	8	13	16	17	12	11	7	3
15	22	25	21	15	24	21	22	26	20	18	6	2
4	4	10	16	7	28	36	36	50	46	35	28	9
1	1	2	5	1	6	4	6	9	10	1	4	1
4	8	11	22	29	32	48	61	61	93	76	51	23
9	6	10	8	6	8	13	11	11	11	7	6	7
30	24	36	39	34	43	25	34	40	48	56	48	42
10	9	18	18	20	19	13	17	15	12	16	12	15
4	4	5	2	7	8	6	9	4	4	3	1	3
20	15	18	21	14	24	12	17	25	36	40	36	27
0	0	0	0	0	1	0	0	2	2	6	8	6
0	0	0	0	0	1	0	0	3	5	4	3	2
16	10	13	8	6	12	2	7	5	2	0	0	1
0	0	0	0	0	1	0	0	0	0	3	2	0
58	136	249	382	459	838	1047	1393	1810	2495	2295	2017	1488
1	1	1	2	1	4	4	13	7	9	11	7	5
38	88	143	194	267	434	553	673	873	1117	1053	937	749
6	9	16	14	12	32	39	28	45	53	47	41	27
8	21	38	66	103	173	242	319	418	543	496	398	270
2	0	1	1	5	4	4	10	10	10	20	10	10
11	40	70	87	108	186	225	248	325	398	396	365	320

表 7-1-17(续) 2006年全国疾病监测系统分死因

疾病编码	疾病名称	总计	0岁	1岁~	5岁~	10岁~	15岁~	20岁~
C091	急性心肌梗死	1578	0	0	0	2	4	8
C092	3.脑血管疾病	7395	19	6	4	10	13	23
C093	H.呼吸系统疾病	8640	28	7	4	7	11	11
C094	1.慢性下呼吸道疾病	8200	15	1	4	5	7	5
C095	a.慢性阻塞性肺疾病	8073	14	1	4	5	7	5
C096	b.哮喘	109	1	0	0	0	0	0
C097	2.尘肺	160	0	0	0	0	0	0
C098	I.消化系统疾病	2195	54	20	4	3	10	18
C099	1.消化性溃疡	421	3	0	1	2	4	2
C100	2.肝疾病	965	1	0	0	0	1	11
C101	a.肝硬化	808	1	0	0	0	1	7
C102	3.阑尾炎	25	1	0	1	0	1	1
C103	4.肠梗阻	78	2	4	1	1	2	0
C104	J.泌尿生殖系统疾病	761	3	1	2	3	12	12
C105	1.肾炎和肾病	600	2	1	2	3	11	12
C106	a.肾小球和肾小管间质疾病	424	2	1	2	3	8	12
C107	2.良性前列腺肥大	39	0	0	0	0	0	0
C108	K.皮肤病	29	1	1	0	0	0	1
C109	L.肌肉骨骼和结缔组织疾病	188	0	0	0	1	1	0
C110	1.风湿性关节炎	93	0	0	0	0	0	0
C111	2.骨关节炎	0	0	0	0	0	0	0
C112	M.先天异常	241	147	29	7	9	14	4
C113	1.先天性心脏病	147	79	21	6	6	13	3
C114	N.口腔疾病	4	3	0	0	0	0	0
C115	Ⅲ.伤害	6636	63	257	222	182	374	447
C116	A.意外伤害	5423	60	248	205	164	305	386
C117	1.交通事故	2273	7	48	56	46	139	224
C118	a.道路交通事故	1565	6	35	40	33	101	157
C119	1a*机动车辆交通事故	1290	5	27	28	28	87	135
C120	1b*机动车以外的运输事故	535	2	13	15	8	35	48
C121	2.意外中毒	416	0	9	2	3	9	30
C122	3.意外跌落	933	5	24	19	18	23	23
C123	4.火灾	68	1	3	1	1	2	1
C124	5.溺水	663	8	139	109	84	65	38
C125	6.意外的机械性窒息	241	26	5	6	2	11	12
C126	7.触电	151	0	3	3	5	22	11
C127	8.砸死	212	1	0	2	0	9	13
C128	9.由机械切割和穿刺工具所致的意外事故	60	0	0	0	1	4	10
C129	10.自然环境因素导致的意外事故	68	3	2	0	0	4	3
C130	B.故意伤害	992	2	1	12	16	54	45
C131	1.自杀	807	0	0	4	13	37	29
C132	2.被杀	167	2	1	8	3	16	11

第七章 地区别、性别、年龄别、死因别死亡数及死亡率

年龄别死亡数(西部地区,男)

25岁~	30岁~	35岁~	40岁~	45岁~	50岁~	55岁~	60岁~	65岁~	70岁~	75岁~	80岁~	85岁~
10	22	51	54	74	120	149	138	186	213	207	190	150
17	44	101	179	186	389	474	688	910	1342	1213	1056	721
16	35	58	80	113	279	396	689	1061	1678	1723	1423	1021
14	20	43	57	95	253	366	660	1013	1609	1672	1378	983
14	15	42	54	93	249	353	650	998	1591	1648	1361	969
0	3	1	2	2	4	10	9	12	14	21	17	13
0	6	6	8	8	11	14	14	19	35	14	15	10
27	67	90	129	133	202	200	198	257	249	221	180	132
6	7	10	14	17	18	34	36	57	59	61	61	28
14	38	60	81	88	133	105	92	113	104	68	31	25
10	32	51	71	67	112	89	83	97	87	60	24	16
0	0	0	1	1	2	3	1	2	3	2	4	2
1	3	3	1	1	6	6	2	10	6	9	11	9
20	31	41	37	29	55	55	48	73	93	98	86	61
18	29	41	34	27	49	48	39	59	73	64	50	37
10	17	27	26	22	34	32	25	45	56	48	31	22
0	0	0	0	0	1	1	1	2	4	8	15	7
0	1	1	0	1	5	4	0	2	5	3	0	4
3	5	5	6	10	14	11	18	22	25	26	21	20
2	3	2	3	5	7	4	10	12	14	13	10	8
0	0	0	0	0	0	0	0	0	0	0	0	0
5	7	4	3	1	1	5	1	1	1	2	0	0
4	5	3	2	1	0	3	0	1	0	0	0	0
0	0	0	1	0	0	0	0	0	0	0	0	0
411	621	720	647	393	479	370	328	271	322	226	167	135
325	526	608	538	315	389	281	239	185	244	167	124	114
191	273	301	271	139	157	100	87	74	64	47	25	24
123	189	217	184	91	115	66	56	58	32	31	16	15
99	155	185	157	78	94	51	46	43	27	25	10	10
50	63	65	65	29	37	30	21	15	14	11	10	4
21	44	44	40	30	49	33	21	24	27	12	14	4
23	65	82	74	55	83	66	55	45	93	64	57	59
3	4	6	1	5	2	3	5	6	5	7	4	8
13	18	21	20	13	27	19	19	11	22	21	9	7
19	24	38	31	19	15	11	8	5	4	2	1	2
12	13	28	15	7	9	11	5	2	2	1	2	0
9	30	44	45	17	15	15	6	2	2	0	0	2
9	10	6	6	3	4	1	4	0	1	1	0	0
5	7	9	4	2	5	4	4	4	3	3	4	2
68	72	84	85	63	67	82	79	77	71	54	42	17
47	50	67	53	52	60	74	71	73	68	50	41	17
19	18	15	29	11	6	8	8	4	3	4	1	0

表 7-1-18 2006年全国疾病监测系统分死因

疾病编码	疾病名称	总计	0岁	1岁~	5岁~	10岁~	15岁~	20岁~
C001	总计	33195	946	367	171	161	237	320
C002	Ⅰ.感染性、母婴及营养缺乏性疾病	2613	645	119	41	18	20	59
C003	A.传染病和寄生虫病	957	64	42	18	9	15	25
C004	1.结核病	386	1	3	3	2	8	15
C005	a.呼吸道结核	356	0	2	2	2	6	10
C006	2.性传播疾病(不包括艾滋病)	17	0	0	0	0	0	0
C007	a.梅毒	0	0	0	0	0	0	0
C008	3.艾滋病	14	0	0	0	0	0	1
C009	4.腹泻病	84	33	13	2	1	0	0
C010	a.痢疾	7	3	0	0	0	0	0
C011	b.伤寒和副伤寒	3	0	0	0	0	0	0
C012	5.好发于儿童期的疾病	19	15	0	0	0	0	1
C013	a.百日咳	0	0	0	0	0	0	0
C014	b.脊髓灰质炎	0	0	0	0	0	0	0
C015	c.白喉	0	0	0	0	0	0	0
C016	d.麻疹	0	0	0	0	0	0	0
C017	e.破伤风	19	15	0	0	0	0	1
C018	6.脑(脊)膜炎	23	3	5	3	2	2	0
C019	a.脑膜炎球菌感染	11	1	3	0	1	1	0
C020	b.脑膜炎	12	2	2	3	1	1	0
C021	7.病毒性肝炎	274	0	2	1	1	3	5
C022	a.乙型肝炎	266	0	2	1	1	2	5
C023	b.丙型肝炎	2	0	0	0	0	0	0
C024	8.疟疾	0	0	0	0	0	0	0
C025	9.热带病	1	0	0	0	0	0	0
C026	a.血吸虫病	1	0	0	0	0	0	0
C027	10.流行性乙型脑炎	3	0	2	1	0	0	0
C028	11.钩端螺旋体病	1	0	0	0	0	1	0
C029	12.流行性出血热	0	0	0	0	0	0	0
C030	13.败血病	28	2	2	1	0	0	0
C031	B.呼吸系统感染性疾病	1053	207	72	22	9	0	8
C032	1.上呼吸道感染	170	26	15	2	3	0	1
C033	2.下呼吸道感染	883	181	57	20	6	0	7
C034	a.肺炎	775	176	55	19	6	0	7
C035	C.妊娠、分娩和产褥期疾病	119	0	0	0	0	4	26
C036	1.直接产科原因	117	0	0	0	0	4	25
C037	a.产后出血	39	0	0	0	0	1	6
C038	b.产褥期感染	13	0	0	0	0	1	3
C039	c.妊娠高血压综合征	18	0	0	0	0	1	4
C040	d.阻梗性分娩	2	0	0	0	0	0	0
C041	e.流产	11	0	0	0	0	1	2
C042	f.母体产伤	2	0	0	0	0	0	1
C043	2.间接产科原因	2	0	0	0	0	0	1
C044	D.起源于围生期的某些情况	358	358	0	0	0	0	0
C045	1.低出生体重	59	59	0	0	0	0	0

年龄别死亡数(西部地区,女)

25岁~	30岁~	35岁~	40岁~	45岁~	50岁~	55岁~	60岁~	65岁~	70岁~	75岁~	80岁~	85岁~
365	569	821	915	944	1669	1964	2567	3303	4379	4580	4368	4545
64	71	81	64	45	76	96	122	157	189	202	241	303
22	36	46	52	39	64	77	90	107	103	70	40	38
10	15	22	16	15	32	44	44	59	46	24	12	15
8	14	20	15	13	30	41	44	58	45	23	11	12
0	3	2	2	1	3	2	2	1	0	1	0	0
0	0	0	0	0	0	0	0	0	0	0	0	0
3	3	1	6	0	0	0	0	0	0	0	0	0
1	0	0	1	1	1	0	5	1	4	8	4	9
0	0	0	0	0	0	0	1	0	0	1	0	2
0	0	0	0	0	0	0	2	0	1	0	0	0
0	0	1	0	0	0	0	0	1	1	0	0	0
0	0	0	0	0	0	0	0	0	0	0	0	0
0	0	0	0	0	0	0	0	0	0	0	0	0
0	0	0	0	0	0	0	0	0	0	0	0	0
0	0	1	0	0	0	0	0	1	1	0	0	0
2	0	0	1	2	1	0	1	0	1	0	0	0
1	0	0	1	1	0	0	1	0	1	0	0	0
1	0	0	0	1	1	0	0	0	0	0	0	0
2	9	11	16	15	23	26	29	40	39	31	18	3
2	9	10	16	15	22	26	29	37	37	31	18	3
0	0	0	0	0	0	0	0	2	0	0	0	0
0	0	0	0	0	0	0	0	0	0	0	0	0
0	0	0	0	0	0	0	0	0	1	0	0	0
0	0	0	0	0	0	0	0	0	1	0	0	0
0	0	0	0	0	0	0	0	0	0	0	0	0
0	0	0	0	0	0	0	0	0	0	0	0	0
0	0	0	0	0	0	0	0	0	0	0	0	0
0	0	4	1	0	1	0	1	1	4	2	3	6
5	7	11	6	4	11	16	30	43	74	114	184	230
1	2	3	0	2	3	2	6	7	13	20	28	36
4	5	8	6	2	8	14	24	36	61	94	156	194
3	5	8	6	1	6	14	21	31	51	74	132	160
34	28	22	4	0	1	0	0	0	0	0	0	0
34	28	21	4	0	1	0	0	0	0	0	0	0
12	8	9	3	0	0	0	0	0	0	0	0	0
2	5	2	0	0	0	0	0	0	0	0	0	0
6	4	3	0	0	0	0	0	0	0	0	0	0
1	0	0	1	0	0	0	0	0	0	0	0	0
1	5	2	0	0	0	0	0	0	0	0	0	0
0	1	0	0	0	0	0	0	0	0	0	0	0
0	0	1	0	0	0	0	0	0	0	0	0	0
0	0	0	0	0	0	0	0	0	0	0	0	0
0	0	0	0	0	0	0	0	0	0	0	0	0

表 7-1-18(续) 2006年全国疾病监测系统分死因

疾病编码	疾病名称	总计	0岁	1岁~	5岁~	10岁~	15岁~	20岁~
C046	a.早产儿和未成熟儿	44	44	0	0	0	0	0
C047	2.新生儿产伤和窒息	240	240	0	0	0	0	0
C048	3.新生儿溶血性疾病	1	1	0	0	0	0	0
C049	4.新生儿硬化病	2	2	0	0	0	0	0
C050	E.营养缺乏性疾病	126	16	5	1	0	1	0
C051	1.营养不良	42	10	2	1	0	0	0
C052	2.缺铁性贫血	24	0	1	0	0	1	0
C053	Ⅱ.非感染性疾病	27081	180	82	49	63	96	124
C054	A.恶性肿瘤	5167	5	13	16	18	24	38
C055	1.唇、口腔和咽恶性肿瘤	86	0	0	0	1	0	1
C056	a.鼻咽癌	49	0	0	0	1	0	1
C057	2.食管癌	529	0	0	0	0	0	2
C058	3.胃癌	852	0	0	0	1	0	2
C059	4.结直肠癌	357	0	0	0	0	0	2
C060	5.肝癌	720	0	0	0	1	3	3
C061	6.胰腺癌	108	0	0	0	0	0	0
C062	7.肺癌	882	0	0	0	1	0	2
C063	8.皮肤癌	39	0	0	0	0	0	0
C064	9.乳腺癌	283	0	0	0	0	0	1
C065	10.子宫颈癌	148	0	0	0	0	1	1
C066	11.子宫体癌	276	0	0	0	0	0	2
C067	12.卵巢癌	64	0	0	0	0	0	1
C068	13.前列腺癌	0	0	0	0	0	0	0
C069	14.膀胱癌	43	0	0	0	0	0	0
C070	15.淋巴瘤与多发性骨髓瘤	53	0	0	1	0	0	2
C071	16.白血病	197	4	7	10	11	10	12
C072	B.其他肿瘤	228	5	0	1	1	0	2
C073	1.良性肿瘤	55	4	0	1	0	0	0
C074	C.糖尿病	536	0	0	0	2	1	1
C075	D.内分泌、血液造血及免疫疾病	118	1	9	3	1	2	2
C076	E.神经和精神疾病	452	12	9	11	6	12	6
C077	1.精神障碍	152	0	0	0	1	1	3
C078	a.精神分裂症	61	0	0	0	0	0	0
C079	2.神经系统疾病	300	12	9	11	5	11	3
C080	a.阿尔茨海默病	23	0	0	0	0	0	0
C081	b.帕金森病	17	0	0	0	0	0	0
C082	c.癫痫	71	1	1	5	3	5	2
C083	F.感官疾病	8	0	0	0	0	0	0
C084	G.循环系统疾病	11733	21	9	4	8	22	30
C085	1.急性风湿热	104	0	0	0	0	2	2
C086	2.心脏病	6028	8	8	2	4	16	25
C087	a.慢性风湿性心脏病	540	0	0	0	0	2	3
C088	b.高血压心脏病	2432	0	0	0	0	1	6
C089	c.肺源性心脏病	75	1	0	0	0	0	0
C090	d.缺血性心脏病	2212	2	1	1	1	8	6

第七章 地区别、性别、年龄别、死因别死亡数及死亡率

年龄别死亡数（西部地区，女）

25岁~	30岁~	35岁~	40岁~	45岁~	50岁~	55岁~	60岁~	65岁~	70岁~	75岁~	80岁~	85岁~
0	0	0	0	0	0	0	0	0	0	0	0	0
0	0	0	0	0	0	0	0	0	0	0	0	0
0	0	0	0	0	0	0	0	0	0	0	0	0
0	0	0	0	0	0	0	0	0	0	0	0	0
3	0	2	2	2	0	3	2	7	12	18	17	35
0	0	1	0	0	0	0	1	2	3	5	2	15
2	0	1	1	0	0	3	1	3	3	7	0	1
162	295	509	651	765	1425	1711	2290	2971	3991	4130	3826	3758
47	118	206	247	311	486	507	600	647	670	570	421	223
2	1	5	5	9	6	10	14	5	12	6	7	2
1	1	4	1	9	5	7	8	1	4	2	3	1
1	2	3	8	15	38	58	77	71	87	87	53	27
2	13	24	25	36	65	73	95	130	128	103	86	69
3	16	10	16	14	25	25	38	50	67	37	41	13
8	15	29	41	44	65	77	88	79	91	94	53	29
0	0	1	3	5	13	14	16	19	14	15	6	2
2	7	21	42	45	81	91	98	131	132	107	77	45
1	1	1	2	2	5	3	3	3	6	4	8	0
1	16	22	27	39	48	29	23	28	18	17	11	3
3	6	17	16	15	19	17	15	9	9	12	6	2
1	12	28	23	29	44	29	31	31	16	12	11	7
0	2	2	5	6	12	12	10	5	4	3	1	1
0	0	0	0	0	0	0	0	0	0	0	0	0
0	1	1	2	2	5	3	7	4	7	5	4	2
1	3	5	3	4	2	4	3	4	6	5	5	5
14	9	16	9	9	19	15	14	16	4	11	6	1
2	8	10	8	17	22	19	32	30	25	23	11	12
0	2	1	1	5	6	4	8	7	3	9	1	3
2	6	13	9	17	46	42	69	85	85	93	46	19
4	5	6	11	7	12	9	7	6	10	11	6	6
14	16	33	19	19	24	17	30	25	48	50	50	51
11	7	12	9	9	12	8	9	8	15	15	15	17
6	4	7	5	6	8	5	4	4	6	3	2	1
3	9	21	10	10	12	9	21	17	33	35	35	34
0	0	0	0	0	0	0	2	0	2	6	7	6
0	0	0	0	0	0	2	0	1	4	8	2	0
3	6	12	4	6	5	2	6	1	3	4	0	2
0	1	0	0	0	0	1	0	1	2	0	1	2
43	74	129	236	250	547	719	917	1292	1823	1858	1775	1974
2	0	3	3	3	8	7	12	11	17	13	14	7
30	50	87	131	133	263	358	471	640	904	926	918	1053
5	8	29	20	30	38	45	43	58	72	63	65	59
6	8	24	41	51	100	139	215	285	400	410	374	372
0	0	0	2	2	2	1	5	6	21	12	14	9
14	17	17	50	39	92	132	159	228	326	329	339	450

表7-1-18(续) 2006年全国疾病监测系统分死因

疾病编码	疾病名称	总计	0岁	1岁~	5岁~	10岁~	15岁~	20岁~
C091	急性心肌梗死	1172	0	0	0	1	3	2
C092	3.脑血管疾病	5509	13	1	2	3	4	3
C093	H.呼吸系统疾病	6669	7	5	1	5	10	11
C094	1.慢性下呼吸道疾病	6491	4	3	1	3	5	8
C095	a.慢性阻塞性肺疾病	6384	4	3	1	3	5	7
C096	b.哮喘	95	0	0	0	0	0	0
C097	2.尘肺	6	0	0	0	0	0	0
C098	I.消化系统疾病	1216	30	17	4	10	7	11
C099	1.消化性溃疡	228	1	0	1	0	1	3
C100	2.肝疾病	370	0	1	0	3	0	2
C101	a.肝硬化	290	0	0	0	1	0	1
C102	3.阑尾炎	26	0	0	0	0	1	1
C103	4.肠梗阻	64	2	4	0	3	0	1
C104	J.泌尿生殖系统疾病	501	1	1	3	3	7	11
C105	1.肾炎和肾病	450	1	1	3	3	7	10
C106	a.肾小球和肾小管间质疾病	319	1	0	2	3	5	9
C107	2.良性前列腺肥大	0	0	0	0	0	0	0
C108	K.皮肤病	36	0	0	0	1	3	1
C109	L.肌肉骨骼和结缔组织疾病	249	0	0	0	2	1	5
C110	1.风湿性关节炎	116	0	0	0	0	0	1
C111	2.骨关节炎	3	0	0	0	0	0	0
C112	M.先天异常	161	96	18	6	6	7	6
C113	1.先天性心脏病	109	55	17	5	3	5	6
C114	N.口腔疾病	7	2	1	0	0	0	0
C115	III.伤害	2670	68	149	74	78	113	132
C116	A.意外伤害	1879	65	139	67	68	76	84
C117	1.交通事故	672	7	24	19	18	35	40
C118	a.道路交通事故	464	7	12	14	16	16	30
C119	1a*机动车辆交通事故	385	5	10	11	15	13	26
C120	1b*机动车以外的运输事故	138	2	6	5	1	10	6
C121	2.意外中毒	147	2	5	5	7	10	11
C122	3.意外跌落	420	5	13	3	8	3	11
C123	4.火灾	35	2	3	3	0	0	2
C124	5.溺水	311	11	76	27	26	17	7
C125	6.意外的机械性窒息	67	24	2	1	3	4	0
C126	7.触电	23	0	0	0	2	0	3
C127	8.砸死	36	1	2	4	1	2	1
C128	9.由机械切割和穿刺工具所致的意外事故	8	0	1	0	0	0	0
C129	10.自然环境因素导致的意外事故	33	3	1	1	1	1	1
C130	B.故意伤害	707	1	0	1	8	34	41
C131	1.自杀	645	0	0	0	7	27	38
C132	2.被杀	61	1	0	1	1	7	3

第七章 地区别、性别、年龄别、死因别死亡数及死亡率

年龄别死亡数（西部地区，女）

25岁~	30岁~	35岁~	40岁~	45岁~	50岁~	55岁~	60岁~	65岁~	70岁~	75岁~	80岁~	85岁~
11	13	10	34	28	55	73	90	116	171	183	154	228
9	24	39	98	112	273	347	424	631	888	912	829	896
18	21	40	45	73	163	263	466	673	1056	1298	1253	1260
18	18	34	40	71	156	259	453	650	1033	1276	1229	1229
15	15	33	38	67	151	256	449	645	1015	1254	1213	1209
2	3	1	2	3	5	3	3	5	15	20	15	18
0	0	0	0	0	0	0	0	2	3	0	1	0
15	17	33	31	38	77	87	95	142	182	144	157	119
1	3	10	7	7	13	17	12	21	45	30	32	24
3	3	13	13	17	39	43	39	46	55	34	41	18
1	2	10	10	14	32	34	33	39	46	28	28	11
1	0	2	0	0	3	0	1	5	5	2	2	3
2	1	1	2	1	3	3	3	9	10	4	10	5
10	21	28	30	22	28	34	46	42	53	47	61	53
8	18	26	27	19	24	30	44	41	45	43	54	46
8	13	17	21	15	11	22	32	31	33	29	35	32
0	0	0	0	0	0	0	0	0	0	0	0	0
0	1	1	4	1	4	1	0	0	2	4	4	9
2	5	6	9	9	15	10	25	26	32	31	41	30
1	2	1	2	2	4	8	13	19	17	13	19	14
0	0	1	0	0	0	0	0	0	1	0	1	0
5	2	4	2	1	1	2	2	2	1	0	0	0
5	1	4	1	1	0	2	2	2	0	0	0	0
0	0	0	0	0	0	0	1	0	2	1	0	0
128	197	224	197	129	163	147	135	145	144	157	152	137
75	123	128	132	83	96	94	91	103	99	118	115	122
42	63	68	65	45	45	39	34	45	34	23	13	12
25	49	48	45	32	30	27	25	32	24	13	10	8
23	40	41	39	27	28	20	21	23	19	9	8	7
12	10	12	12	6	4	10	6	15	7	7	3	3
10	13	14	15	5	8	8	9	5	6	8	4	2
7	11	13	19	11	17	19	25	28	36	57	55	79
0	0	0	4	1	1	0	2	2	4	1	4	6
8	14	18	12	5	10	12	10	9	8	16	18	7
2	3	6	4	4	2	2	3	1	1	1	3	1
0	1	1	1	1	3	3	2	2	0	2	2	0
0	6	3	4	3	1	1	1	1	0	0	4	1
1	2	0	0	0	1	1	0	0	0	0	1	1
3	1	1	2	2	0	3	1	1	3	2	3	3
49	68	92	60	41	61	49	40	38	43	36	33	12
41	60	84	50	40	55	48	39	37	41	35	31	12
8	7	8	10	1	6	1	1	1	2	1	2	0

表 7-1-19　2006 年全国疾病监测系统分死因

疾病编码	疾病名称	总计	0岁	1岁~	5岁~	10岁~	15岁~	20岁~
C001	总计	62619	480	109	86	113	212	302
C002	Ⅰ.感染性、母婴及营养缺乏性疾病	2435	281	12	8	3	8	9
C003	A.传染病和寄生虫病	826	8	6	2	1	5	4
C004	1.结核病	262	0	1	1	0	2	3
C005	a.呼吸道结核	252	0	1	0	0	2	1
C006	2.性传播疾病(不包括艾滋病)	5	0	0	0	0	0	0
C007	a.梅毒	2	0	0	0	0	0	0
C008	3.艾滋病	13	0	0	0	0	0	0
C009	4.腹泻病	11	1	0	0	0	0	0
C010	a.痢疾	2	0	0	0	0	0	0
C011	b.伤寒和副伤寒	4	1	0	0	0	0	0
C012	5.好发于儿童期的疾病	3	0	0	0	0	0	0
C013	a.百日咳	0	0	0	0	0	0	0
C014	b.脊髓灰质炎	1	0	0	0	0	0	0
C015	c.白喉	0	0	0	0	0	0	0
C016	d.麻疹	0	0	0	0	0	0	0
C017	e.破伤风	2	0	0	0	0	0	0
C018	6.脑(脊)膜炎	16	2	0	1	0	0	0
C019	a.脑膜炎球菌感染	4	1	0	0	0	0	0
C020	b.脑膜炎	12	1	0	1	0	0	0
C021	7.病毒性肝炎	323	0	0	0	0	1	1
C022	a.乙型肝炎	315	0	0	0	0	1	1
C023	b.丙型肝炎	6	0	0	0	0	0	0
C024	8.疟疾	0	0	0	0	0	0	0
C025	9.热带病	5	0	0	0	0	0	0
C026	a.血吸虫病	5	0	0	0	0	0	0
C027	10.流行性乙型脑炎	1	1	0	0	0	0	0
C028	11.钩端螺旋体病	0	0	0	0	0	0	0
C029	12.流行性出血热	1	0	0	0	0	1	0
C030	13.败血病	20	1	0	0	0	0	0
C031	B.呼吸系统感染性疾病	1184	18	3	5	2	2	3
C032	1.上呼吸道感染	69	0	0	0	0	0	0
C033	2.下呼吸道感染	1115	18	3	5	2	2	3
C034	a.肺炎	1057	15	3	4	1	1	3
C035	C.妊娠、分娩和产褥期疾病	19	0	0	0	0	0	0
C036	1.直接产科原因	18	0	0	0	0	0	0
C037	a.产后出血	6	0	0	0	0	0	0
C038	b.产褥期感染	3	0	0	0	0	0	0
C039	c.妊娠高血压综合征	2	0	0	0	0	0	0
C040	d.阻梗性分娩	0	0	0	0	0	0	0
C041	e.流产	2	0	0	0	0	0	0
C042	f.母体产伤	1	0	0	0	0	0	0
C043	2.间接产科原因	1	0	0	0	0	0	0
C044	D.起源于围生期的某些情况	251	251	0	0	0	0	0
C045	1.低出生体重	53	53	0	0	0	0	0

年龄别死亡数（东部城市，男女合计）

25 岁~	30 岁~	35 岁~	40 岁~	45 岁~	50 岁~	55 岁~	60 岁~	65 岁~	70 岁~	75 岁~	80 岁~	85 岁~
341	523	940	1607	2149	3170	3408	3711	5596	8877	10523	10024	10447
10	31	48	58	84	107	95	93	141	211	297	384	555
3	20	33	44	63	81	80	63	74	96	90	93	60
1	7	16	6	16	18	8	24	19	47	35	36	22
0	7	16	6	15	18	6	24	18	46	35	36	21
0	0	0	0	0	2	0	1	1	1	0	0	0
0	0	0	0	0	1	0	0	0	1	0	0	0
0	2	0	6	2	1	1	0	1	0	0	0	0
0	0	0	1	1	0	1	0	0	0	1	4	2
0	0	0	1	0	0	0	0	0	0	0	1	0
0	0	0	0	1	0	0	0	0	0	1	1	0
1	1	0	0	0	1	0	0	0	0	0	0	0
0	0	0	0	0	0	0	0	0	0	0	0	0
0	1	0	0	0	0	0	0	0	0	0	0	0
0	0	0	0	0	0	0	0	0	0	0	0	0
0	0	0	0	0	0	0	0	0	0	0	0	0
1	0	0	0	0	1	0	0	0	0	0	0	0
0	0	0	1	1	2	4	0	2	2	0	1	0
0	0	0	0	0	0	1	0	0	2	0	0	0
0	0	0	1	1	2	3	0	2	0	0	1	0
1	7	14	21	35	52	46	26	35	25	32	18	9
1	7	14	21	35	51	46	24	34	25	30	16	9
0	0	0	0	0	0	0	1	1	0	2	2	0
0	0	0	0	0	0	0	0	0	0	0	0	0
0	0	0	0	0	0	0	0	1	0	1	2	1
0	0	0	0	0	0	0	0	1	0	1	2	1
0	0	0	0	0	0	0	0	0	0	0	0	0
0	0	0	0	0	0	0	0	0	0	0	0	0
0	0	0	0	0	0	0	0	0	0	0	0	0
0	0	0	0	0	0	0	1	2	0	3	6	7
4	3	9	11	18	24	13	28	60	110	195	253	423
0	1	0	1	0	0	0	1	2	2	10	16	36
4	2	9	10	18	24	13	27	58	108	185	237	387
4	2	7	9	18	22	12	25	55	105	178	228	365
3	8	6	2	0	0	0	0	0	0	0	0	0
3	8	6	1	0	0	0	0	0	0	0	0	0
1	2	2	1	0	0	0	0	0	0	0	0	0
0	1	2	0	0	0	0	0	0	0	0	0	0
0	2	0	0	0	0	0	0	0	0	0	0	0
0	0	0	0	0	0	0	0	0	0	0	0	0
1	0	1	0	0	0	0	0	0	0	0	0	0
0	0	1	0	0	0	0	0	0	0	0	0	0
0	0	0	1	0	0	0	0	0	0	0	0	0
0	0	0	0	0	0	0	0	0	0	0	0	0
0	0	0	0	0	0	0	0	0	0	0	0	0

年龄别死亡数（东部城市，男女合计）

表 7－1－19(续) 2006年全国疾病监测系统分死因

疾病编码	疾病名称	总计	0岁	1岁~	5岁~	10岁~	15岁~	20岁~
C046	a.早产儿和未成熟儿	36	36	0	0	0	0	0
C047	2.新生儿产伤和窒息	164	164	0	0	0	0	0
C048	3.新生儿溶血性疾病	3	3	0	0	0	0	0
C049	4.新生儿硬化病	3	3	0	0	0	0	0
C050	E.营养缺乏性疾病	154	4	3	1	0	1	2
C051	1.营养不良	112	2	2	0	0	0	1
C052	2.缺铁性贫血	32	1	0	0	0	0	1
C053	Ⅱ.非感染性疾病	54666	176	48	40	53	82	118
C054	A.恶性肿瘤	17230	5	15	17	20	36	46
C055	1.唇、口腔和咽恶性肿瘤	359	0	0	0	0	0	1
C056	a.鼻咽癌	226	0	0	0	0	0	1
C057	2.食管癌	1009	0	0	0	0	1	0
C058	3.胃癌	2206	0	0	0	0	1	1
C059	4.结直肠癌	1477	0	0	0	0	0	2
C060	5.肝癌	2518	0	0	0	1	3	6
C061	6.胰腺癌	647	0	0	0	0	0	1
C062	7.肺癌	5013	0	0	0	0	1	0
C063	8.皮肤癌	65	0	0	0	0	0	1
C064	9.乳腺癌	510	0	0	0	0	0	0
C065	10.子宫颈癌	106	0	0	0	0	0	0
C066	11.子宫体癌	148	0	0	0	0	0	0
C067	12.卵巢癌	189	0	0	0	0	0	2
C068	13.前列腺癌	161	0	0	0	0	0	0
C069	14.膀胱癌	244	0	0	0	0	0	0
C070	15.淋巴瘤与多发性骨髓瘤	359	0	2	3	2	2	6
C071	16.白血病	424	1	7	7	8	13	11
C072	B.其他肿瘤	245	0	0	0	0	0	0
C073	1.良性肿瘤	56	0	0	0	0	0	0
C074	C.糖尿病	1757	0	0	0	0	1	0
C075	D.内分泌、血液造血及免疫疾病	158	2	1	3	6	3	5
C076	E.神经和精神疾病	904	5	10	6	8	9	11
C077	1.精神障碍	352	0	0	0	1	2	2
C078	a.精神分裂症	56	0	0	0	0	0	0
C079	2.神经系统疾病	552	5	10	6	7	7	9
C080	a.阿尔茨海默病	17	0	0	0	0	0	0
C081	b.帕金森病	115	0	0	0	0	0	0
C082	c.癫痫	65	0	1	0	0	2	5
C083	F.感官疾病	6	0	0	0	0	0	0
C084	G.循环系统疾病	24706	8	2	3	9	10	26
C085	1.急性风湿热	42	1	0	0	0	0	0
C086	2.心脏病	11989	4	2	0	6	5	11
C087	a.慢性风湿性心脏病	276	0	0	0	0	1	0
C088	b.高血压性心脏病	1486	0	0	0	0	0	0
C089	c.肺源性心脏病	80	0	0	0	1	0	0
C090	d.缺血性心脏病	8986	2	1	0	2	2	3

第七章 地区别、性别、年龄别、死因别死亡数及死亡率

年龄别死亡数（东部城市，男女合计）

25岁~	30岁~	35岁~	40岁~	45岁~	50岁~	55岁~	60岁~	65岁~	70岁~	75岁~	80岁~	85岁~
0	0	0	0	0	0	0	0	0	0	0	0	0
0	0	0	0	0	0	0	0	0	0	0	0	0
0	0	0	0	0	0	0	0	0	0	0	0	0
0	0	0	0	0	0	0	0	0	0	0	0	0
0	0	0	1	2	2	2	2	7	5	12	38	72
0	0	0	0	1	1	1	1	4	1	11	29	58
0	0	0	1	0	1	0	1	2	4	1	7	13
157	274	552	1098	1728	2655	2996	3391	5175	8326	9774	9165	8857
67	130	267	536	919	1409	1500	1549	2166	2941	2715	1834	1058
3	5	11	20	25	40	46	46	44	42	33	21	22
3	4	9	15	14	32	33	30	33	20	14	8	10
1	3	3	12	48	77	92	86	142	172	168	133	71
7	15	23	49	88	160	182	199	285	417	378	264	137
5	11	17	42	55	75	108	117	160	253	280	213	139
12	25	65	131	226	303	309	260	278	340	273	176	110
1	0	6	8	30	50	56	51	99	124	97	72	52
3	14	30	102	210	350	375	481	717	1009	921	530	270
0	0	2	2	1	8	1	3	4	10	8	10	15
2	8	27	30	60	71	69	39	46	56	36	43	23
4	2	6	9	16	12	8	8	6	14	8	8	5
0	4	5	4	11	15	15	16	20	27	14	11	6
0	3	1	10	25	33	16	23	24	17	23	10	2
0	2	2	0	3	2	1	4	14	22	48	32	31
0	0	2	1	1	6	8	10	23	37	66	52	38
4	4	12	13	13	30	26	23	50	75	45	39	10
13	14	25	24	28	42	33	29	40	45	40	34	10
2	3	2	9	12	22	18	11	18	42	35	37	34
0	1	1	4	2	5	4	5	6	6	6	7	9
3	5	10	22	50	76	98	134	210	345	337	287	179
1	0	7	11	5	10	8	9	11	19	26	17	14
16	19	23	24	27	34	32	38	49	86	141	191	175
4	10	11	12	8	15	6	11	11	25	53	87	94
3	8	4	5	4	8	2	5	6	4	2	1	4
12	9	12	12	19	19	26	27	38	61	88	104	81
0	0	0	0	1	0	0	0	1	0	2	4	9
0	0	0	0	0	2	2	5	9	22	31	29	15
7	3	5	5	6	7	5	2	4	1	6	4	2
0	0	0	0	0	0	0	0	0	0	1	1	4
39	80	160	341	516	840	1029	1271	2059	3675	4701	4797	5139
0	0	1	0	2	1	6	6	3	4	7	5	6
25	52	88	182	261	408	498	603	936	1721	2144	2251	2791
0	2	4	6	8	21	31	18	30	43	38	37	37
2	3	10	21	15	53	45	74	111	192	298	310	351
0	1	1	4	0	6	4	4	11	10	18	10	10
17	30	45	116	196	279	355	441	697	1312	1617	1729	2142

表 7-1-19(续)　2006 年全国疾病监测系统分死因

疾病编码	疾病名称	总计	0 岁	1 岁~	5 岁~	10 岁~	15 岁~	20 岁~
C091	急性心肌梗死	4528	0	0	0	2	2	1
C092	3.脑血管疾病	12490	3	0	2	3	4	14
C093	H.呼吸系统疾病	6777	8	1	1	0	5	8
C094	1.慢性下呼吸道疾病	6023	4	0	0	0	2	2
C095	a.慢性阻塞性肺疾病	5751	3	0	0	0	0	0
C096	b.哮喘	244	1	0	0	0	2	2
C097	2.尘肺	70	0	0	0	0	0	0
C098	I.消化系统疾病	1607	3	0	0	0	1	3
C099	1.消化性溃疡	173	1	0	0	0	0	0
C100	2.肝疾病	720	0	0	0	0	0	2
C101	a.肝硬化	564	0	0	0	0	0	2
C102	3.阑尾炎	7	0	0	0	0	0	0
C103	4.肠梗阻	100	0	0	0	0	1	1
C104	J.泌尿生殖系统疾病	796	0	0	1	0	4	4
C105	1.肾炎和肾病	709	0	0	1	0	4	3
C106	a.肾小球和肾小管间质疾病	440	0	0	1	0	4	3
C107	2.良性前列腺肥大	17	0	0	0	0	0	0
C108	K.皮肤病	85	1	0	0	0	1	2
C109	L.肌肉骨骼和结缔组织疾病	141	1	0	0	1	4	1
C110	1.风湿性关节炎	43	0	0	0	0	0	0
C111	2.骨关节炎	2	0	0	0	0	0	0
C112	M.先天异常	254	143	19	9	9	8	12
C113	1.先天性心脏病	142	77	12	7	2	5	6
C114	N.口腔疾病	0	0	0	0	0	0	0
C115	Ⅲ.伤害	3966	14	45	36	53	109	160
C116	A.意外伤害	3065	11	40	35	42	76	122
C117	1.交通事故	1410	0	7	16	15	41	81
C118	a.道路交通事故	855	0	3	11	8	23	47
C119	1a*机动车辆交通事故	660	0	1	10	5	19	42
C120	1b*机动车以外的运输事故	306	0	3	1	5	10	12
C121	2.意外中毒	263	1	2	1	3	5	10
C122	3.意外跌落	715	3	5	0	1	4	15
C123	4.火灾	63	0	0	0	0	0	1
C124	5.溺水	239	0	20	14	20	17	9
C125	6.意外的机械性窒息	43	4	1	0	0	1	0
C126	7.触电	44	0	0	1	2	3	4
C127	8.砸死	41	0	1	2	0	0	0
C128	9.由机械切割和穿刺工具所致的意外事故	14	0	0	0	0	2	0
C129	10.自然环境因素导致的意外事故	23	0	0	0	0	0	0
C130	B.故意伤害	809	3	3	0	10	28	35
C131	1.自杀	648	0	0	0	5	18	28
C132	2.被杀	144	3	3	0	5	10	6

第七章 地区别、性别、年龄别、死因别死亡数及死亡率

年龄别死亡数（东部城市，男女合计）

25岁~	30岁~	35岁~	40岁~	45岁~	50岁~	55岁~	60岁~	65岁~	70岁~	75岁~	80岁~	85岁~
13	27	38	83	145	188	247	268	406	690	781	747	890
14	28	70	157	246	425	515	645	1104	1924	2507	2515	2314
8	7	20	44	53	82	134	223	438	888	1378	1633	1846
2	2	10	26	36	65	111	186	385	802	1238	1510	1642
1	1	9	22	30	61	99	169	371	764	1187	1447	1587
1	1	1	4	6	4	10	12	13	33	45	56	53
0	0	0	1	0	0	2	3	11	13	18	12	10
4	11	36	65	96	109	115	90	142	193	260	218	261
0	1	2	4	6	5	12	9	11	28	34	22	38
2	7	25	49	81	91	80	55	83	80	84	59	22
1	4	20	37	66	72	66	46	70	57	64	41	18
0	0	0	0	0	0	0	0	0	0	2	2	3
1	1	0	1	0	2	7	4	7	12	20	17	26
7	8	22	29	40	54	46	52	68	111	139	110	101
6	8	20	27	38	48	44	52	63	103	125	91	76
5	4	14	20	25	33	26	39	43	58	72	47	46
0	0	0	0	0	0	0	0	1	0	2	7	7
1	2	1	3	1	2	4	1	2	6	12	23	23
5	4	0	4	3	11	9	10	8	16	25	16	23
0	0	0	0	1	2	4	2	4	6	14	4	6
0	0	0	0	0	0	0	0	0	0	0	1	1
4	5	4	10	6	6	3	3	4	4	4	1	0
2	3	2	6	6	3	0	2	2	4	2	1	0
0	0	0	0	0	0	0	0	0	0	0	0	0
156	200	307	412	306	358	266	180	206	240	293	258	367
123	152	230	328	214	260	212	133	147	173	226	210	331
77	96	143	187	127	157	133	81	72	64	59	33	21
46	56	74	111	82	96	84	50	50	35	42	24	13
36	42	56	83	63	70	66	40	34	30	36	19	8
19	23	34	39	27	40	30	13	16	11	9	9	5
12	17	25	43	28	19	17	12	19	20	17	9	3
10	17	27	32	21	41	31	18	26	47	99	111	207
1	0	3	5	3	7	1	1	4	8	7	2	20
10	7	12	22	15	7	7	9	8	18	17	18	9
1	3	3	2	5	6	2	1	3	2	3	4	2
4	1	5	4	5	5	2	3	2	1	1	0	1
4	2	4	10	2	7	1	1	1	3	1	1	1
1	2	3	2	0	1	1	0	0	0	1	0	1
0	0	1	2	1	1	1	5	2	0	3	2	5
31	43	70	75	83	90	51	43	53	62	62	39	28
22	29	44	54	62	72	44	37	52	58	57	38	28
6	13	23	19	18	16	7	5	1	4	5	0	0

表 7-1-20 2006年全国疾病监测系统分死因

疾病编码	疾病名称	总计	0岁	1岁~	5岁~	10岁~	15岁~	20岁~
C001	总计	35090	265	58	54	79	148	201
C002	Ⅰ.感染性、母婴及营养缺乏性疾病	1392	156	5	4	2	6	5
C003	A.传染病和寄生虫病	583	6	4	0	1	3	2
C004	1.结核病	198	0	1	0	0	1	1
C005	a.呼吸道结核	192	0	1	0	0	1	0
C006	2.性传播疾病(不包括艾滋病)	2	0	0	0	0	0	0
C007	a.梅毒	2	0	0	0	0	0	0
C008	3.艾滋病	13	0	0	0	0	0	0
C009	4.腹泻病	4	0	0	0	0	0	0
C010	a.痢疾	2	0	0	0	0	0	0
C011	b.伤寒和副伤寒	1	0	0	0	0	0	0
C012	5.好发于儿童期的疾病	3	0	0	0	0	0	0
C013	a.百日咳	0	0	0	0	0	0	0
C014	b.脊髓灰质炎	1	0	0	0	0	0	0
C015	c.白喉	0	0	0	0	0	0	0
C016	d.麻疹	0	0	0	0	0	0	0
C017	e.破伤风	2	0	0	0	0	0	0
C018	6.脑(脊)膜炎	9	2	0	0	0	0	0
C019	a.脑膜炎球菌感染	3	1	0	0	0	0	0
C020	b.脑膜炎	6	1	0	0	0	0	0
C021	7.病毒性肝炎	238	0	0	0	0	1	1
C022	a.乙型肝炎	232	0	0	0	0	1	1
C023	b.丙型肝炎	4	0	0	0	0	0	0
C024	8.疟疾	0	0	0	0	0	0	0
C025	9.热带病	3	0	0	0	0	0	0
C026	a.血吸虫病	3	0	0	0	0	0	0
C027	10.流行性乙型脑炎	1	1	0	0	0	0	0
C028	11.钩端螺旋体病	0	0	0	0	0	0	0
C029	12.流行性出血热	1	0	0	0	0	1	0
C030	13.败血病	9	0	0	0	0	0	0
C031	B.呼吸系统感染性疾病	602	5	1	3	1	2	1
C032	1.上呼吸道感染	32	0	0	0	0	0	0
C033	2.下呼吸道感染	570	5	1	3	1	2	1
C034	a.肺炎	540	5	1	2	1	1	1
C035	C.妊娠、分娩和产褥期疾病	0	0	0	0	0	0	0
C036	1.直接产科原因	0	0	0	0	0	0	0
C037	a.产后出血	0	0	0	0	0	0	0
C038	b.产褥期感染	0	0	0	0	0	0	0
C039	c.妊娠高血压综合征	0	0	0	0	0	0	0
C040	d.阻梗性分娩	0	0	0	0	0	0	0
C041	e.流产	0	0	0	0	0	0	0
C042	f.母体产伤	0	0	0	0	0	0	0
C043	2.间接产科原因	0	0	0	0	0	0	0
C044	D.起源于围生期的某些情况	143	143	0	0	0	0	0
C045	1.低出生体重	30	30	0	0	0	0	0

第七章 地区别、性别、年龄别、死因别死亡数及死亡率

年龄别死亡数（东部城市，男）

25 岁~	30 岁~	35 岁~	40 岁~	45 岁~	50 岁~	55 岁~	60 岁~	65 岁~	70 岁~	75 岁~	80 岁~	85 岁~
234	336	633	1154	1492	2140	2262	2435	3494	5164	5802	4921	4217
4	22	29	47	68	79	67	68	90	129	175	198	238
3	20	24	40	56	63	57	49	55	65	55	52	28
1	7	10	5	13	16	5	18	19	37	23	27	14
0	7	10	5	12	16	4	18	18	36	23	27	14
0	0	0	0	0	1	0	0	0	1	0	0	0
0	0	0	0	0	1	0	0	0	1	0	0	0
0	2	0	6	2	1	1	0	1	0	0	0	0
0	0	0	1	1	0	0	0	0	0	0	1	1
0	0	0	1	0	0	0	0	0	0	0	1	0
0	0	0	0	1	0	0	0	0	0	0	0	0
1	1	0	0	0	1	0	0	0	0	0	0	0
0	0	0	0	0	0	0	0	0	0	0	0	0
0	1	0	0	0	0	0	0	0	0	0	0	0
0	0	0	0	0	0	0	0	0	0	0	0	0
0	0	0	0	0	0	0	0	0	0	0	0	0
1	0	0	0	0	1	0	0	0	0	0	0	0
0	0	0	0	1	2	3	0	0	1	0	0	0
0	0	0	0	0	0	1	0	0	1	0	0	0
0	0	0	0	1	2	2	0	0	0	0	0	0
1	7	12	20	31	39	34	23	24	15	18	9	3
1	7	12	20	31	38	34	21	23	15	17	8	3
0	0	0	0	0	0	0	1	1	0	1	1	0
0	0	0	0	0	0	0	0	0	0	0	0	0
0	0	0	0	0	0	0	0	1	0	1	1	0
0	0	0	0	0	0	0	0	1	0	1	1	0
0	0	0	0	0	0	0	0	0	0	0	0	0
0	0	0	0	0	0	0	0	0	0	0	0	0
0	0	0	0	0	0	0	0	0	0	0	0	0
0	0	0	0	0	0	0	0	2	0	1	4	2
1	2	5	7	11	16	9	17	33	61	111	131	185
0	1	0	1	0	0	0	0	1	1	7	7	14
1	1	5	6	11	16	9	17	32	60	104	124	171
1	1	4	5	11	14	8	16	30	58	100	120	161
0	0	0	0	0	0	0	0	0	0	0	0	0
0	0	0	0	0	0	0	0	0	0	0	0	0
0	0	0	0	0	0	0	0	0	0	0	0	0
0	0	0	0	0	0	0	0	0	0	0	0	0
0	0	0	0	0	0	0	0	0	0	0	0	0
0	0	0	0	0	0	0	0	0	0	0	0	0
0	0	0	0	0	0	0	0	0	0	0	0	0
0	0	0	0	0	0	0	0	0	0	0	0	0

表 7-1-20(续)　2006年全国疾病监测系统分死因

疾病编码	疾病名称	总计	0岁	1岁~	5岁~	10岁~	15岁~	20岁~
C046	a.早产儿和未成熟儿	24	24	0	0	0	0	0
C047	2.新生儿产伤和窒息	91	91	0	0	0	0	0
C048	3.新生儿溶血性疾病	2	2	0	0	0	0	0
C049	4.新生儿硬化病	3	3	0	0	0	0	0
C050	E.营养缺乏性疾病	64	2	0	1	0	1	2
C051	1.营养不良	44	1	0	0	0	0	1
C052	2.缺铁性贫血	12	0	0	0	0	0	1
C053	Ⅱ.非感染性疾病	30373	98	24	23	35	52	69
C054	A.恶性肿瘤	10802	1	11	7	11	24	19
C055	1.唇、口腔和咽恶性肿瘤	253	0	0	0	0	0	1
C056	a.鼻咽癌	156	0	0	0	0	0	1
C057	2.食管癌	756	0	0	0	0	0	0
C058	3.胃癌	1546	0	0	0	0	1	0
C059	4.结直肠癌	827	0	0	0	0	0	1
C060	5.肝癌	1850	0	0	0	0	2	1
C061	6.胰腺癌	379	0	0	0	0	0	1
C062	7.肺癌	3350	0	0	0	0	0	0
C063	8.皮肤癌	39	0	0	0	0	0	0
C064	9.乳腺癌	13	0	0	0	0	0	0
C065	10.子宫颈癌	0	0	0	0	0	0	0
C066	11.子宫体癌	0	0	0	0	0	0	0
C067	12.卵巢癌	0	0	0	0	0	0	0
C068	13.前列腺癌	161	0	0	0	0	0	0
C069	14.膀胱癌	173	0	0	0	0	0	0
C070	15.淋巴瘤与多发性骨髓瘤	215	0	2	0	0	2	1
C071	16.白血病	249	0	6	4	5	9	6
C072	B.其他肿瘤	130	0	0	0	0	0	0
C073	1.良性肿瘤	21	0	0	0	0	0	0
C074	C.糖尿病	751	0	0	0	0	1	0
C075	D.内分泌、血液造血及免疫疾病	87	1	0	3	4	2	3
C076	E.神经和精神疾病	459	3	6	6	6	8	9
C077	1.精神障碍	156	0	0	0	1	2	2
C078	a.精神分裂症	32	0	0	0	0	0	0
C079	2.神经系统疾病	303	3	6	6	5	6	7
C080	a.阿尔茨海默病	7	0	0	0	0	0	0
C081	b.帕金森病	66	0	0	0	0	0	0
C082	c.癫痫	39	0	0	0	0	2	4
C083	F.感官疾病	1	0	0	0	0	0	0
C084	G.循环系统疾病	12825	2	0	1	6	6	20
C085	1.急性风湿热	17	0	0	0	0	0	0
C086	2.心脏病	6053	0	0	0	5	4	9
C087	a.慢性风湿性心脏病	97	0	0	0	0	0	0
C088	b.高血压心脏病	705	0	0	0	0	0	0
C089	c.肺源性心脏病	37	0	0	0	0	0	0
C090	d.缺血性心脏病	4561	0	0	0	2	2	2

第七章 地区别、性别、年龄别、死因别死亡数及死亡率

年龄别死亡数（东部城市，男）

25岁~	30岁~	35岁~	40岁~	45岁~	50岁~	55岁~	60岁~	65岁~	70岁~	75岁~	80岁~	85岁~
0	0	0	0	0	0	0	0	0	0	0	0	0
0	0	0	0	0	0	0	0	0	0	0	0	0
0	0	0	0	0	0	0	0	0	0	0	0	0
0	0	0	0	0	0	0	0	0	0	0	0	0
0	0	0	0	1	0	1	2	2	3	9	15	25
0	0	0	0	0	0	0	1	1	1	8	11	20
0	0	0	0	0	0	0	1	1	2	1	2	4
100	152	353	739	1173	1763	1974	2217	3215	4832	5401	4524	3628
37	66	151	341	581	924	1001	1046	1410	1850	1694	1058	570
3	4	10	18	22	30	34	33	33	29	17	12	7
3	4	8	13	11	23	25	19	24	11	7	6	1
1	2	3	11	44	70	78	74	102	120	109	95	47
3	5	15	28	60	115	137	151	217	306	267	162	79
5	5	8	27	36	49	61	67	91	145	163	106	63
10	20	53	112	190	251	251	194	198	236	175	99	58
1	0	4	3	24	29	37	40	62	72	45	36	25
1	7	15	65	142	244	262	350	482	670	609	340	163
0	0	2	2	1	6	1	0	3	7	2	8	7
0	0	0	1	1	1	4	1	3	1	0	1	0
0	0	0	0	0	0	0	0	0	0	0	0	0
0	0	0	0	0	0	0	0	0	0	0	0	0
0	0	0	0	0	0	0	0	0	0	0	0	0
0	2	2	0	3	2	1	4	14	22	48	32	31
0	0	0	1	1	4	6	9	15	27	51	38	21
1	2	6	8	7	18	17	11	38	49	29	21	3
7	9	12	17	13	29	16	13	27	25	27	15	9
2	1	0	4	10	13	8	7	14	27	14	17	13
0	0	0	2	1	3	1	2	2	3	1	3	3
2	2	5	16	33	35	50	70	92	146	123	102	74
1	0	5	6	4	6	5	3	5	11	13	10	5
12	8	13	14	16	22	13	23	27	45	74	86	68
3	4	8	7	6	10	2	7	8	15	16	34	31
2	3	3	3	3	6	0	3	3	4	2	0	0
9	4	5	7	10	12	11	16	19	30	58	52	37
0	0	0	0	1	0	0	0	0	0	1	2	3
0	0	0	0	0	1	1	1	4	11	23	17	8
6	2	2	2	2	4	2	2	2	1	4	3	1
0	0	0	0	0	0	0	0	0	0	0	1	0
26	56	116	251	378	582	696	827	1248	1999	2426	2211	1973
0	0	0	1	0	1	1	2	2	1	4	3	0	2
15	36	65	142	199	281	347	389	568	897	1073	987	1035
0	0	3	4	4	8	14	8	9	8	12	13	14
2	3	7	14	8	36	28	47	63	109	141	130	116
0	0	0	1	0	1	2	2	6	4	9	8	4
11	22	33	92	151	198	251	289	429	688	816	765	810

表 7-1-20（续） 2006年全国疾病监测系统分死因

疾病编码	疾病名称	总计	0岁	1岁~	5岁~	10岁~	15岁~	20岁~
C091	急性心肌梗死	2453	0	0	0	2	2	1
C092	3.脑血管疾病	6642	2	0	0	1	2	11
C093	H.呼吸系统疾病	3697	5	0	1	0	4	5
C094	1.慢性下呼吸道疾病	3261	2	0	0	0	1	2
C095	a.慢性阻塞性肺疾病	3125	1	0	0	0	0	0
C096	b.哮喘	125	1	0	0	0	1	2
C097	2.尘肺	64	0	0	0	0	0	0
C098	I.消化系统疾病	975	2	0	0	0	1	2
C099	1.消化性溃疡	109	1	0	0	0	0	0
C100	2.肝疾病	521	0	0	0	0	0	2
C101	a.肝硬化	414	0	0	0	0	0	2
C102	3.阑尾炎	2	0	0	0	0	0	0
C103	4.肠梗阻	50	0	0	0	0	1	0
C104	J.泌尿生殖系统疾病	438	0	0	0	0	3	4
C105	1.肾炎和肾病	370	0	0	0	0	3	3
C106	a.肾小球和肾小管间质疾病	220	0	0	0	0	3	3
C107	2.良性前列腺肥大	17	0	0	0	0	0	0
C108	K.皮肤病	23	0	0	0	0	0	0
C109	L.肌肉骨骼和结缔组织疾病	49	1	0	0	1	0	0
C110	1.风湿性关节炎	13	0	0	0	0	0	0
C111	2.骨关节炎	1	0	0	0	0	0	0
C112	M.先天异常	136	83	7	5	7	3	7
C113	1.先天性心脏病	66	38	5	3	2	2	3
C114	N.口腔疾病	0	0	0	0	0	0	0
C115	Ⅲ.伤害	2571	6	27	25	39	80	116
C116	A.意外伤害	2044	5	23	24	31	61	92
C117	1.交通事故	1034	0	4	11	11	32	61
C118	a.道路交通事故	612	0	2	8	6	16	31
C119	1a* 机动车辆交通事故	471	0	1	7	4	13	28
C120	1b* 机动车以外的运输事故	226	0	2	1	3	9	9
C121	2.意外中毒	198	1	1	1	2	5	6
C122	3.意外跌落	375	2	3	0	0	4	11
C123	4.火灾	41	0	0	0	0	0	1
C124	5.溺水	162	0	11	11	15	13	8
C125	6.意外的机械性窒息	29	2	1	0	0	1	0
C126	7.触电	37	0	0	0	2	2	3
C127	8.砸死	32	0	0	1	0	0	0
C128	9.由机械切割和穿刺工具所致的意外事故	10	0	0	0	0	1	0
C129	10.自然环境因素导致的意外事故	9	0	0	0	0	0	0
C130	B.故意伤害	473	1	3	0	7	17	22
C131	1.自杀	355	0	0	0	2	9	16
C132	2.被杀	101	1	3	0	5	8	5

年龄别死亡数（东部城市，男）

25岁~	30岁~	35岁~	40岁~	45岁~	50岁~	55岁~	60岁~	65岁~	70岁~	75岁~	80岁~	85岁~
9	21	30	62	118	137	183	180	266	371	400	331	340
11	20	49	109	173	296	339	423	667	1079	1324	1214	922
8	4	11	28	39	49	81	144	282	559	830	873	774
2	1	6	17	26	40	65	117	244	504	738	811	685
1	1	6	14	22	37	59	106	233	483	712	781	669
1	0	0	3	4	3	5	8	11	18	24	29	15
0	0	0	1	0	0	2	2	10	12	18	11	8
3	10	31	55	86	90	86	65	95	121	134	103	91
0	1	1	3	5	2	6	6	9	23	22	13	17
2	7	21	43	74	76	63	39	58	46	46	31	13
1	4	18	33	61	61	51	32	49	31	34	24	13
0	0	0	0	0	0	0	0	0	0	1	1	0
0	1	0	1	0	2	6	2	2	8	8	9	10
5	3	17	18	23	35	29	27	35	61	78	53	47
4	3	15	17	21	30	27	27	31	55	66	38	30
3	2	9	14	15	21	15	18	21	33	31	16	16
0	0	0	0	0	0	0	0	1	0	2	7	7
0	0	0	1	1	0	1	1	1	4	5	5	4
1	0	0	1	0	4	4	4	4	8	8	4	9
0	0	0	0	0	1	1	0	2	2	4	0	3
0	0	0	0	0	0	0	0	0	0	0	1	0
3	2	4	4	2	3	0	0	2	1	2	1	0
1	1	2	2	2	2	0	0	1	1	0	1	0
0	0	0	0	0	0	0	0	0	0	0	0	0
117	153	227	336	227	260	182	117	139	140	144	109	127
96	126	181	288	170	204	146	88	100	99	114	86	110
61	78	108	164	99	118	86	49	53	37	32	20	10
37	44	55	96	63	72	50	31	35	21	22	15	8
28	32	41	73	51	53	41	24	23	16	18	13	5
17	21	26	32	20	29	16	7	13	7	6	5	3
6	16	21	39	24	14	14	10	10	11	8	7	2
9	13	21	30	17	33	24	13	14	26	49	39	67
1	0	3	4	3	5	0	1	4	6	3	2	8
8	6	8	18	10	6	5	7	6	10	11	6	3
1	2	3	2	5	6	1	0	1	0	2	1	1
3	1	5	4	3	5	2	3	1	1	1	0	1
4	2	4	8	1	6	1	0	1	3	0	0	1
0	2	3	1	0	1	1	0	0	0	1	0	0
0	0	1	1	1	1	0	3	1	0	0	1	0
19	24	42	42	51	50	34	26	34	38	30	20	13
11	15	23	28	36	37	28	21	33	36	28	19	13
5	8	16	12	12	11	6	4	1	2	2	0	0

表 7－1－21　2006 年全国疾病监测系统分死因

疾病编码	疾病名称	总计	0 岁	1 岁~	5 岁~	10 岁~	15 岁~	20 岁~
C001	总计	27529	215	51	32	34	64	101
C002	Ⅰ.感染性、母婴及营养缺乏性疾病	1043	125	7	4	1	2	4
C003	A.传染病和寄生虫病	243	2	2	2	0	2	2
C004	1.结核病	64	0	0	1	0	1	2
C005	a.呼吸道结核	60	0	0	0	0	1	1
C006	2.性传播疾病（不包括艾滋病）	3	0	0	0	0	0	0
C007	a.梅毒	0	0	0	0	0	0	0
C008	3.艾滋病	0	0	0	0	0	0	0
C009	4.腹泻病	7	1	0	0	0	0	0
C010	a.痢疾	0	0	0	0	0	0	0
C011	b.伤寒和副伤寒	3	1	0	0	0	0	0
C012	5.好发于儿童期的疾病	0	0	0	0	0	0	0
C013	a.百日咳	0	0	0	0	0	0	0
C014	b.脊髓灰质炎	0	0	0	0	0	0	0
C015	c.白喉	0	0	0	0	0	0	0
C016	d.麻疹	0	0	0	0	0	0	0
C017	e.破伤风	0	0	0	0	0	0	0
C018	6.脑(脊)膜炎	7	0	0	1	0	0	0
C019	a.脑膜炎球菌感染	1	0	0	0	0	0	0
C020	b.脑膜炎	6	0	0	1	0	0	0
C021	7.病毒性肝炎	85	0	0	0	0	0	0
C022	a.乙型肝炎	83	0	0	0	0	0	0
C023	b.丙型肝炎	2	0	0	0	0	0	0
C024	8.疟疾	0	0	0	0	0	0	0
C025	9.热带病	2	0	0	0	0	0	0
C026	a.血吸虫病	2	0	0	0	0	0	0
C027	10.流行性乙型脑炎	0	0	0	0	0	0	0
C028	11.钩端螺旋体病	0	0	0	0	0	0	0
C029	12.流行性出血热	0	0	0	0	0	0	0
C030	13.败血病	11	1	0	0	0	0	0
C031	B.呼吸系统感染性疾病	582	13	2	2	1	0	2
C032	1.上呼吸道感染	37	0	0	0	0	0	0
C033	2.下呼吸道感染	545	13	2	2	1	0	2
C034	a.肺炎	517	10	2	2	0	0	2
C035	C.妊娠、分娩和产褥期疾病	19	0	0	0	0	0	0
C036	1.直接产科原因	18	0	0	0	0	0	0
C037	a.产后出血	6	0	0	0	0	0	0
C038	b.产褥期感染	3	0	0	0	0	0	0
C039	c.妊娠高血压综合征	2	0	0	0	0	0	0
C040	d.阻梗性分娩	0	0	0	0	0	0	0
C041	e.流产	2	0	0	0	0	0	0
C042	f.母体产伤	1	0	0	0	0	0	0
C043	2.间接产科原因	1	0	0	0	0	0	0
C044	D.起源于围生期的某些情况	108	108	0	0	0	0	0
C045	1.低出生体重	23	23	0	0	0	0	0

年龄别死亡数(东部城市,女)

25岁~	30岁~	35岁~	40岁~	45岁~	50岁~	55岁~	60岁~	65岁~	70岁~	75岁~	80岁~	85岁~
107	187	307	453	657	1030	1146	1276	2102	3713	4721	5103	6230
6	9	19	11	16	28	28	25	51	82	122	186	317
0	0	9	4	7	18	23	14	19	31	35	41	32
0	0	6	1	3	2	3	6	0	10	12	9	8
0	0	6	1	3	2	2	6	0	10	12	9	7
0	0	0	0	0	1	0	1	1	0	0	0	0
0	0	0	0	0	0	0	0	0	0	0	0	0
0	0	0	0	0	0	0	0	0	0	0	0	0
0	0	0	0	0	0	1	0	0	0	1	3	1
0	0	0	0	0	0	0	0	0	0	0	0	0
0	0	0	0	0	0	0	0	0	0	1	1	0
0	0	0	0	0	0	0	0	0	0	0	0	0
0	0	0	0	0	0	0	0	0	0	0	0	0
0	0	0	0	0	0	0	0	0	0	0	0	0
0	0	0	0	0	0	0	0	0	0	0	0	0
0	0	0	1	0	0	1	0	2	1	0	1	0
0	0	0	0	0	0	0	0	0	1	0	0	0
0	0	0	0	1	0	0	1	0	2	0	0	1	0
0	0	2	1	4	13	12	3	11	10	14	9	6
0	0	2	1	4	13	12	3	11	10	13	8	6
0	0	0	0	0	0	0	0	0	0	1	1	0
0	0	0	0	0	0	0	0	0	0	0	0	0
0	0	0	0	0	0	0	0	0	0	0	1	1
0	0	0	0	0	0	0	0	0	0	0	1	1
0	0	0	0	0	0	0	0	0	0	0	0	0
0	0	0	0	0	0	0	0	0	0	0	0	0
0	0	0	0	0	0	0	0	0	0	0	0	0
0	0	0	0	0	0	0	1	0	0	2	2	5
3	1	4	4	7	8	4	11	27	49	84	122	238
0	0	0	0	0	0	0	1	1	1	3	9	22
3	1	4	4	7	8	4	10	26	48	81	113	216
3	1	3	4	7	8	4	9	25	47	78	108	204
3	8	6	2	0	0	0	0	0	0	0	0	0
3	8	6	1	0	0	0	0	0	0	0	0	0
1	2	2	1	0	0	0	0	0	0	0	0	0
0	1	2	0	0	0	0	0	0	0	0	0	0
0	2	0	0	0	0	0	0	0	0	0	0	0
0	0	0	0	0	0	0	0	0	0	0	0	0
1	0	1	0	0	0	0	0	0	0	0	0	0
0	0	1	0	0	0	0	0	0	0	0	0	0
0	0	0	1	0	0	0	0	0	0	0	0	0
0	0	0	0	0	0	0	0	0	0	0	0	0
0	0	0	0	0	0	0	0	0	0	0	0	0

表 7－1－21（续） 2006年全国疾病监测系统分死因

疾病编码	疾病名称	总计	0岁	1岁~	5岁~	10岁~	15岁~	20岁~
C046	a.早产儿和未成熟儿	12	12	0	0	0	0	0
C047	2.新生儿产伤和窒息	73	73	0	0	0	0	0
C048	3.新生儿溶血性疾病	1	1	0	0	0	0	0
C049	4.新生儿硬化病	0	0	0	0	0	0	0
C050	E.营养缺乏性疾病	90	2	3	0	0	0	0
C051	1.营养不良	68	1	2	0	0	0	0
C052	2.缺铁性贫血	20	1	0	0	0	0	0
C053	Ⅱ.非感染性疾病	24293	78	24	17	18	30	49
C054	A.恶性肿瘤	6428	4	4	10	9	12	27
C055	1.唇、口腔和咽恶性肿瘤	106	0	0	0	0	0	0
C056	a.鼻咽癌	70	0	0	0	0	0	0
C057	2.食管癌	253	0	0	0	0	1	0
C058	3.胃癌	660	0	0	0	0	0	1
C059	4.结直肠癌	650	0	0	0	0	0	1
C060	5.肝癌	668	0	0	0	1	1	5
C061	6.胰腺癌	268	0	0	0	0	0	0
C062	7.肺癌	1663	0	0	0	0	1	0
C063	8.皮肤癌	26	0	0	0	0	0	1
C064	9.乳腺癌	497	0	0	0	0	0	0
C065	10.子宫颈癌	106	0	0	0	0	0	0
C066	11.子宫体癌	148	0	0	0	0	0	0
C067	12.卵巢癌	189	0	0	0	0	0	2
C068	13.前列腺癌	0	0	0	0	0	0	0
C069	14.膀胱癌	71	0	0	0	0	0	0
C070	15.淋巴瘤与多发性骨髓瘤	144	0	0	3	2	0	5
C071	16.白血病	175	1	1	3	3	4	5
C072	B.其他肿瘤	115	0	0	0	0	0	0
C073	1.良性肿瘤	35	0	0	0	0	0	0
C074	C.糖尿病	1006	0	0	0	0	0	0
C075	D.内分泌、血液造血及免疫疾病	71	1	1	0	2	1	2
C076	E.神经和精神疾病	445	2	4	0	2	1	2
C077	1.精神障碍	196	0	0	0	0	0	0
C078	a.精神分裂症	24	0	0	0	0	0	0
C079	2.神经系统疾病	249	2	4	0	2	1	2
C080	a.阿尔茨海默病	10	0	0	0	0	0	0
C081	b.帕金森病	49	0	0	0	0	0	0
C082	c.癫痫	26	0	1	0	0	0	1
C083	F.感官疾病	5	0	0	0	0	0	0
C084	G.循环系统疾病	11881	6	2	2	3	4	6
C085	1.急性风湿热	25	1	0	0	0	0	0
C086	2.心脏病	5936	4	2	0	1	1	2
C087	a.慢性风湿性心脏病	179	0	0	0	0	1	0
C088	b.高血压心脏病	781	0	0	0	0	0	0
C089	c.肺源性心脏病	43	0	0	0	1	0	0
C090	d.缺血性心脏病	4425	2	1	0	0	0	1

第七章 地区别、性别、年龄别、死因别死亡数及死亡率

年龄别死亡数（东部城市,女）

25岁~	30岁~	35岁~	40岁~	45岁~	50岁~	55岁~	60岁~	65岁~	70岁~	75岁~	80岁~	85岁~
0	0	0	0	0	0	0	0	0	0	0	0	0
0	0	0	0	0	0	0	0	0	0	0	0	0
0	0	0	0	0	0	0	0	0	0	0	0	0
0	0	0	0	0	0	0	0	0	0	0	0	0
0	0	0	1	1	2	1	0	5	2	3	23	47
0	0	0	0	1	1	1	0	3	0	3	18	38
0	0	0	1	0	1	0	0	1	2	0	5	9
57	122	199	359	555	892	1022	1174	1960	3494	4373	4641	5229
30	64	116	195	338	485	499	503	756	1091	1021	776	488
0	1	1	2	3	10	12	13	11	13	16	9	15
0	0	1	2	3	9	8	11	9	9	7	2	9
0	1	0	1	4	7	14	12	40	52	59	38	24
4	10	8	21	28	45	45	48	68	111	111	102	58
0	6	9	15	19	26	47	50	69	108	117	107	76
2	5	12	19	36	52	58	66	80	104	98	77	52
0	0	2	5	6	21	19	11	37	52	52	36	27
2	7	15	37	68	106	113	131	235	339	312	190	107
0	0	0	0	0	2	0	3	1	3	6	2	8
2	8	27	29	59	70	65	38	43	55	36	42	23
4	2	6	9	16	12	8	8	6	14	8	8	5
0	4	5	4	11	15	15	16	20	27	14	11	6
0	3	1	10	25	33	16	23	24	17	23	10	2
0	0	0	0	0	0	0	0	0	0	0	0	0
0	0	2	0	0	2	2	1	8	10	15	14	17
3	2	6	5	6	12	9	12	12	26	16	18	7
6	5	13	7	15	13	17	16	13	20	13	19	1
0	2	2	5	2	9	10	4	4	15	21	20	21
0	1	1	2	1	2	3	3	4	3	5	4	6
1	3	5	6	17	41	48	64	118	199	214	185	105
0	0	2	5	1	4	3	6	6	8	13	7	9
4	11	10	10	11	12	19	15	22	41	67	105	107
1	6	3	5	2	5	4	4	3	10	37	53	63
1	5	1	2	1	2	2	2	3	0	0	1	4
3	5	7	5	9	7	15	11	19	31	30	52	44
0	0	0	0	0	0	0	0	1	0	1	2	6
0	0	0	0	0	1	1	4	5	11	8	12	7
1	1	3	3	4	3	3	0	2	0	2	1	1
0	0	0	0	0	0	0	0	0	0	1	0	4
13	24	44	90	138	258	333	444	811	1676	2275	2586	3166
0	0	0	0	1	0	4	4	2	0	4	5	4
10	16	23	40	62	127	151	214	368	824	1071	1264	1756
0	2	1	2	4	13	17	10	21	35	26	24	23
0	0	3	7	7	17	17	27	48	83	157	180	235
0	1	1	3	0	5	2	2	5	6	9	2	6
6	8	12	24	45	81	104	152	268	624	801	964	1332

表 7-1-21(续)　2006 年全国疾病监测系统分死因

疾病编码	疾病名称	总计	0 岁	1 岁~	5 岁~	10 岁~	15 岁~	20 岁~
C091	急性心肌梗死	2075	0	0	0	0	0	0
C092	3. 脑血管疾病	5848	1	0	2	2	2	3
C093	H. 呼吸系统疾病	3080	3	1	0	0	1	3
C094	1. 慢性下呼吸道疾病	2762	2	0	0	0	1	0
C095	a. 慢性阻塞性肺疾病	2626	2	0	0	0	0	0
C096	b. 哮喘	119	0	0	0	0	1	0
C097	2. 尘肺	6	0	0	0	0	0	0
C098	I. 消化系统疾病	632	1	0	0	0	0	1
C099	1. 消化性溃疡	64	0	0	0	0	0	0
C100	2. 肝疾病	199	0	0	0	0	0	0
C101	a. 肝硬化	150	0	0	0	0	0	0
C102	3. 阑尾炎	5	0	0	0	0	0	0
C103	4. 肠梗阻	50	0	0	0	0	0	1
C104	J. 泌尿生殖系统疾病	358	0	0	1	0	1	0
C105	1. 肾炎和肾病	339	0	0	1	0	1	0
C106	a. 肾小球和肾小管间质疾病	220	0	0	1	0	1	0
C107	2. 良性前列腺肥大	0	0	0	0	0	0	0
C108	K. 皮肤病	62	1	0	0	0	1	2
C109	L. 肌肉骨骼和结缔组织疾病	92	0	0	0	0	4	1
C110	1. 风湿性关节炎	30	0	0	0	0	0	0
C111	2. 骨关节炎	1	0	0	0	0	0	0
C112	M. 先天异常	118	60	12	4	2	5	5
C113	1. 先天性心脏病	76	39	7	4	0	3	3
C114	N. 口腔疾病	0	0	0	0	0	0	0
C115	Ⅲ. 伤害	1395	8	18	11	14	29	44
C116	A. 意外伤害	1021	6	17	11	11	15	30
C117	1. 交通事故	376	0	3	5	4	9	20
C118	a. 道路交通事故	243	0	1	3	2	7	16
C119	1a* 机动车辆交通事故	189	0	0	3	1	6	14
C120	1b* 机动车以外的运输事故	80	0	1	0	2	1	3
C121	2. 意外中毒	65	0	1	0	1	0	4
C122	3. 意外跌落	340	1	2	0	1	0	4
C123	4. 火灾	22	0	0	0	0	0	0
C124	5. 溺水	77	0	9	3	5	4	1
C125	6. 意外的机械性窒息	14	2	0	0	0	0	0
C126	7. 触电	7	0	0	1	0	1	1
C127	8. 砸死	9	0	1	1	0	0	0
C128	9. 由机械切割和穿刺工具所致的意外事故	4	0	0	0	0	1	0
C129	10. 自然环境因素导致的意外事故	14	0	0	0	0	0	0
C130	B. 故意伤害	336	2	0	0	3	11	13
C131	1. 自杀	293	0	0	0	3	9	12
C132	2. 被杀	43	2	0	0	0	2	1

年龄别死亡数（东部城市，女）

25 岁~	30 岁~	35 岁~	40 岁~	45 岁~	50 岁~	55 岁~	60 岁~	65 岁~	70 岁~	75 岁~	80 岁~	85 岁~
4	6	8	21	27	51	64	88	140	319	381	416	550
3	8	21	48	73	129	176	222	437	845	1183	1301	1392
0	3	9	16	14	33	53	79	156	329	548	760	1072
0	1	4	9	10	25	46	69	141	298	500	699	957
0	0	3	8	8	24	40	63	138	281	475	666	918
0	1	1	1	2	1	5	4	2	15	21	27	38
0	0	0	0	0	0	0	1	1	1	0	1	2
1	1	5	10	10	19	29	25	47	72	126	115	170
0	0	1	1	1	3	6	3	2	5	12	9	21
0	0	4	6	7	15	17	16	25	34	38	28	9
0	0	2	4	5	11	15	14	21	26	30	17	5
0	0	0	0	0	0	0	0	0	0	1	1	3
1	0	0	0	0	0	1	2	5	4	12	8	16
2	5	5	11	17	19	17	25	33	50	61	57	54
2	5	5	10	17	18	17	25	32	48	59	53	46
2	2	5	6	10	12	11	21	22	25	41	31	30
0	0	0	0	0	0	0	0	0	0	0	0	0
1	2	1	2	0	2	3	0	1	2	7	18	19
4	4	0	3	3	7	5	6	4	8	17	12	14
0	0	0	0	1	1	3	2	2	4	10	4	3
0	0	0	0	0	0	0	0	0	0	0	0	1
1	3	0	6	4	3	3	3	2	3	2	0	0
1	2	0	4	4	1	0	2	1	3	2	0	0
0	0	0	0	0	0	0	0	0	0	0	0	0
39	47	80	76	79	98	84	63	67	100	149	149	240
27	26	49	40	44	56	66	45	47	74	112	124	221
16	18	35	23	28	39	47	32	19	27	27	13	11
9	12	19	15	19	24	34	19	15	14	20	9	5
8	10	15	10	12	17	25	16	11	14	18	6	3
2	2	8	7	7	11	14	6	3	4	3	4	2
6	1	4	4	4	5	3	2	9	9	9	2	1
1	4	6	2	4	8	7	5	12	21	50	72	140
0	0	0	1	0	2	1	0	0	2	4	0	12
2	1	4	4	5	1	2	2	2	8	6	12	6
0	1	0	0	0	0	1	1	2	2	1	3	1
1	0	0	0	2	0	0	0	1	0	0	0	0
0	0	0	0	2	1	1	0	1	0	0	1	0
1	0	0	0	1	0	0	0	0	0	0	0	1
0	0	0	1	0	0	1	2	1	0	3	1	5
12	19	28	33	32	40	17	17	19	24	32	19	15
11	14	21	26	26	35	16	16	19	22	29	19	15
1	5	7	7	6	5	1	1	0	2	3	0	0

表 7-1-22 2006年全国疾病监测系统分死因

疾病编码	疾病名称	总计	0岁	1岁~	5岁~	10岁~	15岁~	20岁~
C001	总计	30949	303	96	83	68	183	238
C002	Ⅰ.感染性、母婴及营养缺乏性疾病	1237	177	9	3	2	8	11
C003	A.传染病和寄生虫病	516	10	6	3	2	7	4
C004	1.结核病	218	0	0	0	0	3	2
C005	a.呼吸道结核	202	0	0	0	0	3	1
C006	2.性传播疾病(不包括艾滋病)	0	0	0	0	0	0	0
C007	a.梅毒	0	0	0	0	0	0	0
C008	3.艾滋病	12	0	0	0	0	0	0
C009	4.腹泻病	7	2	0	0	0	1	0
C010	a.痢疾	1	1	0	0	0	0	0
C011	b.伤寒和副伤寒	1	0	0	0	0	1	0
C012	5.好发于儿童期的疾病	4	2	0	0	0	0	0
C013	a.百日咳	0	0	0	0	0	0	0
C014	b.脊髓灰质炎	0	0	0	0	0	0	0
C015	c.白喉	1	0	0	0	0	0	0
C016	d.麻疹	2	2	0	0	0	0	0
C017	e.破伤风	1	0	0	0	0	0	0
C018	6.脑(脊)膜炎	19	1	4	1	0	1	0
C019	a.脑膜炎球菌感染	8	1	1	1	0	0	0
C020	b.脑膜炎	11	0	3	0	0	1	0
C021	7.病毒性肝炎	168	0	0	0	0	0	1
C022	a.乙型肝炎	160	0	0	0	0	0	1
C023	b.丙型肝炎	3	0	0	0	0	0	0
C024	8.疟疾	0	0	0	0	0	0	0
C025	9.热带病	11	0	0	0	0	0	0
C026	a.血吸虫病	11	0	0	0	0	0	0
C027	10.流行性乙型脑炎	2	0	2	0	0	0	0
C028	11.钩端螺旋体病	0	0	0	0	0	0	0
C029	12.流行性出血热	4	0	0	0	0	0	0
C030	13.败血病	23	2	0	0	0	0	0
C031	B.呼吸系统感染性疾病	510	18	3	0	0	1	2
C032	1.上呼吸道感染	63	0	0	0	0	0	0
C033	2.下呼吸道感染	447	18	3	0	0	1	2
C034	a.肺炎	384	17	3	0	0	1	2
C035	C.妊娠、分娩和产褥期疾病	15	0	0	0	0	0	5
C036	1.直接产科原因	15	0	0	0	0	0	5
C037	a.产后出血	2	0	0	0	0	0	0
C038	b.产褥期感染	4	0	0	0	0	0	1
C039	c.妊娠高血压综合征	4	0	0	0	0	0	2
C040	d.阻梗性分娩	0	0	0	0	0	0	0
C041	e.流产	0	0	0	0	0	0	0
C042	f.母体产伤	1	0	0	0	0	0	0
C043	2.间接产科原因	0	0	0	0	0	0	0
C044	D.起源于围生期的某些情况	149	149	0	0	0	0	0
C045	1.低出生体重	45	45	0	0	0	0	0

第七章 地区别、性别、年龄别、死因别死亡数及死亡率

年龄别死亡数(中部城市,男女合计)

25 岁~	30 岁~	35 岁~	40 岁~	45 岁~	50 岁~	55 岁~	60 岁~	65 岁~	70 岁~	75 岁~	80 岁~	85 岁~
262	422	743	1145	1346	1857	1923	2160	3406	4799	4777	3906	3229
15	22	43	52	52	67	54	38	81	126	137	135	205
9	18	35	48	46	54	45	29	43	56	48	27	26
3	7	19	22	18	24	14	6	21	34	24	10	11
2	5	16	22	17	21	13	6	20	32	24	10	10
0	0	0	0	0	0	0	0	0	0	0	0	0
0	0	0	0	0	0	0	0	0	0	0	0	0
0	2	0	1	4	3	0	1	0	0	0	1	0
0	0	0	0	1	0	0	0	0	0	1	2	0
0	0	0	0	0	0	0	0	0	0	0	0	0
0	0	0	0	0	1	0	0	0	0	0	0	1
0	0	0	0	0	0	0	0	0	0	0	0	0
0	0	0	0	0	1	0	0	0	0	0	0	0
0	0	0	0	0	0	0	0	0	0	0	0	0
0	0	0	0	0	0	0	0	0	0	0	0	1
0	0	0	0	0	3	2	1	1	1	0	1	3
0	0	0	0	0	0	1	0	0	0	0	1	3
0	0	0	0	0	3	1	1	1	1	0	0	0
5	9	12	15	14	20	23	19	14	14	11	7	4
5	9	11	14	14	20	22	19	12	14	11	6	2
0	0	0	1	0	0	1	0	1	0	0	0	0
0	0	0	0	0	0	0	0	0	0	0	0	0
0	0	0	2	0	0	1	0	1	2	2	1	2
0	0	0	2	0	0	1	0	1	2	2	1	2
0	0	0	0	0	0	0	0	0	0	0	0	0
0	0	0	0	0	0	0	0	0	0	0	0	0
0	0	2	0	1	1	0	0	0	0	0	0	0
1	0	1	0	3	0	2	0	1	4	5	3	1
1	2	4	4	5	12	9	8	38	68	85	94	156
0	0	0	0	0	0	0	0	0	3	9	23	28
1	2	4	4	5	12	9	8	38	65	76	71	128
1	1	2	2	5	11	9	8	34	60	68	60	100
5	2	3	0	0	0	0	0	0	0	0	0	0
5	2	3	0	0	0	0	0	0	0	0	0	0
1	0	1	0	0	0	0	0	0	0	0	0	0
1	0	2	0	0	0	0	0	0	0	0	0	0
1	1	0	0	0	0	0	0	0	0	0	0	0
0	0	0	0	0	0	0	0	0	0	0	0	0
0	0	0	0	0	0	0	0	0	0	0	0	0
0	1	0	0	0	0	0	0	0	0	0	0	0
0	0	0	0	0	0	0	0	0	0	0	0	0
0	0	0	0	0	0	0	0	0	0	0	0	0
0	0	0	0	0	0	0	0	0	0	0	0	0

表 7-1-22(续) 2006年全国疾病监测系统分死因

疾病编码	疾病名称	总计	0岁	1岁~	5岁~	10岁~	15岁~	20岁~
C046	a.早产儿和未成熟儿	40	40	0	0	0	0	0
C047	2.新生儿产伤和窒息	78	78	0	0	0	0	0
C048	3.新生儿溶血性疾病	2	2	0	0	0	0	0
C049	4.新生儿硬化病	2	2	0	0	0	0	0
C050	E.营养缺乏性疾病	47	0	0	0	0	0	0
C051	1.营养不良	32	0	0	0	0	0	0
C052	2.缺铁性贫血	9	0	0	0	0	0	0
C053	Ⅱ.非感染性疾病	26624	96	42	26	21	67	92
C054	A.恶性肿瘤	7441	7	11	15	8	25	34
C055	1.唇、口腔和咽恶性肿瘤	131	0	0	0	0	1	0
C056	a.鼻咽癌	70	0	0	0	0	1	0
C057	2.食管癌	377	0	0	0	0	0	1
C058	3.胃癌	839	0	0	0	0	2	1
C059	4.结直肠癌	511	0	0	0	0	1	0
C060	5.肝癌	1218	0	0	0	0	1	3
C061	6.胰腺癌	243	0	0	0	0	0	0
C062	7.肺癌	2218	0	0	0	1	1	0
C063	8.皮肤癌	29	0	0	0	0	0	0
C064	9.乳腺癌	208	0	0	0	0	0	0
C065	10.子宫颈癌	79	0	0	0	0	0	1
C066	11.子宫体癌	65	0	0	0	0	0	0
C067	12.卵巢癌	81	0	0	0	0	1	1
C068	13.前列腺癌	45	0	0	0	0	0	0
C069	14.膀胱癌	98	0	0	0	0	0	0
C070	15.淋巴瘤与多发性骨髓瘤	128	1	1	0	1	2	2
C071	16.白血病	199	4	8	11	3	9	14
C072	B.其他肿瘤	122	1	0	0	0	1	1
C073	1.良性肿瘤	56	1	0	0	0	0	1
C074	C.糖尿病	794	1	0	0	0	1	1
C075	D.内分泌、血液造血及免疫疾病	114	1	2	1	0	1	1
C076	E.神经和精神疾病	438	3	3	2	4	7	10
C077	1.精神障碍	189	0	0	0	0	2	2
C078	a.精神分裂症	29	0	0	0	0	1	0
C079	2.神经系统疾病	249	3	3	2	4	5	8
C080	a.阿尔茨海默病	5	0	0	0	0	0	0
C081	b.帕金森病	28	0	0	0	0	0	0
C082	c.癫痫	40	0	0	0	2	2	2
C083	F.感官疾病	3	0	0	0	0	0	0
C084	G.循环系统疾病	13002	19	5	6	1	10	19
C085	1.急性风湿热	33	0	0	0	0	0	0
C086	2.心脏病	5815	11	5	3	0	7	11
C087	a.慢性风湿性心脏病	184	0	0	0	0	0	0
C088	b.高血压心脏病	578	0	0	0	0	0	1
C089	c.肺源性心脏病	178	1	0	0	0	0	1
C090	d.缺血性心脏病	3882	0	0	1	0	4	6

第七章 地区别、性别、年龄别、死因别死亡数及死亡率

年龄别死亡数（中部城市，男女合计）

25岁~	30岁~	35岁~	40岁~	45岁~	50岁~	55岁~	60岁~	65岁~	70岁~	75岁~	80岁~	85岁~
0	0	0	0	0	0	0	0	0	0	0	0	0
0	0	0	0	0	0	0	0	0	0	0	0	0
0	0	0	0	0	0	0	0	0	0	0	0	0
0	0	0	0	0	0	0	0	0	0	0	0	0
0	0	1	0	1	1	0	1	0	2	4	14	23
0	0	0	0	1	1	0	0	0	0	1	11	18
0	0	1	0	0	0	0	1	0	2	2	0	3
110	217	405	801	1052	1559	1688	1995	3181	4498	4448	3589	2734
52	97	182	326	470	657	660	747	1084	1286	1000	540	237
3	3	6	5	12	22	7	11	21	14	16	6	3
2	2	5	3	7	14	5	6	11	3	7	3	1
1	1	3	14	15	37	36	47	49	57	56	41	19
1	14	11	26	36	71	74	78	155	140	135	71	24
0	6	6	16	28	44	36	49	75	102	78	41	29
7	16	51	106	114	136	134	117	164	160	119	62	28
0	0	4	5	10	18	30	27	31	57	36	20	4
6	13	21	45	111	152	185	239	364	489	357	171	63
1	0	1	1	0	2	3	3	2	2	5	5	4
3	4	12	25	33	34	22	22	17	22	5	4	5
0	2	7	14	16	9	6	5	6	4	5	3	1
0	1	0	1	5	8	10	7	5	8	9	6	5
0	2	3	5	10	8	10	10	11	8	6	4	2
0	0	0	0	1	1	0	1	3	7	12	14	6
0	2	3	2	1	4	2	6	8	23	26	15	6
4	1	4	4	3	7	13	19	24	15	18	7	2
9	7	11	8	13	18	12	19	18	21	10	1	2
0	3	7	6	10	12	5	7	12	30	15	10	2
0	3	4	1	3	5	4	5	9	10	4	5	1
5	4	9	15	23	43	56	60	105	176	176	75	44
3	0	5	7	5	10	17	8	7	22	15	6	3
7	19	24	24	22	27	14	27	29	45	55	59	57
4	16	11	17	10	16	3	7	8	15	25	29	24
1	5	2	5	1	7	0	1	2	1	1	1	1
3	3	13	7	12	11	11	20	21	30	30	30	33
0	0	0	0	0	0	0	0	0	0	2	2	1
0	0	0	0	0	2	1	4	3	9	2	5	2
2	2	5	3	7	5	1	3	1	4	1	0	0
0	0	0	0	0	0	0	0	0	0	0	1	2
28	65	108	301	401	651	752	895	1502	2186	2294	2073	1686
0	0	1	1	4	2	4	1	2	5	6	3	4
20	34	50	123	152	261	329	409	662	893	989	959	897
1	2	3	3	8	13	14	20	30	30	23	22	15
2	1	3	9	8	19	39	44	74	86	109	90	93
0	1	1	4	3	5	8	6	22	33	29	32	32
9	17	36	77	100	164	222	271	453	604	681	658	579

表 7-1-22(续) 2006年全国疾病监测系统分死因

疾病编码	疾病名称	总计	0岁	1岁~	5岁~	10岁~	15岁~	20岁~
C091	急性心肌梗死	2055	0	0	0	0	3	5
C092	3.脑血管疾病	7076	8	0	3	1	3	8
C093	H.呼吸系统疾病	3127	4	1	0	1	0	3
C094	1.慢性下呼吸道疾病	2907	2	0	0	0	0	1
C095	a.慢性阻塞性肺疾病	2726	2	0	0	0	0	1
C096	b.哮喘	171	0	0	0	0	0	0
C097	2.尘肺	32	0	0	0	0	0	0
C098	I.消化系统疾病	831	5	0	0	1	1	2
C099	1.消化性溃疡	87	0	0	0	0	0	0
C100	2.肝疾病	433	1	0	0	1	1	1
C101	a.肝硬化	306	0	0	0	0	0	1
C102	3.阑尾炎	9	0	0	0	0	0	0
C103	4.肠梗阻	37	1	0	0	0	0	0
C104	J.泌尿生殖系统疾病	516	0	1	0	0	4	10
C105	1.肾炎和肾病	484	0	1	0	0	4	10
C106	a.肾小球和肾小管间质疾病	350	0	1	0	0	4	8
C107	2.良性前列腺肥大	9	0	0	0	0	0	0
C108	K.皮肤病	15	0	0	0	0	1	2
C109	L.肌肉骨骼和结缔组织疾病	97	0	0	0	1	5	1
C110	1.风湿性关节炎	25	0	0	0	0	0	0
C111	2.骨关节炎	0	0	0	0	0	0	0
C112	M.先天异常	124	55	19	2	5	11	8
C113	1.先天性心脏病	71	29	12	2	3	7	5
C114	N.口腔疾病	0	0	0	0	0	0	0
C115	Ⅲ.伤害	2653	14	40	52	43	106	134
C116	A.意外伤害	2047	13	38	49	37	84	105
C117	1.交通事故	965	3	5	12	11	41	50
C118	a.道路交通事故	680	3	3	8	9	26	42
C119	1a*机动车辆交通事故	543	3	2	7	6	22	33
C120	1b*机动车以外的运输事故	226	0	1	1	3	10	12
C121	2.意外中毒	166	1	2	0	2	8	12
C122	3.意外跌落	376	0	9	3	3	9	14
C123	4.火灾	36	1	0	1	0	0	1
C124	5.溺水	161	1	16	25	14	17	12
C125	6.意外的机械性窒息	42	4	1	1	2	2	2
C126	7.触电	64	0	0	1	2	1	4
C127	8.砸死	29	0	0	1	0	1	0
C128	9.由机械切割和穿刺工具所致的意外事故	4	0	0	0	0	0	0
C129	10.自然环境因素导致的意外事故	38	0	2	1	1	3	3
C130	B.故意伤害	560	1	1	3	4	21	27
C131	1.自杀	463	0	0	0	4	12	20
C132	2.被杀	89	1	1	3	0	9	6

年龄别死亡数(中部城市,男女合计)

25岁~	30岁~	35岁~	40岁~	45岁~	50岁~	55岁~	60岁~	65岁~	70岁~	75岁~	80岁~	85岁~
7	17	26	56	70	117	145	174	265	300	329	298	243
7	31	55	175	239	381	413	476	831	1276	1291	1101	777
0	2	6	21	32	56	73	132	305	568	683	671	569
0	1	5	13	26	44	65	120	283	530	644	636	537
0	1	3	12	24	37	55	110	264	498	618	601	500
0	0	2	1	2	5	10	9	17	31	25	34	35
0	0	0	0	1	1	0	2	7	11	4	4	2
3	10	31	56	61	67	69	71	76	93	126	82	77
1	0	0	4	5	2	4	1	7	13	19	20	11
0	6	22	41	42	55	53	48	37	40	43	20	22
0	3	18	29	27	34	36	37	26	29	32	17	17
0	0	1	0	1	1	0	1	0	1	1	2	1
2	0	0	0	2	2	1	0	3	5	11	6	4
5	10	20	34	21	28	33	44	54	75	77	60	40
5	9	19	34	19	28	32	43	52	73	73	51	31
5	6	13	24	10	23	24	33	35	63	49	29	23
0	0	0	0	0	0	0	0	0	1	2	5	1
0	1	1	2	0	0	1	0	2	0	1	1	3
1	5	8	6	4	5	5	4	5	16	6	11	14
0	0	0	0	0	0	1	3	2	7	3	5	4
0	0	0	0	0	0	0	0	0	0	0	0	0
6	1	4	3	3	3	3	0	0	1	0	0	0
4	0	2	1	2	1	2	0	0	1	0	0	0
0	0	0	0	0	0	0	0	0	0	0	0	0
135	179	285	285	234	214	162	116	117	145	154	115	123
96	136	231	224	182	168	118	83	87	109	98	87	102
55	73	116	114	100	106	80	54	44	48	29	16	8
45	53	82	78	77	70	51	38	30	30	22	10	3
34	42	57	67	64	60	39	32	25	22	19	5	4
12	17	34	27	18	20	20	12	10	17	6	5	1
4	7	19	17	19	11	11	11	5	12	14	6	5
9	11	35	30	24	24	14	7	21	21	32	41	69
4	1	2	2	1	1	0	1	6	3	4	6	2
5	10	4	15	11	4	4	6	1	7	4	3	2
6	4	4	5	4	4	0	0	2	1	0	0	0
5	11	16	7	8	4	3	1	1	0	0	0	0
1	6	8	6	2	2	0	0	0	1	1	0	0
0	1	0	1	1	1	0	0	0	0	0	0	0
1	3	7	4	0	3	0	0	2	3	3	1	1
34	40	49	57	47	42	40	31	29	34	53	27	20
27	29	38	41	36	33	36	29	28	33	52	26	19
6	10	11	13	10	8	4	2	1	1	1	1	1

表 7-1-23 2006年全国疾病监测系统分死因

疾病编码	疾病名称	总计	0岁	1岁~	5岁~	10岁~	15岁~	20岁~
C001	总计	18206	164	51	54	41	118	165
C002	Ⅰ.感染性、母婴及营养缺乏性疾病	739	92	3	2	1	7	4
C003	A.传染病和寄生虫病	371	5	3	2	1	6	3
C004	1.结核病	174	0	0	0	0	2	2
C005	a.呼吸道结核	162	0	0	0	0	2	1
C006	2.性传播疾病(不包括艾滋病)	0	0	0	0	0	0	0
C007	a.梅毒	0	0	0	0	0	0	0
C008	3.艾滋病	9	0	0	0	0	0	0
C009	4.腹泻病	3	1	0	0	0	1	0
C010	a.痢疾	0	0	0	0	0	0	0
C011	b.伤寒和副伤寒	1	0	0	0	0	1	0
C012	5.好发于儿童期的疾病	2	1	0	0	0	0	0
C013	a.百日咳	0	0	0	0	0	0	0
C014	b.脊髓灰质炎	0	0	0	0	0	0	0
C015	c.白喉	1	0	0	0	0	0	0
C016	d.麻疹	1	1	0	0	0	0	0
C017	e.破伤风	0	0	0	0	0	0	0
C018	6.脑(脊)膜炎	11	0	3	1	0	1	0
C019	a.脑膜炎球菌感染	5	0	1	1	0	0	0
C020	b.脑膜炎	6	0	2	0	0	1	0
C021	7.病毒性肝炎	114	0	0	0	0	0	1
C022	a.乙型肝炎	108	0	0	0	0	0	1
C023	b.丙型肝炎	2	0	0	0	0	0	0
C024	8.疟疾	0	0	0	0	0	0	0
C025	9.热带病	10	0	0	0	0	0	0
C026	a.血吸虫病	10	0	0	0	0	0	0
C027	10.流行性乙型脑炎	0	0	0	0	0	0	0
C028	11.钩端螺旋体病	0	0	0	0	0	0	0
C029	12.流行性出血热	2	0	0	0	0	0	0
C030	13.败血病	18	1	0	0	0	0	0
C031	B.呼吸系统感染性疾病	275	11	0	0	0	1	1
C032	1.上呼吸道感染	25	0	0	0	0	0	0
C033	2.下呼吸道感染	250	11	0	0	0	1	1
C034	a.肺炎	221	11	0	0	0	1	1
C035	C.妊娠、分娩和产褥期疾病	0	0	0	0	0	0	0
C036	1.直接产科原因	0	0	0	0	0	0	0
C037	a.产后出血	0	0	0	0	0	0	0
C038	b.产褥期感染	0	0	0	0	0	0	0
C039	c.妊娠高血压综合征	0	0	0	0	0	0	0
C040	d.阻梗性分娩	0	0	0	0	0	0	0
C041	e.流产	0	0	0	0	0	0	0
C042	f.母体产伤	0	0	0	0	0	0	0
C043	2.间接产科原因	0	0	0	0	0	0	0
C044	D.起源于围生期的某些情况	76	76	0	0	0	0	0
C045	1.低出生体重	20	20	0	0	0	0	0

年龄别死亡数(中部城市,男)

25岁~	30岁~	35岁~	40岁~	45岁~	50岁~	55岁~	60岁~	65岁~	70岁~	75岁~	80岁~	85岁~
167	293	532	819	911	1260	1255	1328	2047	2836	2729	2018	1415
7	14	32	45	37	47	37	24	51	81	90	71	94
6	12	29	42	32	39	32	18	27	40	33	21	20
2	4	16	21	14	21	13	4	14	23	18	10	10
1	2	13	21	13	18	13	4	14	22	18	10	10
0	0	0	0	0	0	0	0	0	0	0	0	0
0	0	0	0	0	0	0	0	0	0	0	0	0
0	2	0	0	3	3	0	0	0	0	0	1	0
0	0	0	0	0	0	0	0	0	0	0	1	0
0	0	0	0	0	0	0	0	0	0	0	0	0
0	0	0	0	0	0	0	0	0	0	0	0	0
0	0	0	0	0	1	0	0	0	0	0	0	0
0	0	0	0	0	0	0	0	0	0	0	0	0
0	0	0	0	0	0	0	0	0	0	0	0	0
0	0	0	0	0	1	0	0	0	0	0	0	0
0	0	0	0	0	0	0	0	0	0	0	0	0
0	0	0	0	0	0	2	1	1	0	0	1	1
0	0	0	0	0	0	1	0	0	0	0	1	1
0	0	0	0	0	0	1	1	1	0	0	0	0
3	6	10	13	8	13	14	12	8	11	7	5	3
3	6	9	12	8	13	14	12	7	11	7	4	1
0	0	0	1	0	0	0	0	1	0	0	0	0
0	0	0	0	0	0	0	0	0	0	0	0	0
0	0	0	2	0	0	1	0	1	2	1	1	2
0	0	0	2	0	0	1	0	1	2	1	1	2
0	0	0	0	0	0	0	0	0	0	0	0	0
0	0	0	0	0	0	0	0	0	0	0	0	0
0	0	1	0	1	0	0	0	0	0	0	0	0
1	0	1	0	3	0	2	0	0	3	4	2	1
1	2	3	3	4	7	5	6	24	39	54	47	67
0	0	0	0	0	0	0	0	0	0	7	9	9
1	2	3	3	4	7	5	6	24	39	47	38	58
1	1	1	1	4	7	5	6	23	37	45	31	46
0	0	0	0	0	0	0	0	0	0	0	0	0
0	0	0	0	0	0	0	0	0	0	0	0	0
0	0	0	0	0	0	0	0	0	0	0	0	0
0	0	0	0	0	0	0	0	0	0	0	0	0
0	0	0	0	0	0	0	0	0	0	0	0	0
0	0	0	0	0	0	0	0	0	0	0	0	0
0	0	0	0	0	0	0	0	0	0	0	0	0
0	0	0	0	0	0	0	0	0	0	0	0	0
0	0	0	0	0	0	0	0	0	0	0	0	0

表 7-1-23(续) 2006年全国疾病监测系统分死因

疾病编码	疾病名称	总计	0岁	1岁~	5岁~	10岁~	15岁~	20岁~
C046	a.早产儿和未成熟儿	17	17	0	0	0	0	0
C047	2.新生儿产伤和窒息	41	41	0	0	0	0	0
C048	3.新生儿溶血性疾病	1	1	0	0	0	0	0
C049	4.新生儿硬化病	2	2	0	0	0	0	0
C050	E.营养缺乏性疾病	17	0	0	0	0	0	0
C051	1.营养不良	10	0	0	0	0	0	0
C052	2.缺铁性贫血	6	0	0	0	0	0	0
C053	Ⅱ.非感染性疾病	15486	52	24	16	7	40	52
C054	A.恶性肿瘤	4755	3	5	8	3	15	17
C055	1.唇、口腔和咽恶性肿瘤	95	0	0	0	0	1	0
C056	a.鼻咽癌	49	0	0	0	0	1	0
C057	2.食管癌	303	0	0	0	0	0	1
C058	3.胃癌	604	0	0	0	0	1	1
C059	4.结直肠癌	270	0	0	0	0	1	0
C060	5.肝癌	905	0	0	0	0	1	2
C061	6.胰腺癌	141	0	0	0	0	0	0
C062	7.肺癌	1543	0	0	0	1	1	0
C063	8.皮肤癌	18	0	0	0	0	0	0
C064	9.乳腺癌	6	0	0	0	0	0	0
C065	10.子宫颈癌	0	0	0	0	0	0	0
C066	11.子宫体癌	0	0	0	0	0	0	0
C067	12.卵巢癌	0	0	0	0	0	0	0
C068	13.前列腺癌	45	0	0	0	0	0	0
C069	14.膀胱癌	63	0	0	0	0	0	0
C070	15.淋巴瘤与多发性骨髓瘤	82	0	0	0	0	2	1
C071	16.白血病	110	2	5	8	0	5	7
C072	B.其他肿瘤	81	1	0	0	0	1	1
C073	1.良性肿瘤	40	1	0	0	0	0	1
C074	C.糖尿病	361	1	0	0	0	1	0
C075	D.内分泌、血液造血及免疫疾病	48	0	0	1	0	0	1
C076	E.神经和精神疾病	262	2	1	2	3	6	7
C077	1.精神障碍	112	0	0	0	0	2	0
C078	a.精神分裂症	17	0	0	0	0	1	0
C079	2.神经系统疾病	150	2	1	2	3	4	7
C080	a.阿尔茨海默病	3	0	0	0	0	0	0
C081	b.帕金森病	14	0	0	0	0	0	0
C082	c.癫痫	22	0	0	0	2	1	2
C083	F.感官疾病	1	0	0	0	0	0	0
C084	G.循环系统疾病	7246	12	3	4	0	6	12
C085	1.急性风湿热	16	0	0	0	0	0	0
C086	2.心脏病	3130	6	3	2	0	3	6
C087	a.慢性风湿性心脏病	67	0	0	0	0	0	0
C088	b.高血压心脏病	296	0	0	0	0	0	0
C089	c.肺源性心脏病	107	0	0	0	0	0	0
C090	d.缺血性心脏病	2139	0	0	1	0	1	4

年龄别死亡数(中部城市,男)

25岁~	30岁~	35岁~	40岁~	45岁~	50岁~	55岁~	60岁~	65岁~	70岁~	75岁~	80岁~	85岁~
0	0	0	0	0	0	0	0	0	0	0	0	0
0	0	0	0	0	0	0	0	0	0	0	0	0
0	0	0	0	0	0	0	0	0	0	0	0	0
0	0	0	0	0	0	0	0	0	0	0	0	0
0	0	0	0	1	1	0	0	0	2	3	3	7
0	0	0	0	1	1	0	0	0	0	0	3	5
0	0	0	0	0	0	0	0	0	2	2	0	2
73	149	257	559	697	1039	1098	1228	1911	2653	2542	1869	1217
33	61	105	206	299	420	445	482	686	820	681	328	135
2	0	5	2	10	21	7	8	12	10	11	4	1
1	0	4	0	6	13	5	5	8	2	2	2	0
1	1	2	14	12	33	33	41	38	44	46	26	11
0	8	2	18	21	48	59	55	123	107	102	39	20
0	6	2	7	16	19	18	24	44	50	45	28	10
4	14	44	94	101	104	95	86	113	107	82	41	17
0	0	2	5	7	10	21	16	14	31	22	10	2
5	8	14	29	79	113	142	172	234	331	261	114	39
1	0	1	1	0	1	1	1	2	2	4	3	1
1	0	0	1	1	1	0	0	1	0	0	1	0
0	0	0	0	0	0	0	0	0	0	0	0	0
0	0	0	0	0	0	0	0	0	0	0	0	0
0	0	0	0	0	0	0	0	0	0	0	0	0
0	0	0	0	1	1	0	1	3	7	12	14	6
0	2	1	0	1	3	2	3	6	17	16	8	4
2	1	2	3	2	3	12	15	12	11	9	6	1
8	3	5	4	8	10	6	8	11	10	7	0	2
0	2	5	5	3	8	3	5	11	20	10	5	1
0	2	4	1	1	3	2	3	8	8	2	4	0
5	3	5	9	9	21	25	28	48	73	76	30	27
1	0	0	1	3	4	8	5	4	8	6	4	2
4	14	17	16	15	19	10	14	17	23	33	30	29
4	12	9	12	9	13	1	4	1	8	13	14	10
1	3	2	3	1	5	0	0	1	0	0	0	0
0	2	8	4	6	6	9	10	16	15	20	16	19
0	0	0	0	0	0	0	0	0	0	2	1	0
0	0	0	0	0	1	1	1	2	4	2	2	1
0	1	3	2	5	2	1	1	0	1	1	0	0
0	0	0	0	0	0	0	0	0	0	0	0	1
23	49	78	238	288	459	491	542	890	1248	1179	1012	712
0	0	1	0	0	1	2	1	2	3	2	2	2
16	25	39	99	113	189	208	235	382	499	485	462	358
1	1	3	2	4	6	6	6	8	12	7	7	4
1	1	2	8	6	14	21	29	46	51	46	37	34
0	1	1	2	1	3	2	3	9	21	18	23	23
8	11	27	66	75	122	149	159	269	344	339	328	236

表 7-1-23(续) 2006年全国疾病监测系统分死因

疾病编码	疾病名称	总计	0岁	1岁~	5岁~	10岁~	15岁~	20岁~
C091	急性心肌梗死	1190	0	0	0	0	1	4
C092	3.脑血管疾病	4048	6	0	2	0	3	6
C093	H.呼吸系统疾病	1839	2	1	0	0	0	2
C094	1.慢性下呼吸道疾病	1683	1	0	0	0	0	1
C095	a.慢性阻塞性肺疾病	1586	1	0	0	0	0	1
C096	b.哮喘	92	0	0	0	0	0	0
C097	2.尘肺	31	0	0	0	0	0	0
C098	I.消化系统疾病	514	3	0	0	1	1	1
C099	1.消化性溃疡	55	0	0	0	0	0	0
C100	2.肝疾病	304	1	0	0	1	1	1
C101	a.肝硬化	210	0	0	0	0	0	1
C102	3.阑尾炎	6	0	0	0	0	0	0
C103	4.肠梗阻	19	1	0	0	0	0	0
C104	J.泌尿生殖系统疾病	274	0	1	0	0	3	6
C105	1.肾炎和肾病	249	0	1	0	0	3	6
C106	a.肾小球和肾小管间质疾病	179	0	1	0	0	3	4
C107	2.良性前列腺肥大	9	0	0	0	0	0	0
C108	K.皮肤病	8	0	0	0	0	0	2
C109	L.肌肉骨骼和结缔组织疾病	30	0	0	0	0	0	0
C110	1.风湿性关节炎	7	0	0	0	0	0	0
C111	2.骨关节炎	0	0	0	0	0	0	0
C112	M.先天异常	67	28	13	1	0	7	3
C113	1.先天性心脏病	36	16	7	1	0	4	1
C114	N.口腔疾病	0	0	0	0	0	0	0
C115	Ⅲ.伤害	1770	10	21	36	32	70	108
C116	A.意外伤害	1420	9	20	33	31	56	86
C117	1.交通事故	704	2	3	7	9	27	36
C118	a.道路交通事故	499	2	2	3	9	19	28
C119	1a*机动车辆交通事故	392	2	1	2	6	16	23
C120	1b*机动车以外的运输事故	167	0	1	1	3	6	8
C121	2.意外中毒	103	1	2	0	1	3	9
C122	3.意外跌落	223	0	3	2	1	7	12
C123	4.火灾	23	1	0	1	0	0	1
C124	5.溺水	105	0	10	19	13	13	12
C125	6.意外的机械性窒息	38	3	1	1	2	2	2
C126	7.触电	56	0	0	0	2	1	4
C127	8.砸死	27	0	0	1	0	0	0
C128	9.由机械切割和穿刺工具所致的意外事故	4	0	0	0	0	0	0
C129	10.自然环境因素导致的意外事故	24	0	0	0	1	1	3
C130	B.故意伤害	322	1	0	3	1	13	20
C131	1.自杀	253	0	0	0	1	6	14
C132	2.被杀	62	1	0	3	0	7	5

第七章 地区别、性别、年龄别、死因别死亡数及死亡率

年龄别死亡数（中部城市，男）

25 岁~	30 岁~	35 岁~	40 岁~	45 岁~	50 岁~	55 岁~	60 岁~	65 岁~	70 岁~	75 岁~	80 岁~	85 岁~
6	11	20	46	52	90	101	103	166	177	161	159	93
6	24	36	137	170	266	275	298	505	739	686	542	347
0	2	2	14	20	36	43	88	190	368	433	376	262
0	1	1	8	16	25	38	77	170	340	410	350	245
0	1	1	7	16	20	34	69	156	324	389	335	232
0	0	0	1	0	4	4	7	13	15	21	15	12
0	0	0	0	1	1	0	2	7	11	3	4	2
3	9	27	50	47	52	48	39	42	55	70	43	23
1	0	0	4	5	2	2	1	4	6	15	11	4
0	5	19	36	35	44	36	27	24	25	25	12	12
0	3	15	26	24	29	23	20	19	16	16	10	8
0	0	1	0	0	1	0	1	0	1	0	1	1
2	0	0	0	0	1	1	0	1	4	5	3	1
1	6	14	16	9	15	22	23	19	33	49	37	20
1	6	14	16	7	15	22	23	17	31	45	29	13
1	4	8	11	5	13	16	19	14	27	28	16	9
0	0	0	0	0	0	0	0	0	1	2	5	1
0	1	0	2	0	0	0	0	1	0	1	0	1
0	1	1	1	1	2	2	2	3	5	4	4	4
0	0	0	0	0	0	0	1	1	0	1	2	2
0	0	0	0	0	0	0	0	0	0	0	0	0
3	1	3	1	3	3	1	0	0	0	0	0	0
1	0	2	0	2	1	1	0	0	0	0	0	0
0	0	0	0	0	0	0	0	0	0	0	0	0
86	127	235	209	171	163	107	71	68	90	76	48	42
67	107	199	173	139	131	82	52	51	66	47	36	35
38	56	99	87	80	79	54	31	27	37	17	10	5
30	41	68	61	61	53	37	22	20	22	12	7	2
25	33	47	52	52	42	28	16	14	16	10	4	3
6	13	30	21	12	17	14	8	7	13	4	3	0
1	4	15	16	11	8	5	11	1	5	6	2	2
6	10	29	22	17	21	12	4	13	11	17	16	20
3	1	1	1	1	1	0	1	3	1	1	4	2
3	5	2	6	7	2	4	1	1	3	1	1	2
6	3	4	4	4	4	0	0	2	0	0	0	0
3	10	16	6	6	4	3	1	0	0	0	0	0
1	6	8	6	2	2	0	0	0	1	0	0	0
0	1	0	1	1	1	0	0	0	0	0	0	0
1	3	5	4	0	3	0	0	1	2	0	0	0
15	19	31	33	30	30	21	18	17	23	29	12	6
10	13	22	20	22	22	19	18	17	23	28	12	6
4	5	9	11	7	7	2	0	0	0	1	0	0

表 7-1-24　2006 年全国疾病监测系统分死因

疾病编码	疾病名称	总计	0岁	1岁~	5岁~	10岁~	15岁~	20岁~
C001	总计	12743	139	45	29	27	65	73
C002	Ⅰ.感染性、母婴及营养缺乏性疾病	498	85	6	1	1	1	7
C003	A.传染病和寄生虫病	145	5	3	1	1	1	1
C004	1.结核病	44	0	0	0	0	1	0
C005	a.呼吸道结核	40	0	0	0	0	1	0
C006	2.性传播疾病(不包括艾滋病)	0	0	0	0	0	0	0
C007	a.梅毒	0	0	0	0	0	0	0
C008	3.艾滋病	3	0	0	0	0	0	0
C009	4.腹泻病	4	1	0	0	0	0	0
C010	a.痢疾	1	1	0	0	0	0	0
C011	b.伤寒和副伤寒	0	0	0	0	0	0	0
C012	5.好发于儿童期的疾病	2	1	0	0	0	0	0
C013	a.百日咳	0	0	0	0	0	0	0
C014	b.脊髓灰质炎	0	0	0	0	0	0	0
C015	c.白喉	0	0	0	0	0	0	0
C016	d.麻疹	1	1	0	0	0	0	0
C017	e.破伤风	1	0	0	0	0	0	0
C018	6.脑(脊)膜炎	8	1	1	0	0	0	0
C019	a.脑膜炎球菌感染	3	1	0	0	0	0	0
C020	b.脑膜炎	5	0	1	0	0	0	0
C021	7.病毒性肝炎	54	0	0	0	0	0	0
C022	a.乙型肝炎	52	0	0	0	0	0	0
C023	b.丙型肝炎	1	0	0	0	0	0	0
C024	8.疟疾	0	0	0	0	0	0	0
C025	9.热带病	1	0	0	0	0	0	0
C026	a.血吸虫病	1	0	0	0	0	0	0
C027	10.流行性乙型脑炎	2	0	2	0	0	0	0
C028	11.钩端螺旋体病	0	0	0	0	0	0	0
C029	12.流行性出血热	2	0	0	0	0	0	0
C030	13.败血病	5	1	0	0	0	0	0
C031	B.呼吸系统感染性疾病	235	7	3	0	0	0	1
C032	1.上呼吸道感染	38	0	0	0	0	0	0
C033	2.下呼吸道感染	197	7	3	0	0	0	1
C034	a.肺炎	163	6	3	0	0	0	1
C035	C.妊娠、分娩和产褥期疾病	15	0	0	0	0	0	5
C036	1.直接产科原因	15	0	0	0	0	0	5
C037	a.产后出血	2	0	0	0	0	0	0
C038	b.产褥期感染	4	0	0	0	0	0	1
C039	c.妊娠高血压综合征	4	0	0	0	0	0	2
C040	d.阻梗性分娩	0	0	0	0	0	0	0
C041	e.流产	0	0	0	0	0	0	0
C042	f.母体产伤	1	0	0	0	0	0	0
C043	2.间接产科原因	0	0	0	0	0	0	0
C044	D.起源于围生期的某些情况	73	73	0	0	0	0	0
C045	1.低出生体重	25	25	0	0	0	0	0

第七章 地区别、性别、年龄别、死因别死亡数及死亡率

年龄别死亡数(中部城市,女)

25岁~	30岁~	35岁~	40岁~	45岁~	50岁~	55岁~	60岁~	65岁~	70岁~	75岁~	80岁~	85岁~
95	129	211	326	435	597	668	832	1359	1963	2048	1888	1814
8	8	11	7	15	20	17	14	30	45	47	64	111
3	6	6	6	14	15	13	11	16	16	15	6	6
1	3	3	1	4	3	1	2	7	11	6	0	1
1	3	3	1	4	3	0	2	6	10	6	0	0
0	0	0	0	0	0	0	0	0	0	0	0	0
0	0	0	0	0	0	0	0	0	0	0	0	0
0	0	0	1	1	0	0	1	0	0	0	0	0
0	0	0	0	1	0	0	0	0	0	1	1	0
0	0	0	0	0	0	0	0	0	0	0	0	0
0	0	0	0	0	0	0	0	0	0	0	0	0
0	0	0	0	0	0	0	0	0	0	0	0	1
0	0	0	0	0	0	0	0	0	0	0	0	0
0	0	0	0	0	0	0	0	0	0	0	0	0
0	0	0	0	0	0	0	0	0	0	0	0	0
0	0	0	0	0	0	0	0	0	0	0	0	0
0	0	0	0	0	0	0	0	0	0	0	0	1
0	0	0	0	0	3	0	0	0	1	0	0	2
0	0	0	0	0	0	0	0	0	0	0	0	2
0	0	0	0	0	3	0	0	0	1	0	0	0
2	3	2	2	6	7	9	7	6	3	4	2	1
2	3	2	2	6	7	8	7	5	3	4	2	1
0	0	0	0	0	0	1	0	0	0	0	0	0
0	0	0	0	0	0	0	0	0	0	0	0	0
0	0	0	0	0	0	0	0	0	0	1	0	0
0	0	0	0	0	0	0	0	0	0	1	0	0
0	0	0	0	0	0	0	0	0	0	0	0	0
0	0	0	0	0	0	0	0	0	0	0	0	0
0	0	1	0	0	1	0	0	0	0	0	0	0
0	0	0	0	0	0	0	0	1	1	1	1	0
0	0	1	1	1	5	4	2	14	29	31	47	89
0	0	0	0	0	0	0	0	3	2	14	19
0	0	1	1	1	5	4	2	14	26	29	33	70
0	0	1	1	1	4	4	2	11	23	23	29	54
5	2	3	0	0	0	0	0	0	0	0	0	0
5	2	3	0	0	0	0	0	0	0	0	0	0
1	0	1	0	0	0	0	0	0	0	0	0	0
1	0	2	0	0	0	0	0	0	0	0	0	0
1	1	0	0	0	0	0	0	0	0	0	0	0
0	0	0	0	0	0	0	0	0	0	0	0	0
0	0	0	0	0	0	0	0	0	0	0	0	0
0	1	0	0	0	0	0	0	0	0	0	0	0
0	0	0	0	0	0	0	0	0	0	0	0	0
0	0	0	0	0	0	0	0	0	0	0	0	0
0	0	0	0	0	0	0	0	0	0	0	0	0

表 7-1-24(续)　2006 年全国疾病监测系统分死因

疾病编码	疾病名称	总计	0岁	1岁~	5岁~	10岁~	15岁~	20岁~
C046	a. 早产儿和未成熟儿	23	23	0	0	0	0	0
C047	2. 新生儿产伤和窒息	37	37	0	0	0	0	0
C048	3. 新生儿溶血性疾病	1	1	0	0	0	0	0
C049	4. 新生儿硬化病	0	0	0	0	0	0	0
C050	E. 营养缺乏性疾病	30	0	0	0	0	0	0
C051	1. 营养不良	22	0	0	0	0	0	0
C052	2. 缺铁性贫血	3	0	0	0	0	0	0
C053	Ⅱ. 非感染性疾病	11138	44	18	10	14	27	40
C054	A. 恶性肿瘤	2686	4	6	7	5	10	17
C055	1. 唇、口腔和咽恶性肿瘤	36	0	0	0	0	0	0
C056	a. 鼻咽癌	21	0	0	0	0	0	0
C057	2. 食管癌	74	0	0	0	0	0	0
C058	3. 胃癌	235	0	0	0	0	1	0
C059	4. 结直肠癌	241	0	0	0	0	0	0
C060	5. 肝癌	313	0	0	0	0	0	1
C061	6. 胰腺癌	102	0	0	0	0	0	0
C062	7. 肺癌	675	0	0	0	0	0	0
C063	8. 皮肤癌	11	0	0	0	0	0	0
C064	9. 乳腺癌	202	0	0	0	0	0	0
C065	10. 子宫颈癌	79	0	0	0	0	0	1
C066	11. 子宫体癌	65	0	0	0	0	0	0
C067	12. 卵巢癌	81	0	0	0	0	1	1
C068	13. 前列腺癌	0	0	0	0	0	0	0
C069	14. 膀胱癌	35	0	0	0	0	0	0
C070	15. 淋巴瘤与多发性骨髓瘤	46	1	1	0	1	0	1
C071	16. 白血病	89	2	3	3	3	4	7
C072	B. 其他肿瘤	41	0	0	0	0	0	0
C073	1. 良性肿瘤	16	0	0	0	0	0	0
C074	C. 糖尿病	433	0	0	0	0	0	1
C075	D. 内分泌、血液造血及免疫疾病	66	1	2	0	0	1	0
C076	E. 神经和精神疾病	176	1	2	0	1	1	3
C077	1. 精神障碍	77	0	0	0	0	0	2
C078	a. 精神分裂症	12	0	0	0	0	0	0
C079	2. 神经系统疾病	99	1	2	0	1	1	1
C080	a. 阿尔茨海默病	2	0	0	0	0	0	0
C081	b. 帕金森病	14	0	0	0	0	0	0
C082	c. 癫痫	18	0	0	0	0	1	0
C083	F. 感官疾病	2	0	0	0	0	0	0
C084	G. 循环系统疾病	5756	7	2	2	1	4	7
C085	1. 急性风湿热	17	0	0	0	0	0	0
C086	2. 心脏病	2685	5	2	1	0	4	5
C087	a. 慢性风湿性心脏病	117	0	0	0	0	0	0
C088	b. 高血压心脏病	282	0	0	0	0	0	1
C089	c. 肺源性心脏病	71	1	0	0	0	0	1
C090	d. 缺血性心脏病	1743	0	0	0	0	3	2

第七章 地区别、性别、年龄别、死因别死亡数及死亡率

年龄别死亡数（中部城市，女）

25岁~	30岁~	35岁~	40岁~	45岁~	50岁~	55岁~	60岁~	65岁~	70岁~	75岁~	80岁~	85岁~
0	0	0	0	0	0	0	0	0	0	0	0	0
0	0	0	0	0	0	0	0	0	0	0	0	0
0	0	0	0	0	0	0	0	0	0	0	0	0
0	0	0	0	0	0	0	0	0	0	0	0	0
0	0	1	0	0	0	0	1	0	0	1	11	16
0	0	0	0	0	0	0	0	0	0	1	8	13
0	0	1	0	0	0	0	1	0	0	0	0	1
37	68	148	242	355	520	590	767	1270	1845	1906	1720	1517
19	36	77	120	171	237	215	265	398	466	319	212	102
1	3	1	3	2	1	0	3	9	4	5	2	2
1	2	1	3	1	1	0	1	3	1	5	1	1
0	0	1	0	3	4	3	6	11	13	10	15	8
1	6	9	8	15	23	15	23	32	33	33	32	4
0	0	4	9	12	25	18	25	31	52	33	13	19
3	2	7	12	13	32	39	31	51	53	37	21	11
0	0	2	0	3	8	9	11	17	26	14	10	2
1	5	7	16	32	39	43	67	130	158	96	57	24
0	0	0	0	0	1	2	2	0	0	1	2	3
2	4	12	24	32	33	22	22	16	22	5	3	5
0	2	7	14	16	9	6	5	6	4	5	3	1
0	1	0	1	5	8	10	7	5	8	9	6	5
0	2	3	5	10	8	10	10	11	8	6	4	2
0	0	0	0	0	0	0	0	0	0	0	0	0
0	0	2	2	0	1	0	3	2	6	10	7	2
2	0	2	1	1	4	1	4	12	4	9	1	1
1	4	6	4	5	8	6	11	7	11	3	1	0
0	1	2	1	7	4	2	2	1	10	5	5	1
0	1	0	0	2	2	2	2	1	2	2	1	1
0	1	4	6	14	22	31	32	57	103	100	45	17
2	0	5	6	2	6	9	3	3	14	9	2	1
3	5	7	8	7	8	4	13	12	22	22	29	28
0	4	2	5	1	3	2	3	7	7	12	15	14
0	2	0	2	0	2	0	1	1	1	1	1	1
3	1	5	3	6	5	2	10	5	15	10	14	14
0	0	0	0	0	0	0	0	0	0	0	1	1
0	0	0	0	0	1	0	3	1	5	0	3	1
2	1	2	1	2	3	0	2	1	3	0	0	0
0	0	0	0	0	0	0	0	0	0	0	1	1
5	16	30	63	113	192	261	353	612	938	1115	1061	974
0	0	0	1	4	1	2	0	0	2	4	1	2
4	9	11	24	39	72	121	174	280	394	504	497	539
0	1	0	1	4	7	8	14	22	18	16	15	11
1	0	1	1	1	2	5	18	15	28	35	63	53	59
0	0	0	2	2	2	6	3	13	12	11	9	9
1	6	9	11	25	42	73	112	184	260	342	330	343

表 7-1-24(续)　2006 年全国疾病监测系统分死因

疾病编码	疾病名称	总计	0 岁	1 岁~	5 岁~	10 岁~	15 岁~	20 岁~
C091	急性心肌梗死	865	0	0	0	0	2	1
C092	3.脑血管疾病	3028	2	0	1	1	0	2
C093	H.呼吸系统疾病	1288	2	0	0	1	0	1
C094	1.慢性下呼吸道疾病	1224	1	0	0	0	0	0
C095	a.慢性阻塞性肺疾病	1140	1	0	0	0	0	0
C096	b.哮喘	79	0	0	0	0	0	0
C097	2.尘肺	1	0	0	0	0	0	0
C098	I.消化系统疾病	317	2	0	0	0	0	1
C099	1.消化性溃疡	32	0	0	0	0	0	0
C100	2.肝疾病	129	0	0	0	0	0	0
C101	a.肝硬化	96	0	0	0	0	0	0
C102	3.阑尾炎	3	0	0	0	0	0	0
C103	4.肠梗阻	18	0	0	0	0	0	0
C104	J.泌尿生殖系统疾病	242	0	0	0	0	1	4
C105	1.肾炎和肾病	235	0	0	0	0	1	4
C106	a.肾小球和肾小管间质疾病	171	0	0	0	0	1	4
C107	2.良性前列腺肥大	0	0	0	0	0	0	0
C108	K.皮肤病	7	0	0	0	0	1	0
C109	L.肌肉骨骼和结缔组织疾病	67	0	0	0	1	5	1
C110	1.风湿性关节炎	18	0	0	0	0	0	0
C111	2.骨关节炎	0	0	0	0	0	0	0
C112	M.先天异常	57	27	6	1	5	4	5
C113	1.先天性心脏病	35	13	5	1	3	3	4
C114	N.口腔疾病	0	0	0	0	0	0	0
C115	Ⅲ.伤害	883	4	19	16	11	36	26
C116	A.意外伤害	627	4	18	16	6	28	19
C117	1.交通事故	261	1	2	5	2	14	14
C118	a.道路交通事故	181	1	1	5	0	7	14
C119	1a*机动车辆交通事故	151	1	1	5	0	6	10
C120	1b*机动车以外的运输事故	59	0	0	0	0	4	4
C121	2.意外中毒	63	0	0	0	1	5	3
C122	3.意外跌落	153	0	6	1	2	2	2
C123	4.火灾	13	0	0	0	0	0	0
C124	5.溺水	56	1	6	6	1	4	0
C125	6.意外的机械性窒息	4	1	0	0	0	0	0
C126	7.触电	8	0	0	1	0	0	0
C127	8.砸死	2	0	0	0	0	1	0
C128	9.由机械切割和穿刺工具所致的意外事故	0	0	0	0	0	0	0
C129	10.自然环境因素导致的意外事故	14	0	2	1	0	2	0
C130	B.故意伤害	238	0	1	0	3	8	7
C131	1.自杀	210	0	0	0	3	6	6
C132	2.被杀	27	0	1	0	0	2	1

第七章 地区别、性别、年龄别、死因别死亡数及死亡率

年龄别死亡数（中部城市，女）

25岁~	30岁~	35岁~	40岁~	45岁~	50岁~	55岁~	60岁~	65岁~	70岁~	75岁~	80岁~	85岁~
1	6	6	10	18	27	44	71	99	123	168	139	150
1	7	19	38	69	115	138	178	326	537	605	559	430
0	0	4	7	12	20	30	44	115	200	250	295	307
0	0	4	5	10	19	27	43	113	190	234	286	292
0	0	2	5	8	17	21	41	108	174	229	266	268
0	0	2	0	2	1	6	2	4	16	4	19	23
0	0	0	0	0	0	0	0	0	0	1	0	0
0	1	4	6	14	15	21	32	34	38	56	39	54
0	0	0	0	0	0	2	0	3	7	4	9	7
0	1	3	5	7	11	17	21	13	15	18	8	10
0	0	3	3	3	5	13	17	7	13	16	7	9
0	0	0	0	1	0	0	0	0	0	1	1	0
0	0	0	0	2	1	0	0	2	1	6	3	3
4	4	6	18	12	13	11	21	35	42	28	23	20
4	3	5	18	12	13	10	20	35	42	28	22	18
4	2	5	13	5	10	8	14	21	36	21	13	14
0	0	0	0	0	0	0	0	0	0	0	0	0
0	0	1	0	0	0	1	0	1	0	0	1	2
1	4	7	5	3	3	3	2	2	11	2	7	10
0	0	0	0	0	0	1	2	1	7	2	3	2
0	0	0	0	0	0	0	0	0	0	0	0	0
3	0	1	2	0	0	2	0	0	1	0	0	0
3	0	0	1	0	0	1	0	0	1	0	0	0
0	0	0	0	0	0	0	0	0	0	0	0	0
49	52	50	76	63	51	55	45	49	55	78	67	81
29	29	32	51	43	37	36	31	36	43	51	51	67
17	17	17	27	20	27	26	23	17	11	12	6	3
15	12	14	17	16	17	14	16	10	8	10	3	1
9	9	10	15	12	18	11	16	11	6	9	1	1
6	4	4	6	6	3	6	4	3	4	2	2	1
3	3	4	1	8	3	6	0	4	7	8	4	3
3	1	6	8	7	3	2	3	8	10	15	25	49
1	0	1	1	0	0	0	0	3	2	3	2	0
2	5	2	9	4	2	0	5	0	4	3	2	0
0	1	0	1	0	0	0	0	0	1	0	0	0
2	1	0	1	2	0	0	0	1	0	0	0	0
0	0	0	0	0	0	0	0	0	0	1	0	0
0	0	0	0	0	0	0	0	0	0	0	0	0
0	0	2	0	0	0	0	0	1	1	3	1	1
19	21	18	24	17	12	19	13	12	11	24	15	14
17	16	16	21	14	11	17	11	11	10	24	14	13
2	5	2	2	3	1	2	2	1	1	0	1	1

表 7-1-25　2006 年全国疾病监测系统分死因

疾病编码	疾病名称	总计	0 岁	1 岁~	5 岁~	10 岁~	15 岁~	20 岁~
C001	总计	21371	353	130	80	101	151	137
C002	Ⅰ.感染性、母婴及营养缺乏性疾病	1074	216	25	8	4	6	12
C003	A.传染病和寄生虫病	405	18	6	3	4	3	7
C004	1.结核病	132	1	0	0	0	1	4
C005	a.呼吸道结核	124	0	0	0	0	0	2
C006	2.性传播疾病(不包括艾滋病)	1	1	0	0	0	0	0
C007	a.梅毒	1	1	0	0	0	0	0
C008	3.艾滋病	15	0	0	0	0	0	1
C009	4.腹泻病	16	4	1	0	1	0	0
C010	a.痢疾	4	1	0	0	0	0	0
C011	b.伤寒和副伤寒	1	0	0	0	0	0	0
C012	5.好发于儿童期的疾病	5	3	0	0	0	0	0
C013	a.百日咳	0	0	0	0	0	0	0
C014	b.脊髓灰质炎	0	0	0	0	0	0	0
C015	c.白喉	0	0	0	0	0	0	0
C016	d.麻疹	0	0	0	0	0	0	0
C017	e.破伤风	5	3	0	0	0	0	0
C018	6.脑(脊)膜炎	13	4	1	1	1	0	0
C019	a.脑膜炎球菌感染	5	4	0	0	0	0	0
C020	b.脑膜炎	8	0	1	1	1	0	0
C021	7.病毒性肝炎	159	0	0	0	0	1	0
C022	a.乙型肝炎	152	0	0	0	0	1	0
C023	b.丙型肝炎	6	0	0	0	0	0	0
C024	8.疟疾	0	0	0	0	0	0	0
C025	9.热带病	0	0	0	0	0	0	0
C026	a.血吸虫病	0	0	0	0	0	0	0
C027	10.流行性乙型脑炎	2	0	1	1	0	0	0
C028	11.钩端螺旋体病	0	0	0	0	0	0	0
C029	12.流行性出血热	0	0	0	0	0	0	0
C030	13.败血病	19	0	2	0	1	0	1
C031	B.呼吸系统感染性疾病	460	35	19	3	0	2	5
C032	1.上呼吸道感染	29	1	1	0	0	0	1
C033	2.下呼吸道感染	431	34	18	3	0	2	4
C034	a.肺炎	355	32	15	3	0	2	4
C035	C.妊娠、分娩和产褥期疾病	13	0	0	0	0	1	0
C036	1.直接产科原因	13	0	0	0	0	1	0
C037	a.产后出血	3	0	0	0	0	0	0
C038	b.产褥期感染	3	0	0	0	0	1	0
C039	c.妊娠高血压综合征	4	0	0	0	0	0	0
C040	d.阻梗性分娩	0	0	0	0	0	0	0
C041	e.流产	3	0	0	0	0	0	0
C042	f.母体产伤	0	0	0	0	0	0	0
C043	2.间接产科原因	0	0	0	0	0	0	0
C044	D.起源于围生期的某些情况	158	158	0	0	0	0	0
C045	1.低出生体重	39	39	0	0	0	0	0

第七章 地区别、性别、年龄别、死因别死亡数及死亡率

年龄别死亡数(西部城市,男女合计)

25岁~	30岁~	35岁~	40岁~	45岁~	50岁~	55岁~	60岁~	65岁~	70岁~	75岁~	80岁~	85岁~
183	446	609	720	715	1175	1348	1751	2396	3188	3119	2531	2236
13	39	35	40	21	49	38	43	66	81	97	136	145
9	29	26	33	19	42	26	31	45	42	28	20	14
1	6	7	10	5	12	12	8	17	21	15	7	5
1	6	7	10	5	12	11	8	16	20	15	6	5
0	0	0	0	0	0	0	0	0	0	0	0	0
0	0	0	0	0	0	0	0	0	0	0	0	0
2	8	2	1	0	0	0	0	1	0	0	0	0
1	1	0	0	0	0	1	0	1	2	2	1	1
0	1	0	0	0	0	1	0	1	0	0	0	0
0	0	0	0	0	0	0	0	0	1	0	0	0
0	1	1	0	0	0	0	0	0	0	0	0	0
0	0	0	0	0	0	0	0	0	0	0	0	0
0	0	0	0	0	0	0	0	0	0	0	0	0
0	0	0	0	0	0	0	0	0	0	0	0	0
0	0	0	0	0	0	0	0	0	0	0	0	0
0	1	1	0	0	0	0	0	0	0	0	0	0
1	0	1	0	0	1	1	2	0	0	0	0	0
0	0	1	0	0	0	0	0	0	0	0	0	0
1	0	0	0	0	1	1	2	0	0	0	0	0
3	8	9	15	13	27	9	15	25	17	9	7	1
3	8	9	15	12	26	8	15	23	16	8	7	1
0	0	0	0	1	1	0	0	2	1	1	0	0
0	0	0	0	0	0	0	0	0	0	0	0	0
0	0	0	0	0	0	0	0	0	0	0	0	0
0	0	0	0	0	0	0	0	0	0	0	0	0
0	0	0	0	0	0	0	0	0	0	0	0	0
0	0	0	0	0	0	0	0	0	0	0	0	0
0	0	3	2	0	0	2	2	0	1	0	2	3
2	3	6	6	0	7	10	9	19	34	64	108	128
0	0	0	0	0	1	0	1	4	0	4	6	10
2	3	6	6	0	6	10	8	15	34	60	102	118
1	3	6	6	0	6	9	6	13	28	48	84	89
2	6	3	1	0	0	0	0	0	0	0	0	0
2	6	3	1	0	0	0	0	0	0	0	0	0
0	2	0	1	0	0	0	0	0	0	0	0	0
0	2	0	0	0	0	0	0	0	0	0	0	0
1	1	2	0	0	0	0	0	0	0	0	0	0
0	0	0	0	0	0	0	0	0	0	0	0	0
1	1	1	0	0	0	0	0	0	0	0	0	0
0	0	0	0	0	0	0	0	0	0	0	0	0
0	0	0	0	0	0	0	0	0	0	0	0	0
0	0	0	0	0	0	0	0	0	0	0	0	0

表 7-1-25(续) 2006年全国疾病监测系统分死因

疾病编码	疾病名称	总计	0岁	1岁~	5岁~	10岁~	15岁~	20岁~
C046	a.早产儿和未成熟儿	15	15	0	0	0	0	0
C047	2.新生儿产伤和窒息	94	94	0	0	0	0	0
C048	3.新生儿溶血性疾病	4	4	0	0	0	0	0
C049	4.新生儿硬化病	1	1	0	0	0	0	0
C050	E.营养缺乏性疾病	38	5	0	2	0	0	0
C051	1.营养不良	13	5	0	2	0	0	0
C052	2.缺铁性贫血	12	0	0	0	0	0	0
C053	Ⅱ.非感染性疾病	17930	91	36	24	39	55	44
C054	A.恶性肿瘤	5241	5	5	10	13	15	20
C055	1.唇、口腔和咽恶性肿瘤	99	0	0	0	0	0	0
C056	a.鼻咽癌	46	0	0	0	0	0	0
C057	2.食管癌	730	0	0	0	0	0	0
C058	3.胃癌	625	0	0	0	0	0	0
C059	4.结直肠癌	346	0	0	0	0	0	2
C060	5.肝癌	787	0	0	0	0	1	3
C061	6.胰腺癌	157	0	0	0	0	0	0
C062	7.肺癌	1361	0	0	0	1	0	1
C063	8.皮肤癌	22	0	0	0	0	0	0
C064	9.乳腺癌	120	0	0	0	0	0	0
C065	10.子宫颈癌	39	0	0	0	0	1	1
C066	11.子宫体癌	63	0	0	0	0	0	1
C067	12.卵巢癌	31	0	0	0	0	0	0
C068	13.前列腺癌	37	0	0	0	0	0	0
C069	14.膀胱癌	70	0	0	0	0	0	0
C070	15.淋巴瘤与多发性骨髓瘤	71	0	0	1	0	0	4
C071	16.白血病	169	4	2	4	6	8	6
C072	B.其他肿瘤	82	2	0	1	0	1	2
C073	1.良性肿瘤	24	2	0	0	0	1	2
C074	C.糖尿病	396	0	0	0	1	2	0
C075	D.内分泌、血液造血及免疫疾病	67	2	1	0	0	1	1
C076	E.神经和精神疾病	285	4	7	7	5	8	4
C077	1.精神障碍	68	0	0	0	0	0	3
C078	a.精神分裂症	36	0	0	0	0	0	1
C079	2.神经系统疾病	217	4	7	7	5	8	1
C080	a.阿尔茨海默病	47	0	0	0	0	0	0
C081	b.帕金森病	17	0	0	0	0	0	0
C082	c.癫痫	42	0	2	4	1	2	1
C083	F.感官疾病	4	0	0	0	0	0	0
C084	G.循环系统疾病	7366	10	3	3	11	8	12
C085	1.急性风湿热	20	0	0	0	0	0	0
C086	2.心脏病	2963	6	2	3	5	5	8
C087	a.慢性风湿性心脏病	297	0	0	0	0	2	3
C088	b.高血压心脏病	712	0	0	0	0	0	1
C089	c.肺源性心脏病	53	0	0	0	0	1	0
C090	d.缺血性心脏病	1455	1	0	0	1	2	3

第七章 地区别、性别、年龄别、死因别死亡数及死亡率

年龄别死亡数（西部城市，男女合计）

25岁~	30岁~	35岁~	40岁~	45岁~	50岁~	55岁~	60岁~	65岁~	70岁~	75岁~	80岁~	85岁~
0	0	0	0	0	0	0	0	0	0	0	0	0
0	0	0	0	0	0	0	0	0	0	0	0	0
0	0	0	0	0	0	0	0	0	0	0	0	0
0	0	0	0	0	0	0	0	0	0	0	0	0
0	1	0	0	2	0	2	3	2	5	5	8	3
0	0	0	0	0	0	0	1	0	2	1	1	1
0	1	0	0	0	0	2	1	1	1	3	3	0
85	215	336	490	554	958	1189	1587	2204	2980	2881	2265	1897
27	95	130	209	272	423	510	610	733	831	708	414	211
1	1	1	6	8	9	8	10	16	17	10	11	1
0	1	0	3	7	7	5	4	7	6	3	2	1
1	4	6	10	21	46	82	102	109	135	111	66	37
0	4	14	21	28	43	47	77	97	101	104	47	42
1	8	6	13	15	29	24	30	50	58	54	42	14
8	22	37	59	56	83	101	90	88	92	85	40	22
0	0	2	3	8	12	13	22	24	38	23	10	2
3	11	16	38	45	104	136	165	216	260	199	104	62
1	0	2	2	1	2	0	0	3	4	3	4	0
0	8	5	13	21	20	9	13	9	9	5	6	2
0	3	2	8	5	3	2	2	1	3	7	1	0
1	2	7	6	8	7	6	8	8	3	4	2	0
0	1	2	0	3	8	2	9	2	2	1	1	0
0	0	0	0	0	0	4	0	4	6	5	11	7
0	0	0	0	3	2	3	5	11	17	11	13	5
2	4	4	5	1	3	6	5	9	11	6	6	4
5	10	13	5	10	19	15	11	21	7	17	5	1
0	2	5	4	3	8	4	8	7	11	13	7	4
0	1	0	2	2	1	2	1	3	3	3	1	0
1	4	3	13	12	28	26	50	57	62	70	44	23
5	2	7	6	0	5	5	7	7	6	4	4	4
10	13	20	18	13	15	9	14	16	21	34	36	31
6	5	7	6	9	6	1	2	7	1	5	5	5
4	2	4	1	6	3	1	2	4	1	3	2	2
4	8	13	12	4	9	8	12	9	20	29	31	26
0	0	0	0	0	1	0	2	2	4	11	15	12
0	0	0	0	0	0	1	0	0	6	7	2	1
3	7	6	3	2	4	0	2	2	0	1	0	2
0	0	0	0	0	1	0	0	1	0	1	1	0
18	54	99	154	175	315	429	600	900	1300	1251	1027	997
1	0	1	1	1	0	0	4	2	2	2	6	0
12	36	48	70	86	115	176	240	367	497	463	393	431
4	8	13	12	16	19	37	25	38	46	28	26	20
2	4	9	13	21	26	42	66	111	133	120	93	71
0	0	0	0	1	2	2	2	4	8	11	9	6	7
3	14	16	27	36	55	71	110	168	246	240	206	256

表 7−1−25（续） 2006 年全国疾病监测系统分死因

疾病编码	疾病名称	总计	0岁	1岁~	5岁~	10岁~	15岁~	20岁~
C091	急性心肌梗死	704	0	0	0	0	1	0
C092	3.脑血管疾病	4290	4	1	0	6	3	4
C093	H.呼吸系统疾病	3366	5	2	0	2	10	1
C094	1.慢性下呼吸道疾病	3132	1	0	0	1	2	0
C095	a.慢性阻塞性肺疾病	3057	1	0	0	1	2	0
C096	b.哮喘	70	0	0	0	0	0	0
C097	2.尘肺	70	0	0	0	0	0	0
C098	I.消化系统疾病	641	6	2	0	1	3	1
C099	1.消化性溃疡	124	0	0	0	0	1	0
C100	2.肝疾病	317	0	0	0	1	1	0
C101	a.肝硬化	276	0	0	0	1	1	0
C102	3.阑尾炎	3	0	0	0	0	0	0
C103	4.肠梗阻	36	0	0	0	0	0	0
C104	J.泌尿生殖系统疾病	308	0	1	3	0	3	2
C105	1.肾炎和肾病	270	0	1	3	0	3	1
C106	a.肾小球和肾小管间质疾病	184	0	0	2	0	3	1
C107	2.良性前列腺肥大	6	0	0	0	0	0	0
C108	K.皮肤病	18	0	0	0	0	1	0
C109	L.肌肉骨骼和结缔组织疾病	60	0	0	0	1	0	0
C110	1.风湿性关节炎	24	0	0	0	0	0	0
C111	2.骨关节炎	0	0	0	0	0	0	0
C112	M.先天异常	96	57	15	0	5	3	1
C113	1.先天性心脏病	56	30	12	0	2	2	1
C114	N.口腔疾病	0	0	0	0	0	0	0
C115	Ⅲ.伤害	2026	30	65	44	56	84	78
C116	A.意外伤害	1570	29	61	41	51	62	69
C117	1.交通事故	648	2	10	8	16	29	42
C118	a.道路交通事故	533	2	8	7	16	23	33
C119	1a*机动车辆交通事故	459	2	7	5	15	23	32
C120	1b*机动车以外的运输事故	120	0	1	2	1	3	7
C121	2.意外中毒	116	2	2	2	2	5	4
C122	3.意外跌落	379	3	14	4	6	7	4
C123	4.火灾	27	1	3	1	0	1	2
C124	5.溺水	161	1	23	19	20	12	5
C125	6.意外的机械性窒息	49	17	1	1	4	2	2
C126	7.触电	39	0	1	1	1	3	3
C127	8.砸死	44	0	2	0	0	1	1
C128	9.由机械切割和穿刺工具所致的意外事故	5	0	0	0	0	0	0
C129	10.自然环境因素导致的意外事故	21	0	0	0	0	0	0
C130	B.故意伤害	429	1	1	1	4	21	9
C131	1.自杀	364	0	0	0	2	16	6
C132	2.被杀	63	1	1	1	2	5	2

第七章 地区别、性别、年龄别、死因别死亡数及死亡率

年龄别死亡数(西部城市,男女合计)

25岁~	30岁~	35岁~	40岁~	45岁~	50岁~	55岁~	60岁~	65岁~	70岁~	75岁~	80岁~	85岁~
3	10	13	19	31	35	51	60	78	109	114	83	97
5	16	49	79	84	194	245	342	522	783	775	620	558
7	16	19	26	29	81	126	230	368	616	685	621	522
7	9	10	17	25	71	116	219	346	578	652	590	488
5	3	8	13	24	66	105	213	342	572	638	583	481
2	5	2	3	1	5	9	5	4	6	14	7	7
0	2	1	2	1	1	4	4	10	19	12	10	4
6	17	31	34	35	52	52	40	71	89	73	69	59
0	3	4	8	2	2	4	5	14	22	22	22	15
4	10	24	21	25	41	36	25	34	41	25	20	9
4	9	20	20	21	37	32	22	30	37	23	13	6
0	0	0	0	0	0	0	0	0	1	1	0	1
0	2	1	0	1	3	1	1	5	8	4	6	4
8	11	13	20	12	21	25	22	33	33	33	33	35
7	9	13	18	12	17	24	21	29	30	30	26	26
4	4	10	15	10	10	15	14	22	24	19	17	14
0	0	0	0	0	1	0	0	0	0	0	3	2
0	0	0	0	1	3	1	0	0	1	2	3	6
1	0	6	5	2	5	0	5	9	9	6	6	5
0	0	1	2	0	1	0	1	6	3	4	3	3
0	0	0	0	0	0	0	0	0	0	0	0	0
2	1	3	1	0	1	2	1	2	1	1	0	0
2	0	2	0	0	0	2	1	2	0	0	0	0
0	0	0	0	0	0	0	0	0	0	0	0	0
78	187	225	183	132	168	118	109	110	104	106	83	65
58	146	174	149	103	134	82	74	79	71	75	56	56
39	72	95	83	52	58	29	22	39	26	16	6	4
27	64	77	66	44	50	24	19	33	19	13	5	3
23	59	66	57	40	45	17	15	22	17	8	4	2
8	11	18	19	5	7	8	5	12	5	6	1	1
4	17	11	11	12	9	8	8	7	1	5	4	2
7	25	36	33	19	42	20	24	20	26	33	22	34
0	0	2	0	2	1	0	2	0	2	3	2	5
1	9	9	5	3	8	4	3	5	9	10	10	5
3	4	2	1	4	1	2	1	0	2	1	0	1
1	4	5	5	2	4	4	1	1	1	0	2	0
0	6	4	5	5	7	8	2	1	1	0	0	1
1	1	1	1	0	0	0	0	0	1	0	0	0
1	1	1	1	0	1	3	3	0	0	2	6	2
16	40	46	31	28	33	35	34	31	33	30	26	8
11	30	41	19	22	29	33	32	29	33	27	25	8
4	10	5	12	6	4	2	2	2	0	3	1	0

表 7-1-26 2006 年全国疾病监测系统分死因

疾病编码	疾病名称	总计	0 岁	1 岁~	5 岁~	10 岁~	15 岁~	20 岁~
C001	总计	12872	212	84	50	64	107	93
C002	Ⅰ.感染性、母婴及营养缺乏性疾病	629	128	16	3	2	4	6
C003	A.传染病和寄生虫病	279	9	4	1	2	2	4
C004	1.结核病	101	1	0	0	0	1	3
C005	a.呼吸道结核	97	0	0	0	0	0	2
C006	2.性传播疾病(不包括艾滋病)	1	1	0	0	0	0	0
C007	a.梅毒	1	1	0	0	0	0	0
C008	3.艾滋病	11	0	0	0	0	0	0
C009	4.腹泻病	7	1	1	0	0	0	0
C010	a.痢疾	3	0	0	0	0	0	0
C011	b.伤寒和副伤寒	0	0	0	0	0	0	0
C012	5.好发于儿童期的疾病	2	1	0	0	0	0	0
C013	a.百日咳	0	0	0	0	0	0	0
C014	b.脊髓灰质炎	0	0	0	0	0	0	0
C015	c.白喉	0	0	0	0	0	0	0
C016	d.麻疹	0	0	0	0	0	0	0
C017	e.破伤风	2	1	0	0	0	0	0
C018	6.脑(脊)膜炎	9	3	1	0	0	0	0
C019	a.脑膜炎球菌感染	4	3	0	0	0	0	0
C020	b.脑膜炎	5	0	1	0	0	0	0
C021	7.病毒性肝炎	117	0	0	0	0	0	0
C022	a.乙型肝炎	112	0	0	0	0	0	0
C023	b.丙型肝炎	4	0	0	0	0	0	0
C024	8.疟疾	0	0	0	0	0	0	0
C025	9.热带病	0	0	0	0	0	0	0
C026	a.血吸虫病	0	0	0	0	0	0	0
C027	10.流行性乙型脑炎	2	0	1	1	0	0	0
C028	11.钩端螺旋体病	0	0	0	0	0	0	0
C029	12.流行性出血热	0	0	0	0	0	0	0
C030	13.败血病	10	0	0	0	1	0	1
C031	B.呼吸系统感染性疾病	233	17	12	1	0	2	2
C032	1.上呼吸道感染	13	0	1	0	0	0	0
C033	2.下呼吸道感染	220	17	11	1	0	2	2
C034	a.肺炎	190	16	10	1	0	2	2
C035	C.妊娠、分娩和产褥期疾病	0	0	0	0	0	0	0
C036	1.直接产科原因	0	0	0	0	0	0	0
C037	a.产后出血	0	0	0	0	0	0	0
C038	b.产褥期感染	0	0	0	0	0	0	0
C039	c.妊娠高血压综合征	0	0	0	0	0	0	0
C040	d.阻梗性分娩	0	0	0	0	0	0	0
C041	e.流产	0	0	0	0	0	0	0
C042	f.母体产伤	0	0	0	0	0	0	0
C043	2.间接产科原因	0	0	0	0	0	0	0
C044	D.起源于围生期的某些情况	100	100	0	0	0	0	0
C045	1.低出生体重	29	29	0	0	0	0	0

年龄别死亡数（西部城市，男）

25岁~	30岁~	35岁~	40岁~	45岁~	50岁~	55岁~	60岁~	65岁~	70岁~	75岁~	80岁~	85岁~
118	289	410	481	486	777	863	1085	1493	1939	1919	1385	1015
5	26	20	23	17	40	29	25	43	46	63	65	68
4	23	17	19	16	34	23	19	32	31	18	12	9
1	6	5	6	3	9	9	6	13	16	12	6	4
1	6	5	6	3	9	9	6	13	15	12	6	4
0	0	0	0	0	0	0	0	0	0	0	0	0
0	0	0	0	0	0	0	0	0	0	0	0	0
1	7	1	1	0	0	0	0	1	0	0	0	0
0	1	0	0	0	0	1	0	1	0	0	1	1
0	1	0	0	0	0	1	0	1	0	0	0	0
0	0	0	0	0	0	0	0	0	0	0	0	0
0	1	0	0	0	0	0	0	0	0	0	0	0
0	0	0	0	0	0	0	0	0	0	0	0	0
0	0	0	0	0	0	0	0	0	0	0	0	0
0	0	0	0	0	0	0	0	0	0	0	0	0
0	0	0	0	0	0	0	0	0	0	0	0	0
0	1	0	0	0	0	0	0	0	0	0	0	0
0	0	1	0	0	1	1	2	0	0	0	0	0
0	0	1	0	0	0	0	0	0	0	0	0	0
0	0	0	0	0	1	1	2	0	0	0	0	0
2	7	6	10	13	23	9	9	16	14	5	2	1
2	7	6	10	12	22	8	9	16	13	4	2	1
0	0	0	0	1	1	0	0	0	1	1	0	0
0	0	0	0	0	0	0	0	0	0	0	0	0
0	0	0	0	0	0	0	0	0	0	0	0	0
0	0	0	0	0	0	0	0	0	0	0	0	0
0	0	0	0	0	0	0	0	0	0	0	0	0
0	0	0	0	0	0	0	0	0	0	0	0	0
0	0	2	1	0	0	2	1	0	0	0	1	1
1	2	3	4	0	6	6	3	11	14	42	49	58
0	0	0	0	0	1	0	0	2	0	3	2	4
1	2	3	4	0	5	6	3	9	14	39	47	54
1	2	3	4	0	5	5	3	8	13	34	42	39
0	0	0	0	0	0	0	0	0	0	0	0	0
0	0	0	0	0	0	0	0	0	0	0	0	0
0	0	0	0	0	0	0	0	0	0	0	0	0
0	0	0	0	0	0	0	0	0	0	0	0	0
0	0	0	0	0	0	0	0	0	0	0	0	0
0	0	0	0	0	0	0	0	0	0	0	0	0
0	0	0	0	0	0	0	0	0	0	0	0	0
0	0	0	0	0	0	0	0	0	0	0	0	0

表7-1-26(续) 2006年全国疾病监测系统分死因

疾病编码	疾病名称	总计	0岁	1岁~	5岁~	10岁~	15岁~	20岁~
C046	a.早产儿和未成熟儿	11	11	0	0	0	0	0
C047	2.新生儿产伤和窒息	57	57	0	0	0	0	0
C048	3.新生儿溶血性疾病	4	4	0	0	0	0	0
C049	4.新生儿硬化病	0	0	0	0	0	0	0
C050	E.营养缺乏性疾病	17	2	0	1	0	0	0
C051	1.营养不良	5	2	0	1	0	0	0
C052	2.缺铁性贫血	8	0	0	0	0	0	0
C053	Ⅱ.非感染性疾病	10686	62	24	12	24	37	26
C054	A.恶性肿瘤	3416	3	3	3	11	10	10
C055	1.唇、口腔和咽恶性肿瘤	71	0	0	0	0	0	0
C056	a.鼻咽癌	35	0	0	0	0	0	0
C057	2.食管癌	484	0	0	0	0	0	0
C058	3.胃癌	421	0	0	0	0	0	0
C059	4.结直肠癌	197	0	0	0	0	0	1
C060	5.肝癌	581	0	0	0	0	1	3
C061	6.胰腺癌	94	0	0	0	0	0	0
C062	7.肺癌	1011	0	0	0	1	0	0
C063	8.皮肤癌	15	0	0	0	0	0	0
C064	9.乳腺癌	1	0	0	0	0	0	0
C065	10.子宫颈癌	0	0	0	0	0	0	0
C066	11.子宫体癌	0	0	0	0	0	0	0
C067	12.卵巢癌	0	0	0	0	0	0	0
C068	13.前列腺癌	37	0	0	0	0	0	0
C069	14.膀胱癌	52	0	0	0	0	0	0
C070	15.淋巴瘤与多发性骨髓瘤	46	0	0	0	0	0	2
C071	16.白血病	104	2	1	2	5	6	3
C072	B.其他肿瘤	43	0	0	1	0	1	2
C073	1.良性肿瘤	11	0	0	0	0	1	2
C074	C.糖尿病	202	0	0	0	0	2	0
C075	D.内分泌、血液造血及免疫疾病	38	2	1	0	0	0	1
C076	E.神经和精神疾病	161	2	5	3	2	4	4
C077	1.精神障碍	39	0	0	0	0	0	3
C078	a.精神分裂症	18	0	0	0	0	0	1
C079	2.神经系统疾病	122	2	5	3	2	4	1
C080	a.阿尔茨海默病	25	0	0	0	0	0	0
C081	b.帕金森病	9	0	0	0	0	0	0
C082	c.癫痫	22	0	2	0	0	0	1
C083	F.感官疾病	3	0	0	0	0	0	0
C084	G.循环系统疾病	4171	7	2	3	6	8	6
C085	1.急性风湿热	6	0	0	0	0	0	0
C086	2.心脏病	1654	5	1	3	2	5	4
C087	a.慢性风湿性心脏病	126	0	0	0	0	2	2
C088	b.高血压性心脏病	420	0	0	0	0	0	0
C089	c.肺源性心脏病	34	0	0	0	0	1	0
C090	d.缺血性心脏病	821	0	0	0	1	2	2

年龄别死亡数(西部城市,男)

25岁~	30岁~	35岁~	40岁~	45岁~	50岁~	55岁~	60岁~	65岁~	70岁~	75岁~	80岁~	85岁~
0	0	0	0	0	0	0	0	0	0	0	0	0
0	0	0	0	0	0	0	0	0	0	0	0	0
0	0	0	0	0	0	0	0	0	0	0	0	0
0	0	0	0	0	0	0	0	0	0	0	0	0
0	1	0	0	1	0	0	3	0	1	3	4	1
0	0	0	0	0	0	0	1	0	0	1	0	0
0	1	0	0	0	0	0	1	0	1	2	3	0
47	126	207	317	359	619	748	972	1379	1816	1775	1256	880
13	53	73	129	160	280	334	383	489	562	512	263	125
0	1	0	4	4	7	4	7	14	12	9	8	1
0	1	0	3	3	5	3	3	7	5	3	1	1
0	3	4	7	10	31	56	66	72	88	83	43	21
0	1	9	17	16	32	31	55	62	69	78	29	22
0	2	3	6	10	18	14	13	30	34	38	19	9
6	16	30	47	46	70	77	62	63	60	58	25	17
0	0	2	2	5	7	5	13	13	28	12	7	0
2	10	9	24	34	76	94	120	164	197	162	81	37
0	0	2	2	1	1	0	0	2	2	2	3	0
0	0	0	0	0	0	0	0	0	1	0	0	0
0	0	0	0	0	0	0	0	0	0	0	0	0
0	0	0	0	0	0	0	0	0	0	0	0	0
0	0	0	0	0	0	4	0	4	6	5	11	7
0	0	0	0	2	1	2	3	9	12	9	11	3
1	3	0	3	1	2	6	4	8	7	4	3	2
3	5	7	4	8	13	8	8	12	5	10	2	0
0	0	2	3	0	3	1	5	4	6	8	5	2
0	0	0	2	0	0	0	1	2	2	0	1	0
0	4	0	11	8	11	12	25	22	38	29	28	12
2	1	4	3	0	3	2	5	6	3	0	3	2
4	8	10	12	9	11	6	4	10	12	19	20	16
2	3	4	5	5	4	1	0	3	1	3	2	3
1	1	1	1	3	2	1	0	1	1	2	1	2
2	5	6	7	4	7	5	4	7	11	16	18	13
0	0	0	0	0	1	0	0	2	2	6	8	6
0	0	0	0	0	0	0	0	0	4	2	2	1
1	4	2	3	2	3	0	1	2	0	0	0	1
0	0	0	0	0	1	0	0	0	0	1	1	0
12	29	68	102	123	197	262	367	532	738	719	549	441
1	0	0	0	1	0	0	2	0	0	0	2	0
8	19	29	46	63	78	108	147	209	261	259	211	196
2	2	5	6	5	10	17	11	18	19	11	9	7
2	2	7	10	16	19	29	42	59	73	69	51	41
0	0	0	1	2	2	1	4	4	4	8	3	4
1	8	11	20	31	40	46	67	103	126	145	111	107

表 7-1-26(续) 2006年全国疾病监测系统分死因

疾病编码	疾病名称	总计	0岁	1岁~	5岁~	10岁~	15岁~	20岁~
C091	急性心肌梗死	423	0	0	0	0	1	0
C092	3.脑血管疾病	2449	2	1	0	4	3	2
C093	H.呼吸系统疾病	1973	4	1	0	0	5	1
C094	1.慢性下呼吸道疾病	1805	1	0	0	0	1	0
C095	a.慢性阻塞性肺疾病	1767	1	0	0	0	1	0
C096	b.哮喘	34	0	0	0	0	0	0
C097	2.尘肺	67	0	0	0	0	0	0
C098	I.消化系统疾病	411	5	1	0	0	3	1
C099	1.消化性溃疡	77	0	0	0	0	1	0
C100	2.肝疾病	223	0	0	0	0	1	0
C101	a.肝硬化	198	0	0	0	0	1	0
C102	3.阑尾炎	1	0	0	0	0	0	0
C103	4.肠梗阻	17	0	0	0	0	0	0
C104	J.泌尿生殖系统疾病	177	0	0	2	0	2	1
C105	1.肾炎和肾病	152	0	0	2	0	2	1
C106	a.肾小球和肾小管间质疾病	104	0	0	2	0	2	1
C107	2.良性前列腺肥大	6	0	0	0	0	0	0
C108	K.皮肤病	5	0	0	0	0	0	0
C109	L.肌肉骨骼和结缔组织疾病	22	0	0	0	1	0	0
C110	1.风湿性关节炎	9	0	0	0	0	0	0
C111	2.骨关节炎	0	0	0	0	0	0	0
C112	M.先天异常	64	39	11	0	4	2	0
C113	1.先天性心脏病	39	23	8	0	2	2	0
C114	N.口腔疾病	0	0	0	0	0	0	0
C115	Ⅲ.伤害	1392	13	40	33	37	62	58
C116	A.意外伤害	1137	13	38	31	34	48	52
C117	1.交通事故	488	2	8	4	9	24	32
C118	a.道路交通事故	398	2	7	3	9	20	24
C119	1a*机动车辆交通事故	340	2	6	2	8	20	23
C120	1b*机动车以外的运输事故	94	0	1	1	1	2	6
C121	2.意外中毒	90	0	1	0	0	2	4
C122	3.意外跌落	257	1	6	3	4	6	1
C123	4.火灾	17	1	2	0	0	1	1
C124	5.溺水	108	0	16	18	17	8	3
C125	6.意外的机械性窒息	31	9	0	1	2	2	2
C126	7.触电	35	0	1	1	1	3	3
C127	8.砸死	40	0	0	0	0	1	1
C128	9.由机械切割和穿刺工具所致的意外事故	5	0	0	0	0	0	0
C129	10.自然环境因素导致的意外事故	12	0	0	0	0	0	0
C130	B.故意伤害	238	0	1	1	2	13	6
C131	1.自杀	188	0	0	0	1	9	3
C132	2.被杀	48	0	1	1	1	4	2

第七章 地区别、性别、年龄别、死因别死亡数及死亡率

年龄别死亡数(西部城市,男)

25岁~	30岁~	35岁~	40岁~	45岁~	50岁~	55岁~	60岁~	65岁~	70岁~	75岁~	80岁~	85岁~
1	6	9	14	26	26	36	37	54	57	68	48	40
3	8	38	53	57	113	147	209	317	463	455	332	242
3	10	13	18	19	55	79	145	252	394	413	326	235
3	4	6	10	15	47	71	136	235	366	385	306	219
3	1	5	8	15	45	63	133	231	363	379	302	217
0	2	1	1	0	2	6	3	4	3	6	4	2
0	2	1	2	1	1	4	4	10	17	12	9	4
5	15	23	24	30	38	36	25	41	44	49	41	30
0	2	1	5	2	2	2	3	10	8	14	19	8
4	10	20	17	21	29	26	16	25	25	17	7	5
4	9	18	17	17	27	23	15	21	23	16	4	3
0	0	0	0	0	0	0	0	0	0	0	0	1
0	2	1	0	1	3	0	0	0	3	3	2	2
7	5	9	14	8	15	14	11	19	16	20	18	16
6	5	9	12	8	12	13	11	15	15	18	11	12
3	1	7	10	7	8	7	7	11	12	12	9	5
0	0	0	0	0	1	0	0	0	0	0	3	2
0	0	0	0	1	2	1	0	0	0	1	0	0
0	0	3	0	1	3	0	2	3	3	3	2	1
0	0	1	0	0	0	0	1	2	1	3	1	0
0	0	0	0	0	0	0	0	0	0	0	0	0
1	1	2	1	0	0	1	0	1	0	1	0	0
1	0	1	0	0	0	1	0	1	0	0	0	0
0	0	0	0	0	0	0	0	0	0	0	0	0
62	134	171	135	103	118	86	82	62	61	61	45	28
46	117	144	117	82	107	63	60	42	42	46	31	24
34	58	76	64	38	48	22	20	19	13	12	3	2
23	50	62	51	32	41	18	17	18	7	10	2	2
19	46	54	44	29	36	12	13	10	6	7	2	1
7	10	13	15	4	7	7	5	7	4	4	0	0
3	15	11	10	11	6	5	7	7	0	3	4	1
3	21	33	25	16	35	17	16	11	19	16	12	12
0	0	2	0	1	0	0	2	0	1	3	1	2
1	3	6	3	3	4	3	3	0	5	7	4	4
2	3	1	1	2	1	2	0	0	1	1	0	1
1	4	4	4	2	3	3	1	1	1	0	2	0
0	5	4	5	5	7	7	2	1	1	0	0	1
1	1	1	1	1	0	0	0	0	0	1	0	0
0	1	1	1	1	0	1	2	2	0	0	1	3	0
12	17	22	16	20	11	23	21	20	19	15	14	4
7	11	19	7	14	9	21	19	18	19	12	14	4
4	6	3	9	6	2	2	2	2	2	0	3	0	0

表 7 – 1 – 27　2006 年全国疾病监测系统分死因

疾病编码	疾病名称	总计	0 岁	1 岁~	5 岁~	10 岁~	15 岁~	20 岁~
C001	总计	8499	141	46	30	37	44	44
C002	Ⅰ.感染性、母婴及营养缺乏性疾病	445	88	9	5	2	2	6
C003	A.传染病和寄生虫病	126	9	2	2	2	1	3
C004	1.结核病	31	0	0	0	0	0	1
C005	a.呼吸道结核	27	0	0	0	0	0	0
C006	2.性传播疾病(不包括艾滋病)	0	0	0	0	0	0	0
C007	a.梅毒	0	0	0	0	0	0	0
C008	3.艾滋病	4	0	0	0	0	0	1
C009	4.腹泻病	9	3	0	0	1	0	0
C010	a.痢疾	1	1	0	0	0	0	0
C011	b.伤寒和副伤寒	1	0	0	0	0	0	0
C012	5.好发于儿童期的疾病	3	2	0	0	0	0	0
C013	a.百日咳	0	0	0	0	0	0	0
C014	b.脊髓灰质炎	0	0	0	0	0	0	0
C015	c.白喉	0	0	0	0	0	0	0
C016	d.麻疹	0	0	0	0	0	0	0
C017	e.破伤风	3	2	0	0	0	0	0
C018	6.脑(脊)膜炎	4	1	0	1	1	0	0
C019	a.脑膜炎球菌感染	1	1	0	0	0	0	0
C020	b.脑膜炎	3	0	0	1	1	0	0
C021	7.病毒性肝炎	42	0	0	0	0	1	0
C022	a.乙型肝炎	40	0	0	0	0	1	0
C023	b.丙型肝炎	2	0	0	0	0	0	0
C024	8.疟疾	0	0	0	0	0	0	0
C025	9.热带病	0	0	0	0	0	0	0
C026	a.血吸虫病	0	0	0	0	0	0	0
C027	10.流行性乙型脑炎	0	0	0	0	0	0	0
C028	11.钩端螺旋体病	0	0	0	0	0	0	0
C029	12.流行性出血热	0	0	0	0	0	0	0
C030	13.败血病	9	0	2	0	0	0	0
C031	B.呼吸系统感染性疾病	227	18	7	2	0	0	3
C032	1.上呼吸道感染	16	1	0	0	0	0	1
C033	2.下呼吸道感染	211	17	7	2	0	0	2
C034	a.肺炎	165	16	5	2	0	0	2
C035	C.妊娠、分娩和产褥期疾病	13	0	0	0	0	1	0
C036	1.直接产科原因	13	0	0	0	0	1	0
C037	a.产后出血	3	0	0	0	0	0	0
C038	b.产褥期感染	3	0	0	0	0	1	0
C039	c.妊娠高血压综合征	4	0	0	0	0	0	0
C040	d.阻梗性分娩	0	0	0	0	0	0	0
C041	e.流产	3	0	0	0	0	0	0
C042	f.母体产伤	0	0	0	0	0	0	0
C043	2.间接产科原因	0	0	0	0	0	0	0
C044	D.起源于围生期的某些情况	58	58	0	0	0	0	0
C045	1.低出生体重	10	10	0	0	0	0	0

年龄别死亡数(西部城市,女)

25岁~	30岁~	35岁~	40岁~	45岁~	50岁~	55岁~	60岁~	65岁~	70岁~	75岁~	80岁~	85岁~
65	157	199	239	229	398	485	666	903	1249	1200	1146	1221
8	13	15	17	4	9	9	18	23	35	34	71	77
5	6	9	14	3	8	3	12	13	11	10	8	5
0	0	2	4	2	3	3	2	4	5	3	1	1
0	0	2	4	2	3	2	2	3	5	3	0	1
0	0	0	0	0	0	0	0	0	0	0	0	0
0	0	0	0	0	0	0	0	0	0	0	0	0
1	1	1	0	0	0	0	0	0	0	0	0	0
1	0	0	0	0	0	0	0	0	2	2	0	0
0	0	0	0	0	0	0	0	0	0	0	0	0
0	0	0	0	0	0	0	0	0	1	0	0	0
0	0	1	0	0	0	0	0	0	0	0	0	0
0	0	0	0	0	0	0	0	0	0	0	0	0
0	0	0	0	0	0	0	0	0	0	0	0	0
0	0	0	0	0	0	0	0	0	0	0	0	0
0	0	0	0	0	0	0	0	0	0	0	0	0
0	0	1	0	0	0	0	0	0	0	0	0	0
1	0	0	0	0	0	0	0	0	0	0	0	0
0	0	0	0	0	0	0	0	0	0	0	0	0
1	0	0	0	0	0	0	0	0	0	0	0	0
1	1	3	5	0	4	0	6	9	3	4	5	0
1	1	3	5	0	4	0	6	7	3	4	5	0
0	0	0	0	0	0	0	0	2	0	0	0	0
0	0	0	0	0	0	0	0	0	0	0	0	0
0	0	0	0	0	0	0	0	0	0	0	0	0
0	0	0	0	0	0	0	0	0	0	0	0	0
0	0	0	0	0	0	0	0	0	0	0	0	0
0	0	0	0	0	0	0	0	0	0	0	0	0
0	0	1	1	0	0	0	1	0	1	0	1	2
1	1	3	2	0	1	4	6	8	20	22	59	70
0	0	0	0	0	0	0	1	2	0	1	4	6
1	1	3	2	0	1	4	5	6	20	21	55	64
0	1	3	2	0	1	4	3	5	15	14	42	50
2	6	3	1	0	0	0	0	0	0	0	0	0
2	6	3	1	0	0	0	0	0	0	0	0	0
0	2	0	1	0	0	0	0	0	0	0	0	0
0	2	0	0	0	0	0	0	0	0	0	0	0
1	1	2	0	0	0	0	0	0	0	0	0	0
0	0	0	0	0	0	0	0	0	0	0	0	0
1	1	1	0	0	0	0	0	0	0	0	0	0
0	0	0	0	0	0	0	0	0	0	0	0	0
0	0	0	0	0	0	0	0	0	0	0	0	0
0	0	0	0	0	0	0	0	0	0	0	0	0
0	0	0	0	0	0	0	0	0	0	0	0	0

表 7-1-27(续)　2006年全国疾病监测系统分死因

疾病编码	疾病名称	总计	0岁~	1岁~	5岁~	10岁~	15岁~	20岁~
C046	a.早产儿和未成熟儿	4	4	0	0	0	0	0
C047	2.新生儿产伤和窒息	37	37	0	0	0	0	0
C048	3.新生儿溶血性疾病	0	0	0	0	0	0	0
C049	4.新生儿硬化病	1	1	0	0	0	0	0
C050	E.营养缺乏性疾病	21	3	0	1	0	0	0
C051	1.营养不良	8	3	0	1	0	0	0
C052	2.缺铁性贫血	4	0	0	0	0	0	0
C053	Ⅱ.非感染性疾病	7244	29	12	12	15	18	18
C054	A.恶性肿瘤	1825	2	2	7	2	5	10
C055	1.唇、口腔和咽恶性肿瘤	28	0	0	0	0	0	0
C056	a.鼻咽癌	11	0	0	0	0	0	0
C057	2.食管癌	246	0	0	0	0	0	0
C058	3.胃癌	204	0	0	0	0	0	0
C059	4.结直肠癌	149	0	0	0	0	0	1
C060	5.肝癌	206	0	0	0	0	0	0
C061	6.胰腺癌	63	0	0	0	0	0	0
C062	7.肺癌	350	0	0	0	0	0	1
C063	8.皮肤癌	7	0	0	0	0	0	0
C064	9.乳腺癌	119	0	0	0	0	0	0
C065	10.子宫颈癌	39	0	0	0	0	1	1
C066	11.子宫体癌	63	0	0	0	0	0	1
C067	12.卵巢癌	31	0	0	0	0	0	0
C068	13.前列腺癌	0	0	0	0	0	0	0
C069	14.膀胱癌	18	0	0	0	0	0	0
C070	15.淋巴瘤与多发性骨髓瘤	25	0	0	1	0	0	2
C071	16.白血病	65	2	1	2	1	2	3
C072	B.其他肿瘤	39	2	0	0	0	0	0
C073	1.良性肿瘤	13	2	0	0	0	0	0
C074	C.糖尿病	194	0	0	0	1	0	0
C075	D.内分泌、血液造血及免疫疾病	29	0	0	0	0	1	0
C076	E.神经和精神疾病	124	2	2	4	3	4	0
C077	1.精神障碍	29	0	0	0	0	0	0
C078	a.精神分裂症	18	0	0	0	0	0	0
C079	2.神经系统疾病	95	2	2	4	3	4	0
C080	a.阿尔茨海默病	22	0	0	0	0	0	0
C081	b.帕金森病	8	0	0	0	0	0	0
C082	c.癫痫	20	0	0	4	1	2	0
C083	F.感官疾病	1	0	0	0	0	0	0
C084	G.循环系统疾病	3195	3	1	0	5	0	6
C085	1.急性风湿热	14	0	0	0	0	0	0
C086	2.心脏病	1309	1	1	0	3	0	4
C087	a.慢性风湿性心脏病	171	0	0	0	0	0	1
C088	b.高血压心脏病	292	0	0	0	0	0	1
C089	c.肺源性心脏病	19	0	0	0	0	0	0
C090	d.缺血性心脏病	634	1	0	0	0	0	1

年龄别死亡数(西部城市,女)

25岁~	30岁~	35岁~	40岁~	45岁~	50岁~	55岁~	60岁~	65岁~	70岁~	75岁~	80岁~	85岁~
0	0	0	0	0	0	0	0	0	0	0	0	0
0	0	0	0	0	0	0	0	0	0	0	0	0
0	0	0	0	0	0	0	0	0	0	0	0	0
0	0	0	0	0	0	0	0	0	0	0	0	0
0	0	0	0	1	0	2	0	2	4	2	4	2
0	0	0	0	0	0	0	0	0	2	0	1	1
0	0	0	0	0	0	2	0	1	0	1	0	0
38	89	129	173	195	339	441	615	825	1164	1106	1009	1017
14	42	57	80	112	143	176	227	244	269	196	151	86
1	0	1	2	4	2	4	3	2	5	1	3	0
0	0	0	0	4	2	2	1	0	1	0	1	0
1	1	2	3	11	15	26	36	37	47	28	23	16
0	3	5	4	12	11	16	22	35	32	26	18	20
1	6	3	7	5	11	10	17	20	24	16	23	5
2	6	7	12	10	13	24	28	25	32	27	15	5
0	0	0	1	3	5	8	9	11	10	11	3	2
1	1	7	14	11	28	42	45	52	63	37	23	25
1	0	0	0	0	1	0	0	1	2	1	1	0
0	8	5	13	21	20	9	13	9	8	5	6	2
0	3	2	8	5	3	2	2	1	3	7	1	0
1	2	7	6	8	7	6	8	8	3	4	2	0
0	1	2	0	3	8	2	9	2	2	1	1	0
0	0	0	0	0	0	0	0	0	0	0	0	0
0	0	0	0	1	1	1	2	2	5	2	2	2
1	1	4	2	0	1	0	1	1	4	2	3	2
2	5	6	1	2	6	7	3	9	2	7	3	1
0	2	3	1	3	5	3	3	3	5	5	2	2
0	1	0	0	2	1	2	0	1	1	3	0	0
1	0	3	2	4	17	14	25	35	24	41	16	11
3	1	3	3	0	2	3	2	1	3	4	1	2
6	5	10	6	4	4	3	10	6	9	15	16	15
4	2	3	1	4	2	0	2	4	0	2	3	2
3	1	3	0	3	1	0	2	3	0	1	1	0
2	3	7	5	0	2	3	8	2	9	13	13	13
0	0	0	0	0	0	0	2	0	2	5	7	6
0	0	0	0	0	0	1	0	0	2	5	0	0
2	3	4	0	0	1	0	1	0	0	1	0	1
0	0	0	0	0	0	0	0	1	0	0	0	0
6	25	31	52	52	118	167	233	368	562	532	478	556
0	0	1	1	0	0	0	2	2	2	2	4	0
4	17	19	24	23	37	68	93	158	236	204	182	235
2	6	8	6	11	9	20	14	20	27	17	17	13
0	2	2	3	5	7	13	24	52	60	51	42	30
0	0	0	0	0	0	0	1	0	4	7	1	3	3
2	6	5	7	5	15	25	43	65	120	95	95	149

表 7-1-27(续) 2006年全国疾病监测系统分死因

疾病编码	疾病名称	总计	0岁	1岁~	5岁~	10岁~	15岁~	20岁~
C091	急性心肌梗死	281	0	0	0	0	0	0
C092	3.脑血管疾病	1841	2	0	0	2	0	2
C093	H.呼吸系统疾病	1393	1	1	0	2	5	0
C094	1.慢性下呼吸道疾病	1327	0	0	0	1	1	0
C095	a.慢性阻塞性肺疾病	1290	0	0	0	1	1	0
C096	b.哮喘	36	0	0	0	0	0	0
C097	2.尘肺	3	0	0	0	0	0	0
C098	I.消化系统疾病	230	1	1	0	1	0	0
C099	1.消化性溃疡	47	0	0	0	0	0	0
C100	2.肝疾病	94	0	0	0	1	0	0
C101	a.肝硬化	78	0	0	0	1	0	0
C102	3.阑尾炎	2	0	0	0	0	0	0
C103	4.肠梗阻	19	0	0	0	0	0	0
C104	J.泌尿生殖系统疾病	131	0	1	1	0	1	1
C105	1.肾炎和肾病	118	0	1	1	0	1	0
C106	a.肾小球和肾小管间质疾病	80	0	0	0	0	1	0
C107	2.良性前列腺肥大	0	0	0	0	0	0	0
C108	K.皮肤病	13	0	0	0	0	1	0
C109	L.肌肉骨骼和结缔组织疾病	38	0	0	0	0	0	0
C110	1.风湿性关节炎	15	0	0	0	0	0	0
C111	2.骨关节炎	0	0	0	0	0	0	0
C112	M.先天异常	32	18	4	0	1	1	1
C113	1.先天性心脏病	17	7	4	0	0	0	1
C114	N.口腔疾病	0	0	0	0	0	0	0
C115	Ⅲ.伤害	634	17	25	11	19	22	20
C116	A.意外伤害	433	16	23	10	17	14	17
C117	1.交通事故	160	0	2	4	7	5	10
C118	a.道路交通事故	135	0	1	4	7	3	9
C119	1a*机动车辆交通事故	119	0	1	3	7	3	9
C120	1b*机动车以外的运输事故	26	0	0	1	0	1	1
C121	2.意外中毒	26	2	1	2	2	3	0
C122	3.意外跌落	122	2	8	1	2	1	3
C123	4.火灾	10	0	1	1	0	0	1
C124	5.溺水	53	1	7	1	3	4	2
C125	6.意外的机械性窒息	18	8	1	0	2	0	0
C126	7.触电	4	0	0	0	0	0	0
C127	8.砸死	4	0	2	0	0	0	0
C128	9.由机械切割和穿刺工具所致的意外事故	0	0	0	0	0	0	0
C129	10.自然环境因素导致的意外事故	9	0	0	0	0	0	0
C130	B.故意伤害	191	1	0	0	2	8	3
C131	1.自杀	176	0	0	0	1	7	3
C132	2.被杀	15	1	0	0	1	1	0

第七章 地区别、性别、年龄别、死因别死亡数及死亡率

年龄别死亡数（西部城市，女）

25岁~	30岁~	35岁~	40岁~	45岁~	50岁~	55岁~	60岁~	65岁~	70岁~	75岁~	80岁~	85岁~
2	4	4	5	5	9	15	23	24	52	46	35	57
2	8	11	26	27	81	98	133	205	320	320	288	316
4	6	6	8	10	26	47	85	116	222	272	295	287
4	5	4	7	10	24	45	83	111	212	267	284	269
2	2	3	5	9	21	42	80	111	209	259	281	264
2	3	1	2	1	3	3	2	0	3	8	3	5
0	0	0	0	0	0	0	0	0	2	0	1	0
1	2	8	10	5	14	16	15	30	45	24	28	29
0	1	3	3	0	0	2	2	4	14	8	3	7
0	0	4	4	4	12	10	9	9	16	8	13	4
0	0	2	3	4	10	9	7	9	14	7	9	3
0	0	0	0	0	0	0	0	0	1	1	0	0
0	0	0	0	0	0	1	1	5	5	1	4	2
1	6	4	6	4	6	11	11	14	17	13	15	19
1	4	4	6	4	5	11	10	14	15	12	15	14
1	3	3	5	3	2	8	7	11	12	7	8	9
0	0	0	0	0	0	0	0	0	0	0	0	0
0	0	0	0	0	1	0	0	0	1	1	3	6
1	0	3	5	1	2	0	3	6	6	3	4	4
0	0	0	2	0	1	0	0	4	2	1	2	3
0	0	0	0	0	0	0	0	0	0	0	0	0
1	0	1	0	0	1	1	1	1	1	0	0	0
1	0	1	0	0	0	1	1	1	0	0	0	0
0	0	0	0	0	0	0	0	0	0	0	0	0
16	53	54	48	29	50	32	27	48	43	45	38	37
12	29	30	32	21	27	19	14	37	29	29	25	32
5	14	19	19	14	10	7	2	20	13	4	3	2
4	14	15	15	12	9	6	2	15	12	3	3	1
4	13	12	13	11	9	5	2	12	11	1	2	1
1	1	5	4	1	0	1	0	5	1	2	1	1
1	2	0	1	1	3	3	1	0	1	2	0	1
4	4	3	8	3	7	3	8	9	7	17	10	22
0	0	0	0	1	1	0	0	0	1	0	1	3
0	6	3	2	0	4	1	0	5	4	3	6	1
1	1	1	0	2	0	0	1	0	1	0	0	0
0	0	1	1	0	1	1	0	0	0	0	0	0
0	1	0	0	0	0	1	0	0	0	0	0	0
0	0	0	0	0	0	0	0	0	0	0	0	0
1	0	0	0	0	0	1	1	0	0	1	3	2
4	23	24	15	8	22	12	13	11	14	15	12	4
4	19	22	12	8	20	12	13	11	14	15	11	4
0	4	2	3	0	2	0	0	0	0	0	1	0

表 7-1-28　2006 年全国疾病监测系统分死因

疾病编码	疾病名称	总计	0 岁	1 岁~	5 岁~	10 岁~	15 岁~	20 岁~
C001	总计	77954	989	295	211	264	511	587
C002	Ⅰ．感染性、母婴及营养缺乏性疾病	3461	625	47	14	10	16	16
C003	A.传染病和寄生虫病	1353	16	13	9	5	10	7
C004	1.结核病	487	1	0	1	0	3	2
C005	a.呼吸道结核	464	0	0	0	0	0	2
C006	2.性传播疾病(不包括艾滋病)	6	0	0	0	0	0	0
C007	a.梅毒	1	0	0	0	0	0	0
C008	3.艾滋病	4	0	0	0	0	0	0
C009	4.腹泻病	26	1	1	0	0	0	0
C010	a.痢疾	2	0	0	0	0	0	0
C011	b.伤寒和副伤寒	0	0	0	0	0	0	0
C012	5.好发于儿童期的疾病	11	0	1	0	2	1	1
C013	a.百日咳	0	0	0	0	0	0	0
C014	b.脊髓灰质炎	3	0	0	0	1	0	0
C015	c.白喉	0	0	0	0	0	0	0
C016	d.麻疹	0	0	0	0	0	0	0
C017	e.破伤风	8	0	1	0	1	1	1
C018	6.脑(脊)膜炎	18	5	3	1	0	1	0
C019	a.脑膜炎球菌感染	6	0	1	1	0	0	0
C020	b.脑膜炎	12	5	2	0	0	1	0
C021	7.病毒性肝炎	500	1	0	0	1	1	0
C022	a.乙型肝炎	489	1	0	0	1	1	0
C023	b.丙型肝炎	8	0	0	0	0	0	0
C024	8.疟疾	0	0	0	0	0	0	0
C025	9.热带病	0	0	0	0	0	0	0
C026	a.血吸虫病	0	0	0	0	0	0	0
C027	10.流行性乙型脑炎	0	0	0	0	0	0	0
C028	11.钩端螺旋体病	0	0	0	0	0	0	0
C029	12.流行性出血热	7	0	0	0	0	0	0
C030	13.败血病	42	5	1	0	0	0	0
C031	B.呼吸系统感染性疾病	1463	63	31	5	5	5	5
C032	1.上呼吸道感染	257	1	1	0	1	0	0
C033	2.下呼吸道感染	1204	62	30	5	4	5	5
C034	a.肺炎	1111	59	28	5	3	5	5
C035	C.妊娠、分娩和产褥期疾病	20	0	0	0	0	1	4
C036	1.直接产科原因	20	0	0	0	0	1	4
C037	a.产后出血	7	0	0	0	0	0	1
C038	b.产褥期感染	4	0	0	0	0	0	0
C039	c.妊娠高血压综合征	2	0	0	0	0	0	1
C040	d.阻梗性分娩	0	0	0	0	0	0	0
C041	e.流产	2	0	0	0	0	1	0
C042	f.母体产伤	1	0	0	0	0	0	0
C043	2.间接产科原因	0	0	0	0	0	0	0
C044	D.起源于围生期的某些情况	544	544	0	0	0	0	0
C045	1.低出生体重	140	140	0	0	0	0	0

第七章 地区别、性别、年龄别、死因别死亡数及死亡率

年龄别死亡数（东部农村，男女合计）

25岁~	30岁~	35岁~	40岁~	45岁~	50岁~	55岁~	60岁~	65岁~	70岁~	75岁~	80岁~	85岁~
629	969	1687	2456	2692	4259	4700	5201	6895	10315	11763	11528	11989
26	47	81	86	107	145	154	143	183	276	355	449	680
19	30	65	70	99	128	127	114	138	172	159	110	62
6	6	12	12	29	41	41	43	58	90	70	51	21
6	5	11	11	29	34	40	42	57	87	68	51	21
1	1	0	1	2	0	0	0	0	0	0	1	0
0	1	0	0	0	0	0	0	0	0	0	0	0
2	1	1	0	0	0	0	0	0	0	0	0	0
2	0	1	0	0	2	0	0	0	3	4	2	10
0	0	0	0	0	1	0	0	0	1	0	0	0
0	0	0	0	0	0	0	0	0	0	0	0	0
0	1	0	2	1	0	0	0	0	0	2	0	0
0	0	0	0	0	0	0	0	0	0	0	0	0
0	0	0	0	1	0	0	0	0	0	1	0	0
0	0	0	0	0	0	0	0	0	0	0	0	0
0	0	0	0	0	0	0	0	0	0	0	0	0
0	1	0	2	0	0	0	0	0	0	1	0	0
0	1	2	0	1	0	0	1	1	1	1	0	0
0	0	1	0	1	0	0	1	0	0	1	0	0
0	1	1	0	0	0	0	0	1	1	0	0	0
5	14	34	41	47	65	65	49	49	49	41	28	10
5	14	32	39	45	64	64	49	49	49	40	27	9
0	0	2	1	2	1	0	0	0	0	0	1	1
0	0	0	0	0	0	0	0	0	0	0	0	0
0	0	0	0	0	0	0	0	0	0	0	0	0
0	0	0	0	0	0	0	0	0	0	0	0	0
0	0	0	0	0	0	0	0	0	0	0	0	0
0	0	0	0	0	0	0	0	0	0	0	0	0
0	0	0	1	1	0	1	2	1	0	0	1	0
1	3	1	1	0	2	2	4	3	4	6	1	8
3	7	11	13	7	16	24	28	42	97	186	325	589
1	0	1	2	0	4	1	5	3	11	22	56	148
2	6	10	11	7	12	23	23	39	85	164	269	441
2	6	9	9	7	12	22	22	38	77	152	244	405
4	8	3	0	0	0	0	0	0	0	0	0	0
4	8	3	0	0	0	0	0	0	0	0	0	0
1	3	2	0	0	0	0	0	0	0	0	0	0
2	2	0	0	0	0	0	0	0	0	0	0	0
0	0	1	0	0	0	0	0	0	0	0	0	0
0	0	0	0	0	0	0	0	0	0	0	0	0
0	1	0	0	0	0	0	0	0	0	0	0	0
0	1	0	0	0	0	0	0	0	0	0	0	0
0	0	0	0	0	0	0	0	0	0	0	0	0
0	0	0	0	0	0	0	0	0	0	0	0	0
0	0	0	0	0	0	0	0	0	0	0	0	0

表 7－1－28（续） 2006 年全国疾病监测系统分死因

疾病编码	疾病名称	总计	0 岁	1 岁～	5 岁～	10 岁～	15 岁～	20 岁～
C046	a. 早产儿和未成熟儿	87	87	0	0	0	0	0
C047	2. 新生儿产伤和窒息	306	306	0	0	0	0	0
C048	3. 新生儿溶血性疾病	2	2	0	0	0	0	0
C049	4. 新生儿硬化病	5	5	0	0	0	0	0
C050	E. 营养缺乏性疾病	81	2	3	0	0	0	0
C051	1. 营养不良	43	0	2	0	0	0	0
C052	2. 缺铁性贫血	30	0	1	0	0	0	0
C053	Ⅱ. 非感染性疾病	64233	286	110	74	85	159	199
C054	A. 恶性肿瘤	18525	10	27	31	40	69	74
C055	1. 唇、口腔和咽恶性肿瘤	330	0	1	0	0	0	0
C056	a. 鼻咽癌	221	0	0	0	0	0	0
C057	2. 食管癌	2489	0	0	0	0	0	1
C058	3. 胃癌	3145	0	0	0	0	3	2
C059	4. 结直肠癌	860	0	0	0	0	0	5
C060	5. 肝癌	3505	0	0	0	3	5	9
C061	6. 胰腺癌	418	0	0	0	0	0	0
C062	7. 肺癌	4311	0	0	0	0	1	5
C063	8. 皮肤癌	100	0	0	0	1	1	0
C064	9. 乳腺癌	356	0	0	0	0	0	0
C065	10. 子宫颈癌	120	0	0	0	0	0	0
C066	11. 子宫体癌	220	0	0	0	1	1	2
C067	12. 卵巢癌	67	0	0	0	0	1	0
C068	13. 前列腺癌	115	0	0	0	0	0	0
C069	14. 膀胱癌	167	0	0	0	0	0	0
C070	15. 淋巴瘤与多发性骨髓瘤	241	0	1	0	1	4	4
C071	16. 白血病	555	7	17	19	26	39	31
C072	B. 其他肿瘤	240	1	5	4	1	1	2
C073	1. 良性肿瘤	85	0	2	1	1	0	1
C074	C. 糖尿病	1246	0	0	0	0	1	4
C075	D. 内分泌、血液造血及免疫疾病	173	8	7	1	3	6	1
C076	E. 神经和精神疾病	1326	9	12	16	12	21	28
C077	1. 精神障碍	741	0	0	0	2	4	15
C078	a. 精神分裂症	152	0	0	0	0	1	5
C079	2. 神经系统疾病	585	9	12	16	10	17	13
C080	a. 阿尔茨海默病	10	0	0	0	0	0	0
C081	b. 帕金森病	53	0	0	0	0	0	0
C082	c. 癫痫	133	2	3	2	2	10	9
C083	F. 感官疾病	6	0	0	0	0	0	0
C084	G. 循环系统疾病	29150	10	6	1	8	25	38
C085	1. 急性风湿热	46	0	0	0	0	0	0
C086	2. 心脏病	11814	4	3	0	7	16	24
C087	a. 慢性风湿性心脏病	427	0	0	0	0	4	3
C088	b. 高血压心脏病	2614	0	0	0	0	0	0
C089	c. 肺源性心脏病	229	0	0	0	0	0	1
C090	d. 缺血性心脏病	7585	0	0	0	4	6	12

第七章 地区别、性别、年龄别、死因别死亡数及死亡率

年龄别死亡数(东部农村,男女合计)

25岁~	30岁~	35岁~	40岁~	45岁~	50岁~	55岁~	60岁~	65岁~	70岁~	75岁~	80岁~	85岁~
0	0	0	0	0	0	0	0	0	0	0	0	0
0	0	0	0	0	0	0	0	0	0	0	0	0
0	0	0	0	0	0	0	0	0	0	0	0	0
0	0	0	0	0	0	0	0	0	0	0	0	0
0	2	2	3	1	1	3	1	3	7	10	14	29
0	0	1	0	1	1	1	0	1	1	3	7	25
0	2	1	2	0	0	2	1	2	4	6	5	4
205	424	874	1584	1963	3438	4032	4598	6243	9487	10763	10217	9480
90	209	427	770	1060	1751	2070	2048	2398	2741	2439	1519	751
2	11	12	18	24	46	65	27	39	24	29	23	9
1	10	10	15	17	34	45	18	22	19	13	13	4
1	2	12	50	116	217	283	297	349	409	376	275	101
6	24	30	99	143	217	319	326	447	539	495	346	149
4	7	20	27	32	57	75	80	125	138	143	87	60
27	62	153	228	309	479	435	412	384	412	323	175	89
0	2	4	17	16	46	52	47	61	66	55	40	12
4	19	45	133	205	342	484	558	640	749	637	324	164
2	3	1	3	2	9	4	5	10	12	14	13	20
3	13	30	25	48	68	55	30	21	17	20	10	16
0	3	9	13	8	14	13	6	9	9	19	11	6
2	6	8	16	14	25	32	22	24	17	23	15	12
1	0	1	7	4	7	13	7	9	8	3	3	3
0	0	1	1	0	2	4	8	9	21	30	23	16
0	0	2	1	1	7	9	11	30	24	38	27	17
6	4	10	15	18	16	31	26	37	25	26	14	3
20	22	34	44	31	46	34	38	37	49	31	22	8
4	6	11	18	18	21	30	14	21	28	27	20	8
2	4	4	10	6	8	7	5	9	9	8	6	2
10	5	18	33	55	76	94	141	158	227	207	127	90
4	5	8	13	4	15	11	14	11	14	22	15	11
17	34	40	53	40	59	59	54	90	125	177	229	251
6	14	23	31	22	28	29	28	48	54	105	156	176
5	9	11	16	8	19	13	7	17	6	18	10	7
11	20	17	22	18	31	30	26	42	71	72	73	75
0	0	0	0	0	1	1	1	0	2	0	1	4
0	0	1	1	0	2	4	4	6	9	14	8	4
8	14	13	12	9	10	11	2	3	8	7	4	4
0	0	0	0	0	0	0	0	0	1	1	1	3
42	100	237	486	574	1149	1321	1714	2546	4474	5381	5578	5453
0	0	3	2	1	5	2	5	5	8	5	6	4
28	67	134	257	267	535	566	685	966	1596	2050	2110	2494
3	7	11	16	20	48	48	33	32	54	58	44	46
2	4	12	31	46	86	96	118	248	410	488	575	493
1	1	0	3	5	8	2	7	15	35	45	45	61
21	43	97	183	167	358	377	484	597	989	1300	1275	1672

表 7-1-28(续) 2006年全国疾病监测系统分死因

疾病编码	疾病名称	总计	0岁	1岁~	5岁~	10岁~	15岁~	20岁~
C091	急性心肌梗死	5447	0	0	0	3	5	10
C092	3.脑血管疾病	17078	4	3	1	1	9	14
C093	H.呼吸系统疾病	10077	6	0	1	2	4	1
C094	1.慢性下呼吸道疾病	9857	3	0	0	1	3	0
C095	a.慢性阻塞性肺疾病	9706	3	0	0	1	3	0
C096	b.哮喘	139	0	0	0	0	0	0
C097	2.尘肺	59	0	0	0	0	0	0
C098	I.消化系统疾病	1772	14	6	4	1	2	9
C099	1.消化性溃疡	385	0	0	1	0	0	3
C100	2.肝疾病	700	3	0	0	0	1	2
C101	a.肝硬化	527	0	0	0	0	1	0
C102	3.阑尾炎	19	0	0	0	0	1	0
C103	4.肠梗阻	72	1	1	2	0	0	4
C104	J.泌尿生殖系统疾病	1053	2	2	5	3	9	24
C105	1.肾炎和肾病	899	1	2	5	3	8	23
C106	a.肾小球和肾小管间质疾病	679	0	0	4	2	7	22
C107	2.良性前列腺肥大	33	0	0	0	0	0	1
C108	K.皮肤病	97	2	0	0	1	2	1
C109	L.肌肉骨骼和结缔组织疾病	214	0	1	1	3	4	8
C110	1.风湿性关节炎	88	0	0	0	0	0	0
C111	2.骨关节炎	1	0	0	0	0	0	0
C112	M.先天异常	354	224	44	10	11	15	9
C113	1.先天性心脏病	208	119	31	6	6	11	5
C114	N.口腔疾病	0	0	0	0	0	0	0
C115	Ⅲ.伤害	8413	50	131	116	167	331	364
C116	A.意外伤害	6565	48	126	114	155	276	288
C117	1.交通事故	3166	3	36	29	25	159	209
C118	a.道路交通事故	2017	2	25	23	15	103	123
C119	1a* 机动车辆交通事故	1736	1	19	18	12	90	99
C120	1b* 机动车以外的运输事故	508	2	9	5	8	25	42
C121	2.意外中毒	340	0	8	2	1	9	13
C122	3.意外跌落	1393	8	9	4	4	11	17
C123	4.火灾	101	0	1	2	0	4	4
C124	5.溺水	662	3	61	67	115	57	20
C125	6.意外的机械性窒息	142	22	1	1	2	9	5
C126	7.触电	119	0	1	2	3	10	8
C127	8.砸死	161	0	0	0	2	2	1
C128	9.由机械切割和穿刺工具所致的意外事故	25	0	0	0	0	0	3
C129	10.自然环境因素导致的意外事故	71	0	1	1	2	2	0
C130	B.故意伤害	1776	0	3	2	12	53	76
C131	1.自杀	1604	0	0	0	11	42	58
C132	2.被杀	157	0	3	2	1	11	15

第七章 地区别、性别、年龄别、死因别死亡数及死亡率

年龄别死亡数（东部农村，男女合计）

25岁~	30岁~	35岁~	40岁~	45岁~	50岁~	55岁~	60岁~	65岁~	70岁~	75岁~	80岁~	85岁~
21	37	85	170	137	307	323	374	459	721	917	818	1060
13	31	99	223	303	601	745	1013	1555	2834	3287	3416	2924
5	6	21	50	77	154	224	384	762	1491	2108	2318	2461
3	3	18	47	73	144	215	371	743	1462	2069	2281	2419
2	2	15	45	66	138	210	360	730	1443	2052	2247	2387
1	1	2	2	7	6	4	10	13	17	14	32	30
2	0	0	1	2	5	0	6	8	10	17	5	3
3	23	50	88	79	123	112	146	135	217	240	255	263
0	6	3	7	9	20	14	26	24	60	64	85	62
2	16	35	72	58	81	79	82	70	60	61	45	33
1	13	26	48	46	64	59	60	48	43	50	41	27
0	0	0	0	0	1	0	1	1	4	5	3	3
0	0	1	0	0	4	2	1	4	12	14	11	15
20	22	47	61	46	78	91	65	105	136	115	108	114
19	22	43	56	44	72	83	60	93	120	89	80	76
15	19	33	42	34	54	59	49	66	90	69	55	59
0	0	0	0	0	0	1	0	3	3	4	5	16
1	4	1	3	2	4	0	2	1	6	13	20	34
2	2	8	5	6	6	16	13	15	25	31	27	41
0	1	0	2	1	2	8	9	10	11	17	13	14
0	0	0	0	0	0	0	0	0	0	0	0	1
7	8	6	4	2	2	4	3	1	2	2	0	0
6	5	5	4	1	2	3	1	1	1	1	0	0
0	0	0	0	0	0	0	0	0	0	0	0	0
391	487	725	772	613	664	496	437	442	507	527	564	628
328	377	575	607	479	512	353	316	304	355	375	444	532
236	259	379	384	283	281	224	177	147	149	98	55	33
150	162	235	243	170	173	144	118	96	100	71	39	25
127	143	203	216	145	145	121	107	81	91	65	30	23
35	31	58	57	43	54	36	28	25	22	14	10	4
12	27	26	31	34	34	30	16	27	19	18	23	10
18	17	45	60	62	60	43	49	60	113	182	255	375
1	5	2	4	4	5	3	4	6	12	14	15	15
14	20	34	28	26	44	13	29	27	24	25	31	24
11	5	12	16	7	11	4	4	5	8	6	6	7
11	10	16	16	8	15	9	3	1	4	1	0	1
10	14	22	34	25	19	8	5	7	4	2	3	3
2	2	7	1	2	3	0	1	0	0	1	1	2
0	3	5	6	6	5	6	4	6	2	4	9	9
61	108	143	160	128	143	136	115	134	147	147	115	93
50	88	115	138	114	129	126	114	133	143	146	108	89
9	16	25	20	14	13	10	1	1	4	1	7	4

表 7-1-29 2006年全国疾病监测系统分死因

疾病编码	疾病名称	总计	0岁	1岁~	5岁~	10岁~	15岁~	20岁~
C001	总计	44702	553	171	146	180	363	421
C002	Ⅰ.感染性、母婴及营养缺乏性疾病	1887	341	29	7	4	7	8
C003	A.传染病和寄生虫病	918	10	6	4	3	5	4
C004	1.结核病	349	0	0	0	0	0	1
C005	a.呼吸道结核	340	0	0	0	0	0	1
C006	2.性传播疾病(不包括艾滋病)	0	0	0	0	0	0	0
C007	a.梅毒	0	0	0	0	0	0	0
C008	3.艾滋病	1	0	0	0	0	0	0
C009	4.腹泻病	10	0	0	0	0	0	0
C010	a.痢疾	2	0	0	0	0	0	0
C011	b.伤寒和副伤寒	0	0	0	0	0	0	0
C012	5.好发于儿童期的疾病	10	0	0	0	2	1	1
C013	a.百日咳	0	0	0	0	0	0	0
C014	b.脊髓灰质炎	3	0	0	0	1	0	0
C015	c.白喉	0	0	0	0	0	0	0
C016	d.麻疹	0	0	0	0	0	0	0
C017	e.破伤风	7	0	0	0	1	1	1
C018	6.脑(脊)膜炎	13	5	2	1	0	1	0
C019	a.脑膜炎球菌感染	3	0	1	1	0	0	0
C020	b.脑膜炎	10	5	1	0	0	1	0
C021	7.病毒性肝炎	355	1	0	0	0	1	0
C022	a.乙型肝炎	348	1	0	0	0	1	0
C023	b.丙型肝炎	6	0	0	0	0	0	0
C024	8.疟疾	0	0	0	0	0	0	0
C025	9.热带病	0	0	0	0	0	0	0
C026	a.血吸虫病	0	0	0	0	0	0	0
C027	10.流行性乙型脑炎	0	0	0	0	0	0	0
C028	11.钩端螺旋体病	0	0	0	0	0	0	0
C029	12.流行性出血热	4	0	0	0	0	0	0
C030	13.败血病	20	1	0	0	0	0	0
C031	B.呼吸系统感染性疾病	647	32	21	3	1	2	4
C032	1.上呼吸道感染	96	1	0	0	0	0	0
C033	2.下呼吸道感染	550	31	21	3	1	2	4
C034	a.肺炎	509	31	19	3	1	2	4
C035	C.妊娠、分娩和产褥期疾病	0	0	0	0	0	0	0
C036	1.直接产科原因	0	0	0	0	0	0	0
C037	a.产后出血	0	0	0	0	0	0	0
C038	b.产褥期感染	0	0	0	0	0	0	0
C039	c.妊娠高血压综合征	0	0	0	0	0	0	0
C040	d.阻梗性分娩	0	0	0	0	0	0	0
C041	e.流产	0	0	0	0	0	0	0
C042	f.母体产伤	0	0	0	0	0	0	0
C043	2.间接产科原因	0	0	0	0	0	0	0
C044	D.起源于围生期的某些情况	297	297	0	0	0	0	0
C045	1.低出生体重	71	71	0	0	0	0	0

第七章 地区别、性别、年龄别、死因别死亡数及死亡率

年龄别死亡数（东部农村，男）

25岁~	30岁~	35岁~	40岁~	45岁~	50岁~	55岁~	60岁~	65岁~	70岁~	75岁~	80岁~	85岁~
453	673	1181	1670	1922	2919	3123	3394	4402	6321	6406	5695	4700
15	27	63	66	79	106	106	98	121	175	194	215	225
13	22	55	54	74	94	90	78	92	117	101	73	23
4	4	11	10	24	32	28	31	38	72	48	38	8
4	4	10	9	24	29	28	30	37	71	47	38	8
0	0	0	0	0	0	0	0	0	0	0	0	0
0	0	0	0	0	0	0	0	0	0	0	0	0
1	0	0	0	0	0	0	0	0	0	0	0	0
1	0	0	0	0	2	0	0	0	3	2	1	1
0	0	0	0	0	1	0	0	0	1	0	0	0
0	0	0	0	0	0	0	0	0	0	0	0	0
0	1	0	2	1	0	0	0	0	0	2	0	0
0	0	0	0	0	0	0	0	0	0	0	0	0
0	0	0	0	1	0	0	0	0	0	1	0	0
0	0	0	0	0	0	0	0	0	0	0	0	0
0	0	0	0	0	0	0	0	0	0	0	0	0
0	1	0	2	0	0	0	0	0	0	1	0	0
0	1	2	0	0	0	0	0	1	0	0	0	0
0	0	1	0	0	0	0	0	0	0	0	0	0
0	1	1	0	0	0	0	0	1	0	0	0	0
4	13	32	33	36	48	47	34	33	28	21	18	6
4	13	30	32	35	47	47	34	33	28	20	17	6
0	0	2	1	1	1	0	0	0	0	0	1	0
0	0	0	0	0	0	0	0	0	0	0	0	0
0	0	0	0	0	0	0	0	0	0	0	0	0
0	0	0	0	0	0	0	0	0	0	0	0	0
0	0	0	0	0	0	0	0	0	0	0	0	0
0	0	0	0	0	0	0	0	0	0	0	0	0
0	0	0	1	1	0	0	0	1	0	0	1	0
1	1	1	1	0	0	1	3	2	3	3	0	3
2	5	7	9	5	11	16	20	29	57	89	136	197
1	0	1	2	0	3	0	2	3	5	7	26	45
1	5	6	7	5	8	16	18	26	51	82	110	152
1	5	6	6	5	8	15	17	26	46	75	98	140
0	0	0	0	0	0	0	0	0	0	0	0	0
0	0	0	0	0	0	0	0	0	0	0	0	0
0	0	0	0	0	0	0	0	0	0	0	0	0
0	0	0	0	0	0	0	0	0	0	0	0	0
0	0	0	0	0	0	0	0	0	0	0	0	0
0	0	0	0	0	0	0	0	0	0	0	0	0
0	0	0	0	0	0	0	0	0	0	0	0	0
0	0	0	0	0	0	0	0	0	0	0	0	0

表 7-1-29(续) 2006年全国疾病监测系统分死因

疾病编码	疾病名称	总计	0岁	1岁~	5岁~	10岁~	15岁~	20岁~
C046	a.早产儿和未成熟儿	41	41	0	0	0	0	0
C047	2.新生儿产伤和窒息	166	166	0	0	0	0	0
C048	3.新生儿溶血性疾病	2	2	0	0	0	0	0
C049	4.新生儿硬化病	3	3	0	0	0	0	0
C050	E.营养缺乏性疾病	25	2	2	0	0	0	0
C051	1.营养不良	7	0	1	0	0	0	0
C052	2.缺铁性贫血	13	0	1	0	0	0	0
C053	Ⅱ.非感染性疾病	36436	162	59	46	48	100	124
C054	A.恶性肿瘤	12328	7	13	21	21	44	46
C055	1.唇、口腔和咽恶性肿瘤	239	0	1	0	0	0	0
C056	a.鼻咽癌	161	0	0	0	0	0	0
C057	2.食管癌	1801	0	0	0	0	0	0
C058	3.胃癌	2166	0	0	0	0	2	2
C059	4.结直肠癌	496	0	0	0	0	0	4
C060	5.肝癌	2637	0	0	0	2	3	8
C061	6.胰腺癌	261	0	0	0	0	0	0
C062	7.肺癌	3032	0	0	0	0	1	4
C063	8.皮肤癌	56	0	0	0	0	0	0
C064	9.乳腺癌	10	0	0	0	0	0	0
C065	10.子宫颈癌	0	0	0	0	0	0	0
C066	11.子宫体癌	0	0	0	0	0	0	0
C067	12.卵巢癌	0	0	0	0	0	0	0
C068	13.前列腺癌	115	0	0	0	0	0	0
C069	14.膀胱癌	134	0	0	0	0	0	0
C070	15.淋巴瘤与多发性骨髓瘤	144	0	0	0	0	3	3
C071	16.白血病	312	4	8	14	15	25	18
C072	B.其他肿瘤	130	1	3	3	0	1	2
C073	1.良性肿瘤	47	0	1	0	0	0	1
C074	C.糖尿病	515	0	0	0	0	1	3
C075	D.内分泌、血液造血及免疫疾病	79	6	3	1	2	3	1
C076	E.神经和精神疾病	686	7	9	11	7	15	19
C077	1.精神障碍	359	0	0	0	1	4	7
C078	a.精神分裂症	76	0	0	0	0	1	3
C079	2.神经系统疾病	327	7	9	11	6	11	12
C080	a.阿尔茨海默病	5	0	0	0	0	0	0
C081	b.帕金森病	28	0	0	0	0	0	0
C082	c.癫痫	82	1	1	1	1	5	9
C083	F.感官疾病	2	0	0	0	0	0	0
C084	G.循环系统疾病	15352	7	5	1	5	17	23
C085	1.急性风湿热	17	0	0	0	0	0	0
C086	2.心脏病	6053	3	3	0	4	10	14
C087	a.慢性风湿性心脏病	154	0	0	0	0	2	1
C088	b.高血压心脏病	1301	0	0	0	0	0	0
C089	c.肺源性心脏病	110	0	0	0	0	0	0
C090	d.缺血性心脏病	4018	0	0	0	3	5	9

第七章 地区别、性别、年龄别、死因别死亡数及死亡率

年龄别死亡数(东部农村,男)

25岁~	30岁~	35岁~	40岁~	45岁~	50岁~	55岁~	60岁~	65岁~	70岁~	75岁~	80岁~	85岁~
0	0	0	0	0	0	0	0	0	0	0	0	0
0	0	0	0	0	0	0	0	0	0	0	0	0
0	0	0	0	0	0	0	0	0	0	0	0	0
0	0	0	0	0	0	0	0	0	0	0	0	0
0	0	1	3	0	1	0	0	0	1	4	6	5
0	0	1	0	0	1	0	0	0	0	0	1	3
0	0	0	2	0	0	0	0	0	0	3	5	2
124	269	568	1008	1356	2307	2640	2965	3981	5822	5872	5097	3880
54	127	280	489	749	1239	1447	1451	1679	1882	1553	864	361
1	9	9	14	24	39	49	17	29	18	13	11	5
0	8	8	11	17	28	32	13	17	14	4	8	1
0	0	10	44	102	184	230	233	244	287	251	165	51
2	13	14	59	110	159	237	237	333	394	326	208	70
3	3	14	13	18	30	44	50	76	77	83	48	33
19	50	133	184	260	395	331	322	288	294	207	93	48
0	2	1	10	10	31	40	34	44	34	34	16	5
4	12	29	77	137	251	368	419	481	546	427	196	79
1	3	1	1	0	6	1	4	8	8	10	5	8
0	0	1	0	2	0	1	2	1	1	1	1	0
0	0	0	0	0	0	0	0	0	0	0	0	0
0	0	0	0	0	0	0	0	0	0	0	0	0
0	0	1	1	0	2	4	8	9	21	30	23	16
0	0	2	1	0	7	8	9	20	18	30	24	15
3	2	7	9	12	9	18	14	24	15	16	7	2
16	11	18	27	10	34	21	14	17	28	19	10	3
2	1	1	8	8	11	16	8	11	17	19	12	6
2	0	0	5	3	5	4	4	5	6	5	5	1
4	4	10	19	28	35	40	54	72	93	73	47	32
1	1	1	7	1	9	6	6	2	8	10	6	5
11	22	27	28	29	33	35	28	49	68	91	109	88
4	9	18	18	16	12	16	14	25	28	53	74	60
3	6	6	8	4	6	6	2	8	3	12	6	2
7	13	9	10	13	21	19	14	24	40	38	35	28
0	0	0	0	0	1	0	1	0	1	0	0	2
0	0	1	1	0	1	1	2	3	6	9	3	1
6	10	8	5	7	8	8	2	2	3	2	1	2
0	0	0	0	0	0	0	0	0	0	1	1	0
26	72	158	320	386	735	829	1025	1530	2593	2721	2698	2197
0	0	1	1	0	4	1	2	1	3	1	3	0
16	46	87	175	184	345	358	400	554	863	990	1028	969
1	1	5	6	7	16	19	10	11	18	26	17	14
2	3	4	18	28	54	55	71	135	215	247	283	182
0	0	0	1	3	4	2	4	8	22	23	21	22
12	33	68	133	131	247	259	288	366	556	616	622	670

表 7-1-29(续) 2006年全国疾病监测系统分死因

疾病编码	疾病名称	总计	0岁	1岁~	5岁~	10岁~	15岁~	20岁~
C091	急性心肌梗死	3018	0	0	0	2	4	7
C092	3.脑血管疾病	9166	2	2	1	1	7	9
C093	H.呼吸系统疾病	5337	4	0	0	1	3	1
C094	1.慢性下呼吸道疾病	5191	2	0	0	1	2	0
C095	a.慢性阻塞性肺疾病	5105	2	0	0	1	2	0
C096	b.哮喘	78	0	0	0	0	0	0
C097	2.尘肺	57	0	0	0	0	0	0
C098	I.消化系统疾病	1075	7	3	1	0	1	5
C099	1.消化性溃疡	242	0	0	1	0	0	2
C100	2.肝疾病	499	2	0	0	0	0	1
C101	a.肝硬化	389	0	0	0	0	0	0
C102	3.阑尾炎	7	0	0	0	0	1	0
C103	4.肠梗阻	41	1	0	0	0	0	2
C104	J.泌尿生殖系统疾病	616	1	0	2	2	6	15
C105	1.肾炎和肾病	503	1	0	2	2	5	14
C106	a.肾小球和肾小管间质疾病	368	0	0	2	2	5	13
C107	2.良性前列腺肥大	33	0	0	0	0	0	1
C108	K.皮肤病	40	2	0	0	1	1	1
C109	L.肌肉骨骼和结缔组织疾病	84	0	1	0	0	1	2
C110	1.风湿性关节炎	33	0	0	0	0	0	0
C111	2.骨关节炎	0	0	0	0	0	0	0
C112	M.先天异常	192	120	22	6	9	7	6
C113	1.先天性心脏病	109	60	17	4	4	6	3
C114	N.口腔疾病	0	0	0	0	0	0	0
C115	Ⅲ.伤害	5659	33	80	88	128	252	285
C116	A.意外伤害	4628	31	78	87	119	222	238
C117	1.交通事故	2469	1	18	21	16	132	177
C118	a.道路交通事故	1554	1	12	15	9	89	97
C119	1a* 机动车辆交通事故	1327	0	10	11	7	78	77
C120	1b* 机动车以外的运输事故	411	1	4	4	7	20	39
C121	2.意外中毒	254	0	6	0	1	4	8
C122	3.意外跌落	712	5	6	3	2	10	13
C123	4.火灾	52	0	1	1	0	2	2
C124	5.溺水	468	1	41	56	92	44	16
C125	6.意外的机械性窒息	101	15	0	1	1	8	4
C126	7.触电	105	0	1	1	2	8	7
C127	8.砸死	153	0	0	0	2	2	1
C128	9.由机械切割和穿刺工具所致的意外事故	21	0	0	0	0	0	3
C129	10.自然环境因素导致的意外事故	42	0	1	0	2	1	0
C130	B.故意伤害	983	0	0	1	9	29	47
C131	1.自杀	870	0	0	0	8	20	32
C132	2.被杀	98	0	0	1	1	9	12

第七章 地区别、性别、年龄别、死因别死亡数及死亡率

年龄别死亡数（东部农村，男）

25岁~	30岁~	35岁~	40岁~	45岁~	50岁~	55岁~	60岁~	65岁~	70岁~	75岁~	80岁~	85岁~
12	27	64	123	111	214	233	235	298	411	430	403	444
9	24	69	142	199	379	465	615	962	1707	1704	1649	1220
4	3	15	26	52	95	124	249	470	926	1195	1172	996
2	1	14	25	48	86	118	239	458	902	1164	1154	974
2	1	11	25	42	80	116	231	448	891	1155	1138	959
0	0	2	0	6	6	1	7	10	10	6	15	15
2	0	0	1	2	5	0	6	8	10	16	5	2
3	20	39	71	68	95	84	106	98	133	122	112	105
0	5	3	7	7	16	13	21	16	43	36	44	27
2	14	28	58	50	67	59	59	55	38	36	15	15
1	12	23	44	39	54	48	46	38	30	27	15	12
0	0	0	0	0	1	0	1	0	1	1	1	1
0	0	0	0	0	3	2	0	4	8	8	7	6
12	14	31	34	28	49	53	29	61	87	63	61	68
11	14	28	31	28	46	48	25	52	75	44	42	35
9	12	20	23	21	32	35	20	36	55	32	26	25
0	0	0	0	0	0	1	0	3	3	4	5	16
1	1	0	2	0	2	0	2	1	4	7	8	7
1	0	5	1	5	2	5	6	8	9	16	7	15
0	0	0	1	1	1	2	3	5	3	9	4	4
0	0	0	0	0	0	0	0	0	0	0	0	0
5	4	1	3	2	2	1	1	0	2	1	0	0
4	2	1	3	1	2	0	1	0	1	0	0	0
0	0	0	0	0	0	0	0	0	0	0	0	0
310	369	544	585	479	498	364	314	281	302	288	252	207
277	314	462	494	399	408	280	234	200	219	203	198	165
204	212	300	311	229	223	176	132	95	97	63	41	21
132	134	182	196	139	137	113	87	60	62	43	28	18
111	117	153	175	117	113	92	79	51	56	42	21	17
31	28	48	47	36	45	29	22	16	16	8	8	2
8	23	22	27	29	29	23	13	20	13	9	12	7
15	16	36	50	54	48	35	32	40	66	88	99	94
1	2	2	4	3	2	1	4	4	8	5	5	5
9	14	28	17	17	29	12	23	15	12	17	12	13
7	5	10	14	7	10	3	1	4	6	2	1	2
10	10	15	14	7	14	9	3	0	2	1	0	1
9	14	20	32	25	19	8	5	7	2	2	3	2
2	1	6	1	2	3	0	1	0	0	0	1	1
0	3	1	3	6	3	2	2	3	1	2	6	6
32	55	76	90	75	84	79	77	78	80	80	51	40
23	40	58	74	65	78	74	77	77	76	80	49	39
7	11	15	14	10	5	5	0	1	4	0	2	1

第七章 地区别、性别、年龄别、死因别死亡数及死亡率

表 7-1-30 2006 年全国疾病监测系统分死因

疾病编码	疾病名称	总计	0岁	1岁~	5岁~	10岁~	15岁~	20岁~
C001	总计	33252	436	124	65	84	148	166
C002	Ⅰ.感染性、母婴及营养缺乏性疾病	1574	284	18	7	6	9	8
C003	A.传染病和寄生虫病	435	6	7	5	2	5	3
C004	1.结核病	138	1	0	1	0	3	1
C005	a.呼吸道结核	124	0	0	0	0	0	1
C006	2.性传播疾病(不包括艾滋病)	6	0	0	0	0	0	0
C007	a.梅毒	1	0	0	0	0	0	0
C008	3.艾滋病	3	0	0	0	0	0	0
C009	4.腹泻病	16	1	1	0	0	0	0
C010	a.痢疾	0	0	0	0	0	0	0
C011	b.伤寒和副伤寒	0	0	0	0	0	0	0
C012	5.好发于儿童期的疾病	1	0	1	0	0	0	0
C013	a.百日咳	0	0	0	0	0	0	0
C014	b.脊髓灰质炎	0	0	0	0	0	0	0
C015	c.白喉	0	0	0	0	0	0	0
C016	d.麻疹	0	0	0	0	0	0	0
C017	e.破伤风	1	0	1	0	0	0	0
C018	6.脑(脊)膜炎	5	0	1	0	0	0	0
C019	a.脑膜炎球菌感染	3	0	0	0	0	0	0
C020	b.脑膜炎	2	0	1	0	0	0	0
C021	7.病毒性肝炎	145	0	0	0	1	0	0
C022	a.乙型肝炎	141	0	0	0	1	0	0
C023	b.丙型肝炎	2	0	0	0	0	0	0
C024	8.疟疾	0	0	0	0	0	0	0
C025	9.热带病	0	0	0	0	0	0	0
C026	a.血吸虫病	0	0	0	0	0	0	0
C027	10.流行性乙型脑炎	0	0	0	0	0	0	0
C028	11.钩端螺旋体病	0	0	0	0	0	0	0
C029	12.流行性出血热	3	0	0	0	0	0	0
C030	13.败血病	22	4	1	0	0	0	0
C031	B.呼吸系统感染性疾病	816	31	10	2	4	3	1
C032	1.上呼吸道感染	161	0	1	0	1	0	0
C033	2.下呼吸道感染	654	31	9	2	3	3	1
C034	a.肺炎	602	28	9	2	2	3	1
C035	C.妊娠、分娩和产褥期疾病	20	0	0	0	0	1	4
C036	1.直接产科原因	20	0	0	0	0	1	4
C037	a.产后出血	7	0	0	0	0	0	1
C038	b.产褥期感染	4	0	0	0	0	0	0
C039	c.妊娠高血压综合征	2	0	0	0	0	0	1
C040	d.阻梗性分娩	0	0	0	0	0	0	0
C041	e.流产	2	0	0	0	0	1	0
C042	f.母体产伤	1	0	0	0	0	0	0
C043	2.间接产科原因	0	0	0	0	0	0	0
C044	D.起源于围生期的某些情况	247	247	0	0	0	0	0
C045	1.低出生体重	69	69	0	0	0	0	0

年龄别死亡数(东部农村,女)

25岁~	30岁~	35岁~	40岁~	45岁~	50岁~	55岁~	60岁~	65岁~	70岁~	75岁~	80岁~	85岁~
176	296	506	786	770	1340	1577	1807	2493	3994	5357	5833	7289
11	20	18	20	28	39	48	45	62	101	161	234	455
6	8	10	16	25	34	37	36	46	55	58	37	39
2	2	1	2	5	9	13	12	20	18	22	13	13
2	1	1	2	5	5	12	12	20	16	21	13	13
1	1	0	1	2	0	0	0	0	0	0	1	0
0	1	0	0	0	0	0	0	0	0	0	0	0
1	1	1	0	0	0	0	0	0	0	0	0	0
1	0	1	0	0	0	0	0	0	0	2	1	9
0	0	0	0	0	0	0	0	0	0	0	0	0
0	0	0	0	0	0	0	0	0	0	0	0	0
0	0	0	0	0	0	0	0	0	0	0	0	0
0	0	0	0	0	0	0	0	0	0	0	0	0
0	0	0	0	0	0	0	0	0	0	0	0	0
0	0	0	0	0	0	0	0	0	0	0	0	0
0	0	0	0	0	0	0	0	0	0	0	0	0
0	0	0	0	1	0	0	1	0	1	1	0	0
0	0	0	0	1	0	0	1	0	0	1	0	0
0	0	0	0	0	0	0	0	0	1	0	0	0
1	1	2	8	11	17	18	15	16	21	20	10	4
1	1	2	7	10	17	17	15	16	21	20	10	3
0	0	0	0	1	0	0	0	0	0	0	0	1
0	0	0	0	0	0	0	0	0	0	0	0	0
0	0	0	0	0	0	0	0	0	0	0	0	0
0	0	0	0	0	0	0	0	0	0	0	0	0
0	0	0	0	0	0	0	0	0	0	0	0	0
0	0	0	0	0	0	1	2	0	0	0	0	0
0	2	0	0	0	2	1	1	1	1	3	1	5
1	2	4	4	2	5	8	8	13	40	97	189	392
0	0	0	0	0	1	1	3	0	6	15	30	103
1	1	4	4	2	4	7	5	13	34	82	159	289
1	1	3	3	2	4	7	5	12	31	77	146	265
4	8	3	0	0	0	0	0	0	0	0	0	0
4	8	3	0	0	0	0	0	0	0	0	0	0
1	3	2	0	0	0	0	0	0	0	0	0	0
2	2	0	0	0	0	0	0	0	0	0	0	0
0	0	1	0	0	0	0	0	0	0	0	0	0
0	0	0	0	0	0	0	0	0	0	0	0	0
0	1	0	0	0	0	0	0	0	0	0	0	0
0	1	0	0	0	0	0	0	0	0	0	0	0
0	0	0	0	0	0	0	0	0	0	0	0	0
0	0	0	0	0	0	0	0	0	0	0	0	0
0	0	0	0	0	0	0	0	0	0	0	0	0

表 7-1-30(续) 2006年全国疾病监测系统分死因

疾病编码	疾病名称	总计	0岁	1岁~	5岁~	10岁~	15岁~	20岁~
C046	a.早产儿和未成熟儿	46	46	0	0	0	0	0
C047	2.新生儿产伤和窒息	140	140	0	0	0	0	0
C048	3.新生儿溶血性疾病	0	0	0	0	0	0	0
C049	4.新生儿硬化病	2	2	0	0	0	0	0
C050	E.营养缺乏性疾病	56	0	1	0	0	0	0
C051	1.营养不良	36	0	1	0	0	0	0
C052	2.缺铁性贫血	17	0	0	0	0	0	0
C053	Ⅱ.非感染性疾病	27797	124	51	28	37	59	75
C054	A.恶性肿瘤	6197	3	14	10	19	25	28
C055	1.唇、口腔和咽恶性肿瘤	91	0	0	0	0	0	0
C056	a.鼻咽癌	60	0	0	0	0	0	0
C057	2.食管癌	688	0	0	0	0	0	1
C058	3.胃癌	979	0	0	0	0	1	0
C059	4.结直肠癌	364	0	0	0	0	0	1
C060	5.肝癌	868	0	0	0	1	2	1
C061	6.胰腺癌	157	0	0	0	0	0	0
C062	7.肺癌	1279	0	0	0	0	0	1
C063	8.皮肤癌	44	0	0	0	1	1	0
C064	9.乳腺癌	346	0	0	0	0	0	0
C065	10.子宫颈癌	120	0	0	0	0	0	0
C066	11.子宫体癌	220	0	0	0	1	1	2
C067	12.卵巢癌	67	0	0	0	0	1	0
C068	13.前列腺癌	0	0	0	0	0	0	0
C069	14.膀胱癌	33	0	0	0	0	0	0
C070	15.淋巴瘤与多发性骨髓瘤	97	0	1	0	1	1	1
C071	16.白血病	243	3	9	5	11	14	13
C072	B.其他肿瘤	110	0	2	1	1	0	0
C073	1.良性肿瘤	38	0	1	1	1	0	0
C074	C.糖尿病	731	0	0	0	0	0	1
C075	D.内分泌、血液造血及免疫疾病	94	2	4	0	1	3	0
C076	E.神经和精神疾病	640	2	3	5	5	6	9
C077	1.精神障碍	382	0	0	0	1	0	8
C078	a.精神分裂症	76	0	0	0	0	0	2
C079	2.神经系统疾病	258	2	3	5	4	6	1
C080	a.阿尔茨海默病	5	0	0	0	0	0	0
C081	b.帕金森病	25	0	0	0	0	0	0
C082	c.癫痫	51	1	2	1	1	5	0
C083	F.感官疾病	4	0	0	0	0	0	0
C084	G.循环系统疾病	13798	3	1	0	3	8	15
C085	1.急性风湿热	29	0	0	0	0	0	0
C086	2.心脏病	5761	1	0	0	3	6	10
C087	a.慢性风湿性心脏病	273	0	0	0	0	2	2
C088	b.高血压心脏病	1313	0	0	0	0	0	0
C089	c.肺源性心脏病	119	0	0	0	0	0	1
C090	d.缺血性心脏病	3567	0	0	0	1	1	3

第七章 地区别、性别、年龄别、死因别死亡数及死亡率

年龄别死亡数（东部农村，女）

25岁~	30岁~	35岁~	40岁~	45岁~	50岁~	55岁~	60岁~	65岁~	70岁~	75岁~	80岁~	85岁~
0	0	0	0	0	0	0	0	0	0	0	0	0
0	0	0	0	0	0	0	0	0	0	0	0	0
0	0	0	0	0	0	0	0	0	0	0	0	0
0	0	0	0	0	0	0	0	0	0	0	0	0
0	2	1	0	1	0	3	1	3	6	6	8	24
0	0	0	0	1	0	1	0	1	1	3	6	22
0	2	1	0	0	0	2	1	2	4	3	0	2
81	155	306	576	607	1131	1392	1633	2262	3665	4891	5120	5600
36	82	147	281	311	512	623	597	719	859	886	655	390
1	2	3	4	0	7	16	10	10	6	16	12	4
1	2	2	4	0	6	13	5	5	5	9	5	3
1	2	2	6	14	33	53	64	105	122	125	110	50
4	11	16	40	33	58	82	89	114	145	169	138	79
1	4	6	14	14	27	31	30	49	61	60	39	27
8	12	20	44	49	84	104	90	96	118	116	82	41
0	0	3	7	6	15	12	13	17	32	21	24	7
0	7	16	56	68	91	116	139	159	203	210	128	85
1	0	0	2	2	3	3	1	2	4	4	8	12
3	13	29	25	46	68	54	28	20	16	19	9	16
0	3	9	13	8	14	13	6	9	9	19	11	6
2	6	8	16	14	25	32	22	24	17	23	15	12
1	0	1	7	4	7	13	7	9	8	3	3	3
0	0	0	0	0	0	0	0	0	0	0	0	0
0	0	0	0	1	0	1	2	10	6	8	3	2
3	2	3	6	6	7	13	12	13	10	10	7	1
4	11	16	17	21	12	13	24	20	21	12	12	5
2	5	10	10	10	10	14	6	10	11	8	8	2
0	4	4	5	3	3	3	1	4	3	3	1	1
6	1	8	14	27	41	54	87	86	134	134	80	58
3	4	7	6	3	6	5	8	9	6	12	9	6
6	12	13	25	11	26	24	26	41	57	86	120	163
2	5	5	13	6	16	13	14	23	26	52	82	116
2	3	5	8	4	13	7	5	9	3	6	4	5
4	7	8	12	5	10	11	12	18	31	34	38	47
0	0	0	0	0	0	1	0	0	1	0	1	2
0	0	0	0	0	1	3	2	3	3	5	5	3
2	4	5	7	2	2	3	0	1	5	5	3	2
0	0	0	0	0	0	0	0	0	1	0	0	3
16	28	79	166	188	414	492	689	1016	1881	2660	2880	3256
0	0	2	1	1	1	1	3	4	5	4	3	4
12	21	47	82	83	190	208	285	412	733	1060	1082	1525
2	6	6	10	13	32	29	23	21	36	32	27	32
0	1	8	13	18	32	41	47	113	195	241	292	311
1	1	0	2	2	4	0	3	7	13	22	24	39
9	10	29	50	36	111	118	196	231	433	684	653	1002

表 7-1-30(续) 2006年全国疾病监测系统分死因

疾病编码	疾病名称	总计	0岁	1岁~	5岁~	10岁~	15岁~	20岁~
C091	急性心肌梗死	2429	0	0	0	1	1	3
C092	3.脑血管疾病	7912	2	1	0	0	2	5
C093	H.呼吸系统疾病	4740	2	0	1	1	1	0
C094	1.慢性下呼吸道疾病	4666	1	0	0	0	1	0
C095	a.慢性阻塞性肺疾病	4601	1	0	0	0	1	0
C096	b.哮喘	61	0	0	0	0	0	0
C097	2.尘肺	2	0	0	0	0	0	0
C098	I.消化系统疾病	697	7	3	3	1	1	4
C099	1.消化性溃疡	143	0	0	0	0	0	1
C100	2.肝疾病	201	1	0	0	0	1	1
C101	a.肝硬化	138	0	0	0	0	1	0
C102	3.阑尾炎	12	0	0	0	0	0	0
C103	4.肠梗阻	31	0	1	2	0	0	2
C104	J.泌尿生殖系统疾病	437	1	2	3	1	3	9
C105	1.肾炎和肾病	396	0	2	3	1	3	9
C106	a.肾小球和肾小管间质疾病	311	0	0	2	0	2	9
C107	2.良性前列腺肥大	0	0	0	0	0	0	0
C108	K.皮肤病	57	0	0	0	0	1	0
C109	L.肌肉骨骼和结缔组织疾病	130	0	0	1	3	3	6
C110	1.风湿性关节炎	55	0	0	0	0	0	0
C111	2.骨关节炎	1	0	0	0	0	0	0
C112	M.先天异常	162	104	22	4	2	8	3
C113	1.先天性心脏病	99	59	14	2	2	5	2
C114	N.口腔疾病	0	0	0	0	0	0	0
C115	Ⅲ.伤害	2754	17	51	28	39	79	79
C116	A.意外伤害	1937	17	48	27	36	54	50
C117	1.交通事故	697	2	18	8	9	27	32
C118	a.道路交通事故	463	1	13	8	6	14	26
C119	1a*机动车辆交通事故	409	1	9	7	5	12	22
C120	1b*机动车以外的运输事故	97	1	5	1	1	5	3
C121	2.意外中毒	86	0	2	2	0	5	5
C122	3.意外跌落	681	3	3	1	2	1	4
C123	4.火灾	49	0	0	1	0	2	2
C124	5.溺水	194	2	20	11	23	13	4
C125	6.意外的机械性窒息	41	7	1	0	1	1	1
C126	7.触电	14	0	0	1	1	2	1
C127	8.砸死	8	0	0	0	0	0	0
C128	9.由机械切割和穿刺工具所致的意外事故	4	0	0	0	0	0	0
C129	10.自然环境因素导致的意外事故	29	0	0	1	0	1	0
C130	B.故意伤害	793	0	3	1	3	24	29
C131	1.自杀	734	0	0	0	3	22	26
C132	2.被杀	59	0	3	1	0	2	3

年龄别死亡数(东部农村,女)

25岁~	30岁~	35岁~	40岁~	45岁~	50岁~	55岁~	60岁~	65岁~	70岁~	75岁~	80岁~	85岁~
9	10	21	47	26	93	90	139	161	310	487	415	616
4	7	30	81	104	222	280	398	593	1127	1583	1767	1704
1	3	6	24	25	59	100	135	292	565	913	1146	1465
1	2	4	22	25	58	97	132	285	560	905	1127	1445
0	1	4	20	24	58	94	129	282	552	897	1109	1428
1	1	0	2	1	0	3	3	3	7	8	17	15
0	0	0	0	0	0	0	0	0	0	1	0	1
0	3	11	17	11	28	28	40	37	84	118	143	158
0	1	0	0	2	4	1	5	8	17	28	41	35
0	2	7	14	8	14	20	23	15	22	25	30	18
0	1	3	4	7	10	11	14	10	13	23	26	15
0	0	0	0	0	0	0	0	1	3	4	2	2
0	0	1	0	0	1	0	1	0	4	6	4	9
8	8	16	27	18	29	38	36	44	49	52	47	46
8	8	15	25	16	26	35	35	41	45	45	38	41
6	7	13	19	13	22	24	29	30	35	37	29	34
0	0	0	0	0	0	0	0	0	0	0	0	0
0	3	1	1	2	2	0	0	0	2	6	12	27
1	2	3	4	1	4	11	7	7	16	15	20	26
0	1	0	1	0	1	6	6	5	8	8	9	10
0	0	0	0	0	0	0	0	0	0	0	0	1
2	4	5	1	0	0	3	2	1	0	1	0	0
2	3	4	1	0	0	3	0	1	0	1	0	0
0	0	0	0	0	0	0	0	0	0	0	0	0
81	118	181	187	134	166	132	123	161	205	239	312	421
51	63	113	113	80	104	73	82	104	136	172	246	367
32	47	79	73	54	58	48	45	52	52	35	14	12
18	28	53	47	31	36	31	31	36	38	28	11	7
16	26	50	41	28	32	29	28	30	35	23	9	6
4	3	10	10	7	9	7	6	9	6	6	2	2
4	4	4	4	5	5	7	3	7	6	9	11	3
3	1	9	10	8	12	8	17	20	47	94	156	281
0	3	0	0	1	3	2	0	2	4	9	10	10
5	6	6	11	9	15	1	6	12	12	8	19	11
4	0	2	2	0	1	1	3	1	2	4	5	5
1	0	1	2	1	1	0	0	1	2	0	0	0
1	0	2	2	0	0	0	0	0	2	0	0	1
0	1	1	0	0	0	0	0	0	0	1	0	1
0	0	4	3	0	2	4	2	3	1	2	3	3
29	53	67	70	53	59	57	38	56	67	67	64	53
27	48	57	64	49	51	52	37	56	67	66	59	50
2	5	10	6	4	8	5	1	0	0	1	5	3

表 7-1-31 2006年全国疾病监测系统分死因

疾病编码	疾病名称	总计	0岁	1岁~	5岁~	10岁~	15岁~	20岁~
C001	总计	92841	1757	465	317	387	684	727
C002	Ⅰ.感染性、母婴及营养缺乏性疾病	4322	1181	74	16	31	38	32
C003	A.传染病和寄生虫病	1705	58	34	6	23	29	21
C004	1.结核病	679	1	4	1	3	7	6
C005	a.呼吸道结核	655	1	1	0	2	5	5
C006	2.性传播疾病(不包括艾滋病)	5	1	0	0	0	0	0
C007	a.梅毒	1	1	0	0	0	0	0
C008	3.艾滋病	79	1	2	0	3	1	0
C009	4.腹泻病	45	11	5	0	0	0	2
C010	a.痢疾	7	3	0	0	0	0	1
C011	b.伤寒和副伤寒	4	0	0	0	0	0	1
C012	5.好发于儿童期的疾病	20	9	0	1	0	1	0
C013	a.百日咳	0	0	0	0	0	0	0
C014	b.脊髓灰质炎	3	0	0	0	0	1	0
C015	c.白喉	0	0	0	0	0	0	0
C016	d.麻疹	1	1	0	0	0	0	0
C017	e.破伤风	16	8	0	1	0	0	0
C018	6.脑(脊)膜炎	23	7	2	1	2	4	1
C019	a.脑膜炎球菌感染	5	1	2	1	0	1	0
C020	b.脑膜炎	18	6	0	0	2	3	1
C021	7.病毒性肝炎	570	0	1	0	2	4	6
C022	a.乙型肝炎	560	0	1	0	2	4	6
C023	b.丙型肝炎	1	0	0	0	0	0	0
C024	8.疟疾	0	0	0	0	0	0	0
C025	9.热带病	8	0	0	0	0	0	0
C026	a.血吸虫病	8	0	0	0	0	0	0
C027	10.流行性乙型脑炎	6	0	1	1	2	0	0
C028	11.钩端螺旋体病	0	0	0	0	0	0	0
C029	12.流行性出血热	4	0	0	0	0	0	0
C030	13.败血病	99	16	7	0	2	3	3
C031	B.呼吸系统感染性疾病	1581	203	40	10	8	9	1
C032	1.上呼吸道感染	220	6	2	0	0	1	0
C033	2.下呼吸道感染	1361	197	38	10	8	8	1
C034	a.肺炎	1287	193	38	10	8	6	1
C035	C.妊娠、分娩和产褥期疾病	68	0	0	0	0	0	10
C036	1.直接产科原因	67	0	0	0	0	0	10
C037	a.产后出血	28	0	0	0	0	0	4
C038	b.产褥期感染	10	0	0	0	0	0	3
C039	c.妊娠高血压综合征	6	0	0	0	0	0	0
C040	d.阻梗性分娩	1	0	0	0	0	0	0
C041	e.流产	6	0	0	0	0	0	1
C042	f.母体产伤	2	0	0	0	0	0	0
C043	2.间接产科原因	0	0	0	0	0	0	0
C044	D.起源于围生期的某些情况	915	915	0	0	0	0	0
C045	1.低出生体重	183	183	0	0	0	0	0

年龄别死亡数(中部农村,男女合计)

25岁~	30岁~	35岁~	40岁~	45岁~	50岁~	55岁~	60岁~	65岁~	70岁~	75岁~	80岁~	85岁~
836	1440	2316	2787	2989	5115	6290	7647	9686	13901	13098	12638	9747
32	73	119	118	110	158	202	232	253	370	341	430	511
19	44	85	110	92	136	158	181	180	214	149	99	66
8	17	28	32	27	60	55	77	89	108	81	47	28
5	16	26	31	25	58	55	75	89	108	79	46	28
0	1	0	0	0	0	0	0	0	2	1	0	0
0	0	0	0	0	0	0	0	0	0	0	0	0
1	6	14	21	12	6	3	5	2	2	0	0	0
0	1	1	1	0	3	1	2	1	6	2	4	5
0	0	0	0	0	0	0	0	0	1	0	0	2
0	0	0	0	0	1	0	0	0	0	1	1	0
0	1	1	0	0	2	0	1	1	1	0	2	0
0	0	0	0	0	0	0	0	0	0	0	0	0
0	0	1	0	0	0	0	0	0	0	0	1	0
0	0	0	0	0	0	0	0	0	0	0	0	0
0	0	0	0	0	0	0	0	0	0	0	0	0
0	1	0	0	0	2	0	1	1	1	0	1	0
1	1	0	0	0	1	0	0	0	2	0	1	0
0	0	0	0	0	0	0	0	0	0	0	0	0
1	1	0	0	0	1	0	0	0	2	0	1	0
6	13	28	44	41	47	72	67	69	65	53	34	17
5	13	27	43	41	45	70	67	68	65	53	32	17
1	0	0	0	0	0	0	0	0	0	0	0	0
0	0	0	0	0	0	0	0	0	0	0	0	0
0	0	0	1	0	2	1	1	2	1	0	0	0
0	0	0	1	0	2	1	1	2	1	0	0	0
0	0	1	0	0	0	0	0	0	1	0	0	0
0	0	0	0	0	0	0	0	0	0	0	0	0
0	0	0	0	1	0	1	2	0	0	0	0	0
0	1	1	4	4	3	11	9	7	8	7	7	6
2	6	10	6	18	20	42	49	69	150	184	321	433
0	0	1	0	0	1	2	2	9	18	33	46	99
2	6	9	6	18	19	40	47	60	132	151	275	334
2	6	9	5	17	18	39	45	54	122	141	267	306
11	22	22	2	0	0	1	0	0	0	0	0	0
11	21	22	2	0	0	1	0	0	0	0	0	0
5	9	9	1	0	0	0	0	0	0	0	0	0
2	4	1	0	0	0	0	0	0	0	0	0	0
1	3	2	0	0	0	0	0	0	0	0	0	0
0	0	1	0	0	0	0	0	0	0	0	0	0
0	2	2	1	0	0	0	0	0	0	0	0	0
0	0	2	0	0	0	0	0	0	0	0	0	0
0	0	0	0	0	0	0	0	0	0	0	0	0
0	0	0	0	0	0	0	0	0	0	0	0	0

表 7-1-31(续)　2006 年全国疾病监测系统分死因

疾病编码	疾病名称	总计	0 岁	1 岁~	5 岁~	10 岁~	15 岁~	20 岁~
C046	a. 早产儿和未成熟儿	157	157	0	0	0	0	0
C047	2. 新生儿产伤和窒息	548	548	0	0	0	0	0
C048	3. 新生儿溶血性疾病	6	6	0	0	0	0	0
C049	4. 新生儿硬化病	12	12	0	0	0	0	0
C050	E. 营养缺乏性疾病	53	5	0	0	0	0	0
C051	1. 营养不良	13	2	0	0	0	0	0
C052	2. 缺铁性贫血	22	2	0	0	0	0	0
C053	Ⅱ. 非感染性疾病	77550	413	140	90	108	223	201
C054	A. 恶性肿瘤	19697	15	37	30	49	84	65
C055	1. 唇、口腔和咽恶性肿瘤	283	1	0	0	1	4	0
C056	a. 鼻咽癌	153	0	0	0	1	2	0
C057	2. 食管癌	2762	0	0	0	0	0	3
C058	3. 胃癌	3638	0	0	0	0	2	1
C059	4. 结直肠癌	997	0	0	0	1	1	0
C060	5. 肝癌	4122	0	0	0	0	3	7
C061	6. 胰腺癌	312	0	0	0	0	0	0
C062	7. 肺癌	3976	0	0	0	0	2	5
C063	8. 皮肤癌	92	0	0	0	1	1	0
C064	9. 乳腺癌	396	0	0	0	0	0	0
C065	10. 子宫颈癌	312	0	0	0	0	0	1
C066	11. 子宫体癌	328	0	0	0	0	0	0
C067	12. 卵巢癌	59	0	0	0	0	2	1
C068	13. 前列腺癌	99	0	0	0	0	0	0
C069	14. 膀胱癌	156	0	0	0	0	0	0
C070	15. 淋巴瘤与多发性骨髓瘤	190	0	0	0	1	7	6
C071	16. 白血病	586	8	24	19	32	40	25
C072	B. 其他肿瘤	287	1	4	5	0	2	2
C073	1. 良性肿瘤	106	1	3	4	0	0	2
C074	C. 糖尿病	1099	2	1	0	1	7	5
C075	D. 内分泌、血液造血及免疫疾病	150	10	4	2	5	3	1
C076	E. 神经和精神疾病	836	7	13	7	8	23	21
C077	1. 精神障碍	336	0	0	0	0	4	5
C078	a. 精神分裂症	121	0	0	0	0	0	2
C079	2. 神经系统疾病	500	7	13	7	8	19	16
C080	a. 阿尔茨海默病	2	0	0	0	0	0	0
C081	b. 帕金森病	24	0	0	0	0	0	0
C082	c. 癫痫	117	0	1	2	5	10	14
C083	F. 感官疾病	2	0	0	0	0	0	0
C084	G. 循环系统疾病	38932	38	7	6	12	45	63
C085	1. 急性风湿热	216	1	0	0	2	0	0
C086	2. 心脏病	16987	13	4	4	9	28	34
C087	a. 慢性风湿性心脏病	468	0	0	0	3	1	1
C088	b. 高血压心脏病	3670	0	0	0	0	0	2
C089	c. 肺源性心脏病	118	0	0	0	0	1	0
C090	d. 缺血性心脏病	10773	6	0	0	3	16	24

第七章 地区别、性别、年龄别、死因别死亡数及死亡率

年龄别死亡数(中部农村,男女合计)

25岁~	30岁~	35岁~	40岁~	45岁~	50岁~	55岁~	60岁~	65岁~	70岁~	75岁~	80岁~	85岁~
0	0	0	0	0	0	0	0	0	0	0	0	0
0	0	0	0	0	0	0	0	0	0	0	0	0
0	0	0	0	0	0	0	0	0	0	0	0	0
0	0	0	0	0	0	0	0	0	0	0	0	0
0	1	2	0	0	2	1	2	4	6	8	10	12
0	0	0	0	0	0	0	1	0	0	2	4	4
0	1	1	0	0	1	0	1	3	3	5	3	2
297	631	1189	1773	2215	4139	5396	6870	8831	12813	12090	11536	8582
100	243	514	759	986	1728	2205	2406	2715	3184	2306	1505	761
2	3	13	14	24	22	32	38	35	30	33	17	14
2	2	11	8	15	14	17	21	17	14	13	11	5
0	4	13	43	77	155	271	369	420	563	440	277	127
7	17	36	91	128	267	378	459	550	662	504	357	178
10	13	40	39	58	75	89	94	122	175	153	93	34
17	73	166	220	288	485	568	525	510	552	360	229	119
3	1	5	16	18	27	36	43	37	66	33	15	10
13	36	69	136	158	330	422	487	627	738	515	285	152
4	3	0	4	10	8	8	7	9	7	7	11	12
1	10	34	35	43	69	57	40	37	28	16	16	10
2	7	15	18	22	46	52	32	42	28	21	16	10
2	4	10	22	32	50	42	39	48	28	21	16	13
1	0	3	7	6	7	5	7	3	4	3	8	2
0	0	0	0	0	2	2	5	16	18	20	24	12
0	0	2	3	5	9	10	22	21	22	25	29	8
1	6	12	9	13	14	16	23	21	25	16	13	7
19	42	43	36	30	36	63	45	48	36	21	16	3
4	6	7	9	19	22	33	38	33	37	25	28	12
1	4	5	2	9	6	11	13	11	11	8	12	3
11	9	19	31	37	72	122	129	169	196	142	90	56
4	4	3	10	8	10	13	5	14	16	18	16	4
14	35	47	29	27	30	33	40	60	86	94	128	134
8	17	23	13	13	10	14	16	24	40	35	59	55
5	13	11	9	8	5	8	10	5	11	10	14	10
6	18	24	16	14	20	19	24	36	46	59	69	79
0	0	0	0	0	0	0	0	0	0	2	0	0
0	0	0	1	1	0	1	0	4	2	5	6	4
4	13	16	9	8	11	4	6	4	5	1	4	0
0	0	0	0	0	0	0	0	0	0	0	1	1
93	207	410	643	861	1772	2347	3244	4297	6618	6606	6571	5086
0	1	3	5	3	7	21	15	33	38	39	31	17
55	111	238	300	404	691	953	1335	1669	2691	2658	3020	2764
8	6	15	18	17	38	30	53	27	79	68	56	48
6	5	22	36	56	104	194	310	441	721	633	655	484
0	2	1	0	1	4	3	7	14	25	23	18	19
33	72	166	207	286	470	634	863	1022	1620	1646	1905	1797

表 7-1-31(续) 2006年全国疾病监测系统分死因

疾病编码	疾病名称	总计	0岁	1岁~	5岁~	10岁~	15岁~	20岁~
C091	急性心肌梗死	6911	0	0	0	1	14	19
C092	3.脑血管疾病	21522	23	3	2	1	17	29
C093	H.呼吸系统疾病	12160	21	5	8	3	8	6
C094	1.慢性下呼吸道疾病	11786	16	2	4	3	3	3
C095	a.慢性阻塞性肺疾病	11399	15	2	4	3	1	3
C096	b.哮喘	358	1	0	0	0	2	0
C097	2.尘肺	39	0	0	0	0	1	0
C098	I.消化系统疾病	2349	25	9	3	3	4	5
C099	1.消化性溃疡	404	1	0	0	0	0	1
C100	2.肝疾病	1154	5	3	3	3	1	1
C101	a.肝硬化	812	3	0	2	2	0	1
C102	3.阑尾炎	25	0	0	0	0	2	1
C103	4.肠梗阻	98	4	1	0	0	1	0
C104	J.泌尿生殖系统疾病	1323	3	1	5	2	15	19
C105	1.肾炎和肾病	1194	2	1	4	2	15	19
C106	a.肾小球和肾小管间质疾病	869	2	1	3	2	14	14
C107	2.良性前列腺肥大	9	0	0	0	0	0	0
C108	K.皮肤病	57	0	0	0	0	1	3
C109	L.肌肉骨骼和结缔组织疾病	179	0	0	1	1	6	2
C110	1.风湿性关节炎	83	0	0	0	0	0	0
C111	2.骨关节炎	1	0	0	0	0	0	0
C112	M.先天异常	470	291	59	22	24	25	9
C113	1.先天性心脏病	356	212	51	17	19	22	7
C114	N.口腔疾病	9	0	0	1	0	0	0
C115	Ⅲ.伤害	10165	111	229	202	246	415	489
C116	A.意外伤害	7345	111	227	196	228	327	379
C117	1.交通事故	3550	17	60	54	46	199	241
C118	a.道路交通事故	2709	12	41	34	38	147	176
C119	1a*机动车辆交通事故	2144	10	27	24	30	121	147
C120	1b*机动车以外的运输事故	809	4	22	13	11	40	45
C121	2.意外中毒	525	3	6	7	11	18	27
C122	3.意外跌落	1077	8	15	10	7	14	23
C123	4.火灾	159	1	4	0	4	2	3
C124	5.溺水	943	12	119	108	141	60	36
C125	6.意外的机械性窒息	288	54	6	3	5	6	8
C126	7.触电	220	0	1	5	3	17	18
C127	8.砸死	173	0	0	0	1	5	5
C128	9.由机械切割和穿刺工具所致的意外事故	34	0	1	2	1	1	4
C129	10.自然环境因素导致的意外事故	54	0	0	0	0	0	1
C130	B.故意伤害	2699	0	0	6	17	78	107
C131	1.自杀	2506	0	0	1	14	61	82
C132	2.被杀	180	0	0	5	3	16	22

年龄别死亡数(中部农村,男女合计)

25岁~	30岁~	35岁~	40岁~	45岁~	50岁~	55岁~	60岁~	65岁~	70岁~	75岁~	80岁~	85岁~
23	61	133	163	209	339	472	567	657	1015	1008	1149	1079
37	95	168	335	451	1065	1360	1873	2565	3850	3878	3494	2276
13	26	40	81	102	223	319	612	1100	2137	2404	2794	2258
10	22	30	70	95	210	303	587	1071	2088	2352	2728	2189
8	19	27	67	91	207	297	566	1042	2000	2265	2641	2141
1	1	2	3	4	3	6	21	26	82	79	80	47
0	1	3	7	4	7	3	2	1	5	3	2	0
12	50	58	110	111	173	214	228	276	320	330	245	171
3	7	9	9	15	27	31	31	48	59	70	54	38
4	29	40	80	72	105	142	141	130	145	132	72	45
3	22	30	62	57	83	103	93	92	100	73	52	34
0	1	0	1	0	1	2	1	3	5	2	5	1
2	0	1	5	1	5	3	4	10	18	16	17	10
28	46	73	94	55	98	95	145	141	174	130	126	73
28	42	68	88	53	93	89	134	129	151	111	112	53
22	30	44	65	31	62	66	99	86	112	88	86	42
0	0	0	0	0	0	0	1	0	1	2	3	2
0	2	2	1	2	4	4	4	2	8	6	10	8
4	2	7	3	5	7	8	13	22	34	27	20	17
0	1	1	1	2	1	4	6	11	18	17	10	11
0	0	0	0	0	0	0	0	0	1	0	0	0
14	1	9	3	2	0	3	3	1	2	0	1	1
10	1	7	2	2	0	3	1	0	1	0	1	0
0	0	0	0	0	0	0	0	3	1	1	2	1	0
501	727	999	883	647	802	666	520	586	667	599	525	351
390	563	809	701	495	587	456	312	363	361	339	272	229
238	322	458	404	250	318	245	156	177	141	104	63	57
180	251	360	299	193	256	192	126	142	103	74	48	37
131	199	294	232	150	197	156	98	118	85	58	40	27
68	67	102	94	56	78	50	37	36	33	25	14	14
25	31	55	45	35	49	41	25	42	40	35	19	11
30	46	77	76	62	77	74	52	66	100	119	111	110
5	17	17	16	22	6	7	6	3	10	12	15	9
28	40	61	36	28	46	30	30	30	44	38	37	19
21	33	50	40	18	15	4	6	6	3	5	4	1
14	25	21	18	16	24	22	10	14	5	5	1	1
10	14	25	30	31	10	15	8	4	5	7	3	0
1	4	5	3	3	1	2	3	2	0	1	0	0
2	1	6	3	4	9	2	6	2	3	3	7	5
106	157	173	168	147	209	196	201	219	298	251	248	118
88	134	150	147	136	193	188	195	216	293	245	247	116
14	20	21	21	11	16	8	6	3	5	6	1	2

表 7-1-32　2006 年全国疾病监测系统分死因

疾病编码	疾病名称	总计	0岁	1岁~	5岁~	10岁~	15岁~	20岁~
C001	总计	55387	1020	291	218	273	489	517
C002	Ⅰ.感染性、母婴及营养缺乏性疾病	2555	673	44	8	17	27	17
C003	A.传染病和寄生虫病	1173	36	23	4	13	21	16
C004	1.结核病	496	1	4	1	0	4	5
C005	a.呼吸道结核	481	1	1	0	0	2	4
C006	2.性传播疾病(不包括艾滋病)	1	0	0	0	0	0	0
C007	a.梅毒	0	0	0	0	0	0	0
C008	3.艾滋病	46	1	2	0	3	1	0
C009	4.腹泻病	23	7	2	0	0	0	0
C010	a.痢疾	3	2	0	0	0	0	0
C011	b.伤寒和副伤寒	2	0	0	0	0	0	0
C012	5.好发于儿童期的疾病	11	6	0	0	0	1	0
C013	a.百日咳	0	0	0	0	0	0	0
C014	b.脊髓灰质炎	1	0	0	0	0	1	0
C015	c.白喉	0	0	0	0	0	0	0
C016	d.麻疹	1	1	0	0	0	0	0
C017	e.破伤风	9	5	0	0	0	0	0
C018	6.脑(脊)膜炎	15	4	1	1	1	4	1
C019	a.脑膜炎球菌感染	4	1	1	1	0	1	0
C020	b.脑膜炎	11	3	0	0	1	3	1
C021	7.病毒性肝炎	406	0	0	0	2	3	6
C022	a.乙型肝炎	399	0	0	0	2	3	6
C023	b.丙型肝炎	1	0	0	0	0	0	0
C024	8.疟疾	0	0	0	0	0	0	0
C025	9.热带病	5	0	0	0	0	0	0
C026	a.血吸虫病	5	0	0	0	0	0	0
C027	10.流行性乙型脑炎	4	0	1	1	2	0	0
C028	11.钩端螺旋体病	0	0	0	0	0	0	0
C029	12.流行性出血热	1	0	0	0	0	0	0
C030	13.败血病	56	10	5	0	0	1	2
C031	B.呼吸系统感染性疾病	826	106	21	4	4	6	1
C032	1.上呼吸道感染	98	2	2	0	0	1	0
C033	2.下呼吸道感染	728	104	19	4	4	5	1
C034	a.肺炎	692	103	19	4	4	4	1
C035	C.妊娠、分娩和产褥期疾病	0	0	0	0	0	0	0
C036	1.直接产科原因	0	0	0	0	0	0	0
C037	a.产后出血	0	0	0	0	0	0	0
C038	b.产褥期感染	0	0	0	0	0	0	0
C039	c.妊娠高血压综合征	0	0	0	0	0	0	0
C040	d.阻梗性分娩	0	0	0	0	0	0	0
C041	e.流产	0	0	0	0	0	0	0
C042	f.母体产伤	0	0	0	0	0	0	0
C043	2.间接产科原因	0	0	0	0	0	0	0
C044	D.起源于围生期的某些情况	527	527	0	0	0	0	0
C045	1.低出生体重	95	95	0	0	0	0	0

第七章 地区别、性别、年龄别、死因别死亡数及死亡率

年龄别死亡数（中部农村，男）

25岁~	30岁~	35岁~	40岁~	45岁~	50岁~	55岁~	60岁~	65岁~	70岁~	75岁~	80岁~	85岁~
591	983	1594	1911	2036	3335	4154	4996	6182	8679	7421	6545	4146
14	35	63	74	82	113	137	170	189	236	219	218	219
13	30	53	70	71	98	107	133	140	145	101	63	36
5	10	20	19	19	46	39	58	76	79	59	35	16
4	10	18	19	18	44	39	57	76	79	58	35	16
0	0	0	0	0	0	0	0	0	1	0	0	0
0	0	0	0	0	0	0	0	0	0	0	0	0
1	4	6	9	9	4	1	2	1	2	0	0	0
0	1	1	0	0	1	1	2	0	1	2	2	3
0	0	0	0	0	0	0	0	0	0	0	0	1
0	0	0	0	0	1	0	0	0	0	1	0	0
0	0	0	0	0	2	0	0	0	1	0	1	0
0	0	0	0	0	0	0	0	0	0	0	0	0
0	0	0	0	0	0	0	0	0	0	0	0	0
0	0	0	0	0	0	0	0	0	0	0	0	0
0	0	0	0	0	0	0	0	0	0	0	0	0
0	0	0	0	0	2	0	0	0	1	0	1	0
0	0	0	0	0	1	0	0	0	2	0	0	0
0	0	0	0	0	0	0	0	0	0	0	0	0
0	0	0	0	0	1	0	0	0	2	0	0	0
6	11	21	34	38	36	48	47	51	40	35	19	9
5	11	20	33	38	34	47	47	50	40	35	19	9
1	0	0	0	0	0	0	0	0	0	0	0	0
0	0	0	0	0	0	0	0	0	0	0	0	0
0	0	0	1	0	1	1	1	0	1	0	0	0
0	0	0	1	0	1	1	1	0	1	0	0	0
0	0	0	0	0	0	0	0	0	0	0	0	0
0	0	0	0	0	0	0	0	0	0	0	0	0
0	0	0	0	0	0	1	0	0	0	0	0	0
0	1	0	2	1	1	7	8	5	4	3	3	3
1	5	8	4	11	13	29	36	47	87	116	149	178
0	0	1	0	0	1	1	0	8	9	19	23	31
1	5	7	4	11	12	28	36	39	78	97	126	147
1	5	7	3	11	12	28	34	35	74	90	122	135
0	0	0	0	0	0	0	0	0	0	0	0	0
0	0	0	0	0	0	0	0	0	0	0	0	0
0	0	0	0	0	0	0	0	0	0	0	0	0
0	0	0	0	0	0	0	0	0	0	0	0	0
0	0	0	0	0	0	0	0	0	0	0	0	0
0	0	0	0	0	0	0	0	0	0	0	0	0
0	0	0	0	0	0	0	0	0	0	0	0	0
0	0	0	0	0	0	0	0	0	0	0	0	0
0	0	0	0	0	0	0	0	0	0	0	0	0

表 7-1-32(续) 2006年全国疾病监测系统分死因

疾病编码	疾病名称	总计	0岁	1岁~	5岁~	10岁~	15岁~	20岁~
C046	a.早产儿和未成熟儿	79	79	0	0	0	0	0
C047	2.新生儿产伤和窒息	325	325	0	0	0	0	0
C048	3.新生儿溶血性疾病	4	4	0	0	0	0	0
C049	4.新生儿硬化病	5	5	0	0	0	0	0
C050	E.营养缺乏性疾病	29	4	0	0	0	0	0
C051	1.营养不良	8	2	0	0	0	0	0
C052	2.缺铁性贫血	12	1	0	0	0	0	0
C053	Ⅱ.非感染性疾病	45301	255	81	52	66	134	119
C054	A.恶性肿瘤	12792	8	19	13	31	51	41
C055	1.唇、口腔和咽恶性肿瘤	181	1	0	0	1	2	0
C056	a.鼻咽癌	97	0	0	0	1	1	0
C057	2.食管癌	1890	0	0	0	0	0	2
C058	3.胃癌	2494	0	0	0	0	2	0
C059	4.结直肠癌	586	0	0	0	0	1	0
C060	5.肝癌	3045	0	0	0	0	2	5
C061	6.胰腺癌	184	0	0	0	0	0	0
C062	7.肺癌	2830	0	0	0	0	2	4
C063	8.皮肤癌	49	0	0	0	1	1	0
C064	9.乳腺癌	14	0	0	0	0	0	0
C065	10.子宫颈癌	0	0	0	0	0	0	0
C066	11.子宫体癌	0	0	0	0	0	0	0
C067	12.卵巢癌	0	0	0	0	0	0	0
C068	13.前列腺癌	99	0	0	0	0	0	0
C069	14.膀胱癌	114	0	0	0	0	0	0
C070	15.淋巴瘤与多发性骨髓瘤	114	0	0	0	1	5	4
C071	16.白血病	344	3	13	10	18	22	20
C072	B.其他肿瘤	169	0	3	2	0	2	2
C073	1.良性肿瘤	62	0	3	1	0	0	2
C074	C.糖尿病	471	0	1	0	0	2	4
C075	D.内分泌、血液造血及免疫疾病	77	7	2	0	3	0	0
C076	E.神经和精神疾病	449	4	10	5	6	22	9
C077	1.精神障碍	169	0	0	0	0	3	3
C078	a.精神分裂症	52	0	0	0	0	0	1
C079	2.神经系统疾病	280	4	10	5	6	19	6
C080	a.阿尔茨海默病	2	0	0	0	0	0	0
C081	b.帕金森病	14	0	0	0	0	0	0
C082	c.癫痫	74	0	1	1	3	10	5
C083	F.感官疾病	1	0	0	0	0	0	0
C084	G.循环系统疾病	21739	24	4	1	7	24	42
C085	1.急性风湿热	108	0	0	0	2	0	0
C086	2.心脏病	9144	9	2	1	4	17	23
C087	a.慢性风湿性心脏病	198	0	0	0	1	1	1
C088	b.高血压性心脏病	1993	0	0	0	0	0	2
C089	c.肺源性心脏病	63	0	0	0	0	1	0
C090	d.缺血性心脏病	5880	4	0	0	2	10	15

年龄别死亡数(中部农村,男)

25岁~	30岁~	35岁~	40岁~	45岁~	50岁~	55岁~	60岁~	65岁~	70岁~	75岁~	80岁~	85岁~
0	0	0	0	0	0	0	0	0	0	0	0	0
0	0	0	0	0	0	0	0	0	0	0	0	0
0	0	0	0	0	0	0	0	0	0	0	0	0
0	0	0	0	0	0	0	0	0	0	0	0	0
0	0	2	0	0	2	1	1	2	4	2	6	5
0	0	0	0	0	0	0	0	0	0	0	3	3
0	0	1	0	0	1	0	1	2	2	2	2	0
183	401	744	1149	1452	2652	3521	4458	5610	7996	6815	5961	3646
62	148	310	491	666	1148	1504	1621	1834	2145	1448	866	384
1	1	8	8	20	17	22	23	22	19	22	10	4
1	1	7	7	13	9	7	14	10	8	9	7	2
0	2	8	31	60	112	214	258	303	379	286	164	71
4	7	22	61	101	201	286	330	400	447	338	209	85
6	6	21	23	41	38	56	54	84	116	75	49	16
12	58	142	186	238	385	445	404	345	405	228	127	63
2	1	2	9	13	14	21	20	27	45	17	7	5
10	25	43	102	113	252	305	357	469	532	341	192	83
1	3	0	4	5	2	3	3	6	3	6	5	6
1	0	0	1	0	3	0	3	2	2	1	1	0
0	0	0	0	0	0	0	0	0	0	0	0	0
0	0	0	0	0	0	0	0	0	0	0	0	0
0	0	0	0	0	0	0	0	0	0	0	0	0
0	0	0	0	0	2	2	5	16	18	20	24	12
0	0	2	2	4	5	8	13	12	18	20	24	6
0	3	8	8	8	9	9	11	11	15	11	5	6
13	26	27	14	16	23	34	29	29	24	14	8	1
3	3	4	5	11	13	21	25	18	25	14	10	8
0	3	3	2	5	3	6	9	5	8	4	5	3
6	3	14	11	14	25	50	64	70	80	64	39	24
3	2	2	5	4	5	5	3	6	9	10	8	3
6	20	31	16	16	21	24	24	36	47	34	64	54
4	9	14	7	7	6	9	11	15	21	8	30	22
2	7	5	5	3	3	4	6	3	5	1	3	4
2	11	17	9	9	15	15	13	21	26	26	34	32
0	0	0	0	0	0	0	0	0	0	2	0	0
0	0	0	1	1	0	1	0	3	2	1	3	2
1	7	11	4	5	10	2	4	4	2	1	3	0
0	0	0	0	0	0	0	0	0	0	0	1	0
58	134	263	425	559	1105	1480	2079	2647	4009	3563	3253	2060
0	0	0	4	0	3	9	9	22	20	16	13	10
33	72	152	211	257	464	607	816	1011	1540	1401	1454	1068
1	2	7	9	8	14	15	18	16	37	30	22	16
4	2	14	27	39	65	125	190	247	421	344	325	188
0	1	0	0	1	4	3	4	8	16	14	6	5
22	49	116	147	180	324	400	539	640	940	863	910	718

表 7-1-32(续)　2006 年全国疾病监测系统分死因

疾病编码	疾病名称	总计	0 岁	1 岁~	5 岁~	10 岁~	15 岁~	20 岁~
C091	急性心肌梗死	3835	0	0	0	1	9	13
C092	3.脑血管疾病	12370	15	2	0	1	7	19
C093	H.呼吸系统疾病	6887	14	4	5	1	2	4
C094	1.慢性下呼吸道疾病	6670	12	2	2	1	1	1
C095	a.慢性阻塞性肺疾病	6466	11	2	2	1	0	1
C096	b.哮喘	182	1	0	0	0	1	0
C097	2.尘肺	37	0	0	0	0	0	0
C098	I.消化系统疾病	1503	15	6	3	1	4	1
C099	1.消化性溃疡	257	1	0	0	0	0	1
C100	2.肝疾病	799	2	1	3	1	1	0
C101	a.肝硬化	577	0	0	2	1	0	0
C102	3.阑尾炎	14	0	0	0	0	2	0
C103	4.肠梗阻	58	3	1	0	0	1	0
C104	J.泌尿生殖系统疾病	824	1	1	4	2	7	10
C105	1.肾炎和肾病	729	1	1	3	2	7	10
C106	a.肾小球和肾小管间质疾病	528	1	1	2	2	7	7
C107	2.良性前列腺肥大	9	0	0	0	0	0	0
C108	K.皮肤病	26	0	0	0	0	1	0
C109	L.肌肉骨骼和结缔组织疾病	73	0	0	1	0	3	0
C110	1.风湿性关节炎	33	0	0	0	0	0	0
C111	2.骨关节炎	1	0	0	0	0	0	0
C112	M.先天异常	289	182	31	17	15	16	6
C113	1.先天性心脏病	215	133	26	13	10	13	5
C114	N.口腔疾病	1	0	0	1	0	0	0
C115	Ⅲ.伤害	7126	57	157	154	189	323	379
C116	A.意外伤害	5512	57	156	152	179	268	314
C117	1.交通事故	2700	9	36	38	33	162	196
C118	a.道路交通事故	2052	7	26	23	28	120	145
C119	1a*机动车辆交通事故	1623	6	16	15	22	99	126
C120	1b*机动车以外的运输事故	626	2	14	10	9	34	32
C121	2.意外中毒	382	2	3	5	11	11	17
C122	3.意外跌落	749	4	12	4	5	12	20
C123	4.火灾	122	0	3	0	3	2	2
C124	5.溺水	684	5	84	92	113	52	33
C125	6.意外的机械性窒息	240	31	3	3	3	4	8
C126	7.触电	189	0	1	3	3	16	18
C127	8.砸死	154	0	0	0	1	5	3
C128	9.由机械切割和穿刺工具所致的意外事故	28	0	1	2	1	1	4
C129	10.自然环境因素导致的意外事故	37	0	0	0	0	0	1
C130	B.故意伤害	1532	0	0	2	9	50	65
C131	1.自杀	1396	0	0	0	8	36	48
C132	2.被杀	124	0	0	2	1	13	14

年龄别死亡数(中部农村,男)

25岁~	30岁~	35岁~	40岁~	45岁~	50岁~	55岁~	60岁~	65岁~	70岁~	75岁~	80岁~	85岁~
18	40	98	114	144	232	296	369	414	589	533	541	424
25	62	110	208	301	632	855	1240	1595	2422	2128	1777	971
8	13	25	50	58	150	216	396	706	1346	1396	1504	989
6	10	17	41	51	139	207	381	686	1310	1367	1471	965
5	7	15	39	50	137	204	370	668	1252	1325	1423	954
0	1	2	2	1	2	3	11	16	52	37	42	11
0	1	3	7	4	7	3	2	1	5	2	2	0
7	41	45	88	89	122	160	148	188	203	187	125	68
1	6	7	7	11	21	22	23	34	36	41	28	17
1	25	30	66	60	78	108	97	93	95	77	41	19
0	18	25	53	46	63	79	64	65	70	47	30	14
0	1	0	1	0	0	2	1	1	2	1	3	0
2	0	1	1	0	2	2	2	6	15	11	9	2
21	36	42	56	33	59	51	88	92	113	84	81	43
21	34	40	53	32	56	48	80	82	94	68	70	27
17	23	28	41	18	38	32	56	56	69	52	52	26
0	0	0	0	0	0	0	1	0	1	2	3	2
0	0	2	1	0	3	3	4	2	3	3	1	3
0	0	2	1	1	1	4	5	11	15	12	8	9
0	0	0	0	0	0	3	2	5	7	7	3	6
0	0	0	0	0	0	0	0	0	1	0	0	0
9	1	4	0	1	0	3	1	0	1	0	1	1
6	1	3	0	1	0	3	0	0	0	0	1	0
0	0	0	0	0	0	0	0	0	0	0	0	0
392	542	779	679	491	559	478	353	371	417	354	289	163
330	464	678	569	408	445	348	221	235	236	209	144	99
202	262	374	317	208	230	187	112	112	87	66	34	35
155	201	291	235	161	187	143	88	86	62	47	26	21
114	161	237	177	120	149	115	66	72	52	38	22	16
53	54	84	82	53	53	41	29	23	21	16	8	8
19	23	44	33	31	40	30	20	30	28	24	10	1
25	37	71	71	49	66	57	40	44	65	65	56	46
4	15	14	14	19	6	5	3	0	6	9	13	4
20	33	48	25	16	27	19	18	20	32	21	20	6
20	32	48	38	17	15	4	4	3	2	3	2	0
14	21	19	17	13	20	20	6	12	4	2	0	0
10	13	25	28	28	9	14	7	3	2	6	0	0
0	3	3	3	3	3	1	1	3	1	0	1	0	0
1	1	5	2	4	7	1	3	2	2	2	5	1
58	75	88	101	79	110	118	125	134	176	139	140	63
43	58	74	87	71	97	112	122	131	173	135	139	62
11	14	13	14	8	13	6	3	3	3	4	1	1

表 7-1-33 2006 年全国疾病监测系统分死因

疾病编码	疾病名称	总计	0 岁	1 岁~	5 岁~	10 岁~	15 岁~	20 岁~
C001	总计	37453	737	174	99	114	195	210
C002	Ⅰ.感染性、母婴及营养缺乏性疾病	1767	508	30	8	14	11	15
C003	A.传染病和寄生虫病	532	22	11	2	10	8	5
C004	1.结核病	183	0	0	0	3	3	1
C005	a.呼吸道结核	174	0	0	0	2	3	1
C006	2.性传播疾病(不包括艾滋病)	4	1	0	0	0	0	0
C007	a.梅毒	1	1	0	0	0	0	0
C008	3.艾滋病	33	0	0	0	0	0	0
C009	4.腹泻病	22	4	3	0	0	0	2
C010	a.痢疾	4	1	0	0	0	0	1
C011	b.伤寒和副伤寒	2	0	0	0	0	0	1
C012	5.好发于儿童期的疾病	9	3	0	1	0	0	0
C013	a.百日咳	0	0	0	0	0	0	0
C014	b.脊髓灰质炎	2	0	0	0	0	0	0
C015	c.白喉	0	0	0	0	0	0	0
C016	d.麻疹	0	0	0	0	0	0	0
C017	e.破伤风	7	3	0	1	0	0	0
C018	6.脑(脊)膜炎	8	3	1	0	1	0	0
C019	a.脑膜炎球菌感染	1	0	1	0	0	0	0
C020	b.脑膜炎	7	3	0	0	1	0	0
C021	7.病毒性肝炎	164	0	1	0	0	1	0
C022	a.乙型肝炎	161	0	1	0	0	1	0
C023	b.丙型肝炎	0	0	0	0	0	0	0
C024	8.疟疾	0	0	0	0	0	0	0
C025	9.热带病	3	0	0	0	0	0	0
C026	a.血吸虫病	3	0	0	0	0	0	0
C027	10.流行性乙型脑炎	2	0	0	0	0	0	0
C028	11.钩端螺旋体病	0	0	0	0	0	0	0
C029	12.流行性出血热	3	0	0	0	0	0	0
C030	13.败血病	43	6	2	0	2	2	1
C031	B.呼吸系统感染性疾病	755	97	19	6	4	3	0
C032	1.上呼吸道感染	122	4	0	0	0	0	0
C033	2.下呼吸道感染	633	93	19	6	4	3	0
C034	a.肺炎	595	90	19	6	4	2	0
C035	C.妊娠、分娩和产褥期疾病	68	0	0	0	0	0	10
C036	1.直接产科原因	67	0	0	0	0	0	10
C037	a.产后出血	28	0	0	0	0	0	4
C038	b.产褥期感染	10	0	0	0	0	0	3
C039	c.妊娠高血压综合征	6	0	0	0	0	0	0
C040	d.阻梗性分娩	1	0	0	0	0	0	0
C041	e.流产	6	0	0	0	0	0	1
C042	f.母体产伤	2	0	0	0	0	0	0
C043	2.间接产科原因	0	0	0	0	0	0	0
C044	D.起源于围生期的某些情况	388	388	0	0	0	0	0
C045	1.低出生体重	88	88	0	0	0	0	0

年龄别死亡数(中部农村,女)

25岁~	30岁~	35岁~	40岁~	45岁~	50岁~	55岁~	60岁~	65岁~	70岁~	75岁~	80岁~	85岁~
245	457	722	875	953	1780	2136	2651	3504	5222	5677	6093	5601
18	38	56	44	28	45	65	62	64	134	122	212	292
6	14	32	40	21	38	51	48	40	69	48	36	30
3	7	8	13	8	14	16	19	13	29	22	12	12
1	6	8	12	7	14	16	18	13	29	21	11	12
0	1	0	0	0	0	0	0	0	1	1	0	0
0	0	0	0	0	0	0	0	0	0	0	0	0
0	2	8	12	3	2	2	3	1	0	0	0	0
0	0	0	1	0	2	0	0	1	5	0	2	2
0	0	0	0	0	0	0	0	0	1	0	0	1
0	0	0	0	0	0	0	0	0	0	0	1	0
0	1	1	0	0	0	0	1	1	0	0	1	0
0	0	0	0	0	0	0	0	0	0	0	0	0
0	0	1	0	0	0	0	0	0	0	0	1	0
0	0	0	0	0	0	0	0	0	0	0	0	0
0	0	0	0	0	0	0	0	0	0	0	0	0
0	1	0	0	0	0	0	1	1	0	0	0	0
1	1	0	0	0	0	0	0	0	0	0	1	0
0	0	0	0	0	0	0	0	0	0	0	0	0
1	1	0	0	0	0	0	0	0	0	0	1	0
0	2	7	10	3	11	24	20	18	25	18	15	8
0	2	7	10	3	11	23	20	18	25	18	13	8
0	0	0	0	0	0	0	0	0	0	0	0	0
0	0	0	0	0	0	0	0	0	0	0	0	0
0	0	0	0	0	1	0	0	2	0	0	0	0
0	0	0	0	0	1	0	0	2	0	0	0	0
0	0	1	0	0	0	0	0	0	1	0	0	0
0	0	0	0	0	0	0	0	0	0	0	0	0
0	0	0	0	1	0	0	2	0	0	0	0	0
0	0	1	2	3	2	4	1	2	4	4	4	3
1	1	2	2	7	7	13	13	22	63	68	172	255
0	0	0	0	0	0	1	2	1	9	14	23	68
1	1	2	2	7	7	12	11	21	54	54	149	187
1	1	2	2	6	6	11	11	19	48	51	145	171
11	22	22	2	0	0	1	0	0	0	0	0	0
11	21	22	2	0	0	1	0	0	0	0	0	0
5	9	9	1	0	0	0	0	0	0	0	0	0
2	4	1	0	0	0	0	0	0	0	0	0	0
1	3	2	0	0	0	0	0	0	0	0	0	0
0	0	1	0	0	0	0	0	0	0	0	0	0
0	2	2	1	0	0	0	0	0	0	0	0	0
0	0	2	0	0	0	0	0	0	0	0	0	0
0	0	0	0	0	0	0	0	0	0	0	0	0
0	0	0	0	0	0	0	0	0	0	0	0	0
0	0	0	0	0	0	0	0	0	0	0	0	0

表 7-1-33(续) 2006年全国疾病监测系统分死因

疾病编码	疾病名称	总计	0岁	1岁~	5岁~	10岁~	15岁~	20岁~
C046	a.早产儿和未成熟儿	78	78	0	0	0	0	0
C047	2.新生儿产伤和窒息	223	223	0	0	0	0	0
C048	3.新生儿溶血性疾病	2	2	0	0	0	0	0
C049	4.新生儿硬化病	7	7	0	0	0	0	0
C050	E.营养缺乏性疾病	24	1	0	0	0	0	0
C051	1.营养不良	5	0	0	0	0	0	0
C052	2.缺铁性贫血	10	1	0	0	0	0	0
C053	Ⅱ.非感染性疾病	32248	158	59	38	42	89	82
C054	A.恶性肿瘤	6905	7	18	17	18	33	24
C055	1.唇、口腔和咽恶性肿瘤	102	0	0	0	0	2	0
C056	a.鼻咽癌	56	0	0	0	0	1	0
C057	2.食管癌	872	0	0	0	0	0	1
C058	3.胃癌	1144	0	0	0	0	0	1
C059	4.结直肠癌	411	0	0	0	1	0	0
C060	5.肝癌	1077	0	0	0	0	1	2
C061	6.胰腺癌	128	0	0	0	0	0	0
C062	7.肺癌	1146	0	0	0	0	0	1
C063	8.皮肤癌	43	0	0	0	0	0	0
C064	9.乳腺癌	382	0	0	0	0	0	0
C065	10.子宫颈癌	312	0	0	0	0	0	1
C066	11.子宫体癌	328	0	0	0	0	0	0
C067	12.卵巢癌	59	0	0	0	0	2	1
C068	13.前列腺癌	0	0	0	0	0	0	0
C069	14.膀胱癌	42	0	0	0	0	0	0
C070	15.淋巴瘤与多发性骨髓瘤	76	0	0	0	0	2	2
C071	16.白血病	242	5	11	9	14	18	5
C072	B.其他肿瘤	118	1	1	3	0	0	0
C073	1.良性肿瘤	44	1	0	3	0	0	0
C074	C.糖尿病	628	2	0	0	1	5	1
C075	D.内分泌、血液造血及免疫疾病	73	3	2	2	2	3	1
C076	E.神经和精神疾病	387	3	3	2	2	1	12
C077	1.精神障碍	167	0	0	0	0	1	2
C078	a.精神分裂症	69	0	0	0	0	0	1
C079	2.神经系统疾病	220	3	3	2	2	0	10
C080	a.阿尔茨海默病	0	0	0	0	0	0	0
C081	b.帕金森病	10	0	0	0	0	0	0
C082	c.癫痫	43	0	0	1	2	0	9
C083	F.感官疾病	1	0	0	0	0	0	0
C084	G.循环系统疾病	17192	14	3	5	5	21	21
C085	1.急性风湿热	108	1	0	0	0	0	0
C086	2.心脏病	7842	4	2	3	5	11	11
C087	a.慢性风湿性心脏病	270	0	0	0	2	0	0
C088	b.高血压心脏病	1677	0	0	0	0	0	0
C089	c.肺源性心脏病	55	0	0	0	0	0	0
C090	d.缺血性心脏病	4892	2	0	0	1	6	9

年龄别死亡数（中部农村，女）

25岁~	30岁~	35岁~	40岁~	45岁~	50岁~	55岁~	60岁~	65岁~	70岁~	75岁~	80岁~	85岁~
0	0	0	0	0	0	0	0	0	0	0	0	0
0	0	0	0	0	0	0	0	0	0	0	0	0
0	0	0	0	0	0	0	0	0	0	0	0	0
0	0	0	0	0	0	0	0	0	0	0	0	0
0	1	0	0	0	0	0	1	2	2	6	4	7
0	0	0	0	0	0	0	1	0	0	2	1	1
0	1	0	0	0	0	0	0	1	1	3	1	2
114	230	445	623	763	1487	1875	2412	3221	4817	5275	5575	4936
38	95	204	268	320	580	701	785	881	1039	858	639	377
1	2	5	6	4	5	10	15	13	11	11	7	10
1	1	4	1	2	5	10	7	7	6	4	4	3
0	2	5	12	17	43	57	111	117	184	154	113	56
3	10	14	30	27	66	92	129	150	215	166	148	93
4	7	19	16	17	37	33	40	38	59	78	44	18
5	15	24	34	50	100	123	121	165	147	132	102	56
1	0	3	7	5	13	15	23	10	21	16	8	5
3	11	26	34	45	78	117	130	158	206	174	93	69
3	0	0	0	5	6	5	4	3	4	1	6	6
0	10	34	34	43	66	57	37	35	26	15	15	10
2	7	15	18	22	46	52	32	42	28	21	16	10
2	4	10	22	32	50	42	39	48	28	21	16	13
1	0	3	7	6	7	5	7	3	4	3	8	2
0	0	0	0	0	0	0	0	0	0	0	0	0
0	0	0	1	1	4	2	9	9	4	5	5	2
1	3	4	1	5	5	7	12	10	10	5	8	1
6	16	16	22	14	13	29	16	19	12	7	8	2
1	3	3	4	8	9	12	13	15	12	11	18	4
1	1	2	0	4	3	5	4	6	3	4	7	0
5	6	5	20	23	47	72	65	99	116	78	51	32
1	2	1	5	4	5	8	2	8	7	8	8	1
8	15	16	13	11	9	9	16	24	39	60	64	80
4	8	9	6	6	4	5	5	9	19	27	29	33
3	6	6	4	5	2	4	4	2	6	9	11	6
4	7	7	7	5	5	4	11	15	20	33	35	47
0	0	0	0	0	0	0	0	0	0	0	0	0
0	0	0	0	0	0	0	0	1	0	4	3	2
3	6	5	5	3	1	2	2	0	3	0	1	0
0	0	0	0	0	0	0	0	0	0	0	0	1
35	73	147	217	302	667	867	1165	1650	2609	3043	3318	3026
0	1	3	1	3	4	12	6	11	18	23	18	7
22	39	86	88	147	227	346	519	658	1151	1257	1566	1696
7	4	8	9	9	24	15	35	11	42	38	34	32
2	3	8	9	17	39	69	120	194	300	289	330	296
0	1	1	0	0	0	0	0	3	6	9	12	14
11	23	50	59	106	146	234	324	382	680	783	995	1079

表 7-1-33(续) 2006年全国疾病监测系统分死因

疾病编码	疾病名称	总计	0岁	1岁~	5岁~	10岁~	15岁~	20岁~
C091	急性心肌梗死	3075	0	0	0	0	5	6
C092	3.脑血管疾病	9152	8	1	2	0	10	10
C093	H.呼吸系统疾病	5273	7	1	3	2	6	2
C094	1.慢性下呼吸道疾病	5116	4	0	2	2	2	2
C095	a.慢性阻塞性肺疾病	4933	4	0	2	2	1	2
C096	b.哮喘	176	0	0	0	0	1	0
C097	2.尘肺	2	0	0	0	0	1	0
C098	I.消化系统疾病	846	10	3	0	2	0	4
C099	1.消化性溃疡	147	0	0	0	0	0	0
C100	2.肝疾病	355	3	2	0	2	0	1
C101	a.肝硬化	235	3	0	0	1	0	1
C102	3.阑尾炎	11	0	0	0	0	0	1
C103	4.肠梗阻	40	1	0	0	0	0	0
C104	J.泌尿生殖系统疾病	499	2	0	1	0	8	9
C105	1.肾炎和肾病	465	1	0	1	0	8	9
C106	a.肾小球和肾小管间质疾病	341	1	0	1	0	7	7
C107	2.良性前列腺肥大	0	0	0	0	0	0	0
C108	K.皮肤病	31	0	0	0	0	0	3
C109	L.肌肉骨骼和结缔组织疾病	106	0	0	0	1	3	2
C110	1.风湿性关节炎	50	0	0	0	0	0	0
C111	2.骨关节炎	0	0	0	0	0	0	0
C112	M.先天异常	181	109	28	5	9	9	3
C113	1.先天性心脏病	141	79	25	4	9	9	2
C114	N.口腔疾病	8	0	0	0	0	0	0
C115	Ⅲ.伤害	3039	54	72	48	57	92	110
C116	A.意外伤害	1833	54	71	44	49	59	65
C117	1.交通事故	850	8	24	16	13	37	45
C118	a.道路交通事故	657	5	15	11	10	27	31
C119	1a* 机动车辆交通事故	521	4	11	9	8	22	21
C120	1b* 机动车以外的运输事故	183	2	8	3	2	6	13
C121	2.意外中毒	143	1	3	2	0	7	10
C122	3.意外跌落	328	4	3	6	2	2	3
C123	4.火灾	37	1	1	0	1	0	1
C124	5.溺水	259	7	35	16	28	8	3
C125	6.意外的机械性窒息	48	23	3	0	2	2	0
C126	7.触电	31	0	0	2	0	1	0
C127	8.砸死	19	0	0	0	0	0	2
C128	9.由机械切割和穿刺工具所致的意外事故	6	0	0	0	0	0	0
C129	10.自然环境因素导致的意外事故	17	0	0	0	0	0	0
C130	B.故意伤害	1167	0	0	4	8	28	42
C131	1.自杀	1110	0	0	1	6	25	34
C132	2.被杀	56	0	0	3	2	3	8

第七章 地区别、性别、年龄别、死因别死亡数及死亡率

年龄别死亡数（中部农村，女）

25岁~	30岁~	35岁~	40岁~	45岁~	50岁~	55岁~	60岁~	65岁~	70岁~	75岁~	80岁~	85岁~
5	21	35	48	65	107	176	198	243	426	475	608	655
12	33	58	127	150	433	505	633	970	1428	1750	1717	1305
5	13	15	31	44	73	103	216	394	791	1008	1290	1269
4	12	13	29	44	71	96	206	385	778	985	1257	1224
3	12	12	28	41	70	93	196	374	748	940	1218	1187
1	0	0	1	3	1	3	10	10	30	42	38	36
0	0	0	0	0	0	0	0	0	0	1	0	0
5	9	13	22	22	51	54	80	88	117	143	120	103
2	1	2	2	4	6	9	8	14	23	29	26	21
3	4	10	14	12	27	34	44	37	50	55	31	26
3	4	5	9	11	20	24	29	27	30	26	22	20
0	0	0	0	0	1	0	0	2	3	1	2	1
0	0	0	4	1	3	1	2	4	3	5	8	8
7	10	31	38	22	39	44	57	49	61	46	45	30
7	8	28	35	21	37	41	54	47	57	43	42	26
5	7	16	24	13	24	34	43	30	43	36	34	16
0	0	0	0	0	0	0	0	0	0	0	0	0
0	2	0	0	2	1	1	0	0	5	3	9	5
4	2	5	2	4	6	4	8	11	19	15	12	8
0	1	1	1	2	1	1	4	6	11	10	7	5
0	0	0	0	0	0	0	0	0	0	0	0	0
5	0	5	3	1	0	0	2	1	1	0	0	0
4	0	4	2	1	0	0	1	0	1	0	0	0
0	0	0	0	0	0	0	3	1	1	2	1	0
109	185	220	204	156	243	188	167	215	250	245	236	188
60	99	131	132	87	142	108	91	128	125	130	128	130
36	60	84	87	42	88	58	44	65	54	38	29	22
25	50	69	64	32	69	49	38	56	41	27	22	16
17	38	57	55	30	48	41	32	46	33	20	18	11
15	13	18	12	3	25	9	8	13	12	9	6	6
6	8	11	12	4	9	11	5	12	12	11	9	10
5	9	6	5	13	11	17	12	22	35	54	55	64
1	2	3	2	3	0	2	3	3	4	3	2	5
8	7	13	11	12	19	11	12	10	12	17	17	13
1	1	2	2	1	0	0	2	3	1	2	2	1
0	4	2	1	3	4	2	4	2	1	3	1	1
0	1	0	2	3	1	1	1	1	3	1	3	0
1	1	2	0	0	0	0	1	0	1	0	0	0
1	0	1	1	0	2	1	3	0	1	1	2	4
48	82	85	67	68	99	78	76	85	122	112	108	55
45	76	76	60	65	96	76	73	85	120	110	108	54
3	6	8	7	3	3	2	3	0	2	2	0	1

表 7-1-34　2006 年全国疾病监测系统分死因

疾病编码	疾病名称	总计	0 岁	1 岁~	5 岁~	10 岁~	15 岁~	20 岁~
C001	总计	61324	2025	769	425	375	669	879
C002	Ⅰ.感染性、母婴及营养缺乏性疾病	5244	1410	223	70	46	50	92
C003	A.传染病和寄生虫病	2377	149	65	33	31	33	52
C004	1.结核病	980	4	5	6	7	18	27
C005	a.呼吸道结核	911	3	2	2	5	12	19
C006	2.性传播疾病(不包括艾滋病)	18	0	0	0	0	0	0
C007	a.梅毒	1	0	0	0	0	0	0
C008	3.艾滋病	32	0	0	0	0	0	2
C009	4.腹泻病	166	73	18	3	1	0	0
C010	a.痢疾	20	3	1	1	0	0	0
C011	b.伤寒和副伤寒	5	1	0	0	0	0	0
C012	5.好发于儿童期的疾病	38	29	1	0	0	0	1
C013	a.百日咳	0	0	0	0	0	0	0
C014	b.脊髓灰质炎	1	0	0	0	0	0	0
C015	c.白喉	0	0	0	0	0	0	0
C016	d.麻疹	0	0	0	0	0	0	0
C017	e.破伤风	37	29	1	0	0	0	1
C018	6.脑(脊)膜炎	49	8	11	5	2	2	1
C019	a.脑膜炎球菌感染	22	4	7	2	1	1	0
C020	b.脑膜炎	27	4	4	3	1	1	1
C021	7.病毒性肝炎	824	3	2	1	5	4	13
C022	a.乙型肝炎	811	3	2	1	5	3	13
C023	b.丙型肝炎	0	0	0	0	0	0	0
C024	8.疟疾	2	0	0	0	0	0	0
C025	9.热带病	6	0	0	0	0	0	0
C026	a.血吸虫病	6	0	0	0	0	0	0
C027	10.流行性乙型脑炎	8	0	3	4	0	0	0
C028	11.钩端螺旋体病	1	0	0	0	0	1	0
C029	12.流行性出血热	5	0	0	0	0	0	0
C030	13.败血病	56	12	1	2	2	3	3
C031	B.呼吸系统感染性疾病	1791	436	149	36	14	12	14
C032	1.上呼吸道感染	310	56	25	4	4	3	4
C033	2.下呼吸道感染	1479	380	124	32	10	8	10
C034	a.肺炎	1351	371	123	31	10	7	9
C035	C.妊娠、分娩和产褥期疾病	106	0	0	0	0	3	26
C036	1.直接产科原因	104	0	0	0	0	3	25
C037	a.产后出血	36	0	0	0	0	1	6
C038	b.产褥期感染	10	0	0	0	0	0	3
C039	c.妊娠高血压综合征	14	0	0	0	0	1	4
C040	d.阻梗性分娩	2	0	0	0	0	0	0
C041	e.流产	8	0	0	0	0	1	2
C042	f.母体产伤	2	0	0	0	0	0	1
C043	2.间接产科原因	2	0	0	0	0	0	1
C044	D.起源于围生期的某些情况	772	772	0	0	0	0	0
C045	1.低出生体重	127	127	0	0	0	0	0

第七章 地区别、性别、年龄别、死因别死亡数及死亡率

年龄别死亡数（西部农村，男女合计）

25岁~	30岁~	35岁~	40岁~	45岁~	50岁~	55岁~	60岁~	65岁~	70岁~	75岁~	80岁~	85岁~
900	1349	1884	2183	2091	3661	4080	5121	6232	8073	7732	6838	6024
110	145	148	173	132	233	264	310	330	407	381	332	388
61	109	112	148	114	200	221	236	232	237	176	102	66
31	43	50	46	48	73	105	117	125	119	82	42	32
25	39	44	42	45	70	100	115	124	115	80	41	28
0	3	2	3	1	3	2	2	1	0	1	0	0
0	0	0	1	0	0	0	0	0	0	0	0	0
6	8	5	8	1	0	0	1	1	0	0	0	0
1	2	0	2	2	5	2	7	4	9	12	11	14
0	1	0	0	0	1	1	2	2	4	2	0	2
0	0	0	1	0	1	0	2	0	0	0	0	0
0	2	0	1	0	0	1	1	1	1	0	0	0
0	0	0	0	0	0	0	0	0	0	0	0	0
0	1	0	0	0	0	0	0	0	0	0	0	0
0	0	0	0	0	0	0	0	0	0	0	0	0
0	0	0	0	0	0	0	0	0	0	0	0	0
0	1	0	1	0	0	1	1	1	1	0	0	0
3	0	2	2	2	2	0	4	1	1	1	0	2
1	0	0	2	1	0	0	1	0	1	1	0	0
2	0	2	0	1	2	0	3	1	0	0	0	2
12	38	43	75	52	108	93	90	86	90	65	38	6
12	38	42	73	52	106	91	90	85	87	65	38	5
0	0	0	0	0	0	0	0	0	0	0	0	0
0	1	1	0	0	0	0	0	0	0	0	0	0
0	0	0	0	0	0	0	1	2	1	2	0	0
0	0	0	0	0	0	0	1	2	1	2	0	0
0	0	0	1	0	0	0	0	0	0	0	0	0
0	0	0	0	0	0	0	0	0	0	0	0	0
0	1	2	0	0	0	2	0	0	0	0	0	0
0	3	3	1	1	1	2	1	2	4	4	5	6
12	13	14	19	14	32	40	70	89	159	182	210	276
5	4	3	3	2	10	4	11	18	27	37	40	50
7	9	11	16	12	22	36	59	71	132	144	170	226
7	9	9	16	9	19	34	56	62	119	120	150	190
32	22	19	3	0	1	0	0	0	0	0	0	0
32	22	18	3	0	1	0	0	0	0	0	0	0
12	6	9	2	0	0	0	0	0	0	0	0	0
2	3	2	0	0	0	0	0	0	0	0	0	0
5	3	1	0	0	0	0	0	0	0	0	0	0
1	0	0	1	0	0	0	0	0	0	0	0	0
0	4	1	0	0	0	0	0	0	0	0	0	0
0	1	0	0	0	0	0	0	0	0	0	0	0
0	0	1	0	0	0	0	0	0	0	0	0	0
0	0	0	0	0	0	0	0	0	0	0	0	0
0	0	0	0	0	0	0	0	0	0	0	0	0

表 7-1-34(续)　2006年全国疾病监测系统分死因

疾病编码	疾病名称	总计	0岁	1岁~	5岁~	10岁~	15岁~	20岁~
C046	a.早产儿和未成熟儿	109	109	0	0	0	0	0
C047	2.新生儿产伤和窒息	524	524	0	0	0	0	0
C048	3.新生儿溶血性疾病	8	8	0	0	0	0	0
C049	4.新生儿硬化病	3	3	0	0	0	0	0
C050	E.营养缺乏性疾病	198	53	9	1	1	2	0
C051	1.营养不良	79	29	3	0	1	0	0
C052	2.缺铁性贫血	37	1	1	1	0	1	0
C053	Ⅱ.非感染性疾病	47472	385	171	88	120	203	273
C054	A.恶性肿瘤	9760	9	28	32	47	56	72
C055	1.唇、口腔和咽恶性肿瘤	210	0	0	1	2	1	2
C056	a.鼻咽癌	129	0	0	0	2	1	2
C057	2.食管癌	1091	0	0	0	0	1	2
C058	3.胃癌	2002	0	0	0	1	0	6
C059	4.结直肠癌	542	0	0	0	0	0	2
C060	5.肝癌	1968	0	0	0	1	5	8
C061	6.胰腺癌	126	0	0	0	0	0	0
C062	7.肺癌	1785	0	0	0	4	2	5
C063	8.皮肤癌	63	0	1	0	1	0	0
C064	9.乳腺癌	170	0	0	0	0	0	1
C065	10.子宫颈癌	109	0	0	0	0	0	0
C066	11.子宫体癌	213	0	0	0	0	0	1
C067	12.卵巢癌	33	0	0	0	0	0	1
C068	13.前列腺癌	55	0	0	0	0	0	0
C069	14.膀胱癌	90	0	0	0	1	0	0
C070	15.淋巴瘤与多发性骨髓瘤	97	0	2	0	2	4	1
C071	16.白血病	351	7	15	21	19	21	27
C072	B.其他肿瘤	476	7	3	1	3	2	8
C073	1.良性肿瘤	92	5	1	1	1	1	1
C074	C.糖尿病	665	0	1	0	1	2	3
C075	D.内分泌、血液造血及免疫疾病	206	8	25	6	2	5	9
C076	E.神经和精神疾病	743	14	16	12	12	22	22
C077	1.精神障碍	292	0	0	0	3	3	10
C078	a.精神分裂症	93	0	0	0	2	2	3
C079	2.神经系统疾病	451	14	16	12	9	19	12
C080	a.阿尔茨海默病	1	0	0	0	0	0	0
C081	b.帕金森病	18	0	0	0	0	0	0
C082	c.癫痫	142	2	3	4	7	11	11
C083	F.感官疾病	10	0	0	0	0	0	0
C084	G.循环系统疾病	19204	43	18	9	14	53	73
C085	1.急性风湿热	152	0	0	0	0	4	2
C086	2.心脏病	10274	14	11	3	6	35	48
C087	a.慢性风湿性心脏病	621	0	0	0	1	4	4
C088	b.高血压心脏病	4827	0	0	0	0	4	7
C089	c.肺源性心脏病	112	1	2	0	0	0	0
C090	d.缺血性心脏病	3564	2	1	2	4	15	16

第七章 地区别、性别、年龄别、死因别死亡数及死亡率

年龄别死亡数（西部农村，男女合计）

25岁~	30岁~	35岁~	40岁~	45岁~	50岁~	55岁~	60岁~	65岁~	70岁~	75岁~	80岁~	85岁~
0	0	0	0	0	0	0	0	0	0	0	0	0
0	0	0	0	0	0	0	0	0	0	0	0	0
0	0	0	0	0	0	0	0	0	0	0	0	0
0	0	0	0	0	0	0	0	0	0	0	0	0
5	1	3	3	4	0	3	4	9	11	23	20	46
0	0	2	0	2	0	1	1	4	1	8	5	22
4	1	1	2	1	0	2	3	3	5	8	2	1
313	561	998	1336	1555	2935	3397	4419	5539	7203	6931	6051	4981
80	180	386	490	561	1025	1032	1217	1298	1287	999	635	325
4	6	9	16	15	26	16	27	25	24	16	13	6
4	5	8	11	15	17	11	14	14	9	5	7	4
0	2	9	26	41	100	138	157	165	181	139	87	43
7	19	52	69	90	178	203	262	306	320	241	155	93
4	15	20	25	26	44	43	65	89	91	60	40	18
16	39	113	145	167	277	243	251	212	200	159	86	46
0	4	8	7	6	15	12	21	19	17	13	4	0
5	22	38	73	89	177	182	222	277	267	218	141	63
0	1	1	3	4	5	8	6	6	9	8	7	3
1	8	18	14	18	29	21	10	19	10	12	7	2
3	3	15	8	10	16	15	13	8	6	5	5	2
0	10	21	17	21	37	23	23	23	13	8	9	7
0	1	0	5	3	4	10	1	3	2	2	0	1
0	0	0	1	1	0	4	6	7	11	5	12	8
0	1	2	4	3	7	10	12	8	14	12	11	5
0	4	2	6	5	7	11	14	12	7	10	6	4
24	21	28	25	14	24	21	25	21	17	12	7	2
6	10	15	20	21	42	51	60	73	60	45	32	17
1	2	3	4	4	11	6	13	13	10	7	4	4
5	10	21	18	34	50	64	80	89	116	99	53	19
8	9	9	13	13	15	17	11	10	15	14	8	9
34	27	49	40	40	52	33	50	49	75	72	62	62
15	11	23	21	20	25	20	24	16	26	26	22	27
6	6	8	6	7	13	10	11	4	9	3	1	2
19	16	26	19	20	27	13	26	33	49	46	40	35
0	0	0	0	0	0	0	0	0	0	1	0	0
0	0	0	0	0	1	1	0	4	3	5	3	1
16	9	19	9	10	13	4	11	4	5	3	0	1
0	1	0	0	0	0	1	0	0	2	2	2	2
83	156	279	464	534	1070	1337	1710	2202	3018	2902	2765	2465
2	1	3	4	3	12	11	21	16	24	22	15	12
56	102	182	255	314	582	735	904	1146	1524	1516	1462	1371
7	9	32	22	26	51	47	46	65	79	82	80	66
12	25	53	94	133	247	339	468	592	810	786	679	571
2	0	1	2	5	4	3	11	8	20	23	18	12
22	43	71	110	111	223	286	297	385	478	485	498	514

表 7-1-34(续) 2006年全国疾病监测系统分死因

疾病编码	疾病名称	总计	0岁	1岁~	5岁~	10岁~	15岁~	20岁~
C091	急性心肌梗死	2046	0	0	0	3	6	10
C092	3.脑血管疾病	8614	28	6	6	7	14	22
C093	H.呼吸系统疾病	11943	30	10	5	10	11	21
C094	1.慢性下呼吸道疾病	11559	18	4	5	7	10	13
C095	a.慢性阻塞性肺疾病	11400	17	4	5	7	10	12
C096	b.哮喘	134	1	0	0	0	0	0
C097	2.尘肺	96	0	0	0	0	0	0
C098	I.消化系统疾病	2770	78	35	8	12	14	28
C099	1.消化性溃疡	525	4	0	2	2	4	5
C100	2.肝疾病	1018	1	1	0	2	0	13
C101	a.肝硬化	822	1	0	0	0	0	8
C102	3.阑尾炎	48	1	0	1	0	2	2
C103	4.肠梗阻	106	4	8	1	4	2	1
C104	J.泌尿生殖系统疾病	954	4	1	2	6	16	21
C105	1.肾炎和肾病	780	3	1	2	6	15	21
C106	a.肾小球和肾小管间质疾病	559	3	1	2	6	10	20
C107	2.良性前列腺肥大	33	0	0	0	0	0	0
C108	K.皮肤病	47	1	1	0	1	2	2
C109	L.肌肉骨骼和结缔组织疾病	377	0	0	0	2	2	5
C110	1.风湿性关节炎	185	0	0	0	0	0	1
C111	2.骨关节炎	3	0	0	0	0	0	0
C112	M.先天异常	306	186	32	13	10	18	9
C113	1.先天性心脏病	200	104	26	11	7	16	8
C114	N.口腔疾病	11	5	1	0	0	0	0
C115	Ⅲ.伤害	7280	101	341	252	204	403	501
C116	A.意外伤害	5732	96	326	231	181	319	401
C117	1.交通事故	2297	12	62	67	48	145	222
C118	a.道路交通事故	1496	11	39	47	33	94	154
C119	1a*机动车辆交通事故	1216	8	30	34	28	77	129
C120	1b*机动车以外的运输事故	553	4	18	18	8	42	47
C121	2.意外中毒	447	0	12	5	8	14	37
C122	3.意外跌落	974	7	23	18	20	19	30
C123	4.火灾	76	2	3	3	1	1	1
C124	5.溺水	813	18	192	117	90	70	40
C125	6.意外的机械性窒息	259	33	6	6	1	13	10
C126	7.触电	135	0	2	2	6	19	11
C127	8.砸死	204	2	0	6	1	10	13
C128	9.由机械切割和穿刺工具所致的意外事故	63	0	1	0	1	4	10
C129	10.自然环境因素导致的意外事故	80	6	3	1	1	5	4
C130	B.故意伤害	1270	2	0	12	20	67	77
C131	1.自杀	1088	0	0	4	18	48	61
C132	2.被杀	165	2	0	8	2	18	12

第七章 地区别、性别、年龄别、死因别死亡数及死亡率

年龄别死亡数（西部农村，男女合计）

25岁~	30岁~	35岁~	40岁~	45岁~	50岁~	55岁~	60岁~	65岁~	70岁~	75岁~	80岁~	85岁~
18	25	48	69	71	140	171	168	224	275	276	261	281
21	52	91	198	214	468	576	770	1019	1447	1350	1265	1059
27	40	79	99	157	361	533	925	1366	2118	2336	2055	1759
25	29	67	80	141	338	509	894	1317	2064	2296	2017	1724
24	27	67	79	136	334	504	886	1301	2034	2264	1991	1697
0	1	0	1	4	4	4	7	13	23	27	25	24
0	4	5	6	7	10	10	10	11	19	2	6	6
36	67	92	126	136	227	235	253	328	342	292	268	192
7	7	16	13	22	29	47	43	64	82	69	71	37
13	31	49	73	80	131	112	106	125	118	77	52	34
7	25	41	61	60	107	91	94	106	96	65	39	21
1	0	2	1	1	5	3	2	7	7	3	6	4
3	2	3	3	1	6	8	4	14	8	9	15	10
22	41	56	47	39	62	64	72	82	113	112	114	79
19	38	54	43	34	56	54	62	71	88	77	78	57
14	26	34	32	27	35	39	43	54	65	58	49	40
0	0	0	0	0	0	1	1	2	4	8	12	5
0	2	2	4	1	6	4	0	2	6	5	1	7
4	10	5	10	17	24	21	38	39	48	51	56	45
3	5	2	3	7	10	12	22	25	28	22	26	19
0	0	1	0	0	0	0	0	0	1	0	1	0
8	8	5	4	2	1	5	2	1	1	1	0	0
7	6	5	3	2	0	3	1	1	0	0	0	0
0	0	0	1	0	0	0	1	0	2	1	0	0
461	631	719	661	390	474	399	354	306	362	277	236	207
342	503	562	521	295	351	293	256	209	272	210	183	180
194	264	274	253	132	144	110	99	80	72	54	32	32
121	174	188	163	79	95	69	62	57	37	31	21	20
99	136	160	139	65	77	54	52	44	29	26	14	15
54	62	59	58	30	34	32	22	18	16	12	12	6
27	40	47	44	23	48	33	22	22	32	15	14	4
23	51	59	60	47	58	65	56	53	103	88	90	104
3	4	4	5	4	2	3	5	8	7	5	6	9
20	23	30	27	15	29	27	26	15	21	27	17	9
18	23	42	34	19	16	11	10	6	3	2	4	2
11	10	24	11	6	8	10	6	3	1	3	2	0
9	30	43	44	15	9	8	5	2	1	0	4	2
9	11	5	5	3	5	2	4	0	0	1	1	1
7	7	9	5	4	4	4	2	5	6	3	1	3
101	100	130	114	76	95	96	85	84	81	60	49	21
77	80	110	84	70	86	89	78	81	76	58	47	21
23	15	18	27	6	8	7	7	3	5	2	2	0

表 7-1-35 2006年全国疾病监测系统分死因

疾病编码	疾病名称	总计	0岁	1岁~	5岁~	10岁~	15岁~	20岁~
C001	总计	36628	1220	448	284	251	476	603
C002	Ⅰ.感染性、母婴及营养缺乏性疾病	3076	853	113	34	30	32	39
C003	A.传染病和寄生虫病	1546	94	25	17	24	19	30
C004	1.结核病	625	3	2	3	5	10	13
C005	a.呼吸道结核	582	3	0	0	3	6	9
C006	2.性传播疾病(不包括艾滋病)	1	0	0	0	0	0	0
C007	a.梅毒	1	0	0	0	0	0	0
C008	3.艾滋病	22	0	0	0	0	0	2
C009	4.腹泻病	91	43	5	1	1	0	0
C010	a.痢疾	14	1	1	1	0	0	0
C011	b.伤寒和副伤寒	3	1	0	0	0	0	0
C012	5.好发于儿童期的疾病	22	16	1	0	0	0	0
C013	a.百日咳	0	0	0	0	0	0	0
C014	b.脊髓灰质炎	1	0	0	0	0	0	0
C015	c.白喉	0	0	0	0	0	0	0
C016	d.麻疹	0	0	0	0	0	0	0
C017	e.破伤风	21	16	1	0	0	0	0
C018	6.脑(脊)膜炎	30	6	6	3	1	0	1
C019	a.脑膜炎球菌感染	12	4	4	2	0	0	0
C020	b.脑膜炎	18	2	2	1	1	0	1
C021	7.病毒性肝炎	592	3	0	0	4	2	8
C022	a.乙型肝炎	585	3	0	0	4	2	8
C023	b.丙型肝炎	0	0	0	0	0	0	0
C024	8.疟疾	2	0	0	0	0	0	0
C025	9.热带病	5	0	0	0	0	0	0
C026	a.血吸虫病	5	0	0	0	0	0	0
C027	10.流行性乙型脑炎	5	0	1	3	0	0	0
C028	11.钩端螺旋体病	0	0	0	0	0	0	0
C029	12.流行性出血热	5	0	0	0	0	0	0
C030	13.败血病	37	10	1	1	2	3	3
C031	B.呼吸系统感染性疾病	965	247	84	16	5	12	9
C032	1.上呼吸道感染	156	31	10	2	1	3	4
C033	2.下呼吸道感染	807	216	74	14	4	8	5
C034	a.肺炎	741	211	73	14	4	7	4
C035	C.妊娠、分娩和产褥期疾病	0	0	0	0	0	0	0
C036	1.直接产科原因	0	0	0	0	0	0	0
C037	a.产后出血	0	0	0	0	0	0	0
C038	b.产褥期感染	0	0	0	0	0	0	0
C039	c.妊娠高血压综合征	0	0	0	0	0	0	0
C040	d.阻梗性分娩	0	0	0	0	0	0	0
C041	e.流产	0	0	0	0	0	0	0
C042	f.母体产伤	0	0	0	0	0	0	0
C043	2.间接产科原因	0	0	0	0	0	0	0
C044	D.起源于围生期的某些情况	472	472	0	0	0	0	0
C045	1.低出生体重	78	78	0	0	0	0	0

第七章 地区别、性别、年龄别、死因别死亡数及死亡率

年龄别死亡数（西部农村，男）

25岁~	30岁~	35岁~	40岁~	45岁~	50岁~	55岁~	60岁~	65岁~	70岁~	75岁~	80岁~	85岁~
600	937	1262	1507	1376	2390	2601	3220	3832	4943	4352	3616	2700
54	87	82	126	91	166	177	206	196	253	213	162	162
44	79	75	110	78	144	147	158	138	145	116	70	33
21	28	30	34	35	44	64	75	70	78	61	31	18
17	25	26	31	34	43	61	73	69	75	60	30	17
0	0	0	1	0	0	0	0	0	0	0	0	0
0	0	0	1	0	0	0	0	0	0	0	0	0
4	6	5	2	1	0	0	1	1	0	0	0	0
1	2	0	1	1	4	2	2	3	7	6	7	5
0	1	0	0	0	1	1	1	2	4	1	0	0
0	0	0	1	0	1	0	0	0	0	0	0	0
0	2	0	1	0	0	1	1	0	0	0	0	0
0	0	0	0	0	0	0	0	0	0	0	0	0
0	1	0	0	0	0	0	0	0	0	0	0	0
0	0	0	0	0	0	0	0	0	0	0	0	0
0	0	0	0	0	0	0	0	0	0	0	0	0
0	1	0	1	0	0	1	1	0	0	0	0	0
2	0	2	1	0	1	0	3	1	0	1	0	2
0	0	0	1	0	0	0	0	0	0	1	0	0
2	0	2	0	0	1	0	3	1	0	0	0	2
11	30	35	64	37	89	67	67	55	54	38	25	3
11	30	35	62	37	88	65	67	55	53	38	25	2
0	0	0	0	0	0	0	0	0	0	0	0	0
0	1	1	0	0	0	0	0	0	0	0	0	0
0	0	0	0	0	0	0	1	2	0	2	0	0
0	0	0	0	0	0	0	1	2	0	2	0	0
0	0	0	0	1	0	0	0	0	0	0	0	0
0	0	0	0	0	0	0	0	0	0	0	0	0
0	1	2	0	0	0	2	0	0	0	0	0	0
0	3	0	1	1	0	2	1	1	1	2	3	2
8	7	6	15	10	22	28	46	54	105	90	85	116
4	2	0	3	0	7	2	6	13	14	18	16	20
4	5	6	12	10	15	26	40	41	91	71	69	96
4	5	4	12	8	14	24	38	36	83	60	60	80
0	0	0	0	0	0	0	0	0	0	0	0	0
0	0	0	0	0	0	0	0	0	0	0	0	0
0	0	0	0	0	0	0	0	0	0	0	0	0
0	0	0	0	0	0	0	0	0	0	0	0	0
0	0	0	0	0	0	0	0	0	0	0	0	0
0	0	0	0	0	0	0	0	0	0	0	0	0
0	0	0	0	0	0	0	0	0	0	0	0	0
0	0	0	0	0	0	0	0	0	0	0	0	0
0	0	0	0	0	0	0	0	0	0	0	0	0

表 7-1-35(续) 2006年全国疾病监测系统分死因

疾病编码	疾病名称	总计	0岁	1岁~	5岁~	10岁~	15岁~	20岁~
C046	a.早产儿和未成熟儿	69	69	0	0	0	0	0
C047	2.新生儿产伤和窒息	321	321	0	0	0	0	0
C048	3.新生儿溶血性疾病	7	7	0	0	0	0	0
C049	4.新生儿硬化病	2	2	0	0	0	0	0
C050	E.营养缺乏性疾病	93	40	4	1	1	1	0
C051	1.营养不良	45	22	1	0	1	0	0
C052	2.缺铁性贫血	17	1	0	1	0	0	0
C053	Ⅱ.非感染性疾病	27635	234	101	51	72	125	167
C054	A.恶性肿瘤	6418	6	17	23	31	37	44
C055	1.唇、口腔和咽恶性肿瘤	152	0	0	1	1	1	1
C056	a.鼻咽癌	91	0	0	0	1	1	1
C057	2.食管癌	808	0	0	0	0	1	0
C058	3.胃癌	1354	0	0	0	0	0	4
C059	4.结直肠癌	334	0	0	0	0	0	1
C060	5.肝癌	1454	0	0	0	0	2	5
C061	6.胰腺癌	81	0	0	0	0	0	0
C062	7.肺癌	1253	0	0	0	3	2	4
C063	8.皮肤癌	31	0	1	0	1	0	0
C064	9.乳腺癌	6	0	0	0	0	0	0
C065	10.子宫颈癌	0	0	0	0	0	0	0
C066	11.子宫体癌	0	0	0	0	0	0	0
C067	12.卵巢癌	0	0	0	0	0	0	0
C068	13.前列腺癌	55	0	0	0	0	0	0
C069	14.膀胱癌	65	0	0	0	1	0	0
C070	15.淋巴瘤与多发性骨髓瘤	69	0	2	0	2	4	1
C071	16.白血病	219	5	9	13	9	13	18
C072	B.其他肿瘤	287	4	3	0	2	2	6
C073	1.良性肿瘤	50	3	1	0	1	1	1
C074	C.糖尿病	323	0	1	0	0	1	2
C075	D.内分泌、血液造血及免疫疾病	117	7	16	3	1	4	7
C076	E.神经和精神疾病	415	4	9	5	9	14	16
C077	1.精神障碍	169	0	0	0	2	2	7
C078	a.精神分裂症	50	0	0	0	2	2	3
C079	2.神经系统疾病	246	4	9	5	7	12	9
C080	a.阿尔茨海默病	0	0	0	0	0	0	0
C081	b.帕金森病	9	0	0	0	0	0	0
C082	c.癫痫	91	1	2	3	5	8	9
C083	F.感官疾病	3	0	0	0	0	0	0
C084	G.循环系统疾病	10666	25	10	5	11	31	49
C085	1.急性风湿热	62	0	0	0	0	2	0
C086	2.心脏病	5555	7	4	1	5	19	27
C087	a.慢性风湿性心脏病	252	0	0	0	1	2	2
C088	b.高血压心脏病	2687	0	0	0	0	3	2
C089	c.肺源性心脏病	56	0	2	0	0	0	0
C090	d.缺血性心脏病	1986	1	0	1	3	7	11

年龄别死亡数（西部农村，男）

25岁~	30岁~	35岁~	40岁~	45岁~	50岁~	55岁~	60岁~	65岁~	70岁~	75岁~	80岁~	85岁~
0	0	0	0	0	0	0	0	0	0	0	0	0
0	0	0	0	0	0	0	0	0	0	0	0	0
0	0	0	0	0	0	0	0	0	0	0	0	0
0	0	0	0	0	0	0	0	0	0	0	0	0
2	1	1	1	3	0	2	2	4	3	7	7	13
0	0	1	0	2	0	1	0	2	0	3	4	8
2	1	0	1	1	0	1	2	1	2	2	2	0
189	355	618	858	985	1849	2127	2744	3393	4376	3907	3234	2240
47	104	237	323	362	682	701	844	895	886	625	365	188
3	5	5	13	10	22	10	16	22	17	11	9	4
3	4	4	10	10	14	6	7	13	6	3	5	3
0	1	8	21	37	77	106	116	131	141	80	57	32
5	9	33	48	66	124	146	189	211	224	164	87	44
2	5	13	16	17	30	28	44	59	48	39	22	10
10	30	91	116	133	225	190	191	158	141	92	48	22
0	4	7	5	4	7	6	14	11	13	9	1	0
4	16	24	45	55	124	133	169	198	198	148	87	43
0	0	0	1	2	1	5	3	4	5	5	0	3
0	0	1	0	0	1	1	0	0	0	0	2	1
0	0	0	0	0	0	0	0	0	0	0	0	0
0	0	0	0	0	0	0	0	0	0	0	0	0
0	0	0	0	0	0	0	0	0	0	0	0	0
0	0	0	1	1	0	4	6	7	11	5	12	8
0	0	1	2	2	3	8	7	6	12	9	9	5
0	2	1	5	1	6	7	12	9	5	7	4	1
12	17	18	17	7	11	13	14	14	15	8	4	2
4	4	8	13	7	25	35	31	46	40	27	23	7
1	1	2	3	1	6	4	5	7	8	1	3	1
4	4	11	11	21	21	36	36	39	55	47	23	11
7	5	6	5	6	5	11	6	5	8	7	3	5
26	16	26	27	25	32	19	30	30	36	37	28	26
8	6	14	13	15	15	12	17	12	11	13	10	12
3	3	4	1	4	6	5	9	3	3	1	0	1
18	10	12	14	10	17	7	13	18	25	24	18	14
0	0	0	0	0	0	0	0	0	0	0	0	0
0	0	0	0	0	1	0	0	3	1	2	1	1
15	6	11	5	4	9	2	6	3	2	0	0	0
0	0	0	0	0	0	0	0	0	0	2	1	0
46	107	181	280	336	641	785	1026	1278	1757	1576	1468	1047
0	1	1	2	0	4	4	11	7	9	11	5	5
30	69	114	148	204	356	445	526	664	856	794	726	553
4	7	11	8	7	22	22	17	27	34	36	32	20
6	19	31	56	87	154	213	277	359	470	427	347	229
2	0	1	0	3	2	3	6	6	6	12	7	6
10	32	59	67	77	146	179	181	222	272	251	254	213

表 7-1-35(续) 2006年全国疾病监测系统分死因

疾病编码	疾病名称	总计	0岁	1岁~	5岁~	10岁~	15岁~	20岁~
C091	急性心肌梗死	1155	0	0	0	2	3	8
C092	3.脑血管疾病	4946	17	5	4	6	10	21
C093	H.呼吸系统疾病	6667	24	6	4	7	6	10
C094	1.慢性下呼吸道疾病	6395	14	1	4	5	6	5
C095	a.慢性阻塞性肺疾病	6306	13	1	4	5	6	5
C096	b.哮喘	75	1	0	0	0	0	0
C097	2.尘肺	93	0	0	0	0	0	0
C098	I.消化系统疾病	1784	49	19	4	3	7	17
C099	1.消化性溃疡	344	3	0	1	2	3	2
C100	2.肝疾病	742	1	0	0	0	0	11
C101	a.肝硬化	610	1	0	0	0	0	7
C102	3.阑尾炎	24	1	0	1	0	1	1
C103	4.肠梗阻	61	2	4	1	1	2	0
C104	J.泌尿生殖系统疾病	584	3	1	0	3	10	11
C105	1.肾炎和肾病	448	2	1	0	3	9	11
C106	a.肾小球和肾小管间质疾病	320	2	1	0	3	6	11
C107	2.良性前列腺肥大	33	0	0	0	0	0	0
C108	K.皮肤病	24	1	1	0	0	0	1
C109	L.肌肉骨骼和结缔组织疾病	166	0	0	0	0	1	0
C110	1.风湿性关节炎	84	0	0	0	0	0	0
C111	2.骨关节炎	0	0	0	0	0	0	0
C112	M.先天异常	177	108	18	7	5	12	4
C113	1.先天性心脏病	108	56	13	6	4	11	3
C114	N.口腔疾病	4	3	0	0	0	0	0
C115	Ⅲ.伤害	5244	50	217	189	145	312	389
C116	A.意外伤害	4286	47	210	174	130	257	334
C117	1.交通事故	1785	5	40	52	37	115	192
C118	a.道路交通事故	1167	4	28	37	24	81	133
C119	1a*机动车辆交通事故	950	3	21	26	20	67	112
C120	1b*机动车以外的运输事故	441	2	12	14	7	33	42
C121	2.意外中毒	326	0	8	2	3	7	26
C122	3.意外跌落	676	4	18	16	14	17	22
C123	4.火灾	51	0	1	1	1	1	0
C124	5.溺水	555	8	123	91	67	57	35
C125	6.意外的机械性窒息	210	17	5	5	0	9	10
C126	7.触电	116	0	2	2	4	19	8
C127	8.砸死	172	1	0	2	0	8	12
C128	9.由机械切割和穿刺工具所致的意外事故	55	0	0	0	1	4	10
C129	10.自然环境因素导致的意外事故	56	3	2	0	0	4	3
C130	B.故意伤害	754	2	0	11	14	41	39
C131	1.自杀	619	0	0	4	12	28	26
C132	2.被杀	119	2	0	7	2	12	9

第七章 地区别、性别、年龄别、死因别死亡数及死亡率

年龄别死亡数（西部农村，男）

25岁~	30岁~	35岁~	40岁~	45岁~	50岁~	55岁~	60岁~	65岁~	70岁~	75岁~	80岁~	85岁~
9	16	42	40	48	94	113	101	132	156	139	142	110
14	36	63	126	129	276	327	479	593	879	758	724	479
13	25	45	62	94	224	317	544	809	1284	1310	1097	786
11	16	37	47	80	206	295	524	778	1243	1287	1072	764
11	14	37	46	78	204	290	517	767	1228	1269	1059	752
0	1	0	1	2	2	4	6	8	11	15	13	11
0	4	5	6	7	10	10	10	9	18	2	6	6
22	52	67	105	103	164	164	173	216	205	172	139	102
6	5	9	9	15	16	32	33	47	51	47	42	20
10	28	40	64	67	104	79	76	88	79	51	24	20
6	23	33	54	50	85	66	68	76	64	44	20	13
0	0	0	1	1	2	3	1	2	3	2	4	1
1	1	2	1	0	3	6	2	10	3	6	9	7
13	26	32	23	21	40	41	37	54	77	78	68	45
12	24	32	22	19	37	35	28	44	58	46	39	25
7	16	20	16	15	26	25	18	34	44	36	22	17
0	0	0	0	0	0	1	1	2	4	8	12	5
0	1	1	0	0	3	3	0	2	5	2	0	4
3	5	2	6	9	11	11	16	19	22	23	19	19
2	3	1	3	5	7	4	9	10	13	10	9	8
0	0	0	0	0	0	0	0	0	0	0	0	0
4	6	2	2	1	1	4	1	0	1	1	0	0
3	5	2	2	1	0	2	0	0	0	0	0	0
0	0	0	1	0	0	0	0	0	0	0	0	0
349	487	549	512	290	361	284	246	209	261	165	122	107
279	409	464	421	233	282	218	179	143	202	121	93	90
157	215	225	207	101	109	78	67	55	51	35	22	22
100	139	155	133	59	74	48	39	40	25	21	14	13
80	109	131	113	49	58	39	33	33	21	18	8	9
43	53	52	50	25	30	23	16	8	10	7	10	4
18	29	33	30	19	43	28	14	17	27	9	10	3
20	44	49	49	39	48	49	39	34	74	48	45	47
3	4	4	1	4	2	3	3	6	4	4	3	6
12	15	15	17	10	23	16	16	11	17	14	5	3
17	21	37	30	17	14	9	8	5	3	1	1	1
11	9	24	11	5	6	8	4	1	1	1	0	0
9	25	40	40	12	8	8	4	1	1	0	0	1
8	9	5	5	3	4	1	4	0	0	1	0	0
5	6	8	3	2	4	2	2	4	3	2	1	2
56	55	62	69	43	56	59	58	57	52	39	28	13
40	39	48	46	38	51	53	52	55	49	38	27	13
15	12	12	20	5	4	6	6	2	3	1	1	0

表 7-1-36　2006 年全国疾病监测系统分死因

疾病编码	疾病名称	总计	0岁	1岁~	5岁~	10岁~	15岁~	20岁~
C001	总计	24696	805	321	141	124	193	276
C002	Ⅰ.感染性、母婴及营养缺乏性疾病	2168	557	110	36	16	18	53
C003	A.传染病和寄生虫病	831	55	40	16	7	14	22
C004	1.结核病	355	1	3	3	2	8	14
C005	a.呼吸道结核	329	0	2	2	2	6	10
C006	2.性传播疾病(不包括艾滋病)	17	0	0	0	0	0	0
C007	a.梅毒	0	0	0	0	0	0	0
C008	3.艾滋病	10	0	0	0	0	0	0
C009	4.腹泻病	75	30	13	2	0	0	0
C010	a.痢疾	6	2	0	0	0	0	0
C011	b.伤寒和副伤寒	2	0	0	0	0	0	0
C012	5.好发于儿童期的疾病	16	13	0	0	0	0	1
C013	a.百日咳	0	0	0	0	0	0	0
C014	b.脊髓灰质炎	0	0	0	0	0	0	0
C015	c.白喉	0	0	0	0	0	0	0
C016	d.麻疹	0	0	0	0	0	0	0
C017	e.破伤风	16	13	0	0	0	0	1
C018	6.脑(脊)膜炎	19	2	5	2	1	2	0
C019	a.脑膜炎球菌感染	10	0	3	0	1	1	0
C020	b.脑膜炎	9	2	2	2	0	1	0
C021	7.病毒性肝炎	232	0	2	1	1	2	5
C022	a.乙型肝炎	226	0	2	1	1	1	5
C023	b.丙型肝炎	0	0	0	0	0	0	0
C024	8.疟疾	0	0	0	0	0	0	0
C025	9.热带病	1	0	0	0	0	0	0
C026	a.血吸虫病	1	0	0	0	0	0	0
C027	10.流行性乙型脑炎	3	0	2	1	0	0	0
C028	11.钩端螺旋体病	1	0	0	0	0	1	0
C029	12.流行性出血热	0	0	0	0	0	0	0
C030	13.败血病	19	2	0	1	0	0	0
C031	B.呼吸系统感染性疾病	826	189	65	20	9	0	5
C032	1.上呼吸道感染	154	25	15	2	3	0	0
C033	2.下呼吸道感染	672	164	50	18	6	0	5
C034	a.肺炎	610	160	50	17	6	0	5
C035	C.妊娠、分娩和产褥期疾病	106	0	0	0	0	3	26
C036	1.直接产科原因	104	0	0	0	0	3	25
C037	a.产后出血	36	0	0	0	0	1	6
C038	b.产褥期感染	10	0	0	0	0	0	3
C039	c.妊娠高血压综合征	14	0	0	0	0	1	4
C040	d.阻梗性分娩	2	0	0	0	0	0	0
C041	e.流产	8	0	0	0	0	1	2
C042	f.母体产伤	2	0	0	0	0	0	1
C043	2.间接产科原因	2	0	0	0	0	0	1
C044	D.起源于围生期的某些情况	300	300	0	0	0	0	0
C045	1.低出生体重	49	49	0	0	0	0	0

第七章 地区别、性别、年龄别、死因别死亡数及死亡率

年龄别死亡数（西部农村，女）

25岁~	30岁~	35岁~	40岁~	45岁~	50岁~	55岁~	60岁~	65岁~	70岁~	75岁~	80岁~	85岁~
300	412	622	676	715	1271	1479	1901	2400	3130	3380	3222	3324
56	58	66	47	41	67	87	104	134	154	168	170	226
17	30	37	38	36	56	74	78	94	92	60	32	33
10	15	20	12	13	29	41	42	55	41	21	11	14
8	14	18	11	11	27	39	42	55	40	20	11	11
0	3	2	2	1	3	2	2	1	0	1	0	0
0	0	0	0	0	0	0	0	0	0	0	0	0
2	2	0	6	0	0	0	0	0	0	0	0	0
0	0	0	1	1	1	0	5	1	2	6	4	9
0	0	0	0	0	0	0	1	0	0	1	0	2
0	0	0	0	0	0	0	2	0	0	0	0	0
0	0	0	0	0	0	0	0	1	1	0	0	0
0	0	0	0	0	0	0	0	0	0	0	0	0
0	0	0	0	0	0	0	0	0	0	0	0	0
0	0	0	0	0	0	0	0	0	0	0	0	0
0	0	0	0	0	0	0	0	1	1	0	0	0
1	0	0	1	2	1	0	1	0	1	0	0	0
1	0	0	1	1	0	0	1	0	1	0	0	0
0	0	0	0	1	1	0	0	0	0	0	0	0
1	8	8	11	15	19	26	23	31	36	27	13	3
1	8	7	11	15	18	26	23	30	34	27	13	3
0	0	0	0	0	0	0	0	0	0	0	0	0
0	0	0	0	0	0	0	0	0	0	0	0	0
0	0	0	0	0	0	0	0	0	1	0	0	0
0	0	0	0	0	0	0	0	0	1	0	0	0
0	0	0	0	0	0	0	0	0	0	0	0	0
0	0	0	0	0	0	0	0	0	0	0	0	0
0	0	0	0	0	0	0	0	0	0	0	0	0
0	0	3	0	0	1	0	0	1	3	2	2	4
4	6	8	4	4	10	12	24	35	54	92	125	160
1	2	3	0	2	3	2	5	5	13	19	24	30
3	4	5	4	2	7	10	19	30	41	73	101	130
3	4	5	4	1	5	10	18	26	36	60	90	110
32	22	19	3	0	1	0	0	0	0	0	0	0
32	22	18	3	0	1	0	0	0	0	0	0	0
12	6	9	2	0	0	0	0	0	0	0	0	0
2	3	2	0	0	0	0	0	0	0	0	0	0
5	3	1	0	0	0	0	0	0	0	0	0	0
1	0	0	1	0	0	0	0	0	0	0	0	0
0	4	1	0	0	0	0	0	0	0	0	0	0
0	1	0	0	0	0	0	0	0	0	0	0	0
0	0	1	0	0	0	0	0	0	0	0	0	0
0	0	0	0	0	0	0	0	0	0	0	0	0
0	0	0	0	0	0	0	0	0	0	0	0	0

表 7-1-36(续)　2006 年全国疾病监测系统分死因

疾病编码	疾病名称	总计	0岁	1岁~	5岁~	10岁~	15岁~	20岁~
C046	a.早产儿和未成熟儿	40	40	0	0	0	0	0
C047	2.新生儿产伤和窒息	203	203	0	0	0	0	0
C048	3.新生儿溶血性疾病	1	1	0	0	0	0	0
C049	4.新生儿硬化病	1	1	0	0	0	0	0
C050	E.营养缺乏性疾病	105	13	5	0	0	1	0
C051	1.营养不良	34	7	2	0	0	0	0
C052	2.缺铁性贫血	20	0	1	0	0	1	0
C053	Ⅱ.非感染性疾病	19837	151	70	37	48	78	106
C054	A.恶性肿瘤	3342	3	11	9	16	19	28
C055	1.唇、口腔和咽恶性肿瘤	58	0	0	0	1	0	1
C056	a.鼻咽癌	38	0	0	0	1	0	1
C057	2.食管癌	283	0	0	0	0	0	2
C058	3.胃癌	648	0	0	0	1	0	2
C059	4.结直肠癌	208	0	0	0	0	0	1
C060	5.肝癌	514	0	0	0	1	3	3
C061	6.胰腺癌	45	0	0	0	0	0	0
C062	7.肺癌	532	0	0	0	1	0	1
C063	8.皮肤癌	32	0	0	0	0	0	0
C064	9.乳腺癌	164	0	0	0	0	0	1
C065	10.子宫颈癌	109	0	0	0	0	0	0
C066	11.子宫体癌	213	0	0	0	0	0	1
C067	12.卵巢癌	33	0	0	0	0	0	1
C068	13.前列腺癌	0	0	0	0	0	0	0
C069	14.膀胱癌	25	0	0	0	0	0	0
C070	15.淋巴瘤与多发性骨髓瘤	28	0	0	0	0	0	0
C071	16.白血病	132	2	6	8	10	8	9
C072	B.其他肿瘤	189	3	0	1	1	0	2
C073	1.良性肿瘤	42	2	0	1	0	0	0
C074	C.糖尿病	342	0	0	0	1	1	1
C075	D.内分泌、血液造血及免疫疾病	89	1	9	3	1	1	2
C076	E.神经和精神疾病	328	10	7	7	3	8	6
C077	1.精神障碍	123	0	0	0	1	1	3
C078	a.精神分裂症	43	0	0	0	0	0	0
C079	2.神经系统疾病	205	10	7	7	2	7	3
C080	a.阿尔茨海默病	1	0	0	0	0	0	0
C081	b.帕金森病	9	0	0	0	0	0	0
C082	c.癫痫	51	1	1	1	2	3	2
C083	F.感官疾病	7	0	0	0	0	0	0
C084	G.循环系统疾病	8538	18	8	4	3	22	24
C085	1.急性风湿热	90	0	0	0	0	2	2
C086	2.心脏病	4719	7	7	2	1	16	21
C087	a.慢性风湿性心脏病	369	0	0	0	0	2	2
C088	b.高血压性心脏病	2140	0	0	0	0	1	5
C089	c.肺源性心脏病	56	1	0	0	0	0	0
C090	d.缺血性心脏病	1578	1	1	1	1	8	5

年龄别死亡数(西部农村,女)

25岁~	30岁~	35岁~	40岁~	45岁~	50岁~	55岁~	60岁~	65岁~	70岁~	75岁~	80岁~	85岁~
0	0	0	0	0	0	0	0	0	0	0	0	0
0	0	0	0	0	0	0	0	0	0	0	0	0
0	0	0	0	0	0	0	0	0	0	0	0	0
0	0	0	0	0	0	0	0	0	0	0	0	0
3	0	2	2	1	0	1	2	5	8	16	13	33
0	0	1	0	0	0	0	1	2	1	5	1	14
2	0	1	1	0	0	1	1	2	3	6	0	1
124	206	380	478	570	1086	1270	1675	2146	2827	3024	2817	2741
33	76	149	167	199	343	331	373	403	401	374	270	137
1	1	4	3	5	4	6	11	3	7	5	4	2
1	1	4	1	5	3	5	7	1	3	2	2	1
0	1	1	5	4	23	32	41	34	40	59	30	11
2	10	19	21	24	54	57	73	95	96	77	68	49
2	10	7	9	9	14	15	21	30	43	21	18	8
6	9	22	29	34	52	53	60	54	59	67	38	24
0	0	1	2	2	8	6	7	8	4	4	3	0
1	6	14	28	34	53	49	53	79	69	70	54	20
0	1	1	2	2	4	3	3	2	4	3	7	0
1	8	17	14	18	28	20	10	19	10	12	5	1
3	3	15	8	10	16	15	13	8	6	5	5	2
0	10	21	17	21	37	23	23	23	13	8	9	7
0	1	0	5	3	4	10	1	3	2	2	0	1
0	0	0	0	0	0	0	0	0	0	0	0	0
0	1	1	2	1	4	2	5	2	2	3	2	0
0	2	1	1	4	1	4	2	3	2	3	2	3
12	4	10	8	7	13	8	11	7	2	4	3	0
2	6	7	7	14	17	16	29	27	20	18	9	10
0	1	1	1	3	5	2	8	6	2	6	1	3
1	6	10	7	13	29	28	44	50	61	52	30	8
1	4	3	8	7	10	6	5	5	7	7	5	4
8	11	23	13	15	20	14	20	19	39	35	34	36
7	5	9	8	5	10	8	7	4	15	13	12	15
3	3	4	5	3	7	5	2	1	6	2	1	1
1	6	14	5	10	10	6	13	15	24	22	22	21
0	0	0	0	0	0	0	0	0	0	1	0	0
0	0	0	0	0	0	1	0	1	2	3	2	0
1	3	8	4	6	4	2	5	1	3	3	0	1
0	1	0	0	0	0	1	0	0	2	0	1	2
37	49	98	184	198	429	552	684	924	1261	1326	1297	1418
2	0	2	2	3	8	7	10	9	15	11	10	7
26	33	68	107	110	226	290	378	482	668	722	736	818
3	2	21	14	19	29	25	29	38	45	46	48	46
6	6	22	38	46	93	126	191	233	340	359	332	342
0	0	0	2	2	2	2	0	5	2	14	11	6
12	11	12	43	34	77	107	116	163	206	234	244	301

表 7-1-36(续)　2006 年全国疾病监测系统分死因

疾病编码	疾病名称	总计	0岁	1岁~	5岁~	10岁~	15岁~	20岁~
C091	急性心肌梗死	891	0	0	0	1	3	2
C092	3.脑血管疾病	3668	11	1	2	1	4	1
C093	H.呼吸系统疾病	5276	6	4	1	3	5	11
C094	1.慢性下呼吸道疾病	5164	4	3	1	2	4	8
C095	a.慢性阻塞性肺疾病	5094	4	3	1	2	4	7
C096	b.哮喘	59	0	0	0	0	0	0
C097	2.尘肺	3	0	0	0	0	0	0
C098	I.消化系统疾病	986	29	16	4	9	7	11
C099	1.消化性溃疡	181	1	0	1	0	1	3
C100	2.肝疾病	276	0	1	0	2	0	2
C101	a.肝硬化	212	0	0	0	0	0	1
C102	3.阑尾炎	24	0	0	0	0	1	1
C103	4.肠梗阻	45	2	4	0	3	0	1
C104	J.泌尿生殖系统疾病	370	1	0	2	3	6	10
C105	1.肾炎和肾病	332	1	0	2	3	6	10
C106	a.肾小球和肾小管间质疾病	239	1	0	2	3	4	9
C107	2.良性前列腺肥大	0	0	0	0	0	0	0
C108	K.皮肤病	23	0	0	0	1	2	1
C109	L.肌肉骨骼和结缔组织疾病	211	0	0	0	2	1	5
C110	1.风湿性关节炎	101	0	0	0	0	0	1
C111	2.骨关节炎	3	0	0	0	0	0	0
C112	M.先天异常	129	78	14	6	5	6	5
C113	1.先天性心脏病	92	48	13	5	3	5	5
C114	N.口腔疾病	7	2	1	0	0	0	0
C115	Ⅲ.伤害	2036	51	124	63	59	91	112
C116	A.意外伤害	1446	49	116	57	51	62	67
C117	1.交通事故	512	7	22	15	11	30	30
C118	a.道路交通事故	329	7	11	10	9	13	21
C119	1a*机动车辆交通事故	266	5	9	8	8	10	17
C120	1b*机动车以外的运输事故	112	2	6	4	1	9	5
C121	2.意外中毒	121	0	4	3	5	7	11
C122	3.意外跌落	298	3	5	2	6	2	8
C123	4.火灾	25	2	2	2	0	0	1
C124	5.溺水	258	10	69	26	23	13	5
C125	6.意外的机械性窒息	49	16	1	1	1	4	0
C126	7.触电	19	0	0	0	2	0	3
C127	8.砸死	32	1	0	4	1	2	1
C128	9.由机械切割和穿刺工具所致的意外事故	8	0	1	0	0	0	0
C129	10.自然环境因素导致的意外事故	24	3	1	1	1	1	1
C130	B.故意伤害	516	0	0	1	6	26	38
C131	1.自杀	469	0	0	0	6	20	35
C132	2.被杀	46	0	0	1	0	6	3

第七章 地区别、性别、年龄别、死因别死亡数及死亡率

年龄别死亡数（西部农村，女）

25岁~	30岁~	35岁~	40岁~	45岁~	50岁~	55岁~	60岁~	65岁~	70岁~	75岁~	80岁~	85岁~
9	9	6	29	23	46	58	67	92	119	137	119	171
7	16	28	72	85	192	249	291	426	568	592	541	580
14	15	34	37	63	137	216	381	557	834	1026	958	973
14	13	30	33	61	132	214	370	539	821	1009	945	960
13	13	30	33	58	130	214	369	534	806	995	932	945
0	0	0	0	2	2	0	1	5	12	12	12	13
0	0	0	0	0	0	0	0	2	1	0	0	0
14	15	25	21	33	63	71	80	112	137	120	129	90
1	2	7	4	7	13	15	10	17	31	22	29	17
3	3	9	9	13	27	33	30	37	39	26	28	14
1	2	8	7	10	22	25	26	30	32	21	19	8
1	0	2	0	0	3	0	1	5	4	1	2	3
2	1	1	2	1	3	2	2	4	5	3	6	3
9	15	24	24	18	22	23	35	28	36	34	46	34
7	14	22	21	15	19	19	34	27	30	31	39	32
7	10	14	16	12	9	14	25	20	21	22	27	23
0	0	0	0	0	0	0	0	0	0	0	0	0
0	1	1	4	1	3	1	0	0	1	3	1	3
1	5	3	4	8	13	10	22	20	26	28	37	26
1	2	1	0	2	3	8	13	15	15	12	17	11
0	0	1	0	0	0	0	0	0	1	0	1	0
4	2	3	2	1	0	1	1	1	0	0	0	0
4	1	3	1	1	0	1	1	1	0	0	0	0
0	0	0	0	0	0	0	1	0	2	1	0	0
112	144	170	149	100	113	115	108	97	101	112	114	100
63	94	98	100	62	69	75	77	66	70	89	90	90
37	49	49	46	31	35	32	32	25	21	19	10	10
21	35	33	30	20	21	21	23	17	12	10	7	7
19	27	29	26	16	19	15	19	11	8	8	6	6
11	9	7	8	5	4	9	6	10	6	5	2	2
9	11	14	14	4	5	5	8	5	5	6	4	1
3	7	10	11	8	10	16	17	19	29	40	45	57
0	0	0	4	0	0	0	2	2	3	1	3	3
8	8	15	10	5	6	11	10	4	4	13	12	6
1	2	5	4	2	2	2	2	1	0	1	3	1
0	1	0	0	1	2	2	2	2	0	2	2	0
0	5	3	4	3	1	0	1	1	0	0	4	1
1	2	0	0	0	0	1	1	0	0	0	1	1
2	1	1	2	2	0	2	0	1	3	1	0	1
45	45	68	45	33	39	37	27	27	29	21	21	8
37	41	62	38	32	35	36	26	26	27	20	20	8
8	3	6	7	1	4	1	1	1	2	1	1	0

7.2 地区别、性别、年龄别、死因别死亡率

表7-2-1 2006年全国疾病监测系统分死因

疾病编码	疾病名称	总计	0岁	1岁~	5岁~	10岁~	15岁~	20岁~	25岁~	30岁~	35岁~
C001	总计	525.75	924.92	68.45	28.93	22.55	43.89	56.47	53.73	80.84	138.88
C002	Ⅰ.感染性、母婴及营养缺乏性疾病	26.92	609.09	14.32	2.86	1.66	2.29	3.38	3.51	5.61	8.05
C003	A.传染病和寄生虫病	10.88	40.55	4.77	1.35	1.14	1.58	1.87	2.05	3.93	6.04
C004	1.结核病	4.18	1.10	0.37	0.22	0.17	0.62	0.87	0.85	1.35	2.24
C005	a.呼吸道结核	3.95	0.63	0.15	0.05	0.12	0.40	0.59	0.66	1.22	2.04
C006	2.性传播疾病(不包括艾滋病)	0.05	0.31	0.00	0.00	0.00	0.00	0.00	0.02	0.08	0.03
C007	a.梅毒	0.01	0.31	0.00	0.00	0.00	0.00	0.00	0.00	0.02	0.00
C008	3.艾滋病	0.23	0.16	0.07	0.00	0.05	0.02	0.06	0.19	0.42	0.37
C009	4.腹泻病	0.41	14.41	0.92	0.07	0.03	0.02	0.04	0.07	0.06	0.03
C010	a.痢疾	0.05	1.25	0.04	0.02	0.00	0.00	0.00	0.00	0.03	0.00
C011	b.伤寒和副伤寒	0.02	0.31	0.00	0.00	0.00	0.00	0.00	0.00	0.00	0.00
C012	5.好发于儿童期的疾病	0.12	6.73	0.07	0.02	0.03	0.04	0.04	0.02	0.09	0.03
C013	a.百日咳	0.00	0.00	0.00	0.00	0.00	0.00	0.00	0.00	0.00	0.00
C014	b.脊髓灰质炎	0.01	0.00	0.00	0.00	0.02	0.02	0.00	0.00	0.03	0.02
C015	c.白喉	0.00	0.00	0.00	0.00	0.00	0.00	0.00	0.00	0.00	0.00
C016	d.麻疹	0.00	0.47	0.00	0.00	0.00	0.00	0.00	0.00	0.00	0.00
C017	e.破伤风	0.10	6.26	0.07	0.02	0.00	0.02	0.04	0.02	0.06	0.02
C018	6.脑(脊)膜炎	0.21	4.23	0.77	0.24	0.09	0.15	0.04	0.09	0.03	0.08
C019	a.脑膜炎球菌感染	0.08	1.72	0.40	0.12	0.02	0.04	0.00	0.02	0.00	0.03
C020	b.脑膜炎	0.13	2.51	0.37	0.12	0.07	0.11	0.04	0.07	0.03	0.05
C021	7.病毒性肝炎	3.85	0.63	0.11	0.02	0.14	0.20	0.41	0.55	1.40	2.38
C022	a.乙型肝炎	3.77	0.63	0.11	0.02	0.14	0.18	0.41	0.53	1.40	2.29
C023	b.丙型肝炎	0.04	0.00	0.00	0.00	0.00	0.00	0.00	0.02	0.00	0.03
C024	8.疟疾	0.00	0.00	0.00	0.00	0.00	0.00	0.00	0.00	0.02	0.02
C025	9.热带病	0.05	0.00	0.00	0.00	0.00	0.00	0.00	0.00	0.00	0.00
C026	a.血吸虫病	0.05	0.00	0.00	0.00	0.00	0.00	0.00	0.00	0.00	0.00
C027	10.流行性乙型脑炎	0.03	0.16	0.26	0.14	0.03	0.00	0.00	0.00	0.00	0.02
C028	11.钩端螺旋体病	0.00	0.00	0.00	0.00	0.00	0.00	0.00	0.00	0.00	0.00
C029	12.流行性出血热	0.03	0.00	0.00	0.00	0.00	0.00	0.00	0.00	0.02	0.07
C030	13.败血病	0.39	5.64	0.40	0.05	0.00	0.11	0.14	0.03	0.11	0.15
C031	B.呼吸系统感染性疾病	10.59	121.04	9.00	1.42	0.50	0.56	0.59	0.41	0.53	0.92
C032	1.上呼吸道感染	1.44	10.02	1.06	0.10	0.09	0.07	0.10	0.10	0.08	0.08
C033	2.下呼吸道感染	9.15	111.01	7.93	1.32	0.41	0.47	0.49	0.31	0.44	0.83
C034	a.肺炎	8.40	107.57	7.71	1.28	0.38	0.40	0.47	0.29	0.42	0.71
C035	C.妊娠、分娩和产褥期疾病	0.37	0.00	0.00	0.00	0.00	0.09	0.89	0.97	1.07	0.95
C036	1.直接产科原因	0.36	0.00	0.00	0.00	0.00	0.09	0.87	0.97	1.05	0.93
C037	a.产后出血	0.12	0.00	0.00	0.00	0.00	0.02	0.22	0.34	0.35	0.39
C038	b.产褥期感染	0.05	0.00	0.00	0.00	0.00	0.00	0.14	0.12	0.19	0.12
C039	c.妊娠高血压综合征	0.05	0.00	0.00	0.00	0.00	0.00	0.14	0.14	0.16	0.10
C040	d.阻梗性分娩	0.00	0.00	0.00	0.00	0.00	0.00	0.00	0.02	0.00	0.02
C041	e.流产	0.03	0.00	0.00	0.00	0.00	0.04	0.06	0.03	0.13	0.08
C042	f.母体产伤	0.01	0.00	0.00	0.00	0.00	0.00	0.02	0.00	0.05	0.05
C043	2.间接产科原因	0.00	0.00	0.00	0.00	0.00	0.00	0.00	0.00	0.00	0.00
C044	D.起源于围生期的某些情况	4.22	436.70	0.00	0.00	0.00	0.00	0.00	0.00	0.00	0.00
C045	1.低出生体重	0.89	91.91	0.00	0.00	0.00	0.00	0.00	0.00	0.00	0.00

第七章 地区别、性别、年龄别、死因别死亡数及死亡率

年龄别死亡率（城乡合计，男女合计）

40岁~	45岁~	50岁~	55岁~	60岁~	65岁~	70岁~	75岁~	80岁~	85岁~	世调率(2000)	中调率(2000)
222.08	256.12	498.28	763.22	1083.54	1721.39	3209.32	5135.89	8904.47	14803.01	559.60	458.08
10.74	10.82	19.66	28.32	36.37	53.03	96.05	161.89	350.06	841.97	33.12	24.73
9.23	9.26	16.60	23.06	27.69	35.83	53.34	65.44	84.61	99.65	11.19	9.94
2.61	3.06	5.91	8.25	11.64	16.55	27.36	30.91	36.21	40.34	4.16	3.76
2.49	2.91	5.52	7.90	11.43	16.30	26.64	30.30	35.64	38.30	3.93	3.54
0.08	0.06	0.13	0.07	0.13	0.10	0.20	0.20	0.19	0.00	0.05	0.05
0.02	0.00	0.03	0.00	0.00	0.00	0.07	0.00	0.00	0.00	0.01	0.01
0.75	0.41	0.26	0.14	0.30	0.25	0.13	0.00	0.19	0.00	0.21	0.23
0.08	0.09	0.26	0.18	0.38	0.30	1.31	2.21	4.50	10.85	0.56	0.39
0.02	0.00	0.05	0.07	0.08	0.15	0.39	0.20	0.19	1.36	0.07	0.05
0.02	0.02	0.05	0.00	0.00	0.07	0.00	0.20	0.38	0.00	0.02	0.02
0.06	0.02	0.10	0.04	0.08	0.10	0.13	0.00	0.38	0.34	0.17	0.13
0.00	0.00	0.00	0.00	0.00	0.00	0.00	0.00	0.00	0.00	0.00	0.00
0.00	0.02	0.00	0.00	0.00	0.00	0.00	0.10	0.19	0.00	0.01	0.01
0.00	0.00	0.03	0.00	0.00	0.00	0.00	0.00	0.00	0.00	0.00	0.00
0.00	0.00	0.00	0.00	0.00	0.00	0.00	0.00	0.00	0.00	0.01	0.00
0.06	0.00	0.08	0.04	0.08	0.10	0.13	0.10	0.19	0.34	0.15	0.11
0.06	0.09	0.23	0.25	0.34	0.25	0.46	0.20	0.56	1.69	0.27	0.21
0.04	0.04	0.00	0.07	0.08	0.00	0.20	0.20	0.19	1.02	0.10	0.08
0.02	0.04	0.23	0.18	0.25	0.25	0.26	0.00	0.38	0.68	0.16	0.13
4.30	4.32	8.26	10.81	11.26	13.99	16.98	21.24	24.76	15.93	3.74	3.48
4.18	4.25	8.08	10.56	11.18	13.64	16.71	20.84	23.64	14.58	3.65	3.41
0.04	0.06	0.05	0.04	0.04	0.20	0.07	0.30	0.56	0.34	0.04	0.03
0.00	0.00	0.00	0.00	0.00	0.00	0.00	0.00	0.00	0.00	0.00	0.00
0.06	0.00	0.05	0.07	0.08	0.30	0.26	0.50	0.56	1.02	0.05	0.04
0.06	0.00	0.05	0.07	0.08	0.30	0.26	0.50	0.56	1.02	0.05	0.04
0.02	0.00	0.00	0.00	0.00	0.00	0.07	0.00	0.00	0.00	0.04	0.03
0.00	0.00	0.00	0.00	0.00	0.00	0.00	0.00	0.00	0.00	0.00	0.00
0.02	0.06	0.03	0.14	0.17	0.05	0.00	0.00	0.19	0.00	0.03	0.03
0.16	0.17	0.16	0.67	0.72	0.75	1.37	2.52	4.50	10.51	0.46	0.36
1.20	1.33	2.88	4.84	8.13	15.95	40.35	90.21	245.94	679.61	13.17	9.07
0.12	0.04	0.41	0.25	0.85	1.81	3.98	11.58	35.08	125.75	1.80	1.19
1.08	1.28	2.46	4.60	7.28	14.14	36.30	78.53	210.86	553.86	11.37	7.88
0.96	1.20	2.28	4.39	6.86	12.88	33.36	71.18	193.79	493.19	10.47	7.26
0.16	0.00	0.03	0.04	0.00	0.00	0.00	0.00	0.00	0.00	0.32	0.37
0.14	0.00	0.03	0.04	0.00	0.00	0.00	0.00	0.00	0.00	0.32	0.37
0.10	0.00	0.00	0.00	0.00	0.00	0.00	0.00	0.00	0.00	0.11	0.13
0.00	0.00	0.00	0.00	0.00	0.00	0.00	0.00	0.00	0.00	0.05	0.05
0.00	0.00	0.00	0.00	0.00	0.00	0.00	0.00	0.00	0.00	0.04	0.05
0.02	0.00	0.00	0.00	0.00	0.00	0.00	0.00	0.00	0.00	0.00	0.00
0.02	0.00	0.00	0.00	0.00	0.00	0.00	0.00	0.00	0.00	0.03	0.03
0.00	0.00	0.00	0.00	0.00	0.00	0.00	0.00	0.00	0.00	0.01	0.01
0.02	0.00	0.00	0.00	0.00	0.00	0.00	0.00	0.00	0.00	0.00	0.00
0.00	0.00	0.00	0.00	0.00	0.00	0.00	0.00	0.00	0.00	7.35	4.61
0.00	0.00	0.00	0.00	0.00	0.00	0.00	0.00	0.00	0.00	1.55	0.97

表 7-2-1(续) 2006年全国疾病监测系统分死因

疾病编码	疾病名称	总计	0岁	1岁~	5岁~	10岁~	15岁~	20岁~	25岁~	30岁~	35岁~
C046	a.早产儿和未成熟儿	0.67	69.52	0.00	0.00	0.00	0.00	0.00	0.00	0.00	0.00
C047	2.新生儿产伤和窒息	2.60	268.38	0.00	0.00	0.00	0.00	0.00	0.00	0.00	0.00
C048	3.新生儿溶血性疾病	0.04	3.91	0.00	0.00	0.00	0.00	0.00	0.00	0.00	0.00
C049	4.新生儿硬化病	0.04	4.07	0.00	0.00	0.00	0.00	0.00	0.00	0.00	0.00
C050	E.营养缺乏性疾病	0.86	10.80	0.55	0.10	0.02	0.05	0.04	0.09	0.08	0.14
C051	1.营养不良	0.44	5.95	0.26	0.05	0.02	0.00	0.02	0.00	0.00	0.05
C052	2.缺铁性贫血	0.22	0.63	0.07	0.02	0.00	0.02	0.02	0.07	0.08	0.07
C053	Ⅱ.非感染性疾病	437.00	226.57	20.09	8.23	7.35	14.37	18.24	19.90	36.46	73.93
C054	A.恶性肿瘤	118.00	7.99	4.52	3.25	3.05	5.19	6.12	7.09	14.98	32.36
C055	1.唇、口腔和咽恶性肿瘤	2.14	0.16	0.04	0.02	0.05	0.11	0.06	0.26	0.46	0.88
C056	a.鼻咽癌	1.28	0.00	0.00	0.00	0.05	0.07	0.06	0.20	0.38	0.73
C057	2.食管癌	12.81	0.00	0.00	0.00	0.00	0.04	0.14	0.07	0.25	0.78
C058	3.胃癌	18.87	0.00	0.00	0.00	0.02	0.15	0.22	0.48	1.46	2.82
C059	4.结直肠癌	7.17	0.00	0.00	0.00	0.04	0.22	0.41	0.94	1.85	
C060	5.肝癌	21.39	0.00	0.00	0.00	0.09	0.33	0.71	1.48	3.72	9.93
C061	6.胰腺癌	2.88	0.00	0.00	0.00	0.00	0.00	0.02	0.07	0.11	0.49
C062	7.肺癌	28.27	0.00	0.00	0.00	0.10	0.13	0.31	0.58	1.81	3.72
C063	8.皮肤癌	0.56	0.00	0.04	0.00	0.05	0.04	0.02	0.14	0.11	0.12
C064	9.乳腺癌	2.67	0.00	0.00	0.00	0.00	0.00	0.02	0.17	0.80	2.14
C065	10.子宫颈癌	1.16	0.00	0.00	0.00	0.00	0.02	0.06	0.15	0.31	0.92
C066	11.子宫体癌	1.57	0.00	0.00	0.00	0.02	0.02	0.08	0.09	0.42	0.87
C067	12.卵巢癌	0.70	0.00	0.00	0.00	0.00	0.07	0.10	0.03	0.11	0.17
C068	13.前列腺癌	0.78	0.00	0.00	0.00	0.00	0.00	0.00	0.00	0.03	0.05
C069	14.膀胱癌	1.25	0.00	0.00	0.00	0.02	0.00	0.00	0.00	0.05	0.19
C070	15.淋巴瘤与多发性骨髓瘤	1.65	0.16	0.22	0.10	0.12	0.35	0.45	0.29	0.36	0.75
C071	16.白血病	3.46	4.85	2.68	1.95	1.62	2.37	2.24	1.53	1.82	2.61
C072	B.其他肿瘤	2.20	1.88	0.44	0.26	0.07	0.13	0.30	0.27	0.47	0.80
C073	1.良性肿瘤	0.63	1.41	0.22	0.14	0.03	0.04	0.14	0.07	0.24	0.29
C074	C.糖尿病	9.02	0.47	0.07	0.00	0.05	0.25	0.26	0.60	0.58	1.36
C075	D.内分泌、血液造血及免疫疾病	1.31	4.85	1.47	0.31	0.28	0.35	0.35	0.43	0.31	0.66
C076	E.神经和精神疾病	6.87	6.58	2.24	1.20	0.84	1.64	1.89	1.67	2.31	3.45
C077	1.精神障碍	3.00	0.00	0.00	0.00	0.10	0.27	0.73	0.73	1.15	1.66
C078	a.精神分裂症	0.74	0.00	0.00	0.00	0.03	0.07	0.22	0.41	0.68	0.68
C079	2.神经系统疾病	3.87	6.58	2.24	1.20	0.74	1.37	1.16	0.94	1.16	1.78
C080	a.阿尔茨海默病	0.12	0.00	0.00	0.00	0.00	0.00	0.00	0.00	0.00	0.00
C081	b.帕金森病	0.39	0.00	0.00	0.00	0.00	0.00	0.00	0.00	0.00	0.02
C082	c.癫痫	0.82	0.63	0.37	0.29	0.29	0.67	0.83	0.68	0.75	1.09
C083	F.感官疾病	0.05	0.00	0.00	0.00	0.00	0.00	0.00	0.00	0.02	0.00
C084	G.循环系统疾病	200.51	20.04	1.51	0.67	0.95	2.75	4.55	5.17	10.39	21.95
C085	1.急性风湿热	0.77	0.31	0.00	0.00	0.03	0.07	0.04	0.05	0.03	0.20
C086	2.心脏病	90.65	8.14	0.99	0.31	0.57	1.75	2.68	3.34	6.31	12.57
C087	a.慢性风湿性心脏病	3.44	0.00	0.00	0.00	0.07	0.22	0.22	0.39	0.53	1.32
C088	b.高血压心脏病	21.04	0.00	0.00	0.00	0.00	0.07	0.23	0.44	0.66	1.85
C089	c.肺源性心脏病	1.17	0.31	0.07	0.00	0.02	0.04	0.04	0.05	0.08	0.07
C090	d.缺血性心脏病	54.91	1.72	0.07	0.07	0.24	0.82	1.26	1.79	3.44	7.32

第七章 地区别、性别、年龄别、死因别死亡数及死亡率

年龄别死亡率（城乡合计，男女合计）

40岁~	45岁~	50岁~	55岁~	60岁~	65岁~	70岁~	75岁~	80岁~	85岁~	世调率(2000)	中调率(2000)
0.00	0.00	0.00	0.00	0.00	0.00	0.00	0.00	0.00	0.00	1.17	0.73
0.00	0.00	0.00	0.00	0.00	0.00	0.00	0.00	0.00	0.00	4.52	2.83
0.00	0.00	0.00	0.00	0.00	0.00	0.00	0.00	0.00	0.00	0.07	0.04
0.00	0.00	0.00	0.00	0.00	0.00	0.00	0.00	0.00	0.00	0.07	0.04
0.14	0.21	0.16	0.39	0.55	1.26	2.35	6.24	19.51	62.71	1.09	0.74
0.00	0.11	0.08	0.11	0.17	0.45	0.33	2.62	10.69	43.39	0.58	0.37
0.10	0.02	0.05	0.21	0.34	0.55	1.24	2.52	3.75	7.80	0.24	0.19
144.31	193.81	406.25	656.15	967.91	1568.52	2958.21	4720.59	8033.63	12382.50	462.38	376.59
62.97	91.23	181.13	279.93	363.16	522.99	801.14	1023.61	1209.46	1133.14	118.45	104.71
1.61	2.31	4.27	6.11	6.73	9.06	9.86	13.79	17.07	18.64	2.12	1.91
1.12	1.60	3.06	4.07	3.94	5.23	4.64	5.54	8.25	8.47	1.25	1.15
3.16	6.80	16.37	31.65	44.80	62.09	99.05	129.88	164.90	134.91	13.05	11.24
7.23	10.97	24.24	42.22	59.32	92.58	142.27	186.96	232.62	211.17	19.12	16.59
3.30	4.57	8.39	13.16	18.42	31.25	53.34	77.32	96.80	99.65	7.27	6.29
18.12	24.80	45.67	62.81	70.07	82.32	114.65	132.80	144.08	140.33	20.99	19.14
1.14	1.88	4.35	6.98	8.93	13.64	24.03	25.87	30.20	27.12	2.90	2.54
10.74	17.49	37.69	62.60	91.12	142.95	229.31	286.64	291.72	262.35	28.48	24.95
0.31	0.38	0.88	0.84	1.02	1.71	2.87	4.53	9.38	18.30	0.59	0.49
2.89	4.77	7.54	8.18	6.52	7.50	9.27	9.46	16.13	19.66	2.57	2.40
1.43	1.65	2.59	3.37	2.79	3.62	4.18	6.54	8.25	8.14	1.12	1.04
1.34	1.95	3.68	4.49	4.87	6.44	6.27	7.95	11.07	14.58	1.54	1.41
0.69	1.09	1.74	1.97	2.41	2.62	2.68	3.83	4.88	3.39	0.68	0.63
0.04	0.11	0.18	0.53	1.02	2.67	5.55	12.08	21.76	27.12	0.84	0.65
0.22	0.30	0.91	1.47	2.79	5.08	8.95	17.92	27.58	26.78	1.31	1.07
1.06	1.13	1.99	3.61	4.66	7.70	10.32	12.18	15.95	10.17	1.64	1.48
2.89	2.69	4.79	6.25	7.07	9.31	11.43	13.19	15.95	8.81	3.50	3.29
1.34	1.77	3.29	4.95	5.84	8.25	13.58	16.11	25.14	26.10	2.24	1.96
0.47	0.56	0.93	1.19	1.78	2.57	3.20	3.62	6.57	6.44	0.65	0.58
2.69	4.51	8.94	16.14	25.15	39.65	73.26	103.80	126.82	139.31	9.25	7.89
1.22	0.75	1.68	2.49	2.29	3.02	6.01	9.97	12.38	15.25	1.40	1.21
3.83	3.61	5.62	6.32	9.44	14.74	28.60	57.69	132.26	240.66	7.37	6.02
2.04	1.75	2.59	2.56	3.73	5.74	10.51	25.07	67.16	129.14	3.20	2.57
0.86	0.73	1.42	1.19	1.52	1.91	2.09	3.73	5.44	8.81	0.71	0.68
1.79	1.86	3.03	3.75	5.72	9.01	18.09	32.62	65.10	111.52	4.17	3.45
0.00	0.02	0.05	0.04	0.13	0.15	0.39	1.81	4.13	8.81	0.14	0.10
0.04	0.02	0.18	0.35	0.55	1.31	3.33	6.44	9.94	9.15	0.41	0.33
0.84	0.90	1.30	0.88	1.10	0.91	1.50	1.91	2.25	3.05	0.79	0.79
0.00	0.00	0.03	0.04	0.00	0.05	0.20	0.50	1.31	4.07	0.06	0.04
48.68	65.43	150.16	253.19	399.44	679.58	1388.84	2329.23	4279.36	7059.16	215.13	170.38
0.26	0.30	0.70	1.54	2.20	3.07	5.29	8.16	12.38	14.58	0.80	0.67
24.19	31.72	67.14	114.29	176.81	289.12	582.54	988.68	1912.59	3643.13	97.98	76.79
1.57	2.03	4.92	7.26	8.26	11.17	21.61	29.90	49.71	78.64	3.55	3.00
4.16	5.96	13.86	26.49	45.73	79.35	153.57	245.06	450.62	699.27	22.49	17.88
0.29	0.34	0.75	0.77	1.65	3.92	8.75	14.80	24.20	47.79	1.27	0.99
14.67	19.15	40.12	68.25	104.41	167.15	342.72	600.96	1176.44	2359.15	59.64	46.35

全国疾病监测系统死因监测数据集2006

表7-2-1(续) 2006年全国疾病监测系统分死因

疾病编码	疾病名称	总计	0岁	1岁~	5岁~	10岁~	15岁~	20岁~	25岁~	30岁~	35岁~
C091	急性心肌梗死	32.86	0.00	0.00	0.00	0.16	0.56	0.89	1.45	2.78	5.82
C092	3.脑血管疾病	107.66	10.96	0.48	0.34	0.33	0.91	1.79	1.65	3.97	9.03
C093	H.呼吸系统疾病	71.88	11.59	0.70	0.36	0.31	0.69	0.79	1.02	1.52	3.14
C094	1.慢性下呼吸道疾病	68.57	6.89	0.22	0.22	0.21	0.36	0.37	0.80	1.04	2.38
C095	a.慢性阻塞性肺疾病	66.71	6.42	0.22	0.22	0.21	0.29	0.31	0.68	0.83	2.19
C096	b.哮喘	1.69	0.47	0.00	0.00	0.00	0.07	0.04	0.09	0.14	0.15
C097	2.尘肺	0.55	0.00	0.00	0.00	0.00	0.02	0.00	0.03	0.11	0.15
C098	I.消化系统疾病	15.10	20.51	1.91	0.36	0.31	0.46	0.94	1.09	2.79	5.06
C099	1.消化性溃疡	2.57	0.94	0.00	0.07	0.03	0.09	0.18	0.19	0.38	0.58
C100	2.肝疾病	6.58	1.57	0.15	0.10	0.12	0.10	0.37	0.43	1.55	3.31
C101	a.肝硬化	5.01	0.63	0.00	0.05	0.05	0.04	0.24	0.27	1.19	2.63
C102	3.阑尾炎	0.17	0.16	0.00	0.02	0.00	0.09	0.06	0.02	0.02	0.05
C103	4.肠梗阻	0.68	1.57	0.37	0.07	0.07	0.07	0.12	0.14	0.08	0.10
C104	J.泌尿生殖系统疾病	7.50	1.41	0.22	0.39	0.19	0.93	1.57	1.53	2.17	3.92
C105	1.肾炎和肾病	6.57	0.94	0.22	0.36	0.19	0.89	1.52	1.43	2.01	3.68
C106	a.肾小球和肾小管间质疾病	4.67	0.78	0.11	0.29	0.17	0.76	1.34	1.11	1.40	2.51
C107	2.良性前列腺肥大	0.16	0.00	0.00	0.00	0.00	0.00	0.02	0.00	0.00	0.00
C108	K.皮肤病	0.48	0.63	0.04	0.00	0.03	0.15	0.20	0.03	0.17	0.12
C109	L.肌肉骨骼和结缔组织病	1.62	0.16	0.04	0.05	0.16	0.38	0.33	0.29	0.36	0.58
C110	1.风湿性关节炎	0.68	0.00	0.00	0.00	0.00	0.00	0.00	0.05	0.11	0.07
C111	2.骨关节炎	0.01	0.00	0.00	0.00	0.00	0.00	0.00	0.00	0.00	0.02
C112	M.先天异常	2.43	149.69	6.90	1.35	1.10	1.46	0.94	0.70	0.38	0.53
C113	1.先天性心脏病	1.56	89.41	5.29	1.03	0.67	1.15	0.63	0.53	0.24	0.39
C114	N.口腔疾病	0.03	0.78	0.04	0.02	0.00	0.00	0.00	0.00	0.00	0.00
C115	Ⅲ.伤害	52.27	50.11	31.25	16.89	13.26	26.37	33.96	29.36	37.86	55.35
C116	A.意外伤害	39.88	48.23	30.04	16.03	11.97	20.83	26.84	22.80	29.47	43.82
C117	1.交通事故	18.23	5.79	6.61	4.48	2.78	11.18	16.63	14.31	17.05	24.88
C118	a.道路交通事故	12.56	4.70	4.37	3.13	2.05	7.58	11.31	9.70	11.93	17.25
C119	1a*机动车辆交通事故	10.24	3.76	3.16	2.36	1.66	6.41	9.48	7.67	9.75	14.20
C120	1b*机动车以外的运输事故	3.82	1.57	1.98	0.96	0.62	2.37	3.25	3.34	3.31	5.18
C121	2.意外中毒	2.81	1.10	1.18	0.41	0.47	1.07	2.03	1.43	2.18	3.11
C122	3.意外跌落	7.44	4.54	2.75	0.94	0.71	1.17	2.03	1.65	2.62	4.74
C123	4.火灾	0.70	0.78	0.40	0.17	0.09	0.15	0.24	0.24	0.42	0.51
C124	5.溺水	4.51	5.48	15.83	8.42	6.90	4.24	2.40	1.33	1.71	2.55
C125	6.意外的机械性窒息	1.25	20.98	0.59	0.29	0.24	0.60	0.53	1.02	1.13	1.92
C126	7.触电	0.94	0.00	0.18	0.29	0.29	0.97	0.94	0.78	0.96	1.48
C127	8.砸死	0.99	0.31	0.11	0.22	0.07	0.35	0.39	0.58	1.13	1.80
C128	9.由机械切割和穿刺工具所致的意外事故	0.22	0.00	0.07	0.05	0.03	0.13	0.33	0.24	0.33	0.36
C129	10.自然环境因素导致的意外事故	0.43	0.94	0.22	0.07	0.07	0.18	0.16	0.19	0.24	0.49
C130	B.故意伤害	11.43	1.10	0.29	0.58	1.16	4.88	6.51	5.95	7.66	10.37
C131	1.自杀	10.11	0.00	0.00	0.12	0.93	3.59	5.02	4.69	6.12	8.46
C132	2.被杀	1.21	1.10	0.29	0.46	0.22	1.26	1.24	1.06	1.32	1.75

第七章 地区别、性别、年龄别、死因别死亡数及死亡率

年龄别死亡率(城乡合计,男女合计)

40岁~	45岁~	50岁~	55岁~	60岁~	65岁~	70岁~	75岁~	80岁~	85岁~	世调率(2000)	中调率(2000)
11.41	14.17	29.17	49.44	68.21	105.11	203.06	344.83	629.59	1237.20	35.19	27.98
23.78	32.85	81.18	135.24	216.74	382.21	790.95	1317.70	2328.31	3358.40	114.84	91.69
6.54	9.62	24.79	49.44	106.11	218.32	510.46	965.92	1893.27	3191.30	79.12	60.06
5.16	8.46	22.59	46.29	100.64	208.56	491.26	931.39	1831.36	3050.29	75.50	57.23
4.85	7.93	21.84	44.57	97.55	203.78	477.35	908.54	1784.08	2980.46	73.49	55.66
0.29	0.51	0.70	1.51	2.71	4.33	12.54	20.54	43.90	66.44	1.84	1.43
0.35	0.32	0.62	0.67	1.14	2.42	5.03	5.64	7.32	8.47	0.56	0.49
9.76	11.07	19.45	27.97	35.06	51.73	81.88	133.00	213.30	346.75	15.73	13.24
0.92	1.26	2.20	3.93	4.87	8.45	17.24	27.99	51.40	68.13	2.70	2.22
6.85	7.65	13.05	17.62	19.35	24.10	31.60	42.49	50.28	55.93	6.48	5.88
5.24	5.92	10.28	13.58	14.90	18.72	23.64	30.91	38.08	41.69	4.92	4.48
0.04	0.04	0.21	0.18	0.21	0.55	1.18	1.41	3.38	4.41	0.18	0.15
0.18	0.11	0.57	0.77	0.59	2.16	4.11	7.45	13.51	23.39	0.75	0.59
5.81	4.55	8.83	12.42	16.94	24.30	41.92	61.01	103.37	149.82	7.65	6.63
5.42	4.28	8.13	11.44	15.75	21.99	36.89	50.84	82.17	108.13	6.63	5.84
4.03	2.93	5.62	8.04	11.73	15.40	26.90	35.74	53.09	75.93	4.71	4.16
0.00	0.00	0.03	0.07	0.08	0.30	0.59	1.81	6.57	11.19	0.19	0.13
0.26	0.15	0.49	0.49	0.30	0.45	1.76	3.93	10.88	27.46	0.54	0.41
0.67	0.79	1.50	2.07	3.51	4.93	9.66	14.70	25.51	49.15	1.70	1.41
0.16	0.24	0.41	1.02	1.82	2.92	4.77	7.75	11.44	19.32	0.72	0.59
0.00	0.00	0.00	0.00	0.00	0.00	0.13	0.00	0.38	0.68	0.01	0.01
0.51	0.32	0.34	0.70	0.51	0.45	0.72	0.81	0.38	0.34	3.72	2.60
0.33	0.28	0.16	0.46	0.25	0.30	0.46	0.30	0.38	0.00	2.37	1.67
0.02	0.00	0.00	0.00	0.17	0.05	0.20	0.30	0.19	0.00	0.04	0.03
65.13	49.63	69.42	73.94	72.66	88.91	132.22	196.93	334.12	590.13	52.26	48.98
51.56	37.79	52.12	53.13	49.71	59.83	87.56	133.20	234.88	484.71	40.20	37.56
29.04	20.18	27.56	28.81	24.94	28.13	32.65	36.24	38.46	52.54	17.36	17.39
19.56	13.79	19.17	19.79	17.49	20.53	21.15	25.47	27.58	34.23	11.95	11.98
16.18	11.26	15.39	15.90	14.57	16.30	17.89	21.34	21.01	26.78	9.72	9.76
5.99	3.83	6.04	6.18	4.95	5.89	6.79	7.25	9.57	10.51	3.66	3.64
3.89	3.23	4.40	4.91	3.98	6.14	8.10	10.47	14.07	11.86	2.72	2.64
5.93	5.02	7.82	8.67	8.72	12.38	26.77	55.68	118.19	304.72	7.98	6.50
0.65	0.77	0.57	0.49	0.80	1.36	2.74	4.53	8.63	20.34	0.73	0.63
2.71	2.09	3.57	2.98	4.36	4.33	8.03	12.18	21.76	23.05	5.16	4.55
2.00	1.22	1.37	0.81	0.93	1.11	1.24	1.71	3.38	4.41	1.33	1.22
1.24	0.96	1.55	1.75	1.02	1.11	0.78	1.01	0.94	1.02	0.88	0.91
2.63	1.71	1.40	1.40	0.89	0.75	0.98	1.11	2.06	2.37	0.90	0.94
0.26	0.19	0.28	0.18	0.34	0.10	0.07	0.40	0.38	1.36	0.21	0.21
0.43	0.32	0.60	0.56	0.85	0.86	0.91	1.81	4.88	8.47	0.45	0.40
12.33	10.88	15.85	19.44	21.55	27.67	42.77	60.71	94.55	97.62	11.10	10.51
9.84	9.41	14.04	18.11	20.54	27.12	41.53	58.90	92.11	95.25	9.86	9.23
2.28	1.39	1.68	1.33	0.97	0.55	1.24	1.81	2.25	2.37	1.14	1.17

表 7-2-2 2006年全国疾病监测系统分死因

疾病编码	疾病名称	总计	0岁	1岁~	5岁~	10岁~	15岁~	20岁~	25岁~	30岁~	35岁~
C001	总计	601.90	1015.53	75.94	36.82	29.53	60.65	77.40	72.33	108.27	186.78
C002	Ⅰ.感染性、母婴及营养缺乏性疾病	30.49	663.32	14.46	2.65	1.86	2.96	3.06	3.31	6.51	9.62
C003	A.传染病和寄生虫病	14.45	47.32	4.48	1.28	1.46	2.00	2.28	2.78	5.74	8.42
C004	1.结核病	5.76	1.48	0.48	0.18	0.17	0.64	0.97	1.14	1.82	3.06
C005	a.呼吸道结核	5.50	1.18	0.14	0.00	0.10	0.39	0.66	0.90	1.67	2.73
C006	2.性传播疾病(不包括艾滋病)	0.01	0.30	0.00	0.00	0.00	0.00	0.00	0.00	0.00	0.00
C007	a.梅毒	0.01	0.30	0.00	0.00	0.00	0.00	0.00	0.00	0.00	0.00
C008	3.艾滋病	0.30	0.30	0.14	0.00	0.10	0.04	0.08	0.23	0.65	0.40
C009	4.腹泻病	0.41	15.38	0.55	0.05	0.03	0.04	0.00	0.07	0.12	0.03
C010	a.痢疾	0.07	0.89	0.07	0.05	0.00	0.00	0.00	0.00	0.06	0.00
C011	b.伤寒和副伤寒	0.02	0.30	0.00	0.00	0.00	0.04	0.00	0.00	0.00	0.00
C012	5.好发于儿童期的疾病	0.15	7.10	0.07	0.00	0.07	0.07	0.04	0.03	0.15	0.00
C013	a.百日咳	0.00	0.00	0.00	0.00	0.00	0.00	0.00	0.00	0.00	0.00
C014	b.脊髓灰质炎	0.02	0.00	0.00	0.00	0.00	0.03	0.00	0.00	0.06	0.00
C015	c.白喉	0.00	0.00	0.00	0.00	0.00	0.00	0.00	0.00	0.00	0.00
C016	d.麻疹	0.01	0.59	0.00	0.00	0.00	0.00	0.00	0.00	0.00	0.00
C017	e.破伤风	0.12	6.51	0.07	0.00	0.03	0.04	0.04	0.03	0.09	0.00
C018	6.脑(脊)膜炎	0.26	5.91	0.90	0.27	0.07	0.21	0.08	0.07	0.03	0.17
C019	a.脑膜炎球菌感染	0.09	2.66	0.48	0.23	0.00	0.04	0.00	0.00	0.00	0.07
C020	b.脑膜炎	0.17	3.25	0.41	0.05	0.07	0.18	0.08	0.07	0.03	0.10
C021	7.病毒性肝炎	5.41	1.18	0.00	0.00	0.20	0.25	0.62	0.90	2.28	3.86
C022	a.乙型肝炎	5.29	1.18	0.00	0.00	0.20	0.25	0.62	0.87	2.28	3.73
C023	b.丙型肝炎	0.05	0.00	0.00	0.00	0.00	0.00	0.00	0.03	0.00	0.07
C024	8.疟疾	0.01	0.00	0.00	0.00	0.00	0.00	0.00	0.00	0.03	0.03
C025	9.热带病	0.07	0.00	0.00	0.00	0.00	0.00	0.00	0.00	0.00	0.00
C026	a.血吸虫病	0.07	0.00	0.00	0.00	0.00	0.00	0.00	0.00	0.00	0.00
C027	10.流行性乙型脑炎	0.04	0.30	0.21	0.23	0.07	0.00	0.00	0.00	0.00	0.00
C028	11.钩端螺旋体病	0.00	0.00	0.00	0.00	0.00	0.00	0.00	0.00	0.00	0.00
C029	12.流行性出血热	0.04	0.00	0.00	0.00	0.00	0.04	0.00	0.00	0.03	0.10
C030	13.败血病	0.45	6.51	0.41	0.05	0.10	0.14	0.07	0.23	0.07	0.15	0.13
C031	B.呼吸系统感染性疾病	10.53	123.61	9.57	1.23	0.37	0.89	0.70	0.47	0.71	1.07
C032	1.上呼吸道感染	1.25	10.05	0.90	0.09	0.03	0.14	0.15	0.17	0.09	0.07
C033	2.下呼吸道感染	9.27	113.56	8.68	1.14	0.33	0.71	0.54	0.30	0.62	1.00
C034	a.肺炎	8.58	111.49	8.40	1.10	0.33	0.61	0.50	0.30	0.59	0.83
C035	C.妊娠、分娩和产褥期疾病	0.00	0.00	0.00	0.00	0.00	0.00	0.00	0.00	0.00	0.00
C036	1.直接产科原因	0.00	0.00	0.00	0.00	0.00	0.00	0.00	0.00	0.00	0.00
C037	a.产后出血	0.00	0.00	0.00	0.00	0.00	0.00	0.00	0.00	0.00	0.00
C038	b.产褥期感染	0.00	0.00	0.00	0.00	0.00	0.00	0.00	0.00	0.00	0.00
C039	c.妊娠高血压综合征	0.00	0.00	0.00	0.00	0.00	0.00	0.00	0.00	0.00	0.00
C040	d.阻梗性分娩	0.00	0.00	0.00	0.00	0.00	0.00	0.00	0.00	0.00	0.00
C041	e.流产	0.00	0.00	0.00	0.00	0.00	0.00	0.00	0.00	0.00	0.00
C042	f.母体产伤	0.00	0.00	0.00	0.00	0.00	0.00	0.00	0.00	0.00	0.00
C043	2.间接产科原因	0.00	0.00	0.00	0.00	0.00	0.00	0.00	0.00	0.00	0.00
C044	D.起源于围生期的某些情况	4.79	477.60	0.00	0.00	0.00	0.00	0.00	0.00	0.00	0.00
C045	1.低出生体重	0.96	95.52	0.00	0.00	0.00	0.00	0.00	0.00	0.00	0.00

年龄别死亡率(城乡合计,男)

40岁~	45岁~	50岁~	55岁~	60岁~	65岁~	70岁~	75岁~	80岁~	85岁~	世调率(2000)	中调率(2000)
298.40	344.33	649.45	974.23	1356.42	2144.56	4033.41	6277.74	10837.85	16874.99	689.91	570.69
15.07	15.66	27.91	37.79	48.71	68.99	124.18	209.19	416.39	933.12	39.07	29.67
13.25	13.69	23.91	31.16	37.50	48.39	73.29	92.97	130.43	138.21	15.28	13.65
3.76	4.52	8.51	10.80	15.82	23.00	41.17	48.46	65.89	64.93	6.06	5.43
3.60	4.35	8.05	10.52	15.49	22.70	40.22	47.80	65.44	64.00	5.79	5.17
0.04	0.00	0.05	0.00	0.00	0.00	0.27	0.00	0.00	0.00	0.02	0.01
0.04	0.00	0.05	0.00	0.00	0.00	0.13	0.00	0.00	0.00	0.01	0.01
0.71	0.63	0.41	0.14	0.25	0.40	0.27	0.00	0.45	0.00	0.27	0.30
0.08	0.08	0.35	0.27	0.33	0.40	1.48	2.19	5.83	10.20	0.57	0.41
0.04	0.00	0.10	0.14	0.08	0.30	0.67	0.22	0.45	0.93	0.08	0.07
0.04	0.04	0.10	0.00	0.00	0.00	0.00	0.22	0.00	0.00	0.02	0.02
0.12	0.04	0.20	0.07	0.08	0.00	0.13	0.44	0.45	0.00	0.19	0.15
0.00	0.00	0.00	0.00	0.00	0.00	0.00	0.00	0.00	0.00	0.00	0.00
0.00	0.04	0.00	0.00	0.00	0.00	0.22	0.00	0.00	0.00	0.02	0.02
0.00	0.00	0.05	0.00	0.00	0.00	0.00	0.00	0.00	0.00	0.00	0.00
0.00	0.00	0.00	0.00	0.00	0.00	0.00	0.00	0.00	0.00	0.01	0.01
0.12	0.00	0.15	0.07	0.08	0.00	0.13	0.22	0.45	0.00	0.17	0.12
0.04	0.04	0.25	0.41	0.49	0.30	0.40	0.22	0.45	2.78	0.34	0.26
0.04	0.00	0.00	0.14	0.00	0.00	0.13	0.22	0.45	0.93	0.13	0.09
0.00	0.04	0.25	0.27	0.49	0.30	0.27	0.00	0.00	1.86	0.20	0.16
6.88	6.83	12.56	14.96	15.82	18.70	21.87	27.19	34.96	23.19	5.35	5.03
6.69	6.74	12.26	14.69	15.66	18.40	21.60	26.53	33.62	20.41	5.23	4.92
0.08	0.08	0.10	0.00	0.08	0.20	0.13	0.44	0.90	0.00	0.05	0.05
0.00	0.00	0.00	0.00	0.00	0.00	0.00	0.00	0.00	0.00	0.00	0.01
0.12	0.00	0.05	0.14	0.16	0.40	0.40	0.88	0.90	1.86	0.08	0.06
0.12	0.00	0.05	0.14	0.16	0.40	0.40	0.88	0.90	1.86	0.08	0.06
0.04	0.00	0.00	0.00	0.00	0.00	0.00	0.00	0.00	0.00	0.05	0.04
0.00	0.00	0.00	0.00	0.00	0.00	0.00	0.00	0.00	0.00	0.00	0.00
0.04	0.08	0.00	0.20	0.00	0.10	0.00	0.00	0.45	0.00	0.04	0.04
0.20	0.21	0.05	0.96	1.07	1.00	1.48	2.85	5.83	11.13	0.55	0.43
1.66	1.72	3.80	6.35	10.55	19.80	49.00	110.08	267.58	742.97	14.75	10.29
0.24	0.00	0.61	0.20	0.66	2.70	3.91	13.38	37.20	114.09	1.80	1.22
1.42	1.72	3.19	6.15	9.89	17.10	44.95	96.48	230.38	628.88	12.94	9.06
1.23	1.63	3.04	5.81	9.40	15.80	41.98	88.59	212.01	557.46	11.95	8.39
0.00	0.00	0.00	0.00	0.00	0.00	0.00	0.00	0.00	0.00	0.00	0.00
0.00	0.00	0.00	0.00	0.00	0.00	0.00	0.00	0.00	0.00	0.00	0.00
0.00	0.00	0.00	0.00	0.00	0.00	0.00	0.00	0.00	0.00	0.00	0.00
0.00	0.00	0.00	0.00	0.00	0.00	0.00	0.00	0.00	0.00	0.00	0.00
0.00	0.00	0.00	0.00	0.00	0.00	0.00	0.00	0.00	0.00	0.00	0.00
0.00	0.00	0.00	0.00	0.00	0.00	0.00	0.00	0.00	0.00	0.00	0.00
0.00	0.00	0.00	0.00	0.00	0.00	0.00	0.00	0.00	0.00	7.99	5.01
0.00	0.00	0.00	0.00	0.00	0.00	0.00	0.00	0.00	0.00	1.60	1.00

表 7-2-2(续)　2006 年全国疾病监测系统分死因

疾病编码	疾病名称	总计	0 岁	1 岁~	5 岁~	10 岁~	15 岁~	20 岁~	25 岁~	30 岁~	35 岁~
C046	a.早产儿和未成熟儿	0.71	71.27	0.00	0.00	0.00	0.00	0.00	0.00	0.00	0.00
C047	2.新生儿产伤和窒息	2.97	296.02	0.00	0.00	0.00	0.00	0.00	0.00	0.00	0.00
C048	3.新生儿溶血性疾病	0.06	5.91	0.00	0.00	0.00	0.00	0.00	0.00	0.00	0.00
C049	4.新生儿硬化病	0.04	4.44	0.00	0.00	0.00	0.00	0.00	0.00	0.00	0.00
C050	E.营养缺乏性疾病	0.73	14.79	0.41	0.14	0.03	0.07	0.08	0.07	0.06	0.13
C051	1.营养不良	0.35	7.98	0.14	0.05	0.03	0.00	0.04	0.00	0.00	0.07
C052	2.缺铁性贫血	0.20	0.59	0.07	0.05	0.00	0.00	0.04	0.07	0.06	0.03
C053	Ⅱ.非感染性疾病	492.22	255.21	21.55	9.14	8.38	17.40	21.56	23.94	44.78	91.43
C054	A.恶性肿瘤	149.85	8.28	4.68	3.43	3.59	6.45	6.85	8.23	17.24	38.48
C055	1.唇、口腔和咽恶性肿瘤	2.94	0.30	0.07	0.05	0.07	0.14	0.08	0.33	0.62	1.23
C056	a.鼻咽癌	1.75	0.00	0.00	0.00	0.07	0.11	0.08	0.27	0.56	1.03
C057	2.食管癌	17.92	0.00	0.00	0.00	0.00	0.04	0.12	0.07	0.28	1.16
C058	3.胃癌	25.47	0.00	0.00	0.00	0.00	0.21	0.27	0.47	1.33	3.16
C059	4.结直肠癌	8.04	0.00	0.00	0.00	0.00	0.07	0.27	0.54	0.83	2.03
C060	5.肝癌	31.07	0.00	0.00	0.00	0.07	0.39	0.93	2.04	5.80	16.41
C061	6.胰腺癌	3.38	0.00	0.00	0.00	0.00	0.00	0.04	0.10	0.22	0.60
C062	7.肺癌	38.62	0.00	0.00	0.00	0.17	0.21	0.46	0.87	2.41	4.46
C063	8.皮肤癌	0.62	0.00	0.07	0.00	0.07	0.04	0.00	0.10	0.19	0.20
C064	9.乳腺癌	0.15	0.00	0.00	0.00	0.00	0.00	0.00	0.07	0.00	0.07
C065	10.子宫颈癌	0.00	0.00	0.00	0.00	0.00	0.00	0.00	0.00	0.00	0.00
C066	11.子宫体癌	0.00	0.00	0.00	0.00	0.00	0.00	0.00	0.00	0.00	0.00
C067	12.卵巢癌	0.00	0.00	0.00	0.00	0.00	0.00	0.00	0.00	0.00	0.00
C068	13.前列腺癌	1.52	0.00	0.00	0.00	0.00	0.00	0.00	0.00	0.06	0.10
C069	14.膀胱癌	1.78	0.00	0.00	0.00	0.03	0.00	0.00	0.00	0.06	0.20
C070	15.淋巴瘤与多发性骨髓瘤	1.99	0.00	0.28	0.00	0.10	0.57	0.46	0.23	0.40	0.80
C071	16.白血病	3.97	4.73	2.89	2.33	1.73	2.85	2.79	1.97	2.19	2.90
C072	B.其他肿瘤	2.49	1.77	0.62	0.27	0.07	0.25	0.50	0.37	0.34	0.67
C073	1.良性肿瘤	0.69	1.18	0.34	0.05	0.03	0.07	0.27	0.10	0.19	0.30
C074	C.糖尿病	7.78	0.30	0.14	0.00	0.00	0.29	0.35	0.70	0.62	1.50
C075	D.内分泌、血液造血及免疫疾病	1.32	6.80	1.51	0.37	0.33	0.32	0.50	0.50	0.28	0.60
C076	E.神经和精神疾病	7.21	6.51	2.75	1.46	1.10	2.46	2.48	2.11	2.71	4.13
C077	1.精神障碍	2.98	0.00	0.00	0.00	0.13	0.46	0.85	0.84	1.33	2.23
C078	a.精神分裂症	0.73	0.00	0.00	0.00	0.07	0.14	0.31	0.40	0.71	0.70
C079	2.神经系统疾病	4.24	6.51	2.75	1.46	0.96	2.00	1.63	1.27	1.39	1.90
C080	a.阿尔茨海默病	0.12	0.00	0.00	0.00	0.00	0.00	0.00	0.00	0.00	0.00
C081	b.帕金森病	0.42	0.00	0.00	0.00	0.00	0.00	0.00	0.00	0.00	0.03
C082	c.癫痫	0.98	0.59	0.41	0.23	0.37	0.93	1.16	0.97	0.93	1.23
C083	F.感官疾病	0.03	0.00	0.00	0.00	0.00	0.00	0.00	0.00	0.00	0.00
C084	G.循环系统疾病	213.60	22.77	1.65	0.69	1.16	3.28	5.88	6.39	13.78	28.76
C085	1.急性风湿热	0.67	0.00	0.00	0.00	0.07	0.07	0.00	0.03	0.03	0.13
C086	2.心脏病	93.71	8.87	0.90	0.32	0.67	2.07	3.21	3.95	8.23	16.18
C087	a.慢性风湿性心脏病	2.65	0.00	0.00	0.00	0.07	0.25	0.23	0.30	0.40	1.13
C088	b.高血压心脏病	21.96	0.00	0.00	0.00	0.00	0.11	0.15	0.57	0.93	2.16
C089	c.肺源性心脏病	1.21	0.00	0.14	0.00	0.00	0.07	0.00	0.07	0.06	0.07
C090	d.缺血性心脏病	57.57	1.48	0.00	0.09	0.37	0.96	1.66	2.14	4.78	10.45

第七章 地区别、性别、年龄别、死因别死亡数及死亡率

年龄别死亡率（城乡合计，男）

40岁~	45岁~	50岁~	55岁~	60岁~	65岁~	70岁~	75岁~	80岁~	85岁~	世调率 (2000)	中调率 (2000)
0.00	0.00	0.00	0.00	0.00	0.00	0.00	0.00	0.00	0.00	1.19	0.75
0.00	0.00	0.00	0.00	0.00	0.00	0.00	0.00	0.00	0.00	4.95	3.10
0.00	0.00	0.00	0.00	0.00	0.00	0.00	0.00	0.00	0.00	0.10	0.06
0.00	0.00	0.00	0.00	0.00	0.00	0.00	0.00	0.00	0.00	0.07	0.05
0.16	0.25	0.20	0.27	0.66	0.80	1.89	6.14	18.38	51.94	1.05	0.72
0.00	0.13	0.10	0.07	0.16	0.30	0.13	2.63	9.86	36.17	0.55	0.35
0.12	0.04	0.05	0.07	0.41	0.40	1.21	2.63	6.28	7.42	0.25	0.19
183.19	252.17	518.16	827.33	1201.97	1948.50	3711.22	5769.67	9834.29	14368.74	567.14	464.44
78.30	117.96	237.73	371.16	480.24	699.16	1099.40	1428.17	1678.12	1635.28	158.94	139.76
2.33	3.77	6.89	8.61	8.57	13.20	14.17	18.20	24.20	20.41	2.99	2.72
1.74	2.51	4.66	5.33	5.03	7.90	6.21	6.14	13.00	7.42	1.73	1.62
5.06	11.10	25.68	48.99	64.94	88.98	142.94	187.48	246.52	216.12	19.39	16.68
9.14	15.66	34.40	61.22	83.82	134.57	208.81	279.58	328.99	296.82	27.41	23.74
3.64	5.78	9.32	15.10	20.77	38.39	63.44	97.14	121.91	130.79	8.77	7.54
29.24	40.53	72.44	94.91	103.76	116.48	167.78	184.63	194.08	208.70	31.37	28.75
1.35	2.64	4.96	8.88	11.29	17.10	30.10	30.48	34.51	34.32	3.57	3.14
13.53	23.45	53.69	89.10	130.80	202.76	333.94	427.16	452.70	411.83	41.33	36.00
0.44	0.38	0.86	0.75	0.91	2.50	3.64	6.36	10.76	23.19	0.71	0.59
0.12	0.17	0.30	0.41	0.49	0.70	0.67	0.44	2.69	0.93	0.15	0.14
0.00	0.00	0.00	0.00	0.00	0.00	0.00	0.00	0.00	0.00	0.00	0.00
0.00	0.00	0.00	0.00	0.00	0.00	0.00	0.00	0.00	0.00	0.00	0.00
0.00	0.00	0.00	0.00	0.00	0.00	0.00	0.00	0.00	0.00	0.00	0.00
0.08	0.21	0.35	1.02	1.98	5.30	11.47	26.31	51.99	74.20	1.92	1.45
0.24	0.42	1.17	2.32	3.63	6.80	14.04	29.60	51.10	50.09	2.11	1.69
1.42	1.30	2.38	4.71	5.52	10.20	13.77	16.67	20.62	13.91	2.08	1.86
3.28	2.60	6.08	6.70	7.09	11.00	14.44	18.64	17.48	15.77	4.09	3.84
1.50	1.63	3.70	5.74	6.68	10.40	18.22	20.17	32.27	34.32	2.70	2.34
0.59	0.46	1.01	1.16	1.98	2.90	4.72	2.85	9.41	7.42	0.74	0.65
3.05	4.73	7.50	14.55	22.83	34.29	65.46	90.34	120.57	166.96	8.66	7.31
1.07	0.75	1.62	2.53	2.31	2.80	6.34	10.09	15.24	20.41	1.50	1.27
4.47	4.61	6.99	7.31	10.14	16.90	31.18	63.15	151.05	260.64	8.43	6.95
2.45	2.43	3.04	2.80	4.37	6.40	11.34	23.24	73.51	128.00	3.48	2.86
0.83	0.75	1.42	1.09	1.65	1.90	2.16	3.95	4.48	8.35	0.72	0.69
2.02	2.18	3.95	4.51	5.77	10.50	19.84	39.91	77.54	132.64	4.95	4.10
0.00	0.04	0.10	0.00	0.08	0.20	0.40	2.41	4.93	10.20	0.17	0.12
0.08	0.04	0.20	0.27	0.33	1.50	3.78	8.55	12.55	12.99	0.50	0.39
0.83	1.05	1.82	1.02	1.32	1.30	1.21	1.75	3.14	3.71	0.96	0.96
0.00	0.00	0.05	0.00	0.00	0.00	0.00	0.88	2.24	0.93	0.04	0.03
63.94	86.68	188.39	310.42	483.46	812.33	1666.17	2671.70	5015.98	7819.28	253.01	202.00
0.28	0.08	0.66	1.23	2.23	3.30	5.26	7.24	11.21	17.62	0.76	0.63
32.48	42.71	86.77	141.65	207.11	338.73	663.55	1096.83	2181.91	3876.25	111.97	88.71
1.38	1.47	3.85	6.35	5.77	8.90	17.28	26.75	44.82	69.57	2.97	2.49
5.26	7.70	17.32	32.18	54.07	90.88	180.74	279.36	525.76	732.77	25.83	20.72
0.20	0.42	0.81	0.89	1.90	4.10	9.85	18.42	30.48	59.36	1.49	1.15
20.77	27.01	54.56	87.73	125.52	202.86	394.95	664.42	1340.16	2554.48	69.25	54.53

表 7-2-2(续) 2006年全国疾病监测系统分死因

疾病编码	疾病名称	总计	0岁	1岁~	5岁~	10岁~	15岁~	20岁~	25岁~	30岁~	35岁~
C091	急性心肌梗死	35.82	0.00	0.00	0.00	0.23	0.71	1.28	1.84	3.73	8.75
C092	3.脑血管疾病	117.54	13.01	0.69	0.32	0.43	1.14	2.63	2.27	5.37	12.15
C093	H.呼吸系统疾病	78.32	15.67	0.83	0.46	0.30	0.71	0.89	1.20	1.76	3.69
C094	1.慢性下呼吸道疾病	74.18	9.46	0.21	0.27	0.23	0.39	0.35	0.80	1.02	2.70
C095	a.慢性阻塞性肺疾病	72.25	8.58	0.21	0.27	0.23	0.32	0.27	0.74	0.77	2.50
C096	b.哮喘	1.74	0.89	0.00	0.00	0.00	0.07	0.08	0.03	0.12	0.17
C097	2.尘肺	1.04	0.00	0.00	0.00	0.00	0.00	0.00	0.07	0.22	0.30
C098	I.消化系统疾病	18.58	23.95	2.00	0.37	0.17	0.61	1.04	1.44	4.53	7.72
C099	1.消化性溃疡	3.22	1.48	0.00	0.09	0.07	0.14	0.19	0.27	0.59	0.70
C100	2.肝疾病	9.16	1.77	0.07	0.14	0.07	0.11	0.58	0.64	2.74	5.26
C101	a.肝硬化	7.11	0.30	0.00	0.09	0.03	0.04	0.39	0.40	2.13	4.39
C102	3.阑尾炎	0.16	0.30	0.00	0.05	0.00	0.14	0.04	0.00	0.03	0.03
C103	4.肠梗阻	0.73	2.07	0.34	0.05	0.03	0.14	0.08	0.17	0.12	0.13
C104	J.泌尿生殖系统疾病	8.64	1.48	0.21	0.37	0.23	1.11	1.82	1.97	2.78	4.83
C105	1.肾炎和肾病	7.27	1.18	0.21	0.32	0.23	1.03	1.74	1.84	2.65	4.59
C106	a.肾小球和肾小管间质疾病	5.10	0.89	0.21	0.27	0.23	0.93	1.51	1.34	1.79	3.06
C107	2.良性前列腺肥大	0.32	0.00	0.00	0.00	0.00	0.00	0.04	0.00	0.00	0.00
C108	K.皮肤病	0.37	0.89	0.07	0.00	0.03	0.07	0.15	0.03	0.09	0.10
C109	L.肌肉骨骼和结缔组织病	1.26	0.30	0.07	0.05	0.00	0.18	0.00	0.17	0.19	0.43
C110	1.风湿性关节炎	0.53	0.00	0.00	0.00	0.00	0.00	0.00	0.07	0.09	0.07
C111	2.骨关节炎	0.01	0.00	0.00	0.00	0.00	0.00	0.00	0.00	0.00	0.00
C112	M.先天异常	2.74	165.61	7.02	1.64	1.33	1.68	1.01	0.84	0.46	0.53
C113	1.先天性心脏病	1.70	96.41	5.23	1.23	0.73	1.35	0.58	0.54	0.28	0.37
C114	N.口腔疾病	0.01	0.89	0.00	0.05	0.00	0.00	0.00	0.00	0.00	0.00
C115	Ⅲ.伤害	70.49	49.98	37.32	23.98	18.95	39.19	51.67	44.01	55.88	83.37
C116	A.意外伤害	56.45	47.91	36.15	22.89	17.42	32.52	43.19	36.62	47.40	70.83
C117	1.交通事故	27.23	5.62	7.50	6.08	3.82	17.54	26.86	23.27	27.17	39.34
C118	a.道路交通事故	18.64	4.73	5.30	4.07	2.83	12.30	17.73	15.95	18.78	27.06
C119	1a*机动车辆交通事故	15.14	3.84	3.79	2.88	2.23	10.45	15.06	12.61	15.36	22.07
C120	1b*机动车以外的运输事故	5.83	1.48	2.34	1.42	1.00	3.71	5.26	5.25	5.52	8.42
C121	2.意外中毒	4.01	1.18	1.45	0.37	0.60	1.14	2.71	1.84	3.39	4.86
C122	3.意外跌落	8.88	4.73	3.30	1.28	0.86	2.00	3.06	2.61	4.35	7.95
C123	4.火灾	0.91	0.59	0.48	0.14	0.13	0.21	0.27	0.40	0.68	0.87
C124	5.溺水	6.18	4.14	19.62	13.11	10.54	6.67	4.14	1.77	2.34	3.56
C125	6.意外的机械性窒息	1.93	22.77	0.69	0.50	0.27	0.93	1.01	1.77	2.04	3.43
C126	7.触电	1.60	0.00	0.34	0.00	0.47	1.75	1.66	1.40	1.70	2.76
C127	8.砸死	1.71	0.30	0.00	0.18	0.10	0.57	0.66	1.10	2.00	3.36
C128	9.由机械切割和穿刺工具所致的意外事故	0.36	0.00	0.07	0.09	0.07	0.21	0.66	0.37	0.52	0.60
C129	10.自然环境因素导致的意外事故	0.53	0.89	0.21	0.00	0.10	0.21	0.27	0.23	0.43	0.70
C130	B.故意伤害	12.76	1.18	0.28	0.82	1.40	5.81	7.70	6.42	7.56	10.68
C131	1.自杀	10.92	0.00	0.00	0.18	1.06	3.85	5.38	4.48	5.43	8.12
C132	2.被杀	1.64	1.18	0.28	0.64	0.33	1.89	1.82	1.54	1.73	2.26

年龄别死亡率（城乡合计，男）

40岁~	45岁~	50岁~	55岁~	60岁~	65岁~	70岁~	75岁~	80岁~	85岁~	世调率(2000)	中调率(2000)
15.79	20.90	40.17	65.73	84.48	132.97	237.70	379.57	727.90	1345.88	41.88	33.80
30.66	43.09	99.39	164.54	269.01	463.80	983.85	1547.01	2795.97	3878.10	138.38	111.09
7.83	11.81	30.85	58.76	129.07	270.84	658.29	1222.92	2397.06	3749.17	97.93	74.72
5.86	9.88	27.51	54.25	121.48	257.05	629.67	1173.36	2314.58	3572.94	92.96	70.78
5.50	9.34	26.49	52.34	117.53	250.25	612.94	1146.61	2258.11	3508.94	90.66	68.94
0.32	0.54	0.96	1.57	3.46	6.20	14.71	23.90	52.89	61.22	2.10	1.65
0.67	0.63	1.22	1.30	2.14	4.50	9.85	11.62	16.58	20.41	1.14	0.97
15.55	17.71	28.42	39.49	45.82	67.99	102.72	160.95	252.35	388.65	20.33	17.44
1.38	1.88	2.99	5.26	7.17	12.00	22.54	38.37	70.37	86.26	3.67	3.03
11.24	12.86	20.16	25.35	25.88	34.29	41.57	55.26	58.27	77.91	9.25	8.51
8.98	9.92	16.16	19.82	20.19	26.79	31.58	40.35	46.17	58.44	7.16	6.60
0.08	0.04	0.20	0.34	0.33	0.30	0.94	1.10	4.48	3.71	0.19	0.15
0.12	0.04	0.71	1.16	0.49	2.30	5.53	8.99	17.48	25.97	0.89	0.70
6.37	5.11	10.79	14.35	17.72	27.99	52.24	81.57	142.53	221.69	9.58	8.18
5.97	4.82	9.93	13.19	15.99	24.10	44.27	62.93	102.64	131.71	7.81	6.87
4.55	3.39	6.99	8.88	11.37	17.20	32.39	41.88	63.20	90.90	5.45	4.82
0.00	0.00	0.05	0.14	0.16	0.60	1.21	3.95	15.69	30.61	0.46	0.31
0.24	0.08	0.51	0.55	0.58	0.70	2.16	4.17	6.28	17.62	0.45	0.36
0.40	0.71	1.17	1.78	2.88	4.80	8.37	14.47	19.72	52.87	1.48	1.20
0.16	0.25	0.46	0.68	1.32	2.50	3.51	7.46	8.52	21.33	0.62	0.50
0.00	0.00	0.00	0.00	0.00	0.00	0.13	0.00	0.45	0.00	0.01	0.01
0.44	0.38	0.46	0.68	0.25	0.30	0.67	1.10	0.90	0.93	4.07	2.85
0.28	0.29	0.25	0.48	0.08	0.20	0.27	0.00	0.90	0.00	2.51	1.77
0.04	0.00	0.00	0.00	0.00	0.00	0.00	0.00	0.00	0.00	0.02	0.02
97.17	73.74	99.23	102.56	97.50	112.98	171.56	238.58	387.71	625.17	71.19	68.09
81.58	59.92	79.88	77.69	68.74	77.08	116.62	162.27	263.55	485.11	56.91	54.70
45.50	31.62	40.88	41.20	33.87	36.09	43.46	49.34	58.27	88.12	26.00	26.27
30.54	21.57	28.57	27.95	23.41	25.89	26.86	33.99	41.24	59.36	17.80	17.98
25.08	17.50	22.85	22.34	19.04	20.30	22.54	29.16	31.38	47.31	14.43	14.60
9.77	6.28	9.17	8.88	7.17	7.40	9.58	9.87	15.24	15.77	5.59	5.62
6.13	5.23	7.09	7.17	6.18	8.50	11.34	12.94	20.17	14.84	3.91	3.83
9.77	8.04	12.71	13.26	11.87	15.60	35.23	62.06	119.67	265.28	9.83	8.48
0.95	1.30	0.81	0.61	1.15	1.70	3.51	5.48	12.55	25.04	0.99	0.88
3.40	2.64	4.61	4.03	5.60	5.30	10.66	15.57	21.51	28.75	7.03	6.31
3.52	2.18	2.53	1.30	1.07	1.50	1.62	1.97	2.24	4.64	1.96	1.89
2.22	1.51	2.63	3.07	1.48	1.50	1.21	1.10	0.90	1.86	1.50	1.55
4.71	3.06	2.58	2.60	1.48	1.30	1.35	1.75	1.34	4.64	1.56	1.64
0.47	0.38	0.51	0.20	0.66	0.10	0.13	0.66	0.45	0.93	0.34	0.36
0.55	0.54	0.96	0.48	0.99	1.10	1.08	1.53	7.17	8.35	0.56	0.51
13.89	12.48	17.27	22.82	26.79	33.99	52.37	72.80	118.78	128.93	13.00	12.15
10.37	10.30	14.89	20.98	25.47	33.09	50.75	70.39	116.54	127.07	11.26	10.36
3.17	2.01	2.13	1.84	1.24	0.90	1.62	2.41	1.79	1.86	1.55	1.59

表 7-2-3 2006 年全国疾病监测系统分死因

疾病编码	疾病名称	总计	0岁	1岁~	5岁~	10岁~	15岁~	20岁~	25岁~	30岁~	35岁~
C001	总计	446.29	822.97	59.88	20.14	15.04	26.39	34.82	34.37	52.39	88.98
C002	Ⅰ.感染性、母婴及营养缺乏性疾病	23.20	548.09	14.16	3.10	1.43	1.60	3.72	3.72	4.67	6.41
C003	A.传染病和寄生虫病	7.16	32.95	5.11	1.42	0.79	1.15	1.44	1.29	2.05	3.57
C004	1.结核病	2.52	0.67	0.24	0.25	0.18	0.60	0.76	0.56	0.86	1.39
C005	a.呼吸道结核	2.33	0.00	0.16	0.10	0.14	0.41	0.52	0.42	0.77	1.32
C006	2.性传播疾病(不包括艾滋病)	0.09	0.33	0.00	0.00	0.00	0.00	0.00	0.03	0.16	0.07
C007	a.梅毒	0.01	0.33	0.00	0.00	0.00	0.00	0.00	0.00	0.03	0.00
C008	3.艾滋病	0.16	0.00	0.00	0.00	0.00	0.00	0.04	0.14	0.19	0.35
C009	4.腹泻病	0.41	13.31	1.34	0.10	0.04	0.00	0.08	0.07	0.00	0.03
C010	a.痢疾	0.04	1.66	0.00	0.00	0.00	0.04	0.00	0.00	0.00	0.00
C011	b.伤寒和副伤寒	0.02	0.33	0.00	0.00	0.00	0.04	0.00	0.00	0.00	0.00
C012	5.好发于儿童期的疾病	0.10	6.32	0.08	0.05	0.00	0.00	0.04	0.00	0.03	0.07
C013	a.百日咳	0.00	0.00	0.00	0.00	0.00	0.00	0.00	0.00	0.00	0.00
C014	b.脊髓灰质炎	0.01	0.00	0.00	0.00	0.00	0.00	0.00	0.00	0.00	0.03
C015	c.白喉	0.00	0.00	0.00	0.00	0.00	0.00	0.00	0.00	0.00	0.00
C016	d.麻疹	0.00	0.33	0.00	0.00	0.00	0.00	0.00	0.00	0.00	0.00
C017	e.破伤风	0.09	5.99	0.08	0.05	0.00	0.00	0.04	0.00	0.03	0.03
C018	6.脑(脊)膜炎	0.16	2.33	0.63	0.20	0.11	0.07	0.00	0.10	0.03	0.00
C019	a.脑膜炎球菌感染	0.06	0.67	0.31	0.00	0.04	0.04	0.00	0.03	0.00	0.00
C020	b.脑膜炎	0.10	1.66	0.31	0.20	0.07	0.04	0.00	0.07	0.03	0.00
C021	7.病毒性肝炎	2.23	0.00	0.24	0.05	0.07	0.15	0.20	0.17	0.48	0.83
C022	a.乙型肝炎	2.18	0.00	0.24	0.05	0.07	0.11	0.20	0.17	0.48	0.80
C023	b.丙型肝炎	0.02	0.00	0.00	0.00	0.00	0.00	0.00	0.00	0.00	0.00
C024	8.疟疾	0.00	0.00	0.00	0.00	0.00	0.00	0.00	0.00	0.00	0.00
C025	9.热带病	0.02	0.00	0.00	0.00	0.00	0.00	0.00	0.00	0.00	0.00
C026	a.血吸虫病	0.02	0.00	0.00	0.00	0.00	0.00	0.00	0.00	0.00	0.00
C027	10.流行性乙型脑炎	0.02	0.00	0.31	0.05	0.00	0.00	0.00	0.00	0.00	0.03
C028	11.钩端螺旋体病	0.00	0.00	0.00	0.00	0.00	0.04	0.00	0.00	0.00	0.00
C029	12.流行性出血热	0.02	0.00	0.00	0.00	0.00	0.00	0.00	0.00	0.00	0.03
C030	13.败血病	0.34	4.66	0.39	0.05	0.07	0.07	0.04	0.00	0.06	0.17
C031	B.呼吸系统感染性疾病	10.65	118.14	8.34	1.63	0.64	0.22	0.48	0.35	0.35	0.76
C032	1.上呼吸道感染	1.63	9.98	1.26	0.10	0.14	0.00	0.04	0.03	0.06	0.10
C033	2.下呼吸道感染	9.01	108.15	7.08	1.53	0.50	0.22	0.44	0.31	0.26	0.66
C034	a.肺炎	8.21	103.16	6.92	1.47	0.43	0.19	0.44	0.28	0.26	0.59
C035	C.妊娠、分娩和产褥期疾病	0.75	0.00	0.00	0.00	0.00	0.19	1.80	1.98	2.18	1.94
C036	1.直接产科原因	0.73	0.00	0.00	0.00	0.00	0.19	1.76	1.98	2.14	1.91
C037	a.产后出血	0.25	0.00	0.00	0.00	0.00	0.04	0.44	0.70	0.70	0.80
C038	b.产褥期感染	0.11	0.00	0.00	0.00	0.00	0.04	0.28	0.24	0.38	0.24
C039	c.妊娠高血压综合征	0.10	0.00	0.00	0.00	0.00	0.00	0.28	0.28	0.32	0.21
C040	d.阻梗性分娩	0.01	0.00	0.00	0.00	0.00	0.00	0.00	0.03	0.00	0.03
C041	e.流产	0.07	0.00	0.00	0.00	0.00	0.07	0.12	0.07	0.26	0.17
C042	f.母体产伤	0.02	0.00	0.00	0.00	0.00	0.00	0.04	0.00	0.10	0.10
C043	2.间接产科原因	0.01	0.00	0.00	0.00	0.00	0.00	0.04	0.00	0.00	0.03
C044	D.起源于围生期的某些情况	3.63	390.68	0.00	0.00	0.00	0.00	0.00	0.00	0.00	0.00
C045	1.低出生体重	0.82	87.85	0.00	0.00	0.00	0.00	0.00	0.00	0.00	0.00

年龄别死亡率(城乡合计,女)

40岁~	45岁~	50岁~	55岁~	60岁~	65岁~	70岁~	75岁~	80岁~	85岁~	世调率(2000)	中调率(2000)
140.97	164.14	340.09	540.43	795.25	1292.66	2437.21	4166.60	7512.87	13609.94	440.52	352.26
6.13	5.76	11.03	18.32	23.34	36.87	69.69	121.74	302.32	789.49	27.49	19.97
4.96	4.63	8.96	14.50	17.33	23.10	34.65	42.07	51.62	77.45	7.28	6.31
1.39	1.53	3.18	5.56	7.23	10.03	14.42	16.01	14.84	26.17	2.42	2.19
1.30	1.40	2.86	5.12	7.14	9.83	13.91	15.45	14.20	23.50	2.23	2.02
0.13	0.13	0.21	0.14	0.26	0.20	0.13	0.37	0.32	0.00	0.09	0.09
0.00	0.00	0.00	0.00	0.00	0.00	0.00	0.00	0.00	0.00	0.01	0.01
0.80	0.17	0.11	0.14	0.35	0.10	0.00	0.00	0.00	0.00	0.15	0.16
0.08	0.09	0.16	0.07	0.44	0.20	1.14	2.23	3.55	11.22	0.55	0.38
0.00	0.00	0.00	0.00	0.09	0.00	0.13	0.19	0.00	1.60	0.05	0.03
0.00	0.00	0.00	0.00	0.17	0.00	0.13	0.19	0.65	0.00	0.03	0.02
0.00	0.00	0.00	0.00	0.09	0.20	0.13	0.00	0.32	0.53	0.15	0.10
0.00	0.00	0.00	0.00	0.00	0.00	0.00	0.00	0.00	0.00	0.00	0.00
0.00	0.00	0.00	0.00	0.00	0.00	0.00	0.00	0.32	0.00	0.01	0.01
0.00	0.00	0.00	0.00	0.00	0.00	0.00	0.00	0.00	0.00	0.00	0.00
0.00	0.00	0.00	0.00	0.00	0.00	0.00	0.00	0.00	0.00	0.01	0.00
0.00	0.00	0.00	0.00	0.09	0.20	0.13	0.00	0.00	0.53	0.14	0.09
0.08	0.13	0.21	0.07	0.17	0.20	0.51	0.19	0.65	1.07	0.20	0.16
0.04	0.09	0.00	0.00	0.17	0.00	0.25	0.19	0.00	1.07	0.07	0.06
0.04	0.04	0.21	0.07	0.00	0.20	0.25	0.00	0.65	0.00	0.12	0.10
1.55	1.70	3.76	6.42	6.44	9.22	12.39	16.20	17.42	11.75	2.13	1.92
1.51	1.66	3.71	6.20	6.44	8.81	12.14	16.01	16.46	11.22	2.07	1.88
0.00	0.04	0.00	0.07	0.00	0.20	0.00	0.19	0.32	0.53	0.02	0.02
0.00	0.00	0.00	0.00	0.00	0.00	0.00	0.00	0.00	0.00	0.00	0.00
0.00	0.00	0.05	0.00	0.00	0.20	0.13	0.19	0.32	0.53	0.02	0.02
0.00	0.00	0.05	0.00	0.00	0.20	0.13	0.19	0.32	0.53	0.02	0.02
0.00	0.00	0.00	0.00	0.00	0.00	0.13	0.00	0.00	0.00	0.03	0.02
0.00	0.00	0.00	0.00	0.00	0.00	0.00	0.00	0.00	0.00	0.00	0.00
0.00	0.04	0.05	0.07	0.35	0.00	0.00	0.00	0.00	0.00	0.02	0.02
0.13	0.13	0.27	0.36	0.35	0.51	1.26	2.23	3.55	10.15	0.38	0.29
0.71	0.92	1.91	3.25	5.57	12.05	32.25	73.34	230.37	643.13	11.85	8.01
0.00	0.09	0.21	0.29	1.04	0.91	4.05	10.05	33.56	132.47	1.78	1.15
0.71	0.83	1.70	2.96	4.53	11.14	28.20	63.29	196.82	510.66	10.07	6.86
0.67	0.74	1.48	2.89	4.18	9.93	25.29	56.40	180.68	456.18	9.23	6.28
0.34	0.00	0.05	0.07	0.00	0.00	0.00	0.00	0.00	0.00	0.65	0.76
0.29	0.00	0.05	0.07	0.00	0.00	0.00	0.00	0.00	0.00	0.64	0.75
0.21	0.00	0.00	0.00	0.00	0.00	0.00	0.00	0.00	0.00	0.22	0.26
0.00	0.00	0.00	0.00	0.00	0.00	0.00	0.00	0.00	0.00	0.09	0.11
0.00	0.00	0.00	0.00	0.00	0.00	0.00	0.00	0.00	0.00	0.09	0.10
0.04	0.00	0.00	0.00	0.00	0.00	0.00	0.00	0.00	0.00	0.01	0.01
0.04	0.00	0.00	0.00	0.00	0.00	0.00	0.00	0.00	0.00	0.06	0.07
0.00	0.00	0.00	0.00	0.00	0.00	0.00	0.00	0.00	0.00	0.02	0.02
0.04	0.00	0.00	0.00	0.00	0.00	0.00	0.00	0.00	0.00	0.01	0.01
0.00	0.00	0.00	0.00	0.00	0.00	0.00	0.00	0.00	0.00	6.62	4.15
0.00	0.00	0.00	0.00	0.00	0.00	0.00	0.00	0.00	0.00	1.49	0.93

表7-2-3(续) 2006年全国疾病监测系统分死因

疾病编码	疾病名称	总计	0岁	1岁~	5岁~	10岁~	15岁~	20岁~	25岁~	30岁~	35岁~
C046	a.早产儿和未成熟儿	0.63	67.55	0.00	0.00	0.00	0.00	0.00	0.00	0.00	0.00
C047	2.新生儿产伤和窒息	2.21	237.27	0.00	0.00	0.00	0.00	0.00	0.00	0.00	0.00
C048	3.新生儿溶血性疾病	0.02	1.66	0.00	0.00	0.00	0.00	0.00	0.00	0.00	0.00
C049	4.新生儿硬化病	0.03	3.66	0.00	0.00	0.00	0.00	0.00	0.00	0.00	0.00
C050	E.营养缺乏性疾病	1.01	6.32	0.71	0.05	0.00	0.04	0.00	0.10	0.10	0.14
C051	1.营养不良	0.54	3.66	0.39	0.05	0.00	0.00	0.00	0.00	0.00	0.03
C052	2.缺铁性贫血	0.23	0.67	0.08	0.00	0.00	0.04	0.00	0.07	0.10	0.10
C053	Ⅱ.非感染性疾病	379.38	194.34	18.41	7.22	6.23	11.20	14.81	15.69	27.83	55.71
C054	A.恶性肿瘤	84.76	7.65	4.33	3.05	2.47	3.87	5.36	5.91	12.63	26.00
C055	1.唇、口腔和咽恶性肿瘤	1.30	0.00	0.00	0.00	0.04	0.07	0.04	0.17	0.29	0.52
C056	a.鼻咽癌	0.79	0.00	0.00	0.00	0.04	0.04	0.04	0.14	0.19	0.42
C057	2.食管癌	7.48	0.00	0.00	0.00	0.00	0.04	0.16	0.07	0.22	0.38
C058	3.胃癌	11.98	0.00	0.00	0.00	0.04	0.07	0.16	0.49	1.60	2.46
C059	4.结直肠癌	6.26	0.00	0.00	0.00	0.04	0.00	0.16	0.28	1.06	1.66
C060	5.肝癌	11.29	0.00	0.00	0.00	0.11	0.26	0.48	0.90	1.57	3.19
C061	6.胰腺癌	2.36	0.00	0.00	0.00	0.00	0.00	0.00	0.03	0.00	0.38
C062	7.肺癌	17.47	0.00	0.00	0.00	0.04	0.04	0.16	0.28	1.18	2.95
C063	8.皮肤癌	0.50	0.00	0.00	0.00	0.04	0.04	0.04	0.17	0.03	0.03
C064	9.乳腺癌	5.29	0.00	0.00	0.00	0.00	0.00	0.04	0.28	1.63	4.30
C065	10.子宫颈癌	2.37	0.00	0.00	0.00	0.00	0.04	0.12	0.31	0.64	1.87
C066	11.子宫体癌	3.21	0.00	0.00	0.00	0.04	0.04	0.16	0.17	0.86	1.77
C067	12.卵巢癌	1.42	0.00	0.00	0.00	0.00	0.00	0.15	0.20	0.07	0.22	0.35
C068	13.前列腺癌	0.00	0.00	0.00	0.00	0.00	0.00	0.00	0.00	0.00	0.00
C069	14.膀胱癌	0.69	0.00	0.00	0.00	0.00	0.00	0.00	0.00	0.03	0.17
C070	15.淋巴瘤与多发性骨髓瘤	1.29	0.33	0.16	0.20	0.14	0.11	0.44	0.35	0.32	0.69
C071	16.白血病	2.93	4.99	2.44	1.53	1.50	1.86	1.68	1.08	1.44	2.32
C072	B.其他肿瘤	1.89	2.00	0.24	0.25	0.07	0.00	0.08	0.17	0.61	0.94
C073	1.良性肿瘤	0.58	1.66	0.08	0.25	0.04	0.00	0.00	0.03	0.29	0.28
C074	C.糖尿病	10.32	0.67	0.00	0.00	0.11	0.22	0.16	0.49	0.54	1.21
C075	D.内分泌、血液造血及免疫疾病	1.31	2.66	1.42	0.25	0.21	0.37	0.20	0.35	0.35	0.73
C076	E.神经和精神疾病	6.50	6.66	1.65	0.92	0.57	0.78	1.28	1.22	1.89	2.74
C077	1.精神障碍	3.02	0.00	0.00	0.00	0.07	0.07	0.60	0.63	0.96	1.07
C078	a.精神分裂症	0.75	0.00	0.00	0.00	0.00	0.00	0.12	0.42	0.64	0.66
C079	2.神经系统疾病	3.49	6.66	1.65	0.92	0.50	0.71	0.68	0.59	0.93	1.66
C080	a.阿尔茨海默病	0.12	0.00	0.00	0.00	0.00	0.00	0.00	0.00	0.00	0.00
C081	b.帕金森病	0.36	0.00	0.00	0.00	0.00	0.00	0.00	0.00	0.00	0.00
C082	c.癫痫	0.65	0.67	0.31	0.36	0.21	0.41	0.48	0.38	0.58	0.94
C083	F.感官疾病	0.06	0.00	0.00	0.00	0.00	0.00	0.00	0.00	0.03	0.00
C084	G.循环系统疾病	186.85	16.97	1.34	0.66	0.72	2.20	3.16	3.90	6.88	14.87
C085	1.急性风湿热	0.88	0.67	0.00	0.00	0.00	0.07	0.00	0.07	0.03	0.28
C086	2.心脏病	87.45	7.32	1.10	0.31	0.47	1.41	2.12	2.71	4.32	8.80
C087	a.慢性风湿性心脏病	4.27	0.00	0.00	0.00	0.07	0.19	0.20	0.49	0.67	1.53
C088	b.高血压心脏病	20.07	0.00	0.00	0.00	0.00	0.04	0.28	0.31	0.67	1.53
C089	c.肺源性心脏病	1.12	0.67	0.00	0.00	0.04	0.00	0.08	0.03	0.10	0.07
C090	d.缺血性心脏病	52.13	2.00	0.16	0.05	0.11	0.67	0.84	1.43	2.05	4.06

年龄别死亡率(城乡合计,女)

40岁~	45岁~	50岁~	55岁~	60岁~	65岁~	70岁~	75岁~	80岁~	85岁~	世调率(2000)	中调率(2000)
0.00	0.00	0.00	0.00	0.00	0.00	0.00	0.00	0.00	0.00	1.14	0.72
0.00	0.00	0.00	0.00	0.00	0.00	0.00	0.00	0.00	0.00	4.02	2.52
0.00	0.00	0.00	0.00	0.00	0.00	0.00	0.00	0.00	0.00	0.03	0.02
0.00	0.00	0.00	0.00	0.00	0.00	0.00	0.00	0.00	0.00	0.06	0.04
0.13	0.17	0.11	0.51	0.44	1.72	2.78	6.33	20.33	68.91	1.08	0.74
0.00	0.09	0.05	0.14	0.17	0.61	0.51	2.61	11.29	47.54	0.59	0.37
0.08	0.00	0.05	0.36	0.26	0.71	1.26	2.42	1.94	8.01	0.23	0.18
102.99	132.96	289.15	475.43	720.63	1183.56	2252.69	3830.04	6737.55	11238.79	369.11	295.97
46.68	63.36	121.92	183.61	239.45	344.51	521.69	680.19	872.12	843.98	80.98	71.55
0.84	0.79	1.54	3.46	4.79	4.86	5.82	10.05	11.94	17.63	1.25	1.10
0.46	0.65	1.38	2.74	2.79	2.53	3.16	5.03	4.84	9.08	0.76	0.68
1.13	2.31	6.63	13.35	23.51	34.85	57.92	80.98	106.15	88.14	7.18	6.11
5.21	6.07	13.62	22.15	33.44	50.04	79.93	108.34	163.26	161.85	11.45	9.85
2.94	3.32	7.42	11.11	15.93	24.01	43.89	60.50	78.73	81.73	5.96	5.16
6.30	8.38	17.65	28.93	34.48	47.71	64.88	88.79	108.09	100.96	10.77	9.55
0.92	1.09	3.71	4.98	6.44	10.13	18.34	21.97	27.10	22.97	2.25	1.95
7.77	11.27	20.94	34.63	49.20	82.35	131.28	167.35	175.84	176.27	16.65	14.57
0.17	0.39	0.90	0.94	1.13	0.91	2.15	2.98	8.39	15.49	0.49	0.40
5.84	9.56	15.11	16.38	12.89	14.38	17.33	17.13	25.81	30.45	4.95	4.67
2.94	3.36	5.30	6.93	5.75	7.29	8.09	12.10	14.20	12.82	2.22	2.08
2.77	3.97	7.53	9.23	10.01	12.97	12.14	14.71	19.04	22.97	3.04	2.80
1.43	2.23	3.55	4.04	4.96	5.27	5.19	7.07	8.39	5.34	1.35	1.25
0.00	0.00	0.00	0.00	0.00	0.00	0.00	0.00	0.00	0.00	0.00	0.00
0.21	0.17	0.64	0.58	1.92	3.34	4.17	8.00	10.65	13.35	0.66	0.56
0.67	0.96	1.59	2.45	3.74	5.17	7.08	8.38	12.58	8.01	1.23	1.12
2.48	2.79	3.45	5.77	7.05	7.60	8.60	8.56	14.84	4.81	2.93	2.75
1.18	1.92	2.86	4.11	4.96	6.08	9.23	12.66	20.00	21.37	1.82	1.62
0.34	0.65	0.85	1.23	1.57	2.23	1.77	4.28	4.52	5.88	0.57	0.51
2.31	4.28	10.44	17.82	27.60	45.08	80.56	115.23	131.32	123.39	9.86	8.46
1.39	0.74	1.75	2.45	2.26	3.24	5.69	9.87	10.32	12.29	1.31	1.15
3.15	2.58	4.19	5.27	8.71	12.56	26.18	53.05	118.73	229.16	6.40	5.14
1.60	1.05	2.12	2.31	3.05	5.06	9.74	26.62	62.59	129.80	2.92	2.29
0.88	0.70	1.43	1.30	1.39	1.92	2.02	3.54	6.13	9.08	0.70	0.66
1.55	1.53	2.07	2.96	5.66	7.50	16.44	26.43	56.14	99.35	3.48	2.85
0.00	0.00	0.00	0.07	0.17	0.10	0.38	1.30	3.55	8.01	0.12	0.08
0.00	0.00	0.16	0.43	0.78	1.11	2.91	4.65	8.07	6.94	0.34	0.28
0.84	0.74	0.74	0.72	0.87	0.51	1.77	2.05	1.61	2.67	0.62	0.61
0.00	0.00	0.00	0.07	0.00	0.10	0.38	0.19	0.65	5.88	0.06	0.04
32.44	43.27	110.15	192.77	310.68	545.08	1129.00	2038.53	3749.18	6621.48	181.69	141.55
0.25	0.52	0.74	1.88	2.18	2.84	5.31	8.94	13.23	12.82	0.84	0.72
15.34	20.26	46.59	85.42	144.80	238.86	506.64	896.87	1718.75	3508.92	85.37	65.73
1.76	2.62	6.04	8.22	10.88	13.47	25.67	32.58	53.24	83.86	4.09	3.50
2.98	4.15	10.23	20.49	36.92	67.67	128.11	215.93	396.53	679.99	19.49	15.27
0.38	0.26	0.69	0.65	1.39	3.75	7.71	11.73	19.68	41.13	1.09	0.86
8.15	10.96	25.02	47.69	82.11	130.98	293.79	547.10	1058.61	2246.69	50.97	38.73

表 7-2-3(续)　2006年全国疾病监测系统分死因

疾病编码	疾病名称	总计	0岁	1岁~	5岁~	10岁~	15岁~	20岁~	25岁~	30岁~	35岁~
C091	急性心肌梗死	29.77	0.00	0.00	0.00	0.07	0.41	0.48	1.04	1.79	2.77
C092	3.脑血管疾病	97.35	8.65	0.24	0.36	0.21	0.67	0.92	1.01	2.53	5.79
C093	H.呼吸系统疾病	65.16	6.99	0.55	0.25	0.32	0.67	0.68	0.83	1.28	2.57
C094	1.慢性下呼吸道疾病	62.71	3.99	0.24	0.15	0.18	0.33	0.40	0.80	1.06	2.05
C095	a.慢性阻塞性肺疾病	60.93	3.99	0.24	0.15	0.18	0.26	0.36	0.63	0.90	1.87
C096	b.哮喘	1.64	0.00	0.00	0.00	0.00	0.07	0.00	0.14	0.16	0.14
C097	2.尘肺	0.05	0.00	0.00	0.00	0.00	0.04	0.00	0.00	0.00	0.00
C098	I.消化系统疾病	11.48	16.64	1.81	0.36	0.47	0.30	0.84	0.73	0.99	2.29
C099	1.消化性溃疡	1.90	0.33	0.00	0.00	0.05	0.04	0.16	0.10	0.16	0.45
C100	2.肝疾病	3.88	1.33	0.24	0.00	0.18	0.00	0.16	0.21	0.32	1.28
C101	a.肝硬化	2.81	1.00	0.00	0.00	0.07	0.04	0.08	0.14	0.22	0.80
C102	3.阑尾炎	0.18	0.00	0.00	0.00	0.00	0.04	0.08	0.03	0.00	0.07
C103	4.肠梗阻	0.63	1.00	0.39	0.10	0.11	0.00	0.16	0.10	0.03	0.07
C104	J.泌尿生殖系统疾病	6.31	1.33	0.24	0.41	0.14	0.74	1.32	1.08	1.54	2.98
C105	1.肾炎和肾病	5.84	0.67	0.24	0.41	0.14	0.74	1.28	1.01	1.34	2.74
C106	a.肾小球和肾小管间质疾病	4.22	0.67	0.00	0.31	0.11	0.60	1.16	0.87	0.99	1.94
C107	2.良性前列腺肥大	0.00	0.00	0.00	0.00	0.00	0.00	0.00	0.00	0.00	0.00
C108	K.皮肤病	0.60	0.33	0.00	0.00	0.04	0.22	0.24	0.03	0.26	0.14
C109	L.肌肉骨骼和结缔组织病	1.99	0.00	0.00	0.05	0.25	0.60	0.60	0.42	0.54	0.73
C110	1.风湿性关节炎	0.83	0.00	0.00	0.00	0.00	0.00	0.04	0.03	0.13	0.07
C111	2.骨关节炎	0.02	0.00	0.00	0.00	0.00	0.00	0.00	0.00	0.00	0.03
C112	M.先天异常	2.10	131.78	6.77	1.02	0.86	1.23	0.88	0.56	0.29	0.52
C113	1.先天性心脏病	1.42	81.53	5.35	0.81	0.61	0.93	0.68	0.52	0.19	0.42
C114	N.口腔疾病	0.05	0.67	0.08	0.00	0.00	0.00	0.00	0.00	0.00	0.00
C115	Ⅲ.伤害	33.25	50.25	24.31	9.00	7.13	12.99	15.65	14.12	19.16	26.17
C116	A.意外伤害	22.59	48.59	23.06	8.39	6.09	8.63	9.93	8.42	10.88	15.70
C117	1.交通事故	8.84	5.99	5.59	2.70	1.65	4.54	6.04	4.97	6.56	9.81
C118	a.道路交通事故	6.22	4.66	3.30	2.09	1.22	2.64	4.68	3.20	4.83	7.04
C119	1a*机动车辆交通事故	5.12	3.66	2.44	1.78	1.04	2.20	3.72	2.54	3.93	6.00
C120	1b*机动车以外的运输事故	1.72	1.66	1.57	0.46	0.21	0.97	1.16	1.36	1.02	1.80
C121	2.意外中毒	1.56	1.00	0.87	0.46	0.32	1.00	1.32	1.01	0.93	1.28
C122	3.意外跌落	5.95	4.33	2.12	0.56	0.54	0.30	0.96	0.66	0.83	1.39
C123	4.火灾	0.48	1.00	0.31	0.20	0.04	0.07	0.20	0.07	0.16	0.14
C124	5.溺水	2.78	6.99	11.49	3.20	2.97	1.71	0.60	0.87	1.06	1.49
C125	6.意外的机械性窒息	0.54	18.97	0.47	0.05	0.21	0.26	0.04	0.24	0.19	0.35
C126	7.触电	0.26	0.00	0.00	0.25	0.11	0.15	0.20	0.14	0.19	0.14
C127	8.砸死	0.23	0.33	0.24	0.25	0.04	0.11	0.12	0.03	0.22	0.17
C128	9.由机械切割和穿刺工具所致的意外事故	0.07	0.00	0.08	0.00	0.00	0.04	0.00	0.10	0.13	0.10
C129	10.自然环境因素导致的意外事故	0.33	1.00	0.24	0.15	0.04	0.15	0.04	0.14	0.03	0.28
C130	B.故意伤害	10.03	1.00	0.31	0.31	0.90	3.91	5.28	5.46	7.77	10.05
C131	1.自杀	9.26	0.00	0.00	0.05	0.79	3.31	4.64	4.91	6.85	8.80
C132	2.被杀	0.76	1.00	0.31	0.25	0.11	0.60	0.64	0.56	0.90	1.21

第七章 地区别、性别、年龄别、死因别死亡数及死亡率

年龄别死亡率(城乡合计,女)

40岁~	45岁~	50岁~	55岁~	60岁~	65岁~	70岁~	75岁~	80岁~	85岁~	世调率(2000)	中调率(2000)
6.72	7.16	17.65	32.25	51.03	76.88	170.61	315.34	558.83	1174.62	29.00	22.43
16.47	22.18	62.12	104.32	161.52	299.54	610.22	1123.04	1991.71	3059.15	94.34	74.22
5.17	7.34	18.45	39.61	81.85	165.11	371.95	747.77	1530.64	2870.06	63.75	47.65
4.41	6.99	17.44	37.88	78.63	159.44	361.58	725.99	1483.54	2749.34	61.31	45.82
4.16	6.46	16.96	36.36	76.45	156.71	350.32	706.44	1442.88	2676.16	59.58	44.50
0.25	0.48	0.42	1.44	1.92	2.43	10.50	17.68	37.43	69.44	1.60	1.21
0.00	0.00	0.00	0.00	0.09	0.30	0.51	0.56	0.65	1.60	0.05	0.04
3.61	4.15	10.07	15.80	23.68	35.25	62.35	109.27	185.20	322.63	11.30	9.11
0.42	0.61	1.38	2.53	2.44	4.86	12.27	19.17	37.75	57.69	1.84	1.47
2.18	2.23	5.62	9.45	12.45	13.78	22.26	31.65	44.53	43.27	3.73	3.25
1.26	1.75	4.13	7.00	9.32	10.53	16.19	22.90	32.26	32.05	2.71	2.35
0.00	0.04	0.21	0.00	0.09	0.81	1.39	1.68	2.58	4.81	0.17	0.14
0.25	0.17	0.42	0.36	0.70	2.03	2.78	6.14	10.65	21.90	0.63	0.50
5.21	3.97	6.78	10.39	16.11	20.56	32.25	43.56	75.18	108.44	6.04	5.27
4.83	3.71	6.25	9.60	15.50	19.85	29.97	40.58	67.43	94.55	5.59	4.89
3.49	2.45	4.19	7.14	12.10	13.57	21.75	30.53	45.82	67.30	4.04	3.54
0.00	0.00	0.00	0.00	0.00	0.00	0.00	0.00	0.00	0.00	0.00	0.00
0.29	0.22	0.48	0.43	0.00	0.20	1.39	3.72	14.20	33.12	0.59	0.44
0.97	0.87	1.86	2.38	4.18	5.06	10.88	14.89	29.68	47.01	1.91	1.63
0.17	0.22	0.37	1.37	2.35	3.34	5.94	8.00	13.55	18.16	0.80	0.66
0.00	0.00	0.00	0.00	0.00	0.00	0.13	0.00	0.32	1.07	0.01	0.01
0.59	0.26	0.21	0.72	0.78	0.61	0.76	0.56	0.00	0.00	3.33	2.32
0.38	0.26	0.05	0.43	0.44	0.41	0.63	0.56	0.00	0.00	2.22	1.57
0.00	0.00	0.00	0.00	0.35	0.10	0.38	0.56	0.32	0.00	0.05	0.04
31.09	24.50	38.22	43.72	46.41	64.53	95.36	161.58	295.55	569.95	32.86	29.29
19.66	14.72	23.06	27.20	29.61	42.34	60.33	108.53	214.24	484.49	22.89	19.77
11.55	8.25	13.62	15.73	15.50	20.06	22.51	25.13	24.20	32.05	8.53	8.25
7.90	5.68	9.33	11.18	11.23	15.09	15.81	18.24	17.75	19.76	5.98	5.80
6.72	4.76	7.58	9.09	9.84	12.26	13.53	14.71	13.55	14.96	4.92	4.79
1.97	1.27	2.76	3.32	2.61	4.36	4.17	5.03	5.49	7.48	1.69	1.60
1.51	1.14	1.59	2.53	1.65	3.75	5.06	8.38	9.68	10.15	1.51	1.42
1.85	1.88	2.70	3.82	5.40	9.12	18.84	50.26	117.12	327.44	5.97	4.41
0.34	0.22	0.32	0.36	0.44	1.01	2.02	3.72	5.81	17.63	0.49	0.39
1.97	1.53	2.49	1.88	3.05	3.34	5.56	9.31	21.94	19.76	3.17	2.70
0.38	0.22	0.16	0.29	0.78	0.71	0.89	1.49	4.19	4.27	0.68	0.53
0.21	0.39	0.42	0.36	0.52	0.71	0.38	0.93	0.97	0.53	0.25	0.24
0.42	0.31	0.16	0.14	0.26	0.20	0.63	0.56	2.58	1.07	0.23	0.21
0.04	0.00	0.05	0.14	0.00	0.10	0.00	0.19	0.32	1.60	0.07	0.06
0.29	0.09	0.21	0.65	0.70	0.61	0.76	2.05	3.23	8.55	0.34	0.28
10.67	9.21	14.36	15.87	16.02	21.27	33.77	50.45	77.11	79.59	9.34	8.94
9.29	8.47	13.15	15.08	15.33	21.07	32.88	49.14	74.53	76.92	8.62	8.21
1.34	0.74	1.22	0.79	0.70	0.20	0.89	1.30	2.58	2.67	0.72	0.72

表7-2-4 2006年全国疾病监测系统分死因

疾病编码	疾病名称	总计	0岁	1岁~	5岁~	10岁~	15岁~	20岁~	25岁~	30岁~	35岁~
C001	总计	539.77	654.64	46.36	23.01	19.88	32.60	40.41	41.43	70.68	115.96
C002	Ⅰ.感染性、母婴及营养缺乏性疾病	22.29	388.40	6.37	1.76	0.63	1.31	1.91	2.00	4.67	6.37
C003	A.传染病和寄生虫病	8.20	20.75	2.49	0.74	0.49	0.90	0.90	1.11	3.40	4.76
C004	1.结核病	2.87	0.58	0.14	0.09	0.00	0.36	0.54	0.26	1.02	2.12
C005	a.呼吸道结核	2.71	0.00	0.14	0.00	0.00	0.30	0.24	0.16	0.91	1.97
C006	2.性传播疾病(不包括艾滋病)	0.03	0.58	0.00	0.00	0.00	0.00	0.00	0.00	0.00	0.00
C007	a.梅毒	0.01	0.58	0.00	0.00	0.00	0.00	0.00	0.00	0.00	0.00
C008	3.艾滋病	0.19	0.00	0.00	0.00	0.00	0.00	0.06	0.11	0.61	0.10
C009	4.腹泻病	0.16	4.03	0.14	0.00	0.07	0.06	0.00	0.05	0.05	0.00
C010	a.痢疾	0.03	1.15	0.00	0.00	0.00	0.00	0.00	0.00	0.05	0.00
C011	b.伤寒和副伤寒	0.03	0.58	0.00	0.00	0.00	0.06	0.00	0.00	0.00	0.00
C012	5.好发于儿童期的疾病	0.06	2.88	0.00	0.00	0.00	0.00	0.00	0.05	0.10	0.05
C013	a.百日咳	0.00	0.00	0.00	0.00	0.00	0.00	0.00	0.00	0.00	0.00
C014	b.脊髓灰质炎	0.00	0.00	0.00	0.00	0.00	0.00	0.00	0.00	0.05	0.00
C015	c.白喉	0.00	0.00	0.00	0.00	0.00	0.00	0.00	0.00	0.00	0.00
C016	d.麻疹	0.01	1.15	0.00	0.00	0.00	0.00	0.00	0.00	0.00	0.00
C017	e.破伤风	0.04	1.73	0.00	0.00	0.00	0.00	0.00	0.05	0.00	0.05
C018	6.脑(脊)膜炎	0.23	4.03	0.69	0.28	0.07	0.06	0.00	0.05	0.00	0.05
C019	a.脑膜炎球菌感染	0.08	3.46	0.14	0.09	0.00	0.00	0.00	0.00	0.00	0.05
C020	b.脑膜炎	0.15	0.58	0.55	0.18	0.07	0.06	0.00	0.05	0.00	0.00
C021	7.病毒性肝炎	3.05	0.00	0.00	0.00	0.00	0.12	0.12	0.47	1.22	1.77
C022	a.乙型肝炎	2.94	0.00	0.00	0.00	0.00	0.12	0.12	0.47	1.22	1.72
C023	b.丙型肝炎	0.07	0.00	0.00	0.00	0.00	0.00	0.00	0.00	0.00	0.00
C024	8.疟疾	0.00	0.00	0.00	0.00	0.00	0.00	0.00	0.00	0.00	0.00
C025	9.热带病	0.08	0.00	0.00	0.00	0.00	0.00	0.00	0.00	0.00	0.00
C026	a.血吸虫病	0.08	0.00	0.00	0.00	0.00	0.00	0.00	0.00	0.00	0.00
C027	10.流行性乙型脑炎	0.02	0.58	0.42	0.00	0.00	0.00	0.00	0.00	0.00	0.00
C028	11.钩端螺旋体病	0.00	0.00	0.00	0.00	0.00	0.00	0.00	0.00	0.00	0.00
C029	12.流行性出血热	0.02	0.00	0.00	0.00	0.00	0.06	0.00	0.00	0.00	0.10
C030	13.败血病	0.29	1.73	0.28	0.00	0.07	0.00	0.06	0.05	0.00	0.20
C031	B.呼吸系统感染性疾病	10.12	40.91	3.46	0.74	0.14	0.30	0.60	0.37	0.41	0.96
C032	1.上呼吸道感染	0.76	0.58	0.14	0.00	0.00	0.00	0.06	0.00	0.05	0.00
C033	2.下呼吸道感染	9.36	40.34	3.32	0.74	0.14	0.30	0.54	0.37	0.36	0.96
C034	a.肺炎	8.43	36.88	2.91	0.65	0.07	0.24	0.54	0.32	0.30	0.76
C035	C.妊娠、分娩和产褥期疾病	0.22	0.00	0.00	0.00	0.06	0.30	0.53	0.81	0.61	
C036	1.直接产科原因	0.22	0.00	0.00	0.00	0.06	0.30	0.53	0.81	0.61	
C037	a.产后出血	0.05	0.00	0.00	0.00	0.00	0.00	0.11	0.20	0.15	
C038	b.产褥期感染	0.05	0.00	0.00	0.00	0.06	0.06	0.05	0.15	0.20	
C039	c.妊娠高血压综合征	0.05	0.00	0.00	0.00	0.00	0.12	0.11	0.20	0.10	
C040	d.阻梗性分娩	0.00	0.00	0.00	0.00	0.00	0.00	0.00	0.00	0.00	
C041	e.流产	0.02	0.00	0.00	0.00	0.00	0.00	0.11	0.05	0.10	
C042	f.母体产伤	0.01	0.00	0.00	0.00	0.00	0.00	0.00	0.05	0.05	
C043	2.间接产科原因	0.00	0.00	0.00	0.00	0.00	0.00	0.00	0.00	0.00	
C044	D.起源于围生期的某些情况	2.62	321.56	0.00	0.00	0.00	0.00	0.00	0.00	0.00	0.00
C045	1.低出生体重	0.64	78.95	0.00	0.00	0.00	0.00	0.00	0.00	0.00	0.00

第七章 地区别、性别、年龄别、死因别死亡数及死亡率

年龄别死亡率（城市，男女合计）

40岁~	45岁~	50岁~	55岁~	60岁~	65岁~	70岁~	75岁~	80岁~	85岁~	世调率(2000)	中调率(2000)
194.32	249.99	440.96	652.22	888.22	1580.47	2973.90	5012.48	8651.49	15982.39	523.55	423.23
8.40	9.32	15.86	18.26	20.28	39.93	73.71	144.50	344.25	909.00	25.98	19.12
7.00	7.60	12.58	14.75	14.33	22.46	34.21	45.17	73.58	100.44	7.68	6.81
2.13	2.32	3.84	3.32	4.43	7.90	17.99	20.14	27.86	38.17	2.59	2.32
2.13	2.20	3.63	2.93	4.43	7.49	17.28	20.14	27.33	36.16	2.43	2.18
0.00	0.00	0.14	0.00	0.12	0.14	0.18	0.00	0.00	0.00	0.03	0.02
0.00	0.00	0.07	0.00	0.00	0.00	0.18	0.00	0.00	0.00	0.02	0.01
0.45	0.36	0.28	0.10	0.12	0.28	0.00	0.00	0.53	0.00	0.15	0.17
0.06	0.12	0.00	0.20	0.00	0.14	0.35	1.09	3.68	3.01	0.20	0.15
0.06	0.00	0.00	0.10	0.00	0.14	0.00	0.00	0.53	0.00	0.04	0.03
0.00	0.06	0.00	0.00	0.00	0.00	0.18	0.27	0.53	0.00	0.03	0.03
0.00	0.00	0.14	0.00	0.00	0.00	0.00	0.00	0.00	1.00	0.08	0.06
0.00	0.00	0.00	0.00	0.00	0.00	0.00	0.00	0.00	0.00	0.00	0.00
0.00	0.00	0.00	0.00	0.00	0.00	0.00	0.00	0.00	0.00	0.00	0.01
0.00	0.00	0.07	0.00	0.00	0.00	0.00	0.00	0.00	0.00	0.00	0.00
0.00	0.00	0.00	0.00	0.00	0.00	0.00	0.00	0.00	0.00	0.02	0.01
0.00	0.00	0.07	0.00	0.00	0.00	0.00	0.00	0.00	1.00	0.05	0.04
0.06	0.06	0.43	0.68	0.35	0.42	0.53	0.00	1.05	3.01	0.29	0.22
0.00	0.00	0.00	0.20	0.00	0.00	0.35	0.00	0.53	3.01	0.12	0.08
0.06	0.06	0.43	0.49	0.35	0.42	0.18	0.00	0.53	0.00	0.17	0.14
2.85	3.68	7.04	7.62	6.99	10.26	9.88	14.15	16.82	14.06	2.65	2.49
2.80	3.62	6.90	7.42	6.76	9.57	9.70	13.33	15.24	12.05	2.55	2.40
0.06	0.06	0.07	0.10	0.12	0.55	0.18	0.82	1.05	0.00	0.06	0.06
0.00	0.00	0.00	0.00	0.00	0.00	0.00	0.00	0.00	0.00	0.00	0.00
0.11	0.00	0.00	0.10	0.00	0.28	0.35	0.82	1.58	3.01	0.07	0.06
0.11	0.00	0.00	0.10	0.00	0.28	0.35	0.82	1.58	3.01	0.07	0.06
0.00	0.00	0.00	0.00	0.00	0.00	0.00	0.00	0.00	0.00	0.05	0.03
0.00	0.00	0.00	0.00	0.00	0.00	0.00	0.00	0.00	0.00	0.00	0.00
0.00	0.06	0.07	0.00	0.00	0.00	0.00	0.00	0.00	0.00	0.02	0.02
0.11	0.18	0.00	0.39	0.35	0.42	0.88	2.18	5.78	11.05	0.31	0.24
1.18	1.37	3.06	3.12	5.24	16.22	37.39	93.61	239.14	710.13	11.27	7.76
0.06	0.00	0.07	0.00	0.23	0.83	0.88	6.26	23.65	74.33	0.87	0.55
1.12	1.37	2.99	3.12	5.01	15.39	36.50	87.36	215.49	635.80	10.40	7.21
0.95	1.37	2.77	2.93	4.54	14.14	34.03	80.01	195.51	556.45	9.34	6.50
0.17	0.00	0.00	0.00	0.00	0.00	0.00	0.00	0.00	0.00	0.19	0.23
0.11	0.00	0.00	0.00	0.00	0.00	0.00	0.00	0.00	0.00	0.18	0.22
0.11	0.00	0.00	0.00	0.00	0.00	0.00	0.00	0.00	0.00	0.04	0.05
0.00	0.00	0.00	0.00	0.00	0.00	0.00	0.00	0.00	0.00	0.04	0.05
0.00	0.00	0.00	0.00	0.00	0.00	0.00	0.00	0.00	0.00	0.04	0.05
0.00	0.00	0.00	0.00	0.00	0.00	0.00	0.00	0.00	0.00	0.00	0.00
0.00	0.00	0.00	0.00	0.00	0.00	0.00	0.00	0.00	0.00	0.02	0.02
0.00	0.00	0.00	0.00	0.00	0.00	0.00	0.00	0.00	0.00	0.01	0.01
0.06	0.00	0.00	0.00	0.00	0.00	0.00	0.00	0.00	0.00	0.00	0.00
0.00	0.00	0.00	0.00	0.00	0.00	0.00	0.00	0.00	0.00	5.52	3.46
0.00	0.00	0.00	0.00	0.00	0.00	0.00	0.00	0.00	0.00	1.35	0.85

表7-2-4(续) 2006年全国疾病监测系统分死因

疾病编码	疾病名称	总计	0岁	1岁~	5岁~	10岁~	15岁~	20岁~	25岁~	30岁~	35岁~
C046	a.早产儿和未成熟儿	0.43	52.44	0.00	0.00	0.00	0.00	0.00	0.00	0.00	0.00
C047	2.新生儿产伤和窒息	1.58	193.63	0.00	0.00	0.00	0.00	0.00	0.00	0.00	0.00
C048	3.新生儿溶血性疾病	0.04	5.19	0.00	0.00	0.00	0.00	0.00	0.00	0.00	0.00
C049	4.新生儿硬化病	0.03	3.46	0.00	0.00	0.00	0.00	0.00	0.00	0.00	0.00
C050	E.营养缺乏性疾病	1.12	5.19	0.42	0.28	0.00	0.06	0.12	0.00	0.05	0.05
C051	1.营养不良	0.74	4.03	0.28	0.18	0.00	0.00	0.06	0.00	0.00	0.00
C052	2.缺铁性贫血	0.25	0.58	0.00	0.00	0.00	0.00	0.06	0.00	0.05	0.05
C053	Ⅱ.非感染性疾病	465.95	209.18	17.44	8.32	7.97	12.18	15.16	18.55	35.87	65.41
C054	A.恶性肿瘤	140.47	9.80	4.29	3.88	2.89	4.54	5.97	7.70	16.36	29.29
C055	1.唇、口腔和咽恶性肿瘤	2.77	0.00	0.00	0.00	0.00	0.06	0.06	0.37	0.46	0.91
C056	a.鼻咽癌	1.61	0.00	0.00	0.00	0.00	0.06	0.06	0.26	0.36	0.71
C057	2.食管癌	9.94	0.00	0.00	0.00	0.00	0.00	0.06	0.16	0.41	0.61
C058	3.胃癌	17.23	0.00	0.00	0.00	0.00	0.18	0.12	0.42	1.68	2.43
C059	4.结直肠癌	10.96	0.00	0.00	0.00	0.00	0.06	0.24	0.32	1.27	1.47
C060	5.肝癌	21.24	0.00	0.00	0.00	0.07	0.30	0.72	1.42	3.20	7.74
C061	6.胰腺癌	4.92	0.00	0.00	0.00	0.00	0.00	0.05	0.00	0.00	0.61
C062	7.肺癌	40.35	0.00	0.00	0.00	0.14	0.12	0.06	0.63	1.93	3.39
C063	8.皮肤癌	0.54	0.00	0.00	0.00	0.00	0.06	0.11	0.00	0.00	0.25
C064	9.乳腺癌	3.94	0.00	0.00	0.00	0.00	0.00	0.00	0.26	1.02	2.23
C065	10.子宫颈癌	1.05	0.00	0.00	0.00	0.00	0.00	0.12	0.21	0.36	0.76
C066	11.子宫体癌	1.30	0.00	0.00	0.00	0.00	0.00	0.06	0.05	0.36	0.61
C067	12.卵巢癌	1.41	0.00	0.00	0.00	0.00	0.00	0.18	0.00	0.30	0.30
C068	13.前列腺癌	1.14	0.00	0.00	0.00	0.00	0.00	0.00	0.00	0.10	0.10
C069	14.膀胱癌	1.93	0.00	0.00	0.00	0.00	0.00	0.00	0.00	0.10	0.25
C070	15.淋巴瘤与多发性骨髓瘤	2.62	0.58	0.42	0.37	0.21	0.24	0.72	0.53	0.46	1.01
C071	16.白血病	3.72	5.19	2.35	2.03	1.20	1.79	1.85	1.42	1.58	2.48
C072	B.其他肿瘤	2.11	1.73	0.00	0.09	0.00	0.12	0.18	0.11	0.41	0.71
C073	1.良性肿瘤	0.64	1.73	0.00	0.00	0.00	0.06	0.18	0.00	0.25	0.25
C074	C.糖尿病	13.84	0.58	0.00	0.00	0.07	0.24	0.00	0.47	0.66	1.11
C075	D.内分泌、血液造血及免疫疾病	1.59	2.88	0.55	0.37	0.42	0.30	0.42	0.47	0.10	0.96
C076	E.神经和精神疾病	7.64	6.92	2.77	1.39	1.20	1.43	1.49	1.74	2.59	3.39
C077	1.精神障碍	2.86	0.00	0.00	0.00	0.07	0.24	0.42	0.74	1.58	1.47
C078	a.精神分裂症	0.57	0.00	0.00	0.00	0.00	0.06	0.06	0.42	0.76	0.51
C079	2.神经系统疾病	4.78	6.92	2.77	1.39	1.13	1.19	1.07	1.00	1.02	1.92
C080	a.阿尔茨海默病	0.32	0.00	0.00	0.00	0.00	0.00	0.00	0.00	0.00	0.00
C081	b.帕金森病	0.75	0.00	0.00	0.00	0.00	0.00	0.00	0.00	0.00	0.00
C082	c.癫痫	0.69	0.00	0.42	0.37	0.21	0.36	0.48	0.63	0.61	0.81
C083	F.感官疾病	0.06	0.00	0.00	0.00	0.00	0.00	0.00	0.00	0.00	0.00
C084	G.循环系统疾病	211.67	21.32	1.38	1.11	1.48	1.67	3.40	4.48	10.11	18.57
C085	1.急性风湿热	0.45	0.58	0.00	0.00	0.00	0.00	0.00	0.05	0.00	0.15
C086	2.心脏病	97.52	12.10	1.25	0.55	0.78	1.01	1.79	3.00	6.20	9.41
C087	a.慢性风湿性心脏病	3.55	0.00	0.00	0.00	0.00	0.18	0.18	0.26	0.61	1.01
C088	b.高血压性心脏病	13.04	0.00	0.00	0.00	0.00	0.00	0.12	0.32	0.41	1.11
C089	c.肺源性心脏病	1.46	0.58	0.00	0.00	0.07	0.06	0.06	0.00	0.10	0.10
C090	d.缺血性心脏病	67.26	1.73	0.14	0.09	0.21	0.48	0.72	1.53	3.10	4.91

第七章 地区别、性别、年龄别、死因别死亡数及死亡率

年龄别死亡率(城市,男女合计)

40岁~	45岁~	50岁~	55岁~	60岁~	65岁~	70岁~	75岁~	80岁~	85岁~	世调率(2000)	中调率(2000)
0.00	0.00	0.00	0.00	0.00	0.00	0.00	0.00	0.00	0.00	0.90	0.56
0.00	0.00	0.00	0.00	0.00	0.00	0.00	0.00	0.00	0.00	3.32	2.08
0.00	0.00	0.00	0.00	0.00	0.00	0.00	0.00	0.00	0.00	0.09	0.06
0.00	0.00	0.00	0.00	0.00	0.00	0.00	0.00	0.00	0.00	0.06	0.04
0.06	0.30	0.21	0.39	0.70	1.25	2.12	5.71	31.53	98.43	1.32	0.86
0.00	0.12	0.14	0.10	0.23	0.55	0.53	3.54	21.55	77.34	0.90	0.56
0.06	0.00	0.07	0.20	0.35	0.42	1.23	1.63	5.26	16.07	0.27	0.19
133.71	197.98	367.72	573.51	812.59	1464.27	2786.98	4654.35	7893.61	13547.67	446.97	359.94
59.94	98.63	176.97	260.73	338.65	552.29	891.96	1203.66	1465.30	1512.66	126.94	111.03
1.74	2.67	5.05	5.96	7.81	11.23	12.87	16.06	19.97	26.12	2.45	2.21
1.18	1.66	3.77	4.20	4.66	7.07	5.11	6.53	6.83	12.05	1.41	1.30
2.01	4.99	11.38	20.51	27.39	41.60	64.19	91.17	126.14	127.56	9.08	7.73
5.37	9.03	19.48	29.59	41.25	74.46	116.04	167.91	200.77	203.90	15.61	13.47
3.97	5.82	10.52	16.41	22.84	39.52	72.83	112.12	155.57	182.81	10.07	8.52
16.57	23.51	37.11	53.12	54.42	73.49	104.40	129.81	146.11	160.71	18.74	16.96
0.90	2.85	5.69	9.67	11.65	21.35	38.62	42.45	53.61	58.26	4.45	3.83
10.35	21.73	43.09	67.97	103.13	179.84	310.02	401.95	423.09	396.75	36.33	31.51
0.28	0.12	0.85	0.39	0.70	1.25	2.82	4.35	9.99	19.08	0.52	0.42
3.81	6.77	8.89	9.77	8.62	9.98	15.34	12.52	27.86	30.13	3.43	3.18
1.74	2.20	1.71	1.56	1.75	1.80	3.70	5.44	6.31	6.03	0.90	0.86
0.62	1.43	2.13	3.03	3.61	4.58	6.70	7.35	9.99	11.05	1.15	1.04
0.84	2.26	3.48	2.73	4.89	5.13	4.76	8.16	7.88	4.02	1.23	1.14
0.00	0.24	0.21	0.49	0.58	2.91	6.17	17.69	29.96	44.19	1.13	0.85
0.17	0.30	0.85	1.27	2.45	5.82	13.58	28.03	42.05	49.22	1.84	1.47
1.23	1.01	2.84	4.39	5.48	11.51	17.81	18.78	27.33	16.07	2.39	2.13
2.07	3.03	5.62	5.86	6.88	10.95	12.87	18.23	21.02	13.06	3.55	3.29
1.06	1.48	2.99	2.64	3.03	5.13	14.64	17.14	28.38	40.18	1.95	1.66
0.39	0.42	0.78	0.98	1.28	2.50	3.35	3.54	6.83	10.04	0.60	0.52
2.80	5.05	10.45	17.58	28.43	51.58	102.81	158.66	213.38	247.09	12.82	10.68
1.34	0.59	1.78	2.93	2.80	3.47	8.29	12.25	14.19	21.09	1.52	1.33
3.69	3.68	5.40	5.37	9.21	13.03	26.80	62.59	150.31	264.16	7.66	6.20
1.96	1.60	2.63	0.98	2.33	3.61	7.23	22.59	63.59	123.54	2.81	2.25
0.62	0.65	1.28	0.29	0.93	1.66	1.06	1.63	2.10	7.03	0.50	0.49
1.74	2.08	2.77	4.39	6.88	9.43	19.57	40.00	86.72	140.62	4.86	3.94
0.00	0.06	0.07	0.00	0.23	0.42	0.71	4.08	11.04	22.10	0.35	0.24
0.00	0.00	0.28	0.39	1.05	1.66	6.52	10.89	18.92	18.08	0.72	0.56
0.62	0.89	1.14	0.59	0.82	0.97	0.88	2.18	2.10	4.02	0.64	0.63
0.00	0.00	0.07	0.00	0.00	0.14	0.00	0.54	1.58	6.03	0.07	0.04
44.55	64.84	128.40	215.81	322.33	618.57	1262.82	2244.04	4150.47	7856.60	206.65	160.85
0.11	0.42	0.21	0.98	1.28	0.97	1.94	4.08	7.36	10.04	0.42	0.35
20.99	29.63	55.74	97.94	145.90	272.47	548.61	978.60	1893.65	4137.22	96.41	74.03
1.18	1.90	3.77	8.01	7.34	13.59	20.99	24.22	44.67	72.32	3.30	2.79
2.41	2.61	6.97	12.30	21.44	41.04	72.48	143.42	259.11	517.28	12.80	9.86
0.50	0.30	0.92	1.37	1.63	5.69	9.52	15.24	25.23	49.22	1.41	1.12
12.31	19.71	35.41	63.28	95.79	182.76	381.26	690.68	1362.82	2990.17	66.77	50.79

表 7－2－4(续)　2006年全国疾病监测系统分死因

疾病编码	疾病名称	总计	0岁	1岁~	5岁~	10岁~	15岁~	20岁~	25岁~	30岁~	35岁~
C091	急性心肌梗死	34.22	0.00	0.00	0.00	0.14	0.36	0.36	1.21	2.74	3.90
C092	3.脑血管疾病	112.03	8.64	0.14	0.46	0.70	0.60	1.55	1.37	3.81	8.80
C093	H.呼吸系统疾病	62.32	9.80	0.55	0.09	0.21	0.90	0.72	0.79	1.27	2.28
C094	1.慢性下呼吸道疾病	56.64	4.03	0.00	0.00	0.07	0.24	0.18	0.47	0.61	1.26
C095	a.慢性阻塞性肺疾病	54.16	3.46	0.00	0.00	0.07	0.12	0.06	0.32	0.25	1.01
C096	b.哮喘	2.28	0.58	0.00	0.00	0.00	0.12	0.12	0.16	0.30	0.25
C097	2.尘肺	0.81	0.00	0.00	0.00	0.00	0.00	0.00	0.00	0.10	0.05
C098	I.消化系统疾病	14.46	8.07	0.28	0.00	0.14	0.30	0.36	0.69	1.93	4.96
C099	1.消化性溃疡	1.80	0.58	0.00	0.00	0.00	0.06	0.00	0.05	0.20	0.30
C100	2.肝疾病	6.90	0.58	0.00	0.00	0.14	0.12	0.18	0.32	1.17	3.59
C101	a.肝硬化	5.38	0.00	0.00	0.00	0.07	0.06	0.18	0.26	0.81	2.93
C102	3.阑尾炎	0.09	0.00	0.00	0.00	0.00	0.00	0.00	0.00	0.00	0.05
C103	4.肠梗阻	0.81	0.58	0.00	0.00	0.00	0.06	0.06	0.16	0.15	0.05
C104	J.泌尿生殖系统疾病	7.61	0.00	0.28	0.37	0.00	0.66	0.96	1.05	1.47	2.78
C105	1.肾炎和肾病	6.87	0.00	0.28	0.37	0.00	0.66	0.84	0.95	1.32	2.63
C106	a.肾小球和肾小管间质疾病	4.57	0.00	0.14	0.28	0.00	0.66	0.72	0.74	0.71	1.87
C107	2.良性前列腺肥大	0.15	0.00	0.00	0.00	0.00	0.00	0.00	0.00	0.00	0.00
C108	K.皮肤病	0.55	0.58	0.00	0.00	0.00	0.18	0.24	0.05	0.15	0.10
C109	L.肌肉骨骼和结缔组织疾病	1.40	0.58	0.00	0.00	0.21	0.54	0.12	0.37	0.46	0.71
C110	1.风湿性关节炎	0.43	0.00	0.00	0.00	0.00	0.00	0.00	0.00	0.00	0.05
C111	2.骨关节炎	0.01	0.00	0.00	0.00	0.00	0.00	0.00	0.00	0.00	0.00
C112	M.先天异常	2.23	146.95	7.33	1.02	1.34	1.31	1.25	0.63	0.36	0.56
C113	1.先天性心脏病	1.26	78.37	4.98	0.83	0.49	0.84	0.72	0.42	0.15	0.30
C114	N.口腔疾病	0.00	0.00	0.00	0.00	0.00	0.00	0.00	0.00	0.00	0.00
C115	Ⅲ.伤害	40.60	33.42	20.76	12.20	10.72	17.85	22.20	19.45	28.76	41.33
C116	A.意外伤害	31.38	30.54	19.24	11.55	9.16	13.25	17.67	14.60	22.05	32.13
C117	1.交通事故	14.20	2.88	3.04	3.33	2.96	6.63	10.33	9.01	12.25	17.91
C118	a.道路交通事故	9.71	2.88	1.94	2.40	2.33	4.30	7.28	6.22	8.79	11.79
C119	1a*机动车辆交通事故	7.80	2.88	1.38	2.03	1.83	3.82	6.39	4.90	7.27	9.06
C120	1b*机动车以外的运输事故	3.06	0.00	0.69	0.37	0.63	1.37	1.85	2.06	2.59	4.35
C121	2.意外中毒	2.56	2.31	0.83	0.28	0.49	1.07	1.55	1.05	2.08	2.78
C122	3.意外跌落	6.90	3.46	3.87	0.65	0.70	1.19	1.97	1.37	2.69	4.96
C123	4.火灾	0.59	1.15	0.42	0.18	0.00	0.06	0.24	0.26	0.05	0.35
C124	5.溺水	2.63	1.15	8.17	5.36	3.81	2.75	1.55	0.84	1.32	1.26
C125	6.意外的机械性窒息	0.63	14.41	0.42	0.18	0.42	0.30	0.24	0.53	0.56	0.46
C126	7.触电	0.69	0.00	0.14	0.28	0.35	0.42	0.66	0.53	0.81	1.32
C127	8.砸死	0.54	0.00	0.42	0.28	0.00	0.12	0.06	0.26	0.71	0.81
C128	9.由机械切割和穿刺工具所致的意外事故	0.11	0.00	0.00	0.00	0.00	0.12	0.00	0.11	0.20	0.20
C129	10.自然环境因素导致的意外事故	0.39	0.00	0.28	0.09	0.07	0.18	0.18	0.11	0.20	0.46
C130	B.故意伤害	8.44	2.88	0.69	0.37	1.27	4.18	4.24	4.27	6.25	8.35
C131	1.自杀	6.93	0.00	0.00	0.00	0.78	2.75	3.22	3.16	4.47	6.22
C132	2.被杀	1.39	2.88	0.69	0.37	0.49	1.43	0.84	0.84	1.68	1.97

年龄别死亡率(城市,男女合计)

40岁~	45岁~	50岁~	55岁~	60岁~	65岁~	70岁~	75岁~	80岁~	85岁~	世调率(2000)	中调率(2000)
8.84	14.61	24.17	43.26	58.50	103.86	193.80	333.09	592.85	1235.44	33.15	26.16
23.00	33.79	71.10	114.55	170.49	340.69	702.39	1244.48	2226.34	3665.14	108.23	85.17
5.09	6.77	15.57	32.52	68.17	154.05	365.39	747.29	1537.31	2949.99	62.84	46.58
3.13	5.17	12.80	28.51	61.18	140.60	336.82	689.59	1437.97	2678.80	57.10	42.21
2.63	4.63	11.66	25.29	57.33	135.47	323.42	664.83	1382.79	2579.36	54.64	40.32
0.45	0.53	1.00	2.83	3.03	4.71	12.34	22.86	50.98	95.42	2.26	1.73
0.17	0.12	0.14	0.59	1.05	3.88	7.58	9.25	13.66	16.07	0.75	0.62
8.68	11.40	16.21	23.05	23.42	40.07	66.13	124.91	193.94	398.76	13.65	11.30
0.90	0.77	0.64	1.95	1.75	4.44	11.11	20.41	33.64	64.28	1.75	1.38
6.21	8.79	13.30	16.50	14.92	21.35	28.39	41.36	52.03	53.23	6.07	5.53
4.81	6.77	10.17	13.09	12.24	17.47	21.69	32.38	37.32	41.18	4.73	4.31
0.00	0.06	0.07	0.00	0.12	0.00	0.35	1.09	2.10	5.02	0.09	0.07
0.06	0.18	0.50	0.88	0.58	2.08	4.41	9.52	15.24	34.15	0.81	0.62
4.65	4.33	7.32	10.16	13.75	21.49	38.62	67.76	106.69	176.78	7.12	6.00
4.42	4.10	6.61	9.77	13.52	19.97	36.33	62.05	88.30	133.59	6.36	5.44
3.30	2.67	4.69	6.35	10.02	13.87	25.57	38.10	48.88	83.37	4.21	3.64
0.00	0.00	0.07	0.00	0.00	0.14	0.18	1.09	7.88	10.04	0.16	0.11
0.28	0.12	0.36	0.59	0.12	0.55	1.23	4.08	14.19	32.14	0.58	0.43
0.84	0.53	1.49	1.37	2.21	3.05	7.23	10.07	17.34	42.19	1.34	1.13
0.11	0.06	0.21	0.49	0.70	1.66	2.82	5.71	6.31	13.06	0.41	0.33
0.00	0.00	0.00	0.00	0.00	0.00	0.00	0.00	0.53	1.00	0.01	0.01
0.78	0.53	0.71	0.78	0.47	0.83	1.06	1.36	0.53	0.00	3.83	2.70
0.39	0.48	0.28	0.39	0.35	0.55	0.88	0.54	0.53	0.00	2.16	1.52
0.00	0.00	0.00	0.00	0.00	0.00	0.00	0.00	0.00	0.00	0.00	0.00
49.25	39.90	52.61	53.32	47.20	60.04	86.23	150.49	239.66	557.46	38.38	35.78
39.23	29.63	39.96	40.23	33.79	43.40	62.25	108.58	185.53	491.16	30.09	27.80
21.49	16.57	22.82	23.63	18.30	21.49	24.34	28.30	28.91	33.15	12.62	12.69
14.27	12.05	15.36	15.53	12.47	15.67	14.81	20.95	20.50	19.08	8.64	8.71
11.59	9.92	12.44	11.91	10.14	11.23	12.17	17.14	14.72	14.06	6.95	7.02
4.76	2.97	4.76	5.66	3.50	5.27	5.82	5.71	7.88	7.03	2.70	2.72
3.97	3.50	2.77	3.52	3.61	4.30	5.82	9.80	9.99	10.04	2.30	2.25
5.32	3.80	7.61	6.35	5.71	9.29	16.58	44.63	91.45	311.37	6.99	5.61
0.39	0.36	0.64	0.10	0.47	1.39	2.29	3.81	5.26	27.12	0.61	0.49
2.35	1.72	1.35	1.46	2.10	1.94	6.00	8.44	16.29	16.07	3.06	2.73
0.45	0.77	0.78	0.39	0.23	0.69	0.88	1.09	2.10	3.01	0.73	0.64
0.90	0.89	0.92	0.88	0.58	0.55	0.35	0.27	1.05	1.00	0.62	0.65
1.18	0.53	1.14	0.88	0.35	0.28	0.88	0.54	0.53	2.01	0.48	0.48
0.22	0.06	0.14	0.10	0.00	0.00	0.18	0.27	0.00	1.00	0.09	0.10
0.39	0.06	0.36	0.39	0.93	0.55	0.53	2.18	4.73	8.04	0.38	0.33
9.12	9.38	11.73	12.30	12.59	15.67	22.75	39.46	48.35	56.25	7.54	7.29
6.38	7.13	9.53	11.03	11.42	15.11	21.87	37.01	46.78	55.24	6.15	5.87
2.46	2.02	1.99	1.27	1.05	0.55	0.88	2.45	1.05	1.00	1.28	1.30

表 7-2-5 2006年全国疾病监测系统分死因

疾病编码	疾病名称	总计	0岁	1岁~	5岁~	10岁~	15岁~	20岁~	25岁~	30岁~	35岁~
C001	总计	614.38	710.94	51.44	28.07	25.17	44.27	53.25	54.05	91.94	157.29
C002	Ⅰ.感染性、母婴及营养缺乏性疾病	25.63	417.02	6.40	1.60	0.68	2.02	1.74	1.67	6.21	8.09
C003	A.传染病和寄生虫病	11.45	22.18	2.93	0.53	0.55	1.31	1.04	1.35	5.51	6.99
C004	1.结核病	4.39	1.11	0.27	0.00	0.00	0.47	0.70	0.42	1.70	3.10
C005	a.呼吸道结核	4.19	0.00	0.27	0.00	0.00	0.36	0.35	0.21	1.50	2.80
C006	2.性传播疾病(不包括艾滋病)	0.03	1.11	0.00	0.00	0.00	0.00	0.00	0.00	0.00	0.00
C007	a.梅毒	0.03	1.11	0.00	0.00	0.00	0.00	0.00	0.00	0.00	0.00
C008	3.艾滋病	0.31	0.00	0.00	0.00	0.00	0.00	0.00	0.10	1.10	0.10
C009	4.腹泻病	0.13	2.22	0.27	0.00	0.00	0.12	0.00	0.00	0.10	0.00
C010	a.痢疾	0.05	0.00	0.00	0.00	0.00	0.00	0.00	0.00	0.10	0.00
C011	b.伤寒和副伤寒	0.02	0.00	0.00	0.00	0.00	0.12	0.00	0.00	0.00	0.00
C012	5.好发于儿童期的疾病	0.06	2.22	0.00	0.00	0.00	0.00	0.00	0.10	0.20	0.00
C013	a.百日咳	0.00	0.00	0.00	0.00	0.00	0.00	0.00	0.00	0.00	0.00
C014	b.脊髓灰质炎	0.01	0.00	0.00	0.00	0.00	0.00	0.00	0.00	0.00	0.00
C015	c.白喉	0.01	0.00	0.00	0.00	0.00	0.00	0.00	0.00	0.00	0.00
C016	d.麻疹	0.01	1.11	0.00	0.00	0.00	0.00	0.00	0.00	0.00	0.00
C017	e.破伤风	0.04	1.11	0.00	0.00	0.00	0.00	0.00	0.00	0.10	0.00
C018	6.脑(脊)膜炎	0.27	5.55	1.07	0.18	0.00	0.12	0.00	0.00	0.00	0.10
C019	a.脑膜炎球菌感染	0.11	4.44	0.27	0.18	0.00	0.00	0.00	0.00	0.00	0.10
C020	b.脑膜炎	0.16	1.11	0.80	0.00	0.00	0.12	0.00	0.00	0.00	0.00
C021	7.病毒性肝炎	4.35	0.00	0.00	0.00	0.00	0.12	0.23	0.62	2.00	2.80
C022	a.乙型肝炎	4.20	0.00	0.00	0.00	0.00	0.12	0.23	0.62	2.00	2.70
C023	b.丙型肝炎	0.09	0.00	0.00	0.00	0.00	0.00	0.00	0.00	0.00	0.00
C024	8.疟疾	0.00	0.00	0.00	0.00	0.00	0.00	0.00	0.00	0.00	0.00
C025	9.热带病	0.12	0.00	0.00	0.00	0.00	0.00	0.00	0.00	0.00	0.00
C026	a.血吸虫病	0.12	0.00	0.00	0.00	0.00	0.00	0.00	0.00	0.00	0.00
C027	10.流行性乙型脑炎	0.03	1.11	0.27	0.18	0.00	0.00	0.00	0.00	0.00	0.00
C028	11.钩端螺旋体病	0.00	0.00	0.00	0.00	0.00	0.00	0.00	0.00	0.00	0.00
C029	12.流行性出血热	0.03	0.00	0.00	0.00	0.00	0.12	0.00	0.00	0.00	0.10
C030	13.败血病	0.34	1.11	0.00	0.00	0.14	0.00	0.12	0.10	0.00	0.30
C031	B.呼吸系统感染性疾病	10.31	36.60	3.47	0.71	0.14	0.59	0.46	0.31	0.60	1.10
C032	1.上呼吸道感染	0.65	0.00	0.27	0.00	0.00	0.00	0.00	0.00	0.10	0.00
C033	2.下呼吸道感染	9.66	36.60	3.20	0.71	0.14	0.59	0.46	0.31	0.50	1.10
C034	a.肺炎	8.83	35.49	2.93	0.53	0.14	0.47	0.46	0.31	0.40	0.80
C035	C.妊娠、分娩和产褥期疾病	0.00	0.00	0.00	0.00	0.00	0.00	0.00	0.00	0.00	0.00
C036	1.直接产科原因	0.00	0.00	0.00	0.00	0.00	0.00	0.00	0.00	0.00	0.00
C037	a.产后出血	0.00	0.00	0.00	0.00	0.00	0.00	0.00	0.00	0.00	0.00
C038	b.产褥期感染	0.00	0.00	0.00	0.00	0.00	0.00	0.00	0.00	0.00	0.00
C039	c.妊娠高血压综合征	0.00	0.00	0.00	0.00	0.00	0.00	0.00	0.00	0.00	0.00
C040	d.阻梗性分娩	0.00	0.00	0.00	0.00	0.00	0.00	0.00	0.00	0.00	0.00
C041	e.流产	0.00	0.00	0.00	0.00	0.00	0.00	0.00	0.00	0.00	0.00
C042	f.母体产伤	0.00	0.00	0.00	0.00	0.00	0.00	0.00	0.00	0.00	0.00
C043	2.间接产科原因	0.00	0.00	0.00	0.00	0.00	0.00	0.00	0.00	0.00	0.00
C044	D.起源于围生期的某些情况	2.96	353.80	0.00	0.00	0.00	0.00	0.00	0.00	0.00	0.00
C045	1.低出生体重	0.73	87.62	0.00	0.00	0.00	0.00	0.00	0.00	0.00	0.00

年龄别死亡率(城市,男)

40岁~	45岁~	50岁~	55岁~	60岁~	65岁~	70岁~	75岁~	80岁~	85岁~	世调率(2000)	中调率(2000)
268.36	338.37	586.65	848.01	1128.66	1969.87	3611.40	6132.80	10363.05	18093.07	640.77	523.82
12.58	14.29	23.31	25.75	27.24	51.53	93.02	192.49	415.82	1088.80	31.58	23.63
11.05	12.18	19.10	21.68	20.02	31.93	49.42	62.21	105.82	155.15	11.05	9.86
3.50	3.51	6.46	5.23	6.52	12.88	27.62	31.10	53.53	76.22	4.22	3.73
3.50	3.28	6.04	5.03	6.52	12.60	26.53	31.10	53.53	76.22	4.03	3.54
0.00	0.00	0.14	0.00	0.00	0.00	0.36	0.00	0.00	0.00	0.03	0.03
0.00	0.00	0.14	0.00	0.00	0.00	0.36	0.00	0.00	0.00	0.03	0.03
0.77	0.59	0.56	0.19	0.00	0.56	0.00	0.00	1.24	0.00	0.25	0.28
0.11	0.12	0.00	0.19	0.00	0.28	0.00	0.00	3.73	5.44	0.17	0.13
0.11	0.00	0.00	0.19	0.00	0.28	0.00	0.00	1.24	0.00	0.04	0.04
0.00	0.12	0.00	0.00	0.00	0.00	0.00	0.00	0.00	0.00	0.02	0.02
0.00	0.00	0.28	0.00	0.00	0.00	0.00	0.00	0.00	0.00	0.08	0.07
0.00	0.00	0.00	0.00	0.00	0.00	0.00	0.00	0.00	0.00	0.00	0.00
0.00	0.00	0.00	0.00	0.00	0.00	0.00	0.00	0.00	0.00	0.01	0.01
0.00	0.00	0.14	0.00	0.00	0.00	0.00	0.00	0.00	0.00	0.01	0.01
0.00	0.00	0.00	0.00	0.00	0.00	0.00	0.00	0.00	0.00	0.02	0.01
0.00	0.00	0.14	0.00	0.00	0.00	0.00	0.00	0.00	0.00	0.04	0.04
0.00	0.12	0.42	1.16	0.70	0.28	0.36	0.00	1.24	2.72	0.36	0.27
0.00	0.00	0.00	0.39	0.00	0.00	0.36	0.00	1.24	2.72	0.17	0.12
0.00	0.12	0.42	0.77	0.70	0.28	0.00	0.00	0.00	0.00	0.19	0.15
4.70	6.09	10.53	11.04	10.24	13.44	14.53	17.61	19.92	19.05	3.84	3.65
4.59	5.97	10.25	10.84	9.78	12.88	14.17	16.43	17.43	13.61	3.68	3.51
0.11	0.12	0.14	0.00	0.23	0.56	0.36	1.17	1.24	0.00	0.08	0.08
0.00	0.00	0.00	0.00	0.00	0.00	0.00	0.00	0.00	0.00	0.00	0.00
0.22	0.00	0.00	0.19	0.00	0.56	0.73	1.17	2.49	5.44	0.13	0.10
0.22	0.00	0.00	0.19	0.00	0.56	0.73	1.17	2.49	5.44	0.13	0.10
0.00	0.00	0.00	0.00	0.00	0.00	0.00	0.00	0.00	0.00	0.05	0.04
0.00	0.00	0.00	0.00	0.00	0.00	0.00	0.00	0.00	0.00	0.00	0.00
0.00	0.12	0.00	0.00	0.00	0.00	0.00	0.00	0.00	0.00	0.02	0.03
0.11	0.35	0.00	0.77	0.23	0.56	1.09	2.93	8.71	10.89	0.38	0.31
1.53	1.76	4.07	3.87	6.05	19.04	41.42	121.48	282.61	843.82	13.22	9.14
0.11	0.00	0.14	0.00	0.00	0.84	0.36	9.98	22.41	73.49	0.89	0.58
1.42	1.76	3.93	3.87	6.05	18.20	41.06	111.51	260.20	770.32	12.33	8.56
1.09	1.76	3.65	3.48	5.82	17.08	39.24	105.05	240.28	669.61	11.19	7.82
0.00	0.00	0.00	0.00	0.00	0.00	0.00	0.00	0.00	0.00	0.00	0.00
0.00	0.00	0.00	0.00	0.00	0.00	0.00	0.00	0.00	0.00	0.00	0.00
0.00	0.00	0.00	0.00	0.00	0.00	0.00	0.00	0.00	0.00	0.00	0.00
0.00	0.00	0.00	0.00	0.00	0.00	0.00	0.00	0.00	0.00	0.00	0.00
0.00	0.00	0.00	0.00	0.00	0.00	0.00	0.00	0.00	0.00	0.00	0.00
0.00	0.00	0.00	0.00	0.00	0.00	0.00	0.00	0.00	0.00	6.07	3.81
0.00	0.00	0.00	0.00	0.00	0.00	0.00	0.00	0.00	0.00	1.50	0.94

表 7-2-5(续) 2006年全国疾病监测系统分死因

疾病编码	疾病名称	总计	0岁	1岁~	5岁~	10岁~	15岁~	20岁~	25岁~	30岁~	35岁~
C046	a.早产儿和未成熟儿	0.48	57.67	0.00	0.00	0.00	0.00	0.00	0.00	0.00	0.00
C047	2.新生儿产伤和窒息	1.75	209.62	0.00	0.00	0.00	0.00	0.00	0.00	0.00	0.00
C048	3.新生儿溶血性疾病	0.06	7.76	0.00	0.00	0.00	0.00	0.00	0.00	0.00	0.00
C049	4.新生儿硬化病	0.05	5.55	0.00	0.00	0.00	0.00	0.00	0.00	0.00	0.00
C050	E.营养缺乏性疾病	0.91	4.44	0.00	0.36	0.00	0.12	0.23	0.00	0.10	0.00
C051	1.营养不良	0.55	3.33	0.00	0.18	0.00	0.00	0.12	0.00	0.00	0.00
C052	2.缺铁性贫血	0.24	0.00	0.00	0.00	0.00	0.00	0.12	0.00	0.10	0.00
C053	Ⅱ.非感染性疾病	525.03	235.13	19.19	9.06	9.03	15.31	17.05	22.91	42.76	81.59
C054	A.恶性肿瘤	176.17	7.76	5.06	3.20	3.42	5.82	5.34	8.64	18.03	32.86
C055	1.唇、口腔和咽恶性肿瘤	3.89	0.00	0.00	0.00	0.00	0.12	0.12	0.52	0.50	1.50
C056	a.鼻咽癌	2.23	0.00	0.00	0.00	0.00	0.12	0.12	0.42	0.50	1.20
C057	2.食管癌	14.33	0.00	0.00	0.00	0.00	0.00	0.12	0.21	0.60	0.90
C058	3.胃癌	23.87	0.00	0.00	0.00	0.00	0.24	0.12	0.31	1.40	2.60
C059	4.结直肠癌	12.01	0.00	0.00	0.00	0.00	0.12	0.23	0.52	1.30	1.30
C060	5.肝癌	30.98	0.00	0.00	0.00	0.00	0.47	0.70	2.08	5.01	12.68
C061	6.胰腺癌	5.70	0.00	0.00	0.00	0.00	0.00	0.12	0.10	0.00	0.80
C062	7.肺癌	54.82	0.00	0.00	0.00	0.27	0.12	0.00	0.83	2.50	3.79
C063	8.皮肤癌	0.67	0.00	0.00	0.00	0.00	0.00	0.00	0.10	0.00	0.50
C064	9.乳腺癌	0.19	0.00	0.00	0.00	0.00	0.00	0.00	0.10	0.00	0.00
C065	10.子宫颈癌	0.00	0.00	0.00	0.00	0.00	0.00	0.00	0.00	0.00	0.00
C066	11.子宫体癌	0.00	0.00	0.00	0.00	0.00	0.00	0.00	0.00	0.00	0.00
C067	12.卵巢癌	0.00	0.00	0.00	0.00	0.00	0.00	0.00	0.00	0.00	0.00
C068	13.前列腺癌	2.26	0.00	0.00	0.00	0.00	0.00	0.00	0.00	0.20	0.20
C069	14.膀胱癌	2.67	0.00	0.00	0.00	0.00	0.00	0.00	0.00	0.20	0.10
C070	15.淋巴瘤与多发性骨髓瘤	3.18	0.00	0.53	0.00	0.00	0.47	0.46	0.42	0.60	0.80
C071	16.白血病	4.30	4.44	3.20	2.49	1.37	2.37	1.86	1.87	1.70	2.40
C072	B.其他肿瘤	2.36	1.11	0.00	0.18	0.00	0.24	0.35	0.21	0.30	0.70
C073	1.良性肿瘤	0.67	1.11	0.00	0.00	0.00	0.12	0.35	0.00	0.20	0.40
C074	C.糖尿病	12.20	1.11	0.00	0.00	0.00	0.47	0.00	0.73	0.90	1.00
C075	D.内分泌、血液造血及免疫疾病	1.61	3.33	0.27	0.71	0.55	0.24	0.58	0.42	0.10	0.90
C076	E.神经和精神疾病	8.19	7.76	3.20	1.95	1.50	2.14	2.32	2.08	3.00	3.99
C077	1.精神障碍	2.85	0.00	0.00	0.00	0.14	0.47	0.58	0.94	1.90	2.10
C078	a.精神分裂症	0.62	0.00	0.00	0.00	0.00	0.12	0.12	0.42	0.70	0.60
C079	2.神经系统疾病	5.34	7.76	3.20	1.95	1.37	1.66	1.74	1.15	1.10	1.90
C080	a.阿尔茨海默病	0.32	0.00	0.00	0.00	0.00	0.00	0.00	0.00	0.00	0.00
C081	b.帕金森病	0.83	0.00	0.00	0.00	0.00	0.00	0.00	0.00	0.00	0.00
C082	c.癫痫	0.77	0.00	0.53	0.00	0.27	0.36	0.81	0.73	0.70	0.70
C083	F.感官疾病	0.05	0.00	0.00	0.00	0.00	0.00	0.00	0.00	0.00	0.00
C084	G.循环系统疾病	225.09	23.29	1.33	1.42	1.64	2.37	4.41	6.35	13.42	26.16
C085	1.急性风湿热	0.36	0.00	0.00	0.00	0.00	0.00	0.00	0.10	0.00	0.20
C086	2.心脏病	100.62	12.20	1.07	0.89	0.96	1.42	2.20	4.06	8.01	13.28
C087	a.慢性风湿性心脏病	2.69	0.00	0.00	0.00	0.00	0.24	0.23	0.31	0.30	1.10
C088	b.高血压心脏病	13.19	0.00	0.00	0.00	0.00	0.00	0.00	0.52	0.60	1.60
C089	c.肺源性心脏病	1.65	0.00	0.00	0.00	0.00	0.12	0.00	0.00	0.10	0.10
C090	d.缺血性心脏病	69.83	0.00	0.00	0.18	0.41	0.59	0.93	2.08	4.11	7.09

第七章 地区别、性别、年龄别、死因别死亡数及死亡率

年龄别死亡率(城市,男)

40岁~	45岁~	50岁~	55岁~	60岁~	65岁~	70岁~	75岁~	80岁~	85岁~	世调率(2000)	中调率(2000)
0.00	0.00	0.00	0.00	0.00	0.00	0.00	0.00	0.00	0.00	0.99	0.62
0.00	0.00	0.00	0.00	0.00	0.00	0.00	0.00	0.00	0.00	3.60	2.25
0.00	0.00	0.00	0.00	0.00	0.00	0.00	0.00	0.00	0.00	0.13	0.08
0.00	0.00	0.00	0.00	0.00	0.00	0.00	0.00	0.00	0.00	0.10	0.06
0.00	0.35	0.14	0.19	1.16	0.56	2.18	8.80	27.39	89.83	1.24	0.83
0.00	0.12	0.14	0.00	0.47	0.28	0.36	5.28	17.43	68.05	0.80	0.50
0.00	0.00	0.00	0.00	0.47	0.28	1.82	2.93	6.22	16.33	0.29	0.21
176.61	261.07	480.47	739.59	1028.32	1821.72	3379.58	5703.21	9522.70	15583.40	545.66	442.41
73.93	121.81	228.09	344.63	444.90	723.93	1174.37	1694.30	2052.94	2259.25	169.11	146.58
2.62	4.22	8.15	8.71	11.17	16.52	18.53	21.71	29.88	24.50	3.54	3.22
1.75	2.34	5.76	6.39	6.29	10.92	6.54	7.04	11.20	5.44	1.98	1.85
3.50	7.73	18.82	32.33	42.14	59.37	91.57	139.68	204.17	215.04	14.00	11.85
6.89	11.36	27.39	43.95	60.76	112.58	175.14	262.33	286.34	329.36	23.08	19.76
4.37	7.26	12.08	18.01	24.21	46.21	83.21	144.37	190.48	223.20	11.89	10.01
27.67	39.47	59.69	81.90	79.62	104.74	146.43	184.86	205.42	250.42	28.24	25.65
1.09	4.22	6.46	12.20	16.06	24.92	47.60	46.36	65.98	73.49	5.46	4.71
12.90	29.87	60.81	96.42	149.46	246.44	435.30	605.65	666.05	650.56	52.69	45.32
0.55	0.23	1.12	0.39	0.23	1.96	4.00	4.69	17.43	21.78	0.69	0.56
0.22	0.23	0.28	0.77	0.23	1.12	0.73	0.00	2.49	0.00	0.17	0.15
0.00	0.00	0.00	0.00	0.00	0.00	0.00	0.00	0.00	0.00	0.00	0.00
0.00	0.00	0.00	0.00	0.00	0.00	0.00	0.00	0.00	0.00	0.00	0.00
0.00	0.00	0.00	0.00	0.00	0.00	0.00	0.00	0.00	0.00	0.00	0.00
0.00	0.47	0.42	0.97	1.16	5.88	12.72	38.15	70.96	119.77	2.60	1.92
0.11	0.47	1.12	1.94	3.49	8.40	20.35	44.60	70.96	76.22	2.84	2.24
1.53	1.17	3.23	6.78	6.98	16.24	24.34	24.65	37.35	16.33	3.00	2.67
2.73	3.40	7.30	5.81	6.75	14.00	14.53	25.82	21.16	29.94	4.24	3.89
1.31	1.52	3.37	2.32	3.96	8.12	19.26	18.78	33.61	43.55	2.32	1.99
0.55	0.23	0.84	0.58	1.40	3.36	4.72	1.76	9.96	8.17	0.65	0.57
3.94	5.86	9.41	16.84	28.64	45.37	93.38	133.81	199.19	307.58	12.39	10.21
1.09	0.82	1.83	2.90	3.03	4.20	7.99	11.15	21.16	24.50	1.64	1.42
4.59	4.69	7.30	5.61	9.55	15.12	29.07	73.95	169.31	307.58	8.99	7.30
2.62	2.34	3.79	0.77	2.56	3.36	8.72	18.78	62.25	119.77	3.02	2.51
0.77	0.82	1.83	0.19	0.70	1.40	1.82	2.35	1.24	5.44	0.54	0.54
1.97	2.34	3.51	4.84	6.98	11.76	20.35	55.17	107.07	187.82	5.98	4.80
0.00	0.12	0.14	0.00	0.00	0.56	0.73	5.28	13.69	24.50	0.41	0.28
0.00	0.00	0.28	0.39	0.47	1.68	6.90	15.85	26.14	27.22	0.90	0.69
0.77	1.05	1.26	0.58	0.93	1.12	0.73	2.93	3.73	5.44	0.72	0.71
0.00	0.00	0.14	0.00	0.00	0.00	0.00	0.59	2.49	2.72	0.06	0.04
64.63	92.41	173.88	280.54	404.16	747.73	1447.98	2537.63	4695.99	8508.94	240.67	189.72
0.00	0.23	0.28	0.77	1.16	0.84	2.54	2.93	4.98	10.89	0.37	0.31
31.39	43.92	76.97	128.36	179.50	324.58	602.08	1066.34	2066.63	4325.24	109.15	85.17
1.31	1.52	3.37	7.16	5.82	9.80	14.17	17.61	36.10	68.05	2.69	2.26
3.50	3.51	9.69	15.10	27.47	47.05	84.66	150.24	271.40	519.90	14.16	11.11
0.44	0.35	0.84	0.97	2.10	5.32	10.54	20.54	42.33	84.38	1.86	1.40
19.47	30.10	50.56	86.35	119.90	224.32	420.77	762.93	1498.93	3138.46	76.29	59.04

表 7-2-5(续) 2006年全国疾病监测系统分死因

疾病编码	疾病名称	总计	0岁	1岁~	5岁~	10岁~	15岁~	20岁~	25岁~	30岁~	35岁~
C091	急性心肌梗死	37.75	0.00	0.00	0.00	0.27	0.47	0.58	1.67	3.81	5.89
C092	3.脑血管疾病	122.00	11.09	0.27	0.36	0.68	0.95	2.20	2.08	5.21	12.28
C093	H.呼吸系统疾病	69.72	12.20	0.53	0.18	0.00	1.07	0.93	1.15	1.60	2.60
C094	1.慢性下呼吸道疾病	62.67	4.44	0.00	0.00	0.00	0.24	0.35	0.52	0.60	1.30
C095	a.慢性阻塞性肺疾病	60.15	3.33	0.00	0.00	0.00	0.12	0.12	0.42	0.30	1.20
C096	b.哮喘	2.33	1.11	0.00	0.00	0.00	0.12	0.23	0.10	0.20	0.10
C097	2.尘肺	1.50	0.00	0.00	0.00	0.00	0.00	0.00	0.00	0.20	0.10
C098	I.消化系统疾病	17.64	11.09	0.27	0.00	0.14	0.59	0.46	1.15	3.41	8.09
C099	1.消化性溃疡	2.24	1.11	0.00	0.00	0.00	0.12	0.00	0.10	0.30	0.20
C100	2.肝疾病	9.73	1.11	0.00	0.00	0.14	0.24	0.35	0.62	2.20	5.99
C101	a.肝硬化	7.63	0.00	0.00	0.00	0.00	0.12	0.35	0.52	1.60	5.09
C102	3.阑尾炎	0.08	0.00	0.00	0.00	0.00	0.00	0.00	0.00	0.00	0.10
C103	4.肠梗阻	0.80	1.11	0.00	0.00	0.00	0.12	0.00	0.21	0.30	0.10
C104	J.泌尿生殖系统疾病	8.25	0.00	0.27	0.36	0.00	0.95	1.28	1.35	1.40	3.99
C105	1.肾炎和肾病	7.16	0.00	0.27	0.36	0.00	0.95	1.16	1.15	1.40	3.79
C106	a.肾小球和肾小管间质疾病	4.67	0.00	0.27	0.36	0.00	0.95	0.93	0.73	0.70	2.40
C107	2.良性前列腺肥大	0.30	0.00	0.00	0.00	0.00	0.00	0.00	0.00	0.00	0.00
C108	K.皮肤病	0.33	0.00	0.00	0.00	0.00	0.00	0.23	0.00	0.10	0.00
C109	L.肌肉骨骼和结缔组织疾病	0.94	1.11	0.00	0.00	0.27	0.00	0.00	0.10	0.10	0.40
C110	1.风湿性关节炎	0.27	0.00	0.00	0.00	0.00	0.00	0.00	0.00	0.00	0.00
C111	2.骨关节炎	0.01	0.00	0.00	0.00	0.00	0.00	0.00	0.00	0.00	0.00
C112	M.先天异常	2.48	166.37	8.26	1.07	1.50	1.42	1.16	0.73	0.40	0.90
C113	1.先天性心脏病	1.31	85.40	5.33	0.71	0.55	0.95	0.46	0.31	0.10	0.50
C114	N.口腔疾病	0.00	0.00	0.00	0.00	0.00	0.00	0.00	0.00	0.00	0.00
C115	Ⅲ.伤害	53.23	32.16	23.46	16.70	14.77	25.16	32.71	27.60	41.46	63.21
C116	A.意外伤害	42.72	29.95	21.59	15.63	13.13	19.58	26.68	21.77	35.05	52.33
C117	1.交通事故	20.67	4.44	4.00	3.91	3.97	9.85	14.96	13.85	19.23	28.26
C118	a.道路交通事故	14.01	4.44	2.93	2.49	3.28	6.53	9.63	9.37	13.52	18.48
C119	1a*机动车辆交通事故	11.17	4.44	2.13	1.95	2.46	5.82	8.58	7.50	11.12	14.18
C120	1b*机动车以外的运输事故	4.52	0.00	1.07	0.53	0.96	2.02	2.67	3.12	4.41	6.89
C121	2.意外中毒	3.63	2.22	1.07	0.18	0.41	1.19	2.20	1.04	3.51	4.69
C122	3.意外跌落	7.94	3.33	3.20	0.89	0.68	2.02	2.78	1.87	4.41	8.29
C123	4.火灾	0.75	2.22	0.53	0.18	0.00	0.12	0.35	0.42	0.10	0.60
C124	5.溺水	3.48	0.00	9.86	8.53	6.16	4.04	2.67	1.25	1.40	1.60
C125	6.意外的机械性窒息	0.91	15.53	0.53	0.36	0.55	0.59	0.59	0.94	0.80	0.80
C126	7.触电	1.19	0.00	0.27	0.18	0.68	0.71	1.16	0.73	1.50	2.50
C127	8.砸死	0.92	0.00	0.00	0.36	0.00	0.12	0.12	0.52	1.30	1.60
C128	9.由机械切割和穿刺工具所致的意外事故	0.18	0.00	0.00	0.00	0.00	0.12	0.00	0.10	0.40	0.40
C129	10.自然环境因素导致的意外事故	0.42	0.00	0.00	0.00	0.14	0.12	0.35	0.10	0.40	0.70
C130	B.故意伤害	9.59	2.22	1.07	0.71	1.37	5.10	5.57	4.79	6.01	9.49
C131	1.自杀	7.39	0.00	0.00	0.00	0.55	2.85	3.83	2.92	3.91	6.39
C132	2.被杀	1.96	2.22	1.07	0.71	0.82	2.26	1.39	1.35	1.90	2.80

第七章 地区别、性别、年龄别、死因别死亡数及死亡率

年龄别死亡率(城市,男)

40岁~	45岁~	50岁~	55岁~	60岁~	65岁~	70岁~	75岁~	80岁~	85岁~	世调率(2000)	中调率(2000)
13.34	22.96	35.53	61.96	74.50	136.10	219.83	369.14	669.79	1287.50	39.41	31.77
32.70	46.85	94.80	147.34	216.51	416.99	828.82	1446.64	2599.48	4112.93	129.01	102.47
6.56	9.14	19.66	39.30	87.77	202.76	479.99	983.60	1960.81	3459.65	79.10	59.21
3.83	6.68	15.73	33.69	76.83	181.75	439.66	899.67	1826.36	3127.57	71.27	53.15
3.17	6.21	14.33	30.20	71.71	173.63	425.13	868.57	1765.35	3043.19	68.57	51.02
0.55	0.47	1.26	2.90	4.19	7.84	13.08	29.93	59.76	78.94	2.52	1.97
0.33	0.23	0.28	1.16	1.86	7.56	14.53	19.37	29.88	38.11	1.55	1.26
14.11	19.09	25.28	32.91	30.03	49.85	79.94	148.48	232.81	391.97	17.37	14.86
1.31	1.41	0.84	1.94	2.33	6.44	13.44	29.93	53.53	78.94	2.39	1.89
10.50	15.23	20.93	24.20	19.09	29.97	34.88	51.64	62.25	81.66	8.79	8.11
8.31	11.95	16.43	18.78	15.60	24.92	25.43	38.73	47.31	65.33	6.88	6.36
0.00	0.00	0.14	0.00	0.23	0.00	0.36	0.59	2.49	5.44	0.10	0.07
0.11	0.12	0.84	1.36	0.47	0.84	5.45	9.39	17.43	35.39	0.88	0.69
5.25	4.69	9.13	12.58	14.20	20.44	39.97	86.27	134.46	225.93	8.40	7.01
4.92	4.22	8.01	12.00	14.20	17.64	36.70	75.71	97.11	149.71	7.09	6.06
3.83	3.16	5.90	7.36	10.24	12.88	26.16	41.67	51.04	81.66	4.54	3.95
0.00	0.00	0.14	0.00	0.00	0.28	0.36	2.35	18.67	27.22	0.40	0.26
0.33	0.23	0.28	0.39	0.23	0.56	1.45	4.11	6.22	13.61	0.36	0.28
0.22	0.23	1.26	1.16	1.86	2.80	5.81	8.80	12.45	38.11	1.00	0.81
0.00	0.00	0.14	0.19	0.47	1.40	1.09	4.69	3.73	13.61	0.30	0.23
0.00	0.00	0.00	0.00	0.00	0.00	0.00	0.00	1.24	0.00	0.01	0.01
0.66	0.59	0.84	0.39	0.00	0.84	0.36	1.76	1.24	0.00	4.25	2.99
0.22	0.47	0.42	0.39	0.00	0.56	0.36	0.00	1.24	0.00	2.26	1.58
0.00	0.00	0.00	0.00	0.00	0.00	0.00	0.00	0.00	0.00	0.00	0.00
74.36	58.68	75.98	72.60	62.86	75.33	105.74	164.91	251.48	536.23	50.52	48.42
63.21	45.80	62.08	56.34	46.56	54.05	75.21	121.48	190.48	460.02	40.82	39.09
34.45	25.42	34.41	31.36	23.28	27.72	31.61	35.80	41.08	46.27	18.36	18.63
22.75	18.27	23.31	20.33	16.30	20.44	18.17	25.82	29.88	32.66	12.48	12.67
18.48	15.46	18.40	15.68	12.34	13.16	13.81	20.54	23.65	24.50	9.95	10.12
7.44	4.22	7.44	7.16	4.66	7.56	8.72	8.22	9.96	8.17	4.00	4.07
7.11	5.39	3.93	4.65	6.52	5.04	5.81	9.98	16.18	13.61	3.25	3.23
8.42	5.86	12.50	10.26	7.68	10.64	20.35	48.12	83.41	269.48	8.18	7.02
0.55	0.59	0.84	0.00	0.93	1.96	2.91	4.11	8.71	32.66	0.83	0.68
2.95	2.34	1.69	2.32	2.56	1.96	6.54	11.15	13.69	24.50	4.13	3.73
0.77	1.29	1.54	0.58	0.00	0.84	0.36	1.76	1.24	5.44	1.01	0.92
1.53	1.29	1.69	1.55	1.16	0.56	0.73	0.59	2.49	2.72	1.06	1.12
2.08	0.94	2.11	1.55	0.47	0.56	1.82	0.00	0.00	5.44	0.79	0.82
0.33	0.12	0.28	0.19	0.00	0.00	0.36	0.59	0.00	0.00	0.15	0.16
0.66	0.12	0.70	0.39	1.16	0.56	0.73	0.59	4.98	0.00	0.37	0.37
9.95	11.83	12.78	15.10	15.13	19.88	29.07	43.43	57.27	62.61	8.81	8.48
6.01	8.43	9.55	13.17	13.50	19.04	28.34	39.91	56.02	62.61	6.81	6.41
3.50	2.93	2.81	1.94	1.40	0.84	0.73	3.52	0.00	0.00	1.80	1.84

表 7－2－6　2006 年全国疾病监测系统分死因

疾病编码	疾病名称	总计	0岁	1岁~	5岁~	10岁~	15岁~	20岁~	25岁~	30岁~	35岁~
C001	总计	463.41	593.75	40.87	17.52	14.26	20.78	26.80	28.50	48.79	73.52
C002	Ⅰ.感染性、母婴及营养缺乏性疾病	18.87	357.45	6.33	1.93	0.58	0.60	2.09	2.35	3.09	4.61
C003	A.传染病和寄生虫病	4.88	19.19	2.01	0.96	0.44	0.48	0.74	0.85	1.24	2.46
C004	1.结核病	1.32	0.00	0.00	0.19	0.00	0.24	0.37	0.11	0.31	1.13
C005	a.呼吸道结核	1.21	0.00	0.00	0.00	0.00	0.24	0.12	0.11	0.31	1.13
C006	2.性传播疾病（不包括艾滋病）	0.03	0.00	0.00	0.00	0.00	0.00	0.00	0.00	0.00	0.00
C007	a.梅毒	0.00	0.00	0.00	0.00	0.00	0.00	0.00	0.00	0.00	0.00
C008	3.艾滋病	0.07	0.00	0.00	0.00	0.00	0.00	0.12	0.11	0.10	0.10
C009	4.腹泻病	0.19	6.00	0.00	0.00	0.15	0.00	0.00	0.00	0.11	0.00
C010	a.痢疾	0.02	2.40	0.00	0.00	0.00	0.00	0.00	0.00	0.00	0.00
C011	b.伤寒和副伤寒	0.04	1.20	0.00	0.00	0.00	0.00	0.00	0.00	0.00	0.00
C012	5.好发于儿童期的疾病	0.05	3.60	0.00	0.00	0.00	0.00	0.00	0.00	0.00	0.10
C013	a.百日咳	0.00	0.00	0.00	0.00	0.00	0.00	0.00	0.00	0.00	0.00
C014	b.脊髓灰质炎	0.00	0.00	0.00	0.00	0.00	0.00	0.00	0.00	0.00	0.00
C015	c.白喉	0.00	0.00	0.00	0.00	0.00	0.00	0.00	0.00	0.00	0.00
C016	d.麻疹	0.01	1.20	0.00	0.00	0.00	0.00	0.00	0.00	0.00	0.00
C017	e.破伤风	0.04	2.40	0.00	0.00	0.00	0.00	0.00	0.00	0.00	0.10
C018	6.脑(脊)膜炎	0.18	2.40	0.29	0.39	0.15	0.00	0.00	0.11	0.00	0.00
C019	a.脑膜炎球菌感染	0.05	2.40	0.00	0.00	0.00	0.00	0.00	0.00	0.00	0.00
C020	b.脑膜炎	0.13	0.00	0.29	0.39	0.15	0.00	0.00	0.11	0.00	0.00
C021	7.病毒性肝炎	1.72	0.00	0.00	0.00	0.00	0.12	0.00	0.32	0.41	0.72
C022	a.乙型肝炎	1.66	0.00	0.00	0.00	0.00	0.12	0.00	0.32	0.41	0.72
C023	b.丙型肝炎	0.05	0.00	0.00	0.00	0.00	0.00	0.00	0.00	0.00	0.00
C024	8.疟疾	0.00	0.00	0.00	0.00	0.00	0.00	0.00	0.00	0.00	0.00
C025	9.热带病	0.03	0.00	0.00	0.00	0.00	0.00	0.00	0.00	0.00	0.00
C026	a.血吸虫病	0.03	0.00	0.00	0.00	0.00	0.00	0.00	0.00	0.00	0.00
C027	10.流行性乙型脑炎	0.02	0.00	0.58	0.00	0.00	0.00	0.00	0.00	0.00	0.00
C028	11.钩端螺旋体病	0.00	0.00	0.00	0.00	0.00	0.00	0.00	0.00	0.00	0.00
C029	12.流行性出血热	0.02	0.00	0.00	0.00	0.00	0.00	0.00	0.00	0.00	0.10
C030	13.败血病	0.24	2.40	0.58	0.00	0.00	0.00	0.00	0.00	0.00	0.10
C031	B.呼吸系统感染性疾病	9.92	45.58	3.45	0.77	0.15	0.00	0.74	0.43	0.21	0.82
C032	1.上呼吸道感染	0.86	1.20	0.00	0.00	0.00	0.00	0.12	0.00	0.00	0.00
C033	2.下呼吸道感染	9.06	44.38	3.45	0.77	0.15	0.00	0.61	0.43	0.21	0.82
C034	a.肺炎	8.03	38.38	2.88	0.77	0.00	0.00	0.61	0.32	0.21	0.72
C035	C.妊娠、分娩和产褥期疾病	0.45	0.00	0.00	0.00	0.00	0.12	0.61	1.07	1.65	1.23
C036	1.直接产科原因	0.44	0.00	0.00	0.00	0.00	0.12	0.61	1.07	1.65	1.23
C037	a.产后出血	0.10	0.00	0.00	0.00	0.00	0.00	0.00	0.21	0.41	0.31
C038	b.产褥期感染	0.10	0.00	0.00	0.00	0.00	0.12	0.12	0.11	0.31	0.41
C039	c.妊娠高血压综合征	0.10	0.00	0.00	0.00	0.00	0.00	0.25	0.21	0.41	0.21
C040	d.阻梗性分娩	0.00	0.00	0.00	0.00	0.00	0.00	0.00	0.00	0.00	0.00
C041	e.流产	0.05	0.00	0.00	0.00	0.00	0.00	0.00	0.21	0.10	0.21
C042	f.母体产伤	0.02	0.00	0.00	0.00	0.00	0.00	0.00	0.00	0.10	0.10
C043	2.间接产科原因	0.01	0.00	0.00	0.00	0.00	0.00	0.00	0.00	0.00	0.00
C044	D.起源于围生期的某些情况	2.27	286.68	0.00	0.00	0.00	0.00	0.00	0.00	0.00	0.00
C045	1.低出生体重	0.55	69.57	0.00	0.00	0.00	0.00	0.00	0.00	0.00	0.00

年龄别死亡率(城市,女)

40岁~	45岁~	50岁~	55岁~	60岁~	65岁~	70岁~	75岁~	80岁~	85岁~	世调率(2000)	中调率(2000)
116.70	159.11	291.58	452.96	647.25	1198.57	2372.76	4043.79	7401.04	14748.07	418.21	330.19
4.01	4.22	8.21	10.64	13.30	28.56	55.51	103.01	291.97	803.86	21.06	15.02
2.75	2.89	5.90	7.68	8.63	13.18	19.87	30.45	50.03	68.45	4.55	3.90
0.69	1.08	1.15	1.38	2.33	3.02	8.91	10.66	9.10	15.92	1.13	1.03
0.69	1.08	1.15	0.79	2.33	2.47	8.57	10.66	8.19	12.73	1.02	0.93
0.00	0.00	0.14	0.00	0.23	0.27	0.00	0.00	0.00	0.00	0.02	0.02
0.00	0.00	0.00	0.00	0.00	0.00	0.00	0.00	0.00	0.00	0.00	0.00
0.11	0.12	0.00	0.00	0.23	0.00	0.00	0.00	0.00	0.00	0.06	0.06
0.00	0.12	0.00	0.20	0.00	0.00	0.69	2.03	3.64	1.59	0.23	0.17
0.00	0.00	0.00	0.00	0.00	0.00	0.00	0.00	0.00	0.00	0.04	0.03
0.00	0.00	0.00	0.00	0.00	0.00	0.34	0.51	0.91	0.00	0.04	0.03
0.00	0.00	0.00	0.00	0.00	0.00	0.00	0.00	0.00	1.59	0.08	0.05
0.00	0.00	0.00	0.00	0.00	0.00	0.00	0.00	0.00	0.00	0.00	0.00
0.00	0.00	0.00	0.00	0.00	0.00	0.00	0.00	0.00	0.00	0.00	0.00
0.00	0.00	0.00	0.00	0.00	0.00	0.00	0.00	0.00	0.00	0.02	0.01
0.00	0.00	0.00	0.00	0.00	0.00	0.00	0.00	0.00	1.59	0.06	0.04
0.11	0.00	0.43	0.20	0.00	0.55	0.69	0.00	0.91	3.18	0.22	0.17
0.00	0.00	0.00	0.00	0.00	0.00	0.34	0.00	0.00	3.18	0.07	0.04
0.11	0.00	0.43	0.20	0.00	0.55	0.34	0.00	0.91	0.00	0.15	0.13
0.92	1.20	3.46	4.14	3.73	7.14	5.48	11.16	14.55	11.14	1.47	1.33
0.92	1.20	3.46	3.94	3.73	6.32	5.48	10.66	13.64	11.14	1.42	1.29
0.00	0.00	0.00	0.20	0.00	0.55	0.00	0.51	0.91	0.00	0.04	0.04
0.00	0.00	0.00	0.00	0.00	0.00	0.00	0.00	0.00	0.00	0.00	0.00
0.00	0.00	0.00	0.00	0.00	0.00	0.00	0.51	0.91	1.59	0.03	0.02
0.00	0.00	0.00	0.00	0.00	0.00	0.00	0.51	0.91	1.59	0.03	0.02
0.00	0.00	0.00	0.00	0.00	0.00	0.00	0.00	0.00	0.00	0.04	0.03
0.00	0.00	0.00	0.00	0.00	0.00	0.00	0.00	0.00	0.00	0.00	0.00
0.00	0.00	0.14	0.00	0.00	0.00	0.00	0.00	0.00	0.00	0.02	0.02
0.11	0.00	0.00	0.00	0.47	0.27	0.69	1.52	3.64	11.14	0.26	0.18
0.80	0.96	2.02	2.36	4.43	13.46	33.58	69.52	207.38	631.95	9.83	6.69
0.00	0.00	0.00	0.00	0.47	0.82	1.37	3.04	24.56	74.81	0.84	0.53
0.80	0.96	2.02	2.36	3.97	12.63	32.21	66.47	182.82	557.13	8.99	6.16
0.80	0.96	1.87	2.36	3.27	11.26	29.12	58.36	162.81	490.28	7.95	5.46
0.34	0.00	0.00	0.00	0.00	0.00	0.00	0.00	0.00	0.00	0.38	0.46
0.23	0.00	0.00	0.00	0.00	0.00	0.00	0.00	0.00	0.00	0.37	0.45
0.23	0.00	0.00	0.00	0.00	0.00	0.00	0.00	0.00	0.00	0.09	0.10
0.00	0.00	0.00	0.00	0.00	0.00	0.00	0.00	0.00	0.00	0.08	0.10
0.00	0.00	0.00	0.00	0.00	0.00	0.00	0.00	0.00	0.00	0.08	0.10
0.00	0.00	0.00	0.00	0.00	0.00	0.00	0.00	0.00	0.00	0.00	0.00
0.00	0.00	0.00	0.00	0.00	0.00	0.00	0.00	0.00	0.00	0.04	0.05
0.00	0.00	0.00	0.00	0.00	0.00	0.00	0.00	0.00	0.00	0.02	0.02
0.11	0.00	0.00	0.00	0.00	0.00	0.00	0.00	0.00	0.00	0.01	0.01
0.00	0.00	0.00	0.00	0.00	0.00	0.00	0.00	0.00	0.00	4.91	3.08
0.00	0.00	0.00	0.00	0.00	0.00	0.00	0.00	0.00	0.00	1.19	0.75

表 7－2－6(续)　2006 年全国疾病监测系统分死因

疾病编码	疾病名称	总计	0岁	1岁~	5岁~	10岁~	15岁~	20岁~	25岁~	30岁~	35岁~
C046	a.早产儿和未成熟儿	0.37	46.78	0.00	0.00	0.00	0.00	0.00	0.00	0.00	0.00
C047	2.新生儿产伤和窒息	1.40	176.33	0.00	0.00	0.00	0.00	0.00	0.00	0.00	0.00
C048	3.新生儿溶血性疾病	0.02	2.40	0.00	0.00	0.00	0.00	0.00	0.00	0.00	0.00
C049	4.新生儿硬化病	0.01	1.20	0.00	0.00	0.00	0.00	0.00	0.00	0.00	0.00
C050	E.营养缺乏性疾病	1.34	6.00	0.86	0.19	0.00	0.00	0.00	0.00	0.00	0.10
C051	1.营养不良	0.93	4.80	0.58	0.19	0.00	0.00	0.00	0.00	0.00	0.00
C052	2.缺铁性贫血	0.26	1.20	0.00	0.00	0.00	0.00	0.00	0.00	0.00	0.10
C053	Ⅱ.非感染性疾病	405.49	181.12	15.54	7.51	6.84	9.01	13.16	14.09	28.78	48.81
C054	A.恶性肿瘤	103.94	11.99	3.45	4.62	2.33	3.24	6.64	6.72	14.65	25.63
C055	1.唇、口腔和咽恶性肿瘤	1.62	0.00	0.00	0.00	0.00	0.00	0.00	0.21	0.41	0.31
C056	a.鼻咽癌	0.97	0.00	0.00	0.00	0.00	0.00	0.00	0.11	0.21	0.21
C057	2.食管癌	5.44	0.00	0.00	0.00	0.00	0.12	0.00	0.11	0.21	0.31
C058	3.胃癌	10.44	0.00	0.00	0.00	0.00	0.12	0.12	0.53	1.96	2.26
C059	4.结直肠癌	9.88	0.00	0.00	0.00	0.00	0.00	0.25	0.11	1.24	1.64
C060	5.肝癌	11.28	0.00	0.00	0.00	0.15	0.12	0.74	0.75	1.34	2.67
C061	6.胰腺癌	4.11	0.00	0.00	0.00	0.00	0.00	0.00	0.00	0.00	0.41
C062	7.肺癌	25.54	0.00	0.00	0.00	0.00	0.12	0.12	0.43	1.34	2.97
C063	8.皮肤癌	0.42	0.00	0.00	0.00	0.00	0.12	0.11	0.00	0.00	0.00
C064	9.乳腺癌	7.77	0.00	0.00	0.00	0.00	0.00	0.00	0.43	2.06	4.51
C065	10.子宫颈癌	2.13	0.00	0.00	0.00	0.00	0.12	0.25	0.43	0.72	1.54
C066	11.子宫体癌	2.62	0.00	0.00	0.00	0.00	0.00	0.12	0.11	0.72	1.23
C067	12.卵巢癌	2.86	0.00	0.00	0.00	0.00	0.00	0.12	0.37	0.00	0.62	0.62
C068	13.前列腺癌	0.00	0.00	0.00	0.00	0.00	0.00	0.00	0.00	0.00	0.00
C069	14.膀胱癌	1.18	0.00	0.00	0.00	0.00	0.00	0.00	0.00	0.00	0.41
C070	15.淋巴瘤与多发性骨髓瘤	2.04	1.20	0.29	0.77	0.44	0.00	0.98	0.64	0.31	1.23
C071	16.白血病	3.13	6.00	1.44	1.54	1.02	1.20	1.84	0.96	1.44	2.56
C072	B.其他肿瘤	1.85	2.40	0.00	0.00	0.00	0.00	0.00	0.00	0.52	0.72
C073	1.良性肿瘤	0.61	2.40	0.00	0.00	0.00	0.00	0.00	0.00	0.31	0.10
C074	C.糖尿病	15.52	0.00	0.00	0.00	0.15	0.00	0.12	0.21	0.41	1.23
C075	D.内分泌、血液造血及免疫疾病	1.58	2.40	0.86	0.00	0.29	0.36	0.25	0.53	0.10	1.03
C076	E.神经和精神疾病	7.08	6.00	2.30	0.77	0.87	0.72	0.61	1.39	2.17	2.77
C077	1.精神障碍	2.87	0.00	0.00	0.00	0.00	0.00	0.25	0.53	1.24	0.82
C078	a.精神分裂症	0.51	0.00	0.00	0.00	0.00	0.00	0.00	0.43	0.83	0.41
C079	2.神经系统疾病	4.21	6.00	2.30	0.77	0.87	0.72	0.37	0.85	0.93	1.95
C080	a.阿尔茨海默病	0.32	0.00	0.00	0.00	0.00	0.00	0.00	0.00	0.00	0.00
C081	b.帕金森病	0.67	0.00	0.00	0.00	0.00	0.00	0.00	0.00	0.00	0.00
C082	c.癫痫	0.61	0.00	0.29	0.77	0.15	0.36	0.12	0.53	0.52	0.92
C083	F.感官疾病	0.08	0.00	0.00	0.00	0.00	0.00	0.00	0.00	0.00	0.00
C084	G.循环系统疾病	197.94	19.19	1.44	0.77	1.31	0.96	2.34	2.56	6.70	10.77
C085	1.急性风湿热	0.53	1.20	0.00	0.00	0.00	0.00	0.00	0.00	0.00	0.10
C086	2.心脏病	94.35	11.99	1.44	0.19	0.58	0.60	1.35	1.92	4.33	5.43
C087	a.慢性风湿性心脏病	4.44	0.00	0.00	0.00	0.00	0.12	0.12	0.21	0.93	0.92
C088	b.高血压心脏病	12.87	0.00	0.00	0.00	0.00	0.00	0.25	0.11	0.21	0.62
C089	c.肺源性心脏病	1.26	1.20	0.00	0.00	0.15	0.00	0.12	0.00	0.10	0.10
C090	d.缺血性心脏病	64.63	3.60	0.29	0.00	0.00	0.36	0.49	0.96	2.06	2.67

年龄别死亡率(城市,女)

40岁~	45岁~	50岁~	55岁~	60岁~	65岁~	70岁~	75岁~	80岁~	85岁~	世调率(2000)	中调率(2000)
0.00	0.00	0.00	0.00	0.00	0.00	0.00	0.00	0.00	0.00	0.80	0.50
0.00	0.00	0.00	0.00	0.00	0.00	0.00	0.00	0.00	0.00	3.02	1.89
0.00	0.00	0.00	0.00	0.00	0.00	0.00	0.00	0.00	0.00	0.04	0.03
0.00	0.00	0.00	0.00	0.00	0.00	0.00	0.00	0.00	0.00	0.02	0.01
0.11	0.24	0.29	0.59	0.23	1.92	2.06	3.04	34.56	103.47	1.38	0.89
0.00	0.12	0.14	0.20	0.00	0.82	0.69	2.03	24.56	82.77	0.98	0.60
0.11	0.00	0.14	0.39	0.23	0.55	0.69	0.51	4.55	15.92	0.25	0.18
88.73	133.09	252.13	404.49	596.38	1113.71	2228.17	3747.45	6703.42	12357.18	360.03	285.07
45.28	74.80	124.55	175.35	232.16	383.96	625.65	779.43	1035.98	1076.06	89.38	78.55
0.80	1.08	1.87	3.15	4.43	6.04	7.54	11.16	12.73	27.06	1.40	1.21
0.57	0.96	1.73	1.97	3.03	3.30	3.77	6.09	3.64	15.92	0.84	0.74
0.46	2.17	3.74	8.47	12.60	24.17	38.38	49.22	69.13	76.41	4.69	3.96
3.78	6.62	11.38	14.97	21.70	37.08	60.30	86.26	138.25	130.53	8.94	7.73
3.55	4.34	8.93	14.78	21.47	32.96	63.05	84.24	130.07	159.18	8.52	7.21
4.93	7.11	13.97	23.84	29.17	42.85	64.76	82.21	102.78	108.24	9.67	8.51
0.69	1.45	4.90	7.09	7.23	17.85	30.15	39.07	44.57	49.35	3.52	3.00
7.68	13.37	24.91	39.01	56.70	114.53	191.88	225.81	245.58	248.32	21.76	18.94
0.00	0.00	0.58	0.39	1.17	0.55	1.71	4.06	4.55	17.51	0.38	0.29
7.57	13.49	17.71	18.91	17.03	18.68	29.12	23.34	46.39	47.75	6.54	6.12
3.55	4.46	3.46	3.15	3.50	3.57	7.20	10.15	10.91	9.55	1.77	1.71
1.26	2.89	4.32	6.11	7.23	9.06	13.02	13.70	17.28	17.51	2.23	2.04
1.72	4.58	7.06	5.52	9.80	10.16	9.25	15.22	13.64	6.37	2.42	2.26
0.00	0.00	0.00	0.00	0.00	0.00	0.00	0.00	0.00	0.00	0.00	0.00
0.23	0.12	0.58	0.59	1.40	3.30	7.20	13.70	20.92	33.43	1.03	0.82
0.92	0.84	2.45	1.97	3.97	6.87	11.65	13.70	20.01	15.92	1.82	1.64
1.38	2.65	3.89	5.91	7.00	7.96	11.31	11.67	20.92	3.18	2.91	2.72
0.80	1.45	2.59	2.96	2.10	2.20	10.28	15.73	24.56	38.20	1.62	1.36
0.23	0.60	0.72	1.38	1.17	1.65	2.06	5.07	4.55	11.14	0.55	0.47
1.60	4.22	11.52	18.32	28.23	57.68	111.70	180.14	223.75	211.71	13.30	11.15
1.60	0.36	1.73	2.96	2.57	2.75	8.57	13.19	9.10	19.10	1.43	1.25
2.75	2.65	3.46	5.12	8.87	10.99	24.67	52.77	136.43	238.77	6.50	5.18
1.26	0.84	1.44	1.18	2.10	3.85	5.82	25.88	64.58	125.75	2.57	1.98
0.46	0.48	0.72	0.39	1.17	1.92	0.34	1.01	2.73	7.96	0.44	0.43
1.49	1.81	2.02	3.94	6.77	7.14	18.85	26.89	71.85	113.02	3.93	3.20
0.00	0.00	0.00	0.00	0.47	0.27	0.69	3.04	9.10	20.69	0.30	0.20
0.00	0.00	0.29	0.39	1.63	1.65	6.17	6.60	13.64	12.73	0.58	0.47
0.46	0.72	1.01	0.59	0.70	0.82	1.03	1.52	0.91	3.18	0.57	0.56
0.00	0.00	0.00	0.00	0.00	0.27	0.00	0.51	0.91	7.96	0.07	0.05
23.50	36.49	81.79	149.94	240.33	491.90	1088.21	1990.18	3751.91	7475.11	176.32	134.34
0.23	0.60	0.14	1.18	1.40	1.10	1.37	5.07	9.10	9.55	0.48	0.39
10.09	14.94	33.98	66.99	112.23	221.37	498.19	902.74	1767.26	4027.27	84.74	63.56
1.03	2.29	4.18	8.87	8.87	17.30	27.41	29.94	50.94	74.81	3.84	3.28
1.26	1.69	4.18	9.46	15.40	35.16	60.99	137.52	250.13	515.74	11.50	8.66
0.57	0.24	1.01	1.77	1.17	6.04	8.57	10.66	12.73	28.65	1.12	0.92
4.81	9.03	19.87	39.80	71.63	141.99	344.01	628.21	1263.37	2903.45	58.11	43.07

表7-2-6(续) 2006年全国疾病监测系统分死因

疾病编码	疾病名称	总计	0岁	1岁~	5岁~	10岁~	15岁~	20岁~	25岁~	30岁~	35岁~
C091	急性心肌梗死	30.61	0.00	0.00	0.00	0.00	0.24	0.12	0.75	1.65	1.85
C092	3.脑血管疾病	101.83	6.00	0.00	0.58	0.73	0.24	0.86	0.64	2.37	5.23
C093	H.呼吸系统疾病	54.74	7.20	0.58	0.00	0.44	0.72	0.49	0.43	0.93	1.95
C094	1.慢性下呼吸道疾病	50.48	3.60	0.00	0.00	0.15	0.24	0.00	0.43	0.62	1.23
C095	a.慢性阻塞性肺疾病	48.04	3.60	0.00	0.00	0.15	0.12	0.00	0.21	0.21	0.82
C096	b.哮喘	2.22	0.00	0.00	0.00	0.00	0.12	0.00	0.21	0.41	0.41
C097	2.尘肺	0.10	0.00	0.00	0.00	0.00	0.00	0.00	0.00	0.00	0.00
C098	I.消化系统疾病	11.20	4.80	0.29	0.00	0.15	0.00	0.25	0.21	0.41	1.74
C099	1.消化性溃疡	1.36	0.00	0.00	0.00	0.00	0.00	0.00	0.00	0.10	0.41
C100	2.肝疾病	4.01	0.00	0.00	0.00	0.15	0.00	0.00	0.00	0.10	1.13
C101	a.肝硬化	3.08	0.00	0.00	0.00	0.15	0.00	0.00	0.00	0.00	0.72
C102	3.阑尾炎	0.10	0.00	0.00	0.00	0.00	0.00	0.00	0.00	0.00	0.00
C103	4.肠梗阻	0.83	0.00	0.00	0.00	0.00	0.00	0.12	0.11	0.00	0.00
C104	J.泌尿生殖系统疾病	6.95	0.00	0.29	0.39	0.00	0.36	0.61	0.75	1.55	1.54
C105	1.肾炎和肾病	6.58	0.00	0.29	0.39	0.00	0.36	0.49	0.75	1.24	1.44
C106	a.肾小球和肾小管间质疾病	4.48	0.00	0.00	0.19	0.00	0.36	0.49	0.75	0.72	1.33
C107	2.良性前列腺肥大	0.00	0.00	0.00	0.00	0.00	0.00	0.00	0.00	0.00	0.00
C108	K.皮肤病	0.78	1.20	0.00	0.00	0.00	0.36	0.25	0.11	0.21	0.21
C109	L.肌肉骨骼和结缔组织病	1.87	0.00	0.00	0.00	0.15	1.08	0.25	0.64	0.83	1.03
C110	1.风湿性关节炎	0.60	0.00	0.00	0.00	0.00	0.00	0.00	0.00	0.00	0.00
C111	2.骨关节炎	0.01	0.00	0.00	0.00	0.00	0.00	0.00	0.00	0.00	0.00
C112	M.先天异常	1.97	125.95	6.33	0.96	1.16	1.20	1.35	0.53	0.31	0.21
C113	1.先天性心脏病	1.22	70.77	4.61	0.96	0.44	0.72	0.98	0.53	0.21	0.10
C114	N.口腔疾病	0.00	0.00	0.00	0.00	0.00	0.00	0.00	0.00	0.00	0.00
C115	Ⅲ.伤害	27.67	34.79	17.85	7.32	6.40	10.45	11.07	11.10	15.68	18.87
C116	A.意外伤害	19.77	31.19	16.70	7.12	4.95	6.85	8.11	7.26	8.66	11.38
C117	1.交通事故	7.57	1.20	2.01	2.70	1.89	3.36	5.41	4.06	5.05	7.28
C118	a.道路交通事故	5.31	1.20	0.86	2.31	1.31	2.04	4.80	2.99	3.92	4.92
C119	1a* 机动车辆交通事故	4.36	1.20	0.58	2.12	1.16	1.80	4.06	2.24	3.30	3.79
C120	1b* 机动车以外的运输事故	1.57	0.00	0.29	0.19	0.29	0.72	0.98	0.96	0.72	1.74
C121	2.意外中毒	1.46	2.40	0.58	0.39	0.58	0.96	0.86	1.07	0.62	0.82
C122	3.意外跌落	5.84	3.60	4.61	0.39	0.73	0.36	1.11	0.85	0.93	1.54
C123	4.火灾	0.43	0.00	0.29	0.00	0.19	0.00	0.12	0.11	0.00	0.10
C124	5.溺水	1.77	2.40	6.33	1.93	1.31	1.44	0.37	0.43	1.24	0.92
C125	6.意外的机械性窒息	0.34	13.19	0.29	0.00	0.29	0.00	0.00	0.11	0.31	0.10
C126	7.触电	0.18	0.00	0.00	0.39	0.00	0.12	0.00	0.32	0.00	0.10
C127	8.砸死	0.14	0.00	0.00	0.86	0.19	0.00	0.12	0.00	0.10	0.00
C128	9.由机械切割和穿刺工具所致的意外事故	0.04	0.00	0.00	0.00	0.00	0.12	0.00	0.11	0.00	0.00
C129	10.自然环境因素导致的意外事故	0.35	0.00	0.58	0.19	0.00	0.24	0.00	0.11	0.00	0.21
C130	B.故意伤害	7.27	3.60	0.29	0.00	1.16	3.24	2.83	3.74	6.50	7.18
C131	1.自杀	6.45	0.00	0.00	0.00	1.02	2.64	2.58	3.42	5.05	6.05
C132	2.被杀	0.81	3.60	0.29	0.00	0.15	0.60	0.25	0.32	1.44	1.13

第七章 地区别、性别、年龄别、死因别死亡数及死亡率

年龄别死亡率(城市,女)

40岁~	45岁~	50岁~	55岁~	60岁~	65岁~	70岁~	75岁~	80岁~	85岁~	世调率(2000)	中调率(2000)
4.13	6.02	12.53	24.23	42.47	72.23	169.26	301.93	536.64	1205.00	27.27	20.79
12.84	20.36	46.80	81.17	124.36	265.86	583.17	1069.68	1953.72	3403.28	90.03	69.53
3.55	4.34	11.38	25.61	48.53	106.29	257.32	542.96	1227.90	2651.95	49.58	35.91
2.41	3.61	9.79	23.25	45.50	100.25	239.85	507.95	1154.22	2416.36	45.62	33.04
2.06	3.01	8.93	20.29	42.93	98.05	227.51	488.67	1103.29	2308.12	43.42	31.39
0.34	0.60	0.72	2.76	1.87	1.65	11.65	16.75	44.57	105.06	2.01	1.50
0.00	0.00	0.00	0.00	0.23	0.27	1.03	0.51	1.82	3.18	0.08	0.07
2.98	3.49	6.91	13.00	16.80	30.49	53.11	104.53	165.54	402.73	10.01	7.80
0.46	0.12	0.43	1.97	1.17	2.47	8.91	12.18	19.10	55.71	1.21	0.93
1.72	2.17	5.47	8.67	10.73	12.91	22.27	32.48	44.57	36.61	3.44	2.99
1.15	1.45	3.74	7.29	8.87	10.16	18.16	26.89	30.02	27.06	2.64	2.30
0.00	0.12	0.00	0.00	0.00	0.00	0.34	1.52	1.82	4.78	0.08	0.06
0.00	0.24	0.14	0.39	0.70	3.30	3.43	9.64	13.64	33.43	0.74	0.56
4.01	3.97	5.47	7.68	13.30	22.52	37.35	51.76	86.41	148.04	6.06	5.12
3.90	3.97	5.18	7.49	12.83	22.25	35.98	50.24	81.86	124.16	5.72	4.87
2.75	2.17	3.46	5.32	9.80	14.83	25.01	35.01	47.30	84.37	3.89	3.33
0.00	0.00	0.00	0.00	0.00	0.00	0.00	0.00	0.00	0.00	0.00	0.00
0.23	0.00	0.43	0.79	0.00	0.55	1.03	4.06	20.01	42.98	0.74	0.53
1.49	0.84	1.73	1.58	2.57	3.30	8.57	11.16	20.92	44.57	1.65	1.44
0.23	0.12	0.29	0.79	0.93	1.92	4.45	6.60	8.19	12.73	0.52	0.42
0.00	0.00	0.00	0.00	0.00	0.00	0.00	0.00	0.00	1.59	0.01	0.01
0.92	0.48	0.58	1.18	0.93	0.82	1.71	1.01	0.00	0.00	3.37	2.40
0.57	0.48	0.14	0.39	0.70	0.55	1.37	1.01	0.00	0.00	2.05	1.47
0.00	0.00	0.00	0.00	0.00	0.00	0.00	0.00	0.00	0.00	0.00	0.00
22.93	20.60	28.65	33.69	31.50	45.04	67.84	138.02	231.03	569.87	25.89	22.81
14.10	13.01	17.28	23.84	21.00	32.96	50.02	97.43	181.91	509.38	19.00	16.16
7.91	7.47	10.94	15.76	13.30	15.38	17.47	21.82	20.01	25.47	6.80	6.62
5.39	5.66	7.20	10.64	8.63	10.99	11.65	16.75	13.64	11.14	4.77	4.68
4.36	4.22	6.34	8.08	7.93	9.34	10.62	14.21	8.19	7.96	3.93	3.86
1.95	1.69	2.02	4.14	2.33	3.02	3.08	3.55	6.37	6.37	1.38	1.34
0.69	1.57	1.58	2.36	0.70	3.57	5.82	9.64	5.46	7.96	1.35	1.27
2.06	1.69	2.59	2.36	3.73	7.96	13.02	41.61	97.32	335.87	5.64	4.10
0.23	0.12	0.43	0.20	0.00	0.82	1.71	3.55	2.73	23.88	0.41	0.31
1.72	1.08	1.01	0.59	1.63	1.92	5.48	6.09	18.19	11.14	1.95	1.69
0.11	0.24	0.00	0.20	0.47	0.55	1.37	0.51	2.73	1.59	0.45	0.35
0.23	0.48	0.14	0.20	0.00	0.55	0.00	0.00	0.00	0.00	0.17	0.18
0.23	0.12	0.14	0.20	0.23	0.00	1.01	0.91	0.00	0.00	0.17	0.14
0.11	0.00	0.00	0.00	0.00	0.00	0.00	0.00	0.00	1.59	0.04	0.03
0.11	0.00	0.00	0.39	0.70	0.55	0.34	3.55	4.55	12.73	0.35	0.27
8.25	6.87	10.66	9.46	10.03	11.54	16.79	36.03	41.84	52.53	6.30	6.12
6.76	5.78	9.50	8.87	9.33	11.26	15.76	34.51	40.02	50.94	5.56	5.36
1.38	1.08	1.15	0.59	0.70	0.27	1.03	1.52	1.82	1.59	0.73	0.75

表7-2-7 2006年全国疾病监测系统分死因

疾病编码	疾病名称	总计	0岁	1岁~	5岁~	10岁~	15岁~	20岁~	25岁~	30岁~	35岁~
C001	总计	519.07	1025.75	76.43	31.01	23.42	48.84	64.37	59.61	85.39	150.46
C002	Ⅰ.感染性、母婴及营养缺乏性疾病	29.13	691.43	17.19	3.25	1.99	2.72	4.11	4.23	6.02	8.89
C003	A.传染病和寄生虫病	12.15	47.94	5.60	1.56	1.35	1.89	2.35	2.50	4.16	6.70
C004	1.结核病	4.80	1.29	0.45	0.26	0.23	0.73	1.03	1.13	1.50	2.30
C005	a.呼吸道结核	4.54	0.86	0.15	0.07	0.16	0.45	0.76	0.91	1.36	2.07
C006	2.性传播疾病(不包括艾滋病)	0.06	0.21	0.00	0.00	0.00	0.00	0.00	0.03	0.11	0.05
C007	a.梅毒	0.01	0.21	0.00	0.00	0.00	0.00	0.00	0.00	0.02	0.00
C008	3.艾滋病	0.26	0.21	0.10	0.00	0.07	0.03	0.06	0.23	0.34	0.51
C009	4.腹泻病	0.53	18.27	1.20	0.10	0.02	0.00	0.06	0.08	0.07	0.05
C010	a.痢疾	0.06	1.29	0.05	0.03	0.00	0.00	0.03	0.00	0.02	0.00
C011	b.伤寒和副伤寒	0.02	0.21	0.00	0.00	0.00	0.00	0.03	0.00	0.00	0.00
C012	5.好发于儿童期的疾病	0.15	8.17	0.10	0.03	0.05	0.05	0.06	0.00	0.09	0.03
C013	a.百日咳	0.00	0.00	0.00	0.00	0.00	0.00	0.00	0.00	0.00	0.00
C014	b.脊髓灰质炎	0.02	0.00	0.00	0.00	0.02	0.03	0.00	0.00	0.02	0.03
C015	c.白喉	0.00	0.00	0.00	0.00	0.00	0.00	0.00	0.00	0.00	0.00
C016	d.麻疹	0.00	0.21	0.00	0.00	0.00	0.00	0.00	0.00	0.00	0.00
C017	e.破伤风	0.14	7.95	0.10	0.03	0.02	0.03	0.00	0.00	0.07	0.00
C018	6.脑(脊)膜炎	0.20	4.30	0.80	0.23	0.09	0.18	0.06	0.10	0.05	0.10
C019	a.脑膜炎球菌感染	0.07	1.07	0.50	0.13	0.02	0.05	0.00	0.03	0.00	0.03
C020	b.脑膜炎	0.13	3.22	0.30	0.10	0.07	0.13	0.06	0.08	0.05	0.08
C021	7.病毒性肝炎	4.24	0.86	0.15	0.03	0.18	0.24	0.56	0.58	1.48	2.68
C022	a.乙型肝炎	4.16	0.86	0.15	0.03	0.18	0.21	0.56	0.55	1.48	2.58
C023	b.丙型肝炎	0.02	0.00	0.00	0.00	0.00	0.00	0.00	0.03	0.00	0.05
C024	8.疟疾	0.00	0.00	0.00	0.00	0.00	0.00	0.00	0.00	0.02	0.03
C025	9.热带病	0.03	0.00	0.00	0.00	0.00	0.00	0.00	0.00	0.00	0.00
C026	a.血吸虫病	0.03	0.00	0.00	0.00	0.00	0.00	0.00	0.00	0.00	0.00
C027	10.流行性乙型脑炎	0.03	0.00	0.20	0.16	0.05	0.00	0.00	0.00	0.00	0.03
C028	11.钩端螺旋体病	0.00	0.00	0.00	0.00	0.00	0.00	0.00	0.00	0.00	0.00
C029	12.流行性出血热	0.04	0.00	0.00	0.00	0.00	0.00	0.00	0.00	0.02	0.05
C030	13.败血病	0.44	7.09	0.45	0.07	0.09	0.16	0.18	0.03	0.16	0.13
C031	B.呼吸系统感染性疾病	10.81	150.93	11.00	1.66	0.62	0.68	0.59	0.43	0.59	0.89
C032	1.上呼吸道感染	1.76	13.54	1.40	0.13	0.11	0.10	0.12	0.15	0.09	0.13
C033	2.下呼吸道感染	9.04	137.38	9.60	1.53	0.50	0.55	0.47	0.28	0.48	0.77
C034	a.肺炎	8.38	133.94	9.45	1.50	0.48	0.47	0.44	0.28	0.48	0.69
C035	C.妊娠、分娩和产褥期疾病	0.43	0.00	0.00	0.00	0.10	1.17	1.18	1.18	1.12	
C036	1.直接产科原因	0.43	0.00	0.00	0.00	0.10	1.14	1.18	1.16	1.10	
C037	a.产后出血	0.16	0.00	0.00	0.00	0.03	0.32	0.45	0.41	0.51	
C038	b.产褥期感染	0.05	0.00	0.00	0.00	0.00	0.18	0.15	0.20	0.08	
C039	c.妊娠高血压综合征	0.05	0.00	0.00	0.00	0.03	0.15	0.15	0.14	0.10	
C040	d.阻梗性分娩	0.01	0.00	0.00	0.00	0.00	0.00	0.03	0.00	0.03	
C041	e.流产	0.04	0.00	0.00	0.00	0.05	0.09	0.00	0.16	0.08	
C042	f.母体产伤	0.01	0.00	0.00	0.00	0.00	0.03	0.00	0.05	0.05	
C043	2.间接产科原因	0.00	0.00	0.00	0.00	0.00	0.00	0.00	0.00	0.03	
C044	D.起源于围生期的某些情况	4.99	479.66	0.00	0.00	0.00	0.00	0.00	0.00	0.00	0.00
C045	1.低出生体重	1.01	96.75	0.00	0.00	0.00	0.00	0.00	0.00	0.00	0.00

第七章 地区别、性别、年龄别、死因别死亡数及死亡率

年龄别死亡率(农村,男女合计)

40岁~	45岁~	50岁~	55岁~	60岁~	65岁~	70岁~	75岁~	80岁~	85岁~	世调率(2000)	中调率(2000)
237.97	259.57	531.13	825.48	1195.01	1801.65	3347.73	5208.36	9044.89	14202.28	578.74	476.72
12.08	11.66	21.84	33.96	45.56	60.49	109.18	172.10	353.29	807.83	36.27	27.31
10.51	10.19	18.91	27.72	35.31	43.44	64.59	77.34	90.73	99.25	13.03	11.60
2.88	3.47	7.09	11.01	15.76	21.48	32.87	37.23	40.84	41.44	5.04	4.56
2.69	3.31	6.60	10.68	15.43	21.32	32.14	36.27	40.26	39.39	4.77	4.30
0.13	0.10	0.12	0.11	0.13	0.08	0.21	0.32	0.29	0.00	0.06	0.06
0.03	0.00	0.00	0.00	0.00	0.00	0.00	0.00	0.00	0.00	0.01	0.01
0.93	0.43	0.24	0.16	0.40	0.24	0.21	0.00	0.00	0.00	0.24	0.26
0.10	0.07	0.41	0.16	0.60	0.39	1.87	2.88	4.96	14.84	0.72	0.50
0.00	0.00	0.08	0.05	0.13	0.16	0.62	0.32	0.00	2.05	0.08	0.06
0.03	0.00	0.08	0.00	0.13	0.00	0.00	0.16	0.29	0.00	0.02	0.02
0.10	0.03	0.08	0.05	0.13	0.16	0.21	0.32	0.58	0.00	0.21	0.15
0.00	0.00	0.00	0.00	0.00	0.00	0.00	0.00	0.00	0.00	0.00	0.00
0.00	0.03	0.00	0.00	0.00	0.00	0.00	0.16	0.29	0.00	0.01	0.02
0.00	0.00	0.00	0.00	0.00	0.00	0.00	0.00	0.00	0.00	0.00	0.00
0.00	0.00	0.00	0.00	0.00	0.00	0.00	0.00	0.00	0.00	0.00	0.00
0.10	0.00	0.08	0.05	0.13	0.16	0.21	0.16	0.29	0.00	0.19	0.14
0.06	0.10	0.12	0.00	0.33	0.16	0.41	0.32	0.29	1.02	0.25	0.20
0.06	0.07	0.00	0.00	0.13	0.00	0.10	0.32	0.00	0.00	0.10	0.07
0.00	0.03	0.12	0.00	0.20	0.16	0.31	0.00	0.29	1.02	0.16	0.13
5.13	4.68	8.96	12.60	13.70	16.11	21.15	25.41	29.17	16.88	4.35	4.04
4.97	4.61	8.76	12.32	13.70	15.95	20.84	25.25	28.30	15.86	4.27	3.97
0.03	0.07	0.04	0.00	0.00	0.00	0.00	0.00	0.29	0.51	0.02	0.02
0.00	0.00	0.00	0.00	0.00	0.00	0.00	0.00	0.00	0.00	0.00	0.00
0.03	0.00	0.08	0.05	0.13	0.32	0.21	0.32	0.00	0.00	0.03	0.03
0.03	0.00	0.08	0.05	0.13	0.32	0.21	0.32	0.00	0.00	0.03	0.03
0.03	0.00	0.00	0.00	0.00	0.00	0.10	0.00	0.00	0.00	0.04	0.03
0.00	0.00	0.00	0.00	0.00	0.00	0.00	0.00	0.00	0.00	0.00	0.00
0.03	0.07	0.00	0.22	0.27	0.08	0.00	0.00	0.29	0.00	0.04	0.03
0.19	0.17	0.24	0.82	0.93	0.95	1.66	2.72	3.79	10.23	0.53	0.42
1.22	1.30	2.77	5.81	9.78	15.79	42.09	88.21	249.72	664.07	13.89	9.58
0.16	0.07	0.61	0.38	1.20	2.37	5.81	14.70	41.43	151.95	2.26	1.51
1.06	1.24	2.16	5.42	8.58	13.43	36.18	73.35	208.30	512.12	11.62	8.06
0.96	1.10	2.00	5.20	8.18	12.16	32.97	66.00	192.84	460.96	10.80	7.49
0.16	0.00	0.04	0.05	0.00	0.00	0.00	0.00	0.00	0.00	0.38	0.44
0.16	0.00	0.04	0.05	0.00	0.00	0.00	0.00	0.00	0.00	0.38	0.44
0.10	0.00	0.00	0.00	0.00	0.00	0.00	0.00	0.00	0.00	0.14	0.16
0.00	0.00	0.00	0.00	0.00	0.00	0.00	0.00	0.00	0.00	0.05	0.06
0.00	0.00	0.00	0.00	0.00	0.00	0.00	0.00	0.00	0.00	0.04	0.05
0.03	0.00	0.00	0.00	0.00	0.00	0.00	0.00	0.00	0.00	0.01	0.01
0.03	0.00	0.00	0.00	0.00	0.00	0.00	0.00	0.00	0.00	0.03	0.04
0.00	0.00	0.00	0.00	0.00	0.00	0.00	0.00	0.00	0.00	0.01	0.01
0.00	0.00	0.00	0.00	0.00	0.00	0.00	0.00	0.00	0.00	0.00	0.00
0.00	0.00	0.00	0.00	0.00	0.00	0.00	0.00	0.00	0.00	8.01	5.02
0.00	0.00	0.00	0.00	0.00	0.00	0.00	0.00	0.00	0.00	1.62	1.01

表 7-2-7(续)　2006年全国疾病监测系统分死因

疾病编码	疾病名称	总计	0岁	1岁~	5岁~	10岁~	15岁~	20岁~	25岁~	30岁~	35岁~
C046	a.早产儿和未成熟儿	0.79	75.89	0.00	0.00	0.00	0.00	0.00	0.00	0.00	0.00
C047	2.新生儿产伤和窒息	3.08	296.27	0.00	0.00	0.00	0.00	0.00	0.00	0.00	0.00
C048	3.新生儿溶血性疾病	0.04	3.44	0.00	0.00	0.00	0.00	0.00	0.00	0.00	0.00
C049	4.新生儿硬化病	0.04	4.30	0.00	0.00	0.00	0.00	0.00	0.00	0.00	0.00
C050	E.营养缺乏性疾病	0.74	12.90	0.60	0.03	0.02	0.05	0.00	0.13	0.09	0.18
C051	1.营养不良	0.30	6.66	0.25	0.00	0.02	0.00	0.00	0.00	0.00	0.08
C052	2.缺铁性贫血	0.20	0.64	0.10	0.03	0.00	0.03	0.00	0.10	0.09	0.08
C053	Ⅱ.非感染性疾病	423.22	233.06	21.04	8.20	7.14	15.33	19.75	20.54	36.72	78.23
C054	A.恶性肿瘤	107.30	7.31	4.60	3.03	3.10	5.48	6.19	6.80	14.36	33.91
C055	1.唇、口腔和咽恶性肿瘤	1.84	0.21	0.05	0.03	0.07	0.13	0.06	0.20	0.45	0.87
C056	a.鼻咽癌	1.12	0.00	0.00	0.00	0.07	0.08	0.06	0.18	0.39	0.74
C057	2.食管癌	14.18	0.00	0.00	0.00	0.00	0.03	0.18	0.03	0.18	0.87
C058	3.胃癌	19.65	0.00	0.00	0.00	0.02	0.13	0.26	0.50	1.36	3.02
C059	4.结直肠癌	5.36	0.00	0.00	0.00	0.02	0.03	0.21	0.45	0.80	2.04
C060	5.肝癌	21.46	0.00	0.00	0.00	0.09	0.34	0.70	1.51	3.95	11.04
C061	6.胰腺癌	1.91	0.00	0.00	0.00	0.00	0.00	0.00	0.08	0.16	0.43
C062	7.肺癌	22.52	0.00	0.00	0.00	0.09	0.13	0.44	0.55	1.75	3.88
C063	8.皮肤癌	0.57	0.00	0.05	0.00	0.07	0.05	0.00	0.15	0.16	0.05
C064	9.乳腺癌	2.06	0.00	0.00	0.00	0.00	0.00	0.03	0.13	0.70	2.10
C065	10.子宫颈癌	1.21	0.00	0.00	0.00	0.00	0.00	0.03	0.13	0.30	1.00
C066	11.子宫体癌	1.70	0.00	0.00	0.00	0.02	0.03	0.09	0.10	0.45	1.00
C067	12.卵巢癌	0.36	0.00	0.00	0.00	0.00	0.08	0.06	0.05	0.02	0.10
C068	13.前列腺癌	0.60	0.00	0.00	0.00	0.00	0.00	0.00	0.00	0.00	0.03
C069	14.膀胱癌	0.92	0.00	0.00	0.00	0.02	0.00	0.00	0.00	0.02	0.15
C070	15.淋巴瘤与多发性骨髓瘤	1.18	0.00	0.15	0.00	0.09	0.39	0.32	0.18	0.32	0.61
C071	16.白血病	3.34	4.73	2.80	1.92	1.76	2.62	2.44	1.59	1.93	2.68
C072	B.其他肿瘤	2.24	1.93	0.60	0.33	0.09	0.13	0.35	0.35	0.50	0.84
C073	1.良性肿瘤	0.63	1.29	0.30	0.20	0.05	0.03	0.12	0.10	0.23	0.31
C074	C.糖尿病	6.73	0.43	0.10	0.00	0.05	0.26	0.35	0.66	0.55	1.48
C075	D.内分泌、血液造血及免疫疾病	1.18	5.59	1.80	0.29	0.23	0.37	0.32	0.40	0.41	0.51
C076	E.神经和精神疾病	6.50	6.45	2.05	1.14	0.73	1.73	2.08	1.64	2.18	3.48
C077	1.精神障碍	3.06	0.00	0.00	0.00	0.11	0.29	0.88	0.73	0.95	1.76
C078	a.精神分裂症	0.82	0.00	0.00	0.00	0.05	0.08	0.29	0.40	0.64	0.77
C079	2.神经系统疾病	3.43	6.45	2.05	1.14	0.62	1.44	1.20	0.91	1.23	1.71
C080	a.阿尔茨海默病	0.03	0.00	0.00	0.00	0.00	0.00	0.00	0.00	0.00	0.00
C081	b.帕金森病	0.21	0.00	0.00	0.00	0.00	0.00	0.00	0.00	0.00	0.03
C082	c.癫痫	0.88	0.86	0.35	0.26	0.32	0.81	1.00	0.71	0.82	1.23
C083	F.感官疾病	0.04	0.00	0.00	0.00	0.00	0.00	0.00	0.00	0.02	0.00
C084	G.循环系统疾病	195.19	19.56	1.55	0.52	0.78	3.22	5.11	5.49	10.52	23.67
C085	1.急性风湿热	0.93	0.21	0.00	0.00	0.05	0.10	0.06	0.05	0.05	0.23
C086	2.心脏病	87.38	6.66	0.90	0.23	0.50	2.07	3.11	3.50	6.36	14.16
C087	a.慢性风湿性心脏病	3.39	0.00	0.00	0.00	0.09	0.24	0.23	0.45	0.50	1.48
C088	b.高血压心脏病	24.85	0.00	0.00	0.00	0.00	0.10	0.26	0.50	0.77	2.22
C089	c.肺源性心脏病	1.03	0.21	0.10	0.00	0.00	0.03	0.03	0.08	0.07	0.05
C090	d.缺血性心脏病	49.02	1.72	0.05	0.07	0.25	0.97	1.53	1.92	3.59	8.54

第七章 地区别、性别、年龄别、死因别死亡数及死亡率

年龄别死亡率（农村，男女合计）

40 岁~	45 岁~	50 岁~	55 岁~	60 岁~	65 岁~	70 岁~	75 岁~	80 岁~	85 岁~	世调率(2000)	中调率(2000)
0.00	0.00	0.00	0.00	0.00	0.00	0.00	0.00	0.00	0.00	1.27	0.79
0.00	0.00	0.00	0.00	0.00	0.00	0.00	0.00	0.00	0.00	4.95	3.10
0.00	0.00	0.00	0.00	0.00	0.00	0.00	0.00	0.00	0.00	0.06	0.04
0.00	0.00	0.00	0.00	0.00	0.00	0.00	0.00	0.00	0.00	0.07	0.05
0.19	0.17	0.12	0.38	0.47	1.26	2.49	6.55	12.84	44.51	0.95	0.66
0.00	0.10	0.04	0.11	0.13	0.39	0.21	2.08	4.67	26.09	0.41	0.26
0.13	0.03	0.04	0.22	0.33	0.63	1.24	3.04	2.92	3.58	0.22	0.19
150.39	191.47	428.33	702.51	1056.55	1627.90	3058.88	4759.48	8111.34	11789.02	471.49	386.21
64.70	87.07	183.52	290.70	377.14	506.31	747.74	917.89	1067.45	939.83	113.71	101.13
1.54	2.10	3.83	6.19	6.12	7.82	8.09	12.46	15.46	14.84	1.92	1.74
1.09	1.57	2.65	4.00	3.52	4.19	4.35	4.95	9.04	6.65	1.15	1.07
3.81	7.82	19.23	37.91	54.73	73.76	119.54	152.61	186.42	138.65	15.32	13.26
8.30	12.06	26.97	49.30	69.63	102.90	157.70	198.15	250.31	214.88	21.12	18.38
2.92	3.87	7.17	11.34	15.89	26.54	41.89	56.89	64.18	57.30	5.70	5.03
19.00	25.52	50.57	68.25	79.01	87.35	120.68	134.55	142.95	129.95	22.27	20.37
1.28	1.34	3.59	5.48	7.38	9.24	15.45	16.14	17.21	11.26	2.02	1.80
10.96	15.10	34.59	59.60	84.26	121.94	181.86	218.93	218.80	193.90	24.01	21.19
0.32	0.53	0.90	1.10	1.20	1.97	2.90	4.63	9.04	17.91	0.63	0.52
2.37	3.64	6.76	7.29	5.32	6.08	5.70	7.67	9.63	14.33	2.08	1.96
1.25	1.34	3.10	4.38	3.39	4.66	4.46	7.19	9.34	9.21	1.25	1.14
1.76	2.24	4.56	5.31	5.59	7.50	6.01	8.31	11.67	16.37	1.76	1.61
0.61	0.43	0.73	1.53	1.00	1.18	1.45	1.28	3.21	3.07	0.37	0.33
0.06	0.03	0.16	0.55	1.26	2.53	5.18	8.79	17.21	18.42	0.68	0.54
0.26	0.30	0.94	1.59	2.99	4.66	6.22	11.98	19.55	15.35	1.02	0.85
0.96	1.20	1.51	3.18	4.19	5.53	5.91	8.31	9.63	7.16	1.23	1.13
3.36	2.50	4.32	6.46	7.18	8.37	10.58	10.23	13.13	6.65	3.45	3.26
1.51	1.94	3.46	6.24	7.45	10.03	12.96	15.50	23.34	18.93	2.39	2.12
0.51	0.63	1.02	1.31	2.06	2.61	3.11	3.68	6.42	4.60	0.68	0.60
2.63	4.21	8.07	15.34	23.28	32.85	55.88	71.59	78.77	84.42	7.24	6.30
1.15	0.83	1.63	2.25	2.00	2.76	4.67	8.63	11.38	12.28	1.31	1.13
3.91	3.57	5.75	6.85	9.58	15.72	29.65	54.81	122.24	228.69	7.23	5.95
2.08	1.84	2.57	3.45	4.52	6.95	12.44	26.53	69.14	132.00	3.42	2.76
0.99	0.77	1.51	1.70	1.86	2.05	2.70	4.95	7.29	9.72	0.83	0.78
1.83	1.74	3.18	3.40	5.05	8.77	17.21	28.28	53.10	96.69	3.82	3.19
0.00	0.00	0.04	0.05	0.07	0.00	0.21	0.48	0.29	2.05	0.03	0.03
0.06	0.03	0.12	0.33	0.27	1.11	1.45	3.84	4.96	4.60	0.24	0.19
0.96	0.90	1.39	1.04	1.26	0.87	1.87	1.76	2.33	2.56	0.86	0.86
0.00	0.00	0.00	0.05	0.00	0.00	0.31	0.48	1.17	3.07	0.05	0.03
51.05	65.76	162.62	274.16	443.45	714.32	1462.93	2379.26	4350.91	6652.97	220.29	175.99
0.35	0.23	0.98	1.86	2.73	4.26	7.26	10.55	15.17	16.88	1.01	0.86
26.02	32.90	73.67	123.47	194.46	298.60	602.49	994.59	1923.10	3391.46	99.06	78.46
1.79	2.10	5.58	6.85	8.78	9.79	21.98	33.24	52.51	81.86	3.68	3.12
5.16	7.85	17.81	34.45	59.59	101.17	201.24	304.74	556.92	791.97	27.97	22.43
0.16	0.37	0.65	0.44	1.66	2.92	8.29	14.54	23.63	47.07	1.18	0.91
16.02	18.84	42.82	71.05	109.33	158.26	320.06	548.27	1072.99	2037.74	55.77	43.90

表 7-2-7(续)　2006年全国疾病监测系统分死因

疾病编码	疾病名称	总计	0岁	1岁~	5岁~	10岁~	15岁~	20岁~	25岁~	30岁~	35岁~
C091	急性心肌梗死	32.21	0.00	0.00	0.00	0.16	0.66	1.14	1.56	2.79	6.80
C092	3. 脑血管疾病	105.58	11.82	0.60	0.29	0.21	1.05	1.91	1.79	4.04	9.15
C093	H. 呼吸系统疾病	76.43	12.25	0.75	0.46	0.34	0.60	0.82	1.13	1.64	3.58
C094	1. 慢性下呼吸道疾病	74.25	7.95	0.30	0.29	0.25	0.42	0.47	0.96	1.23	2.94
C095	a. 慢性阻塞性肺疾病	72.69	7.52	0.30	0.29	0.25	0.37	0.44	0.86	1.09	2.79
C096	b. 哮喘	1.41	0.43	0.00	0.00	0.00	0.05	0.00	0.05	0.07	0.10
C097	2. 尘肺	0.43	0.00	0.00	0.00	0.00	0.00	0.03	0.00	0.05	0.11	0.20
C098	I. 消化系统疾病	15.41	25.15	2.50	0.49	0.37	0.52	1.23	1.29	3.18	5.11
C099	1. 消化性溃疡	2.94	1.07	0.00	0.10	0.05	0.10	0.26	0.25	0.45	0.72
C100	2. 肝疾病	6.42	1.93	0.20	0.10	0.11	0.05	0.47	0.48	1.73	3.17
C101	a. 肝硬化	4.83	0.86	0.00	0.07	0.05	0.02	0.26	0.28	1.36	2.48
C102	3. 阑尾炎	0.21	0.21	0.00	0.03	0.00	0.13	0.09	0.03	0.02	0.05
C103	4. 肠梗阻	0.62	1.93	0.50	0.10	0.09	0.08	0.15	0.13	0.05	0.13
C104	J. 泌尿生殖系统疾病	7.45	1.93	0.20	0.39	0.25	1.05	1.88	1.76	2.48	4.50
C105	1. 肾炎和肾病	6.42	1.29	0.20	0.36	0.25	1.00	1.85	1.66	2.32	4.22
C106	a. 肾小球和肾小管间质疾病	4.71	1.07	0.10	0.29	0.23	0.81	1.64	1.29	1.70	2.84
C107	2. 良性前列腺肥大	0.17	0.00	0.00	0.00	0.00	0.03	0.00	0.00	0.00	0.00
C108	K. 皮肤病	0.45	0.64	0.05	0.00	0.05	0.13	0.18	0.03	0.18	0.13
C109	L. 肌肉骨骼和结缔组织疾病	1.72	0.00	0.05	0.07	0.14	0.31	0.44	0.25	0.32	0.51
C110	1. 风湿性关节炎	0.80	0.00	0.00	0.00	0.00	0.00	0.03	0.00	0.08	0.16	0.08
C111	2. 骨关节炎	0.01	0.00	0.00	0.00	0.00	0.00	0.00	0.00	0.00	0.03
C112	M. 先天异常	2.53	150.71	6.75	1.46	1.03	1.52	0.79	0.73	0.39	0.51
C113	1. 先天性心脏病	1.71	93.52	5.40	1.11	0.73	1.28	0.59	0.58	0.27	0.43
C114	N. 口腔疾病	0.04	1.07	0.05	0.03	0.00	0.00	0.00	0.00	0.00	0.00
C115	Ⅲ. 伤害	57.82	56.33	35.04	18.55	14.08	30.11	39.74	34.10	41.92	62.44
C116	A. 意外伤害	43.92	54.82	33.94	17.60	12.87	24.16	31.35	26.72	32.79	49.74
C117	1. 交通事故	20.16	6.88	7.90	4.88	2.72	13.18	19.72	16.84	19.20	28.39
C118	a. 道路交通事故	13.91	5.37	5.25	3.38	1.96	9.01	13.30	11.37	13.34	20.01
C119	1a* 机动车辆交通事故	11.40	4.08	3.80	2.47	1.60	7.55	11.01	9.00	10.86	16.79
C120	1b* 机动车以外的运输事故	4.18	2.15	2.45	1.17	0.62	2.80	3.93	3.96	3.64	5.60
C121	2. 意外中毒	2.93	0.64	1.30	0.46	0.46	1.07	2.26	1.61	2.23	3.27
C122	3. 意外跌落	7.70	4.94	2.35	1.04	0.71	1.15	2.05	1.79	2.59	4.63
C123	4. 火灾	0.75	0.64	0.40	0.16	0.11	0.18	0.23	0.23	0.59	0.59
C124	5. 溺水	5.41	7.09	18.59	9.50	7.90	4.90	2.82	1.56	1.89	3.19
C125	6. 意外的机械性窒息	1.54	23.43	0.65	0.33	0.18	0.73	0.68	1.26	1.39	2.66
C126	7. 触电	1.06	0.00	0.20	0.29	0.27	1.21	1.09	0.91	1.02	1.56
C127	8. 砸死	1.20	0.43	0.00	0.00	0.20	0.45	0.56	0.73	1.32	2.30
C128	9. 由机械切割和穿刺工具所致的意外事故	0.27	0.00	0.10	0.07	0.05	0.13	0.50	0.30	0.39	0.43
C129	10. 自然环境因素导致的意外事故	0.46	1.29	0.20	0.07	0.07	0.00	0.15	0.23	0.25	0.51
C130	B. 故意伤害	12.85	0.43	0.15	0.65	1.12	5.19	7.63	6.75	8.29	11.40
C131	1. 自杀	11.62	0.00	0.00	0.16	0.98	3.96	5.90	5.42	6.86	9.58
C132	2. 被杀	1.12	0.43	0.15	0.49	0.14	1.18	1.44	1.16	1.16	1.64

第七章 地区别、性别、年龄别、死因别死亡数及死亡率

年龄别死亡率(农村,男女合计)

40岁~	45岁~	50岁~	55岁~	60岁~	65岁~	70岁~	75岁~	80岁~	85岁~	世调率(2000)	中调率(2000)
12.88	13.93	32.03	52.91	73.75	105.83	208.50	351.72	649.98	1238.10	36.34	29.00
24.23	32.33	86.95	146.86	243.14	405.85	843.02	1360.70	2384.92	3202.16	118.75	95.49
7.37	11.22	30.07	58.94	127.75	254.93	595.75	1094.31	2090.85	3314.21	88.35	67.74
6.31	10.32	28.20	56.26	123.17	247.27	582.06	1073.38	2049.72	3239.51	85.88	65.75
6.12	9.79	27.67	55.38	120.50	242.69	567.86	1051.64	2006.83	3184.77	84.11	64.35
0.19	0.50	0.53	0.77	2.53	4.11	12.65	19.18	39.97	51.67	1.61	1.26
0.45	0.43	0.90	0.71	1.20	1.58	3.53	3.52	3.79	4.60	0.45	0.41
10.38	10.89	21.31	30.73	41.70	58.36	91.13	137.75	224.05	320.27	16.85	14.29
0.93	1.54	3.10	5.04	6.65	10.74	20.84	32.44	61.26	70.09	3.23	2.69
7.21	7.01	12.92	18.24	21.88	25.67	33.49	43.15	49.30	57.30	6.70	6.08
5.48	5.44	10.35	13.86	16.43	19.43	24.78	30.04	38.51	41.95	5.03	4.57
0.06	0.03	0.29	0.27	0.27	0.87	1.66	1.60	4.08	4.09	0.23	0.19
0.26	0.07	0.61	0.71	0.60	2.21	3.94	6.23	12.54	17.91	0.71	0.56
6.47	4.68	9.70	13.69	18.75	25.90	43.86	57.05	101.52	136.09	7.93	6.96
5.99	4.38	9.01	12.38	17.02	23.14	37.22	44.26	78.77	95.16	6.77	6.04
4.45	3.07	6.15	8.98	12.70	16.27	27.68	34.36	55.43	72.14	4.97	4.43
0.00	0.00	0.00	0.11	0.13	0.39	0.83	2.24	5.83	11.77	0.20	0.14
0.26	0.17	0.57	0.44	0.40	0.39	2.07	3.84	9.04	25.07	0.52	0.40
0.58	0.94	1.51	2.46	4.26	6.00	11.09	17.42	30.05	52.70	1.90	1.58
0.19	0.33	0.53	1.31	2.46	3.63	5.91	8.95	14.29	22.51	0.88	0.73
0.00	0.00	0.00	0.00	0.00	0.00	0.21	0.00	0.29	0.51	0.01	0.01
0.35	0.20	0.12	0.66	0.53	0.24	0.52	0.48	0.29	0.51	3.66	2.54
0.29	0.17	0.08	0.49	0.20	0.16	0.21	0.16	0.29	0.00	2.44	1.72
0.03	0.00	0.00	0.00	0.27	0.08	0.31	0.48	0.29	0.00	0.06	0.04
74.22	55.11	79.05	85.51	87.19	105.35	159.25	224.20	386.55	606.77	59.42	55.79
58.61	42.38	59.08	60.36	58.79	69.18	102.44	147.66	262.27	481.42	45.28	42.48
33.36	22.21	30.27	31.72	28.73	31.91	37.53	40.91	43.76	62.42	19.76	19.78
22.59	14.76	21.35	22.18	20.35	23.30	24.88	28.12	31.51	41.95	13.64	13.65
18.81	12.02	17.07	18.13	17.09	19.19	21.25	23.81	24.51	33.25	11.15	11.18
6.70	4.31	6.76	6.46	5.79	6.24	7.36	8.15	10.50	12.28	4.14	4.10
3.85	3.07	5.34	5.70	4.19	7.19	9.43	10.87	16.34	12.79	2.95	2.84
6.28	5.71	7.95	9.97	10.44	14.14	32.76	62.16	133.03	301.34	8.56	7.02
0.80	1.00	0.53	0.71	1.00	1.34	3.01	4.95	10.50	16.88	0.80	0.71
2.92	2.30	4.85	3.83	5.65	5.69	9.23	14.38	24.80	26.60	6.06	5.35
2.88	1.47	1.71	1.04	1.33	1.34	1.45	2.08	4.08	5.12	1.64	1.52
1.44	1.00	1.92	2.25	1.26	1.42	1.04	1.44	0.88	1.02	1.02	1.04
3.46	2.37	1.55	1.70	1.20	1.03	1.04	1.44	2.92	2.56	1.13	1.18
0.29	0.27	0.37	0.22	0.53	0.16	0.00	0.48	0.58	1.53	0.26	0.27
0.45	0.47	0.73	0.66	0.80	1.03	1.14	1.60	4.96	8.70	0.49	0.44
14.16	11.72	18.21	23.44	26.67	34.51	54.54	73.19	120.19	118.69	13.07	12.28
11.82	10.69	16.62	22.07	25.74	33.96	53.08	71.75	117.28	115.62	11.90	11.08
2.18	1.04	1.51	1.37	0.93	0.55	1.45	1.44	2.92	3.07	1.09	1.11

表 7-2-8 2006年全国疾病监测系统分死因

疾病编码	疾病名称	总计	0岁	1岁~	5岁~	10岁~	15岁~	20岁~	25岁~	30岁~	35岁~
C001	总计	596.04	1126.27	84.48	39.85	30.93	67.68	89.50	80.98	115.54	201.53
C002	Ⅰ.感染性、母婴及营养缺乏性疾病	32.78	752.86	17.27	3.01	2.24	3.36	3.72	4.09	6.64	10.38
C003	A.传染病和寄生虫病	15.86	56.45	5.01	1.54	1.76	2.29	2.90	3.45	5.84	9.14
C004	1.结核病	6.41	1.61	0.56	0.25	0.22	0.71	1.10	1.48	1.87	3.05
C005	a.呼吸道结核	6.12	1.61	0.09	0.00	0.13	0.41	0.81	1.23	1.74	2.70
C006	2.性传播疾病(不包括艾滋病)	0.01	0.00	0.00	0.00	0.00	0.00	0.00	0.00	0.00	0.00
C007	a.梅毒	0.00	0.00	0.00	0.00	0.00	0.00	0.00	0.00	0.00	0.00
C008	3.艾滋病	0.30	0.40	0.19	0.00	0.13	0.05	0.12	0.30	0.45	0.55
C009	4.腹泻病	0.54	20.16	0.65	0.06	0.04	0.00	0.00	0.10	0.13	0.05
C010	a.痢疾	0.08	1.21	0.09	0.06	0.00	0.00	0.00	0.00	0.04	0.00
C011	b.伤寒和副伤寒	0.02	0.40	0.00	0.00	0.00	0.00	0.00	0.00	0.00	0.00
C012	5.好发于儿童期的疾病	0.19	8.87	0.09	0.00	0.09	0.10	0.06	0.00	0.13	0.00
C013	a.百日咳	0.00	0.00	0.00	0.00	0.00	0.00	0.00	0.00	0.00	0.00
C014	b.脊髓灰质炎	0.02	0.00	0.00	0.00	0.04	0.05	0.00	0.00	0.04	0.00
C015	c.白喉	0.00	0.00	0.00	0.00	0.00	0.00	0.00	0.00	0.00	0.00
C016	d.麻疹	0.00	0.40	0.00	0.00	0.00	0.00	0.00	0.00	0.00	0.00
C017	e.破伤风	0.16	8.47	0.09	0.00	0.04	0.05	0.06	0.00	0.09	0.00
C018	6.脑(脊)膜炎	0.25	6.05	0.84	0.31	0.09	0.25	0.12	0.10	0.04	0.20
C019	a.脑膜炎球菌感染	0.08	2.02	0.56	0.25	0.00	0.05	0.00	0.00	0.00	0.05
C020	b.脑膜炎	0.17	4.03	0.28	0.06	0.09	0.20	0.12	0.10	0.04	0.15
C021	7.病毒性肝炎	5.90	1.61	0.00	0.00	0.26	0.31	0.81	1.03	2.41	4.39
C022	a.乙型肝炎	5.81	1.61	0.00	0.00	0.26	0.31	0.81	0.99	2.41	4.24
C023	b.丙型肝炎	0.03	0.00	0.00	0.00	0.00	0.00	0.00	0.05	0.00	0.10
C024	8.疟疾	0.01	0.00	0.00	0.00	0.00	0.00	0.00	0.00	0.04	0.05
C025	9.热带病	0.04	0.00	0.00	0.00	0.00	0.00	0.00	0.00	0.00	0.00
C026	a.血吸虫病	0.04	0.00	0.00	0.00	0.00	0.00	0.00	0.00	0.00	0.00
C027	10.流行性乙型脑炎	0.04	0.00	0.19	0.25	0.09	0.00	0.00	0.00	0.00	0.00
C028	11.钩端螺旋体病	0.00	0.00	0.00	0.00	0.00	0.00	0.00	0.00	0.00	0.00
C029	12.流行性出血热	0.04	0.00	0.00	0.00	0.00	0.00	0.00	0.00	0.00	0.10
C030	13.败血病	0.49	8.47	0.56	0.06	0.09	0.20	0.29	0.05	0.22	0.05
C031	B.呼吸系感染性疾病	10.63	155.25	11.70	1.41	0.44	1.02	0.81	0.54	0.76	1.05
C032	1.上呼吸道感染	1.53	13.71	1.11	0.12	0.04	0.20	0.23	0.25	0.09	0.10
C033	2.下呼吸道感染	9.09	141.54	10.58	1.29	0.40	0.76	0.58	0.30	0.67	0.95
C034	a.肺炎	8.47	139.12	10.30	1.29	0.40	0.66	0.52	0.30	0.67	0.85
C035	C.妊娠、分娩和产褥期疾病	0.00	0.00	0.00	0.00	0.00	0.00	0.00	0.00	0.00	0.00
C036	1.直接产科原因	0.00	0.00	0.00	0.00	0.00	0.00	0.00	0.00	0.00	0.00
C037	a.产后出血	0.00	0.00	0.00	0.00	0.00	0.00	0.00	0.00	0.00	0.00
C038	b.产褥期感染	0.00	0.00	0.00	0.00	0.00	0.00	0.00	0.00	0.00	0.00
C039	c.妊娠高血压综合征	0.00	0.00	0.00	0.00	0.00	0.00	0.00	0.00	0.00	0.00
C040	d.阻梗性分娩	0.00	0.00	0.00	0.00	0.00	0.00	0.00	0.00	0.00	0.00
C041	e.流产	0.00	0.00	0.00	0.00	0.00	0.00	0.00	0.00	0.00	0.00
C042	f.母体产伤	0.00	0.00	0.00	0.00	0.00	0.00	0.00	0.00	0.00	0.00
C043	2.间接产科原因	0.00	0.00	0.00	0.00	0.00	0.00	0.00	0.00	0.00	0.00
C044	D.起源于围生期的某些情况	5.65	522.61	0.00	0.00	0.00	0.00	0.00	0.00	0.00	0.00
C045	1.低出生体重	1.06	98.39	0.00	0.00	0.00	0.00	0.00	0.00	0.00	0.00

年龄别死亡率（农村,男）

40岁~	45岁~	50岁~	55岁~	60岁~	65岁~	70岁~	75岁~	80岁~	85岁~	世调率(2000)	中调率(2000)
315.43	347.65	684.88	1043.07	1481.24	2241.55	4282.83	6364.21	11104.94	16245.36	715.64	595.41
16.49	16.42	30.50	44.35	60.47	78.68	142.60	219.15	416.72	852.65	42.29	32.40
14.51	14.53	26.62	36.32	47.08	57.53	87.40	111.33	144.27	129.45	17.50	15.66
3.91	5.08	9.67	13.83	20.92	28.61	49.18	58.81	72.84	59.09	7.09	6.37
3.66	4.95	9.19	13.52	20.41	28.30	48.32	57.76	72.14	57.69	6.78	6.08
0.06	0.00	0.00	0.00	0.00	0.00	0.21	0.00	0.00	0.00	0.01	0.01
0.06	0.00	0.00	0.00	0.00	0.00	0.00	0.00	0.00	0.00	0.00	0.00
0.68	0.65	0.32	0.11	0.38	0.31	0.43	0.00	0.00	0.00	0.28	0.30
0.06	0.07	0.55	0.32	0.51	0.47	2.36	3.50	7.00	12.66	0.75	0.53
0.00	0.00	0.16	0.11	0.13	0.31	1.07	0.35	0.00	1.41	0.10	0.08
0.06	0.00	0.16	0.00	0.00	0.00	0.00	0.35	0.00	0.00	0.02	0.02
0.19	0.07	0.16	0.11	0.13	0.00	0.21	0.70	0.70	0.00	0.24	0.18
0.00	0.00	0.00	0.00	0.00	0.00	0.00	0.00	0.00	0.00	0.00	0.00
0.00	0.07	0.00	0.00	0.00	0.00	0.00	0.35	0.00	0.00	0.02	0.02
0.00	0.00	0.00	0.00	0.00	0.00	0.00	0.00	0.00	0.00	0.00	0.00
0.00	0.00	0.00	0.00	0.00	0.00	0.00	0.00	0.00	0.00	0.01	0.00
0.19	0.00	0.16	0.11	0.13	0.00	0.21	0.35	0.70	0.00	0.21	0.16
0.06	0.00	0.16	0.00	0.38	0.31	0.43	0.35	0.00	2.81	0.32	0.25
0.06	0.00	0.00	0.00	0.00	0.00	0.00	0.35	0.00	0.00	0.11	0.08
0.00	0.00	0.16	0.00	0.38	0.31	0.43	0.00	0.00	2.81	0.21	0.17
8.12	7.23	13.71	17.11	18.88	21.61	26.20	32.91	43.42	25.33	6.18	5.79
7.87	7.17	13.39	16.79	18.88	21.46	25.99	32.56	42.72	23.92	6.09	5.70
0.06	0.07	0.08	0.00	0.00	0.00	0.00	0.00	0.70	0.00	0.03	0.03
0.00	0.00	0.00	0.00	0.00	0.00	0.00	0.00	0.00	0.00	0.01	0.01
0.06	0.00	0.08	0.11	0.26	0.31	0.21	0.70	0.00	0.00	0.05	0.04
0.06	0.00	0.08	0.11	0.26	0.31	0.21	0.70	0.00	0.00	0.05	0.04
0.06	0.00	0.00	0.00	0.00	0.00	0.00	0.00	0.00	0.00	0.05	0.04
0.00	0.00	0.00	0.00	0.00	0.00	0.00	0.00	0.00	0.00	0.00	0.00
0.06	0.07	0.00	0.32	0.00	0.16	0.00	0.00	0.70	0.00	0.04	0.04
0.25	0.13	0.08	1.06	1.53	1.24	1.72	2.80	4.20	11.26	0.62	0.49
1.74	1.69	3.64	7.71	13.01	20.21	53.47	103.28	259.13	690.84	15.21	10.68
0.31	0.00	0.87	0.32	1.02	3.73	6.01	15.40	45.52	135.07	2.25	1.55
1.43	1.69	2.77	7.39	11.99	16.48	47.25	87.52	213.61	555.77	12.94	9.12
1.30	1.56	2.69	7.07	11.35	15.08	43.59	78.77	196.10	499.49	12.03	8.48
0.00	0.00	0.00	0.00	0.00	0.00	0.00	0.00	0.00	0.00	0.00	0.00
0.00	0.00	0.00	0.00	0.00	0.00	0.00	0.00	0.00	0.00	0.00	0.00
0.00	0.00	0.00	0.00	0.00	0.00	0.00	0.00	0.00	0.00	0.00	0.00
0.00	0.00	0.00	0.00	0.00	0.00	0.00	0.00	0.00	0.00	0.00	0.00
0.00	0.00	0.00	0.00	0.00	0.00	0.00	0.00	0.00	0.00	0.00	0.00
0.00	0.00	0.00	0.00	0.00	0.00	0.00	0.00	0.00	0.00	0.00	0.00
0.00	0.00	0.00	0.00	0.00	0.00	0.00	0.00	0.00	0.00	8.66	5.43
0.00	0.00	0.00	0.00	0.00	0.00	0.00	0.00	0.00	0.00	1.63	1.02

表7-2-8(续) 2006年全国疾病监测系统分死因

疾病编码	疾病名称	总计	0岁	1岁~	5岁~	10岁~	15岁~	20岁~	25岁~	30岁~	35岁~
C046	a.早产儿和未成熟儿	0.82	76.21	0.00	0.00	0.00	0.00	0.00	0.00	0.00	0.00
C047	2.新生儿产伤和窒息	3.54	327.44	0.00	0.00	0.00	0.00	0.00	0.00	0.00	0.00
C048	3.新生儿溶血性疾病	0.06	5.24	0.00	0.00	0.00	0.00	0.00	0.00	0.00	0.00
C049	4.新生儿硬化病	0.04	4.03	0.00	0.00	0.00	0.00	0.00	0.00	0.00	0.00
C050	E.营养缺乏性疾病	0.64	18.55	0.56	0.06	0.04	0.05	0.00	0.10	0.04	0.20
C051	1.营养不良	0.26	9.68	0.19	0.00	0.04	0.00	0.00	0.00	0.00	0.10
C052	2.缺铁性贫血	0.18	0.81	0.09	0.06	0.00	0.00	0.00	0.10	0.04	0.05
C053	Ⅱ.非感染性疾病	476.82	262.51	22.37	9.16	8.17	18.30	23.81	24.43	45.67	96.35
C054	A.恶性肿瘤	137.49	8.47	4.55	3.51	3.65	6.73	7.61	8.03	16.89	41.28
C055	1.唇、口腔和咽恶性肿瘤	2.49	0.40	0.09	0.06	0.09	0.15	0.06	0.25	0.67	1.10
C056	a.鼻咽癌	1.52	0.00	0.00	0.00	0.09	0.10	0.06	0.20	0.58	0.95
C057	2.食管癌	19.61	0.00	0.00	0.00	0.00	0.05	0.12	0.00	0.13	1.30
C058	3.胃癌	26.22	0.00	0.00	0.00	0.00	0.20	0.35	0.54	1.29	3.44
C059	4.结直肠癌	6.17	0.00	0.00	0.00	0.00	0.05	0.29	0.54	0.62	2.40
C060	5.肝癌	31.11	0.00	0.00	0.00	0.09	0.36	1.05	2.02	6.15	18.27
C061	6.胰腺癌	2.29	0.00	0.00	0.00	0.00	0.00	0.00	0.10	0.31	0.50
C062	7.肺癌	31.02	0.00	0.00	0.00	0.13	0.25	0.70	0.89	2.36	4.79
C063	8.皮肤癌	0.59	0.00	0.09	0.00	0.09	0.05	0.00	0.10	0.27	0.05
C064	9.乳腺癌	0.13	0.00	0.00	0.00	0.00	0.00	0.00	0.05	0.00	0.10
C065	10.子宫颈癌	0.00	0.00	0.00	0.00	0.00	0.00	0.00	0.00	0.00	0.00
C066	11.子宫体癌	0.00	0.00	0.00	0.00	0.00	0.00	0.00	0.00	0.00	0.00
C067	12.卵巢癌	0.00	0.00	0.00	0.00	0.00	0.00	0.00	0.00	0.00	0.00
C068	13.前列腺癌	1.17	0.00	0.00	0.00	0.00	0.00	0.00	0.00	0.00	0.05
C069	14.膀胱癌	1.36	0.00	0.00	0.00	0.04	0.00	0.00	0.00	0.00	0.25
C070	15.淋巴瘤与多发性骨髓瘤	1.43	0.00	0.19	0.00	0.13	0.61	0.46	0.15	0.31	0.80
C071	16.白血病	3.81	4.84	2.79	2.28	1.85	3.06	3.25	2.02	2.41	3.14
C072	B.其他肿瘤	2.55	2.02	0.84	0.31	0.09	0.25	0.58	0.44	0.36	0.65
C073	1.良性肿瘤	0.69	1.21	0.46	0.06	0.04	0.05	0.23	0.15	0.18	0.25
C074	C.糖尿病	5.71	0.00	0.19	0.00	0.00	0.20	0.52	0.69	0.49	1.75
C075	D.内分泌、血液造血及免疫疾病	1.19	8.06	1.95	0.25	0.26	0.36	0.46	0.54	0.36	0.45
C076	E.神经和精神疾病	6.76	6.05	2.60	1.29	0.97	2.60	2.56	2.12	2.58	4.19
C077	1.精神障碍	3.04	0.00	0.00	0.00	0.13	0.46	0.99	0.79	1.07	2.30
C078	a.精神分裂症	0.78	0.00	0.00	0.00	0.09	0.15	0.41	0.39	0.71	0.75
C079	2.神经系统疾病	3.72	6.05	2.60	1.29	0.83	2.14	1.57	1.33	1.52	1.90
C080	a.阿尔茨海默病	0.03	0.00	0.00	0.00	0.00	0.00	0.00	0.00	0.00	0.00
C081	b.帕金森病	0.22	0.00	0.00	0.00	0.00	0.00	0.00	0.00	0.00	0.05
C082	c.癫痫	1.08	0.81	0.37	0.31	0.40	1.17	1.34	1.08	1.02	1.50
C083	F.感官疾病	0.03	0.00	0.00	0.00	0.00	0.00	0.00	0.00	0.00	0.00
C084	G.循环系统疾病	208.20	22.58	1.76	0.43	1.01	3.67	6.62	6.40	13.95	30.05
C085	1.急性风湿热	0.82	0.00	0.00	0.00	0.09	0.10	0.00	0.00	0.04	0.10
C086	2.心脏病	90.47	7.66	0.84	0.12	0.57	2.34	3.72	3.89	8.33	17.62
C087	a.慢性风湿性心脏病	2.63	0.00	0.00	0.00	0.09	0.25	0.23	0.30	0.45	1.15
C088	b.高血压心脏病	26.07	0.00	0.00	0.00	0.00	0.15	0.23	0.59	1.07	2.45
C089	c.肺源性心脏病	1.00	0.00	0.19	0.00	0.00	0.05	0.00	0.10	0.04	0.05
C090	d.缺血性心脏病	51.81	2.02	0.00	0.06	0.35	1.12	2.03	2.17	5.08	12.13

第七章　地区别、性别、年龄别、死因别死亡数及死亡率

年龄别死亡率（农村，男）

40岁~	45岁~	50岁~	55岁~	60岁~	65岁~	70岁~	75岁~	80岁~	85岁~	世调率(2000)	中调率(2000)
0.00	0.00	0.00	0.00	0.00	0.00	0.00	0.00	0.00	0.00	1.26	0.79
0.00	0.00	0.00	0.00	0.00	0.00	0.00	0.00	0.00	0.00	5.43	3.40
0.00	0.00	0.00	0.00	0.00	0.00	0.00	0.00	0.00	0.00	0.09	0.05
0.00	0.00	0.00	0.00	0.00	0.00	0.00	0.00	0.00	0.00	0.07	0.04
0.25	0.20	0.24	0.32	0.38	0.93	1.72	4.55	13.31	32.36	0.92	0.64
0.00	0.13	0.08	0.11	0.00	0.31	0.00	1.05	5.60	19.70	0.40	0.26
0.19	0.07	0.08	0.11	0.38	0.47	0.86	2.45	6.30	2.81	0.22	0.18
186.91	247.21	539.41	875.18	1297.14	2018.89	3907.23	5809.32	10009.58	13740.88	579.45	476.91
80.78	115.82	243.16	385.64	499.61	685.40	1055.08	1269.41	1467.26	1312.74	153.14	135.80
2.17	3.52	6.18	8.55	7.14	11.35	11.60	16.10	21.01	18.29	2.68	2.44
1.74	2.61	4.04	4.75	4.34	6.22	6.01	5.60	14.01	8.44	1.60	1.49
5.95	12.97	29.55	58.08	77.44	105.42	173.31	216.00	270.34	216.68	22.46	19.42
10.42	18.05	38.35	70.64	96.45	146.78	228.71	289.87	352.98	280.00	29.84	25.98
3.22	4.95	7.76	13.52	18.88	34.05	51.76	68.97	83.34	83.01	7.02	6.14
30.13	41.13	79.63	102.01	116.99	122.99	180.39	184.50	187.70	187.13	33.11	30.46
1.49	1.76	4.12	7.07	8.68	12.75	19.76	21.01	16.81	14.07	2.51	2.25
13.89	19.88	49.68	85.11	120.57	178.50	274.03	320.68	332.67	288.44	34.87	30.68
0.37	0.46	0.71	0.95	1.28	2.80	3.44	7.35	7.00	23.92	0.72	0.59
0.06	0.13	0.32	0.21	0.64	0.47	0.64	0.70	2.80	1.41	0.15	0.13
0.00	0.00	0.00	0.00	0.00	0.00	0.00	0.00	0.00	0.00	0.00	0.00
0.00	0.00	0.00	0.00	0.00	0.00	0.00	0.00	0.00	0.00	0.00	0.00
0.00	0.00	0.00	0.00	0.00	0.00	0.00	0.00	0.00	0.00	0.00	0.00
0.12	0.07	0.32	1.06	2.42	4.98	10.74	19.25	41.32	50.65	1.54	1.19
0.31	0.39	1.19	2.53	3.70	5.91	10.31	20.66	39.92	36.58	1.69	1.37
1.36	1.37	1.90	3.59	4.72	6.84	7.52	11.90	11.21	12.66	1.55	1.41
3.60	2.15	5.39	7.18	7.27	9.33	14.39	14.35	15.41	8.44	3.99	3.78
1.61	1.69	3.88	7.60	8.17	11.66	17.61	21.01	31.52	29.55	2.90	2.52
0.62	0.59	1.11	1.48	2.30	2.64	4.72	3.50	9.10	7.04	0.78	0.69
2.54	4.11	6.42	13.31	19.65	28.14	48.96	64.42	76.34	94.27	6.57	5.68
1.05	0.72	1.51	2.32	1.91	2.02	5.37	9.45	11.91	18.29	1.40	1.18
4.40	4.56	6.81	8.24	10.46	17.88	32.43	56.71	140.77	236.38	8.15	6.78
2.36	2.48	2.61	3.91	5.36	8.09	12.89	25.91	79.84	132.26	3.74	3.06
0.87	0.72	1.19	1.58	2.17	2.18	2.36	4.90	6.30	9.85	0.82	0.77
2.05	2.09	4.20	4.33	5.10	9.80	19.54	30.81	60.93	104.12	4.41	3.73
0.00	0.00	0.08	0.00	0.13	0.00	0.21	0.70	0.00	2.81	0.04	0.03
0.12	0.07	0.16	0.21	0.26	1.40	1.93	4.20	4.90	5.63	0.27	0.22
0.87	1.04	2.14	1.27	1.53	1.40	1.50	1.05	2.80	2.81	1.06	1.07
0.00	0.00	0.00	0.00	0.00	0.00	0.00	1.05	2.10	0.00	0.04	0.03
63.54	83.49	196.58	326.71	526.92	848.20	1795.13	2751.67	5195.99	7462.79	260.28	209.12
0.43	0.00	0.87	1.48	2.81	4.66	6.87	9.80	14.71	21.11	0.98	0.81
33.11	42.04	92.31	148.89	222.25	346.59	699.88	1115.02	2246.76	3644.16	113.72	90.79
1.43	1.43	4.12	5.91	5.74	8.40	19.11	32.21	49.73	70.35	3.13	2.62
6.26	10.04	21.63	41.50	68.64	115.22	237.52	356.39	668.85	842.80	32.42	26.16
0.06	0.46	0.79	0.84	1.79	3.42	9.45	17.15	23.81	46.43	1.29	1.01
21.51	25.29	56.81	88.49	128.60	190.94	379.68	605.65	1250.85	2252.63	65.37	51.98

表 7－2－8(续)　2006 年全国疾病监测系统分死因

疾病编码	疾病名称	总计	0岁	1岁~	5岁~	10岁~	15岁~	20岁~	25岁~	30岁~	35岁~
C091	急性心肌梗死	34.91	0.00	0.00	0.00	0.22	0.82	1.63	1.92	3.70	10.18
C092	3.脑血管疾病	115.45	13.71	0.84	0.31	0.35	1.22	2.85	2.36	5.44	12.08
C093	H.呼吸系统疾病	82.36	16.94	0.93	0.55	0.40	0.56	0.87	1.23	1.83	4.24
C094	1.慢性下呼吸道疾病	79.59	11.29	0.28	0.37	0.31	0.46	0.35	0.94	1.20	3.39
C095	a.慢性阻塞性肺疾病	77.94	10.48	0.28	0.37	0.31	0.41	0.35	0.89	0.98	3.14
C096	b.哮喘	1.46	0.81	0.00	0.00	0.00	0.05	0.00	0.00	0.09	0.20
C097	2.尘肺	0.82	0.00	0.00	0.00	0.00	0.00	0.00	0.10	0.22	0.40
C098	I.消化系统疾病	19.02	28.63	2.60	0.49	0.18	0.61	1.34	1.58	5.04	7.54
C099	1.消化性溃疡	3.68	1.61	0.00	0.12	0.09	0.15	0.29	0.34	0.71	0.95
C100	2.肝疾病	8.89	2.02	0.09	0.18	0.04	0.05	0.70	0.64	2.99	4.89
C101	a.肝硬化	6.87	0.40	0.00	0.12	0.04	0.00	0.41	0.34	2.36	4.04
C102	3.阑尾炎	0.20	0.40	0.00	0.06	0.00	0.20	0.06	0.00	0.04	0.00
C103	4.肠梗阻	0.70	2.42	0.46	0.06	0.04	0.15	0.12	0.15	0.04	0.15
C104	J.泌尿生殖系统疾病	8.82	2.02	0.19	0.37	0.31	1.17	2.09	2.27	3.39	5.24
C105	1.肾炎和肾病	7.32	1.61	0.19	0.31	0.31	1.07	2.03	2.17	3.21	4.99
C106	a.肾小球和肾小管间质疾病	5.30	1.21	0.19	0.25	0.31	0.92	1.80	1.63	2.27	3.39
C107	2.良性前列腺肥大	0.33	0.00	0.00	0.00	0.00	0.00	0.00	0.00	0.00	0.00
C108	K.皮肤病	0.39	1.21	0.09	0.00	0.04	0.10	0.12	0.05	0.09	0.15
C109	L.肌肉骨骼和结缔组织疾病	1.41	0.00	0.09	0.06	0.00	0.25	0.12	0.20	0.22	0.45
C110	1.风湿性关节炎	0.65	0.00	0.00	0.00	0.00	0.00	0.00	0.10	0.13	0.05
C111	2.骨关节炎	0.00	0.00	0.00	0.00	0.00	0.00	0.00	0.00	0.00	0.00
C112	M.先天异常	2.87	165.33	6.59	1.84	1.27	1.78	0.93	0.89	0.49	0.35
C113	1.先天性心脏病	1.88	100.41	5.20	1.41	0.79	1.53	0.64	0.64	0.36	0.30
C114	N.口腔疾病	0.02	1.21	0.00	0.06	0.00	0.00	0.00	0.00	0.00	0.00
C115	Ⅲ.伤害	78.60	56.45	42.15	26.50	20.30	45.21	61.16	51.77	62.30	93.45
C116	A.意外伤害	62.89	54.44	41.22	25.40	18.80	38.07	51.46	43.64	52.89	80.07
C117	1.交通事故	30.32	6.05	8.73	6.83	3.78	20.85	32.82	27.73	30.70	44.88
C118	a.道路交通事故	20.81	4.84	6.13	4.61	2.68	14.78	21.78	19.06	21.12	31.35
C119	1a* 机动车辆交通事故	17.00	3.63	4.36	3.20	2.15	12.44	18.30	15.02	17.24	26.01
C120	1b* 机动车以外的运输事故	6.44	2.02	2.79	1.72	1.01	4.43	6.56	6.26	6.02	9.19
C121	2.意外中毒	4.19	0.81	1.58	0.43	0.66	1.12	2.96	2.22	3.34	4.94
C122	3.意外跌落	9.32	5.24	3.34	1.41	0.92	1.99	3.19	2.96	4.32	7.79
C123	4.火灾	0.98	0.00	0.46	0.12	0.18	0.25	0.23	0.39	0.94	1.00
C124	5.溺水	7.44	5.65	23.02	14.70	11.95	7.80	4.88	2.02	2.76	4.54
C125	6.意外的机械性窒息	2.40	25.40	0.74	0.55	0.18	1.07	1.28	2.17	2.58	4.74
C126	7.触电	1.79	0.00	0.37	0.37	0.40	2.19	1.92	1.72	1.78	2.90
C127	8.砸死	2.09	0.40	0.00	0.12	0.13	0.76	0.93	1.38	2.32	4.24
C128	9.由机械切割和穿刺工具所致的意外事故	0.45	0.00	0.09	0.12	0.09	0.25	0.99	0.49	0.58	0.70
C129	10.自然环境因素导致的意外事故	0.59	1.21	0.28	0.00	0.09	0.25	0.23	0.30	0.45	0.70
C130	B.故意伤害	14.25	0.81	0.00	0.86	1.41	6.12	8.77	7.19	8.24	11.28
C131	1.自杀	12.58	0.00	0.00	0.25	1.23	4.28	6.16	5.22	6.10	8.99
C132	2.被杀	1.49	0.81	0.00	0.61	0.18	1.73	2.03	1.63	1.65	2.00

第七章 地区别、性别、年龄别、死因别死亡数及死亡率

年龄别死亡率(农村,男)

40岁~	45岁~	50岁~	55岁~	60岁~	65岁~	70岁~	75岁~	80岁~	85岁~	世调率(2000)	中调率(2000)
17.17	19.75	42.79	67.79	89.95	131.23	248.26	385.79	760.59	1376.06	43.25	34.93
29.51	41.00	101.97	173.92	297.78	489.79	1075.49	1606.89	2906.50	3756.72	143.80	116.05
8.56	13.30	37.16	69.38	151.70	308.65	763.66	1365.68	2642.47	3898.83	108.60	83.54
7.01	11.67	34.15	65.47	145.95	298.85	741.97	1336.63	2589.24	3803.15	105.20	80.77
6.82	11.08	33.36	64.41	142.64	292.79	723.93	1312.47	2535.31	3749.69	103.11	79.09
0.19	0.59	0.79	0.84	3.06	5.29	15.68	20.30	49.03	52.06	1.87	1.48
0.87	0.85	1.74	1.37	2.30	2.80	7.09	7.00	9.10	11.26	0.90	0.81
16.37	16.95	30.19	43.08	54.48	78.06	116.18	168.39	263.34	386.93	21.90	18.83
1.43	2.15	4.20	7.07	9.82	15.08	27.92	43.41	79.84	90.05	4.38	3.66
11.65	11.54	19.73	25.98	29.60	36.70	45.53	57.41	56.03	75.98	9.51	8.73
9.36	8.80	16.00	20.38	22.71	27.83	35.22	41.31	45.52	54.87	7.32	6.74
0.12	0.07	0.24	0.53	0.38	0.47	1.29	1.40	5.60	2.81	0.23	0.19
0.12	0.00	0.63	1.06	0.51	3.11	5.58	8.75	17.51	21.11	0.88	0.70
7.01	5.34	11.73	15.31	19.65	32.19	59.49	78.77	147.08	219.49	10.21	8.81
6.57	5.15	11.01	13.83	16.97	27.68	48.75	55.31	105.75	122.41	8.19	7.29
4.96	3.52	7.61	9.71	11.99	19.59	36.08	42.01	70.04	95.68	5.94	5.27
0.00	0.00	0.00	0.21	0.26	0.78	1.72	4.90	14.01	32.36	0.49	0.34
0.19	0.00	0.63	0.63	0.77	0.78	2.58	4.20	6.30	19.70	0.50	0.39
0.50	0.98	1.11	2.11	3.44	5.91	9.88	17.85	23.81	60.50	1.75	1.42
0.25	0.39	0.63	0.95	1.79	3.11	4.94	9.10	11.21	25.33	0.81	0.66
0.00	0.00	0.00	0.00	0.00	0.00	0.21	0.00	0.00	0.00	0.00	0.00
0.31	0.26	0.24	0.84	0.38	0.00	0.86	0.70	0.70	1.41	3.99	2.79
0.31	0.20	0.16	0.53	0.13	0.00	0.21	0.00	0.70	0.00	2.59	1.83
0.06	0.00	0.00	0.00	0.00	0.00	0.00	0.00	0.00	0.00	0.03	0.02
110.10	82.12	112.35	118.90	116.48	133.88	210.46	282.52	464.34	671.14	81.73	78.12
92.00	67.78	89.93	89.33	80.89	89.87	141.09	186.60	304.66	498.08	64.93	62.51
51.77	35.06	44.53	46.57	39.68	40.74	50.47	57.41	67.94	109.75	29.86	30.11
34.96	23.40	31.53	32.10	27.30	28.92	32.00	38.86	47.62	73.16	20.48	20.66
28.83	18.64	25.35	25.98	22.71	24.26	27.70	34.31	35.72	59.09	16.72	16.88
11.10	7.43	10.14	9.82	8.55	7.31	10.09	10.85	18.21	19.70	6.38	6.39
5.58	5.15	8.87	8.55	6.00	10.42	14.60	14.70	22.41	15.48	4.27	4.15
10.54	9.25	12.84	14.89	14.16	18.35	44.02	70.37	140.07	263.11	10.74	9.30
1.18	1.69	0.79	0.95	1.28	1.55	3.87	6.30	14.71	21.11	1.08	0.99
3.66	2.80	6.26	4.96	7.27	7.15	13.10	18.20	25.91	30.95	8.26	7.41
5.08	2.67	3.09	1.69	1.66	1.87	2.36	2.10	2.80	4.22	2.43	2.38
2.60	1.63	3.17	3.91	1.66	2.02	1.50	1.40	0.00	1.41	1.72	1.77
6.20	4.24	2.85	3.17	2.04	1.71	1.07	2.80	2.10	4.22	1.96	2.06
0.56	0.52	0.63	0.21	1.02	0.16	0.00	0.70	0.70	1.41	0.44	0.45
0.50	0.78	1.11	0.53	0.89	1.40	1.29	2.10	8.40	12.66	0.65	0.59
16.12	12.84	19.81	27.03	33.17	41.83	66.14	90.32	153.38	163.21	15.31	14.17
12.83	11.34	17.91	25.24	32.02	40.89	64.00	88.57	150.58	160.40	13.70	12.50
2.98	1.50	1.74	1.80	1.15	0.93	2.15	1.75	2.80	2.81	1.44	1.48

表 7-2-9　2006 年全国疾病监测系统分死因

疾病编码	疾病名称	总计	0岁	1岁~	5岁~	10岁~	15岁~	20岁~	25岁~	30岁~	35岁~
C001	总计	438.01	910.98	67.03	21.08	15.30	28.90	38.69	37.21	54.01	96.88
C002	Ⅰ.感染性、母婴及营养缺乏性疾病	25.29	621.29	17.11	3.52	1.71	2.05	4.51	4.39	5.38	7.33
C003	A.传染病和寄生虫病	8.26	38.23	6.28	1.59	0.90	1.46	1.78	1.50	2.41	4.14
C004	1.结核病	3.10	0.92	0.32	0.28	0.24	0.75	0.95	0.77	1.11	1.52
C005	a.呼吸道结核	2.88	0.00	0.22	0.14	0.19	0.49	0.71	0.57	0.97	1.41
C006	2.性传播疾病(不包括艾滋病)	0.12	0.46	0.00	0.00	0.00	0.00	0.00	0.05	0.23	0.10
C007	a.梅毒	0.01	0.46	0.00	0.00	0.00	0.00	0.00	0.00	0.05	0.00
C008	3.艾滋病	0.21	0.00	0.00	0.00	0.00	0.00	0.00	0.15	0.23	0.47
C009	4.腹泻病	0.52	16.12	1.84	0.14	0.00	0.00	0.12	0.05	0.00	0.05
C010	a.痢疾	0.05	1.38	0.00	0.00	0.00	0.00	0.06	0.00	0.00	0.00
C011	b.伤寒和副伤寒	0.02	0.00	0.00	0.00	0.00	0.00	0.06	0.00	0.00	0.00
C012	5.好发于儿童期的疾病	0.12	7.37	0.11	0.07	0.00	0.00	0.06	0.00	0.05	0.05
C013	a.百日咳	0.00	0.00	0.00	0.00	0.00	0.00	0.00	0.00	0.00	0.00
C014	b.脊髓灰质炎	0.01	0.00	0.00	0.00	0.00	0.00	0.00	0.00	0.00	0.05
C015	c.白喉	0.00	0.00	0.00	0.00	0.00	0.00	0.00	0.00	0.00	0.00
C016	d.麻疹	0.00	0.00	0.00	0.00	0.00	0.00	0.00	0.00	0.00	0.00
C017	e.破伤风	0.11	7.37	0.11	0.07	0.00	0.00	0.06	0.00	0.05	0.00
C018	6.脑(脊)膜炎	0.15	2.30	0.76	0.14	0.10	0.11	0.00	0.10	0.05	0.00
C019	a.脑膜炎球菌感染	0.06	0.00	0.43	0.00	0.05	0.05	0.00	0.05	0.00	0.00
C020	b.脑膜炎	0.08	2.30	0.32	0.14	0.05	0.05	0.00	0.05	0.05	0.00
C021	7.病毒性肝炎	2.48	0.00	0.32	0.07	0.10	0.16	0.30	0.10	0.51	0.89
C022	a.乙型肝炎	2.42	0.00	0.32	0.07	0.10	0.11	0.30	0.10	0.51	0.84
C023	b.丙型肝炎	0.01	0.00	0.00	0.00	0.00	0.00	0.00	0.00	0.00	0.00
C024	8.疟疾	0.00	0.00	0.00	0.00	0.00	0.00	0.00	0.00	0.00	0.00
C025	9.热带病	0.02	0.00	0.00	0.00	0.00	0.00	0.00	0.00	0.00	0.00
C026	a.血吸虫病	0.02	0.00	0.00	0.00	0.00	0.00	0.00	0.00	0.00	0.00
C027	10.流行性乙型脑炎	0.02	0.00	0.22	0.07	0.00	0.00	0.00	0.00	0.00	0.05
C028	11.钩端螺旋体病	0.00	0.00	0.00	0.00	0.00	0.05	0.00	0.00	0.00	0.00
C029	12.流行性出血热	0.03	0.00	0.00	0.00	0.00	0.00	0.00	0.00	0.00	0.00
C030	13.败血病	0.39	5.53	0.32	0.07	0.10	0.11	0.06	0.00	0.09	0.21
C031	B.呼吸系统感染性疾病	11.01	146.00	10.18	1.94	0.81	0.32	0.36	0.31	0.42	0.73
C032	1.上呼吸道感染	2.01	13.36	1.73	0.14	0.19	0.00	0.00	0.05	0.09	0.16
C033	2.下呼吸道感染	8.99	132.64	8.45	1.80	0.62	0.32	0.36	0.26	0.28	0.58
C034	a.肺炎	8.30	128.03	8.45	1.73	0.57	0.27	0.36	0.26	0.28	0.52
C035	C.妊娠、分娩和产褥期疾病	0.89	0.00	0.00	0.00	0.00	0.22	2.37	2.43	2.41	2.30
C036	1.直接产科原因	0.88	0.00	0.00	0.00	0.00	0.22	2.31	2.43	2.36	2.25
C037	a.产后出血	0.33	0.00	0.00	0.00	0.00	0.05	0.65	0.93	0.83	1.05
C038	b.产褥期感染	0.11	0.00	0.00	0.00	0.00	0.00	0.36	0.31	0.42	0.16
C039	c.妊娠高血压综合征	0.10	0.00	0.00	0.00	0.00	0.00	0.05	0.31	0.28	0.21
C040	d.阻梗性分娩	0.01	0.00	0.00	0.00	0.00	0.00	0.05	0.00	0.00	0.05
C041	e.流产	0.07	0.00	0.00	0.00	0.00	0.11	0.18	0.00	0.32	0.16
C042	f.母体产伤	0.02	0.00	0.00	0.00	0.00	0.00	0.06	0.00	0.09	0.10
C043	2.间接产科原因	0.01	0.00	0.00	0.00	0.00	0.00	0.06	0.00	0.00	0.05
C044	D.起源于围生期的某些情况	4.29	430.62	0.00	0.00	0.00	0.00	0.00	0.00	0.00	0.00
C045	1.低出生体重	0.95	94.87	0.00	0.00	0.00	0.00	0.00	0.00	0.00	0.00

第七章 地区别、性别、年龄别、死因别死亡数及死亡率

年龄别死亡率(农村,女)

40岁~	45岁~	50岁~	55岁~	60岁~	65岁~	70岁~	75岁~	80岁~	85岁~	世调率(2000)	中调率(2000)
155.01	167.00	368.35	590.95	883.37	1347.63	2474.92	4237.75	7574.35	13035.12	452.68	364.37
7.36	6.64	12.67	22.76	29.31	41.73	77.98	132.60	308.01	782.24	30.37	22.28
6.23	5.62	10.74	18.44	22.50	28.89	43.30	48.80	52.50	82.00	8.73	7.61
1.79	1.78	4.36	7.97	10.14	14.12	17.64	19.11	18.00	31.35	3.14	2.84
1.66	1.58	3.86	7.63	10.00	14.12	17.04	18.23	17.50	28.94	2.91	2.63
0.20	0.21	0.25	0.23	0.28	0.16	0.20	0.59	0.50	0.00	0.12	0.12
0.00	0.00	0.00	0.00	0.00	0.00	0.00	0.00	0.00	0.00	0.01	0.01
1.19	0.21	0.17	0.23	0.42	0.16	0.00	0.00	0.00	0.00	0.19	0.21
0.13	0.07	0.25	0.00	0.69	0.32	1.40	2.35	3.50	16.08	0.69	0.47
0.00	0.00	0.00	0.00	0.14	0.00	0.20	0.29	0.00	2.41	0.06	0.04
0.00	0.00	0.00	0.00	0.28	0.00	0.00	0.00	0.50	0.00	0.02	0.02
0.00	0.00	0.00	0.00	0.14	0.32	0.20	0.00	0.50	0.00	0.17	0.12
0.00	0.00	0.00	0.00	0.00	0.00	0.00	0.00	0.00	0.00	0.00	0.00
0.00	0.00	0.00	0.00	0.00	0.00	0.00	0.00	0.50	0.00	0.01	0.01
0.00	0.00	0.00	0.00	0.00	0.00	0.00	0.00	0.00	0.00	0.00	0.00
0.00	0.00	0.00	0.00	0.00	0.00	0.00	0.00	0.00	0.00	0.00	0.00
0.00	0.00	0.00	0.00	0.14	0.32	0.20	0.00	0.00	0.00	0.17	0.11
0.07	0.21	0.08	0.00	0.28	0.00	0.40	0.29	0.50	0.00	0.18	0.15
0.07	0.14	0.00	0.00	0.28	0.00	0.20	0.29	0.00	0.00	0.08	0.06
0.00	0.07	0.08	0.00	0.00	0.00	0.20	0.00	0.50	0.00	0.11	0.08
1.92	1.99	3.94	7.74	8.06	10.43	16.44	19.11	19.00	12.06	2.51	2.26
1.86	1.92	3.86	7.51	8.06	10.27	16.04	19.11	18.00	11.26	2.45	2.21
0.00	0.07	0.00	0.00	0.00	0.00	0.00	0.00	0.00	0.80	0.01	0.01
0.00	0.00	0.00	0.00	0.00	0.00	0.00	0.00	0.00	0.00	0.00	0.00
0.00	0.00	0.08	0.00	0.00	0.32	0.20	0.00	0.00	0.00	0.02	0.02
0.00	0.00	0.00	0.08	0.00	0.32	0.20	0.00	0.00	0.00	0.02	0.02
0.00	0.00	0.00	0.00	0.00	0.00	0.20	0.00	0.00	0.00	0.03	0.02
0.00	0.00	0.00	0.00	0.00	0.00	0.00	0.00	0.00	0.00	0.00	0.00
0.00	0.07	0.00	0.11	0.56	0.00	0.00	0.00	0.00	0.00	0.03	0.03
0.13	0.21	0.42	0.57	0.28	0.64	1.60	2.65	3.50	9.65	0.43	0.34
0.66	0.89	1.85	3.76	6.25	11.23	31.47	75.56	243.01	648.78	12.67	8.54
0.00	0.14	0.34	0.46	1.39	0.96	5.61	14.11	38.50	161.59	2.23	1.46
0.66	0.75	1.51	3.30	4.86	10.27	25.86	61.45	204.51	487.19	10.43	7.08
0.60	0.62	1.26	3.19	4.72	9.15	23.05	55.27	190.51	438.95	9.68	6.56
0.33	0.00	0.08	0.11	0.00	0.00	0.00	0.00	0.00	0.00	0.79	0.91
0.33	0.00	0.08	0.11	0.00	0.00	0.00	0.00	0.00	0.00	0.77	0.89
0.20	0.00	0.00	0.00	0.00	0.00	0.00	0.00	0.00	0.00	0.28	0.33
0.00	0.00	0.00	0.00	0.00	0.00	0.00	0.00	0.00	0.00	0.10	0.11
0.00	0.00	0.00	0.00	0.00	0.00	0.00	0.00	0.00	0.00	0.09	0.10
0.07	0.00	0.00	0.00	0.00	0.00	0.00	0.00	0.00	0.00	0.01	0.01
0.07	0.00	0.00	0.00	0.00	0.00	0.00	0.00	0.00	0.00	0.06	0.07
0.00	0.00	0.00	0.00	0.00	0.00	0.00	0.00	0.00	0.00	0.02	0.02
0.00	0.00	0.00	0.00	0.00	0.00	0.00	0.00	0.00	0.00	0.01	0.01
0.00	0.00	0.00	0.00	0.00	0.00	0.00	0.00	0.00	0.00	7.26	4.55
0.00	0.00	0.00	0.00	0.00	0.00	0.00	0.00	0.00	0.00	1.60	1.00

表7-2-9(续) 2006年全国疾病监测系统分死因

疾病编码	疾病名称	总计	0岁	1岁~	5岁~	10岁~	15岁~	20岁~	25岁~	30岁~	35岁~
C046	a.早产儿和未成熟儿	0.75	75.53	0.00	0.00	0.00	0.00	0.00	0.00	0.00	0.00
C047	2.新生儿产伤和窒息	2.60	260.67	0.00	0.00	0.00	0.00	0.00	0.00	0.00	0.00
C048	3.新生儿溶血性疾病	0.01	1.38	0.00	0.00	0.00	0.00	0.00	0.00	0.00	0.00
C049	4.新生儿硬化病	0.05	4.61	0.00	0.00	0.00	0.00	0.00	0.00	0.00	0.00
C050	E.营养缺乏性疾病	0.85	6.45	0.65	0.00	0.00	0.05	0.00	0.15	0.14	0.16
C051	1.营养不良	0.34	3.22	0.32	0.00	0.00	0.00	0.00	0.00	0.00	0.05
C052	2.缺铁性贫血	0.22	0.46	0.11	0.00	0.00	0.05	0.00	0.10	0.14	0.10
C053	Ⅱ.非感染性疾病	366.76	199.42	19.49	7.12	6.03	12.19	15.61	16.46	27.40	59.23
C054	A.恶性肿瘤	75.50	5.99	4.66	2.49	2.52	4.15	4.75	5.52	11.73	26.18
C055	1.唇、口腔和咽恶性肿瘤	1.15	0.00	0.00	0.05	0.11	0.06	0.15	0.23	0.63	
C056	a.鼻咽癌	0.71	0.00	0.00	0.05	0.05	0.06	0.15	0.19	0.52	
C057	2.食管癌	8.46	0.00	0.00	0.00	0.00	0.00	0.24	0.05	0.23	0.42
C058	3.胃癌	12.72	0.00	0.00	0.05	0.05	0.18	0.46	1.44	2.57	
C059	4.结直肠癌	4.51	0.00	0.00	0.05	0.00	0.12	0.36	0.97	1.68	
C060	5.肝癌	11.29	0.00	0.00	0.00	0.10	0.32	0.36	0.98	1.67	3.46
C061	6.胰腺癌	1.52	0.00	0.00	0.00	0.00	0.00	0.00	0.05	0.00	0.37
C062	7.肺癌	13.58	0.00	0.00	0.05	0.00	0.18	0.21	1.11	2.93	
C063	8.皮肤癌	0.55	0.00	0.00	0.05	0.05	0.00	0.21	0.05	0.05	
C064	9.乳腺癌	4.10	0.00	0.00	0.00	0.00	0.06	0.21	1.44	4.19	
C065	10.子宫颈癌	2.48	0.00	0.00	0.00	0.00	0.06	0.26	0.60	2.04	
C066	11.子宫体癌	3.49	0.00	0.00	0.05	0.05	0.18	0.21	0.93	2.04	
C067	12.卵巢癌	0.73	0.00	0.00	0.00	0.00	0.16	0.12	0.10	0.05	0.21
C068	13.前列腺癌	0.00	0.00	0.00	0.00	0.00	0.00	0.00	0.00	0.00	0.00
C069	14.膀胱癌	0.46	0.00	0.00	0.00	0.00	0.00	0.00	0.00	0.05	0.05
C070	15.淋巴瘤与多发性骨髓瘤	0.92	0.00	0.11	0.00	0.05	0.16	0.18	0.21	0.32	0.42
C071	16.白血病	2.83	4.61	2.82	1.52	1.66	2.16	1.60	1.14	1.44	2.20
C072	B.其他肿瘤	1.91	1.84	0.32	0.35	0.10	0.00	0.12	0.26	0.65	1.05
C073	1.良性肿瘤	0.57	1.38	0.11	0.35	0.05	0.00	0.00	0.05	0.28	0.37
C074	C.糖尿病	7.81	0.92	0.00	0.00	0.10	0.32	0.18	0.62	0.60	1.20
C075	D.内分泌、血液造血及免疫疾病	1.18	2.76	1.62	0.35	0.19	0.38	0.18	0.26	0.46	0.58
C076	E.神经和精神疾病	6.22	6.91	1.41	0.97	0.48	0.81	1.60	1.14	1.76	2.72
C077	1.精神障碍	3.09	0.00	0.00	0.00	0.10	0.11	0.77	0.67	0.83	1.20
C078	a.精神分裂症	0.86	0.00	0.00	0.00	0.00	0.00	0.18	0.41	0.56	0.79
C079	2.神经系统疾病	3.14	6.91	1.41	0.97	0.38	0.70	0.83	0.46	0.93	1.52
C080	a.阿尔茨海默病	0.03	0.00	0.00	0.00	0.00	0.00	0.00	0.00	0.00	0.00
C081	b.帕金森病	0.20	0.00	0.00	0.00	0.00	0.00	0.00	0.00	0.00	0.00
C082	c.癫痫	0.67	0.92	0.32	0.21	0.24	0.43	0.65	0.31	0.60	0.94
C083	F.感官疾病	0.06	0.00	0.00	0.00	0.00	0.00	0.00	0.00	0.05	0.00
C084	G.循环系统疾病	181.48	16.12	1.30	0.62	0.52	2.75	3.56	4.54	6.95	16.97
C085	1.急性风湿热	1.04	0.46	0.00	0.00	0.00	0.11	0.12	0.10	0.05	0.37
C086	2.心脏病	84.12	5.53	0.97	0.35	0.43	1.78	2.49	3.10	4.31	10.53
C087	a.慢性风湿性心脏病	4.19	0.00	0.00	0.00	0.10	0.22	0.24	0.62	0.56	1.83
C088	b.高血压心脏病	23.55	0.00	0.00	0.00	0.05	0.30	0.41	0.46	1.99	
C089	c.肺源性心脏病	1.06	0.46	0.00	0.00	0.00	0.00	0.06	0.05	0.09	0.05
C090	d.缺血性心脏病	46.08	1.38	0.11	0.07	0.14	0.81	1.01	1.65	2.04	4.77

年龄别死亡率(农村,女)

40岁~	45岁~	50岁~	55岁~	60岁~	65岁~	70岁~	75岁~	80岁~	85岁~	世调率(2000)	中调率(2000)
0.00	0.00	0.00	0.00	0.00	0.00	0.00	0.00	0.00	0.00	1.27	0.80
0.00	0.00	0.00	0.00	0.00	0.00	0.00	0.00	0.00	0.00	4.40	2.75
0.00	0.00	0.00	0.00	0.00	0.00	0.00	0.00	0.00	0.00	0.02	0.01
0.00	0.00	0.00	0.00	0.00	0.00	0.00	0.00	0.00	0.00	0.08	0.05
0.13	0.14	0.00	0.46	0.56	1.60	3.21	8.23	12.50	51.45	0.93	0.66
0.00	0.07	0.00	0.11	0.28	0.48	0.40	2.94	4.00	29.75	0.39	0.25
0.07	0.00	0.00	0.34	0.28	0.80	1.60	3.53	0.50	4.02	0.22	0.19
111.23	132.88	310.72	516.40	794.60	1224.38	2267.04	3877.89	6756.31	10673.95	374.84	302.51
47.49	56.85	120.38	188.37	243.80	321.46	460.86	622.70	782.04	726.76	76.32	67.63
0.86	0.62	1.34	3.64	5.00	4.17	4.81	9.41	11.50	12.86	1.17	1.03
0.40	0.48	1.17	3.19	2.64	2.09	2.81	4.41	5.50	5.63	0.71	0.65
1.53	2.40	8.30	16.16	30.01	41.09	69.36	99.37	126.51	94.06	8.61	7.35
6.04	5.75	14.93	26.29	40.42	57.62	91.41	121.13	177.01	177.67	12.89	11.09
2.59	2.74	6.54	8.99	12.64	18.78	32.68	46.75	50.50	42.61	4.52	4.01
7.10	9.11	19.80	31.87	37.65	50.55	64.95	92.61	111.01	97.28	11.41	10.15
1.06	0.89	3.02	3.76	5.97	5.62	11.43	12.05	17.50	9.65	1.53	1.35
7.83	10.07	18.62	32.10	44.73	63.55	95.82	133.48	137.51	139.89	13.73	12.06
0.27	0.62	1.09	1.25	1.11	1.12	2.41	2.35	10.50	14.47	0.55	0.46
4.84	7.33	13.59	14.91	10.42	11.88	10.42	13.52	14.50	21.71	4.04	3.84
2.59	2.74	6.38	9.11	7.08	9.47	8.62	13.23	16.00	14.47	2.48	2.29
3.65	4.59	9.40	11.04	11.67	15.25	11.63	15.29	20.00	25.73	3.50	3.23
1.26	0.89	1.51	3.19	2.08	2.41	2.81	2.35	5.50	4.82	0.74	0.67
0.00	0.00	0.00	0.00	0.00	0.00	0.00	0.00	0.00	0.00	0.00	0.00
0.20	0.21	0.67	0.57	2.22	3.37	2.41	4.70	5.00	3.22	0.47	0.41
0.53	1.03	1.09	2.73	3.61	4.17	4.41	5.29	8.50	4.02	0.93	0.85
3.12	2.88	3.19	5.69	7.08	7.38	7.02	6.76	11.50	5.63	2.91	2.75
1.39	2.19	3.02	4.78	6.67	8.35	8.62	10.88	17.50	12.86	1.94	1.76
0.40	0.68	0.92	1.14	1.81	2.57	1.60	3.82	4.50	3.22	0.58	0.53
2.72	4.32	9.81	17.53	27.23	37.72	62.34	77.62	80.50	78.79	7.92	6.93
1.26	0.96	1.76	2.16	2.08	3.53	4.01	7.94	11.00	8.84	1.23	1.08
3.38	2.53	4.61	5.35	8.61	13.48	27.06	53.21	109.00	224.30	6.36	5.13
1.79	1.16	2.52	2.96	3.61	5.78	12.03	27.05	61.50	131.85	3.11	2.47
1.13	0.82	1.85	1.82	1.53	1.93	3.01	5.00	8.00	9.65	0.84	0.78
1.59	1.37	2.10	2.39	5.00	7.70	15.03	26.17	47.50	92.45	3.24	2.66
0.00	0.00	0.00	0.11	0.00	0.00	0.20	0.29	0.50	1.61	0.03	0.02
0.00	0.00	0.08	0.46	0.28	0.80	1.00	3.53	5.00	4.02	0.21	0.16
1.06	0.75	0.59	0.80	0.97	0.32	2.21	2.35	2.00	2.41	0.65	0.64
0.00	0.00	0.00	0.11	0.00	0.00	0.60	0.00	0.50	4.82	0.06	0.04
37.61	47.13	126.67	217.51	352.57	576.16	1152.86	2066.54	3747.67	6190.36	185.22	145.94
0.27	0.48	1.09	2.28	2.64	3.85	7.62	11.17	15.50	14.47	1.06	0.90
18.37	23.29	53.94	96.06	164.20	249.08	511.58	893.47	1692.08	3247.12	85.99	67.10
2.19	2.81	7.13	7.85	12.09	11.23	24.66	34.10	54.50	88.43	4.22	3.61
3.98	5.55	13.76	26.86	49.73	86.66	167.39	261.37	477.02	762.94	24.03	19.05
0.27	0.27	0.50	0.00	1.53	2.41	7.22	12.35	23.50	47.43	1.08	0.82
10.08	12.06	28.02	52.24	88.35	124.54	264.41	500.10	946.04	1914.99	47.18	36.39

表 7-2-9(续) 2006年全国疾病监测系统分死因

疾病编码	疾病名称	总计	0岁	1岁~	5岁~	10岁~	15岁~	20岁~	25岁~	30岁~	35岁~
C091	急性心肌梗死	29.36	0.00	0.00	0.00	0.10	0.49	0.65	1.19	1.85	3.25
C092	3. 脑血管疾病	95.19	9.67	0.32	0.28	0.05	0.86	0.95	1.19	2.60	6.07
C093	H. 呼吸系统疾病	70.20	6.91	0.54	0.35	0.29	0.65	0.77	1.03	1.44	2.88
C094	1. 慢性下呼吸道疾病	68.62	4.14	0.32	0.21	0.19	0.38	0.59	0.98	1.25	2.46
C095	a. 慢性阻塞性肺疾病	67.16	4.14	0.32	0.21	0.19	0.32	0.53	0.83	1.21	2.41
C096	b. 哮喘	1.36	0.00	0.00	0.00	0.00	0.05	0.00	0.10	0.05	0.00
C097	2. 尘肺	0.03	0.00	0.00	0.00	0.00	0.05	0.00	0.00	0.00	0.00
C098	I. 消化系统疾病	11.61	21.19	2.38	0.48	0.57	0.43	1.13	0.98	1.25	2.57
C099	1. 消化性溃疡	2.16	0.46	0.00	0.07	0.00	0.05	0.24	0.15	0.19	0.47
C100	2. 肝疾病	3.82	1.84	0.32	0.00	0.19	0.05	0.24	0.31	0.42	1.36
C101	a. 肝硬化	2.69	1.38	0.00	0.00	0.05	0.05	0.12	0.21	0.32	0.84
C102	3. 阑尾炎	0.22	0.00	0.00	0.00	0.00	0.05	0.12	0.05	0.00	0.10
C103	4. 肠梗阻	0.53	1.38	0.54	0.14	0.14	0.00	0.18	0.10	0.05	0.10
C104	J. 泌尿生殖系统疾病	6.00	1.84	0.22	0.41	0.19	0.92	1.66	1.24	1.53	3.72
C105	1. 肾炎和肾病	5.48	0.92	0.22	0.41	0.19	0.92	1.66	1.14	1.39	3.40
C106	a. 肾小球和肾小管间质疾病	4.09	0.92	0.00	0.35	0.14	0.70	1.48	0.93	1.11	2.25
C107	2. 良性前列腺肥大	0.00	0.00	0.00	0.00	0.00	0.00	0.00	0.00	0.00	0.00
C108	K. 皮肤病	0.51	0.00	0.00	0.00	0.05	0.16	0.24	0.00	0.28	0.10
C109	L. 肌肉骨骼和结缔组织疾病	2.05	0.00	0.00	0.07	0.29	0.38	0.77	0.31	0.42	0.58
C110	1. 风湿性关节炎	0.95	0.00	0.00	0.00	0.00	0.00	0.06	0.05	0.19	0.10
C111	2. 骨关节炎	0.02	0.00	0.00	0.00	0.00	0.00	0.00	0.00	0.00	0.05
C112	M. 先天异常	2.17	134.02	6.93	1.04	0.76	1.24	0.65	0.57	0.28	0.68
C113	1. 先天性心脏病	1.52	85.66	5.63	0.76	0.67	1.02	0.53	0.52	0.19	0.58
C114	N. 口腔病	0.07	0.92	0.11	0.00	0.00	0.00	0.00	0.00	0.00	0.00
C115	Ⅲ. 伤害	35.95	56.19	26.75	9.61	7.36	14.13	17.86	15.59	20.72	29.90
C116	A. 意外伤害	23.95	55.27	25.45	8.85	6.46	9.44	10.80	8.98	11.87	17.91
C117	1. 交通事故	9.45	7.83	6.93	2.70	1.57	5.07	6.35	5.42	7.23	11.10
C118	a. 道路交通事故	6.65	5.99	4.22	2.00	1.19	2.91	4.63	3.30	5.24	8.12
C119	1a* 机动车辆交通事故	5.49	4.61	3.14	1.66	1.00	2.37	3.56	2.68	4.22	7.12
C120	1b* 机动车以外的运输事故	1.80	2.30	2.06	0.55	0.19	1.08	1.25	1.55	1.16	1.83
C121	2. 意外中毒	1.61	0.46	0.97	0.48	0.24	1.02	1.54	0.98	1.07	1.52
C122	3. 意外跌落	6.00	4.61	1.19	0.62	0.48	0.27	0.89	0.57	0.79	1.31
C123	4. 火灾	0.51	1.38	0.32	0.21	0.05	0.11	0.24	0.05	0.23	0.16
C124	5. 溺水	3.26	8.75	13.43	3.66	3.52	1.83	0.71	1.08	0.97	1.78
C125	6. 意外的机械性窒息	0.63	21.19	0.54	0.07	0.19	0.38	0.06	0.31	0.14	0.47
C126	7. 触电	0.29	0.00	0.00	0.21	0.14	0.16	0.24	0.00	0.23	0.16
C127	8. 砸死	0.27	0.46	0.00	0.28	0.05	0.11	0.18	0.05	0.28	0.26
C128	9. 由机械切割和穿刺工具所致的意外事故	0.08	0.00	0.11	0.00	0.00	0.00	0.00	0.10	0.00	0.16
C129	10. 自然环境因素导致的意外事故	0.32	1.38	0.11	0.14	0.05	0.11	0.06	0.15	0.05	0.31
C130	B. 故意伤害	11.37	0.00	0.32	0.41	0.81	4.21	6.47	6.30	8.35	11.52
C131	1. 自杀	10.62	0.00	0.00	0.07	0.71	3.61	5.64	5.63	7.65	10.21
C132	2. 被杀	0.74	0.00	0.32	0.35	0.10	0.59	0.83	0.67	0.65	1.26

年龄别死亡率(农村,女)

40 岁~	45 岁~	50 岁~	55 岁~	60 岁~	65 岁~	70 岁~	75 岁~	80 岁~	85 岁~	世调率(2000)	中调率(2000)
8.22	7.81	20.64	36.88	56.12	79.60	171.40	323.11	571.03	1159.29	30.00	23.38
18.57	23.22	71.05	117.69	183.65	319.21	626.05	1153.96	2012.59	2885.35	97.01	77.03
6.10	9.04	22.57	47.69	101.69	199.49	439.01	866.43	1697.08	2980.22	71.81	54.36
5.57	8.90	21.89	46.32	98.35	194.03	432.80	852.31	1664.58	2917.51	70.17	53.09
5.37	8.43	21.64	45.64	96.41	190.98	422.18	832.61	1629.57	2862.04	68.69	51.95
0.20	0.41	0.25	0.68	1.94	2.89	9.82	18.23	33.50	51.45	1.38	1.06
0.00	0.00	0.00	0.00	0.00	0.32	0.20	0.59	0.00	0.80	0.03	0.03
3.98	4.52	11.91	17.41	27.78	38.04	67.76	112.01	196.01	282.18	11.99	9.82
0.40	0.89	1.93	2.85	3.20	6.26	14.23	23.23	48.00	58.69	2.19	1.77
2.45	2.26	5.70	9.90	13.47	14.28	22.25	31.16	44.50	46.63	3.89	3.39
1.33	1.92	4.36	6.83	9.59	10.75	15.03	20.58	33.50	34.57	2.73	2.38
0.00	0.00	0.34	0.00	0.14	1.28	2.00	1.76	3.00	4.82	0.22	0.18
0.40	0.14	0.59	0.34	0.69	1.28	2.41	4.12	9.00	16.08	0.56	0.45
5.90	3.97	7.55	11.95	17.78	19.42	29.27	38.81	69.00	88.43	6.03	5.34
5.37	3.56	6.88	10.81	17.09	18.46	26.46	34.99	59.50	79.59	5.51	4.89
3.91	2.60	4.61	8.20	13.47	12.84	19.85	27.93	45.00	58.69	4.12	3.65
0.00	0.00	0.00	0.00	0.00	0.00	0.00	0.00	0.00	0.00	0.00	0.00
0.33	0.34	0.50	0.23	0.00	0.00	1.60	3.53	11.00	28.14	0.51	0.39
0.66	0.89	1.93	2.85	5.14	6.10	12.23	17.05	34.50	48.24	2.07	1.75
0.13	0.27	0.42	1.71	3.20	4.17	6.82	8.82	16.50	20.90	0.96	0.80
0.00	0.00	0.00	0.00	0.00	0.00	0.20	0.00	0.50	0.80	0.02	0.01
0.40	0.14	0.00	0.46	0.69	0.48	0.20	0.29	0.00	0.00	3.29	2.27
0.27	0.14	0.00	0.46	0.28	0.32	0.20	0.29	0.00	0.00	2.27	1.59
0.00	0.00	0.00	0.00	0.56	0.16	0.60	0.88	0.50	0.00	0.08	0.06
35.82	26.71	43.79	49.51	55.29	75.91	111.46	175.23	331.02	570.00	36.55	32.73
22.88	15.69	26.42	29.14	34.73	47.83	66.35	114.95	232.01	471.91	24.86	21.63
13.66	8.70	15.18	15.71	16.81	22.79	25.46	27.05	26.50	35.37	9.41	9.09
9.35	5.69	10.57	11.50	12.78	17.49	18.24	19.11	20.00	24.12	6.62	6.39
8.09	5.07	8.30	9.67	10.97	13.96	15.24	14.99	16.50	18.49	5.45	5.28
1.99	1.03	3.19	2.85	2.78	5.14	4.81	5.88	5.00	8.04	1.83	1.73
1.99	0.89	1.59	2.62	2.22	3.85	4.61	7.64	12.00	11.26	1.61	1.50
1.72	1.99	2.77	4.67	6.39	9.79	22.25	55.27	128.01	323.18	6.21	4.62
0.40	0.27	0.25	0.46	0.69	1.12	2.21	3.82	7.50	14.47	0.53	0.44
2.12	1.78	3.36	2.62	3.89	4.17	5.61	11.17	24.00	24.12	3.71	3.15
0.53	0.21	0.25	0.34	0.97	0.80	0.60	2.06	5.00	5.63	0.79	0.61
0.20	0.34	0.59	0.46	0.83	0.80	0.60	1.47	1.50	0.80	0.29	0.28
0.53	0.41	0.17	0.11	0.28	0.32	1.00	0.29	3.50	1.61	0.27	0.25
0.00	0.00	0.08	0.23	0.00	0.16	0.00	0.29	0.50	1.61	0.08	0.08
0.40	0.14	0.34	0.80	0.69	0.64	1.00	1.18	2.50	6.43	0.34	0.29
12.07	10.55	16.53	19.58	19.59	26.96	43.70	58.80	96.50	93.26	11.03	10.50
10.75	10.00	15.27	18.67	18.89	26.80	42.90	57.62	93.50	90.04	10.31	9.78
1.33	0.55	1.26	0.91	0.69	0.16	0.80	1.18	3.00	3.22	0.72	0.71

表 7-2-10 2006年全国疾病监测系统分死因

疾病编码	疾病名称	总计	0岁	1岁~	5岁~	10岁~	15岁~	20岁~	25岁~	30岁~	35岁~
C001	总计	559.28	691.98	44.07	20.61	19.17	36.00	46.24	45.74	63.99	115.03
C002	Ⅰ.感染性、母婴及营养缺乏性疾病	23.46	426.78	6.44	1.53	0.66	1.20	1.30	1.70	3.35	5.65
C003	A.传染病和寄生虫病	8.67	11.31	2.07	0.76	0.31	0.75	0.57	1.04	2.14	4.29
C004	1.结核病	2.98	0.47	0.11	0.14	0.00	0.25	0.26	0.33	0.56	1.23
C005	a.呼吸道结核	2.85	0.00	0.11	0.00	0.00	0.10	0.16	0.28	0.51	1.18
C006	2.性传播疾病(不包括艾滋病)	0.04	0.00	0.00	0.00	0.00	0.00	0.00	0.05	0.04	0.00
C007	a.梅毒	0.01	0.00	0.00	0.00	0.00	0.00	0.00	0.00	0.04	0.00
C008	3.艾滋病	0.07	0.00	0.00	0.00	0.00	0.00	0.00	0.09	0.13	0.04
C009	4.腹泻病	0.15	0.94	0.11	0.00	0.00	0.00	0.00	0.00	0.00	0.04
C010	a.痢疾	0.02	0.00	0.00	0.00	0.00	0.00	0.00	0.00	0.00	0.00
C011	b.伤寒和副伤寒	0.02	0.47	0.00	0.00	0.00	0.00	0.00	0.00	0.00	0.00
C012	5.好发于儿童期的疾病	0.06	0.00	0.11	0.00	0.10	0.05	0.05	0.05	0.09	0.00
C013	a.百日咳	0.00	0.00	0.00	0.00	0.00	0.00	0.00	0.00	0.00	0.00
C014	b.脊髓灰质炎	0.02	0.00	0.00	0.00	0.05	0.00	0.00	0.00	0.04	0.00
C015	c.白喉	0.00	0.00	0.00	0.00	0.00	0.00	0.00	0.00	0.00	0.00
C016	d.麻疹	0.00	0.00	0.00	0.00	0.00	0.00	0.00	0.00	0.00	0.00
C017	e.破伤风	0.04	0.00	0.11	0.00	0.05	0.05	0.05	0.00	0.04	0.00
C018	6.脑(脊)膜炎	0.14	3.30	0.33	0.14	0.00	0.05	0.00	0.00	0.04	0.09
C019	a.脑膜炎球菌感染	0.04	0.47	0.11	0.07	0.00	0.00	0.00	0.00	0.00	0.04
C020	b.脑膜炎	0.10	2.83	0.22	0.07	0.00	0.05	0.00	0.00	0.04	0.04
C021	7.病毒性肝炎	3.27	0.47	0.00	0.00	0.05	0.10	0.05	0.28	0.90	2.10
C022	a.乙型肝炎	3.20	0.47	0.00	0.00	0.05	0.10	0.05	0.28	0.90	2.01
C023	b.丙型肝炎	0.06	0.00	0.00	0.00	0.00	0.00	0.00	0.00	0.00	0.09
C024	8.疟疾	0.00	0.00	0.00	0.00	0.00	0.00	0.00	0.00	0.00	0.00
C025	9.热带病	0.02	0.00	0.00	0.00	0.00	0.00	0.00	0.00	0.00	0.00
C026	a.血吸虫病	0.02	0.00	0.00	0.00	0.00	0.00	0.00	0.00	0.00	0.00
C027	10.流行性乙型脑炎	0.00	0.47	0.00	0.00	0.00	0.00	0.00	0.00	0.00	0.00
C028	11.钩端螺旋体病	0.00	0.00	0.00	0.00	0.00	0.00	0.00	0.00	0.00	0.00
C029	12.流行性出血热	0.03	0.00	0.00	0.00	0.00	0.05	0.00	0.00	0.00	0.00
C030	13.败血病	0.25	2.83	0.11	0.00	0.00	0.00	0.00	0.05	0.13	0.04
C031	B.呼吸系统感染性疾病	10.53	38.16	3.71	0.69	0.36	0.35	0.42	0.33	0.43	0.88
C032	1.上呼吸道感染	1.30	0.47	0.11	0.00	0.05	0.00	0.00	0.05	0.04	0.04
C033	2.下呼吸道感染	9.23	37.68	3.60	0.69	0.31	0.35	0.42	0.28	0.34	0.83
C034	a.肺炎	8.63	34.86	3.38	0.62	0.20	0.30	0.42	0.28	0.34	0.70
C035	C.妊娠、分娩和产褥期疾病	0.16	0.00	0.00	0.00	0.05	0.21	0.33	0.69	0.39	
C036	1.直接产科原因	0.15	0.00	0.00	0.00	0.05	0.21	0.33	0.69	0.39	
C037	a.产后出血	0.05	0.00	0.00	0.00	0.05	0.09	0.21	0.18		
C038	b.产褥期感染	0.03	0.00	0.00	0.00	0.00	0.00	0.09	0.13	0.09	
C039	c.妊娠高血压综合征	0.02	0.00	0.00	0.00	0.00	0.05	0.00	0.09	0.04	
C040	d.阻梗性分娩	0.00	0.00	0.00	0.00	0.00	0.00	0.00	0.00	0.00	
C041	e.流产	0.02	0.00	0.00	0.00	0.05	0.00	0.05	0.04	0.04	
C042	f.母体产伤	0.01	0.00	0.00	0.00	0.00	0.00	0.00	0.04	0.04	
C043	2.间接产科原因	0.00	0.00	0.00	0.00	0.00	0.00	0.00	0.00	0.00	
C044	D.起源于围生期的某些情况	3.16	374.49	0.00	0.00	0.00	0.00	0.00	0.00	0.00	0.00
C045	1.低出生体重	0.77	90.91	0.00	0.00	0.00	0.00	0.00	0.00	0.00	0.00

年龄别死亡率(东部地区,男女合计)

40岁~	45岁~	50岁~	55岁~	60岁~	65岁~	70岁~	75岁~	80岁~	85岁~	世调率(2000)	中调率(2000)
194.85	249.84	464.02	731.47	981.30	1557.25	2904.94	5018.65	8934.61	15750.40	531.30	429.81
6.91	9.86	15.74	22.46	25.99	40.39	73.71	146.83	345.33	866.99	26.30	19.30
5.47	8.36	13.05	18.67	19.49	26.43	40.56	56.07	84.16	85.65	8.07	7.16
0.86	2.32	3.69	4.42	7.38	9.60	20.74	23.65	36.07	30.19	2.72	2.40
0.82	2.27	3.25	4.15	7.27	9.35	20.13	23.19	36.07	29.48	2.59	2.28
0.05	0.10	0.12	0.00	0.11	0.12	0.15	0.00	0.41	0.00	0.04	0.04
0.00	0.00	0.06	0.00	0.00	0.15	0.00	0.00	0.00	0.00	0.01	0.01
0.29	0.10	0.06	0.09	0.00	0.12	0.00	0.00	0.00	0.00	0.06	0.06
0.05	0.05	0.12	0.09	0.00	0.00	0.45	1.13	2.49	8.42	0.15	0.11
0.05	0.00	0.06	0.00	0.00	0.00	0.15	0.00	0.41	0.00	0.01	0.01
0.00	0.05	0.00	0.00	0.00	0.00	0.00	0.23	0.41	0.00	0.02	0.01
0.10	0.05	0.06	0.00	0.00	0.00	0.00	0.45	0.00	0.00	0.05	0.06
0.00	0.00	0.00	0.00	0.00	0.00	0.00	0.00	0.00	0.00	0.00	0.00
0.00	0.05	0.00	0.00	0.00	0.00	0.00	0.23	0.00	0.00	0.01	0.02
0.00	0.00	0.00	0.00	0.00	0.00	0.00	0.00	0.00	0.00	0.00	0.00
0.00	0.00	0.00	0.00	0.00	0.00	0.00	0.00	0.00	0.00	0.00	0.00
0.10	0.00	0.06	0.00	0.00	0.00	0.00	0.23	0.00	0.00	0.04	0.04
0.05	0.10	0.12	0.36	0.11	0.37	0.45	0.23	0.41	0.00	0.17	0.13
0.00	0.05	0.00	0.09	0.11	0.00	0.30	0.23	0.00	0.00	0.05	0.04
0.05	0.05	0.12	0.27	0.00	0.37	0.15	0.00	0.41	0.00	0.12	0.10
2.97	4.23	7.31	10.01	8.26	10.47	11.20	16.44	19.07	13.34	2.94	2.73
2.88	4.13	7.18	9.92	8.04	10.35	11.20	15.76	17.83	12.64	2.87	2.67
0.05	0.10	0.06	0.00	0.11	0.12	0.00	0.45	1.24	0.70	0.05	0.04
0.00	0.00	0.00	0.00	0.00	0.00	0.00	0.00	0.00	0.00	0.00	0.00
0.00	0.00	0.00	0.00	0.00	0.12	0.00	0.23	0.83	0.70	0.02	0.01
0.00	0.00	0.00	0.00	0.00	0.12	0.00	0.23	0.83	0.70	0.02	0.01
0.00	0.00	0.00	0.00	0.00	0.00	0.00	0.00	0.00	0.00	0.01	0.00
0.00	0.00	0.00	0.00	0.00	0.00	0.00	0.00	0.00	0.00	0.00	0.00
0.05	0.05	0.00	0.09	0.22	0.12	0.00	0.00	0.41	0.00	0.03	0.03
0.05	0.00	0.12	0.18	0.55	0.62	0.61	2.03	2.90	10.53	0.27	0.20
1.15	1.29	2.50	3.34	6.17	12.72	31.33	85.80	239.62	710.44	10.87	7.42
0.14	0.00	0.25	0.09	0.66	0.62	1.97	7.21	29.85	129.17	1.34	0.83
1.01	1.29	2.25	3.25	5.51	12.09	29.21	78.59	209.77	581.27	9.53	6.58
0.86	1.29	2.12	3.07	5.18	11.59	27.55	74.31	195.67	540.55	8.90	6.15
0.10	0.00	0.00	0.00	0.00	0.00	0.00	0.00	0.00	0.00	0.13	0.16
0.05	0.00	0.00	0.00	0.00	0.00	0.00	0.00	0.00	0.00	0.13	0.16
0.05	0.00	0.00	0.00	0.00	0.00	0.00	0.00	0.00	0.00	0.04	0.05
0.00	0.00	0.00	0.00	0.00	0.00	0.00	0.00	0.00	0.00	0.02	0.03
0.00	0.00	0.00	0.00	0.00	0.00	0.00	0.00	0.00	0.00	0.01	0.02
0.00	0.00	0.00	0.00	0.00	0.00	0.00	0.00	0.00	0.00	0.00	0.00
0.00	0.00	0.00	0.00	0.00	0.00	0.00	0.00	0.00	0.00	0.01	0.02
0.00	0.00	0.00	0.00	0.00	0.00	0.00	0.00	0.00	0.00	0.01	0.01
0.05	0.00	0.00	0.00	0.00	0.00	0.00	0.00	0.00	0.00	0.00	0.00
0.00	0.00	0.00	0.00	0.00	0.00	0.00	0.00	0.00	0.00	6.24	3.91
0.00	0.00	0.00	0.00	0.00	0.00	0.00	0.00	0.00	0.00	1.51	0.95

表 7-2-10(续) 2006年全国疾病监测系统分死因

疾病编码	疾病名称	总计	0岁	1岁~	5岁~	10岁~	15岁~	20岁~	25岁~	30岁~	35岁~
C046	a.早产儿和未成熟儿	0.49	57.94	0.00	0.00	0.00	0.00	0.00	0.00	0.00	0.00
C047	2.新生儿产伤和窒息	1.87	221.40	0.00	0.00	0.00	0.00	0.00	0.00	0.00	0.00
C048	3.新生儿溶血性疾病	0.02	2.36	0.00	0.00	0.00	0.00	0.00	0.00	0.00	0.00
C049	4.新生儿硬化病	0.03	3.77								
C050	E.营养缺乏性疾病	0.93	2.83	0.65	0.07	0.00	0.05	0.10	0.00	0.09	0.09
C051	1.营养不良	0.62	0.94	0.44	0.00	0.00	0.00	0.05	0.00	0.00	0.04
C052	2.缺铁性贫血	0.25	0.47	0.11	0.00	0.00	0.00	0.05	0.00	0.09	0.04
C053	Ⅱ.非感染性疾病	473.05	217.63	17.24	7.91	7.02	12.00	16.49	17.07	29.94	62.44
C054	A.恶性肿瘤	142.25	7.07	4.58	3.33	3.05	5.23	6.24	7.40	14.54	30.39
C055	1.唇、口腔和咽恶性肿瘤	2.74	0.00	0.11	0.00	0.00	0.05	0.24	0.69	1.01	
C056	a.鼻咽癌	1.78	0.00	0.00	0.00	0.00	0.05	0.19	0.60	0.83	
C057	2.食管癌	13.92	0.00	0.00	0.00	0.05	0.05	0.09	0.21	0.66	
C058	3.胃癌	21.29	0.00	0.00	0.00	0.20	0.16	0.61	1.67	2.32	
C059	4.结直肠癌	9.30	0.00	0.00	0.00	0.36	0.42	0.77	1.62		
C060	5.肝癌	23.96	0.00	0.00	0.00	0.20	0.40	0.78	1.84	3.73	9.55
C061	6.胰腺癌	4.24	0.00	0.00	0.00	0.00	0.05	0.05	0.09	0.44	
C062	7.肺癌	37.10	0.00	0.00	0.00	0.10	0.26	0.33	1.42	3.28	
C063	8.皮肤癌	0.66	0.00	0.00	0.05	0.05	0.05	0.09	0.13	0.13	
C064	9.乳腺癌	3.45	0.00	0.00	0.00	0.00	0.00	0.24	0.90	2.50	
C065	10.子宫颈癌	0.90	0.00	0.00	0.00	0.00	0.00	0.19	0.21	0.66	
C066	11.子宫体癌	1.46	0.00	0.00	0.05	0.05	0.10	0.09	0.43	0.57	
C067	12.卵巢癌	1.02	0.00	0.00	0.00	0.05	0.10	0.05	0.13	0.09	
C068	13.前列腺癌	1.10	0.00	0.00	0.00	0.00	0.00	0.00	0.09	0.13	
C069	14.膀胱癌	1.64	0.00	0.00	0.00	0.00	0.00	0.00	0.00	0.18	
C070	15.淋巴瘤与多发性骨髓瘤	2.39	0.00	0.33	0.21	0.15	0.30	0.52	0.47	0.34	0.96
C071	16.白血病	3.90	3.77	2.62	1.80	1.73	2.59	2.18	1.56	1.54	2.58
C072	B.其他肿瘤	1.93	0.47	0.55	0.28	0.05	0.05	0.10	0.28	0.39	0.57
C073	1.良性肿瘤	0.56	0.00	0.22	0.07	0.05	0.00	0.05	0.09	0.21	0.22
C074	C.糖尿病	11.95	0.00	0.00	0.00	0.00	0.10	0.21	0.61	0.43	1.23
C075	D.内分泌、血液造血及免疫疾病	1.32	4.71	0.87	0.28	0.46	0.45	0.31	0.24	0.21	0.66
C076	E.神经和精神疾病	8.87	6.59	2.40	1.53	1.02	1.49	2.03	1.56	2.27	2.76
C077	1.精神障碍	4.35	0.00	0.00	0.00	0.15	0.30	0.88	0.47	1.03	1.49
C078	a.精神分裂症	0.83	0.00	0.00	0.00	0.00	0.05	0.26	0.38	0.73	0.66
C079	2.神经系统疾病	4.52	6.59	2.40	1.53	0.86	1.20	1.14	1.08	1.24	1.27
C080	a.阿尔茨海默病	0.11	0.00	0.00	0.00	0.00	0.00	0.00	0.00	0.00	0.00
C081	b.帕金森病	0.67	0.00	0.00	0.00	0.00	0.00	0.00	0.00	0.00	0.04
C082	c.癫痫	0.79	0.94	0.44	0.14	0.10	0.60	0.73	0.71	0.73	0.79
C083	F.感官疾病	0.05	0.00	0.00	0.00	0.00	0.00	0.00	0.00	0.00	0.00
C084	G.循环系统疾病	214.27	8.48	0.87	0.28	0.86	1.74	3.33	3.82	7.72	17.38
C085	1.急性风湿热	0.35	0.47	0.00	0.00	0.00	0.00	0.00	0.00	0.00	0.18
C086	2.心脏病	94.70	3.77	0.55	0.00	0.66	1.05	1.82	2.50	5.10	9.72
C087	a.慢性风湿性心脏病	2.80	0.00	0.00	0.00	0.00	0.25	0.16	0.14	0.39	0.66
C088	b.高血压心脏病	16.31	0.00	0.00	0.00	0.00	0.00	0.00	0.19	0.30	0.96
C089	c.肺源性心脏病	1.23	0.00	0.00	0.00	0.05	0.00	0.00	0.05	0.09	0.04
C090	d.缺血性心脏病	65.93	0.94	0.11	0.00	0.31	0.40	0.78	1.79	3.13	6.22

年龄别死亡率（东部地区，男女合计）

40岁~	45岁~	50岁~	55岁~	60岁~	65岁~	70岁~	75岁~	80岁~	85岁~	世调率(2000)	中调率(2000)
0.00	0.00	0.00	0.00	0.00	0.00	0.00	0.00	0.00	0.00	0.97	0.60
0.00	0.00	0.00	0.00	0.00	0.00	0.00	0.00	0.00	0.00	3.69	2.31
0.00	0.00	0.00	0.00	0.00	0.00	0.00	0.00	0.00	0.00	0.04	0.02
0.00	0.00	0.00	0.00	0.00	0.00	0.00	0.00	0.00	0.00	0.06	0.04
0.19	0.15	0.19	0.45	0.33	1.25	1.82	4.95	21.56	70.90	0.99	0.66
0.00	0.10	0.12	0.18	0.11	0.62	0.30	3.15	14.92	58.27	0.66	0.41
0.14	0.00	0.06	0.18	0.22	0.50	1.21	1.58	4.97	11.93	0.24	0.18
128.62	190.49	380.58	634.04	879.67	1423.48	2696.21	4624.78	8035.01	12872.84	444.72	358.57
62.63	102.13	197.38	322.07	396.06	568.99	860.04	1160.64	1390.02	1269.94	130.21	114.62
1.82	2.53	5.37	10.01	8.04	10.35	9.99	13.96	18.24	21.76	2.51	2.26
1.44	1.60	4.12	7.04	5.29	6.86	5.90	6.08	8.71	9.83	1.62	1.49
2.97	8.46	18.36	33.83	42.17	61.21	87.94	122.50	169.14	120.75	12.79	11.06
7.10	11.92	23.55	45.20	57.81	91.26	144.70	196.59	252.88	200.78	19.48	16.90
3.31	4.49	8.24	16.51	21.69	35.53	59.18	95.26	124.37	139.70	8.55	7.26
17.22	27.61	48.84	67.12	73.99	82.53	113.82	134.21	145.51	139.70	21.66	19.77
1.20	2.37	6.00	9.74	10.79	19.95	28.76	34.23	46.43	44.93	3.89	3.36
11.27	21.42	43.22	77.50	114.40	169.18	266.09	350.85	354.03	304.67	33.89	29.60
0.24	0.15	1.06	0.45	0.88	1.75	3.33	4.95	9.53	24.57	0.62	0.50
2.64	5.57	8.68	11.19	7.60	8.35	11.05	12.61	21.97	27.38	3.09	2.86
1.06	1.24	1.62	1.89	1.54	1.87	3.48	6.08	7.88	7.72	0.80	0.73
0.96	1.29	2.50	4.24	4.18	5.49	6.66	8.33	10.78	12.64	1.34	1.20
0.82	1.50	2.50	2.62	3.30	4.11	3.78	5.86	5.39	3.51	0.92	0.84
0.05	0.15	0.25	0.45	1.32	2.87	6.51	17.57	22.80	32.99	1.02	0.80
0.10	0.10	0.81	1.53	2.31	6.61	9.23	23.42	32.75	38.61	1.52	1.22
1.34	1.60	2.87	5.14	5.40	10.85	15.14	15.99	21.97	9.13	2.18	1.98
3.26	3.04	5.50	6.04	7.38	9.60	14.23	15.99	23.22	12.64	3.76	3.51
1.29	1.55	2.69	4.33	2.75	4.86	10.60	13.96	23.63	29.48	1.79	1.55
0.67	0.41	0.81	0.99	1.10	1.87	2.27	3.15	5.39	7.72	0.52	0.46
2.64	5.42	9.49	17.32	30.28	45.88	86.58	122.50	171.63	188.84	11.00	9.27
1.15	0.46	1.56	1.71	2.53	2.74	4.99	10.81	13.27	17.55	1.30	1.11
3.69	3.46	5.81	8.21	10.13	17.33	31.94	71.61	174.12	299.06	8.58	6.86
2.06	1.55	2.69	3.16	4.29	7.36	11.96	35.58	100.74	189.54	4.14	3.19
1.01	0.62	1.69	1.35	1.32	2.87	1.51	4.50	4.56	7.72	0.74	0.70
1.63	1.91	3.12	5.05	5.84	9.97	19.98	36.03	73.38	109.51	4.43	3.66
0.00	0.05	0.06	0.09	0.11	0.12	0.30	0.45	2.07	9.13	0.11	0.07
0.05	0.00	0.25	0.54	0.99	1.87	4.69	10.13	15.34	13.34	0.62	0.49
0.82	0.77	1.06	1.44	0.44	0.87	1.36	2.93	3.32	4.21	0.74	0.72
0.00	0.00	0.00	0.00	0.00	0.00	0.15	0.45	0.83	4.91	0.05	0.03
39.66	56.25	124.24	212.01	328.68	574.10	1233.45	2270.39	4301.07	7435.74	202.10	157.21
0.10	0.15	0.37	0.72	1.21	1.00	1.82	2.70	4.56	7.02	0.33	0.28
21.05	27.25	58.90	95.99	141.82	237.12	502.07	944.46	1807.90	3710.15	89.79	69.21
1.06	1.45	4.31	7.13	5.62	7.73	14.68	21.62	33.58	58.27	2.60	2.18
2.49	3.15	8.68	12.72	21.14	44.76	91.12	177.00	366.89	592.50	15.39	11.80
0.34	0.26	0.87	0.54	1.21	3.24	6.81	14.19	22.80	49.84	1.16	0.89
14.34	18.73	39.79	66.04	101.85	161.32	348.28	656.89	1245.34	2677.48	62.62	48.04

表 7－2－10(续)　2006年全国疾病监测系统分死因

疾病编码	疾病名称	总计	0岁	1岁~	5岁~	10岁~	15岁~	20岁~	25岁~	30岁~	35岁~
C091	急性心肌梗死	39.69	0.00	0.00	0.00	0.25	0.35	0.57	1.60	2.74	5.39
C092	3.脑血管疾病	117.64	3.30	0.33	0.21	0.20	0.65	1.46	1.27	2.53	7.40
C093	H.呼吸系统疾病	67.05	6.59	0.11	0.14	0.10	0.45	0.47	0.61	0.56	1.80
C094	1.慢性下呼吸道疾病	63.18	3.30	0.00	0.00	0.05	0.25	0.10	0.24	0.21	1.23
C095	a.慢性阻塞性肺疾病	61.50	2.83	0.00	0.00	0.05	0.15	0.00	0.14	0.13	1.05
C096	b.哮喘	1.52	0.47	0.00	0.00	0.00	0.10	0.10	0.09	0.09	0.13
C097	2.尘肺	0.51	0.00	0.00	0.00	0.00	0.00	0.00	0.09	0.00	0.00
C098	I.消化系统疾病	13.44	8.01	0.65	0.28	0.05	0.15	0.62	0.33	1.46	3.77
C099	1.消化性溃疡	2.22	0.47	0.00	0.07	0.00	0.00	0.16	0.00	0.30	0.22
C100	2.肝疾病	5.65	1.41	0.00	0.00	0.00	0.05	0.21	0.19	0.99	2.63
C101	a.肝硬化	4.34	0.00	0.00	0.00	0.00	0.05	0.10	0.09	0.73	2.01
C102	3.阑尾炎	0.10	0.00	0.00	0.00	0.00	0.05	0.00	0.00	0.00	0.00
C103	4.肠梗阻	0.68	0.47	0.11	0.14	0.00	0.05	0.26	0.05	0.04	0.04
C104	J.泌尿生殖系统疾病	7.36	0.94	0.22	0.42	0.15	0.65	1.46	1.27	1.29	3.02
C105	1.肾炎和肾病	6.40	0.47	0.22	0.42	0.15	0.60	1.35	1.18	1.29	2.76
C106	a.肾小球和肾小管间质疾病	4.45	0.00	0.00	0.35	0.10	0.55	1.30	0.94	0.99	2.06
C107	2.良性前列腺肥大	0.20	0.00	0.00	0.00	0.00	0.00	0.05	0.00	0.00	0.00
C108	K.皮肤病	0.72	1.41	0.00	0.00	0.05	0.15	0.16	0.09	0.26	0.09
C109	L.肌肉骨骼和结缔组织病	1.41	0.47	0.11	0.07	0.20	0.40	0.47	0.33	0.26	0.35
C110	1.风湿性关节炎	0.52	0.00	0.00	0.00	0.00	0.00	0.00	0.00	0.04	0.00
C111	2.骨关节炎	0.01	0.00	0.00	0.00	0.00	0.00	0.00	0.00	0.00	0.00
C112	M.先天异常	2.42	172.88	6.87	1.32	1.02	1.15	1.09	0.52	0.56	0.44
C113	1.先天性心脏病	1.39	92.33	4.69	0.90	0.41	0.80	0.57	0.38	0.34	0.31
C114	N.口腔疾病	0.00	0.00	0.00	0.00	0.00	0.00	0.00	0.00	0.00	0.00
C115	Ⅲ.伤害	49.25	30.15	19.20	10.55	11.18	21.91	27.26	25.79	29.47	45.19
C116	A.意外伤害	38.31	27.79	18.11	10.34	10.02	17.53	21.33	21.27	22.69	35.25
C117	1.交通事故	18.21	1.41	4.69	3.12	2.03	9.96	15.09	14.76	15.23	22.86
C118	a.道路交通事故	11.43	0.94	3.05	2.36	1.17	6.27	8.84	9.24	9.35	13.53
C119	1a*机动车辆交通事故	9.53	0.47	2.18	1.94	0.86	5.43	7.33	7.69	7.93	11.34
C120	1b*机动车以外的运输事故	3.24	0.94	1.31	0.42	0.66	1.74	2.81	2.55	2.32	4.03
C121	2.意外中毒	2.40	0.47	1.09	0.21	0.20	0.70	1.20	1.13	1.89	2.23
C122	3.意外跌落	8.39	5.18	1.53	0.28	0.25	0.75	1.66	1.32	1.46	3.15
C123	4.火灾	0.65	0.00	0.11	0.14	0.00	0.20	0.26	0.09	0.21	0.22
C124	5.溺水	3.58	1.41	8.84	5.62	6.86	3.69	1.51	1.13	1.16	2.01
C125	6.意外的机械性窒息	0.74	12.25	0.22	0.07	0.10	0.50	0.26	0.57	0.34	0.66
C126	7.触电	0.65	0.00	0.11	0.21	0.25	0.65	0.62	0.71	0.47	0.92
C127	8.砸死	0.80	0.00	0.11	0.14	0.10	0.05	0.66	0.69	1.14	
C128	9.由机械切割和穿刺工具所致的意外事故	0.16	0.00	0.00	0.00	0.00	0.16	0.14	0.17	0.44	
C129	10.自然环境因素导致的意外事故	0.37	0.00	0.11	0.07	0.10	0.10	0.00	0.00	0.13	0.26
C130	B.故意伤害	10.28	1.41	0.65	0.14	1.12	4.03	5.77	4.34	6.48	9.33
C131	1.自杀	8.96	0.00	0.00	0.00	0.81	2.99	4.47	3.40	5.02	6.96
C132	2.被杀	1.20	1.41	0.65	0.14	0.31	1.05	1.09	0.71	1.24	2.10

第七章 地区别、性别、年龄别、死因别死亡数及死亡率

年龄别死亡率（东部地区，男女合计）

40岁~	45岁~	50岁~	55岁~	60岁~	65岁~	70岁~	75岁~	80岁~	85岁~	世调率(2000)	中调率(2000)
12.13	14.55	30.92	51.42	70.69	107.84	213.57	382.38	648.79	1368.93	37.37	29.56
18.22	28.33	64.09	113.67	182.56	331.50	720.18	1304.77	2458.76	3677.15	110.50	86.53
4.51	6.71	14.74	32.30	66.84	149.60	360.09	785.02	1637.93	3023.58	64.14	47.33
3.50	5.63	13.05	29.41	61.33	140.63	342.68	744.71	1571.60	2850.88	60.40	44.48
3.21	4.95	12.43	27.88	58.25	137.26	334.06	729.40	1531.39	2789.81	58.80	43.24
0.29	0.67	0.62	1.26	2.42	3.24	7.57	13.29	36.48	58.27	1.45	1.11
0.10	0.10	0.31	0.18	0.99	2.37	3.48	7.88	7.05	9.13	0.47	0.39
7.34	9.03	14.49	20.48	25.99	34.53	62.06	112.60	196.09	367.86	12.59	10.32
0.53	0.77	1.56	2.35	3.85	4.36	13.32	22.07	44.36	70.20	2.08	1.65
5.80	7.17	10.74	14.34	15.09	19.07	21.19	32.65	43.11	38.61	5.09	4.64
4.08	5.78	8.49	11.28	11.67	14.71	15.14	25.67	33.99	31.59	3.91	3.55
0.00	0.00	0.06	0.00	0.11	0.12	0.61	1.58	2.07	4.21	0.10	0.07
0.05	0.00	0.37	0.81	0.55	1.37	3.63	7.66	11.61	28.78	0.67	0.51
4.32	4.44	8.24	12.36	12.88	21.57	37.39	57.20	90.37	150.93	6.81	5.82
3.98	4.23	7.50	11.46	12.33	19.45	33.75	48.19	70.89	106.71	5.89	5.13
2.97	3.04	5.43	7.67	9.69	13.59	22.40	31.75	42.29	73.71	4.10	3.60
0.00	0.00	0.00	0.09	0.00	0.50	0.45	1.35	4.97	16.15	0.20	0.13
0.29	0.15	0.37	0.36	0.33	0.37	1.82	5.63	17.83	40.01	0.71	0.52
0.43	0.46	1.06	2.26	2.53	2.87	6.21	12.61	17.83	44.93	1.35	1.10
0.10	0.10	0.25	1.08	1.21	1.75	2.57	6.98	7.05	14.04	0.49	0.39
0.00	0.00	0.00	0.00	0.00	0.00	0.00	0.00	0.41	1.40	0.01	0.01
0.67	0.41	0.50	0.63	0.66	0.62	0.91	1.35	0.41	0.00	4.09	2.84
0.48	0.36	0.31	0.27	0.33	0.37	0.76	0.68	0.41	0.00	2.32	1.62
0.00	0.00	0.00	0.00	0.00	0.00	0.00	0.00	0.00	0.00	0.00	0.00
56.78	47.43	63.84	68.74	67.94	80.79	113.07	184.66	340.77	698.50	46.25	42.86
44.84	35.77	48.22	50.97	49.44	56.23	79.92	135.34	271.12	605.84	36.32	33.44
27.38	21.16	27.36	32.21	28.41	27.30	32.24	35.36	36.48	37.91	16.55	16.63
16.98	13.01	16.80	20.57	18.50	18.20	20.43	25.45	26.12	26.68	10.42	10.41
14.34	10.73	13.43	16.87	16.19	14.34	18.31	22.74	20.31	21.76	8.67	8.68
4.60	3.61	5.87	5.95	4.51	5.11	4.99	5.18	7.88	6.32	2.97	2.96
3.55	3.20	3.31	4.24	3.08	5.73	5.90	7.88	13.27	9.13	2.18	2.12
4.41	4.28	6.31	6.68	7.38	10.72	24.22	63.28	151.73	408.57	8.12	6.21
0.43	0.36	0.75	0.36	0.55	1.25	3.03	4.73	7.05	24.57	0.62	0.51
2.40	2.12	3.19	1.80	4.18	4.36	6.36	9.46	20.31	23.17	3.93	3.59
0.86	0.62	1.06	0.54	0.55	1.00	1.51	2.03	4.15	6.32	0.78	0.68
0.96	0.67	1.25	0.99	0.66	0.37	0.76	0.45	0.00	1.40	0.60	0.61
2.11	1.39	1.62	0.81	0.66	1.00	1.06	0.68	1.66	2.81	0.70	0.72
0.14	0.10	0.25	0.09	0.11	0.00	0.00	0.45	0.41	2.11	0.14	0.14
0.38	0.36	0.37	0.63	0.99	1.00	0.30	1.58	4.56	9.83	0.36	0.31
11.27	10.89	14.55	16.87	17.40	23.31	31.63	47.07	63.84	84.94	9.31	8.87
9.21	9.08	12.55	15.34	16.63	23.06	30.42	45.71	60.53	82.14	8.10	7.63
1.87	1.65	1.81	1.53	0.66	0.25	1.21	1.35	2.90	2.81	1.10	1.12

表 7-2-11 2006年全国疾病监测系统分死因

疾病编码	疾病名称	总计	0岁	1岁~	5岁~	10岁~	15岁~	20岁~	25岁~	30岁~	35岁~
C001	总计	627.31	729.38	46.81	26.43	25.46	50.25	64.49	64.02	85.31	156.80
C002	Ⅰ.感染性、母婴及营养缺乏性疾病	25.78	443.15	6.95	1.45	0.59	1.28	1.35	1.77	4.14	7.95
C003	A.传染病和寄生虫病	11.80	14.27	2.04	0.53	0.39	0.79	0.62	1.49	3.55	6.83
C004	1.结核病	4.30	0.00	0.20	0.00	0.00	0.10	0.21	0.47	0.93	1.82
C005	a.呼吸道结核	4.18	0.00	0.20	0.00	0.00	0.10	0.10	0.37	0.93	1.73
C006	2.性传播疾病(不包括艾滋病)	0.02	0.00	0.00	0.00	0.00	0.00	0.00	0.00	0.00	0.00
C007	a.梅毒	0.02	0.00	0.00	0.00	0.00	0.00	0.00	0.00	0.00	0.00
C008	3.艾滋病	0.11	0.00	0.00	0.00	0.00	0.00	0.00	0.09	0.17	0.00
C009	4.腹泻病	0.11	0.00	0.00	0.00	0.00	0.00	0.00	0.09	0.00	0.00
C010	a.痢疾	0.03	0.00	0.00	0.00	0.00	0.00	0.00	0.00	0.00	0.00
C011	b.伤寒和副伤寒	0.01	0.00	0.00	0.00	0.00	0.00	0.00	0.00	0.00	0.00
C012	5.好发于儿童期的疾病	0.10	0.00	0.00	0.00	0.20	0.10	0.10	0.09	0.17	0.00
C013	a.百日咳	0.00	0.00	0.00	0.00	0.00	0.00	0.00	0.00	0.00	0.00
C014	b.脊髓灰质炎	0.03	0.00	0.00	0.00	0.10	0.00	0.00	0.00	0.08	0.00
C015	c.白喉	0.00	0.00	0.00	0.00	0.00	0.00	0.00	0.00	0.00	0.00
C016	d.麻疹	0.00	0.00	0.00	0.00	0.00	0.00	0.00	0.00	0.00	0.00
C017	e.破伤风	0.07	0.00	0.00	0.00	0.00	0.10	0.10	0.09	0.08	0.00
C018	6.脑(脊)膜炎	0.17	6.24	0.41	0.13	0.00	0.10	0.00	0.00	0.08	0.17
C019	a.脑膜炎球菌感染	0.05	0.89	0.20	0.13	0.00	0.00	0.00	0.00	0.00	0.09
C020	b.脑膜炎	0.13	5.35	0.20	0.00	0.00	0.10	0.00	0.00	0.08	0.09
C021	7.病毒性肝炎	4.66	0.89	0.00	0.00	0.00	0.20	0.10	0.47	1.69	3.80
C022	a.乙型肝炎	4.56	0.89	0.00	0.00	0.00	0.20	0.10	0.47	1.69	3.63
C023	b.丙型肝炎	0.08	0.00	0.00	0.00	0.00	0.00	0.00	0.00	0.00	0.17
C024	8.疟疾	0.00	0.00	0.00	0.00	0.00	0.00	0.00	0.00	0.00	0.00
C025	9.热带病	0.02	0.00	0.00	0.00	0.00	0.00	0.00	0.00	0.00	0.00
C026	a.血吸虫病	0.02	0.00	0.00	0.00	0.00	0.00	0.00	0.00	0.00	0.00
C027	10.流行性乙型脑炎	0.01	0.89	0.00	0.00	0.00	0.00	0.00	0.00	0.00	0.00
C028	11.钩端螺旋体病	0.00	0.00	0.00	0.00	0.00	0.00	0.00	0.00	0.00	0.00
C029	12.流行性出血热	0.04	0.00	0.00	0.00	0.00	0.10	0.00	0.00	0.00	0.00
C030	13.败血病	0.23	0.89	0.00	0.00	0.00	0.00	0.00	0.09	0.08	0.09
C031	B.呼吸系统感染性疾病	9.82	32.99	4.50	0.79	0.20	0.39	0.52	0.28	0.59	1.04
C032	1.上呼吸道感染	1.01	0.89	0.00	0.00	0.00	0.00	0.00	0.09	0.08	0.09
C033	2.下呼吸道感染	8.81	32.10	4.50	0.79	0.20	0.39	0.52	0.19	0.51	0.95
C034	a.肺炎	8.25	32.10	4.09	0.66	0.20	0.30	0.52	0.19	0.51	0.86
C035	C.妊娠、分娩和产褥期疾病	0.00	0.00	0.00	0.00	0.00	0.00	0.00	0.00	0.00	0.00
C036	1.直接产科原因	0.00	0.00	0.00	0.00	0.00	0.00	0.00	0.00	0.00	0.00
C037	a.产后出血	0.00	0.00	0.00	0.00	0.00	0.00	0.00	0.00	0.00	0.00
C038	b.产褥期感染	0.00	0.00	0.00	0.00	0.00	0.00	0.00	0.00	0.00	0.00
C039	c.妊娠高血压综合征	0.00	0.00	0.00	0.00	0.00	0.00	0.00	0.00	0.00	0.00
C040	d.阻梗性分娩	0.00	0.00	0.00	0.00	0.00	0.00	0.00	0.00	0.00	0.00
C041	e.流产	0.00	0.00	0.00	0.00	0.00	0.00	0.00	0.00	0.00	0.00
C042	f.母体产伤	0.00	0.00	0.00	0.00	0.00	0.00	0.00	0.00	0.00	0.00
C043	2.间接产科原因	0.00	0.00	0.00	0.00	0.00	0.00	0.00	0.00	0.00	0.00
C044	D.起源于围生期的某些情况	3.46	392.33	0.00	0.00	0.00	0.00	0.00	0.00	0.00	0.00
C045	1.低出生体重	0.79	90.06	0.00	0.00	0.00	0.00	0.00	0.00	0.00	0.00

年龄别死亡率（东部地区，男）

40岁~	45岁~	50岁~	55岁~	60岁~	65岁~	70岁~	75岁~	80岁~	85岁~	世调率(2000)	中调率(2000)
265.07	346.49	621.08	953.05	1253.21	1980.26	3689.64	6159.12	10870.73	18222.33	661.28	541.13
10.61	14.92	22.71	30.62	35.69	52.92	97.66	186.17	422.91	946.16	31.14	23.43
8.82	13.19	19.27	26.02	27.30	36.87	58.47	78.70	128.00	104.22	11.47	10.29
1.41	3.76	5.89	5.84	10.53	14.30	35.02	35.82	66.56	44.96	4.20	3.71
1.31	3.65	5.52	5.66	10.32	13.79	34.37	35.32	66.56	44.96	4.09	3.60
0.00	0.00	0.12	0.00	0.00	0.00	0.32	0.00	0.00	0.00	0.01	0.01
0.00	0.00	0.12	0.00	0.00	0.00	0.32	0.00	0.00	0.00	0.01	0.01
0.56	0.20	0.12	0.18	0.00	0.25	0.00	0.00	0.00	0.00	0.09	0.10
0.09	0.10	0.25	0.00	0.00	0.00	0.96	1.01	2.05	4.09	0.11	0.09
0.00	0.00	0.12	0.00	0.00	0.00	0.32	0.00	1.02	0.00	0.03	0.03
0.00	0.10	0.00	0.00	0.00	0.00	0.00	0.00	0.00	0.00	0.01	0.01
0.19	0.10	0.12	0.00	0.00	0.00	0.00	1.01	0.00	0.00	0.09	0.10
0.00	0.00	0.00	0.00	0.00	0.00	0.00	0.00	0.00	0.00	0.00	0.00
0.00	0.10	0.00	0.00	0.00	0.00	0.00	0.50	0.00	0.00	0.03	0.03
0.00	0.00	0.00	0.00	0.00	0.00	0.00	0.00	0.00	0.00	0.00	0.00
0.00	0.00	0.00	0.00	0.00	0.00	0.00	0.00	0.00	0.00	0.00	0.00
0.19	0.00	0.12	0.00	0.00	0.00	0.00	0.50	0.00	0.00	0.07	0.07
0.00	0.10	0.25	0.53	0.00	0.25	0.32	0.00	0.00	0.00	0.23	0.18
0.00	0.00	0.00	0.18	0.00	0.00	0.32	0.00	0.00	0.00	0.06	0.05
0.00	0.10	0.25	0.35	0.00	0.25	0.00	0.00	0.00	0.00	0.17	0.13
4.97	6.80	10.68	14.34	12.25	14.30	13.81	19.68	27.65	18.39	4.29	4.04
4.88	6.70	10.44	14.34	11.82	14.04	13.81	18.67	25.60	18.39	4.20	3.95
0.09	0.10	0.12	0.00	0.21	0.25	0.00	0.50	2.05	0.00	0.07	0.07
0.00	0.00	0.00	0.00	0.00	0.00	0.25	0.50	1.02	0.00	0.02	0.02
0.00	0.00	0.00	0.00	0.00	0.00	0.25	0.50	1.02	0.00	0.02	0.02
0.00	0.00	0.00	0.00	0.00	0.00	0.00	0.00	0.00	0.00	0.01	0.01
0.00	0.00	0.00	0.00	0.00	0.00	0.00	0.00	0.00	0.00	0.00	0.00
0.09	0.10	0.00	0.00	0.00	0.25	0.00	0.00	1.02	0.00	0.04	0.03
0.09	0.00	0.00	0.18	0.64	1.00	0.96	2.02	4.10	10.22	0.26	0.20
1.50	1.62	3.31	4.42	7.95	15.55	37.91	100.90	273.41	780.64	12.28	8.46
0.28	0.00	0.37	0.00	0.43	1.00	1.93	7.06	33.79	120.57	1.34	0.85
1.22	1.62	2.95	4.42	7.52	14.55	35.66	93.84	239.61	660.07	10.94	7.61
1.03	1.62	2.70	4.07	7.09	14.04	33.41	88.29	223.23	615.11	10.24	7.13
0.00	0.00	0.00	0.00	0.00	0.00	0.00	0.00	0.00	0.00	0.00	0.00
0.00	0.00	0.00	0.00	0.00	0.00	0.00	0.00	0.00	0.00	0.00	0.00
0.00	0.00	0.00	0.00	0.00	0.00	0.00	0.00	0.00	0.00	0.00	0.00
0.00	0.00	0.00	0.00	0.00	0.00	0.00	0.00	0.00	0.00	0.00	0.00
0.00	0.00	0.00	0.00	0.00	0.00	0.00	0.00	0.00	0.00	0.00	0.00
0.00	0.00	0.00	0.00	0.00	0.00	0.00	0.00	0.00	0.00	6.48	4.06
0.00	0.00	0.00	0.00	0.00	0.00	0.00	0.00	0.00	0.00	1.49	0.93

表 7－2－11(续)　2006 年全国疾病监测系统分死因

疾病编码	疾病名称	总计	0 岁	1 岁~	5 岁~	10 岁~	15 岁~	20 岁~	25 岁~	30 岁~	35 岁~
C046	a.早产儿和未成熟儿	0.51	57.96	0.00	0.00	0.00	0.00	0.00	0.00	0.00	0.00
C047	2.新生儿产伤和窒息	2.02	229.16	0.00	0.00	0.00	0.00	0.00	0.00	0.00	0.00
C048	3.新生儿溶血性疾病	0.03	3.57	0.00	0.00	0.00	0.00	0.00	0.00	0.00	0.00
C049	4.新生儿硬化病	0.05	5.35	0.00	0.00	0.00	0.00	0.00	0.00	0.00	0.00
C050	E.营养缺乏性疾病	0.70	3.57	0.41	0.13	0.00	0.10	0.21	0.00	0.00	0.09
C051	1.营养不良	0.40	0.89	0.20	0.00	0.00	0.00	0.10	0.00	0.00	0.09
C052	2.缺铁性贫血	0.20	0.00	0.20	0.00	0.00	0.00	0.10	0.00	0.00	0.00
C053	Ⅱ.非感染性疾病	525.24	231.83	16.96	9.12	8.16	14.95	20.01	20.87	35.59	79.61
C054	A.恶性肿瘤	181.84	7.13	4.91	3.70	3.15	6.69	6.74	8.48	16.32	37.26
C055	1.唇、口腔和咽恶性肿瘤	3.87	0.00	0.20	0.00	0.00	0.00	0.10	0.37	1.10	1.64
C056	a.鼻咽癌	2.49	0.00	0.00	0.00	0.00	0.00	0.10	0.28	1.01	1.38
C057	2.食管癌	20.10	0.00	0.00	0.00	0.00	0.00	0.00	0.09	0.17	1.12
C058	3.胃癌	29.18	0.00	0.00	0.00	0.00	0.30	0.21	0.47	1.52	2.51
C059	4.结直肠癌	10.40	0.00	0.00	0.00	0.00	0.52	0.75	0.68	1.90	
C060	5.肝癌	35.28	0.00	0.00	0.00	0.20	0.49	0.93	2.70	5.92	16.08
C061	6.胰腺癌	5.03	0.00	0.00	0.00	0.00	0.00	0.10	0.09	0.17	0.43
C062	7.肺癌	50.17	0.00	0.00	0.00	0.00	0.10	0.41	0.47	1.61	3.80
C063	8.皮肤癌	0.75	0.00	0.00	0.00	0.00	0.00	0.00	0.09	0.25	0.26
C064	9.乳腺癌	0.18	0.00	0.00	0.00	0.00	0.00	0.00	0.00	0.00	0.09
C065	10.子宫颈癌	0.00	0.00	0.00	0.00	0.00	0.00	0.00	0.00	0.00	0.00
C066	11.子宫体癌	0.00	0.00	0.00	0.00	0.00	0.00	0.00	0.00	0.00	0.00
C067	12.卵巢癌	0.00	0.00	0.00	0.00	0.00	0.00	0.00	0.00	0.00	0.00
C068	13.前列腺癌	2.17	0.00	0.00	0.00	0.00	0.00	0.00	0.00	0.17	0.26
C069	14.膀胱癌	2.41	0.00	0.00	0.00	0.00	0.00	0.00	0.00	0.00	0.17
C070	15.淋巴瘤与多发性骨髓瘤	2.82	0.00	0.41	0.00	0.00	0.49	0.41	0.37	0.34	1.12
C071	16.白血病	4.41	3.57	2.86	2.38	1.97	3.34	2.49	2.14	1.69	2.59
C072	B.其他肿瘤	2.04	0.89	0.61	0.40	0.00	0.10	0.21	0.37	0.17	0.09
C073	1.良性肿瘤	0.53	0.00	0.20	0.00	0.00	0.00	0.10	0.19	0.00	0.00
C074	C.糖尿病	9.95	0.00	0.00	0.00	0.00	0.20	0.31	0.56	0.51	1.30
C075	D.内分泌、血液造血及免疫疾病	1.31	6.24	0.61	0.53	0.59	0.49	0.41	0.19	0.08	0.52
C076	E.神经和精神疾病	9.00	8.92	3.07	2.25	1.28	2.26	2.90	2.14	2.54	3.46
C077	1.精神障碍	4.05	0.00	0.00	0.00	0.20	0.59	0.93	0.65	1.10	2.25
C078	a.精神分裂症	0.85	0.00	0.00	0.00	0.00	0.10	0.31	0.47	0.76	0.78
C079	2.神经系统疾病	4.95	8.92	3.07	2.25	1.08	1.67	1.97	1.49	1.44	1.21
C080	a.阿尔茨海默病	0.09	0.00	0.00	0.00	0.00	0.00	0.00	0.00	0.00	0.00
C081	b.帕金森病	0.74	0.00	0.00	0.00	0.00	0.00	0.00	0.00	0.00	0.09
C082	c.癫痫	0.95	0.89	0.20	0.13	0.10	0.69	1.35	1.12	1.01	0.86
C083	F.感官疾病	0.02	0.00	0.00	0.00	0.00	0.00	0.00	0.00	0.00	0.00
C084	G.循环系统疾病	221.52	8.02	1.02	0.26	1.08	2.26	4.46	4.85	10.82	23.68
C085	1.急性风湿热	0.27	0.00	0.00	0.00	0.00	0.00	0.00	0.00	0.00	0.17
C086	2.心脏病	95.18	2.67	0.61	0.00	0.88	1.38	2.38	2.89	6.93	13.14
C087	a.慢性风湿性心脏病	1.97	0.00	0.00	0.00	0.20	0.10	0.09	0.08	0.69	
C088	b.高血压心脏病	15.77	0.00	0.00	0.00	0.00	0.00	0.00	0.37	0.51	0.95
C089	c.肺源性心脏病	1.16	0.00	0.00	0.00	0.00	0.00	0.00	0.00	0.00	0.00
C090	d.缺血性心脏病	67.45	0.00	0.00	0.00	0.49	0.69	1.14	2.14	4.65	8.73

年龄别死亡率(东部地区,男)

40岁~	45岁~	50岁~	55岁~	60岁~	65岁~	70岁~	75岁~	80岁~	85岁~	世调率(2000)	中调率(2000)
0.00	0.00	0.00	0.00	0.00	0.00	0.00	0.00	0.00	0.00	0.96	0.60
0.00	0.00	0.00	0.00	0.00	0.00	0.00	0.00	0.00	0.00	3.79	2.37
0.00	0.00	0.00	0.00	0.00	0.00	0.00	0.00	0.00	0.00	0.06	0.04
0.00	0.00	0.00	0.00	0.00	0.00	0.00	0.00	0.00	0.00	0.09	0.06
0.28	0.10	0.12	0.18	0.43	0.50	1.29	6.56	21.50	61.31	0.91	0.61
0.00	0.00	0.12	0.00	0.21	0.25	0.32	4.04	12.29	47.00	0.54	0.34
0.19	0.00	0.00	0.00	0.21	0.25	0.64	2.02	7.17	12.26	0.24	0.17
163.98	256.67	499.67	816.60	1114.11	1804.71	3422.68	5687.39	9851.86	15342.97	552.91	448.35
77.91	134.98	265.55	433.25	536.85	774.70	1198.93	1638.16	1968.12	1902.54	178.16	155.93
3.00	4.67	8.47	14.69	10.75	15.55	15.10	15.14	23.55	24.52	3.65	3.34
2.25	2.84	6.26	10.09	6.88	10.28	8.03	5.55	14.34	4.09	2.30	2.16
5.16	14.82	31.18	54.51	66.00	86.77	130.75	181.63	266.24	200.27	19.84	17.12
8.17	17.25	33.64	66.19	83.42	137.94	224.88	299.18	378.88	304.49	28.83	24.91
3.75	5.48	9.70	18.58	25.15	41.88	71.32	124.11	157.70	196.18	10.54	8.88
27.78	45.67	79.31	103.00	110.94	121.89	170.27	192.72	196.61	216.62	33.06	30.32
1.22	3.45	7.37	13.63	15.91	26.58	34.05	39.86	53.25	61.31	4.97	4.30
13.33	28.32	60.77	111.50	165.33	241.51	390.65	522.68	548.86	494.54	49.37	42.83
0.28	0.10	1.47	0.35	0.86	2.76	4.82	6.05	13.31	30.65	0.79	0.64
0.09	0.30	0.12	0.88	0.64	1.00	0.64	0.50	2.05	0.00	0.17	0.16
0.00	0.00	0.00	0.00	0.00	0.00	0.00	0.00	0.00	0.00	0.00	0.00
0.00	0.00	0.00	0.00	0.00	0.00	0.00	0.00	0.00	0.00	0.00	0.00
0.00	0.00	0.00	0.00	0.00	0.00	0.00	0.00	0.00	0.00	0.00	0.00
0.09	0.30	0.49	0.88	2.58	5.77	13.81	39.35	56.32	96.05	2.41	1.83
0.19	0.10	1.35	2.48	3.87	8.78	14.46	40.87	63.49	73.57	2.60	2.04
1.60	1.93	3.31	6.19	5.37	15.55	20.56	22.70	28.67	10.22	2.71	2.44
4.13	2.33	7.73	6.55	5.80	11.03	17.03	23.21	25.60	24.52	4.40	4.07
1.13	1.83	2.95	4.25	3.22	6.27	14.14	16.65	29.70	38.83	2.09	1.76
0.66	0.41	0.98	0.88	1.29	1.76	2.89	3.03	8.19	8.17	0.53	0.46
3.29	6.19	8.59	15.93	26.66	41.13	76.78	98.88	152.58	216.62	10.15	8.50
1.22	0.51	1.84	1.95	1.93	1.76	6.10	11.60	16.38	20.44	1.39	1.18
3.94	4.57	6.75	8.50	10.96	19.06	36.30	83.24	199.68	318.79	9.86	7.96
2.35	2.23	2.70	3.19	4.51	8.28	13.81	34.81	110.59	185.96	4.44	3.50
1.03	0.71	1.47	1.06	1.07	2.76	2.25	7.06	6.14	4.09	0.78	0.76
1.60	2.33	4.05	5.31	6.45	10.78	22.49	48.43	89.09	132.83	5.42	4.46
0.00	0.10	0.12	0.00	0.21	0.00	0.32	0.50	2.05	10.22	0.12	0.08
0.09	0.00	0.25	0.35	0.64	1.76	5.46	16.14	20.48	18.39	0.79	0.62
0.66	0.91	1.47	1.77	0.86	1.00	1.29	3.03	4.10	6.13	0.92	0.90
0.00	0.00	0.00	0.00	0.00	0.00	0.00	0.50	2.05	0.00	0.03	0.02
53.60	77.54	161.69	269.90	398.17	696.70	1475.21	2596.74	5026.79	8521.60	239.82	187.86
0.09	0.10	0.61	0.53	0.86	0.50	2.25	2.02	3.07	4.09	0.26	0.23
29.76	38.87	76.85	124.77	169.63	281.39	565.41	1040.81	2063.35	4095.27	103.79	80.77
0.94	1.12	2.95	5.84	3.87	5.02	8.35	19.17	30.72	57.22	2.05	1.68
3.00	3.65	11.05	14.69	25.37	49.66	104.09	195.75	422.91	608.98	17.19	13.30
0.19	0.30	0.61	0.71	1.29	3.51	8.35	16.14	29.70	53.13	1.28	0.97
21.12	28.62	54.63	90.26	124.05	199.38	399.64	722.47	1420.28	3024.45	73.79	57.24

表 7-2-11(续) 2006年全国疾病监测系统分死因

疾病编码	疾病名称	总计	0岁	1岁~	5岁~	10岁~	15岁~	20岁~	25岁~	30岁~	35岁~
C091	急性心肌梗死	43.01	0.00	0.00	0.00	0.39	0.59	0.83	1.96	4.06	8.13
C092	3.脑血管疾病	124.28	3.57	0.41	0.13	0.20	0.89	2.07	1.86	3.72	10.20
C093	H.呼吸系统疾病	71.02	8.02	0.00	0.13	0.10	0.69	0.62	1.12	0.59	2.25
C094	1.慢性下呼吸道疾病	66.45	3.57	0.00	0.00	0.10	0.30	0.21	0.37	0.17	1.73
C095	a.慢性阻塞性肺疾病	64.70	2.67	0.00	0.00	0.10	0.00	0.00	0.28	0.17	1.47
C096	b.哮喘	1.60	0.89	0.00	0.00	0.00	0.10	0.21	0.09	0.00	0.17
C097	2.尘肺	0.95	0.00	0.00	0.00	0.00	0.00	0.00	0.19	0.00	0.00
C098	I.消化系统疾病	16.12	8.02	0.61	0.13	0.00	0.20	0.73	0.56	2.54	6.05
C099	1.消化性溃疡	2.76	0.89	0.00	0.13	0.00	0.00	0.21	0.00	0.51	0.35
C100	2.肝疾病	8.02	1.78	0.00	0.00	0.00	0.00	0.31	0.37	1.78	4.24
C101	a.肝硬化	6.31	0.00	0.00	0.00	0.00	0.00	0.21	0.19	1.35	3.54
C102	3.阑尾炎	0.07	0.00	0.00	0.00	0.00	0.00	0.00	0.00	0.00	0.00
C103	4.肠梗阻	0.72	0.89	0.00	0.00	0.00	0.10	0.21	0.00	0.08	0.00
C104	J.泌尿生殖系统疾病	8.29	0.89	0.00	0.26	0.20	0.89	1.97	1.58	1.44	4.15
C105	1.肾炎和肾病	6.86	0.89	0.00	0.26	0.20	0.79	1.76	1.40	1.44	3.72
C106	a.肾小球和肾小管间质疾病	4.62	0.00	0.00	0.26	0.00	0.79	1.66	1.12	1.18	2.51
C107	2.良性前列腺肥大	0.39	0.00	0.00	0.00	0.00	0.00	0.10	0.00	0.00	0.00
C108	K.皮肤病	0.50	1.78	0.00	0.00	0.10	0.10	0.10	0.09	0.08	0.00
C109	L.肌肉骨骼和结缔组织疾病	1.05	0.89	0.20	0.00	0.00	0.10	0.21	0.19	0.00	0.43
C110	1.风湿性关节炎	0.36	0.00	0.00	0.00	0.00	0.00	0.00	0.00	0.00	0.00
C111	2.骨关节炎	0.01	0.00	0.00	0.00	0.00	0.00	0.00	0.00	0.00	0.00
C112	M.先天异常	2.58	181.01	5.93	1.45	1.57	0.98	1.35	0.75	0.51	0.43
C113	1.先天性心脏病	1.38	87.38	4.50	0.93	0.59	0.79	0.62	0.47	0.25	0.26
C114	N.口腔疾病	0.00	0.00	0.00	0.00	0.00	0.00	0.00	0.00	0.00	0.00
C115	Ⅲ.伤害	64.70	34.77	21.87	14.94	16.42	32.65	41.58	39.79	44.13	66.64
C116	A.意外伤害	52.45	32.10	20.64	14.67	14.74	27.83	34.21	34.76	37.20	55.58
C117	1.交通事故	27.54	0.89	4.50	4.23	2.65	16.13	24.68	24.69	24.52	35.27
C118	a.道路交通事故	17.03	0.89	2.86	3.04	1.47	10.33	13.27	15.75	15.05	20.49
C119	1a* 机动车辆交通事故	14.14	0.00	2.25	2.38	1.08	8.95	10.89	12.95	12.60	16.77
C120	1b* 机动车以外的运输事故	5.01	0.89	1.23	0.66	0.98	2.85	4.98	4.47	4.14	6.40
C121	2.意外中毒	3.55	0.89	1.43	0.13	0.29	0.89	1.45	1.30	3.30	3.72
C122	3.意外跌落	8.55	6.24	1.84	0.40	0.20	1.38	2.49	2.24	2.45	4.93
C123	4.火灾	0.73	0.00	0.20	0.13	0.00	0.20	0.31	0.19	0.17	0.43
C124	5.溺水	4.95	0.89	10.63	8.86	10.52	5.61	2.49	1.58	1.69	3.11
C125	6.意外的机械性窒息	1.02	15.16	0.20	0.13	0.10	0.89	0.41	0.75	0.59	1.12
C126	7.触电	1.12	0.00	0.20	0.00	0.39	0.98	1.04	1.21	0.93	1.73
C127	8.砸死	1.45	0.00	0.00	0.00	0.20	0.20	0.10	1.21	1.35	2.07
C128	9.由机械切割和穿刺工具所致的意外事故	0.24	0.00	0.00	0.00	0.00	0.10	0.31	0.19	0.25	0.78
C129	10.自然环境因素导致的意外事故	0.40	0.00	0.00	0.20	0.20	0.00	0.00	0.00	0.25	0.17
C130	B.故意伤害	11.45	0.89	0.61	0.13	1.57	4.52	7.15	4.75	6.68	10.20
C131	1.自杀	9.63	0.00	0.00	0.00	0.98	2.85	4.98	3.17	4.65	7.00
C132	2.被杀	1.56	0.89	0.61	0.13	0.59	1.67	1.76	1.12	1.61	2.68

年龄别死亡率(东部地区,男)

40岁~	45岁~	50岁~	55岁~	60岁~	65岁~	70岁~	75岁~	80岁~	85岁~	世调率(2000)	中调率(2000)
17.37	23.24	43.09	73.62	89.22	141.45	251.22	418.75	751.61	1602.14	45.75	36.63
23.56	37.75	82.87	142.29	223.17	408.54	895.02	1527.67	2931.70	4377.28	133.89	105.31
5.07	9.24	17.68	36.28	84.49	188.60	477.07	1021.64	2094.07	3617.08	80.67	59.93
3.94	7.51	15.47	32.39	76.54	176.06	451.69	959.59	2012.15	3390.25	75.57	56.01
3.66	6.50	14.36	30.97	72.45	170.79	441.41	941.93	1965.05	3326.90	73.67	54.52
0.28	1.01	1.10	1.06	3.22	5.27	9.00	15.14	45.06	61.31	1.75	1.36
0.19	0.20	0.61	0.35	1.72	4.51	7.07	17.15	16.38	20.44	0.98	0.81
11.83	15.63	22.71	30.09	36.76	48.40	81.60	129.16	220.16	400.54	16.34	13.79
0.94	1.22	2.21	3.36	5.80	6.27	21.20	29.26	58.37	89.92	2.93	2.35
9.48	12.58	17.56	21.59	21.07	28.34	26.99	41.37	47.10	57.22	7.47	6.89
7.23	10.15	14.12	17.52	16.77	21.82	19.60	30.78	39.94	51.09	5.89	5.42
0.00	0.00	0.12	0.00	0.21	0.00	0.32	1.01	2.05	2.04	0.08	0.06
0.09	0.00	0.61	1.42	0.43	1.50	5.14	8.07	16.38	32.70	0.80	0.61
4.88	5.18	10.31	14.51	12.04	24.08	47.55	71.14	116.74	235.01	8.50	7.15
4.51	4.97	9.33	13.27	11.18	20.82	41.76	55.50	81.92	132.83	6.83	5.94
3.47	3.65	6.51	8.85	8.17	14.30	28.27	31.78	43.01	83.79	4.56	4.03
0.00	0.00	0.00	0.18	0.00	1.00	0.96	3.03	12.29	47.00	0.52	0.33
0.28	0.10	0.25	0.18	0.64	0.50	2.57	6.05	13.31	22.48	0.56	0.43
0.19	0.51	0.74	1.59	2.15	3.01	5.46	12.11	11.26	49.05	1.15	0.91
0.09	0.10	0.25	0.53	0.64	1.76	1.61	6.56	4.10	14.30	0.39	0.31
0.00	0.00	0.00	0.00	0.00	0.00	0.00	0.00	1.02	0.00	0.01	0.01
0.66	0.41	0.61	0.18	0.21	0.50	0.96	1.51	1.02	0.00	4.19	2.93
0.47	0.30	0.49	0.00	0.21	0.25	0.64	0.00	1.02	0.00	2.21	1.55
0.00	0.00	0.00	0.00	0.00	0.00	0.00	0.00	0.00	0.00	0.00	0.00
86.45	71.65	93.06	96.63	92.66	105.33	142.00	217.95	369.66	682.55	62.40	59.38
73.40	57.75	75.13	75.39	69.23	75.24	102.16	159.93	290.81	561.98	50.75	48.39
44.59	33.29	41.86	46.37	38.91	37.12	43.05	47.93	62.46	63.35	25.17	25.47
27.41	20.50	25.66	28.85	25.37	23.83	26.66	32.79	44.03	53.13	15.64	15.73
23.28	17.05	20.38	23.54	22.14	18.56	23.13	30.27	34.82	44.96	12.97	13.05
7.42	5.68	9.08	7.96	6.23	7.27	7.39	7.06	13.31	10.22	4.61	4.65
6.20	5.38	5.28	6.55	4.94	7.52	7.71	8.58	19.46	18.39	3.28	3.20
7.51	7.21	9.94	10.44	9.67	13.54	29.56	69.12	141.31	329.01	9.08	7.44
0.75	0.61	0.86	0.18	1.07	2.01	4.50	4.04	7.17	26.57	0.76	0.64
3.29	2.74	4.30	3.01	6.45	5.27	7.07	14.13	18.43	32.70	5.50	5.09
1.50	1.22	1.96	0.71	0.21	1.25	1.93	2.02	2.05	6.13	1.06	0.97
1.69	1.01	2.33	1.95	1.29	0.25	0.96	1.01	0.00	4.09	1.02	1.05
3.75	2.64	3.07	1.59	1.07	2.01	1.61	1.01	3.07	6.13	1.26	1.31
0.19	0.20	0.49	0.18	0.21	0.00	0.00	0.50	1.02	2.04	0.22	0.23
0.38	0.71	0.49	0.35	1.07	1.00	0.32	1.01	7.17	12.26	0.42	0.36
12.39	12.79	16.45	20.00	22.14	28.09	37.91	55.50	72.70	108.31	10.85	10.27
9.57	10.25	14.12	18.05	21.07	27.59	35.98	54.49	69.63	106.26	9.19	8.54
2.44	2.23	1.96	1.95	0.86	0.50	1.93	1.01	2.05	2.04	1.44	1.49

表 7-2-12 2006年全国疾病监测系统分死因

疾病编码	疾病名称	总计	0岁	1岁~	5岁~	10岁~	15岁~	20岁~	25岁~	30岁~	35岁~
C001	总计	489.58	650.10	40.95	14.17	12.43	21.39	27.87	27.01	42.05	72.14
C002	I.感染性、母婴及营养缺乏性疾病	21.08	408.43	5.85	1.61	0.74	1.11	1.25	1.62	2.52	3.28
C003	A.传染病和寄生虫病	5.46	7.99	2.11	1.02	0.21	0.71	0.52	0.57	0.70	1.69
C004	1.结核病	1.63	1.00	0.00	0.29	0.00	0.40	0.31	0.19	0.17	0.62
C005	a.呼吸道结核	1.48	0.00	0.00	0.00	0.00	0.10	0.21	0.19	0.09	0.62
C006	2.性传播疾病(不包括艾滋病)	0.07	0.00	0.00	0.00	0.00	0.00	0.10	0.00	0.09	0.00
C007	a.梅毒	0.01	0.00	0.00	0.00	0.00	0.00	0.00	0.00	0.09	0.00
C008	3.艾滋病	0.02	0.00	0.00	0.00	0.00	0.00	0.10	0.00	0.09	0.09
C009	4.腹泻病	0.19	2.00	0.23	0.00	0.00	0.00	0.00	0.10	0.00	0.00
C010	a.痢疾	0.00	0.00	0.00	0.00	0.00	0.00	0.00	0.00	0.00	0.00
C011	b.伤寒和副伤寒	0.02	1.00	0.00	0.00	0.00	0.00	0.00	0.00	0.00	0.00
C012	5.好发于儿童期的疾病	0.01	0.00	0.23	0.00	0.00	0.00	0.00	0.00	0.00	0.00
C013	a.百日咳	0.00	0.00	0.00	0.00	0.00	0.00	0.00	0.00	0.00	0.00
C014	b.脊髓灰质炎	0.00	0.00	0.00	0.00	0.00	0.00	0.00	0.00	0.00	0.00
C015	c.白喉	0.00	0.00	0.00	0.00	0.00	0.00	0.00	0.00	0.00	0.00
C016	d.麻疹	0.00	0.00	0.00	0.00	0.00	0.00	0.00	0.00	0.00	0.00
C017	e.破伤风	0.01	0.00	0.23	0.00	0.00	0.00	0.00	0.00	0.00	0.00
C018	6.脑(脊)膜炎	0.10	0.00	0.23	0.15	0.00	0.00	0.00	0.00	0.00	0.00
C019	a.脑膜炎球菌感染	0.03	0.00	0.00	0.00	0.00	0.00	0.00	0.00	0.00	0.00
C020	b.脑膜炎	0.06	0.00	0.23	0.15	0.00	0.00	0.00	0.00	0.00	0.00
C021	7.病毒性肝炎	1.85	0.00	0.00	0.00	0.11	0.00	0.00	0.10	0.09	0.35
C022	a.乙型肝炎	1.80	0.00	0.00	0.00	0.11	0.00	0.00	0.10	0.09	0.35
C023	b.丙型肝炎	0.03	0.00	0.00	0.00	0.00	0.00	0.00	0.00	0.00	0.00
C024	8.疟疾	0.00	0.00	0.00	0.00	0.00	0.00	0.00	0.00	0.00	0.00
C025	9.热带病	0.02	0.00	0.00	0.00	0.00	0.00	0.00	0.00	0.00	0.00
C026	a.血吸虫病	0.02	0.00	0.00	0.00	0.00	0.00	0.00	0.00	0.00	0.00
C027	10.流行性乙型脑炎	0.00	0.00	0.00	0.00	0.00	0.00	0.00	0.00	0.00	0.00
C028	11.钩端螺旋体病	0.00	0.00	0.00	0.00	0.00	0.00	0.00	0.00	0.00	0.00
C029	12.流行性出血热	0.02	0.00	0.00	0.00	0.00	0.00	0.00	0.00	0.00	0.00
C030	13.败血病	0.27	4.99	0.23	0.00	0.00	0.00	0.00	0.00	0.17	0.00
C031	B.呼吸系统感染性疾病	11.26	43.94	2.81	0.58	0.53	0.30	0.31	0.38	0.26	0.71
C032	1.上呼吸道感染	1.59	0.00	0.23	0.00	0.11	0.00	0.00	0.00	0.00	0.00
C033	2.下呼吸道感染	9.66	43.94	2.57	0.58	0.42	0.30	0.31	0.38	0.17	0.71
C034	a.肺炎	9.01	37.95	2.57	0.58	0.21	0.30	0.31	0.38	0.17	0.53
C035	C.妊娠、分娩和产褥期疾病	0.31	0.00	0.00	0.00	0.00	0.10	0.42	0.67	1.39	0.80
C036	1.直接产科原因	0.31	0.00	0.00	0.00	0.00	0.10	0.42	0.67	1.39	0.80
C037	a.产后出血	0.10	0.00	0.00	0.00	0.00	0.00	0.10	0.19	0.44	0.35
C038	b.产褥期感染	0.06	0.00	0.00	0.00	0.00	0.00	0.00	0.19	0.26	0.18
C039	c.妊娠高血压综合征	0.03	0.00	0.00	0.00	0.00	0.00	0.00	0.00	0.17	0.09
C040	d.阻梗性分娩	0.00	0.00	0.00	0.00	0.00	0.00	0.00	0.00	0.00	0.00
C041	e.流产	0.03	0.00	0.00	0.00	0.00	0.10	0.00	0.10	0.09	0.09
C042	f.母体产伤	0.02	0.00	0.00	0.00	0.00	0.00	0.00	0.00	0.09	0.09
C043	2.间接产科原因	0.01	0.00	0.00	0.00	0.00	0.00	0.00	0.00	0.00	0.00
C044	D.起源于围生期的某些情况	2.86	354.51	0.00	0.00	0.00	0.00	0.00	0.00	0.00	0.00
C045	1.低出生体重	0.74	91.87	0.00	0.00	0.00	0.00	0.00	0.00	0.00	0.00

第七章 地区别、性别、年龄别、死因别死亡数及死亡率

年龄别死亡率（东部地区，女）

40岁~	45岁~	50岁~	55岁~	60岁~	65岁~	70岁~	75岁~	80岁~	85岁~	世调率 (2000)	中调率 (2000)
121.49	149.84	301.35	501.08	695.84	1139.12	2205.83	4099.19	7617.59	14456.86	417.75	329.09
3.04	4.62	8.52	13.99	15.80	28.01	52.38	115.11	292.56	825.56	22.00	15.53
1.96	3.36	6.61	11.04	11.29	16.11	24.61	37.83	54.33	75.93	4.89	4.17
0.29	0.84	1.40	2.94	4.06	4.96	8.01	13.83	15.32	22.46	1.42	1.23
0.29	0.84	0.89	2.58	4.06	4.96	7.44	13.42	15.32	21.39	1.27	1.09
0.10	0.21	0.13	0.00	0.23	0.25	0.00	0.00	0.70	0.00	0.06	0.06
0.00	0.00	0.00	0.00	0.00	0.00	0.00	0.00	0.00	0.00	0.01	0.01
0.00	0.00	0.00	0.00	0.00	0.00	0.00	0.00	0.00	0.00	0.02	0.03
0.00	0.00	0.00	0.18	0.00	0.00	0.00	1.22	2.79	10.69	0.18	0.12
0.00	0.00	0.00	0.00	0.00	0.00	0.00	0.00	0.00	0.00	0.00	0.00
0.00	0.00	0.00	0.00	0.00	0.00	0.00	0.41	0.70	0.00	0.03	0.02
0.00	0.00	0.00	0.00	0.00	0.00	0.00	0.00	0.00	0.00	0.02	0.01
0.00	0.00	0.00	0.00	0.00	0.00	0.00	0.00	0.00	0.00	0.00	0.00
0.00	0.00	0.00	0.00	0.00	0.00	0.00	0.00	0.00	0.00	0.00	0.00
0.00	0.00	0.00	0.00	0.00	0.00	0.00	0.00	0.00	0.00	0.00	0.00
0.00	0.00	0.00	0.00	0.00	0.00	0.00	0.00	0.00	0.00	0.00	0.00
0.00	0.00	0.00	0.00	0.00	0.00	0.00	0.00	0.00	0.00	0.02	0.01
0.10	0.11	0.00	0.18	0.23	0.50	0.57	0.41	0.70	0.00	0.10	0.08
0.00	0.11	0.00	0.00	0.23	0.00	0.29	0.41	0.00	0.00	0.03	0.03
0.10	0.00	0.00	0.18	0.00	0.50	0.29	0.00	0.70	0.00	0.07	0.06
0.88	1.58	3.81	5.52	4.06	6.69	8.87	13.83	13.23	10.69	1.60	1.43
0.78	1.47	3.81	5.34	4.06	6.69	8.87	13.42	12.54	9.62	1.56	1.40
0.00	0.11	0.00	0.00	0.00	0.00	0.00	0.41	0.70	1.07	0.03	0.02
0.00	0.00	0.00	0.00	0.00	0.00	0.00	0.00	0.00	0.00	0.00	0.00
0.00	0.00	0.00	0.00	0.00	0.00	0.00	0.00	0.70	1.07	0.01	0.01
0.00	0.00	0.00	0.00	0.00	0.00	0.00	0.00	0.70	1.07	0.01	0.01
0.00	0.00	0.00	0.00	0.00	0.00	0.00	0.00	0.00	0.00	0.00	0.00
0.00	0.00	0.00	0.00	0.00	0.00	0.00	0.00	0.00	0.00	0.00	0.00
0.00	0.00	0.00	0.18	0.45	0.00	0.00	0.00	0.00	0.00	0.03	0.02
0.00	0.00	0.25	0.18	0.45	0.25	0.29	2.03	2.09	10.69	0.28	0.20
0.78	0.95	1.65	2.21	4.29	9.92	25.47	73.62	216.63	673.71	9.83	6.59
0.00	0.00	0.13	0.18	0.90	0.25	2.00	7.32	27.17	133.67	1.33	0.81
0.78	0.95	1.53	2.02	3.39	9.67	23.47	66.30	189.46	540.03	8.50	5.77
0.69	0.95	1.53	2.02	3.16	9.17	22.32	63.05	176.93	501.54	7.91	5.38
0.20	0.00	0.00	0.00	0.00	0.00	0.00	0.00	0.00	0.00	0.27	0.33
0.10	0.00	0.00	0.00	0.00	0.00	0.00	0.00	0.00	0.00	0.27	0.32
0.10	0.00	0.00	0.00	0.00	0.00	0.00	0.00	0.00	0.00	0.09	0.11
0.00	0.00	0.00	0.00	0.00	0.00	0.00	0.00	0.00	0.00	0.05	0.06
0.00	0.00	0.00	0.00	0.00	0.00	0.00	0.00	0.00	0.00	0.03	0.03
0.00	0.00	0.00	0.00	0.00	0.00	0.00	0.00	0.00	0.00	0.00	0.00
0.00	0.00	0.00	0.00	0.00	0.00	0.00	0.00	0.00	0.00	0.03	0.03
0.00	0.00	0.00	0.00	0.00	0.00	0.00	0.00	0.00	0.00	0.01	0.02
0.10	0.00	0.00	0.00	0.00	0.00	0.00	0.00	0.00	0.00	0.01	0.01
0.00	0.00	0.00	0.00	0.00	0.00	0.00	0.00	0.00	0.00	5.96	3.74
0.00	0.00	0.00	0.00	0.00	0.00	0.00	0.00	0.00	0.00	1.54	0.97

表 7-2-12(续) 2006 年全国疾病监测系统分死因

疾病编码	疾病名称	总计	0岁	1岁~	5岁~	10岁~	15岁~	20岁~	25岁~	30岁~	35岁~
C046	a.早产儿和未成熟儿	0.47	57.92	0.00	0.00	0.00	0.00	0.00	0.00	0.00	0.00
C047	2.新生儿产伤和窒息	1.72	212.71	0.00	0.00	0.00	0.00	0.00	0.00	0.00	0.00
C048	3.新生儿溶血性疾病	0.01	1.00	0.00	0.00	0.00	0.00	0.00	0.00	0.00	0.00
C049	4.新生儿硬化病	0.02	2.00	0.00	0.00	0.00	0.00	0.00	0.00	0.00	0.00
C050	E.营养缺乏性疾病	1.18	2.00	0.94	0.00	0.00	0.00	0.00	0.00	0.17	0.09
C051	1.营养不良	0.84	1.00	0.70	0.00	0.00	0.00	0.00	0.00	0.00	0.00
C052	2.缺铁性贫血	0.30	1.00	0.00	0.00	0.00	0.00	0.00	0.00	0.17	0.09
C053	Ⅱ.非感染性疾病	419.57	201.72	17.55	6.57	5.79	8.98	12.95	13.17	24.11	44.81
C054	A.恶性肿瘤	101.69	6.99	4.21	2.92	2.95	3.73	5.74	6.30	12.71	23.34
C055	1.唇、口腔和咽恶性肿瘤	1.59	0.00	0.00	0.00	0.00	0.00	0.00	0.10	0.26	0.35
C056	a.鼻咽癌	1.05	0.00	0.00	0.00	0.00	0.00	0.00	0.10	0.17	0.27
C057	2.食管癌	7.58	0.00	0.00	0.00	0.00	0.10	0.10	0.10	0.26	0.18
C058	3.胃癌	13.20	0.00	0.00	0.00	0.00	0.10	0.10	0.76	1.83	2.13
C059	4.结直肠癌	8.17	0.00	0.00	0.00	0.00	0.00	0.21	0.10	0.87	1.33
C060	5.肝癌	12.37	0.00	0.00	0.00	0.21	0.30	0.63	0.95	1.48	2.84
C061	6.胰腺癌	3.42	0.00	0.00	0.00	0.00	0.00	0.00	0.00	0.00	0.44
C062	7.肺癌	23.70	0.00	0.00	0.00	0.00	0.10	0.10	0.19	1.22	2.75
C063	8.皮肤癌	0.56	0.00	0.00	0.00	0.11	0.10	0.10	0.10	0.00	0.00
C064	9.乳腺癌	6.79	0.00	0.00	0.00	0.00	0.00	0.00	0.48	1.83	4.97
C065	10.子宫颈癌	1.82	0.00	0.00	0.00	0.00	0.00	0.00	0.38	0.44	1.33
C066	11.子宫体癌	2.96	0.00	0.00	0.00	0.11	0.10	0.21	0.19	0.87	1.15
C067	12.卵巢癌	2.06	0.00	0.00	0.00	0.00	0.10	0.21	0.10	0.26	0.18
C068	13.前列腺癌	0.00	0.00	0.00	0.00	0.00	0.00	0.00	0.00	0.00	0.00
C069	14.膀胱癌	0.84	0.00	0.00	0.00	0.00	0.00	0.00	0.00	0.00	0.18
C070	15.淋巴瘤与多发性骨髓瘤	1.94	0.00	0.23	0.44	0.32	0.10	0.63	0.57	0.35	0.80
C071	16.白血病	3.37	3.99	2.34	1.17	1.47	1.82	1.88	0.95	1.39	2.57
C072	B.其他肿瘤	1.81	0.00	0.47	0.15	0.11	0.00	0.00	0.19	0.61	1.06
C073	1.良性肿瘤	0.59	0.00	0.23	0.15	0.11	0.00	0.00	0.00	0.44	0.44
C074	C.糖尿病	13.99	0.00	0.00	0.00	0.00	0.00	0.10	0.67	0.35	1.15
C075	D.内分泌、血液造血及免疫疾病	1.33	3.00	1.17	0.00	0.32	0.40	0.21	0.29	0.35	0.80
C076	E.神经和精神疾病	8.74	3.99	1.64	0.73	0.74	0.71	1.15	0.95	2.00	2.04
C077	1.精神障碍	4.66	0.00	0.00	0.00	0.11	0.00	0.84	0.29	0.96	0.71
C078	a.精神分裂症	0.81	0.00	0.00	0.00	0.00	0.00	0.21	0.29	0.70	0.53
C079	2.神经系统疾病	4.08	3.99	1.64	0.73	0.63	0.71	0.31	0.67	1.04	1.33
C080	a.阿尔茨海默病	0.12	0.00	0.00	0.00	0.00	0.00	0.00	0.00	0.00	0.00
C081	b.帕金森病	0.60	0.00	0.00	0.00	0.00	0.00	0.00	0.00	0.00	0.00
C082	c.癫痫	0.62	1.00	0.70	0.15	0.11	0.50	0.10	0.29	0.44	0.71
C083	F.感官疾病	0.07	0.00	0.00	0.00	0.00	0.00	0.00	0.00	0.00	0.00
C084	G.循环系统疾病	206.84	8.99	0.70	0.29	0.63	1.21	2.19	2.77	4.53	10.91
C085	1.急性风湿热	0.43	1.00	0.00	0.00	0.00	0.00	0.00	0.00	0.00	0.18
C086	2.心脏病	94.22	4.99	0.47	0.00	0.42	0.71	1.25	2.10	3.22	6.21
C087	a.慢性风湿性心脏病	3.64	0.00	0.00	0.00	0.00	0.30	0.21	0.19	0.70	0.62
C088	b.高血压心脏病	16.87	0.00	0.00	0.00	0.00	0.00	0.00	0.00	0.09	0.98
C089	c.肺源性心脏病	1.30	0.00	0.00	0.00	0.11	0.00	0.10	0.10	0.17	0.09
C090	d.缺血性心脏病	64.37	2.00	0.23	0.00	0.11	0.10	0.42	1.43	1.57	3.64

第七章 地区别、性别、年龄别、死因别死亡数及死亡率

年龄别死亡率(东部地区,女)

40岁~	45岁~	50岁~	55岁~	60岁~	65岁~	70岁~	75岁~	80岁~	85岁~	世调率(2000)	中调率(2000)
0.00	0.00	0.00	0.00	0.00	0.00	0.00	0.00	0.00	0.00	0.97	0.61
0.00	0.00	0.00	0.00	0.00	0.00	0.00	0.00	0.00	0.00	3.58	2.24
0.00	0.00	0.00	0.00	0.00	0.00	0.00	0.00	0.00	0.00	0.02	0.01
0.00	0.00	0.00	0.00	0.00	0.00	0.00	0.00	0.00	0.00	0.03	0.02
0.10	0.21	0.25	0.74	0.23	1.98	2.29	3.66	21.59	75.93	1.03	0.69
0.00	0.21	0.13	0.37	0.00	0.99	0.29	2.44	16.72	64.16	0.73	0.46
0.10	0.00	0.13	0.37	0.23	0.74	1.72	1.22	3.48	11.76	0.26	0.20
91.68	122.02	257.23	444.22	633.55	1046.65	2048.99	3768.10	6799.13	11580.25	352.90	279.47
46.67	68.15	126.77	206.47	248.27	365.66	558.11	775.66	996.78	938.91	87.39	76.80
0.59	0.32	2.16	5.15	5.19	5.21	5.44	13.02	14.63	20.32	1.39	1.19
0.59	0.32	1.91	3.86	3.61	3.47	4.01	6.51	4.88	12.83	0.93	0.81
0.69	1.89	5.09	12.33	17.15	35.95	49.80	74.84	103.09	79.13	6.43	5.45
5.98	6.41	13.10	23.37	30.92	45.12	73.27	113.89	167.17	146.50	11.19	9.65
2.84	3.47	6.74	14.35	18.06	29.25	48.37	71.99	101.70	110.15	6.92	5.89
6.18	8.93	17.29	29.81	35.21	43.63	63.54	87.04	110.75	99.45	10.68	9.46
1.18	1.26	4.58	5.70	5.42	13.39	24.04	29.69	41.79	36.36	2.88	2.47
9.12	14.28	25.05	42.14	60.94	97.67	155.13	212.32	221.51	205.32	20.16	17.61
0.20	0.21	0.64	0.55	0.90	0.74	2.00	4.07	6.97	21.39	0.48	0.37
5.29	11.03	17.55	21.90	14.90	15.62	20.32	22.37	35.52	41.71	5.88	5.49
2.16	2.52	3.31	3.86	3.16	3.72	6.58	10.98	13.23	11.76	1.54	1.43
1.96	2.63	5.09	8.65	8.58	10.91	12.59	15.05	18.11	19.25	2.59	2.36
1.67	3.05	5.09	5.34	6.77	8.18	7.16	10.58	9.06	5.35	1.80	1.67
0.00	0.00	0.00	0.00	0.00	0.00	0.00	0.00	0.00	0.00	0.00	0.00
0.00	0.11	0.25	0.55	0.68	4.46	4.58	9.36	11.84	20.32	0.69	0.56
1.08	1.26	2.42	4.05	5.42	6.20	10.30	10.58	17.41	8.55	1.72	1.56
2.35	3.78	3.18	5.52	9.03	8.18	11.73	10.17	21.59	6.42	3.17	2.98
1.47	1.26	2.42	4.42	2.26	3.47	7.44	11.80	19.50	24.60	1.56	1.37
0.69	0.42	0.64	1.10	0.90	1.98	1.72	3.25	3.48	7.49	0.52	0.47
1.96	4.62	10.43	18.77	34.08	50.57	95.31	141.55	184.59	174.31	11.79	9.97
1.08	0.42	1.27	1.47	3.16	3.72	4.01	10.17	11.14	16.04	1.22	1.06
3.43	2.31	4.83	7.91	9.25	15.62	28.05	62.23	156.73	288.73	7.44	5.85
1.76	0.84	2.67	3.13	4.06	6.45	10.30	36.20	94.04	191.42	3.86	2.90
0.98	0.53	1.91	1.66	1.58	2.97	0.86	2.44	3.48	9.62	0.70	0.66
1.67	1.47	2.16	4.78	5.19	9.17	17.75	26.03	62.69	97.31	3.58	2.95
0.00	0.00	0.00	0.18	0.00	0.25	0.29	0.41	2.09	8.55	0.10	0.07
0.00	0.00	0.25	0.74	1.35	1.98	4.01	5.29	11.84	10.69	0.50	0.40
0.98	0.63	0.64	1.10	0.00	0.74	1.43	2.85	2.79	3.21	0.58	0.54
0.00	0.00	0.00	0.00	0.00	0.00	0.29	0.41	0.00	7.49	0.06	0.04
25.10	34.23	85.45	151.82	255.72	452.92	1018.06	2007.29	3807.40	6867.52	170.92	130.72
0.10	0.21	0.13	0.92	1.58	1.49	1.43	3.25	5.57	8.55	0.39	0.32
11.96	15.23	40.31	66.06	112.63	193.36	445.63	866.78	1634.13	3508.61	77.94	58.97
1.18	1.79	5.72	8.46	7.45	10.41	20.32	23.59	35.52	58.82	3.12	2.67
1.96	2.63	6.23	10.67	16.70	39.91	79.57	161.88	328.78	583.88	13.87	10.50
0.49	0.21	1.14	0.37	1.13	2.97	5.44	12.61	18.11	48.12	1.08	0.84
7.26	8.51	24.41	40.85	78.54	123.70	302.53	604.02	1126.34	2495.92	53.17	39.87

表 7-2-12(续) 2006年全国疾病监测系统分死因

疾病编码	疾病名称	总计	0岁	1岁~	5岁~	10岁~	15岁~	20岁~	25岁~	30岁~	35岁~
C091	急性心肌梗死	36.28	0.00	0.00	0.00	0.11	0.10	0.31	1.24	1.39	2.57
C092	3.脑血管疾病	110.83	3.00	0.23	0.29	0.21	0.40	0.84	0.67	1.31	4.53
C093	H.呼吸系统疾病	62.99	4.99	0.23	0.15	0.11	0.20	0.31	0.10	0.52	1.33
C094	1.慢性下呼吸道疾病	59.83	3.00	0.00	0.00	0.00	0.20	0.00	0.10	0.26	0.71
C095	a.慢性阻塞性肺疾病	58.21	3.00	0.00	0.00	0.00	0.10	0.00	0.00	0.09	0.62
C096	b.哮喘	1.45	0.00	0.00	0.00	0.00	0.00	0.00	0.10	0.17	0.09
C097	2.尘肺	0.06	0.00	0.00	0.00	0.00	0.00	0.00	0.00	0.00	0.00
C098	I.消化系统疾病	10.70	7.99	0.70	0.44	0.11	0.10	0.52	0.10	0.35	1.42
C099	1.消化性溃疡	1.67	0.00	0.00	0.00	0.00	0.00	0.10	0.00	0.09	0.09
C100	2.肝疾病	3.22	1.00	0.00	0.00	0.00	0.10	0.10	0.00	0.17	0.98
C101	a.肝硬化	2.32	0.00	0.00	0.00	0.00	0.10	0.00	0.00	0.09	0.44
C102	3.阑尾炎	0.14	0.00	0.00	0.00	0.00	0.00	0.00	0.00	0.00	0.00
C103	4.肠梗阻	0.65	0.00	0.23	0.29	0.00	0.00	0.31	0.10	0.00	0.09
C104	J.泌尿生殖系统疾病	6.40	1.00	0.47	0.58	0.11	0.40	0.94	0.95	1.13	1.86
C105	1.肾炎和肾病	5.92	0.00	0.47	0.58	0.11	0.40	0.94	0.95	1.13	1.77
C106	a.肾小球和肾小管间质疾病	4.28	0.00	0.00	0.44	0.00	0.30	0.94	0.76	0.78	1.60
C107	2.良性前列腺肥大	0.00	0.00	0.00	0.00	0.00	0.00	0.00	0.00	0.00	0.00
C108	K.皮肤病	0.96	1.00	0.00	0.00	0.00	0.20	0.21	0.10	0.44	0.18
C109	L.肌肉骨骼和结缔组织疾病	1.79	0.00	0.00	0.15	0.32	0.71	0.73	0.48	0.52	0.27
C110	1.风湿性关节炎	0.68	0.00	0.00	0.00	0.00	0.00	0.00	0.00	0.09	0.00
C111	2.骨关节炎	0.02	0.00	0.00	0.00	0.00	0.00	0.00	0.00	0.00	0.00
C112	M.先天异常	2.26	163.77	7.96	1.17	0.42	1.31	0.84	0.29	0.61	0.44
C113	1.先天性心脏病	1.41	97.86	4.91	0.88	0.21	0.81	0.52	0.29	0.44	0.35
C114	N.口腔疾病	0.00	0.00	0.00	0.00	0.00	0.00	0.00	0.00	0.00	0.00
C115	Ⅲ.伤害	33.42	24.97	16.14	5.70	5.58	10.90	12.84	11.46	14.36	23.16
C116	A.意外伤害	23.83	22.97	15.21	5.55	4.95	6.96	8.35	7.45	7.75	14.38
C117	1.交通事故	8.64	2.00	4.91	1.90	1.37	3.63	5.43	4.58	5.66	10.12
C118	a.道路交通事故	5.69	1.00	3.28	1.61	0.84	2.12	4.38	2.58	3.48	6.39
C119	1a*机动车辆交通事故	4.82	1.00	2.11	1.46	0.63	1.82	3.76	2.29	3.13	5.77
C120	1b*机动车以外的运输事故	1.43	1.00	1.40	0.15	0.32	0.61	0.63	0.57	0.44	1.60
C121	2.意外中毒	1.22	0.00	0.70	0.29	0.11	0.50	0.94	0.95	0.44	0.71
C122	3.意外跌落	8.22	3.99	1.17	0.15	0.32	0.10	0.84	0.38	0.44	1.33
C123	4.火灾	0.57	0.00	0.00	0.15	0.00	0.20	0.21	0.00	0.26	0.00
C124	5.溺水	2.18	2.00	6.79	2.04	2.95	1.72	0.52	0.67	0.61	0.89
C125	6.意外的机械性窒息	0.44	8.99	0.23	0.00	0.11	0.10	0.10	0.38	0.09	0.18
C126	7.触电	0.17	0.00	0.00	0.29	0.11	0.30	0.21	0.00	0.00	0.00
C127	8.砸死	0.14	0.00	0.23	0.15	0.00	0.00	0.00	0.10	0.00	0.18
C128	9.由机械切割和穿刺工具所致的意外事故	0.06	0.00	0.00	0.00	0.00	0.10	0.00	0.10	0.09	0.09
C129	10.自然环境因素导致的意外事故	0.35	0.00	0.00	0.15	0.00	0.10	0.00	0.00	0.00	0.35
C130	B.故意伤害	9.09	2.00	0.70	0.15	0.63	3.53	4.38	3.91	6.27	8.43
C131	1.自杀	8.27	0.00	0.00	0.00	0.63	3.13	3.97	3.63	5.40	6.92
C132	2.被杀	0.82	2.00	0.70	0.15	0.00	0.40	0.42	0.29	0.87	1.51

第七章 地区别、性别、年龄别、死因别死亡数及死亡率

年龄别死亡率（东部地区，女）

40岁~	45岁~	50岁~	55岁~	60岁~	65岁~	70岁~	75岁~	80岁~	85岁~	世调率(2000)	中调率(2000)
6.67	5.57	18.31	28.34	51.23	74.62	180.03	353.06	578.84	1246.89	30.05	23.11
12.65	18.59	44.63	83.91	139.94	255.34	564.41	1125.06	2137.05	3310.78	91.48	70.57
3.92	4.10	11.70	28.15	48.30	111.06	255.87	594.26	1327.64	2713.00	51.65	37.38
3.04	3.68	10.55	26.31	45.37	105.61	245.57	571.48	1271.92	2568.64	49.00	35.43
2.75	3.36	10.43	24.66	43.33	104.12	238.41	558.06	1236.39	2508.75	47.66	34.42
0.29	0.32	0.13	1.47	1.58	1.24	6.30	11.80	30.65	56.68	1.20	0.89
0.00	0.00	0.00	0.00	0.23	0.25	0.29	0.41	0.70	3.21	0.05	0.04
2.65	2.21	5.98	10.49	14.67	20.82	44.65	99.25	179.71	350.75	9.02	6.95
0.10	0.32	0.89	1.29	1.81	2.48	6.30	16.27	34.83	59.88	1.37	1.03
1.96	1.58	3.69	6.81	8.80	9.92	16.03	25.62	40.40	28.87	2.76	2.39
0.78	1.26	2.67	4.78	6.32	7.69	11.16	21.56	29.95	21.39	1.98	1.70
0.00	0.00	0.00	0.00	0.00	0.25	0.86	2.03	2.09	5.35	0.11	0.08
0.00	0.00	0.13	0.18	0.68	1.24	2.29	7.32	8.36	26.73	0.57	0.42
3.73	3.68	6.10	10.12	13.77	19.09	28.33	45.96	72.44	106.94	5.51	4.72
3.43	3.47	5.59	9.57	13.54	18.10	26.62	42.30	63.39	93.04	5.10	4.40
2.45	2.42	4.32	6.44	11.29	12.89	17.17	31.73	41.79	68.44	3.68	3.20
0.00	0.00	0.00	0.00	0.00	0.00	0.00	0.00	0.00	0.00	0.00	0.00
0.29	0.21	0.51	0.55	0.00	0.25	1.14	5.29	20.90	49.19	0.80	0.58
0.69	0.42	1.40	2.94	2.93	2.73	6.87	13.02	22.29	42.77	1.55	1.30
0.10	0.11	0.25	1.66	1.81	1.74	3.43	7.32	9.06	13.90	0.58	0.47
0.00	0.00	0.00	0.00	0.00	0.00	0.00	0.00	0.00	2.14	0.01	0.01
0.69	0.42	0.38	1.10	1.13	0.74	0.86	1.22	0.00	0.00	3.99	2.74
0.49	0.42	0.13	0.55	0.45	0.50	0.86	1.22	0.00	0.00	2.44	1.70
0.00	0.00	0.00	0.00	0.00	0.00	0.00	0.00	0.00	0.00	0.00	0.00
25.79	22.37	33.57	39.75	41.98	56.52	87.29	157.82	321.11	706.86	29.78	26.01
15.00	13.02	20.34	25.58	28.66	37.43	60.10	115.52	257.73	628.79	21.46	18.08
9.41	8.61	12.33	17.48	17.38	17.60	22.61	25.22	18.81	24.60	7.91	7.69
6.08	5.25	7.63	11.96	11.29	12.64	14.88	19.52	13.93	12.83	5.23	5.04
5.00	4.20	6.23	9.94	9.93	10.16	14.02	16.68	10.45	9.62	4.40	4.28
1.67	1.47	2.54	3.86	2.71	2.97	2.86	3.66	4.18	4.28	1.34	1.26
0.78	0.95	1.27	1.84	1.13	3.97	4.29	7.32	9.06	4.28	1.10	1.03
1.18	1.26	2.54	2.76	4.97	7.93	19.46	58.57	158.82	450.21	6.86	4.81
0.10	0.11	0.64	0.55	0.00	0.50	1.72	5.29	6.97	23.53	0.48	0.37
1.47	1.47	2.03	0.55	1.81	3.47	5.72	5.69	21.59	18.18	2.32	2.03
0.20	0.00	0.13	0.37	0.90	0.74	1.14	2.03	5.57	6.42	0.48	0.38
0.20	0.32	0.13	0.00	0.00	0.50	0.57	0.00	0.00	0.00	0.16	0.17
0.39	0.11	0.13	0.00	0.23	0.00	0.57	0.41	0.70	1.07	0.13	0.12
0.10	0.00	0.00	0.00	0.00	0.00	0.00	0.41	0.00	2.14	0.06	0.05
0.39	0.00	0.25	0.92	0.90	0.99	0.29	2.03	2.79	8.55	0.31	0.26
10.10	8.93	12.59	13.62	12.41	18.59	26.05	40.27	57.81	72.72	7.88	7.53
8.82	7.88	10.94	12.51	11.96	18.59	25.47	38.64	54.33	69.51	7.13	6.79
1.27	1.05	1.65	1.10	0.45	0.00	0.57	1.63	3.48	3.21	0.75	0.74

表 7-2-13 2006年全国疾病监测系统分死因

疾病编码	疾病名称	总计	0岁	1岁~	5岁~	10岁~	15岁~	20岁~	25岁~	30岁~	35岁~
C001	总计	532.24	922.92	60.34	28.35	21.00	42.23	52.91	53.93	81.33	144.53
C002	Ⅰ.感染性、母婴及营养缺乏性疾病	23.90	608.41	8.93	1.35	1.52	2.24	2.36	2.31	4.15	7.65
C003	A.传染病和寄生虫病	9.55	30.47	4.30	0.64	1.15	1.75	1.37	1.38	2.71	5.67
C004	1.结核病	3.86	0.45	0.43	0.07	0.14	0.49	0.44	0.54	1.05	2.22
C005	a.呼吸道结核	3.68	0.45	0.11	0.00	0.09	0.39	0.33	0.34	0.92	1.98
C006	2.性传播疾病(不包括艾滋病)	0.02	0.45	0.00	0.00	0.00	0.00	0.00	0.00	0.04	0.00
C007	a.梅毒	0.00	0.45	0.00	0.00	0.00	0.00	0.00	0.00	0.00	0.00
C008	3.艾滋病	0.39	0.45	0.22	0.00	0.14	0.05	0.00	0.05	0.35	0.66
C009	4.腹泻病	0.22	5.82	0.54	0.00	0.00	0.05	0.11	0.00	0.04	0.05
C010	a.痢疾	0.03	1.79	0.00	0.00	0.00	0.05	0.00	0.00	0.00	0.00
C011	b.伤寒和副伤寒	0.02	0.00	0.00	0.00	0.00	0.05	0.05	0.00	0.00	0.00
C012	5.好发于儿童期的疾病	0.10	4.93	0.00	0.07	0.00	0.00	0.00	0.00	0.04	0.05
C013	a.百日咳	0.00	0.00	0.00	0.00	0.00	0.00	0.00	0.00	0.00	0.00
C014	b.脊髓灰质炎	0.01	0.00	0.00	0.00	0.00	0.00	0.00	0.00	0.00	0.05
C015	c.白喉	0.00	0.00	0.00	0.00	0.00	0.00	0.00	0.00	0.00	0.00
C016	d.麻疹	0.01	1.34	0.00	0.00	0.00	0.00	0.00	0.00	0.00	0.00
C017	e.破伤风	0.07	3.58	0.00	0.07	0.00	0.00	0.00	0.00	0.04	0.00
C018	6.脑(脊)膜炎	0.18	3.58	0.65	0.14	0.09	0.24	0.05	0.05	0.04	0.00
C019	a.脑膜炎球菌感染	0.06	0.90	0.32	0.14	0.00	0.05	0.00	0.00	0.00	0.00
C020	b.脑膜炎	0.12	2.69	0.32	0.00	0.09	0.19	0.05	0.05	0.04	0.00
C021	7.病毒性肝炎	3.17	0.00	0.11	0.00	0.09	0.19	0.38	0.54	0.96	1.89
C022	a.乙型肝炎	3.10	0.00	0.11	0.00	0.09	0.19	0.38	0.49	0.96	1.80
C023	b.丙型肝炎	0.02	0.00	0.00	0.00	0.00	0.00	0.00	0.05	0.00	0.00
C024	8.疟疾	0.00	0.00	0.00	0.00	0.00	0.00	0.00	0.00	0.00	0.00
C025	9.热带病	0.08	0.00	0.00	0.00	0.00	0.00	0.00	0.00	0.00	0.00
C026	a.血吸虫病	0.08	0.00	0.00	0.00	0.00	0.00	0.00	0.00	0.00	0.00
C027	10.流行性乙型脑炎	0.03	0.00	0.32	0.07	0.09	0.00	0.00	0.00	0.00	0.05
C028	11.钩端螺旋体病	0.00	0.00	0.00	0.00	0.00	0.00	0.00	0.00	0.00	0.00
C029	12.流行性出血热	0.03	0.00	0.00	0.00	0.00	0.00	0.00	0.00	0.00	0.09
C030	13.败血病	0.52	8.06	0.75	0.00	0.09	0.15	0.16	0.05	0.04	0.09
C031	B.呼吸系统感染性疾病	8.99	99.01	4.62	0.71	0.37	0.49	0.16	0.15	0.35	0.66
C032	1.上呼吸道感染	1.22	2.69	0.22	0.00	0.00	0.05	0.00	0.00	0.00	0.05
C033	2.下呼吸道感染	7.77	96.32	4.41	0.71	0.37	0.44	0.16	0.15	0.35	0.61
C034	a.肺炎	7.18	94.08	4.41	0.71	0.37	0.34	0.16	0.15	0.31	0.52
C035	C.妊娠、分娩和产褥期疾病	0.36	0.00	0.00	0.00	0.00	0.00	0.82	0.79	1.05	1.18
C036	1.直接产科原因	0.35	0.00	0.00	0.00	0.00	0.00	0.82	0.79	1.00	1.18
C037	a.产后出血	0.13	0.00	0.00	0.00	0.00	0.00	0.22	0.29	0.39	0.47
C038	b.产褥期感染	0.06	0.00	0.00	0.00	0.00	0.00	0.22	0.15	0.17	0.14
C039	c.妊娠高血压综合征	0.04	0.00	0.00	0.00	0.00	0.00	0.11	0.10	0.17	0.09
C040	d.阻梗性分娩	0.00	0.00	0.00	0.00	0.00	0.00	0.00	0.00	0.00	0.05
C041	e.流产	0.03	0.00	0.00	0.00	0.00	0.00	0.05	0.00	0.09	0.09
C042	f.母体产伤	0.01	0.00	0.00	0.00	0.00	0.00	0.00	0.00	0.04	0.09
C043	2.间接产科原因	0.00	0.00	0.00	0.00	0.00	0.00	0.00	0.00	0.00	0.00
C044	D.起源于围生期的某些情况	4.57	476.69	0.00	0.00	0.00	0.00	0.00	0.00	0.00	0.00
C045	1.低出生体重	0.98	102.15	0.00	0.00	0.00	0.00	0.00	0.00	0.00	0.00

第七章 地区别、性别、年龄别、死因别死亡数及死亡率

年龄别死亡率(中部地区,男女合计)

40岁~	45岁~	50岁~	55岁~	60岁~	65岁~	70岁~	75岁~	80岁~	85岁~	世调率(2000)	中调率(2000)
228.93	269.00	524.34	827.25	1188.38	1905.82	3709.74	5720.81	10809.68	17318.79	627.12	509.70
9.90	10.05	16.92	25.79	32.72	48.62	98.40	152.98	369.17	955.63	32.62	23.93
9.20	8.56	14.29	20.45	25.45	32.46	53.56	63.05	82.33	122.79	10.36	9.12
3.14	2.79	6.32	6.95	10.06	16.01	28.17	33.60	37.24	52.05	4.09	3.65
3.09	2.61	5.94	6.85	9.82	15.87	27.77	32.96	36.59	50.72	3.91	3.48
0.00	0.00	0.00	0.00	0.00	0.00	0.40	0.32	0.00	0.00	0.02	0.02
0.00	0.00	0.00	0.00	0.00	0.00	0.00	0.00	0.00	0.00	0.01	0.00
1.28	0.99	0.68	0.30	0.73	0.29	0.40	0.00	0.65	0.00	0.36	0.37
0.06	0.06	0.23	0.10	0.24	0.15	1.19	0.96	3.92	6.67	0.31	0.23
0.00	0.00	0.00	0.00	0.00	0.00	0.20	0.00	0.00	2.67	0.06	0.04
0.00	0.00	0.08	0.00	0.00	0.00	0.00	0.32	0.65	0.00	0.02	0.02
0.00	0.00	0.23	0.00	0.12	0.15	0.20	0.00	1.31	1.33	0.15	0.11
0.00	0.00	0.00	0.00	0.00	0.00	0.00	0.00	0.00	0.00	0.00	0.00
0.00	0.00	0.00	0.00	0.00	0.00	0.00	0.00	0.00	0.65	0.01	0.01
0.00	0.00	0.08	0.00	0.00	0.00	0.00	0.00	0.00	0.00	0.00	0.00
0.00	0.00	0.00	0.00	0.00	0.00	0.00	0.00	0.00	0.00	0.02	0.01
0.00	0.00	0.15	0.00	0.12	0.15	0.20	0.00	0.65	1.33	0.11	0.08
0.00	0.00	0.30	0.20	0.12	0.15	0.60	0.00	1.31	4.00	0.24	0.19
0.00	0.00	0.00	0.10	0.00	0.00	0.00	0.00	0.65	4.00	0.09	0.06
0.00	0.00	0.30	0.10	0.12	0.15	0.60	0.00	0.65	0.00	0.15	0.13
3.44	3.41	5.04	9.57	10.42	12.08	15.67	20.48	26.79	28.03	3.28	2.98
3.32	3.41	4.89	9.27	10.42	11.65	15.67	20.48	24.83	25.36	3.19	2.91
0.06	0.00	0.00	0.10	0.00	0.15	0.00	0.00	0.00	0.00	0.02	0.02
0.00	0.00	0.00	0.00	0.00	0.00	0.00	0.00	0.00	0.00	0.00	0.00
0.17	0.00	0.15	0.20	0.12	0.44	0.60	0.64	0.65	2.67	0.09	0.08
0.17	0.00	0.15	0.20	0.12	0.44	0.60	0.64	0.65	2.67	0.09	0.08
0.00	0.00	0.00	0.00	0.00	0.00	0.00	0.00	0.00	0.00	0.04	0.04
0.00	0.00	0.00	0.00	0.00	0.00	0.00	0.00	0.00	0.00	0.00	0.00
0.00	0.12	0.08	0.10	0.24	0.00	0.00	0.00	0.00	0.00	0.03	0.03
0.23	0.43	0.23	1.31	1.09	1.16	2.38	3.84	6.53	9.34	0.66	0.52
0.58	1.43	2.41	5.14	6.91	15.58	43.25	86.09	271.16	786.13	13.15	8.91
0.00	0.00	0.08	0.20	0.24	1.31	4.17	13.44	45.08	169.50	1.90	1.20
0.58	1.43	2.33	4.94	6.66	14.27	39.08	72.65	226.07	616.62	11.24	7.71
0.41	1.37	2.18	4.83	6.42	12.81	36.11	66.89	213.66	541.88	10.37	7.13
0.12	0.00	0.00	0.10	0.00	0.00	0.00	0.00	0.00	0.00	0.31	0.36
0.12	0.00	0.00	0.10	0.00	0.00	0.00	0.00	0.00	0.00	0.30	0.36
0.06	0.00	0.00	0.00	0.00	0.00	0.00	0.00	0.00	0.00	0.11	0.13
0.00	0.00	0.00	0.00	0.00	0.00	0.00	0.00	0.00	0.00	0.05	0.06
0.00	0.00	0.00	0.00	0.00	0.00	0.00	0.00	0.00	0.00	0.04	0.04
0.00	0.00	0.00	0.00	0.00	0.00	0.00	0.00	0.00	0.00	0.00	0.00
0.06	0.00	0.00	0.00	0.00	0.00	0.00	0.00	0.00	0.00	0.02	0.03
0.00	0.00	0.00	0.00	0.00	0.00	0.00	0.00	0.00	0.00	0.01	0.01
0.00	0.00	0.00	0.00	0.00	0.00	0.00	0.00	0.00	0.00	0.00	0.00
0.00	0.00	0.00	0.00	0.00	0.00	0.00	0.00	0.00	0.00	8.17	5.12
0.00	0.00	0.00	0.00	0.00	0.00	0.00	0.00	0.00	0.00	1.75	1.10

表 7-2-13(续) 2006年全国疾病监测系统分死因

疾病编码	疾病名称	总计	0岁	1岁~	5岁~	10岁~	15岁~	20岁~	25岁~	30岁~	35岁~
C046	a.早产儿和未成熟儿	0.85	88.26	0.00	0.00	0.00	0.00	0.00	0.00	0.00	0.00
C047	2.新生儿产伤和窒息	2.69	280.46	0.00	0.00	0.00	0.00	0.00	0.00	0.00	0.00
C048	3.新生儿溶血性疾病	0.03	3.58	0.00	0.00	0.00	0.00	0.00	0.00	0.00	0.00
C049	4.新生儿硬化病	0.06	6.27	0.00	0.00	0.00	0.00	0.00	0.00	0.00	0.00
C050	E.营养缺乏性疾病	0.43	2.24	0.00	0.00	0.00	0.00	0.00	0.00	0.04	0.14
C051	1.营养不良	0.19	0.90	0.00	0.00	0.00	0.00	0.00	0.00	0.00	0.00
C052	2.缺铁性贫血	0.13	0.90	0.00	0.00	0.00	0.00	0.00	0.00	0.04	0.09
C053	Ⅱ.非感染性疾病	447.90	228.04	19.58	8.22	5.95	14.12	16.07	19.99	37.04	75.31
C054	A.恶性肿瘤	116.68	9.86	5.16	3.19	2.63	5.31	5.43	7.47	14.85	32.88
C055	1.唇、口腔和咽恶性肿瘤	1.78	0.45	0.00	0.00	0.05	0.24	0.00	0.25	0.26	0.90
C056	a.鼻咽癌	0.96	0.00	0.00	0.00	0.05	0.15	0.00	0.20	0.17	0.76
C057	2.食管癌	13.50	0.00	0.00	0.00	0.00	0.00	0.22	0.05	0.22	0.76
C058	3.胃癌	19.25	0.00	0.00	0.00	0.00	0.19	0.11	0.39	1.35	2.22
C059	4.结直肠癌	6.48	0.00	0.00	0.00	0.05	0.10	0.00	0.49	0.83	2.17
C060	5.肝癌	22.96	0.00	0.00	0.00	0.00	0.19	0.55	1.18	3.89	10.25
C061	6.胰腺癌	2.39	0.00	0.00	0.00	0.00	0.00	0.00	0.15	0.04	0.43
C062	7.肺癌	26.63	0.00	0.00	0.00	0.05	0.15	0.27	0.93	2.14	4.25
C063	8.皮肤癌	0.52	0.00	0.00	0.00	0.05	0.05	0.00	0.25	0.13	0.05
C064	9.乳腺癌	2.60	0.00	0.00	0.00	0.00	0.00	0.00	0.20	0.61	2.17
C065	10.子宫颈癌	1.68	0.00	0.00	0.00	0.00	0.00	0.11	0.10	0.39	1.04
C066	11.子宫体癌	1.69	0.00	0.00	0.00	0.00	0.00	0.00	0.10	0.22	0.47
C067	12.卵巢癌	0.60	0.00	0.00	0.00	0.00	0.15	0.11	0.05	0.09	0.28
C068	13.前列腺癌	0.62	0.00	0.00	0.00	0.00	0.00	0.00	0.00	0.00	0.00
C069	14.膀胱癌	1.09	0.00	0.00	0.00	0.00	0.00	0.00	0.00	0.09	0.24
C070	15.淋巴瘤与多发性骨髓瘤	1.37	0.45	0.11	0.00	0.09	0.44	0.44	0.25	0.31	0.76
C071	16.白血病	3.38	5.38	3.44	2.13	1.62	2.39	2.14	1.38	2.14	2.55
C072	B.其他肿瘤	1.76	0.90	0.43	0.35	0.00	0.15	0.16	0.20	0.39	0.66
C073	1.良性肿瘤	0.70	0.90	0.32	0.28	0.00	0.00	0.16	0.05	0.31	0.43
C074	C.糖尿病	8.14	1.34	0.11	0.00	0.05	0.39	0.33	0.79	0.57	1.32
C075	D.内分泌、血液造血及免疫疾病	1.14	4.93	0.65	0.21	0.23	0.19	0.11	0.34	0.17	0.38
C076	E.神经和精神疾病	5.48	4.48	1.72	0.64	0.55	1.46	1.70	1.03	2.36	3.35
C077	1.精神障碍	2.26	0.00	0.00	0.00	0.00	0.29	0.38	0.59	1.44	1.61
C078	a.精神分裂症	0.64	0.00	0.00	0.00	0.00	0.05	0.11	0.29	0.79	0.61
C079	2.神经系统疾病	3.22	4.48	1.72	0.64	0.55	1.17	1.32	0.44	0.92	1.75
C080	a.阿尔茨海默病	0.03	0.00	0.00	0.00	0.00	0.00	0.00	0.00	0.00	0.00
C081	b.帕金森病	0.22	0.00	0.00	0.00	0.00	0.00	0.00	0.00	0.00	0.00
C082	c.癫痫	0.68	0.00	0.11	0.14	0.32	0.58	0.88	0.29	0.66	0.99
C083	F.感官疾病	0.02	0.00	0.00	0.00	0.00	0.00	0.00	0.00	0.00	0.00
C084	G.循环系统疾病	223.29	25.54	1.29	0.85	0.60	2.68	4.50	5.94	11.88	24.47
C085	1.急性风湿热	1.07	0.45	0.00	0.00	0.09	0.00	0.00	0.00	0.04	0.19
C086	2.心脏病	98.04	10.75	0.97	0.50	0.42	1.70	2.47	3.68	6.33	13.61
C087	a.慢性风湿性心脏病	2.80	0.00	0.00	0.00	0.14	0.05	0.05	0.44	0.35	0.85
C088	b.高血压心脏病	18.26	0.00	0.00	0.00	0.00	0.00	0.16	0.39	0.26	1.18
C089	c.肺源性心脏病	1.27	0.45	0.00	0.00	0.00	0.05	0.05	0.00	0.13	0.09
C090	d.缺血性心脏病	63.01	2.69	0.00	0.07	0.14	0.97	1.65	2.06	3.89	9.54

年龄别死亡率(中部地区,男女合计)

40岁~	45岁~	50岁~	55岁~	60岁~	65岁~	70岁~	75岁~	80岁~	85岁~	世调率(2000)	中调率(2000)
0.00	0.00	0.00	0.00	0.00	0.00	0.00	0.00	0.00	0.00	1.51	0.95
0.00	0.00	0.00	0.00	0.00	0.00	0.00	0.00	0.00	0.00	4.81	3.01
0.00	0.00	0.00	0.00	0.00	0.00	0.00	0.00	0.00	0.00	0.06	0.04
0.00	0.00	0.00	0.00	0.00	0.00	0.00	0.00	0.00	0.00	0.11	0.07
0.00	0.06	0.23	0.10	0.36	0.58	1.59	3.84	15.68	46.71	0.63	0.42
0.00	0.06	0.08	0.00	0.12	0.00	0.00	0.96	9.80	29.36	0.32	0.19
0.00	0.00	0.08	0.00	0.24	0.44	0.99	2.24	1.96	6.67	0.17	0.13
149.87	202.72	428.53	713.53	1074.23	1748.60	3434.18	5292.91	9882.52	15103.22	529.43	427.13
63.17	90.35	179.37	288.58	382.07	553.02	886.77	1058.07	1336.18	1332.01	125.17	110.05
1.11	2.23	3.31	3.93	5.94	8.15	8.73	15.68	15.03	22.69	1.87	1.68
0.64	1.37	2.11	2.22	3.27	4.08	3.37	6.40	9.15	8.01	0.99	0.91
3.32	5.71	14.44	30.92	50.41	68.27	123.00	158.74	207.78	194.86	14.98	12.74
6.81	10.18	25.42	45.53	65.07	102.63	159.10	204.51	279.65	269.61	21.14	18.15
3.20	5.34	8.95	12.59	17.33	28.68	54.95	73.93	87.55	84.08	7.01	6.13
18.98	24.94	46.70	70.71	77.80	98.11	141.25	153.30	190.14	196.20	23.88	21.53
1.22	1.74	3.38	6.65	8.48	9.90	24.40	22.08	22.87	18.69	2.52	2.23
10.54	16.69	36.25	61.14	87.97	144.26	243.41	279.08	297.95	286.96	28.69	25.10
0.29	0.62	0.75	1.11	1.21	1.60	1.79	3.84	10.45	21.35	0.61	0.50
3.49	4.72	7.75	7.96	7.51	7.86	9.92	6.72	13.07	20.02	2.59	2.43
1.86	2.36	4.14	5.84	4.48	6.99	6.35	8.32	12.41	14.68	1.72	1.57
1.34	2.30	4.36	5.24	5.57	7.72	7.14	9.60	14.37	24.02	1.78	1.58
0.70	0.99	1.13	1.51	2.06	2.04	2.38	2.88	7.84	5.34	0.63	0.57
0.00	0.06	0.23	0.20	0.73	2.77	4.96	10.24	24.83	24.02	0.78	0.60
0.29	0.37	0.98	1.21	3.39	4.22	8.93	16.32	28.75	18.69	1.25	1.04
0.76	0.99	1.58	2.92	5.09	6.55	7.94	10.88	13.07	12.01	1.44	1.30
2.56	2.67	4.06	7.55	7.76	9.61	11.31	9.92	11.11	6.67	3.50	3.29
0.87	1.80	2.56	3.83	5.45	6.55	13.29	12.80	24.83	18.69	1.90	1.67
0.17	0.74	0.83	1.51	2.18	2.91	4.17	3.84	11.11	5.34	0.76	0.67
2.68	3.72	8.65	17.93	22.90	39.89	73.80	101.77	107.81	133.47	9.01	7.70
0.99	0.81	1.50	3.02	1.58	3.06	7.54	10.56	14.37	9.34	1.26	1.09
3.09	3.04	4.29	4.73	8.12	12.96	25.99	47.69	122.18	254.92	6.60	5.31
1.75	1.43	1.96	1.71	2.79	4.66	10.91	19.20	57.50	105.44	2.67	2.18
0.82	0.56	0.90	0.81	1.33	1.02	2.38	3.52	9.80	14.68	0.68	0.62
1.34	1.61	2.33	3.02	5.33	8.30	15.08	28.48	64.69	149.48	3.93	3.13
0.00	0.00	0.00	0.00	0.00	0.00	0.00	1.28	1.31	1.33	0.04	0.03
0.06	0.06	0.15	0.20	0.48	1.02	2.18	2.24	7.19	8.01	0.27	0.21
0.70	0.93	1.20	0.50	1.09	0.73	1.79	0.64	2.61	0.00	0.64	0.65
0.00	0.00	0.00	0.00	0.00	0.00	0.00	0.00	1.31	4.00	0.04	0.02
54.96	78.31	182.23	312.14	501.55	844.17	1746.55	2848.40	5647.90	9038.44	270.51	213.20
0.35	0.43	0.68	2.52	1.94	5.09	8.53	14.40	22.22	28.03	1.24	1.02
24.63	34.50	71.60	129.13	211.33	339.33	711.00	1167.20	2599.84	4886.26	121.62	93.85
1.22	1.55	3.84	4.43	8.85	8.30	21.62	29.12	50.96	84.08	3.21	2.67
2.62	3.97	9.25	23.47	42.90	74.97	160.09	237.47	486.78	770.11	22.36	17.46
0.23	0.25	0.68	1.11	1.58	5.24	11.51	16.64	32.67	68.07	1.60	1.22
16.54	23.95	47.68	86.22	137.41	214.72	441.20	744.75	1674.64	3171.20	78.18	60.29

表7-2-13(续) 2006年全国疾病监测系统分死因

疾病编码	疾病名称	总计	0岁	1岁~	5岁~	10岁~	15岁~	20岁~	25岁~	30岁~	35岁~
C091	急性心肌梗死	38.55	0.00	0.00	0.00	0.05	0.83	1.32	1.47	3.41	7.51
C092	3.脑血管疾病	122.96	13.89	0.32	0.35	0.09	0.97	2.03	2.16	5.50	10.54
C093	H.呼吸系统疾病	65.73	11.20	0.65	0.57	0.18	0.39	0.49	0.64	1.22	2.17
C094	1.慢性下呼吸道疾病	63.17	8.06	0.22	0.28	0.14	0.15	0.22	0.49	1.00	1.65
C095	a.慢性阻塞性肺疾病	60.73	7.62	0.22	0.28	0.14	0.05	0.22	0.39	0.87	1.42
C096	b.哮喘	2.27	0.45	0.00	0.00	0.00	0.10	0.00	0.05	0.04	0.19
C097	2.尘肺	0.31	0.00	0.00	0.00	0.00	0.05	0.00	0.00	0.04	0.14
C098	I.消化系统疾病	13.67	13.44	0.97	0.21	0.18	0.24	0.38	0.74	2.62	4.20
C099	1.消化性溃疡	2.11	0.45	0.00	0.00	0.00	0.05	0.00	0.20	0.31	0.43
C100	2.肝疾病	6.82	2.69	0.32	0.21	0.18	0.10	0.11	0.20	1.53	2.93
C101	a.肝硬化	4.81	1.34	0.00	0.14	0.09	0.00	0.11	0.15	1.09	2.27
C102	3.阑尾炎	0.15	0.00	0.00	0.00	0.00	0.10	0.05	0.00	0.04	0.05
C103	4.肠梗阻	0.58	2.24	0.11	0.00	0.00	0.05	0.00	0.20	0.00	0.05
C104	J.泌尿生殖系统疾病	7.91	1.34	0.22	0.35	0.09	0.93	1.59	1.62	2.45	4.39
C105	1.肾炎和肾病	7.21	0.90	0.22	0.28	0.09	0.93	1.59	1.62	2.23	4.11
C106	a.肾小球和肾小管间质疾病	5.24	0.90	0.22	0.21	0.09	0.88	1.21	1.33	1.57	2.69
C107	2.良性前列腺肥大	0.08	0.00	0.00	0.00	0.00	0.00	0.00	0.00	0.00	0.00
C108	K.皮肤病	0.31	0.00	0.00	0.00	0.00	0.10	0.27	0.00	0.13	0.14
C109	L.肌肉骨骼和结缔组织疾病	1.19	0.00	0.00	0.07	0.09	0.54	0.16	0.25	0.31	0.71
C110	1.风湿性关节炎	0.46	0.00	0.00	0.00	0.00	0.00	0.00	0.00	0.04	0.05
C111	2.骨关节炎	0.00	0.00	0.00	0.00	0.00	0.00	0.00	0.00	0.00	0.00
C112	M.先天异常	2.55	155.01	8.39	1.70	1.34	1.75	0.93	0.98	0.09	0.61
C113	1.先天性心脏病	1.84	107.97	6.78	1.35	1.02	1.41	0.66	0.69	0.04	0.43
C114	N.口腔疾病	0.04	0.00	0.00	0.07	0.00	0.00	0.00	0.00	0.00	0.00
C115	Ⅲ.伤害	55.11	56.00	28.93	18.00	13.34	25.37	34.16	31.24	39.57	60.66
C116	A.意外伤害	40.38	55.55	28.50	17.37	12.23	20.02	26.54	23.87	30.53	49.14
C117	1.交通事故	19.41	8.96	6.99	4.68	2.63	11.69	15.96	14.39	17.25	27.12
C118	a.道路交通事故	14.57	6.72	4.73	2.98	2.17	8.43	11.95	11.05	13.28	20.88
C119	1a*机动车辆交通事故	11.55	5.82	3.12	2.20	1.66	6.96	9.87	8.10	10.53	16.58
C120	1b*机动车以外的运输事故	4.45	1.79	2.47	0.99	0.65	2.44	3.13	3.93	3.67	6.43
C121	2.意外中毒	2.97	1.79	0.86	0.50	0.60	1.27	2.14	1.42	1.66	3.50
C122	3.意外跌落	6.25	3.58	2.58	0.92	0.46	1.12	2.03	1.92	2.49	5.29
C123	4.火灾	0.84	0.90	0.43	0.07	0.18	0.10	0.22	0.44	0.79	0.90
C124	5.溺水	4.75	5.82	14.52	9.43	7.15	3.75	2.63	1.62	2.18	3.07
C125	6.意外的机械性窒息	1.42	25.99	0.75	0.28	0.32	0.39	0.55	1.33	1.62	2.55
C126	7.触电	1.22	0.00	0.11	0.43	0.23	0.88	1.21	0.93	1.57	1.75
C127	8.砸死	0.87	0.00	0.00	0.07	0.05	0.29	0.27	0.54	0.87	1.56
C128	9.由机械切割和穿刺工具所致的意外事故	0.16	0.00	0.11	0.14	0.05	0.05	0.22	0.05	0.22	0.24
C129	10.自然环境因素导致的意外事故	0.40	0.00	0.22	0.00	0.05	0.15	0.00	0.15	0.17	0.61
C130	B.故意伤害	14.01	0.45	0.11	0.64	0.97	4.82	7.35	6.88	8.60	10.49
C131	1.自杀	12.77	0.00	0.00	0.07	0.83	3.56	5.59	5.65	7.12	8.88
C132	2.被杀	1.16	0.45	0.11	0.57	0.14	1.22	1.54	0.98	1.31	1.51

年龄别死亡率(中部地区,男女合计)

40岁~	45岁~	50岁~	55岁~	60岁~	65岁~	70岁~	75岁~	80岁~	85岁~	世调率(2000)	中调率(2000)
12.75	17.31	34.29	62.15	89.79	134.22	260.87	427.90	945.46	1764.44	46.94	36.80
29.69	42.82	108.75	178.58	284.64	494.36	1016.90	1654.31	3002.33	4074.77	146.19	117.17
5.94	8.31	20.98	39.48	90.16	204.53	536.62	987.98	2264.00	3773.14	85.12	63.33
4.83	7.51	19.10	37.07	85.67	197.10	519.36	958.86	2198.00	3638.33	81.91	60.86
4.60	7.14	18.35	35.45	81.92	190.12	495.56	922.69	2118.29	3524.89	78.85	58.52
0.23	0.37	0.60	1.61	3.64	6.26	22.42	33.28	74.49	109.44	2.87	2.19
0.41	0.31	0.60	0.30	0.48	1.16	3.17	2.24	3.92	2.67	0.32	0.29
9.66	10.67	18.05	28.50	36.23	51.24	81.93	145.94	213.66	331.00	15.41	12.98
0.76	1.24	2.18	3.53	3.88	8.01	14.28	28.48	48.35	65.40	2.46	2.01
7.04	7.07	12.03	19.64	22.90	24.31	36.70	56.01	60.11	89.42	7.24	6.42
5.30	5.21	8.80	14.00	15.75	17.18	25.59	33.60	45.08	68.07	5.09	4.52
0.06	0.06	0.15	0.20	0.24	0.44	1.19	0.96	4.57	2.67	0.17	0.14
0.29	0.19	0.53	0.40	0.48	1.89	4.56	8.64	15.03	18.69	0.71	0.56
7.45	4.72	9.48	12.89	22.90	28.39	49.40	66.25	121.53	150.82	8.63	7.52
7.10	4.47	9.10	12.19	21.45	26.35	44.44	58.89	106.50	112.11	7.77	6.85
5.18	2.54	6.39	9.07	16.00	17.61	34.72	43.85	75.14	86.75	5.68	4.98
0.00	0.00	0.00	0.00	0.12	0.00	0.40	1.28	5.23	4.00	0.11	0.08
0.17	0.12	0.30	0.50	0.48	0.58	1.59	2.24	7.19	14.68	0.37	0.30
0.52	0.56	0.90	1.31	2.06	3.93	9.92	10.56	20.26	41.38	1.36	1.14
0.06	0.12	0.08	0.50	1.09	1.89	4.96	6.40	9.80	20.02	0.56	0.44
0.00	0.00	0.00	0.00	0.00	0.00	0.20	0.00	0.00	0.00	0.00	0.00
0.35	0.31	0.23	0.60	0.36	0.15	0.60	0.00	0.65	1.33	4.00	2.79
0.17	0.25	0.08	0.50	0.12	0.00	0.40	0.00	0.65	0.00	2.87	2.01
0.00	0.00	0.00	0.00	0.36	0.15	0.20	0.64	0.65	0.00	0.04	0.04
68.00	54.67	76.41	83.40	77.07	102.34	161.09	240.99	418.17	632.64	57.10	53.39
53.86	42.01	56.78	57.82	47.86	65.51	93.24	139.86	234.57	441.78	41.73	39.29
30.16	21.72	31.89	32.74	25.45	32.17	37.49	42.57	51.62	86.75	18.87	18.71
21.95	16.75	24.52	24.48	19.87	25.04	26.38	30.72	37.90	53.39	14.07	14.04
17.41	13.28	19.33	19.64	15.75	20.82	21.23	24.64	29.40	41.38	11.14	11.12
7.04	4.59	7.37	7.05	5.94	6.70	9.92	9.92	12.41	20.02	4.35	4.30
3.61	3.35	4.51	5.24	4.36	6.84	10.32	15.68	16.33	21.35	2.99	2.85
6.17	5.34	7.60	8.86	7.15	12.66	24.00	48.33	99.32	238.91	7.20	6.02
1.05	1.43	0.53	0.71	0.85	1.31	2.58	5.12	13.72	14.68	0.89	0.82
2.97	2.42	3.76	3.42	4.36	4.51	10.12	13.44	26.14	28.03	5.46	4.87
2.62	1.37	1.43	0.40	0.73	1.16	0.79	1.60	2.61	1.33	1.53	1.42
1.46	1.49	2.11	2.52	1.33	2.18	0.99	1.60	0.65	1.33	1.14	1.18
2.10	2.05	0.90	1.51	0.97	0.58	1.19	2.56	1.96	0.00	0.79	0.83
0.23	0.25	0.15	0.20	0.36	0.29	0.00	0.32	0.00	0.00	0.16	0.16
0.41	0.25	0.90	0.20	0.73	0.58	1.19	1.92	5.23	8.01	0.42	0.38
13.10	12.04	18.88	23.77	28.11	36.10	65.86	97.29	179.68	184.19	14.64	13.41
10.95	10.67	17.00	22.56	27.14	35.52	64.67	95.05	178.38	180.18	13.46	12.19
1.98	1.30	1.80	1.21	0.97	0.58	1.19	2.24	1.31	4.00	1.10	1.12

表 7-2-14 2006年全国疾病监测系统分死因

疾病编码	疾病名称	总计	0岁	1岁~	5岁~	10岁~	15岁~	20岁~	25岁~	30岁~	35岁~
C001	总计	617.05	994.72	68.48	36.45	27.93	58.11	72.73	72.64	109.74	196.85
C002	Ⅰ.感染性、母婴及营养缺乏性疾病	27.62	642.70	9.41	1.34	1.60	3.26	2.24	2.01	4.21	8.80
C003	A.传染病和寄生虫病	12.95	34.45	5.21	0.80	1.25	2.58	2.03	1.82	3.61	7.59
C004	1.结核病	5.62	0.84	0.80	0.13	0.00	0.57	0.75	0.67	1.20	3.33
C005	a.呼吸道结核	5.39	0.84	0.20	0.00	0.00	0.38	0.53	0.48	1.03	2.87
C006	2.性传播疾病(不包括艾滋病)	0.01	0.00	0.00	0.00	0.00	0.00	0.00	0.00	0.00	0.00
C007	a.梅毒	0.00	0.00	0.00	0.00	0.00	0.00	0.00	0.00	0.00	0.00
C008	3.艾滋病	0.46	0.84	0.40	0.00	0.27	0.10	0.00	0.10	0.52	0.56
C009	4.腹泻病	0.22	6.72	0.40	0.00	0.00	0.10	0.00	0.00	0.09	0.09
C010	a.痢疾	0.03	1.68	0.00	0.00	0.00	0.00	0.00	0.00	0.00	0.00
C011	b.伤寒和副伤寒	0.03	0.00	0.00	0.00	0.00	0.10	0.00	0.00	0.00	0.00
C012	5.好发于儿童期的疾病	0.11	5.88	0.00	0.00	0.10	0.00	0.00	0.00	0.00	0.00
C013	a.百日咳	0.00	0.00	0.00	0.00	0.00	0.00	0.00	0.00	0.00	0.00
C014	b.脊髓灰质炎	0.01	0.00	0.00	0.00	0.10	0.00	0.00	0.00	0.00	0.00
C015	c.白喉	0.01	0.00	0.00	0.00	0.00	0.00	0.00	0.00	0.00	0.00
C016	d.麻疹	0.02	1.68	0.00	0.00	0.00	0.00	0.00	0.00	0.00	0.00
C017	e.破伤风	0.08	4.20	0.00	0.00	0.00	0.00	0.00	0.00	0.00	0.00
C018	6.脑(脊)膜炎	0.22	3.36	0.80	0.27	0.09	0.48	0.11	0.00	0.00	0.00
C019	a.脑膜炎球菌感染	0.08	0.84	0.40	0.27	0.00	0.10	0.00	0.00	0.00	0.00
C020	b.脑膜炎	0.14	2.52	0.40	0.00	0.09	0.38	0.11	0.00	0.00	0.00
C021	7.病毒性肝炎	4.36	0.00	0.00	0.00	0.18	0.29	0.75	0.86	1.46	2.87
C022	a.乙型肝炎	4.25	0.00	0.00	0.00	0.18	0.29	0.75	0.77	1.46	2.69
C023	b.丙型肝炎	0.03	0.00	0.00	0.00	0.00	0.00	0.00	0.10	0.00	0.00
C024	8.疟疾	0.00	0.00	0.00	0.00	0.00	0.00	0.00	0.00	0.00	0.00
C025	9.热带病	0.13	0.00	0.00	0.00	0.00	0.00	0.00	0.00	0.00	0.00
C026	a.血吸虫病	0.13	0.00	0.00	0.00	0.00	0.00	0.00	0.00	0.00	0.00
C027	10.流行性乙型脑炎	0.03	0.00	0.20	0.13	0.18	0.00	0.00	0.00	0.00	0.00
C028	11.钩端螺旋体病	0.00	0.00	0.00	0.00	0.00	0.00	0.00	0.00	0.00	0.00
C029	12.流行性出血热	0.03	0.00	0.00	0.00	0.00	0.00	0.00	0.00	0.00	0.09
C030	13.败血病	0.62	9.24	1.00	0.00	0.00	0.10	0.21	0.10	0.09	0.09
C031	B.呼吸系统感染性疾病	9.23	98.30	4.21	0.54	0.36	0.67	0.21	0.19	0.60	1.02
C032	1.上呼吸道感染	1.03	1.68	0.40	0.00	0.00	0.10	0.00	0.00	0.00	0.09
C033	2.下呼吸道感染	8.20	96.62	3.80	0.54	0.36	0.57	0.21	0.19	0.60	0.93
C034	a.肺炎	7.66	95.78	3.80	0.54	0.36	0.48	0.21	0.19	0.52	0.74
C035	C.妊娠、分娩和产褥期疾病	0.00	0.00	0.00	0.00	0.00	0.00	0.00	0.00	0.00	0.00
C036	1.直接产科原因	0.00	0.00	0.00	0.00	0.00	0.00	0.00	0.00	0.00	0.00
C037	a.产后出血	0.00	0.00	0.00	0.00	0.00	0.00	0.00	0.00	0.00	0.00
C038	b.产褥期感染	0.00	0.00	0.00	0.00	0.00	0.00	0.00	0.00	0.00	0.00
C039	c.妊娠高血压综合征	0.00	0.00	0.00	0.00	0.00	0.00	0.00	0.00	0.00	0.00
C040	d.阻梗性分娩	0.00	0.00	0.00	0.00	0.00	0.00	0.00	0.00	0.00	0.00
C041	e.流产	0.00	0.00	0.00	0.00	0.00	0.00	0.00	0.00	0.00	0.00
C042	f.母体产伤	0.00	0.00	0.00	0.00	0.00	0.00	0.00	0.00	0.00	0.00
C043	2.间接产科原因	0.00	0.00	0.00	0.00	0.00	0.00	0.00	0.00	0.00	0.00
C044	D.起源于围生期的某些情况	5.06	506.60	0.00	0.00	0.00	0.00	0.00	0.00	0.00	0.00
C045	1.低出生体重	0.96	96.62	0.00	0.00	0.00	0.00	0.00	0.00	0.00	0.00

年龄别死亡率（中部地区，男）

40岁~	45岁~	50岁~	55岁~	60岁~	65岁~	70岁~	75岁~	80岁~	85岁~	世调率(2000)	中调率(2000)
307.80	357.42	671.60	1052.50	1486.69	2360.08	4635.41	6988.79	13307.81	20178.42	774.17	634.62
13.42	14.43	23.39	33.86	45.61	68.83	127.61	212.76	449.14	1135.74	39.03	29.06
12.63	12.49	20.02	27.05	35.50	47.90	74.47	92.27	130.54	203.20	14.63	12.82
4.51	4.00	9.79	10.12	14.58	25.81	41.06	53.02	69.93	94.34	6.35	5.58
4.51	3.76	9.06	10.12	14.34	25.81	40.66	52.33	69.93	94.34	6.12	5.35
0.00	0.00	0.00	0.00	0.00	0.00	0.40	0.00	0.00	0.00	0.01	0.01
0.00	0.00	0.00	0.00	0.00	0.00	0.00	0.00	0.00	0.00	0.00	0.00
1.01	1.46	1.02	0.19	0.47	0.29	0.81	0.00	1.55	0.00	0.44	0.45
0.00	0.00	0.15	0.19	0.47	0.00	0.40	1.38	4.66	10.89	0.34	0.24
0.00	0.00	0.00	0.00	0.00	0.00	0.00	0.00	0.00	3.63	0.05	0.03
0.00	0.00	0.15	0.00	0.00	0.00	0.00	0.69	0.00	0.00	0.03	0.02
0.00	0.00	0.44	0.00	0.00	0.00	0.40	0.00	1.55	0.00	0.15	0.11
0.00	0.00	0.00	0.00	0.00	0.00	0.00	0.00	0.00	0.00	0.00	0.00
0.00	0.00	0.00	0.00	0.00	0.00	0.00	0.00	0.00	0.00	0.01	0.01
0.00	0.00	0.15	0.00	0.00	0.00	0.00	0.00	0.00	0.00	0.01	0.01
0.00	0.00	0.00	0.00	0.00	0.00	0.00	0.00	0.00	0.00	0.03	0.02
0.00	0.00	0.29	0.00	0.00	0.00	0.40	0.00	1.55	0.00	0.11	0.08
0.00	0.00	0.15	0.39	0.24	0.29	0.81	0.00	1.55	3.63	0.29	0.22
0.00	0.00	0.00	0.00	0.19	0.00	0.00	0.00	1.55	3.63	0.12	0.08
0.00	0.00	0.15	0.19	0.24	0.29	0.81	0.00	0.00	0.00	0.17	0.14
5.30	5.58	7.16	12.06	13.87	16.92	20.53	28.92	37.30	43.54	4.63	4.24
5.07	5.58	6.87	11.87	13.87	16.35	20.53	28.92	35.74	36.29	4.49	4.13
0.11	0.00	0.00	0.00	0.00	0.29	0.00	0.00	0.00	0.00	0.02	0.02
0.00	0.00	0.00	0.00	0.00	0.00	0.00	0.00	0.00	0.00	0.00	0.00
0.34	0.00	0.15	0.39	0.24	0.29	1.21	0.69	1.55	7.26	0.16	0.13
0.34	0.00	0.15	0.39	0.24	0.29	1.21	0.69	1.55	7.26	0.16	0.13
0.00	0.00	0.00	0.00	0.00	0.00	0.00	0.00	0.00	0.00	0.04	0.04
0.00	0.00	0.00	0.00	0.00	0.00	0.00	0.00	0.00	0.00	0.00	0.00
0.00	0.12	0.00	0.19	0.00	0.00	0.00	0.00	0.00	0.00	0.02	0.02
0.23	0.49	0.15	1.75	1.88	1.43	2.82	4.82	7.77	14.51	0.82	0.63
0.79	1.82	2.92	6.62	9.87	20.36	50.72	117.05	304.60	889.00	15.12	10.39
0.00	0.00	0.15	0.19	0.00	2.29	3.62	17.90	49.73	145.14	1.88	1.22
0.79	1.82	2.78	6.42	9.87	18.07	47.10	99.15	254.87	743.85	13.25	9.17
0.45	1.82	2.78	6.42	9.40	16.63	44.68	92.95	237.78	656.77	12.27	8.53
0.00	0.00	0.00	0.00	0.00	0.00	0.00	0.00	0.00	0.00	0.00	0.00
0.00	0.00	0.00	0.00	0.00	0.00	0.00	0.00	0.00	0.00	0.00	0.00
0.00	0.00	0.00	0.00	0.00	0.00	0.00	0.00	0.00	0.00	0.00	0.00
0.00	0.00	0.00	0.00	0.00	0.00	0.00	0.00	0.00	0.00	0.00	0.00
0.00	0.00	0.00	0.00	0.00	0.00	0.00	0.00	0.00	0.00	0.00	0.00
0.00	0.00	0.00	0.00	0.00	0.00	0.00	0.00	0.00	0.00	8.64	5.41
0.00	0.00	0.00	0.00	0.00	0.00	0.00	0.00	0.00	0.00	1.65	1.03

表 7-2-14(续) 2006年全国疾病监测系统分死因

疾病编码	疾病名称	总计	0岁	1岁~	5岁~	10岁~	15岁~	20岁~	25岁~	30岁~	35岁~
C046	a.早产儿和未成熟儿	0.80	80.65	0.00	0.00	0.00	0.00	0.00	0.00	0.00	0.00
C047	2.新生儿产伤和窒息	3.07	307.49	0.00	0.00	0.00	0.00	0.00	0.00	0.00	0.00
C048	3.新生儿溶血性疾病	0.04	4.20	0.00	0.00	0.00	0.00	0.00	0.00	0.00	0.00
C049	4.新生儿硬化病	0.06	5.88	0.00	0.00	0.00	0.00	0.00	0.00	0.00	0.00
C050	E.营养缺乏性疾病	0.39	3.36	0.00	0.00	0.00	0.00	0.00	0.00	0.00	0.19
C051	1.营养不良	0.15	1.68	0.00	0.00	0.00	0.00	0.00	0.00	0.00	0.00
C052	2.缺铁性贫血	0.15	0.84	0.00	0.00	0.00	0.00	0.00	0.00	0.00	0.09
C053	Ⅱ.非感染性疾病	509.68	257.92	21.03	9.11	6.49	16.66	18.24	24.53	47.30	92.68
C054	A.恶性肿瘤	147.13	9.24	4.81	2.81	3.02	6.32	6.19	9.10	17.97	38.42
C055	1.唇、口腔和咽恶性肿瘤	2.31	0.84	0.00	0.00	0.09	0.29	0.00	0.29	0.09	1.20
C056	a.鼻咽癌	1.22	0.00	0.00	0.00	0.09	0.19	0.00	0.19	0.09	1.02
C057	2.食管癌	18.39	0.00	0.00	0.00	0.00	0.00	0.32	0.10	0.26	0.93
C058	3.胃癌	25.98	0.00	0.00	0.00	0.29	0.11	0.38	1.29	2.22	
C059	4.结直肠癌	7.18	0.00	0.00	0.00	0.19	0.00	0.57	1.03	2.13	
C060	5.肝癌	33.12	0.00	0.00	0.00	0.29	0.75	1.53	6.19	17.22	
C061	6.胰腺癌	2.73	0.00	0.00	0.00	0.00	0.00	0.19	0.00	0.09	0.37
C062	7.肺癌	36.67	0.00	0.00	0.00	0.09	0.29	0.43	1.44	2.84	5.28
C063	8.皮肤癌	0.56	0.00	0.00	0.00	0.09	0.10	0.00	0.19	0.26	0.09
C064	9.乳腺癌	0.17	0.00	0.00	0.00	0.00	0.00	0.00	0.19	0.00	0.00
C065	10.子宫颈癌	0.00	0.00	0.00	0.00	0.00	0.00	0.00	0.00	0.00	0.00
C066	11.子宫体癌	0.00	0.00	0.00	0.00	0.00	0.00	0.00	0.00	0.00	0.00
C067	12.卵巢癌	0.00	0.00	0.00	0.00	0.00	0.00	0.00	0.00	0.00	0.00
C068	13.前列腺癌	1.21	0.00	0.00	0.00	0.00	0.00	0.00	0.00	0.00	0.00
C069	14.膀胱癌	1.48	0.00	0.00	0.00	0.00	0.00	0.00	0.00	0.17	0.28
C070	15.淋巴瘤与多发性骨髓瘤	1.64	0.00	0.00	0.00	0.09	0.67	0.53	0.19	0.34	0.93
C071	16.白血病	3.81	4.20	3.60	2.41	1.60	2.58	2.88	2.01	2.49	2.96
C072	B.其他肿瘤	2.10	0.84	0.60	0.27	0.00	0.29	0.32	0.29	0.43	0.83
C073	1.良性肿瘤	0.86	0.84	0.60	0.13	0.00	0.32	0.00	0.43	0.65	
C074	C.糖尿病	6.98	0.84	0.20	0.00	0.00	0.29	0.43	1.05	0.52	1.76
C075	D.内分泌、血液造血及免疫疾病	1.05	5.88	0.40	0.13	0.27	0.00	0.11	0.38	0.17	0.19
C076	E.神经和精神疾病	5.96	5.04	2.20	0.94	0.80	2.68	1.71	0.96	2.92	4.44
C077	1.精神障碍	2.36	0.00	0.00	0.00	0.00	0.48	0.32	0.77	1.81	2.13
C078	a.精神分裂症	0.58	0.00	0.00	0.00	0.00	0.10	0.11	0.29	0.86	0.65
C079	2.神经系统疾病	3.61	5.04	2.20	0.94	0.80	2.20	1.39	0.19	1.12	2.31
C080	a.阿尔茨海默病	0.04	0.00	0.00	0.00	0.00	0.00	0.00	0.00	0.00	0.00
C081	b.帕金森病	0.23	0.00	0.00	0.00	0.00	0.00	0.00	0.00	0.00	0.00
C082	c.癫痫	0.80	0.00	0.20	0.13	0.44	1.05	0.75	0.10	0.69	1.30
C083	F.感官疾病	0.02	0.00	0.00	0.00	0.00	0.00	0.00	0.00	0.00	0.00
C084	G.循环系统疾病	243.03	30.24	1.40	0.67	0.62	2.87	5.76	7.76	15.74	31.57
C085	1.急性风湿热	1.04	0.00	0.00	0.00	0.18	0.00	0.00	0.00	0.00	0.09
C086	2.心脏病	102.91	12.60	1.00	0.40	0.36	1.91	3.09	4.70	8.34	17.68
C087	a.慢性风湿性心脏病	2.22	0.00	0.00	0.00	0.09	0.10	0.11	0.19	0.26	0.93
C088	b.高血压心脏病	19.19	0.00	0.00	0.00	0.00	0.00	0.21	0.48	0.26	1.48
C089	c.肺源性心脏病	1.43	0.00	0.00	0.00	0.00	0.10	0.00	0.00	0.17	0.09
C090	d.缺血性心脏病	67.24	3.36	0.00	0.13	0.18	1.05	2.03	2.87	5.16	13.24

年龄别死亡率（中部地区，男）

40岁~	45岁~	50岁~	55岁~	60岁~	65岁~	70岁~	75岁~	80岁~	85岁~	世调率(2000)	中调率(2000)
0.00	0.00	0.00	0.00	0.00	0.00	0.00	0.00	0.00	0.00	1.37	0.86
0.00	0.00	0.00	0.00	0.00	0.00	0.00	0.00	0.00	0.00	5.24	3.29
0.00	0.00	0.00	0.00	0.00	0.00	0.00	0.00	0.00	0.00	0.07	0.04
0.00	0.00	0.00	0.00	0.00	0.00	0.00	0.00	0.00	0.00	0.10	0.06
0.00	0.12	0.44	0.19	0.24	0.57	2.42	3.44	13.99	43.54	0.64	0.44
0.00	0.12	0.15	0.00	0.00	0.00	0.00	0.00	9.32	29.03	0.31	0.19
0.00	0.00	0.15	0.00	0.24	0.57	1.61	2.75	3.11	7.26	0.21	0.16
192.57	260.64	539.47	898.78	1336.70	2157.02	4286.80	6442.77	12168.65	17645.69	648.58	525.76
78.58	117.04	229.18	379.24	494.39	722.74	1193.57	1465.92	1855.60	1883.22	165.84	145.09
1.13	3.64	5.55	5.64	7.29	9.75	11.67	22.72	21.76	18.14	2.49	2.25
0.79	2.30	3.22	2.34	4.47	5.16	4.03	7.57	13.99	7.26	1.28	1.19
5.07	8.73	21.19	48.06	70.29	97.80	170.28	228.60	295.28	297.54	21.61	18.34
8.91	14.80	36.39	67.13	90.51	150.00	223.01	302.96	385.42	381.00	30.05	25.77
3.38	6.91	8.33	14.40	18.34	36.71	66.82	82.63	119.67	94.34	8.22	7.17
31.57	41.11	71.47	105.08	115.19	131.35	206.11	213.45	261.09	290.28	35.26	31.96
1.58	2.43	3.51	8.17	8.46	11.76	30.59	26.85	26.42	25.40	3.01	2.65
14.77	23.29	53.35	86.98	124.36	201.62	347.40	414.51	475.56	442.68	41.65	36.25
0.56	0.61	0.44	0.78	0.94	2.29	2.01	6.89	12.43	25.40	0.71	0.59
0.23	0.12	0.58	0.00	0.71	0.86	0.81	0.69	3.11	0.00	0.18	0.16
0.00	0.00	0.00	0.00	0.00	0.00	0.00	0.00	0.00	0.00	0.00	0.00
0.00	0.00	0.00	0.00	0.00	0.00	0.00	0.00	0.00	0.00	0.00	0.00
0.00	0.00	0.00	0.00	0.00	0.00	0.00	0.00	0.00	0.00	0.00	0.00
0.00	0.12	0.44	0.39	1.41	5.45	10.06	22.03	59.06	65.31	1.77	1.32
0.23	0.61	1.17	1.95	3.76	5.16	14.09	24.79	49.73	36.29	1.90	1.55
1.24	1.21	1.75	4.09	6.11	6.60	10.47	13.77	17.10	25.40	1.83	1.62
2.03	2.91	4.82	7.78	8.70	11.47	13.69	14.46	12.43	10.89	3.98	3.75
1.13	1.70	3.07	4.67	7.05	8.32	18.11	16.53	23.31	32.66	2.38	2.08
0.34	0.73	0.88	1.56	2.82	3.73	6.44	4.13	13.99	10.89	0.97	0.86
2.25	2.79	6.72	14.59	21.63	33.84	61.59	96.40	107.23	185.06	8.45	7.07
0.68	0.85	1.32	2.53	1.88	2.87	6.84	11.02	18.65	18.14	1.27	1.06
3.61	3.76	5.85	6.62	8.93	15.20	28.18	46.13	146.09	301.17	7.79	6.28
2.14	1.94	2.78	1.95	3.53	4.59	11.67	14.46	68.38	116.11	3.01	2.48
0.90	0.49	1.17	0.78	1.41	1.15	2.01	0.69	4.66	14.51	0.61	0.58
1.47	1.82	3.07	4.67	5.41	10.61	16.50	31.67	77.71	185.06	4.78	3.80
0.00	0.00	0.00	0.00	0.00	0.00	0.00	2.75	1.55	0.00	0.06	0.05
0.11	0.12	0.15	0.39	0.24	1.43	2.42	2.07	7.77	10.89	0.32	0.25
0.68	1.21	1.75	0.58	1.18	1.15	1.21	1.38	4.66	0.00	0.77	0.78
0.00	0.00	0.00	0.00	0.00	0.00	0.00	0.00	1.55	3.63	0.04	0.02
74.75	102.73	228.59	383.53	616.16	1014.41	2116.23	3265.11	6628.26	10058.37	319.31	253.70
0.45	0.00	0.58	2.14	2.35	6.88	9.26	12.39	23.31	43.54	1.35	1.08
34.95	44.87	95.44	158.59	247.08	399.51	820.81	1298.61	2977.67	5174.33	138.94	108.47
1.24	1.46	2.92	4.09	5.64	6.88	19.73	25.48	45.07	72.57	2.74	2.27
3.95	5.46	11.55	28.41	51.48	84.03	190.01	268.53	562.59	805.54	25.55	20.14
0.23	0.24	1.02	0.97	1.65	4.88	14.89	22.03	45.07	101.60	2.08	1.55
24.01	30.93	65.19	106.83	164.09	260.70	516.88	827.64	1923.98	3461.65	90.83	70.84

表 7-2-14(续) 2006年全国疾病监测系统分死因

疾病编码	疾病名称	总计	0岁	1岁~	5岁~	10岁~	15岁~	20岁~	25岁~	30岁~	35岁~
C091	急性心肌梗死	42.13	0.00	0.00	0.00	0.09	0.96	1.81	2.30	4.39	10.93
C092	3.脑血管疾病	137.66	17.64	0.40	0.27	0.09	0.96	2.67	2.97	7.40	13.52
C093	H.呼吸系统疾病	73.16	13.44	1.00	0.67	0.09	0.19	0.64	0.77	1.29	2.50
C094	1.慢性下呼吸道疾病	70.04	10.92	0.40	0.27	0.09	0.10	0.21	0.57	0.95	1.67
C095	a.慢性阻塞性肺疾病	67.51	10.08	0.40	0.27	0.09	0.00	0.21	0.48	0.69	1.48
C096	b.哮喘	2.30	0.84	0.00	0.00	0.00	0.10	0.00	0.00	0.09	0.19
C097	2.尘肺	0.57	0.00	0.00	0.00	0.00	0.00	0.00	0.00	0.09	0.28
C098	I.消化系统疾病	16.91	15.12	1.20	0.40	0.18	0.48	0.21	0.96	4.30	6.67
C099	1.消化性溃疡	2.62	0.84	0.00	0.00	0.00	0.00	0.11	0.19	0.52	0.65
C100	2.肝疾病	9.25	2.52	0.20	0.00	0.18	0.19	0.11	0.10	2.58	4.54
C101	a.肝硬化	6.60	0.00	0.00	0.00	0.27	0.09	0.00	0.11	0.00	1.81	3.70
C102	3.阑尾炎	0.17	0.00	0.00	0.00	0.00	0.19	0.00	0.00	0.09	0.09
C103	4.肠梗阻	0.65	3.36	0.20	0.00	0.00	0.10	0.00	0.38	0.00	0.09
C104	J.泌尿生殖系统疾病	9.21	0.84	0.40	0.54	0.18	0.96	1.71	2.11	3.61	5.19
C105	1.肾炎和肾病	8.20	0.84	0.40	0.40	0.18	0.96	1.71	2.11	3.44	5.00
C106	a.肾小球和肾小管间质疾病	5.93	0.84	0.40	0.27	0.18	0.96	1.17	1.72	2.32	3.33
C107	2.良性前列腺肥大	0.15	0.00	0.00	0.00	0.00	0.00	0.00	0.00	0.00	0.00
C108	K.皮肤病	0.29	0.00	0.00	0.00	0.00	0.10	0.21	0.00	0.09	0.19
C109	L.肌肉骨骼和结缔组织疾病	0.86	0.00	0.00	0.13	0.00	0.29	0.00	0.00	0.09	0.28
C110	1.风湿性关节炎	0.34	0.00	0.00	0.00	0.00	0.00	0.00	0.00	0.00	0.00
C111	2.骨关节炎	0.01	0.00	0.00	0.00	0.00	0.00	0.00	0.00	0.00	0.00
C112	M.先天异常	2.98	176.43	8.81	2.41	1.33	2.20	0.96	1.15	0.17	0.65
C113	1.先天性心脏病	2.10	125.18	6.61	1.88	0.89	1.63	0.64	0.67	0.09	0.46
C114	N.口腔疾病	0.01	0.00	0.00	0.13	0.00	0.00	0.00	0.00	0.00	0.00
C115	Ⅲ.伤害	74.59	56.29	35.64	25.46	19.66	37.63	51.93	45.81	57.54	93.89
C116	A.意外伤害	58.12	55.45	35.24	24.79	18.68	31.02	42.66	38.05	49.11	81.20
C117	1.交通事故	28.54	9.24	7.81	6.03	3.74	18.09	24.74	23.00	27.35	43.80
C118	a.道路交通事故	21.39	7.56	5.61	3.48	3.29	13.31	18.45	17.73	20.81	33.24
C119	1a*机动车辆交通事故	16.90	6.72	3.40	2.28	2.49	11.01	15.89	13.32	16.68	26.30
C120	1b*机动车以外的运输事故	6.65	1.68	3.00	1.47	1.07	3.83	4.27	5.65	5.76	10.56
C121	2.意外中毒	4.07	2.52	1.00	0.67	1.07	1.34	2.77	1.92	2.32	5.46
C122	3.意外跌落	8.15	3.36	3.00	0.80	0.53	1.82	3.41	2.97	4.04	9.26
C123	4.火灾	1.22	0.84	0.60	0.13	0.27	0.19	0.32	0.67	1.38	1.39
C124	5.溺水	6.62	4.20	18.82	14.88	11.21	6.22	4.80	2.20	3.27	4.63
C125	6.意外的机械性窒息	2.33	28.56	0.80	0.54	0.44	0.57	1.07	2.49	3.01	4.81
C126	7.触电	2.05	0.00	0.20	0.40	0.44	1.63	2.35	1.63	2.67	3.24
C127	8.砸死	1.52	0.00	0.00	0.13	0.09	0.48	0.32	1.05	1.63	3.06
C128	9.由机械切割和穿刺工具所致的意外事故	0.27	0.00	0.20	0.00	0.27	0.10	0.43	0.00	0.34	0.28
C129	10.自然环境因素导致的意外事故	0.51	0.00	0.00	0.00	0.09	0.10	0.43	0.19	0.34	0.93
C130	B.故意伤害	15.55	0.84	0.00	0.67	0.89	6.03	9.06	7.00	8.08	11.02
C131	1.自杀	13.83	0.00	0.00	0.00	0.80	4.02	6.61	5.08	6.11	8.89
C132	2.被杀	1.56	0.84	0.00	0.67	0.09	1.91	2.03	1.44	1.63	2.04

年龄别死亡率(中部地区,男)

40岁~	45岁~	50岁~	55岁~	60岁~	65岁~	70岁~	75岁~	80岁~	85岁~	世调率(2000)	中调率(2000)
18.04	23.77	47.06	77.25	110.96	166.34	308.36	477.85	1087.87	1875.97	55.03	43.84
38.90	57.12	131.25	219.88	361.56	602.28	1272.47	1937.58	3603.97	4782.44	177.21	142.70
7.22	9.46	27.19	50.40	113.78	256.97	689.98	1259.36	2921.72	4539.33	106.96	79.88
5.52	8.13	23.97	47.67	107.67	245.50	664.21	1223.56	2830.03	4390.56	102.75	76.58
5.19	8.00	22.95	46.31	103.20	236.32	634.43	1180.18	2732.12	4303.47	99.35	73.89
0.34	0.12	0.88	1.36	4.23	8.32	26.97	39.94	88.58	83.46	3.12	2.45
0.79	0.61	1.17	0.58	0.94	2.29	6.44	3.44	9.32	7.26	0.63	0.56
15.56	16.49	25.43	40.47	43.96	65.96	103.86	176.96	261.09	330.20	19.58	16.86
1.24	1.94	3.36	4.67	5.64	10.90	16.91	38.56	60.61	76.20	3.24	2.68
11.50	11.52	17.83	28.02	29.15	33.56	48.31	70.23	82.37	112.49	10.02	8.98
8.91	8.49	13.45	19.85	19.75	24.09	34.62	43.38	62.16	79.83	7.11	6.40
0.11	0.00	0.15	0.39	0.47	0.29	1.21	0.69	6.22	3.63	0.20	0.17
0.11	0.00	0.44	0.58	0.47	2.01	7.65	11.02	18.65	10.89	0.83	0.67
8.12	5.09	10.82	14.20	26.09	31.83	58.77	91.58	183.38	228.60	10.92	9.35
7.78	4.73	10.38	13.62	24.21	28.39	50.32	77.81	153.86	145.14	9.42	8.24
5.86	2.79	7.45	9.34	17.63	20.08	38.65	55.08	105.68	127.00	6.89	5.97
0.00	0.00	0.00	0.00	0.24	0.00	0.81	2.75	12.43	10.89	0.25	0.17
0.34	0.00	0.44	0.58	0.94	0.86	1.21	2.75	1.55	14.51	0.35	0.29
0.23	0.24	0.44	1.17	1.65	4.02	8.05	11.02	18.65	47.17	1.16	0.91
0.00	0.00	0.00	0.58	0.71	1.72	2.82	5.51	7.77	29.03	0.50	0.37
0.00	0.00	0.00	0.00	0.00	0.00	0.40	0.00	0.00	0.00	0.01	0.01
0.11	0.49	0.44	0.78	0.24	0.00	0.40	0.00	1.55	3.63	4.53	3.16
0.00	0.36	0.15	0.78	0.00	0.00	0.00	0.00	1.55	0.00	3.21	2.23
0.00	0.00	0.00	0.00	0.00	0.00	0.00	0.00	0.00	0.00	0.01	0.01
100.12	80.29	105.53	113.83	99.68	125.91	204.09	296.08	523.73	743.85	77.76	73.90
83.66	66.34	84.19	83.67	64.18	82.02	121.57	176.27	279.74	486.23	59.54	57.46
45.55	34.93	45.16	46.89	33.62	39.87	49.92	57.15	68.38	145.14	27.77	27.82
33.37	26.92	35.08	35.03	25.86	30.40	33.81	40.62	51.29	83.46	20.64	20.82
25.82	20.86	27.92	27.83	19.28	24.66	27.37	33.05	40.41	68.94	16.29	16.43
11.61	7.88	10.23	10.70	8.70	8.60	13.69	13.77	17.10	29.03	6.48	6.48
5.52	5.09	7.02	6.81	7.29	8.89	13.28	20.66	18.65	10.89	4.06	3.96
10.49	8.00	12.72	13.43	10.34	16.35	30.59	56.46	111.90	239.48	9.42	8.24
1.69	2.43	1.02	0.97	0.94	0.86	2.82	6.89	26.42	21.77	1.35	1.25
3.50	2.79	4.24	4.48	4.47	6.02	14.09	15.15	32.64	29.03	7.54	6.84
4.74	2.55	2.78	0.78	0.94	1.43	0.81	2.07	3.11	0.00	2.34	2.31
2.59	2.30	3.51	4.48	1.65	3.44	1.61	1.38	0.00	0.00	1.90	1.98
3.83	3.64	1.61	2.72	1.65	0.86	1.21	4.13	0.00	0.00	1.37	1.46
0.45	0.49	0.29	0.19	0.71	0.29	0.00	0.69	0.00	0.00	0.26	0.26
0.68	0.49	1.46	0.19	0.71	0.86	1.61	1.38	7.77	3.63	0.52	0.50
15.11	13.22	20.46	27.05	33.62	43.31	80.11	115.68	236.22	250.37	17.27	15.54
12.06	11.28	17.39	25.49	32.91	42.45	78.90	112.23	234.67	246.74	15.64	13.87
2.82	1.82	2.92	1.56	0.71	0.86	1.21	3.44	1.55	3.63	1.48	1.52

表 7－2－15　2006 年全国疾病监测系统分死因

疾病编码	疾病名称	总计	0岁	1岁~	5岁~	10岁~	15岁~	20岁~	25岁~	30岁~	35岁~
C001	总计	442.97	840.88	50.89	19.26	13.52	25.78	31.94	34.25	52.01	90.01
C002	Ⅰ.感染性、母婴及营养缺乏性疾病	19.99	569.22	8.37	1.35	1.44	1.19	2.48	2.62	4.08	6.46
C003	A.传染病和寄生虫病	5.97	25.92	3.25	0.45	1.05	0.89	0.68	0.91	1.77	3.67
C004	1.结核病	2.00	0.00	0.00	0.00	0.29	0.40	0.11	0.40	0.89	1.06
C005	a.呼吸道结核	1.89	0.00	0.00	0.00	0.19	0.40	0.11	0.20	0.80	1.06
C006	2.性传播疾病（不包括艾滋病）	0.04	0.96	0.00	0.00	0.00	0.00	0.00	0.00	0.09	0.00
C007	a.梅毒	0.01	0.96	0.00	0.00	0.00	0.00	0.00	0.00	0.00	0.00
C008	3.艾滋病	0.32	0.00	0.00	0.00	0.00	0.00	0.00	0.00	0.18	0.77
C009	4.腹泻病	0.23	4.80	0.70	0.00	0.00	0.00	0.23	0.00	0.00	0.00
C010	a.痢疾	0.04	1.92	0.00	0.00	0.00	0.00	0.11	0.00	0.00	0.00
C011	b.伤寒和副伤寒	0.02	0.00	0.00	0.00	0.00	0.00	0.11	0.00	0.00	0.00
C012	5.好发于儿童期的疾病	0.10	3.84	0.00	0.15	0.00	0.00	0.00	0.00	0.09	0.10
C013	a.百日咳	0.00	0.00	0.00	0.00	0.00	0.00	0.00	0.00	0.00	0.00
C014	b.脊髓灰质炎	0.02	0.00	0.00	0.00	0.00	0.00	0.00	0.00	0.00	0.10
C015	c.白喉	0.00	0.00	0.00	0.00	0.00	0.00	0.00	0.00	0.00	0.00
C016	d.麻疹	0.01	0.96	0.00	0.00	0.00	0.00	0.00	0.00	0.00	0.00
C017	e.破伤风	0.07	2.88	0.00	0.15	0.00	0.00	0.00	0.00	0.00	0.00
C018	6.脑(脊)膜炎	0.14	3.84	0.46	0.00	0.10	0.00	0.00	0.10	0.09	0.00
C019	a.脑膜炎球菌感染	0.04	0.96	0.23	0.00	0.00	0.00	0.00	0.00	0.00	0.00
C020	b.脑膜炎	0.11	2.88	0.23	0.00	0.10	0.00	0.00	0.10	0.09	0.00
C021	7.病毒性肝炎	1.92	0.00	0.23	0.00	0.00	0.10	0.00	0.20	0.44	0.87
C022	a.乙型肝炎	1.88	0.00	0.23	0.00	0.00	0.10	0.00	0.20	0.44	0.87
C023	b.丙型肝炎	0.01	0.00	0.00	0.00	0.00	0.00	0.00	0.00	0.00	0.00
C024	8.疟疾	0.00	0.00	0.00	0.00	0.00	0.00	0.00	0.00	0.00	0.00
C025	9.热带病	0.04	0.00	0.00	0.00	0.00	0.00	0.00	0.00	0.00	0.00
C026	a.血吸虫病	0.04	0.00	0.00	0.00	0.00	0.00	0.00	0.00	0.00	0.00
C027	10.流行性乙型脑炎	0.04	0.00	0.46	0.00	0.00	0.00	0.00	0.00	0.00	0.10
C028	11.钩端螺旋体病	0.00	0.00	0.00	0.00	0.00	0.00	0.00	0.00	0.00	0.00
C029	12.流行性出血热	0.04	0.00	0.00	0.00	0.00	0.00	0.00	0.00	0.00	0.10
C030	13.败血病	0.42	6.72	0.46	0.00	0.19	0.20	0.11	0.00	0.00	0.00
C031	B.呼吸系统感染性疾病	8.74	99.83	5.11	0.90	0.38	0.30	0.11	0.10	0.09	0.29
C032	1.上呼吸道感染	1.41	3.84	0.00	0.00	0.00	0.00	0.00	0.00	0.00	0.00
C033	2.下呼吸道感染	7.32	95.99	5.11	0.90	0.38	0.30	0.11	0.10	0.09	0.29
C034	a.肺炎	6.69	92.15	5.11	0.90	0.38	0.20	0.11	0.10	0.09	0.29
C035	C.妊娠、分娩和产褥期疾病	0.73	0.00	0.00	0.00	0.00	0.00	1.69	1.61	2.13	2.41
C036	1.直接产科原因	0.72	0.00	0.00	0.00	0.00	0.00	1.69	1.61	2.04	2.41
C037	a.产后出血	0.26	0.00	0.00	0.00	0.00	0.00	0.45	0.60	0.80	0.96
C038	b.产褥期感染	0.12	0.00	0.00	0.00	0.00	0.00	0.45	0.30	0.35	0.29
C039	c.妊娠高血压综合征	0.09	0.00	0.00	0.00	0.00	0.00	0.23	0.20	0.35	0.19
C040	d.阻梗性分娩	0.01	0.00	0.00	0.00	0.00	0.00	0.00	0.00	0.00	0.00
C041	e.流产	0.05	0.00	0.00	0.00	0.00	0.00	0.11	0.00	0.18	0.19
C042	f.母体产伤	0.03	0.00	0.00	0.00	0.00	0.00	0.00	0.00	0.09	0.19
C043	2.间接产科原因	0.00	0.00	0.00	0.00	0.00	0.00	0.00	0.00	0.00	0.00
C044	D.起源于围生期的某些情况	4.07	442.52	0.00	0.00	0.00	0.00	0.00	0.00	0.00	0.00
C045	1.低出生体重	1.00	108.47	0.00	0.00	0.00	0.00	0.00	0.00	0.00	0.00

第七章 地区别、性别、年龄别、死因别死亡数及死亡率

年龄别死亡率(中部地区,女)

40岁~	45岁~	50岁~	55岁~	60岁~	65岁~	70岁~	75岁~	80岁~	85岁~	世调率(2000)	中调率(2000)
144.60	176.36	368.25	585.52	871.03	1437.59	2810.32	4619.57	8997.51	15654.93	493.14	392.17
6.14	5.46	10.07	17.12	19.01	27.79	70.01	101.06	311.15	850.83	26.80	19.12
5.54	4.45	8.21	13.36	14.75	16.55	33.25	37.67	47.35	76.01	6.35	5.54
1.69	1.52	2.63	3.55	5.25	5.91	15.65	16.74	13.53	27.45	2.02	1.83
1.57	1.40	2.63	3.34	5.00	5.62	15.25	16.15	12.40	25.34	1.90	1.72
0.00	0.00	0.00	0.00	0.00	0.00	0.39	0.60	0.00	0.00	0.04	0.04
0.00	0.00	0.00	0.00	0.00	0.00	0.00	0.00	0.00	0.00	0.02	0.01
1.57	0.51	0.31	0.42	1.00	0.30	0.00	0.00	0.00	0.00	0.28	0.30
0.12	0.13	0.31	0.00	0.00	0.30	1.96	0.60	3.38	4.22	0.30	0.22
0.00	0.00	0.00	0.00	0.00	0.00	0.39	0.00	0.00	2.11	0.06	0.04
0.00	0.00	0.00	0.00	0.00	0.00	0.00	0.00	1.13	0.00	0.02	0.02
0.00	0.00	0.00	0.00	0.25	0.30	0.00	0.00	1.13	2.11	0.13	0.10
0.00	0.00	0.00	0.00	0.00	0.00	0.00	0.00	0.00	0.00	0.00	0.00
0.00	0.00	0.00	0.00	0.00	0.00	0.00	0.00	1.13	0.00	0.02	0.02
0.00	0.00	0.00	0.00	0.00	0.00	0.00	0.00	0.00	0.00	0.00	0.00
0.00	0.00	0.00	0.00	0.00	0.00	0.00	0.00	0.00	0.00	0.02	0.01
0.00	0.00	0.00	0.00	0.25	0.30	0.00	0.00	0.00	2.11	0.10	0.07
0.00	0.00	0.46	0.00	0.00	0.00	0.39	0.00	1.13	4.22	0.19	0.14
0.00	0.00	0.00	0.00	0.00	0.00	0.00	0.00	0.00	4.22	0.06	0.03
0.00	0.00	0.46	0.00	0.00	0.00	0.39	0.00	1.13	0.00	0.13	0.11
1.44	1.14	2.79	6.89	6.75	7.09	10.95	13.16	19.17	19.00	1.96	1.74
1.44	1.14	2.79	6.47	6.75	6.80	10.95	13.16	16.91	19.00	1.91	1.70
0.00	0.00	0.00	0.21	0.00	0.00	0.00	0.00	0.00	0.00	0.01	0.01
0.00	0.00	0.00	0.00	0.00	0.00	0.00	0.00	0.00	0.00	0.00	0.00
0.00	0.00	0.15	0.00	0.00	0.59	0.00	0.60	0.00	0.00	0.03	0.03
0.00	0.00	0.15	0.00	0.00	0.59	0.00	0.00	0.00	0.00	0.03	0.03
0.00	0.00	0.00	0.00	0.00	0.00	0.39	0.00	0.00	0.00	0.05	0.04
0.00	0.00	0.00	0.00	0.00	0.00	0.00	0.00	0.00	0.00	0.00	0.00
0.00	0.13	0.15	0.00	0.50	0.00	0.00	0.00	0.00	0.00	0.04	0.04
0.24	0.38	0.31	0.84	0.25	0.89	1.96	2.99	5.64	6.33	0.51	0.40
0.36	1.02	1.86	3.55	3.75	10.64	35.98	59.20	246.89	726.27	11.58	7.66
0.00	0.00	0.00	0.21	0.50	0.30	4.69	9.57	41.71	183.68	1.89	1.15
0.36	1.02	1.86	3.34	3.25	10.35	31.29	49.63	205.18	542.59	9.70	6.51
0.36	0.89	1.55	3.13	3.25	8.87	27.77	44.25	196.16	475.03	8.88	5.97
0.24	0.00	0.00	0.21	0.00	0.00	0.00	0.00	0.00	0.00	0.63	0.74
0.24	0.00	0.00	0.21	0.00	0.00	0.00	0.00	0.00	0.00	0.62	0.73
0.12	0.00	0.00	0.00	0.00	0.00	0.00	0.00	0.00	0.00	0.22	0.27
0.00	0.00	0.00	0.00	0.00	0.00	0.00	0.00	0.00	0.00	0.11	0.12
0.00	0.00	0.00	0.00	0.00	0.00	0.00	0.00	0.00	0.00	0.08	0.09
0.00	0.00	0.00	0.00	0.00	0.00	0.00	0.00	0.00	0.00	0.01	0.01
0.12	0.00	0.00	0.00	0.00	0.00	0.00	0.00	0.00	0.00	0.04	0.05
0.00	0.00	0.00	0.00	0.00	0.00	0.00	0.00	0.00	0.00	0.02	0.03
0.00	0.00	0.00	0.00	0.00	0.00	0.00	0.00	0.00	0.00	0.00	0.00
0.00	0.00	0.00	0.00	0.00	0.00	0.00	0.00	0.00	0.00	7.64	4.79
0.00	0.00	0.00	0.00	0.00	0.00	0.00	0.00	0.00	0.00	1.87	1.17

表 7-2-15(续) 2006年全国疾病监测系统分死因

疾病编码	疾病名称	总计	0岁	1岁~	5岁~	10岁~	15岁~	20岁~	25岁~	30岁~	35岁~
C046	a.早产儿和未成熟儿	0.89	96.95	0.00	0.00	0.00	0.00	0.00	0.00	0.00	0.00
C047	2.新生儿产伤和窒息	2.29	249.58	0.00	0.00	0.00	0.00	0.00	0.00	0.00	0.00
C048	3.新生儿溶血性疾病	0.03	2.88	0.00	0.00	0.00	0.00	0.00	0.00	0.00	0.00
C049	4.新生儿硬化病	0.06	6.72	0.00	0.00	0.00	0.00	0.00	0.00	0.00	0.00
C050	E.营养缺乏性疾病	0.48	0.96	0.00	0.00	0.00	0.00	0.00	0.00	0.09	0.10
C051	1.营养不良	0.24	0.00	0.00	0.00	0.00	0.00	0.00	0.00	0.00	0.00
C052	2.缺铁性贫血	0.11	0.96	0.00	0.00	0.00	0.00	0.00	0.00	0.09	0.10
C053	Ⅱ.非感染性疾病	382.87	193.90	17.89	7.22	5.37	11.50	13.77	15.21	26.45	57.21
C054	A.恶性肿瘤	84.64	10.56	5.58	3.61	2.21	4.26	4.63	5.74	11.63	27.11
C055	1.唇、口腔和咽恶性肿瘤	1.22	0.00	0.00	0.00	0.00	0.20	0.00	0.20	0.44	0.58
C056	a.鼻咽癌	0.68	0.00	0.00	0.00	0.10	0.00	0.00	0.20	0.27	0.48
C057	2.食管癌	8.35	0.00	0.00	0.00	0.00	0.00	0.11	0.00	0.18	0.58
C058	3.胃癌	12.17	0.00	0.00	0.00	0.00	0.10	0.11	0.40	1.42	2.22
C059	4.结直肠癌	5.75	0.00	0.00	0.00	0.10	0.00	0.00	0.40	0.62	2.22
C060	5.肝癌	12.27	0.00	0.00	0.00	0.10	0.00	0.34	0.81	1.51	2.99
C061	6.胰腺癌	2.03	0.00	0.00	0.00	0.00	0.00	0.00	0.10	0.00	0.48
C062	7.肺癌	16.07	0.00	0.00	0.00	0.00	0.00	0.11	0.40	1.42	3.18
C063	8.皮肤癌	0.48	0.00	0.00	0.00	0.00	0.00	0.00	0.30	0.00	0.00
C064	9.乳腺癌	5.15	0.00	0.00	0.00	0.00	0.00	0.00	0.20	1.24	4.44
C065	10.子宫颈癌	3.45	0.00	0.00	0.00	0.00	0.00	0.23	0.20	0.80	2.12
C066	11.子宫体癌	3.47	0.00	0.00	0.00	0.00	0.00	0.00	0.20	0.44	0.96
C067	12.卵巢癌	1.24	0.00	0.00	0.00	0.00	0.30	0.23	0.10	0.18	0.58
C068	13.前列腺癌	0.00	0.00	0.00	0.00	0.00	0.00	0.00	0.00	0.00	0.00
C069	14.膀胱癌	0.68	0.00	0.00	0.00	0.00	0.00	0.00	0.00	0.00	0.19
C070	15.淋巴瘤与多发性骨髓瘤	1.08	0.96	0.23	0.00	0.10	0.20	0.34	0.30	0.27	0.58
C071	16.白血病	2.92	6.72	3.25	1.81	1.63	2.18	1.35	0.71	1.77	2.12
C072	B.其他肿瘤	1.40	0.96	0.23	0.45	0.00	0.00	0.00	0.10	0.35	0.48
C073	1.良性肿瘤	0.53	0.96	0.00	0.45	0.00	0.00	0.00	0.10	0.18	0.19
C074	C.糖尿病	9.36	1.92	0.00	0.00	0.10	0.50	0.23	0.50	0.62	0.87
C075	D.内分泌、血液造血及免疫疾病	1.23	3.84	0.93	0.30	0.19	0.40	0.11	0.30	0.18	0.58
C076	E.神经和精神疾病	4.97	3.84	1.16	0.30	0.29	0.20	1.69	1.11	1.77	2.22
C077	1.精神障碍	2.15	0.00	0.00	0.00	0.00	0.00	0.45	0.40	1.06	1.06
C078	a.精神分裂症	0.71	0.00	0.00	0.00	0.00	0.00	0.11	0.30	0.71	0.58
C079	2.神经系统疾病	2.82	3.84	1.16	0.30	0.29	0.10	1.24	0.71	0.71	1.16
C080	a.阿尔茨海默病	0.02	0.00	0.00	0.00	0.00	0.00	0.00	0.00	0.00	0.00
C081	b.帕金森病	0.21	0.00	0.00	0.00	0.00	0.00	0.00	0.00	0.00	0.00
C082	c.癫痫	0.54	0.00	0.00	0.15	0.19	0.10	1.02	0.50	0.62	0.68
C083	F.感官疾病	0.03	0.00	0.00	0.00	0.00	0.00	0.00	0.00	0.00	0.00
C084	G.循环系统疾病	202.51	20.16	1.16	1.05	0.58	2.48	3.16	4.03	7.90	17.08
C085	1.急性风湿热	1.10	0.96	0.00	0.00	0.00	0.00	0.00	0.00	0.09	0.29
C086	2.心脏病	92.90	8.64	0.93	0.60	0.48	1.49	1.81	2.62	4.26	9.36
C087	a.慢性风湿性心脏病	3.42	0.00	0.00	0.00	0.19	0.00	0.00	0.71	0.44	0.77
C088	b.高血压心脏病	17.29	0.00	0.00	0.00	0.00	0.00	0.11	0.30	0.27	0.87
C089	c.肺源性心脏病	1.11	0.96	0.00	0.00	0.00	0.00	0.11	0.00	0.09	0.10
C090	d.缺血性心脏病	58.55	1.92	0.00	0.00	0.10	0.89	1.24	1.21	2.57	5.69

第七章 地区别、性别、年龄别、死因别死亡数及死亡率

年龄别死亡率（中部地区，女）

40岁~	45岁~	50岁~	55岁~	60岁~	65岁~	70岁~	75岁~	80岁~	85岁~	世调率(2000)	中调率(2000)
0.00	0.00	0.00	0.00	0.00	0.00	0.00	0.00	0.00	0.00	1.67	1.05
0.00	0.00	0.00	0.00	0.00	0.00	0.00	0.00	0.00	0.00	4.31	2.70
0.00	0.00	0.00	0.00	0.00	0.00	0.00	0.00	0.00	0.00	0.05	0.03
0.00	0.00	0.00	0.00	0.00	0.00	0.00	0.00	0.00	0.00	0.12	0.07
0.00	0.00	0.00	0.00	0.50	0.59	0.78	4.19	16.91	48.56	0.61	0.40
0.00	0.00	0.00	0.00	0.25	0.00	0.00	1.79	10.15	29.56	0.32	0.19
0.00	0.00	0.00	0.00	0.25	0.30	0.39	1.79	1.13	6.33	0.13	0.10
104.14	142.05	310.93	514.73	795.01	1327.62	2605.75	4294.26	8224.14	13623.91	422.96	336.04
46.71	62.39	126.57	191.27	262.59	378.10	588.66	703.85	959.39	1011.29	87.19	76.56
1.08	0.76	0.93	2.09	4.50	6.50	5.87	9.57	10.15	25.34	1.26	1.10
0.48	0.38	0.93	2.09	2.00	2.96	2.74	5.38	5.64	8.45	0.69	0.62
1.44	2.54	7.28	12.53	29.26	37.84	77.05	98.07	144.30	135.12	8.84	7.43
4.58	5.34	13.79	22.34	38.01	53.80	97.00	119.00	202.93	204.79	12.79	10.87
3.01	3.68	9.61	10.65	16.26	20.40	43.42	66.38	64.26	78.12	5.92	5.17
5.54	8.00	20.45	33.83	38.01	63.85	78.23	101.06	138.67	141.45	12.63	11.06
0.84	1.02	3.25	5.01	8.50	7.98	18.38	17.94	20.29	14.78	2.07	1.82
6.02	9.78	18.13	33.41	49.27	85.14	142.37	161.46	169.10	196.35	16.58	14.46
0.00	0.64	1.08	1.46	1.50	0.89	1.56	1.20	9.02	19.00	0.52	0.42
6.98	9.53	15.34	16.50	14.75	15.08	18.77	11.96	20.29	31.67	5.01	4.73
3.85	4.83	8.52	12.11	9.25	14.19	12.52	15.55	21.42	23.22	3.42	3.15
2.77	4.70	8.99	10.86	11.50	15.67	14.08	17.94	24.80	38.00	3.50	3.14
1.44	2.03	2.32	3.13	4.25	4.14	4.69	5.38	13.53	8.45	1.23	1.13
0.00	0.00	0.00	0.00	0.00	0.00	0.00	0.00	0.00	0.00	0.00	0.00
0.36	0.13	0.77	0.42	3.00	3.25	3.91	8.97	13.53	8.45	0.71	0.61
0.24	0.76	1.39	1.67	4.00	6.50	5.48	8.37	10.15	4.22	1.09	1.00
3.13	2.41	3.25	7.31	6.75	7.69	9.00	5.98	10.15	4.22	3.03	2.82
0.60	1.91	2.01	2.92	3.75	4.73	8.61	9.57	25.93	10.56	1.46	1.28
0.00	0.76	0.77	1.46	1.50	2.07	1.96	3.59	9.02	2.11	0.56	0.49
3.13	4.70	10.69	21.51	24.26	46.12	85.66	106.44	108.23	103.45	9.71	8.41
1.32	0.76	1.70	3.55	1.25	3.25	8.21	10.17	11.27	4.22	1.29	1.14
2.53	2.29	2.63	2.71	7.25	10.64	23.86	49.04	104.85	228.02	5.55	4.40
1.32	0.89	1.08	1.46	2.00	4.73	10.17	23.32	49.60	99.23	2.37	1.89
0.72	0.64	0.62	0.84	1.25	0.89	2.74	5.98	13.53	14.78	0.73	0.65
1.20	1.40	1.55	1.25	5.25	5.91	13.69	25.71	55.24	128.79	3.18	2.51
0.00	0.00	0.00	0.00	0.00	0.00	0.00	0.00	1.13	2.11	0.02	0.01
0.00	0.00	0.15	0.00	0.75	0.59	1.96	2.39	6.76	6.33	0.23	0.18
0.72	0.64	0.62	0.42	1.00	0.30	2.35	0.00	1.13	0.00	0.50	0.52
0.00	0.00	0.00	0.00	0.00	0.00	0.00	0.00	1.13	4.22	0.04	0.02
33.71	52.73	133.08	235.54	379.62	668.69	1387.36	2486.49	4936.74	8445.01	226.88	175.76
0.24	0.89	0.77	2.92	1.50	3.25	7.82	16.15	21.42	19.00	1.17	0.98
13.48	23.63	46.32	97.52	173.31	277.29	604.31	1053.08	2325.76	4718.65	105.90	80.16
1.20	1.65	4.80	4.80	12.25	9.76	23.47	32.29	55.24	90.78	3.64	3.04
1.20	2.41	6.82	18.17	33.76	65.63	131.03	210.50	431.78	749.49	19.47	14.97
0.24	0.25	0.31	1.25	1.50	5.62	8.21	11.96	23.67	48.56	1.25	0.97
8.43	16.64	29.13	64.11	109.04	167.32	367.67	672.75	1493.76	3002.20	66.81	50.46

表 7-2-15(续)   2006 年全国疾病监测系统分死因

疾病编码	疾病名称	总计	0岁	1岁~	5岁~	10岁~	15岁~	20岁~	25岁~	30岁~	35岁~
C091	急性心肌梗死	34.77	0.00	0.00	0.00	0.00	0.69	0.79	0.60	2.40	3.96
C092	3.脑血管疾病	107.49	9.60	0.23	0.45	0.10	0.99	1.35	1.31	3.55	7.43
C093	H.呼吸系统疾病	57.90	8.64	0.23	0.45	0.29	0.59	0.34	0.50	1.15	1.83
C094	1.慢性下呼吸道疾病	55.95	4.80	0.00	0.30	0.19	0.20	0.23	0.40	1.06	1.64
C095	a.慢性阻塞性肺疾病	53.59	4.80	0.00	0.30	0.19	0.10	0.23	0.30	1.06	1.35
C096	b.哮喘	2.25	0.00	0.00	0.00	0.00	0.10	0.00	0.10	0.00	0.19
C097	2.尘肺	0.03	0.00	0.00	0.00	0.00	0.10	0.00	0.00	0.00	0.00
C098	I.消化系统疾病	10.26	11.52	0.70	0.00	0.19	0.00	0.56	0.50	0.89	1.64
C099	1.消化性溃疡	1.58	0.00	0.00	0.00	0.00	0.00	0.00	0.20	0.09	0.19
C100	2.肝疾病	4.27	2.88	0.46	0.00	0.19	0.00	0.11	0.30	0.44	1.25
C101	a.肝硬化	2.92	2.88	0.00	0.00	0.10	0.00	0.11	0.30	0.35	0.77
C102	3.阑尾炎	0.12	0.00	0.00	0.00	0.00	0.00	0.11	0.00	0.00	0.00
C103	4.肠梗阻	0.51	0.96	0.00	0.00	0.00	0.00	0.00	0.00	0.00	0.00
C104	J.泌尿生殖系统疾病	6.54	1.92	0.00	0.15	0.00	0.89	1.47	1.11	1.24	3.57
C105	1.肾炎和肾病	6.18	0.96	0.00	0.15	0.00	0.89	1.47	1.11	0.98	3.18
C106	a.肾小球和肾小管间质疾病	4.52	0.96	0.00	0.15	0.00	0.79	1.24	0.91	0.80	2.03
C107	2.良性前列腺肥大	0.00	0.00	0.00	0.00	0.00	0.00	0.00	0.00	0.00	0.00
C108	K.皮肤病	0.34	0.00	0.00	0.00	0.00	0.10	0.34	0.00	0.18	0.10
C109	L.肌肉骨骼和结缔组织疾病	1.53	0.00	0.00	0.00	0.19	0.79	0.34	0.50	0.53	1.16
C110	1.风湿性关节炎	0.60	0.00	0.00	0.00	0.00	0.00	0.00	0.00	0.09	0.10
C111	2.骨关节炎	0.00	0.00	0.00	0.00	0.00	0.00	0.00	0.00	0.00	0.00
C112	M.先天异常	2.10	130.55	7.90	0.90	1.34	1.29	0.90	0.81	0.00	0.58
C113	1.先天性心脏病	1.55	88.31	6.97	0.75	1.15	1.19	0.68	0.71	0.00	0.39
C114	N.口腔疾病	0.07	0.00	0.00	0.00	0.00	0.00	0.00	0.00	0.00	0.00
C115	Ⅲ.伤害	34.61	55.67	21.15	9.63	6.52	12.69	15.35	15.92	21.03	26.05
C116	A.意外伤害	21.71	55.67	20.68	9.03	5.27	8.62	9.48	8.97	11.36	15.73
C117	1.交通事故	9.80	8.64	6.04	3.16	1.44	5.06	6.66	5.34	6.83	9.74
C118	a.道路交通事故	7.40	5.76	3.72	2.41	0.96	3.37	5.08	4.03	5.50	8.01
C119	1a*机动车辆交通事故	5.93	4.80	2.79	2.11	0.77	2.78	3.50	2.62	4.17	6.46
C120	1b*机动车以外的运输事故	2.14	1.92	1.86	0.45	0.19	0.99	1.92	2.12	1.51	2.12
C121	2.意外中毒	1.82	0.96	0.70	0.30	0.10	1.19	1.47	0.91	0.98	1.45
C122	3.意外跌落	4.24	3.84	2.09	1.05	0.38	0.40	0.56	0.81	0.89	1.16
C123	4.火灾	0.44	0.96	0.23	0.00	0.10	0.00	0.11	0.20	0.18	0.39
C124	5.溺水	2.78	7.68	9.53	3.31	2.78	1.19	0.34	1.01	1.06	1.45
C125	6.意外的机械性窒息	0.46	23.04	0.70	0.00	0.19	0.20	0.00	0.10	0.18	0.19
C126	7.触电	0.34	0.00	0.00	0.00	0.45	0.00	0.00	0.20	0.44	0.19
C127	8.砸死	0.19	0.00	0.00	0.00	0.00	0.10	0.23	0.00	0.09	0.00
C128	9.由机械切割和穿刺工具所致的意外事故	0.05	0.00	0.00	0.00	0.00	0.00	0.00	0.00	0.09	0.19
C129	10.自然环境因素导致的意外事故	0.27	0.00	0.46	0.15	0.00	0.20	0.00	0.10	0.00	0.29
C130	B.故意伤害	12.40	0.00	0.23	0.60	1.05	3.57	5.53	6.75	9.14	9.94
C131	1.自杀	11.65	0.00	0.00	0.15	0.86	3.07	4.51	6.25	8.16	8.88
C132	2.被杀	0.73	0.00	0.23	0.45	0.19	0.50	1.02	0.50	0.98	0.96

年龄别死亡率(中部地区,女)

40岁~	45岁~	50岁~	55岁~	60岁~	65岁~	70岁~	75岁~	80岁~	85岁~	世调率(2000)	中调率(2000)
6.98	10.55	20.76	45.94	67.27	101.10	214.73	384.52	842.14	1699.56	39.38	30.05
19.87	27.83	84.90	134.27	202.82	383.12	768.58	1408.30	2565.89	3663.02	118.66	93.73
4.58	7.12	14.41	27.77	65.02	150.47	387.62	752.29	1786.88	3327.33	67.41	49.35
4.09	6.86	13.94	25.68	62.27	147.22	378.62	728.97	1739.53	3200.66	65.09	47.67
3.97	6.23	13.48	23.80	59.27	142.49	360.63	699.06	1673.01	3071.87	62.38	45.65
0.12	0.64	0.31	1.88	3.00	4.14	17.99	27.51	64.26	124.56	2.60	1.93
0.00	0.00	0.00	0.00	0.00	0.00	0.00	1.20	0.00	0.00	0.03	0.02
3.37	4.57	10.22	15.66	28.01	36.07	60.63	119.00	179.25	331.47	11.27	9.08
0.24	0.51	0.93	2.30	2.00	5.03	11.73	19.73	39.46	59.12	1.75	1.38
2.29	2.41	5.89	10.65	16.26	14.78	25.42	43.65	43.97	76.01	4.50	3.85
1.44	1.78	3.87	7.73	11.50	10.05	16.82	25.12	32.69	61.23	3.10	2.63
0.00	0.13	0.15	0.00	0.00	0.59	1.17	1.20	3.38	2.11	0.13	0.11
0.48	0.38	0.62	0.21	0.50	1.77	1.56	6.58	12.40	23.22	0.58	0.44
6.74	4.32	8.06	11.48	19.51	24.83	40.29	44.25	76.66	105.56	6.72	5.92
6.38	4.19	7.75	10.65	18.51	24.24	38.72	42.46	72.15	92.90	6.34	5.59
4.45	2.29	5.27	8.77	14.25	15.08	30.90	34.09	52.99	63.34	4.65	4.09
0.00	0.00	0.00	0.00	0.00	0.00	0.00	0.00	0.00	0.00	0.00	0.00
0.00	0.25	0.15	0.42	0.00	0.30	1.96	1.79	11.27	14.78	0.37	0.29
0.84	0.89	1.39	1.46	2.50	3.84	11.73	10.17	21.42	38.00	1.58	1.38
0.12	0.25	0.15	0.42	1.50	2.07	7.04	7.18	11.27	14.78	0.64	0.53
0.00	0.00	0.00	0.00	0.00	0.00	0.00	0.00	0.00	0.00	0.00	0.00
0.60	0.13	0.00	0.42	0.50	0.30	0.78	0.00	0.00	0.00	3.41	2.37
0.36	0.13	0.00	0.21	0.25	0.00	0.78	0.00	0.00	0.00	2.49	1.75
0.00	0.00	0.00	0.00	0.75	0.30	0.39	1.20	1.13	0.00	0.07	0.06
33.71	27.83	45.55	50.74	53.02	78.04	119.30	193.15	341.59	567.93	36.12	32.33
22.03	16.52	27.73	30.07	30.51	48.48	65.71	108.24	201.80	415.92	23.31	20.41
13.73	7.88	17.82	17.54	16.76	24.24	25.42	29.90	39.46	52.78	9.78	9.30
9.75	6.10	13.32	13.16	13.50	19.51	19.17	22.13	28.18	35.89	7.32	7.02
8.43	5.34	10.22	10.86	12.00	16.85	15.25	17.34	21.42	25.34	5.86	5.62
2.17	1.14	4.34	3.13	3.00	4.73	6.26	6.58	9.02	14.78	2.15	2.04
1.57	1.52	1.86	3.55	1.25	4.73	7.43	11.36	14.66	27.45	1.86	1.69
1.57	2.54	2.17	3.97	3.75	8.87	17.60	41.26	90.19	238.57	4.93	3.74
0.36	0.38	0.00	0.42	0.75	1.77	2.35	3.59	4.51	10.56	0.47	0.41
2.41	2.03	3.25	2.30	4.25	2.96	6.26	11.96	21.42	27.45	3.23	2.77
0.36	0.13	0.00	0.00	0.50	0.89	0.78	1.20	2.25	2.11	0.66	0.49
0.24	0.64	0.62	0.42	1.00	0.89	0.39	1.79	1.13	2.11	0.34	0.33
0.24	0.38	0.15	0.21	0.25	0.30	1.17	1.20	3.38	0.00	0.18	0.17
0.00	0.00	0.00	0.21	0.00	0.30	0.00	0.00	0.00	0.00	0.05	0.05
0.12	0.00	0.31	0.21	0.75	0.30	0.78	2.39	3.38	10.56	0.31	0.25
10.96	10.80	17.20	20.26	22.26	28.67	52.02	81.33	138.67	145.68	12.32	11.44
9.75	10.04	16.58	19.42	21.01	28.38	50.85	80.13	137.54	141.45	11.60	10.71
1.08	0.76	0.62	0.84	1.25	0.30	1.17	1.20	1.13	4.22	0.71	0.71

表 7-2-16 2006年全国疾病监测系统分死因

疾病编码	疾病名称	总计	0岁	1岁~	5岁~	10岁~	15岁~	20岁~	25岁~	30岁~	35岁~
C001	总计	469.34	1170.52	102.53	38.74	28.58	57.33	76.03	63.40	102.69	167.44
C002	Ⅰ.感染性、母婴及营养缺乏性疾病	35.86	800.36	28.28	5.98	3.00	3.92	7.78	7.20	10.53	12.29
C003	A.传染病和寄生虫病	15.79	82.20	8.10	2.76	2.10	2.52	4.42	4.10	7.90	9.27
C004	1.结核病	6.31	2.46	0.57	0.46	0.42	1.33	2.32	1.87	2.80	3.83
C005	a.呼吸道结核	5.87	1.48	0.23	0.15	0.30	0.84	1.57	1.52	2.57	3.43
C006	2.性传播疾病(不包括艾滋病)	0.11	0.49	0.00	0.00	0.00	0.00	0.00	0.00	0.17	0.13
C007	a.梅毒	0.01	0.49	0.00	0.00	0.00	0.00	0.00	0.00	0.00	0.00
C008	3.艾滋病	0.27	0.00	0.00	0.00	0.00	0.00	0.22	0.47	0.92	0.47
C009	4.腹泻病	1.03	37.90	2.17	0.23	0.00	0.00	0.00	0.12	0.17	0.00
C010	a.痢疾	0.14	1.97	0.11	0.08	0.00	0.00	0.00	0.00	0.11	0.00
C011	b.伤寒和副伤寒	0.03	0.49	0.00	0.00	0.00	0.00	0.00	0.00	0.00	0.00
C012	5.好发于儿童期的疾病	0.24	15.75	0.11	0.00	0.00	0.00	0.07	0.00	0.17	0.07
C013	a.百日咳	0.00	0.00	0.00	0.00	0.00	0.00	0.00	0.00	0.00	0.00
C014	b.脊髓灰质炎	0.01	0.00	0.00	0.00	0.00	0.00	0.00	0.00	0.06	0.00
C015	c.白喉	0.00	0.00	0.00	0.00	0.00	0.00	0.00	0.00	0.00	0.00
C016	d.麻疹	0.00	0.00	0.00	0.00	0.00	0.00	0.00	0.00	0.00	0.00
C017	e.破伤风	0.24	15.75	0.11	0.00	0.00	0.00	0.07	0.00	0.11	0.07
C018	6.脑(脊)膜炎	0.35	5.91	1.37	0.46	0.18	0.14	0.07	0.23	0.00	0.20
C019	a.脑膜炎球菌感染	0.15	3.94	0.80	0.15	0.06	0.07	0.00	0.06	0.00	0.07
C020	b.脑膜炎	0.20	1.97	0.57	0.31	0.12	0.07	0.07	0.18	0.00	0.13
C021	7.病毒性肝炎	5.58	1.48	0.23	0.08	0.30	0.35	0.97	0.88	2.63	3.49
C022	a.乙型肝炎	5.47	1.48	0.23	0.08	0.30	0.28	0.97	0.88	2.63	3.43
C023	b.丙型肝炎	0.03	0.00	0.00	0.00	0.00	0.00	0.00	0.00	0.00	0.00
C024	8.疟疾	0.01	0.00	0.00	0.00	0.00	0.00	0.00	0.00	0.06	0.07
C025	9.热带病	0.03	0.00	0.00	0.00	0.00	0.00	0.00	0.00	0.00	0.00
C026	a.血吸虫病	0.03	0.00	0.00	0.00	0.00	0.00	0.00	0.00	0.00	0.00
C027	10.流行性乙型脑炎	0.06	0.00	0.46	0.38	0.00	0.00	0.00	0.00	0.00	0.00
C028	11.钩端螺旋体病	0.01	0.00	0.00	0.00	0.00	0.07	0.00	0.00	0.00	0.00
C029	12.流行性出血热	0.03	0.00	0.00	0.00	0.00	0.00	0.00	0.00	0.06	0.13
C030	13.败血病	0.43	5.91	0.34	0.15	0.18	0.21	0.30	0.00	0.17	0.40
C031	B.呼吸系统感染性疾病	12.78	231.84	19.16	2.99	0.84	0.98	1.42	0.82	0.92	1.34
C032	1.上呼吸道感染	1.92	28.06	2.97	0.31	0.24	0.21	0.37	0.29	0.23	0.20
C033	2.下呼吸道感染	10.84	203.78	16.19	2.69	0.60	0.70	1.05	0.53	0.69	1.14
C034	a.肺炎	9.68	198.37	15.74	2.61	0.60	0.63	0.97	0.47	0.69	1.01
C035	C.妊娠、分娩和产褥期疾病	0.68	0.00	0.00	0.00	0.28	1.95	1.99	1.60	1.48	
C036	1.直接产科原因	0.66	0.00	0.00	0.00	0.28	1.87	1.99	1.60	1.41	
C037	a.产后出血	0.22	0.00	0.00	0.00	0.00	0.07	0.45	0.70	0.46	0.60
C038	b.产褥期感染	0.07	0.00	0.00	0.00	0.00	0.07	0.22	0.12	0.29	0.13
C039	c.妊娠高血压综合征	0.10	0.00	0.00	0.00	0.00	0.07	0.30	0.35	0.23	0.20
C040	d.阻梗性分娩	0.01	0.00	0.00	0.00	0.00	0.00	0.00	0.00	0.06	0.00
C041	e.流产	0.06	0.00	0.00	0.00	0.00	0.07	0.15	0.06	0.29	0.13
C042	f.母体产伤	0.01	0.00	0.00	0.00	0.00	0.00	0.07	0.00	0.06	0.00
C043	2.间接产科原因	0.01	0.00	0.00	0.00	0.00	0.00	0.07	0.00	0.00	0.07
C044	D.起源于围生期的某些情况	5.28	457.77	0.00	0.00	0.00	0.00	0.00	0.00	0.00	0.00
C045	1.低出生体重	0.94	81.71	0.00	0.00	0.00	0.00	0.00	0.00	0.00	0.00

第七章 地区别、性别、年龄别、死因别死亡数及死亡率

年龄别死亡率（西部地区，男女合计）

40岁~	45岁~	50岁~	55岁~	60岁~	65岁~	70岁~	75岁~	80岁~	85岁~	世调率(2000)	中调率(2000)
262.81	248.52	519.99	725.29	1093.63	1731.34	3069.88	4583.79	6750.98	10637.53	519.63	436.92
19.28	13.55	30.32	40.35	56.18	79.46	133.03	201.92	337.22	686.42	42.76	33.18
16.39	11.78	26.02	33.00	42.49	55.58	76.06	86.18	87.91	103.03	16.89	15.18
5.07	4.69	9.14	15.63	19.89	28.49	38.17	40.98	35.31	47.65	6.59	6.07
4.71	4.43	8.82	14.83	19.57	28.09	36.80	40.13	33.87	42.50	6.13	5.65
0.27	0.09	0.32	0.27	0.32	0.20	0.00	0.42	0.00	0.00	0.11	0.11
0.09	0.00	0.00	0.00	0.00	0.00	0.00	0.00	0.00	0.00	0.01	0.01
0.81	0.09	0.00	0.00	0.16	0.40	0.00	0.00	0.00	0.00	0.24	0.27
0.18	0.18	0.54	0.40	1.11	1.00	3.00	5.91	8.65	19.32	1.34	0.94
0.00	0.00	0.11	0.27	0.32	0.60	1.09	0.84	0.00	2.58	0.16	0.13
0.09	0.00	0.11	0.00	0.32	0.00	0.27	0.00	0.00	0.00	0.04	0.03
0.09	0.00	0.00	0.13	0.16	0.20	0.27	0.00	0.00	0.00	0.32	0.23
0.00	0.00	0.00	0.00	0.00	0.00	0.00	0.00	0.00	0.00	0.00	0.00
0.00	0.00	0.00	0.00	0.00	0.00	0.00	0.00	0.00	0.00	0.00	0.01
0.00	0.00	0.00	0.00	0.00	0.00	0.00	0.00	0.00	0.00	0.00	0.00
0.00	0.00	0.00	0.00	0.00	0.00	0.00	0.00	0.00	0.00	0.00	0.00
0.09	0.00	0.00	0.13	0.16	0.20	0.27	0.00	0.00	0.00	0.32	0.22
0.18	0.18	0.32	0.13	0.95	0.20	0.27	0.42	0.00	2.58	0.42	0.33
0.18	0.09	0.00	0.00	0.16	0.00	0.27	0.42	0.00	0.00	0.19	0.15
0.00	0.09	0.32	0.13	0.80	0.20	0.00	0.00	0.00	2.58	0.23	0.19
8.15	5.76	14.52	13.63	16.71	22.27	29.17	31.26	32.43	9.01	5.74	5.42
7.97	5.67	14.19	13.23	16.71	21.67	28.08	30.84	32.43	7.73	5.62	5.31
0.00	0.09	0.11	0.00	0.00	0.40	0.27	0.42	0.00	0.00	0.04	0.03
0.00	0.00	0.00	0.00	0.00	0.00	0.00	0.00	0.00	0.00	0.01	0.01
0.00	0.00	0.00	0.00	0.16	0.40	0.27	0.84	0.00	0.00	0.04	0.03
0.00	0.00	0.00	0.00	0.16	0.40	0.27	0.84	0.00	0.00	0.04	0.03
0.09	0.00	0.00	0.00	0.00	0.00	0.00	0.00	0.00	0.00	0.07	0.05
0.00	0.00	0.00	0.00	0.00	0.00	0.00	0.00	0.00	0.00	0.01	0.01
0.00	0.00	0.00	0.27	0.00	0.00	0.00	0.00	0.00	0.00	0.03	0.03
0.27	0.09	0.11	0.53	0.48	0.40	1.36	1.69	5.04	11.59	0.49	0.40
2.26	1.24	4.19	6.68	12.57	21.67	52.61	103.92	229.14	520.29	15.97	11.35
0.27	0.18	1.18	0.53	1.91	4.41	7.36	17.32	33.15	77.27	2.36	1.72
1.99	1.06	3.01	6.15	10.66	17.26	45.25	86.18	195.99	443.02	13.59	9.62
1.99	0.80	2.69	5.75	9.87	15.05	40.07	70.97	168.61	359.31	12.17	8.62
0.36	0.00	0.11	0.00	0.00	0.00	0.00	0.00	0.00	0.00	0.60	0.68
0.36	0.00	0.11	0.00	0.00	0.00	0.00	0.00	0.00	0.00	0.59	0.67
0.27	0.00	0.00	0.00	0.00	0.00	0.00	0.00	0.00	0.00	0.19	0.22
0.00	0.00	0.00	0.00	0.00	0.00	0.00	0.00	0.00	0.00	0.07	0.08
0.00	0.00	0.00	0.00	0.00	0.00	0.00	0.00	0.00	0.00	0.09	0.10
0.09	0.00	0.00	0.00	0.00	0.00	0.00	0.00	0.00	0.00	0.01	0.01
0.00	0.00	0.00	0.00	0.00	0.00	0.00	0.00	0.00	0.00	0.05	0.06
0.00	0.00	0.00	0.00	0.00	0.00	0.00	0.00	0.00	0.00	0.01	0.01
0.00	0.00	0.00	0.00	0.00	0.00	0.00	0.00	0.00	0.00	0.01	0.01
0.00	0.00	0.00	0.00	0.00	0.00	0.00	0.00	0.00	0.00	7.63	4.78
0.00	0.00	0.00	0.00	0.00	0.00	0.00	0.00	0.00	0.00	1.36	0.85

表 7－2－16（续） 2006 年全国疾病监测系统分死因

疾病编码	疾病名称	总计	0岁	1岁~	5岁~	10岁~	15岁~	20岁~	25岁~	30岁~	35岁~
C046	a.早产儿和未成熟儿	0.70	61.04	0.00	0.00	0.00	0.00	0.00	0.00	0.00	0.00
C047	2.新生儿产伤和窒息	3.51	304.20	0.00	0.00	0.00	0.00	0.00	0.00	0.00	0.00
C048	3.新生儿溶血性疾病	0.07	5.91	0.00	0.00	0.00	0.00	0.00	0.00	0.00	0.00
C049	4.新生儿硬化病	0.02	1.97	0.00	0.00	0.00	0.00	0.00	0.00	0.00	0.00
C050	E.营养缺乏性疾病	1.34	28.55	1.03	0.23	0.06	0.14	0.00	0.29	0.11	0.20
C051	1.营养不良	0.52	16.74	0.34	0.15	0.06	0.00	0.00	0.00	0.00	0.13
C052	2.缺铁性贫血	0.28	0.49	0.11	0.08	0.00	0.07	0.00	0.23	0.11	0.07
C053	Ⅱ.非感染性疾病	371.20	234.30	23.61	8.59	9.55	18.04	23.72	23.30	44.40	89.59
C054	A.恶性肿瘤	85.14	6.89	3.76	3.22	3.60	4.96	6.88	6.26	15.73	34.66
C055	1.唇、口腔和咽恶性肿瘤	1.75	0.00	0.00	0.08	0.12	0.07	0.15	0.29	0.40	0.67
C056	a.鼻咽癌	0.99	0.00	0.00	0.00	0.12	0.07	0.15	0.23	0.34	0.54
C057	2.食管癌	10.34	0.00	0.00	0.00	0.00	0.07	0.15	0.06	0.34	1.01
C058	3.胃癌	14.91	0.00	0.00	0.00	0.06	0.00	0.45	0.41	1.32	4.43
C059	4.结直肠癌	5.04	0.00	0.00	0.00	0.00	0.00	0.30	0.29	1.32	1.75
C060	5.肝癌	15.64	0.00	0.00	0.00	0.06	0.42	0.82	1.41	3.49	10.07
C061	6.胰腺癌	1.61	0.00	0.00	0.00	0.00	0.00	0.00	0.00	0.23	0.67
C062	7.肺癌	17.86	0.00	0.00	0.00	0.30	0.14	0.45	0.47	1.89	3.63
C063	8.皮肤癌	0.48	0.00	0.11	0.00	0.06	0.00	0.00	0.06	0.06	0.20
C064	9.乳腺癌	1.65	0.00	0.00	0.00	0.00	0.00	0.07	0.06	0.92	1.54
C065	10.子宫颈癌	0.84	0.00	0.00	0.00	0.00	0.07	0.07	0.18	0.34	1.14
C066	11.子宫体癌	1.57	0.00	0.00	0.00	0.00	0.00	0.15	0.06	0.69	1.88
C067	12.卵巢癌	0.36	0.00	0.00	0.00	0.00	0.00	0.07	0.00	0.11	0.13
C068	13.前列腺癌	0.52	0.00	0.00	0.00	0.00	0.00	0.00	0.00	0.00	0.00
C069	14.膀胱癌	0.91	0.00	0.00	0.00	0.06	0.00	0.00	0.00	0.06	0.13
C070	15.淋巴瘤与多发性骨髓瘤	0.95	0.00	0.23	0.08	0.12	0.28	0.37	0.12	0.46	0.40
C071	16.白血病	2.95	5.41	1.94	1.92	1.50	2.03	2.47	1.70	1.77	2.75
C072	B.其他肿瘤	3.17	4.43	0.34	0.15	0.18	0.21	0.75	0.35	0.69	1.34
C073	1.良性肿瘤	0.66	3.45	0.11	0.08	0.06	0.14	0.22	0.06	0.17	0.20
C074	C.糖尿病	6.02	0.00	0.11	0.00	0.12	0.28	0.22	0.35	0.80	1.61
C075	D.内分泌、血液造血及免疫疾病	1.55	4.92	2.97	0.46	0.12	0.42	0.75	0.76	0.63	1.07
C076	E.神经和精神疾病	5.83	8.86	2.62	1.46	1.02	2.10	1.95	2.58	2.29	4.63
C077	1.精神障碍	2.04	0.00	0.00	0.00	0.18	0.21	0.97	1.23	0.92	2.01
C078	a.精神分裂症	0.73	0.00	0.00	0.00	0.12	0.14	0.30	0.59	0.46	0.81
C079	2.神经系统疾病	3.79	8.86	2.62	1.46	0.84	1.89	0.97	1.35	1.37	2.62
C080	a.阿尔茨海默病	0.27	0.00	0.00	0.00	0.00	0.00	0.00	0.00	0.00	0.00
C081	b.帕金森病	0.20	0.00	0.00	0.00	0.00	0.00	0.00	0.00	0.00	0.00
C082	c.癫痫	1.04	0.98	0.57	0.61	0.48	0.91	0.90	1.11	0.92	1.68
C083	F.感官疾病	0.08	0.00	0.00	0.00	0.00	0.00	0.00	0.00	0.06	0.00
C084	G.循环系统疾病	150.80	26.09	2.39	0.92	1.50	4.26	6.36	5.91	12.01	25.39
C085	1.急性风湿热	0.98	0.00	0.00	0.00	0.00	0.28	0.15	0.18	0.06	0.27
C086	2.心脏病	75.13	9.84	1.48	0.46	0.66	2.80	4.19	3.98	7.90	15.45
C087	a.慢性风湿性心脏病	5.21	0.00	0.00	0.00	0.06	0.42	0.52	0.64	0.97	3.02
C088	b.高血压心脏病	31.44	0.00	0.00	0.00	0.00	0.28	0.60	0.82	1.66	4.16
C089	c.肺源性心脏病	0.94	0.49	0.23	0.00	0.00	0.07	0.00	0.12	0.00	0.07
C090	d.缺血性心脏病	28.49	1.48	0.11	0.15	0.30	1.19	1.42	1.46	3.26	5.84

第七章 地区别、性别、年龄别、死因别死亡数及死亡率

年龄别死亡率(西部地区,男女合计)

40岁~	45岁~	50岁~	55岁~	60岁~	65岁~	70岁~	75岁~	80岁~	85岁~	世调率(2000)	中调率(2000)
0.00	0.00	0.00	0.00	0.00	0.00	0.00	0.00	0.00	0.00	1.02	0.64
0.00	0.00	0.00	0.00	0.00	0.00	0.00	0.00	0.00	0.00	5.07	3.18
0.00	0.00	0.00	0.00	0.00	0.00	0.00	0.00	0.00	0.00	0.10	0.06
0.00	0.00	0.00	0.00	0.00	0.00	0.00	0.00	0.00	0.00	0.03	0.02
0.27	0.53	0.00	0.67	1.11	2.21	4.36	11.83	20.18	63.10	1.68	1.19
0.00	0.18	0.00	0.13	0.32	0.80	0.82	3.80	4.32	29.62	0.69	0.46
0.18	0.09	0.00	0.53	0.64	0.80	1.64	4.65	3.60	1.29	0.30	0.26
165.31	186.79	418.60	612.79	955.81	1553.75	2776.01	4144.88	5992.23	8857.74	410.93	343.76
63.28	73.78	155.70	206.04	290.75	407.55	577.39	721.09	755.87	690.28	90.30	81.23
1.99	2.04	3.76	3.21	5.89	8.23	11.18	10.98	17.29	9.01	1.83	1.68
1.27	1.95	2.58	2.14	2.86	4.21	4.09	3.38	6.49	6.44	1.02	0.97
3.26	5.49	15.70	29.40	41.22	54.98	86.15	105.61	110.25	103.03	11.17	9.72
8.15	10.45	23.76	33.41	53.95	80.87	114.77	145.74	145.55	173.86	16.02	14.11
3.44	3.63	7.85	8.95	15.12	27.89	40.62	48.16	59.09	41.21	5.36	4.80
18.47	19.75	38.71	45.97	54.27	60.20	79.60	103.07	90.79	87.57	16.29	15.06
0.91	1.24	2.90	3.34	6.84	8.63	14.99	15.21	10.09	2.58	1.69	1.55
10.05	11.87	30.21	42.49	61.59	98.93	143.67	176.15	176.54	160.98	19.14	16.94
0.45	0.44	0.75	1.07	0.95	1.81	3.54	4.65	7.93	3.86	0.52	0.46
2.44	3.45	5.27	4.01	3.66	5.62	5.18	7.18	9.37	5.15	1.67	1.61
1.45	1.33	2.04	2.27	2.39	1.81	2.45	5.07	4.32	2.58	0.85	0.82
2.08	2.57	4.73	3.88	4.93	6.22	4.36	5.07	7.93	9.01	1.60	1.53
0.45	0.53	1.29	1.60	1.59	1.00	1.09	1.27	0.72	1.29	0.38	0.35
0.09	0.09	0.00	1.07	0.95	2.21	4.63	4.22	16.57	19.32	0.60	0.46
0.36	0.53	0.97	1.74	2.71	3.81	8.45	9.72	17.29	12.88	0.99	0.85
1.00	0.53	1.08	2.27	3.02	4.21	4.91	6.76	8.65	10.30	1.01	0.91
2.72	2.13	4.62	4.81	5.73	8.43	6.54	12.25	8.65	3.86	3.04	2.90
2.17	2.13	5.38	7.35	10.82	16.05	19.36	24.50	28.10	27.04	3.38	3.02
0.54	0.53	1.29	1.07	2.23	3.21	3.54	4.22	3.60	5.15	0.71	0.63
2.81	4.07	8.39	12.03	20.69	29.30	48.52	71.39	69.89	54.09	6.46	5.71
1.72	1.15	2.15	2.94	2.86	3.41	5.72	7.60	8.65	16.74	1.69	1.48
5.25	4.69	7.20	5.61	10.19	13.04	26.17	44.78	70.62	119.77	6.29	5.53
2.44	2.57	3.33	2.81	4.14	4.62	7.36	13.10	19.46	41.21	2.14	1.95
0.63	1.15	1.72	1.47	2.07	1.61	2.73	2.53	2.16	5.15	0.73	0.72
2.81	2.13	3.87	2.81	6.05	8.43	18.81	31.68	51.16	78.56	4.15	3.58
0.00	0.00	0.11	0.00	0.32	0.40	1.09	5.07	10.81	15.45	0.33	0.23
0.00	0.00	0.11	0.27	0.00	0.80	2.45	5.07	3.60	2.58	0.22	0.18
1.09	1.06	1.83	0.53	2.07	1.20	1.36	1.69	0.00	3.86	1.03	1.04
0.00	0.00	0.11	0.13	0.00	0.20	0.55	1.27	2.16	2.58	0.09	0.07
55.95	62.79	148.92	235.97	367.62	622.46	1177.14	1754.35	2732.39	4458.49	168.80	138.23
0.45	0.35	1.29	1.47	3.98	3.61	7.09	10.14	15.13	15.45	1.06	0.91
29.42	35.43	74.95	121.73	182.06	303.61	550.95	835.99	1336.65	2320.68	84.01	68.82
3.08	3.72	7.53	11.22	11.30	20.67	34.08	46.47	76.38	110.75	5.65	4.87
9.69	13.64	29.35	50.91	84.98	141.07	257.07	382.72	556.28	826.79	35.01	28.89
0.27	0.62	0.65	0.67	2.39	3.21	8.45	13.52	17.29	24.47	1.05	0.86
12.40	13.02	29.89	47.70	64.77	110.97	197.37	306.26	507.28	991.63	32.02	25.99

表 7-2-16(续) 2006年全国疾病监测系统分死因

疾病编码	疾病名称	总计	0岁	1岁~	5岁~	10岁~	15岁~	20岁~	25岁~	30岁~	35岁~
C091	急性心肌梗死	15.61	0.00	0.00	0.00	0.18	0.49	0.75	1.23	2.00	4.10
C092	3.脑血管疾病	73.24	15.75	0.80	0.46	0.78	1.19	1.95	1.52	3.89	9.40
C093	H.呼吸系统疾病	86.89	17.23	1.37	0.38	0.72	1.47	1.65	1.99	3.20	6.58
C094	1.慢性下呼吸道疾病	83.38	9.35	0.46	0.38	0.48	0.84	0.97	1.87	2.17	5.17
C095	a.慢性阻塞性肺疾病	82.05	8.86	0.46	0.38	0.48	0.84	0.90	1.70	1.72	5.04
C096	b.哮喘	1.16	0.49	0.00	0.00	0.00	0.00	0.00	0.12	0.34	0.13
C097	2.尘肺	0.94	0.00	0.00	0.00	0.00	0.00	0.00	0.00	0.34	0.40
C098	I.消化系统疾病	19.36	41.35	4.22	0.61	0.78	1.19	2.17	2.46	4.81	8.26
C099	1.消化性溃疡	3.68	1.97	0.00	0.15	0.12	0.35	0.37	0.41	0.57	1.34
C100	2.肝疾病	7.58	0.49	0.11	0.00	0.18	0.07	0.97	1.00	2.35	4.90
C101	a.肝硬化	6.23	0.49	0.00	0.00	0.06	0.07	0.60	0.64	1.95	4.10
C102	3.阑尾炎	0.29	0.49	0.00	0.08	0.00	0.14	0.15	0.06	0.00	0.13
C103	4.肠梗阻	0.81	1.97	0.91	0.08	0.24	0.14	0.07	0.18	0.23	0.27
C104	J.泌尿生殖系统疾病	7.16	1.97	0.23	0.38	0.36	1.33	1.72	1.76	2.97	4.63
C105	1.肾炎和肾病	5.96	1.48	0.23	0.38	0.36	1.26	1.65	1.52	2.69	4.50
C106	a.肾小球和肾小管间质疾病	4.22	1.48	0.11	0.31	0.36	0.91	1.57	1.05	1.72	2.96
C107	2.良性前列腺肥大	0.22	0.00	0.00	0.00	0.00	0.00	0.00	0.00	0.00	0.00
C108	K.皮肤病	0.37	0.49	0.11	0.00	0.06	0.21	0.15	0.00	0.11	0.13
C109	L.肌肉骨骼和结缔组织疾病	2.48	0.00	0.00	0.00	0.18	0.14	0.37	0.29	0.57	0.74
C110	1.风湿性关节炎	1.19	0.00	0.00	0.00	0.00	0.00	0.00	0.18	0.29	0.20
C111	2.骨关节炎	0.02	0.00	0.00	0.00	0.00	0.00	0.00	0.00	0.00	0.07
C112	M.先天异常	2.28	119.61	5.36	1.00	0.90	1.47	0.75	0.59	0.51	0.54
C113	1.先天性心脏病	1.45	65.96	4.33	0.84	0.54	1.26	0.67	0.53	0.34	0.47
C114	N.口腔疾病	0.06	2.46	0.11	0.00	0.00	0.00	0.00	0.00	0.00	0.00
C115	Ⅲ.伤害	52.82	64.48	46.30	22.71	15.61	34.05	43.33	31.55	46.80	63.40
C116	A.意外伤害	41.44	61.53	44.14	20.87	13.93	26.64	35.17	23.42	37.13	49.43
C117	1.交通事故	16.71	6.89	8.21	5.75	3.84	12.17	19.76	13.64	19.22	24.78
C118	a.道路交通事故	11.52	6.40	5.36	4.14	2.94	8.18	13.99	8.66	13.62	17.80
C119	1a*机动车辆交通事故	9.51	4.92	4.22	2.99	2.58	6.99	12.05	7.14	11.16	15.18
C120	1b*机动车以外的运输事故	3.82	1.97	2.17	1.53	0.54	3.15	4.04	3.63	4.18	5.17
C121	2.意外中毒	3.20	0.98	1.60	0.54	0.60	1.33	3.07	1.81	3.26	3.90
C122	3.意外跌落	7.68	4.92	4.22	1.69	1.56	1.82	2.54	1.76	4.35	6.38
C123	4.火灾	0.58	1.48	0.68	0.31	0.06	0.14	0.22	0.18	0.23	0.40
C124	5.溺水	5.53	9.35	24.52	10.43	6.60	5.73	3.37	1.23	1.83	2.62
C125	6.意外的机械性窒息	1.75	24.61	0.80	0.54	0.30	1.05	0.90	1.23	1.54	2.96
C126	7.触电	0.99	0.00	0.34	0.23	0.42	1.54	1.05	0.70	0.80	1.95
C127	8.砸死	1.41	0.98	0.23	0.46	0.06	0.77	1.05	0.53	2.06	3.16
C128	9.由机械切割和穿刺工具所致的意外事故	0.39	0.00	0.11	0.00	0.06	0.28	0.75	0.59	0.69	0.40
C129	10.自然环境因素导致的意外事故	0.57	2.95	0.34	0.08	0.06	0.35	0.30	0.47	0.46	0.67
C130	B.故意伤害	9.64	1.48	0.11	1.00	1.44	6.15	6.44	6.85	8.01	11.82
C131	1.自杀	8.24	0.00	0.00	0.31	1.20	4.47	5.01	5.15	6.29	10.14
C132	2.被杀	1.29	1.48	0.11	0.69	0.24	1.61	1.05	1.58	1.43	1.54

第七章 地区别、性别、年龄别、死因别死亡数及死亡率

年龄别死亡率（西部地区，男女合计）

40岁~	45岁~	50岁~	55岁~	60岁~	65岁~	70岁~	75岁~	80岁~	85岁~	世调率(2000)	中调率(2000)
7.97	9.03	18.82	29.66	36.28	60.60	104.68	164.75	247.87	486.80	17.37	14.35
25.08	26.39	71.18	109.70	176.97	309.22	607.92	897.66	1358.27	2082.43	82.11	67.16
11.32	16.47	47.53	88.06	183.81	347.95	745.32	1276.16	1928.23	2937.56	98.94	78.73
8.78	14.70	43.98	83.51	177.13	333.71	720.24	1245.32	1878.52	2848.70	95.05	75.46
8.33	14.17	43.01	81.38	174.90	329.69	710.43	1225.89	1854.74	2804.91	93.56	74.25
0.36	0.44	0.97	1.74	1.91	3.41	7.91	17.32	23.06	39.92	1.31	1.05
0.72	0.71	1.18	1.87	2.23	4.21	10.36	5.91	11.53	12.88	1.01	0.89
14.49	15.14	30.00	38.35	46.63	80.07	117.50	154.19	242.83	323.25	21.05	18.21
1.90	2.13	3.33	6.81	7.64	15.65	28.35	38.44	67.01	66.97	4.02	3.43
8.51	9.30	18.49	19.78	20.85	31.91	43.35	43.09	51.88	55.38	7.89	7.30
7.33	7.17	15.48	16.44	18.46	27.29	36.26	37.17	37.47	34.77	6.48	6.02
0.09	0.09	0.54	0.40	0.32	1.40	2.18	1.69	4.32	6.44	0.32	0.27
0.27	0.18	0.97	1.20	0.80	3.81	4.36	5.49	15.13	18.03	0.90	0.75
6.07	4.52	8.92	11.89	14.96	23.08	39.80	61.25	105.92	146.81	7.69	6.73
5.52	4.07	7.85	10.42	13.21	20.07	32.17	45.20	74.94	106.89	6.34	5.64
4.25	3.28	4.84	7.22	9.07	15.25	24.26	32.53	47.56	69.54	4.48	4.01
0.00	0.00	0.11	0.13	0.16	0.40	1.09	3.38	10.81	9.01	0.26	0.19
0.36	0.18	0.97	0.67	0.00	0.40	1.91	2.96	2.88	16.74	0.42	0.34
1.36	1.68	3.12	2.81	6.84	9.63	15.54	24.08	44.68	64.39	2.72	2.30
0.45	0.62	1.18	1.60	3.66	6.22	8.45	10.98	20.90	28.33	1.30	1.10
0.00	0.00	0.00	0.00	0.00	0.00	0.27	0.00	0.72	0.00	0.02	0.02
0.45	0.18	0.22	0.94	0.48	0.60	0.55	0.84	0.00	0.00	3.01	2.13
0.27	0.18	0.00	0.67	0.32	0.60	0.00	0.00	0.00	0.00	1.88	1.36
0.09	0.00	0.00	0.00	0.16	0.00	0.55	0.42	0.00	0.00	0.08	0.06
76.41	46.23	69.03	69.08	73.68	83.48	127.04	161.79	229.86	350.29	54.20	51.83
60.66	35.25	52.15	50.11	52.52	57.79	93.51	120.39	172.22	303.93	42.81	40.65
30.42	16.30	21.72	18.57	19.26	23.88	26.72	29.57	27.38	46.36	16.51	16.68
20.73	10.89	15.59	12.43	12.89	18.06	15.27	18.59	18.73	29.62	11.36	11.50
17.74	9.30	13.12	9.49	10.66	13.24	12.54	14.36	12.97	21.89	9.36	9.52
6.97	3.10	4.41	5.34	4.30	6.02	5.72	7.60	9.37	9.01	3.79	3.79
4.98	3.10	6.13	5.48	4.77	5.82	9.00	8.45	12.97	7.73	3.20	3.15
8.42	5.85	10.75	11.36	12.73	14.65	35.17	51.11	80.70	177.72	8.27	7.27
0.45	0.53	0.32	0.40	1.11	1.61	2.45	3.38	5.76	18.03	0.65	0.55
2.90	1.59	3.98	4.14	4.62	4.01	8.18	15.63	19.46	18.03	6.27	5.37
3.17	2.04	1.83	1.74	1.75	1.20	1.36	1.27	2.88	3.86	1.84	1.72
1.45	0.71	1.29	1.87	1.11	0.80	0.55	1.27	2.88	0.00	0.97	0.99
4.44	1.77	1.72	2.14	1.11	0.60	0.55	0.00	2.88	3.86	1.36	1.42
0.54	0.27	0.54	0.27	0.64	0.00	0.27	0.42	0.72	1.29	0.37	0.38
0.54	0.35	0.54	0.94	0.80	1.00	1.64	2.11	5.04	6.44	0.60	0.55
13.13	9.21	13.76	17.50	18.94	23.08	31.08	38.02	54.04	37.35	9.62	9.47
9.32	8.15	12.37	16.30	17.51	22.07	29.71	35.91	51.88	37.35	8.26	8.06
3.53	1.06	1.29	1.20	1.43	1.00	1.36	2.11	2.16	0.00	1.27	1.30

表 7-2-17 2006年全国疾病监测系统分死因

疾病编码	疾病名称	总计	0岁	1岁~	5岁~	10岁~	15岁~	20岁~	25岁~	30岁~	35岁~
C001	总计	546.28	1338.69	114.72	48.66	36.39	78.44	102.12	82.17	136.65	217.81
C002	Ⅰ.感染性、母婴及营养缺乏性疾病	40.89	917.08	27.82	5.39	3.70	4.84	6.60	6.75	12.60	13.29
C003	A.传染病和寄生虫病	20.14	96.29	6.25	2.62	3.00	2.83	4.99	5.49	11.37	11.98
C004	1.结核病	8.01	3.74	0.43	0.44	0.58	1.48	2.35	2.52	3.79	4.56
C005	a.呼吸道结核	7.49	2.80	0.00	0.00	0.35	0.81	1.61	2.06	3.46	4.04
C006	2.性传播疾病(不包括艾滋病)	0.02	0.93	0.00	0.00	0.00	0.00	0.00	0.00	0.00	0.00
C007	a.梅毒	0.02	0.93	0.00	0.00	0.00	0.00	0.00	0.00	0.00	0.00
C008	3.艾滋病	0.36	0.00	0.00	0.00	0.00	0.00	0.29	0.57	1.45	0.78
C009	4.腹泻病	1.08	41.13	1.29	0.15	0.12	0.00	0.00	0.11	0.33	0.00
C010	a.痢疾	0.19	0.93	0.22	0.15	0.00	0.00	0.00	0.00	0.22	0.00
C011	b.伤寒和副伤寒	0.03	0.93	0.00	0.00	0.00	0.00	0.00	0.00	0.00	0.00
C012	5.好发于儿童期的疾病	0.26	15.89	0.22	0.00	0.00	0.00	0.00	0.00	0.33	0.00
C013	a.百日咳	0.00	0.00	0.00	0.00	0.00	0.00	0.00	0.00	0.00	0.00
C014	b.脊髓灰质炎	0.01	0.00	0.00	0.00	0.00	0.00	0.00	0.00	0.11	0.00
C015	c.白喉	0.00	0.00	0.00	0.00	0.00	0.00	0.00	0.00	0.00	0.00
C016	d.麻疹	0.00	0.00	0.00	0.00	0.00	0.00	0.00	0.00	0.00	0.00
C017	e.破伤风	0.25	15.89	0.22	0.00	0.00	0.00	0.00	0.00	0.22	0.00
C018	6.脑(脊)膜炎	0.43	8.41	1.51	0.44	0.12	0.00	0.15	0.23	0.00	0.39
C019	a.脑膜炎球菌感染	0.18	6.54	0.86	0.29	0.00	0.00	0.00	0.00	0.00	0.13
C020	b.脑膜炎	0.25	1.87	0.65	0.15	0.12	0.00	0.15	0.23	0.00	0.26
C021	7.病毒性肝炎	7.82	2.80	0.00	0.00	0.46	0.27	1.17	1.49	4.12	5.34
C022	a.乙型肝炎	7.69	2.80	0.00	0.00	0.46	0.27	1.17	1.49	4.12	5.34
C023	b.丙型肝炎	0.04	0.00	0.00	0.00	0.00	0.00	0.00	0.00	0.00	0.00
C024	8.疟疾	0.02	0.00	0.00	0.00	0.00	0.00	0.00	0.00	0.11	0.13
C025	9.热带病	0.06	0.00	0.00	0.00	0.00	0.00	0.00	0.00	0.00	0.00
C026	a.血吸虫病	0.06	0.00	0.00	0.00	0.00	0.00	0.00	0.00	0.00	0.00
C027	10.流行性乙型脑炎	0.08	0.00	0.43	0.58	0.00	0.00	0.00	0.00	0.00	0.00
C028	11.钩端螺旋体病	0.00	0.00	0.00	0.00	0.00	0.00	0.00	0.00	0.00	0.00
C029	12.流行性出血热	0.06	0.00	0.00	0.00	0.00	0.00	0.00	0.00	0.11	0.26
C030	13.败血病	0.52	9.35	0.22	0.15	0.35	0.40	0.59	0.00	0.33	0.26
C031	B.呼吸系统感染性疾病	13.22	246.80	20.70	2.48	0.58	1.88	1.61	1.03	1.00	1.17
C032	1.上呼吸道感染	1.87	28.98	2.37	0.29	0.12	0.40	0.59	0.46	0.22	0.00
C033	2.下呼吸道感染	11.33	217.82	18.33	2.19	0.46	1.35	1.03	0.57	0.78	1.17
C034	a.肺炎	10.27	212.21	17.90	2.19	0.46	1.21	0.88	0.57	0.78	0.91
C035	C.妊娠、分娩和产褥期疾病	0.00	0.00	0.00	0.00	0.00	0.00	0.00	0.00	0.00	0.00
C036	1.直接产科原因	0.00	0.00	0.00	0.00	0.00	0.00	0.00	0.00	0.00	0.00
C037	a.产后出血	0.00	0.00	0.00	0.00	0.00	0.00	0.00	0.00	0.00	0.00
C038	b.产褥期感染	0.00	0.00	0.00	0.00	0.00	0.00	0.00	0.00	0.00	0.00
C039	c.妊娠高血压综合征	0.00	0.00	0.00	0.00	0.00	0.00	0.00	0.00	0.00	0.00
C040	d.阻梗性分娩	0.00	0.00	0.00	0.00	0.00	0.00	0.00	0.00	0.00	0.00
C041	e.流产	0.00	0.00	0.00	0.00	0.00	0.00	0.00	0.00	0.00	0.00
C042	f.母体产伤	0.00	0.00	0.00	0.00	0.00	0.00	0.00	0.00	0.00	0.00
C043	2.间接产科原因	0.00	0.00	0.00	0.00	0.00	0.00	0.00	0.00	0.00	0.00
C044	D.起源于围生期的某些情况	6.31	534.73	0.00	0.00	0.00	0.00	0.00	0.00	0.00	0.00
C045	1.低出生体重	1.18	100.03	0.00	0.00	0.00	0.00	0.00	0.00	0.00	0.00

年龄别死亡率(西部地区,男)

40岁~	45岁~	50岁~	55岁~	60岁~	65岁~	70岁~	75岁~	80岁~	85岁~	世调率(2000)	中调率(2000)
345.64	322.00	666.20	900.75	1333.47	2106.45	3798.63	5569.43	8184.31	11862.64	633.94	537.91
25.91	18.68	43.33	53.57	71.55	94.54	165.04	245.12	371.49	734.43	49.84	39.09
22.43	16.26	37.44	44.21	54.83	67.25	97.15	119.01	134.20	134.11	21.87	19.81
6.95	6.57	11.15	18.98	25.09	32.83	51.88	64.83	60.55	70.25	8.66	7.94
6.43	6.40	10.94	18.20	24.47	32.44	49.68	63.94	58.92	67.06	8.11	7.42
0.17	0.00	0.00	0.00	0.00	0.00	0.00	0.00	0.00	0.00	0.03	0.02
0.17	0.00	0.00	0.00	0.00	0.00	0.00	0.00	0.00	0.00	0.03	0.02
0.52	0.17	0.00	0.00	0.31	0.79	0.00	0.00	0.00	0.00	0.32	0.37
0.17	0.17	0.84	0.78	0.62	1.58	3.86	5.33	13.09	19.16	1.41	1.01
0.00	0.00	0.21	0.52	0.31	1.19	2.21	0.89	0.00	0.00	0.20	0.18
0.17	0.00	0.21	0.00	0.00	0.00	0.00	0.00	0.00	0.00	0.04	0.03
0.17	0.00	0.00	0.26	0.31	0.00	0.00	0.00	0.00	0.00	0.34	0.24
0.00	0.00	0.00	0.00	0.00	0.00	0.00	0.00	0.00	0.00	0.00	0.00
0.00	0.00	0.00	0.00	0.00	0.00	0.00	0.00	0.00	0.00	0.01	0.01
0.00	0.00	0.00	0.00	0.00	0.00	0.00	0.00	0.00	0.00	0.00	0.00
0.00	0.00	0.00	0.00	0.00	0.00	0.00	0.00	0.00	0.00	0.00	0.00
0.17	0.00	0.00	0.26	0.31	0.00	0.00	0.00	0.00	0.00	0.33	0.23
0.17	0.00	0.42	0.26	1.55	0.40	0.00	0.89	0.00	6.39	0.52	0.40
0.17	0.00	0.00	0.00	0.00	0.00	0.00	0.89	0.00	0.00	0.23	0.16
0.00	0.00	0.42	0.26	1.55	0.40	0.00	0.00	0.00	6.39	0.29	0.24
12.87	8.65	23.56	19.76	23.54	28.09	37.53	38.19	44.19	12.77	8.15	7.76
12.52	8.47	23.14	18.98	23.54	28.09	36.43	37.30	44.19	9.58	8.00	7.63
0.00	0.17	0.21	0.00	0.00	0.00	0.55	0.89	0.00	0.00	0.05	0.05
0.00	0.00	0.00	0.00	0.00	0.00	0.00	0.00	0.00	0.00	0.02	0.02
0.00	0.00	0.00	0.00	0.31	0.79	0.00	1.78	0.00	0.00	0.06	0.06
0.00	0.00	0.00	0.00	0.31	0.79	0.00	1.78	0.00	0.00	0.06	0.06
0.17	0.00	0.00	0.00	0.00	0.00	0.00	0.00	0.00	0.00	0.09	0.07
0.00	0.00	0.00	0.00	0.00	0.00	0.00	0.00	0.00	0.00	0.00	0.00
0.00	0.00	0.00	0.52	0.00	0.00	0.00	0.00	0.00	0.00	0.05	0.05
0.35	0.17	0.00	1.04	0.62	0.40	0.55	1.78	6.55	9.58	0.61	0.50
3.30	1.73	5.89	8.84	15.18	25.71	65.68	117.23	219.30	555.61	17.48	12.57
0.52	0.00	1.68	0.52	1.86	5.93	7.73	18.65	29.46	76.64	2.42	1.79
2.78	1.73	4.21	8.32	13.32	19.78	57.96	97.69	189.84	478.98	15.03	10.76
2.78	1.38	4.00	7.54	12.70	17.41	52.99	83.48	166.93	379.99	13.55	9.74
0.00	0.00	0.00	0.00	0.00	0.00	0.00	0.00	0.00	0.00	0.00	0.00
0.00	0.00	0.00	0.00	0.00	0.00	0.00	0.00	0.00	0.00	0.00	0.00
0.00	0.00	0.00	0.00	0.00	0.00	0.00	0.00	0.00	0.00	0.00	0.00
0.00	0.00	0.00	0.00	0.00	0.00	0.00	0.00	0.00	0.00	0.00	0.00
0.00	0.00	0.00	0.00	0.00	0.00	0.00	0.00	0.00	0.00	0.00	0.00
0.00	0.00	0.00	0.00	0.00	0.00	0.00	0.00	0.00	0.00	0.00	0.00
0.00	0.00	0.00	0.00	0.00	0.00	0.00	0.00	0.00	0.00	8.88	5.56
0.00	0.00	0.00	0.00	0.00	0.00	0.00	0.00	0.00	0.00	1.66	1.04

表 7-2-17(续)　2006年全国疾病监测系统分死因

疾病编码	疾病名称	总计	0岁	1岁~	5岁~	10岁~	15岁~	20岁~	25岁~	30岁~	35岁~
C046	a.早产儿和未成熟儿	0.88	74.79	0.00	0.00	0.00	0.00	0.00	0.00	0.00	0.00
C047	2.新生儿产伤和窒息	4.17	353.37	0.00	0.00	0.00	0.00	0.00	0.00	0.00	0.00
C048	3.新生儿溶血性疾病	0.12	10.28	0.00	0.00	0.00	0.00	0.00	0.00	0.00	0.00
C049	4.新生儿硬化病	0.02	1.87	0.00	0.00	0.00	0.00	0.00	0.00	0.00	0.00
C050	E.营养缺乏性疾病	1.21	39.26	0.86	0.29	0.12	0.13	0.00	0.23	0.22	0.13
C051	1.营养不良	0.55	22.44	0.22	0.15	0.12	0.00	0.00	0.00	0.00	0.13
C052	2.缺铁性贫血	0.28	0.93	0.00	0.15	0.00	0.00	0.00	0.23	0.22	0.00
C053	Ⅱ.非感染性疾病	422.91	276.71	26.96	9.18	11.09	21.80	28.32	27.01	53.61	107.47
C054	A.恶性肿瘤	108.53	8.41	4.31	3.79	4.85	6.32	7.92	6.87	17.50	40.38
C055	1.唇、口腔和咽恶性肿瘤	2.46	0.00	0.00	0.15	0.12	0.13	0.15	0.34	0.67	0.65
C056	a.鼻咽癌	1.39	0.00	0.00	0.00	0.12	0.13	0.15	0.34	0.56	0.52
C057	2.食管癌	14.26	0.00	0.00	0.00	0.00	0.13	0.00	0.00	0.45	1.56
C058	3.胃癌	19.59	0.00	0.00	0.00	0.00	0.00	0.59	0.57	1.11	5.47
C059	4.结直肠癌	5.86	0.00	0.00	0.00	0.00	0.00	0.29	0.23	0.78	2.08
C060	5.肝癌	22.46	0.00	0.00	0.00	0.00	0.40	1.17	1.83	5.13	15.76
C061	6.胰腺癌	1.93	0.00	0.00	0.00	0.00	0.00	0.00	0.00	0.45	1.17
C062	7.肺癌	24.99	0.00	0.00	0.00	0.46	0.27	0.59	0.69	2.90	4.30
C063	8.皮肤癌	0.51	0.00	0.22	0.00	0.12	0.00	0.00	0.00	0.00	0.26
C064	9.乳腺癌	0.08	0.00	0.00	0.00	0.00	0.00	0.00	0.00	0.00	0.13
C065	10.子宫颈癌	0.00	0.00	0.00	0.00	0.00	0.00	0.00	0.00	0.00	0.00
C066	11.子宫体癌	0.00	0.00	0.00	0.00	0.00	0.00	0.00	0.00	0.00	0.00
C067	12.卵巢癌	0.00	0.00	0.00	0.00	0.00	0.00	0.00	0.00	0.00	0.00
C068	13.前列腺癌	1.02	0.00	0.00	0.00	0.00	0.00	0.00	0.00	0.00	0.00
C069	14.膀胱癌	1.29	0.00	0.00	0.00	0.12	0.00	0.00	0.00	0.00	0.13
C070	15.淋巴瘤与多发性骨髓瘤	1.27	0.00	0.43	0.00	0.23	0.54	0.44	0.11	0.56	0.13
C071	16.白血病	3.56	6.54	2.16	2.19	1.62	2.56	3.08	1.72	2.45	3.26
C072	B.其他肿瘤	3.64	3.74	0.65	0.15	0.23	0.40	1.17	0.46	0.45	1.30
C073	1.良性肿瘤	0.67	2.80	0.22	0.00	0.12	0.27	0.44	0.11	0.11	0.26
C074	C.糖尿病	5.79	0.00	0.22	0.00	0.00	0.40	0.29	0.46	0.89	1.43
C075	D.内分泌、血液造血及免疫疾病	1.71	8.41	3.67	0.44	0.12	0.54	1.17	1.03	0.67	1.30
C076	E.神经和精神疾病	6.36	5.61	3.02	1.17	1.27	2.42	2.93	3.43	2.68	4.69
C077	1.精神障碍	2.30	0.00	0.00	0.00	0.23	0.27	1.47	1.14	1.00	2.34
C078	a.精神分裂症	0.75	0.00	0.00	0.00	0.23	0.27	0.59	0.46	0.45	0.65
C079	2.神经系统疾病	4.06	5.61	3.02	1.17	1.04	2.15	1.47	2.29	1.67	2.34
C080	a.阿尔茨海默病	0.28	0.00	0.00	0.00	0.00	0.00	0.00	0.00	0.00	0.00
C081	b.帕金森病	0.20	0.00	0.00	0.00	0.00	0.00	0.00	0.00	0.00	0.00
C082	c.癫痫	1.25	0.93	0.86	0.44	0.58	1.08	1.47	1.83	1.11	1.69
C083	F.感官疾病	0.07	0.00	0.00	0.00	0.00	0.00	0.00	0.00	0.00	0.00
C084	G.循环系统疾病	163.74	29.91	2.59	1.17	1.96	5.25	8.07	6.64	15.16	32.44
C085	1.急性风湿热	0.75	0.00	0.00	0.00	0.00	0.27	0.00	0.11	0.11	0.13
C086	2.心脏病	79.56	11.22	1.08	0.58	0.81	3.23	4.55	4.35	9.81	18.63
C087	a.慢性风湿性心脏病	4.17	0.00	0.00	0.00	0.12	0.54	0.59	0.69	1.00	2.08
C088	b.高血压心脏病	34.29	0.00	0.00	0.00	0.00	0.40	0.29	0.92	2.34	4.95
C089	c.肺源性心脏病	0.99	0.00	0.43	0.00	0.00	0.13	0.00	0.23	0.00	0.13
C090	d.缺血性心脏病	30.98	0.93	0.00	0.15	0.46	1.21	1.91	1.26	4.46	9.12

年龄别死亡率(西部地区,男)

40岁~	45岁~	50岁~	55岁~	60岁~	65岁~	70岁~	75岁~	80岁~	85岁~	世调率(2000)	中调率(2000)
0.00	0.00	0.00	0.00	0.00	0.00	0.00	0.00	0.00	0.00	1.24	0.78
0.00	0.00	0.00	0.00	0.00	0.00	0.00	0.00	0.00	0.00	5.87	3.68
0.00	0.00	0.00	0.00	0.00	0.00	0.00	0.00	0.00	0.00	0.17	0.11
0.00	0.00	0.00	0.00	0.00	0.00	0.00	0.00	0.00	0.00	0.03	0.02
0.17	0.69	0.00	0.52	1.55	1.58	2.21	8.88	18.00	44.70	1.62	1.14
0.00	0.35	0.00	0.26	0.31	0.79	0.00	3.55	6.55	25.55	0.76	0.51
0.17	0.17	0.00	0.26	0.93	0.40	1.66	3.55	8.18	0.00	0.31	0.27
204.29	232.42	519.16	747.60	1151.03	1887.69	3417.77	5046.32	7348.04	9962.70	496.18	416.85
78.59	90.27	202.36	269.13	380.06	547.48	799.25	1009.80	1027.74	999.46	119.86	107.17
2.96	2.42	6.10	3.64	7.12	14.24	16.01	17.76	27.82	15.97	2.67	2.43
2.26	2.25	4.00	2.34	3.10	7.91	6.07	5.33	9.82	12.77	1.48	1.39
4.87	8.13	22.72	42.13	56.37	80.30	126.40	144.76	163.65	169.24	16.12	14.00
11.30	14.18	32.82	46.03	75.58	107.99	161.73	214.93	189.84	210.75	21.93	19.34
3.83	4.67	10.10	10.92	17.66	35.21	45.26	68.39	67.10	60.67	6.55	5.81
28.34	30.96	62.05	69.43	78.37	87.42	110.95	133.22	119.47	124.53	23.87	22.18
1.22	1.56	2.94	2.86	8.36	9.49	22.63	18.65	13.09	0.00	2.07	1.93
12.00	15.39	42.07	59.03	89.52	143.20	218.03	275.32	274.94	255.45	28.03	24.66
0.52	0.52	0.42	1.30	0.93	2.37	3.86	6.22	4.91	9.58	0.58	0.50
0.00	0.00	0.21	0.26	0.00	0.00	0.55	0.00	3.27	3.19	0.09	0.07
0.00	0.00	0.00	0.00	0.00	0.00	0.00	0.00	0.00	0.00	0.00	0.00
0.00	0.00	0.00	0.00	0.00	0.00	0.00	0.00	0.00	0.00	0.00	0.00
0.00	0.00	0.00	0.00	0.00	0.00	0.00	0.00	0.00	0.00	0.00	0.00
0.17	0.17	0.00	2.08	1.86	4.35	9.38	8.88	37.64	47.90	1.30	0.99
0.35	0.69	0.84	2.60	3.10	5.93	13.25	15.99	32.73	25.55	1.53	1.27
1.39	0.35	1.68	3.38	4.96	6.72	6.62	9.77	11.46	9.58	1.39	1.25
3.65	2.59	5.05	5.46	6.81	10.28	11.04	15.99	9.82	6.39	3.71	3.54
2.78	1.21	5.89	9.36	11.15	19.78	25.39	31.08	45.82	28.74	4.06	3.58
0.87	0.17	1.26	1.04	1.86	3.56	5.52	0.89	6.55	3.19	0.74	0.66
3.83	5.02	6.73	12.48	18.89	24.13	51.33	67.50	83.46	73.44	6.56	5.73
1.39	1.04	1.68	3.38	3.41	4.35	6.07	6.22	9.82	22.35	1.93	1.66
6.78	5.88	9.05	6.50	10.53	15.82	26.49	49.73	78.55	134.11	7.12	6.31
3.13	3.46	4.00	3.38	5.27	5.93	6.62	14.21	19.64	47.90	2.50	2.29
0.35	1.21	1.68	1.56	2.79	1.58	2.21	2.66	1.64	9.58	0.78	0.75
3.65	2.42	5.05	3.12	5.27	9.89	19.87	35.52	58.92	86.22	4.63	4.02
0.00	0.00	0.21	0.00	0.00	0.79	1.10	5.33	13.09	19.16	0.38	0.27
0.00	0.00	0.21	0.00	0.00	1.19	2.76	3.55	4.91	6.39	0.25	0.20
1.39	1.04	2.52	0.52	2.17	1.98	1.10	0.00	0.00	3.19	1.23	1.25
0.00	0.00	0.21	0.00	0.00	0.00	0.00	2.66	3.27	0.00	0.08	0.07
66.42	79.38	176.28	272.25	431.48	715.99	1377.15	2038.24	3300.89	4751.44	195.66	161.25
0.35	0.17	0.84	1.04	4.03	2.77	4.97	9.77	11.46	15.97	0.87	0.74
33.73	46.17	91.29	143.80	208.46	345.34	616.55	935.19	1533.43	2391.69	94.72	78.26
2.43	2.08	6.73	10.14	8.67	17.80	29.25	41.74	67.10	86.22	4.78	4.11
11.48	17.81	36.39	62.93	98.81	165.35	299.72	440.51	651.34	862.16	40.55	33.72
0.17	0.86	0.84	1.04	3.10	3.96	5.52	17.76	16.37	31.93	1.20	0.98
15.13	18.68	39.13	58.51	76.82	128.56	219.68	351.70	597.34	1021.82	37.03	30.48

表 7-2-17(续) 2006年全国疾病监测系统分死因

疾病编码	疾病名称	总计	0岁	1岁~	5岁~	10岁~	15岁~	20岁~	25岁~	30岁~	35岁~
C091	急性心肌梗死	17.41	0.00	0.00	0.00	0.23	0.54	1.17	1.14	2.45	6.64
C092	3.脑血管疾病	81.61	17.76	1.29	0.58	1.16	1.75	3.37	1.95	4.90	13.16
C093	H.呼吸系统疾病	95.35	26.18	1.51	0.58	0.81	1.48	1.61	1.83	3.90	7.56
C094	1.慢性下呼吸道疾病	90.49	14.02	0.22	0.58	0.58	0.94	0.73	1.60	2.23	5.60
C095	a.慢性阻塞性肺疾病	89.09	13.09	0.22	0.58	0.58	0.94	0.73	1.60	1.67	5.47
C096	b.哮喘	1.20	0.93	0.00	0.00	0.00	0.00	0.00	0.00	0.33	0.13
C097	2.尘肺	1.77	0.00	0.00	0.00	0.00	0.00	0.00	0.00	0.67	0.78
C098	I.消化系统疾病	24.22	50.48	4.31	0.58	0.35	1.35	2.64	3.09	7.47	11.72
C099	1.消化性溃疡	4.65	2.80	0.00	0.15	0.23	0.54	0.29	0.69	0.78	1.30
C100	2.肝疾病	10.65	0.93	0.00	0.00	0.00	0.13	1.61	1.60	4.24	7.82
C101	a.肝硬化	8.92	0.93	0.00	0.00	0.00	0.13	1.03	1.14	3.57	6.64
C102	3.阑尾炎	0.28	0.93	0.00	0.15	0.00	0.13	0.15	0.00	0.00	0.00
C103	4.肠梗阻	0.86	1.87	0.86	0.15	0.12	0.27	0.00	0.11	0.33	0.39
C104	J.泌尿生殖系统疾病	8.40	2.80	0.22	0.29	0.35	1.61	1.76	2.29	3.46	5.34
C105	1.肾炎和肾病	6.62	1.87	0.22	0.29	0.35	1.48	1.76	2.06	3.23	5.34
C106	a.肾小球和肾小管间质疾病	4.68	1.87	0.22	0.29	0.35	1.08	1.76	1.14	1.89	3.52
C107	2.良性前列腺肥大	0.43	0.00	0.00	0.00	0.00	0.00	0.00	0.00	0.00	0.00
C108	K.皮肤病	0.32	0.93	0.22	0.00	0.00	0.15	0.00	0.11	0.00	0.13
C109	L.肌肉骨骼和结缔组织疾病	2.07	0.00	0.00	0.00	0.12	0.13	0.00	0.34	0.56	0.65
C110	1.风湿性关节炎	1.03	0.00	0.00	0.00	0.00	0.00	0.00	0.23	0.33	0.26
C111	2.骨关节炎	0.00	0.00	0.00	0.00	0.00	0.00	0.00	0.00	0.00	0.00
C112	M.先天异常	2.66	137.42	6.25	1.02	1.04	1.88	0.59	0.57	0.78	0.52
C113	1.先天性心脏病	1.62	73.85	4.53	0.87	0.69	1.75	0.44	0.46	0.56	0.39
C114	N.口腔疾病	0.04	2.80	0.00	0.00	0.00	0.00	0.00	0.00	0.00	0.00
C115	Ⅲ.伤害	73.23	58.89	55.42	32.34	21.02	50.32	65.58	47.03	69.22	93.79
C116	A.意外伤害	59.85	56.09	53.48	29.87	18.94	41.04	56.63	37.19	58.63	79.20
C117	1.交通事故	25.08	6.54	10.35	8.16	5.31	18.70	32.87	21.86	30.43	39.21
C118	a.道路交通事故	17.27	5.61	7.55	5.83	3.81	13.59	23.04	14.08	21.07	28.27
C119	1a*机动车辆交通事故	14.24	4.67	5.82	4.08	3.23	11.71	19.81	11.33	17.28	24.10
C120	1b*机动车以外的运输事故	5.90	1.87	2.80	2.19	0.92	4.71	7.04	5.72	7.02	8.47
C121	2.意外中毒	4.59	0.00	1.94	0.29	0.35	1.21	4.40	2.40	4.90	5.73
C122	3.意外跌落	10.30	4.67	5.18	2.77	2.08	3.09	3.37	2.63	7.25	10.68
C123	4.火灾	0.75	0.93	0.65	0.15	0.12	0.27	0.15	0.34	0.45	0.78
C124	5.溺水	7.32	7.48	29.98	15.88	9.70	8.75	5.58	1.49	2.01	2.74
C125	6.意外的机械性窒息	2.66	24.31	1.08	0.87	0.23	1.48	1.76	2.17	2.68	4.95
C126	7.触电	1.67	0.00	0.65	0.44	0.58	2.96	1.61	1.37	1.45	3.65
C127	8.砸死	2.34	0.93	0.00	0.00	0.29	0.00	1.21	1.91	1.03	3.34	5.73
C128	9.由机械切割和穿刺工具所致的意外事故	0.66	0.00	0.00	0.00	0.12	0.54	1.47	1.03	1.11	0.78
C129	10.自然环境因素导致的意外事故	0.75	2.80	0.43	0.00	0.00	0.54	0.44	0.57	0.78	1.17
C130	B.故意伤害	10.95	1.87	0.22	1.75	1.85	7.27	6.60	7.78	8.03	10.94
C131	1.自杀	8.91	0.00	0.00	0.58	1.50	4.98	4.25	5.38	5.57	8.73
C132	2.被杀	1.84	1.87	0.22	1.17	0.35	2.15	1.61	2.17	2.01	1.95

第七章 地区别、性别、年龄别、死因别死亡数及死亡率

年龄别死亡率(西部地区,男)

40岁~	45岁~	50岁~	55岁~	60岁~	65岁~	70岁~	75岁~	80岁~	85岁~	世调率 (2000)	中调率 (2000)
9.39	12.80	25.24	38.74	42.75	73.58	117.57	183.84	310.94	478.98	20.43	17.14
31.12	32.17	81.83	123.26	213.11	359.97	740.74	1077.29	1728.18	2302.28	97.96	80.47
13.91	19.54	58.69	102.97	213.42	419.71	926.20	1530.24	2328.79	3260.23	117.62	94.09
9.91	16.43	53.22	95.17	204.43	400.72	888.11	1484.94	2255.15	3138.89	111.95	89.30
9.39	16.08	52.38	91.79	201.34	394.79	878.18	1463.63	2227.32	3094.18	110.26	87.93
0.35	0.35	0.84	2.60	2.79	4.75	7.73	18.65	27.82	41.51	1.47	1.18
1.39	1.38	2.31	3.64	4.34	7.52	19.32	12.43	24.55	31.93	2.00	1.75
22.43	23.00	42.49	52.01	61.33	101.66	137.44	196.28	294.58	421.50	27.37	23.85
2.43	2.94	3.79	8.84	11.15	22.55	32.57	54.18	99.83	89.41	5.39	4.57
14.08	15.22	27.98	27.30	28.50	44.70	57.40	60.39	50.73	79.83	11.29	10.57
12.34	11.59	23.56	23.14	25.71	38.37	48.02	53.29	39.28	51.09	9.42	8.85
0.17	0.17	0.42	0.78	0.31	0.79	1.66	1.78	6.55	6.39	0.33	0.27
0.17	0.17	1.26	1.56	0.62	3.96	3.31	7.99	18.00	28.74	1.04	0.84
6.43	5.02	11.57	14.30	14.87	28.88	51.33	87.04	140.74	194.78	9.59	8.30
5.91	4.67	10.31	12.48	12.08	23.34	40.29	56.84	81.83	118.15	7.34	6.56
4.52	3.80	7.15	8.32	7.74	17.80	30.91	42.63	50.73	70.25	5.16	4.65
0.00	0.00	0.21	0.26	0.31	0.79	2.21	7.10	24.55	22.35	0.58	0.42
0.00	0.17	1.05	1.04	0.00	0.79	2.76	2.66	0.00	12.77	0.38	0.31
1.04	1.73	2.94	2.86	5.58	8.70	13.80	23.09	34.37	63.86	2.43	2.05
0.52	0.86	1.47	1.04	3.10	4.75	7.73	11.55	16.37	25.55	1.19	1.02
0.00	0.00	0.00	0.00	0.00	0.00	0.00	0.00	0.00	0.00	0.00	0.00
0.52	0.17	0.21	1.30	0.31	0.40	0.55	1.78	0.00	0.00	3.44	2.43
0.35	0.17	0.00	0.78	0.00	0.40	0.00	0.00	0.00	0.00	2.06	1.49
0.17	0.00	0.00	0.00	0.00	0.00	0.00	0.00	0.00	0.00	0.06	0.04
112.49	67.96	100.76	96.21	101.60	107.20	177.73	200.72	273.30	431.08	75.36	73.07
93.54	54.47	81.83	73.07	74.03	73.18	134.68	148.32	202.93	364.02	61.66	59.71
47.12	24.04	33.03	26.00	26.95	29.27	35.33	41.74	40.91	76.64	24.80	25.23
31.99	15.74	24.19	17.16	17.35	22.94	17.66	27.53	26.18	47.90	17.06	17.37
27.30	13.49	19.77	13.26	14.25	17.01	14.90	22.20	16.37	31.93	14.01	14.34
11.30	5.02	7.78	7.80	6.50	5.93	7.73	9.77	16.37	12.77	5.86	5.92
6.95	5.19	10.31	8.58	6.50	9.49	14.90	10.66	22.91	12.77	4.65	4.59
12.87	9.51	17.46	17.16	17.04	17.80	51.33	56.84	93.28	188.40	11.27	10.22
0.17	0.86	0.42	0.78	1.55	2.37	2.76	6.22	6.55	25.55	0.86	0.74
3.48	2.25	5.68	4.94	5.89	4.35	12.14	18.65	14.73	22.35	8.23	7.13
5.39	3.29	3.16	2.86	2.48	1.98	2.21	1.78	1.64	6.39	2.71	2.64
2.61	1.21	1.89	2.86	1.55	0.79	1.10	0.89	3.27	0.00	1.62	1.67
7.82	2.94	3.16	3.90	1.86	0.79	1.10	0.00	0.00	6.39	2.24	2.37
1.04	0.52	0.84	0.26	1.24	0.00	0.55	0.89	0.00	0.00	0.63	0.67
0.70	0.35	1.05	1.04	1.24	1.58	1.66	2.66	6.55	6.39	0.79	0.74
14.78	10.89	14.09	21.32	24.47	30.46	39.19	47.96	68.73	54.28	11.26	10.91
9.21	8.99	12.62	19.24	21.99	28.88	37.53	44.41	67.10	54.28	9.26	8.85
5.04	1.90	1.26	2.08	2.48	1.58	1.66	3.55	1.64	0.00	1.81	1.85

表 7-2-18 2006年全国疾病监测系统分死因

疾病编码	疾病名称	总计	0岁	1岁~	5岁~	10岁~	15岁~	20岁~	25岁~	30岁~	35岁~
C001	总计	387.89	983.55	88.84	27.71	20.13	34.49	48.87	43.75	66.88	113.82
C002	Ⅰ.感染性、母婴及营养缺乏性疾病	30.53	670.60	28.81	6.64	2.25	2.91	9.01	7.67	8.35	11.23
C003	A.传染病和寄生虫病	11.18	66.54	10.17	2.92	1.13	2.18	3.82	2.64	4.23	6.38
C004	1.结核病	4.51	1.04	0.73	0.49	0.25	1.16	2.29	1.20	1.76	3.05
C005	a.呼吸道结核	4.16	0.00	0.48	0.32	0.25	0.87	1.53	0.96	1.65	2.77
C006	2.性传播疾病(不包括艾滋病)	0.20	0.00	0.00	0.00	0.00	0.00	0.00	0.00	0.35	0.28
C007	a.梅毒	0.00	0.00	0.00	0.00	0.00	0.00	0.00	0.00	0.00	0.00
C008	3.艾滋病	0.16	0.00	0.00	0.00	0.00	0.00	0.15	0.36	0.35	0.14
C009	4.腹泻病	0.98	34.31	3.15	0.32	0.13	0.00	0.00	0.12	0.00	0.00
C010	a.痢疾	0.08	3.12	0.00	0.00	0.00	0.00	0.00	0.00	0.00	0.00
C011	b.伤寒和副伤寒	0.04	0.00	0.00	0.00	0.00	0.00	0.00	0.00	0.00	0.00
C012	5.好发于儿童期的疾病	0.22	15.60	0.00	0.00	0.00	0.00	0.15	0.00	0.00	0.14
C013	a.百日咳	0.00	0.00	0.00	0.00	0.00	0.00	0.00	0.00	0.00	0.00
C014	b.脊髓灰质炎	0.00	0.00	0.00	0.00	0.00	0.00	0.00	0.00	0.00	0.00
C015	c.白喉	0.00	0.00	0.00	0.00	0.00	0.00	0.00	0.00	0.00	0.00
C016	d.麻疹	0.00	0.00	0.00	0.00	0.00	0.00	0.00	0.00	0.00	0.00
C017	e.破伤风	0.22	15.60	0.00	0.00	0.00	0.00	0.15	0.00	0.00	0.14
C018	6.脑(脊)膜炎	0.27	3.12	1.21	0.49	0.25	0.29	0.00	0.24	0.00	0.00
C019	a.脑膜炎球菌感染	0.13	1.04	0.73	0.00	0.13	0.15	0.00	0.12	0.00	0.00
C020	b.脑膜炎	0.14	2.08	0.48	0.49	0.13	0.15	0.00	0.12	0.00	0.00
C021	7.病毒性肝炎	3.20	0.00	0.48	0.16	0.13	0.44	0.76	0.24	1.06	1.53
C022	a.乙型肝炎	3.11	0.00	0.48	0.16	0.13	0.29	0.76	0.24	1.06	1.39
C023	b.丙型肝炎	0.02	0.00	0.00	0.00	0.00	0.00	0.00	0.00	0.00	0.00
C024	8.疟疾	0.00	0.00	0.00	0.00	0.00	0.00	0.00	0.00	0.00	0.00
C025	9.热带病	0.01	0.00	0.00	0.00	0.00	0.00	0.00	0.00	0.00	0.00
C026	a.血吸虫病	0.01	0.00	0.00	0.00	0.00	0.00	0.00	0.00	0.00	0.00
C027	10.流行性乙型脑炎	0.04	0.00	0.00	0.00	0.00	0.00	0.00	0.00	0.00	0.00
C028	11.钩端螺旋体病	0.01	0.00	0.00	0.00	0.00	0.15	0.00	0.00	0.00	0.00
C029	12.流行性出血热	0.00	0.00	0.00	0.00	0.00	0.00	0.00	0.00	0.00	0.00
C030	13.败血病	0.33	2.08	0.48	0.16	0.00	0.00	0.00	0.00	0.00	0.55
C031	B.呼吸系统感染性疾病	12.30	215.22	17.43	3.57	1.13	0.00	1.22	0.60	0.82	1.53
C032	1.上呼吸道感染	1.99	27.03	3.63	0.32	0.38	0.00	0.15	0.12	0.24	0.42
C033	2.下呼吸道感染	10.32	188.18	13.80	3.24	0.75	0.00	1.07	0.48	0.59	1.11
C034	a.肺炎	9.06	182.99	13.31	3.08	0.75	0.00	1.07	0.36	0.59	1.11
C035	C.妊娠、分娩和产褥期疾病	1.39	0.00	0.00	0.00	0.00	0.58	3.97	4.08	3.29	3.05
C036	1.直接产科原因	1.37	0.00	0.00	0.00	0.00	0.58	3.82	4.08	3.29	2.91
C037	a.产后出血	0.46	0.00	0.00	0.00	0.00	0.15	0.92	1.44	0.94	1.25
C038	b.产褥期感染	0.15	0.00	0.00	0.00	0.00	0.15	0.46	0.24	0.59	0.28
C039	c.妊娠高血压综合征	0.21	0.00	0.00	0.00	0.00	0.00	0.15	0.61	0.72	0.47	0.42
C040	d.阻梗性分娩	0.02	0.00	0.00	0.00	0.00	0.00	0.00	0.12	0.00	0.00
C041	e.流产	0.13	0.00	0.00	0.00	0.00	0.15	0.31	0.12	0.59	0.28
C042	f.母体产伤	0.02	0.00	0.00	0.00	0.00	0.00	0.00	0.12	0.00	0.00
C043	2.间接产科原因	0.02	0.00	0.00	0.00	0.00	0.00	0.15	0.00	0.00	0.14
C044	D.起源于围生期的某些情况	4.18	372.21	0.00	0.00	0.00	0.00	0.00	0.00	0.00	0.00
C045	1.低出生体重	0.69	61.34	0.00	0.00	0.00	0.00	0.00	0.00	0.00	0.00

年龄别死亡率（西部地区，女）

40岁~	45岁~	50岁~	55岁~	60岁~	65岁~	70岁~	75岁~	80岁~	85岁~	世调率 (2000)	中调率 (2000)
172.80	171.38	367.12	539.84	840.22	1345.23	2358.83	3689.87	5623.80	9809.88	408.78	337.31
12.09	8.17	16.72	26.39	39.93	63.94	101.81	162.74	310.29	653.99	35.52	27.13
9.82	7.08	14.08	21.16	29.46	43.58	55.48	56.40	51.50	82.02	11.92	10.50
3.02	2.72	7.04	12.09	14.40	24.03	24.78	19.34	15.45	32.38	4.59	4.25
2.83	2.36	6.60	11.27	14.40	23.62	24.24	18.53	14.16	25.90	4.22	3.92
0.38	0.18	0.66	0.55	0.65	0.41	0.00	0.81	0.00	0.00	0.19	0.20
0.00	0.00	0.00	0.00	0.00	0.00	0.00	0.00	0.00	0.00	0.00	0.00
1.13	0.00	0.00	0.00	0.00	0.00	0.00	0.00	0.00	0.00	0.15	0.17
0.19	0.18	0.22	0.00	1.64	0.41	2.15	6.45	5.15	19.43	1.27	0.87
0.00	0.00	0.00	0.00	0.33	0.00	0.00	0.81	0.00	4.32	0.10	0.07
0.00	0.00	0.00	0.00	0.65	0.00	0.54	0.00	0.00	0.00	0.04	0.03
0.00	0.00	0.00	0.00	0.00	0.00	0.41	0.54	0.00	0.00	0.31	0.21
0.00	0.00	0.00	0.00	0.00	0.00	0.00	0.00	0.00	0.00	0.00	0.00
0.00	0.00	0.00	0.00	0.00	0.00	0.00	0.00	0.00	0.00	0.00	0.00
0.00	0.00	0.00	0.00	0.00	0.00	0.00	0.00	0.00	0.00	0.00	0.00
0.00	0.00	0.00	0.00	0.00	0.00	0.00	0.00	0.00	0.00	0.00	0.00
0.00	0.00	0.00	0.00	0.00	0.41	0.54	0.00	0.00	0.00	0.31	0.21
0.19	0.36	0.22	0.00	0.33	0.00	0.54	0.00	0.00	0.00	0.32	0.27
0.19	0.18	0.00	0.00	0.33	0.00	0.54	0.00	0.00	0.00	0.15	0.13
0.00	0.18	0.22	0.00	0.00	0.00	0.00	0.00	0.00	0.00	0.17	0.14
3.02	2.72	5.06	7.15	9.49	16.29	21.01	24.98	23.17	6.48	3.26	3.01
3.02	2.72	4.84	7.15	9.49	15.07	19.93	24.98	23.17	6.48	3.16	2.92
0.00	0.00	0.00	0.00	0.00	0.81	0.00	0.00	0.00	0.00	0.02	0.02
0.00	0.00	0.00	0.00	0.00	0.00	0.00	0.00	0.00	0.00	0.00	0.00
0.00	0.00	0.00	0.00	0.00	0.00	0.54	0.00	0.00	0.00	0.01	0.01
0.00	0.00	0.00	0.00	0.00	0.00	0.54	0.00	0.00	0.00	0.01	0.01
0.00	0.00	0.00	0.00	0.00	0.00	0.00	0.00	0.00	0.00	0.05	0.03
0.00	0.00	0.00	0.00	0.00	0.00	0.00	0.00	0.00	0.00	0.01	0.01
0.00	0.00	0.00	0.00	0.00	0.00	0.00	0.00	0.00	0.00	0.00	0.00
0.19	0.00	0.22	0.00	0.33	0.41	2.15	1.61	3.86	12.95	0.36	0.28
1.13	0.73	2.42	4.40	9.82	17.51	39.86	91.84	236.90	496.43	14.47	10.13
0.00	0.36	0.66	0.55	1.96	2.85	7.00	16.11	36.05	77.70	2.30	1.65
1.13	0.36	1.76	3.85	7.86	14.66	32.86	75.73	200.85	418.73	12.17	8.48
1.13	0.18	1.32	3.85	6.87	12.63	27.47	59.62	169.95	345.34	10.78	7.51
0.76	0.00	0.22	0.00	0.00	0.00	0.00	0.00	0.00	0.00	1.23	1.40
0.76	0.00	0.22	0.00	0.00	0.00	0.00	0.00	0.00	0.00	1.21	1.38
0.57	0.00	0.00	0.00	0.00	0.00	0.00	0.00	0.00	0.00	0.40	0.46
0.00	0.00	0.00	0.00	0.00	0.00	0.00	0.00	0.00	0.00	0.13	0.15
0.00	0.00	0.00	0.00	0.00	0.00	0.00	0.00	0.00	0.00	0.19	0.21
0.19	0.00	0.00	0.00	0.00	0.00	0.00	0.00	0.00	0.00	0.02	0.02
0.00	0.00	0.00	0.00	0.00	0.00	0.00	0.00	0.00	0.00	0.11	0.13
0.00	0.00	0.00	0.00	0.00	0.00	0.00	0.00	0.00	0.00	0.02	0.02
0.00	0.00	0.00	0.00	0.00	0.00	0.00	0.00	0.00	0.00	0.02	0.02
0.00	0.00	0.00	0.00	0.00	0.00	0.00	0.00	0.00	0.00	6.23	3.90
0.00	0.00	0.00	0.00	0.00	0.00	0.00	0.00	0.00	0.00	1.03	0.64

表 7-2-18(续)　2006 年全国疾病监测系统分死因

疾病编码	疾病名称	总计	0岁	1岁~	5岁~	10岁~	15岁~	20岁~	25岁~	30岁~	35岁~
C046	a.早产儿和未成熟儿	0.51	45.75	0.00	0.00	0.00	0.00	0.00	0.00	0.00	0.00
C047	2.新生儿产伤和窒息	2.80	249.53	0.00	0.00	0.00	0.00	0.00	0.00	0.00	0.00
C048	3.新生儿溶血性疾病	0.01	1.04	0.00	0.00	0.00	0.00	0.00	0.00	0.00	0.00
C049	4.新生儿硬化病	0.02	2.08	0.00	0.00	0.00	0.00	0.00	0.00	0.00	0.00
C050	E.营养缺乏性疾病	1.47	16.64	1.21	0.16	0.00	0.15	0.00	0.36	0.00	0.28
C051	1.营养不良	0.49	10.40	0.48	0.16	0.00	0.00	0.00	0.00	0.00	0.14
C052	2.缺铁性贫血	0.28	0.00	0.24	0.00	0.00	0.15	0.00	0.24	0.00	0.14
C053	Ⅱ.非感染性疾病	316.44	187.14	19.85	7.94	7.88	13.97	18.94	19.42	34.67	70.57
C054	A.恶性肿瘤	60.38	5.20	3.15	2.59	2.25	3.49	5.80	5.63	13.87	28.56
C055	1.唇、口腔和咽恶性肿瘤	1.00	0.00	0.00	0.00	0.13	0.00	0.15	0.24	0.12	0.69
C056	a.鼻咽癌	0.57	0.00	0.00	0.00	0.13	0.00	0.15	0.12	0.12	0.55
C057	2.食管癌	6.18	0.00	0.00	0.00	0.00	0.00	0.31	0.12	0.24	0.42
C058	3.胃癌	9.96	0.00	0.00	0.00	0.13	0.00	0.31	0.24	1.53	3.33
C059	4.结直肠癌	4.17	0.00	0.00	0.00	0.00	0.00	0.31	0.36	1.88	1.39
C060	5.肝癌	8.41	0.00	0.00	0.00	0.13	0.44	0.46	0.96	1.76	4.02
C061	6.胰腺癌	1.26	0.00	0.00	0.00	0.00	0.00	0.00	0.00	0.00	0.14
C062	7.肺癌	10.31	0.00	0.00	0.00	0.13	0.00	0.31	0.24	0.82	2.91
C063	8.皮肤癌	0.46	0.00	0.00	0.00	0.00	0.00	0.00	0.12	0.12	0.14
C064	9.乳腺癌	3.31	0.00	0.00	0.00	0.00	0.00	0.15	0.12	1.88	3.05
C065	10.子宫颈癌	1.73	0.00	0.00	0.00	0.00	0.15	0.15	0.36	0.71	2.36
C066	11.子宫体癌	3.23	0.00	0.00	0.00	0.00	0.00	0.31	0.12	1.41	3.88
C067	12.卵巢癌	0.75	0.00	0.00	0.00	0.00	0.00	0.15	0.00	0.24	0.28
C068	13.前列腺癌	0.00	0.00	0.00	0.00	0.00	0.00	0.00	0.00	0.00	0.00
C069	14.膀胱癌	0.50	0.00	0.00	0.00	0.00	0.00	0.00	0.00	0.12	0.14
C070	15.淋巴瘤与多发性骨髓瘤	0.62	0.00	0.00	0.16	0.00	0.00	0.31	0.12	0.35	0.69
C071	16.白血病	2.30	4.16	1.69	1.62	1.38	1.46	1.83	1.68	1.06	2.22
C072	B.其他肿瘤	2.66	5.20	0.00	0.16	0.13	0.00	0.31	0.24	0.94	1.39
C073	1.良性肿瘤	0.64	4.16	0.00	0.16	0.00	0.00	0.00	0.00	0.24	0.14
C074	C.糖尿病	6.26	0.00	0.00	0.00	0.25	0.15	0.15	0.24	0.71	1.80
C075	D.内分泌、血液造血及免疫疾病	1.38	1.04	2.18	0.49	0.13	0.29	0.31	0.48	0.59	0.83
C076	E.神经和精神疾病	5.28	12.48	2.18	1.78	0.75	1.75	0.92	1.68	1.88	4.58
C077	1.精神障碍	1.78	0.00	0.00	0.00	0.13	0.15	0.46	1.32	0.82	1.66
C078	a.精神分裂症	0.71	0.00	0.00	0.00	0.00	0.00	0.00	0.72	0.47	0.97
C079	2.神经系统疾病	3.51	12.48	2.18	1.78	0.63	1.60	0.46	0.36	1.06	2.91
C080	a.阿尔茨海默病	0.27	0.00	0.00	0.00	0.00	0.00	0.00	0.00	0.00	0.00
C081	b.帕金森病	0.20	0.00	0.00	0.00	0.00	0.00	0.00	0.00	0.00	0.00
C082	c.癫痫	0.83	1.04	0.24	0.81	0.38	0.73	0.31	0.36	0.71	1.66
C083	F.感官疾病	0.09	0.00	0.00	0.00	0.00	0.00	0.00	0.00	0.12	0.00
C084	G.循环系统疾病	137.10	21.83	2.18	0.65	1.00	3.20	4.58	5.15	8.70	17.88
C085	1.急性风湿热	1.22	0.00	0.00	0.00	0.00	0.29	0.31	0.24	0.00	0.42
C086	2.心脏病	70.44	8.32	1.94	0.32	0.50	2.33	3.82	3.60	5.88	12.06
C087	a.慢性风湿性心脏病	6.31	0.00	0.00	0.00	0.00	0.29	0.46	0.60	0.94	4.02
C088	b.高血压心脏病	28.42	0.00	0.00	0.00	0.00	0.15	0.92	0.72	0.94	3.33
C089	c.肺源性心脏病	0.88	1.04	0.00	0.00	0.00	0.00	0.00	0.00	0.00	0.00
C090	d.缺血性心脏病	25.85	2.08	0.24	0.16	0.13	1.16	0.92	1.68	2.00	2.36

年龄别死亡率(西部地区,女)

40岁~	45岁~	50岁~	55岁~	60岁~	65岁~	70岁~	75岁~	80岁~	85岁~	世调率(2000)	中调率(2000)
0.00	0.00	0.00	0.00	0.00	0.00	0.00	0.00	0.00	0.00	0.77	0.48
0.00	0.00	0.00	0.00	0.00	0.00	0.00	0.00	0.00	0.00	4.17	2.62
0.00	0.00	0.00	0.00	0.00	0.00	0.00	0.00	0.00	0.00	0.02	0.01
0.00	0.00	0.00	0.00	0.00	0.00	0.00	0.00	0.00	0.00	0.03	0.02
0.38	0.36	0.00	0.82	0.65	2.85	6.46	14.50	21.89	75.54	1.67	1.20
0.00	0.00	0.00	0.00	0.33	0.81	1.62	4.03	2.57	32.38	0.59	0.39
0.19	0.00	0.00	0.82	0.33	1.22	1.62	5.64	0.00	2.16	0.29	0.26
122.94	138.88	313.45	470.30	749.55	1210.01	2149.83	3327.33	4925.97	8111.23	330.22	273.24
46.65	56.46	106.90	139.36	196.39	263.51	360.91	459.22	542.04	481.32	61.62	55.70
0.94	1.63	1.32	2.75	4.58	2.04	6.46	4.83	9.01	4.32	1.01	0.94
0.19	1.63	1.10	1.92	2.62	0.41	2.15	1.61	3.86	2.16	0.57	0.55
1.51	2.72	8.36	15.94	25.20	28.92	46.86	70.09	68.24	58.28	6.40	5.55
4.72	6.54	14.30	20.07	31.10	52.95	68.95	82.98	110.72	148.93	10.25	8.94
3.02	2.54	5.50	6.87	12.44	20.36	36.09	29.81	52.79	28.06	4.23	3.82
7.74	7.99	14.30	21.16	28.80	32.17	49.02	75.73	68.24	62.59	8.58	7.77
0.57	0.91	2.86	3.85	5.24	7.74	7.54	12.08	7.72	4.32	1.30	1.17
7.93	8.17	17.82	25.01	32.08	53.35	71.10	86.20	99.14	97.13	10.60	9.41
0.38	0.36	1.10	0.82	0.98	1.22	3.23	3.22	10.30	0.00	0.46	0.41
5.10	7.08	10.56	7.97	7.53	11.40	9.70	13.70	14.16	6.48	3.29	3.20
3.02	2.72	4.18	4.67	4.91	3.67	4.85	9.67	7.72	4.32	1.72	1.66
4.34	5.26	9.68	7.97	10.15	12.63	8.62	9.67	14.16	15.11	3.22	3.09
0.94	1.09	2.64	3.30	3.27	2.04	2.15	2.42	1.29	2.16	0.76	0.71
0.00	0.00	0.00	0.00	0.00	0.00	0.00	0.00	0.00	0.00	0.00	0.00
0.38	0.36	1.10	0.82	2.29	1.63	3.77	4.03	5.15	4.32	0.51	0.46
0.57	0.73	0.44	1.10	0.98	1.63	3.23	4.03	6.44	10.79	0.62	0.57
1.70	1.63	4.18	4.12	4.58	6.52	2.15	8.86	7.72	2.16	2.35	2.24
1.51	3.09	4.84	5.22	10.47	12.22	13.47	18.53	14.16	25.90	2.73	2.48
0.19	0.91	1.32	1.10	2.62	2.85	1.62	7.25	1.29	6.48	0.68	0.60
1.70	3.09	10.12	11.54	22.58	34.62	45.79	74.93	59.22	41.01	6.43	5.71
2.08	1.27	2.64	2.47	2.29	2.44	5.39	8.86	7.72	12.95	1.45	1.29
3.59	3.45	5.28	4.67	9.82	10.18	25.86	40.28	64.37	110.08	5.48	4.75
1.70	1.63	2.64	2.20	2.95	3.26	8.08	12.08	19.31	36.69	1.77	1.61
0.94	1.09	1.76	1.37	1.31	1.63	3.23	2.42	2.57	2.16	0.69	0.69
1.89	1.82	2.64	2.47	6.87	6.92	17.78	28.20	45.06	73.39	3.71	3.14
0.00	0.00	0.00	0.00	0.65	0.00	1.08	4.83	9.01	12.95	0.29	0.21
0.00	0.00	0.00	0.55	0.00	0.41	2.15	6.45	2.57	0.00	0.21	0.18
0.76	1.09	1.10	0.55	1.96	0.41	1.62	3.22	0.00	4.32	0.82	0.82
0.00	0.00	0.00	0.27	0.00	0.41	1.08	0.00	1.29	4.32	0.10	0.08
44.57	45.39	120.32	197.63	300.15	526.20	981.99	1496.89	2285.31	4260.66	143.58	116.20
0.57	0.54	1.76	1.92	3.93	4.48	9.16	10.47	18.02	15.11	1.25	1.09
24.74	24.15	57.85	98.40	154.17	260.66	486.96	746.03	1181.92	2272.78	73.73	59.61
3.78	5.45	8.36	12.37	14.07	23.62	38.78	50.76	83.69	127.35	6.47	5.60
7.74	9.26	22.00	38.21	70.37	116.07	215.47	330.32	481.52	802.92	29.71	24.19
0.38	0.36	0.44	0.27	1.64	2.44	11.31	9.67	18.02	19.43	0.92	0.75
9.44	7.08	20.24	36.28	52.04	92.86	175.61	265.06	436.46	971.28	27.17	21.58

表 7-2-18(续) 2006年全国疾病监测系统分死因

疾病编码	疾病名称	总计	0岁	1岁~	5岁~	10岁~	15岁~	20岁~	25岁~	30岁~	35岁~
C091	急性心肌梗死	13.69	0.00	0.00	0.00	0.13	0.44	0.31	1.32	1.53	1.39
C092	3. 脑血管病	64.37	13.52	0.24	0.32	0.38	0.58	0.46	1.08	2.82	5.41
C093	H. 呼吸系统疾病	77.93	7.28	1.21	0.16	0.63	1.46	1.68	2.16	2.47	5.55
C094	1. 慢性下呼吸道疾病	75.85	4.16	0.73	0.16	0.38	0.73	1.22	2.16	2.12	4.71
C095	a. 慢性阻塞性肺疾病	74.60	4.16	0.73	0.16	0.38	0.73	1.07	1.80	1.76	4.58
C096	b. 哮喘	1.11	0.00	0.00	0.00	0.00	0.00	0.00	0.24	0.35	0.14
C097	2. 尘肺	0.07	0.00	0.00	0.00	0.00	0.00	0.00	0.00	0.00	0.00
C098	I. 消化系统疾病	14.21	31.19	4.12	0.65	1.25	1.02	1.68	1.80	2.00	4.58
C099	1. 消化性溃疡	2.66	1.04	0.00	0.16	0.00	0.15	0.46	0.12	0.35	1.39
C100	2. 肝疾病	4.32	0.00	0.24	0.00	0.38	0.00	0.31	0.36	0.35	1.80
C101	a. 肝硬化	3.39	0.00	0.00	0.00	0.13	0.00	0.15	0.12	0.24	1.39
C102	3. 阑尾炎	0.30	0.00	0.00	0.00	0.00	0.15	0.15	0.12	0.00	0.28
C103	4. 肠梗阻	0.75	2.08	0.97	0.00	0.38	0.00	0.15	0.24	0.12	0.14
C104	J. 泌尿生殖系统疾病	5.85	1.04	0.24	0.49	0.38	1.02	1.68	1.20	2.47	3.88
C105	1. 肾炎和肾病	5.26	1.04	0.24	0.49	0.38	1.02	1.53	0.96	2.12	3.60
C106	a. 肾小球和肾小管间质疾病	3.73	1.04	0.00	0.32	0.38	0.73	1.37	0.96	1.53	2.36
C107	2. 良性前列腺肥大	0.00	0.00	0.00	0.00	0.00	0.00	0.00	0.00	0.00	0.00
C108	K. 皮肤病	0.42	0.00	0.00	0.00	0.13	0.44	0.15	0.00	0.12	0.14
C109	L. 肌肉骨骼和结缔组织疾病	2.91	0.00	0.00	0.00	0.25	0.15	0.76	0.24	0.59	0.83
C110	1. 风湿性关节炎	1.36	0.00	0.00	0.00	0.00	0.00	0.15	0.12	0.24	0.14
C111	2. 骨关节炎	0.04	0.00	0.00	0.00	0.00	0.00	0.00	0.00	0.00	0.14
C112	M. 先天异常	1.88	99.81	4.36	0.97	0.75	1.02	0.92	0.60	0.24	0.55
C113	1. 先天性心脏病	1.27	57.18	4.12	0.81	0.38	0.73	0.92	0.60	0.12	0.55
C114	N. 口腔疾病	0.08	2.08	0.24	0.00	0.00	0.00	0.00	0.00	0.00	0.00
C115	Ⅲ. 伤害	31.20	70.70	36.07	11.99	9.75	16.45	20.16	15.34	23.16	31.05
C116	A. 意外伤害	21.96	67.58	33.65	10.86	8.50	11.06	12.83	8.99	14.46	17.75
C117	1. 交通事故	7.85	7.28	5.81	3.08	2.25	5.09	6.11	5.03	7.40	9.43
C118	a. 道路交通事故	5.42	7.28	2.90	2.27	2.00	2.33	4.58	3.00	5.76	6.65
C119	1a* 机动车辆交通事故	4.50	5.20	2.42	1.78	1.88	1.89	3.97	2.76	4.70	5.68
C120	1b* 机动车以外的运输事故	1.61	2.08	1.45	0.81	0.13	1.46	0.92	1.44	1.18	1.66
C121	2. 意外中毒	1.72	2.08	1.21	0.81	0.88	1.46	1.68	1.20	1.53	1.94
C122	3. 意外跌落	4.91	5.20	3.15	0.49	1.00	0.44	1.68	0.84	1.29	1.80
C123	4. 火灾	0.41	2.08	0.73	0.49	0.00	0.00	0.31	0.00	0.00	0.00
C124	5. 溺水	3.63	11.44	18.40	4.38	3.25	2.47	1.07	0.96	1.65	2.50
C125	6. 意外的机械性窒息	0.78	24.95	0.48	0.16	0.38	0.58	0.00	0.24	0.35	0.83
C126	7. 触电	0.27	0.00	0.00	0.00	0.25	0.00	0.46	0.00	0.12	0.14
C127	8. 砸死	0.42	1.04	0.48	0.65	0.13	0.29	0.15	0.00	0.71	0.42
C128	9. 由机械切割和穿刺工具所致的意外事故	0.09	0.00	0.24	0.00	0.00	0.00	0.00	0.12	0.24	0.00
C129	10. 自然环境因素导致的意外事故	0.39	3.12	0.24	0.16	0.13	0.15	0.15	0.36	0.12	0.14
C130	B. 故意伤害	8.26	1.04	0.00	0.16	1.00	4.95	6.26	5.87	7.99	12.75
C131	1. 自杀	7.54	0.00	0.00	0.00	0.88	3.93	5.80	4.91	7.05	11.65
C132	2. 被杀	0.71	1.04	0.00	0.16	0.13	1.02	0.46	0.96	0.82	1.11

年龄别死亡率(西部地区,女)

40岁~	45岁~	50岁~	55岁~	60岁~	65岁~	70岁~	75岁~	80岁~	85岁~	世调率(2000)	中调率(2000)
6.42	5.08	12.10	20.07	29.46	47.24	92.11	147.43	198.27	492.11	14.36	11.57
18.51	20.33	60.05	95.38	138.78	256.99	478.34	734.75	1067.34	1933.92	67.48	54.60
8.50	13.25	35.85	72.29	152.53	274.10	568.83	1045.73	1613.24	2719.57	81.91	64.42
7.55	12.89	34.31	71.19	148.27	264.73	556.44	1028.01	1582.34	2652.66	79.72	62.63
7.18	12.16	33.21	70.37	146.97	262.69	546.75	1010.28	1561.74	2609.49	78.42	61.58
0.38	0.54	1.10	0.82	0.98	2.04	8.08	16.11	19.31	38.85	1.15	0.93
0.00	0.00	0.00	0.00	0.00	0.81	1.62	0.00	1.29	0.00	0.07	0.06
5.85	6.90	16.94	23.91	31.10	57.83	98.04	116.01	202.14	256.85	14.88	12.58
1.32	1.27	2.86	4.67	3.93	8.55	24.24	24.17	41.20	51.80	2.75	2.34
2.46	3.09	8.58	11.82	12.77	18.73	29.63	27.39	52.79	38.85	4.43	3.93
1.89	2.54	7.04	9.35	10.80	15.88	24.78	22.56	36.05	23.74	3.47	3.10
0.00	0.00	0.66	0.00	0.33	2.04	2.69	1.61	2.57	6.48	0.31	0.27
0.38	0.18	0.66	0.82	0.98	3.67	5.39	3.22	12.87	10.79	0.79	0.67
5.67	3.99	6.16	9.35	15.06	17.11	28.55	37.87	78.54	114.39	5.97	5.25
5.10	3.45	5.28	8.25	14.40	16.70	24.24	34.64	69.52	99.29	5.37	4.73
3.97	2.72	2.42	6.05	10.47	12.63	17.78	23.36	45.06	69.07	3.80	3.37
0.00	0.00	0.00	0.00	0.00	0.00	0.00	0.00	0.00	0.00	0.00	0.00
0.76	0.18	0.88	0.27	0.00	0.00	1.08	3.22	5.15	19.43	0.44	0.36
1.70	1.63	3.30	2.75	8.18	10.59	17.24	24.98	52.79	64.75	3.00	2.54
0.38	0.36	0.88	2.20	4.26	7.74	9.16	10.47	24.46	30.22	1.41	1.17
0.00	0.00	0.00	0.00	0.00	0.00	0.54	0.00	1.29	0.00	0.03	0.03
0.38	0.18	0.22	0.55	0.65	0.81	0.54	0.00	0.00	0.00	2.53	1.80
0.19	0.18	0.00	0.55	0.65	0.81	0.00	0.00	0.00	0.00	1.68	1.22
0.00	0.00	0.00	0.00	0.33	0.00	1.08	0.81	0.00	0.00	0.10	0.08
37.20	23.42	35.85	40.41	44.19	59.05	77.57	126.49	195.70	295.70	32.20	29.61
24.93	15.07	21.12	25.84	29.79	41.95	53.33	95.07	148.06	263.32	23.13	20.65
12.28	8.17	9.90	10.72	11.13	18.33	18.31	18.53	16.74	25.90	7.85	7.70
8.50	5.81	6.60	7.42	8.18	13.03	12.93	10.47	12.87	17.27	5.39	5.32
7.37	4.90	6.16	5.50	6.87	9.37	10.23	7.25	10.30	15.11	4.47	4.43
2.27	1.09	0.88	2.75	1.96	6.11	3.77	5.64	3.86	6.48	1.63	1.55
2.83	0.91	1.76	2.20	2.95	2.04	3.23	6.45	5.15	4.32	1.73	1.68
3.59	2.00	3.74	5.22	8.18	11.40	19.39	45.92	70.81	170.51	5.19	4.21
0.76	0.18	0.22	0.00	0.65	0.81	2.15	0.81	5.15	12.95	0.46	0.36
2.27	0.91	2.20	3.30	3.27	3.67	4.31	12.89	23.17	15.11	4.15	3.47
0.76	0.73	0.44	0.55	0.98	0.41	0.54	0.81	3.86	2.16	0.92	0.75
0.19	0.18	0.66	0.82	0.65	0.81	0.00	1.61	2.57	0.00	0.27	0.26
0.76	0.54	0.22	0.27	0.33	0.41	0.00	0.00	5.15	2.16	0.43	0.41
0.00	0.00	0.22	0.27	0.00	0.00	0.00	0.00	1.29	2.16	0.09	0.08
0.38	0.36	0.00	0.82	0.33	0.41	1.62	1.61	3.86	6.48	0.41	0.35
11.33	7.44	13.42	13.47	13.09	15.48	23.16	29.00	42.49	25.90	8.01	8.02
9.44	7.26	12.10	13.19	12.77	15.07	22.09	28.20	39.91	25.90	7.32	7.30
1.89	0.18	1.32	0.27	0.33	0.41	1.08	0.81	2.57	0.00	0.69	0.71

表 7-2-19　2006 年全国疾病监测系统分死因

疾病编码	疾病名称	总计	0岁	1岁~	5岁~	10岁~	15岁~	20岁~	25岁~	30岁~	35岁~
C001	总计	585.09	627.74	33.17	16.99	16.72	25.83	36.17	38.21	55.92	96.13
C002	Ⅰ.感染性、母婴及营养缺乏性疾病	22.75	367.49	3.65	1.58	0.44	0.97	1.08	1.12	3.31	4.91
C003	A.传染病和寄生虫病	7.72	10.46	1.83	0.40	0.15	0.61	0.48	0.34	2.14	3.37
C004	1.结核病	2.45	0.00	0.30	0.20	0.00	0.24	0.36	0.11	0.75	1.64
C005	a.呼吸道结核	2.35	0.00	0.30	0.00	0.00	0.24	0.12	0.00	0.75	1.64
C006	2.性传播疾病(不包括艾滋病)	0.05	0.00	0.00	0.00	0.00	0.00	0.00	0.00	0.00	0.00
C007	a.梅毒	0.02	0.00	0.00	0.00	0.00	0.00	0.00	0.00	0.00	0.00
C008	3.艾滋病	0.12	0.00	0.00	0.00	0.00	0.00	0.00	0.00	0.21	0.00
C009	4.腹泻病	0.10	1.31	0.00	0.00	0.00	0.00	0.00	0.00	0.00	0.00
C010	a.痢疾	0.02	0.00	0.00	0.00	0.00	0.00	0.00	0.00	0.00	0.00
C011	b.伤寒和副伤寒	0.04	1.31	0.00	0.00	0.00	0.00	0.00	0.00	0.00	0.00
C012	5.好发于儿童期的疾病	0.03	0.00	0.00	0.00	0.00	0.00	0.00	0.11	0.11	0.00
C013	a.百日咳	0.00	0.00	0.00	0.00	0.00	0.00	0.00	0.00	0.00	0.00
C014	b.脊髓灰质炎	0.01	0.00	0.00	0.00	0.00	0.00	0.00	0.00	0.11	0.00
C015	c.白喉	0.00	0.00	0.00	0.00	0.00	0.00	0.00	0.00	0.00	0.00
C016	d.麻疹	0.00	0.00	0.00	0.00	0.00	0.00	0.00	0.00	0.00	0.00
C017	e.破伤风	0.02	0.00	0.00	0.00	0.00	0.00	0.00	0.11	0.00	0.00
C018	6.脑(脊)膜炎	0.15	2.62	0.00	0.20	0.00	0.00	0.00	0.00	0.00	0.00
C019	a.脑膜炎球菌感染	0.04	1.31	0.00	0.00	0.00	0.00	0.00	0.00	0.00	0.00
C020	b.脑膜炎	0.11	1.31	0.00	0.20	0.00	0.00	0.00	0.00	0.00	0.00
C021	7.病毒性肝炎	3.02	0.00	0.00	0.00	0.00	0.12	0.12	0.11	0.75	1.43
C022	a.乙型肝炎	2.94	0.00	0.00	0.00	0.00	0.12	0.12	0.11	0.75	1.43
C023	b.丙型肝炎	0.06	0.00	0.00	0.00	0.00	0.00	0.00	0.00	0.00	0.00
C024	8.疟疾	0.00	0.00	0.00	0.00	0.00	0.00	0.00	0.00	0.00	0.00
C025	9.热带病	0.05	0.00	0.00	0.00	0.00	0.00	0.00	0.00	0.00	0.00
C026	a.血吸虫病	0.05	0.00	0.00	0.00	0.00	0.00	0.00	0.00	0.00	0.00
C027	10.流行性乙型脑炎	0.01	1.31	0.00	0.00	0.00	0.00	0.00	0.00	0.00	0.00
C028	11.钩端螺旋体病	0.00	0.00	0.00	0.00	0.00	0.00	0.00	0.00	0.00	0.00
C029	12.流行性出血热	0.01	0.00	0.00	0.00	0.00	0.00	0.12	0.00	0.00	0.00
C030	13.败血病	0.19	1.31	0.00	0.00	0.00	0.00	0.00	0.00	0.00	0.00
C031	B.呼吸系统感染性疾病	11.06	23.54	0.91	0.99	0.30	0.24	0.36	0.45	0.32	0.92
C032	1.上呼吸道感染	0.64	0.00	0.00	0.00	0.00	0.00	0.00	0.00	0.11	0.00
C033	2.下呼吸道感染	10.42	23.54	0.91	0.99	0.30	0.24	0.36	0.45	0.21	0.92
C034	a.肺炎	9.88	19.62	0.91	0.79	0.15	0.12	0.36	0.45	0.21	0.72
C035	C.妊娠、分娩和产褥期疾病	0.18	0.00	0.00	0.00	0.00	0.00	0.00	0.34	0.86	0.61
C036	1.直接产科原因	0.17	0.00	0.00	0.00	0.00	0.00	0.00	0.34	0.86	0.61
C037	a.产后出血	0.06	0.00	0.00	0.00	0.00	0.00	0.00	0.11	0.21	0.20
C038	b.产褥期感染	0.03	0.00	0.00	0.00	0.00	0.00	0.00	0.00	0.11	0.20
C039	c.妊娠高血压综合征	0.02	0.00	0.00	0.00	0.00	0.00	0.00	0.00	0.21	0.00
C040	d.阻梗性分娩	0.00	0.00	0.00	0.00	0.00	0.00	0.00	0.00	0.00	0.00
C041	e.流产	0.02	0.00	0.00	0.00	0.00	0.00	0.00	0.11	0.00	0.10
C042	f.母体产伤	0.01	0.00	0.00	0.00	0.00	0.00	0.00	0.00	0.00	0.10
C043	2.间接产科原因	0.01	0.00	0.00	0.00	0.00	0.00	0.00	0.00	0.00	0.00
C044	D.起源于围生期的某些情况	2.35	328.26	0.00	0.00	0.00	0.00	0.00	0.00	0.00	0.00
C045	1.低出生体重	0.50	69.31	0.00	0.00	0.00	0.00	0.00	0.00	0.00	0.00

年龄别死亡率（东部城市，男女合计）

40岁~	45岁~	50岁~	55岁~	60岁~	65岁~	70岁~	75岁~	80岁~	85岁~	世调率(2000)	中调率(2000)
166.18	237.92	415.61	649.88	879.84	1517.66	2818.56	4975.28	8697.44	16157.54	508.68	408.09
6.00	9.30	14.03	18.12	22.05	38.24	67.00	140.42	333.18	858.37	23.98	17.53
4.55	6.97	10.62	15.26	14.94	20.07	30.48	42.55	80.69	92.80	6.65	5.81
0.62	1.77	2.36	1.53	5.69	5.15	14.92	16.55	31.24	34.03	2.06	1.81
0.62	1.66	2.36	1.14	5.69	4.88	14.61	16.55	31.24	32.48	1.97	1.73
0.00	0.00	0.26	0.00	0.24	0.27	0.32	0.00	0.00	0.00	0.04	0.04
0.00	0.00	0.13	0.00	0.00	0.00	0.32	0.00	0.00	0.00	0.01	0.01
0.62	0.22	0.13	0.19	0.00	0.27	0.00	0.00	0.00	0.00	0.09	0.10
0.10	0.11	0.00	0.19	0.00	0.00	0.00	0.47	3.47	3.09	0.10	0.07
0.10	0.00	0.00	0.00	0.00	0.00	0.00	0.00	0.87	0.00	0.01	0.01
0.00	0.11	0.00	0.00	0.00	0.00	0.00	0.47	0.87	0.00	0.04	0.03
0.00	0.00	0.13	0.00	0.00	0.00	0.00	0.00	0.00	0.00	0.02	0.03
0.00	0.00	0.00	0.00	0.00	0.00	0.00	0.00	0.00	0.00	0.00	0.00
0.00	0.00	0.00	0.00	0.00	0.00	0.00	0.00	0.00	0.00	0.01	0.01
0.00	0.00	0.00	0.00	0.00	0.00	0.00	0.00	0.00	0.00	0.00	0.00
0.00	0.00	0.00	0.00	0.00	0.00	0.00	0.00	0.00	0.00	0.00	0.00
0.00	0.00	0.13	0.00	0.00	0.00	0.00	0.00	0.00	0.00	0.02	0.02
0.10	0.11	0.26	0.76	0.00	0.54	0.64	0.00	0.87	0.00	0.16	0.13
0.00	0.00	0.00	0.19	0.00	0.00	0.64	0.00	0.00	0.00	0.04	0.03
0.10	0.11	0.26	0.57	0.00	0.54	0.00	0.00	0.87	0.00	0.12	0.10
2.17	3.87	6.82	8.77	6.16	9.49	7.94	15.13	15.62	13.92	2.48	2.29
2.17	3.87	6.69	8.77	5.69	9.22	7.94	14.18	13.88	13.92	2.41	2.24
0.00	0.00	0.00	0.00	0.24	0.27	0.00	0.95	1.74	0.00	0.05	0.04
0.00	0.00	0.00	0.00	0.00	0.00	0.00	0.00	0.00	0.00	0.00	0.00
0.00	0.00	0.00	0.00	0.00	0.27	0.00	0.47	1.74	1.55	0.04	0.03
0.00	0.00	0.00	0.00	0.00	0.27	0.00	0.47	1.74	1.55	0.04	0.03
0.00	0.00	0.00	0.00	0.00	0.00	0.00	0.00	0.00	0.00	0.02	0.01
0.00	0.00	0.00	0.00	0.00	0.00	0.00	0.00	0.00	0.00	0.00	0.00
0.00	0.00	0.00	0.00	0.00	0.00	0.00	0.00	0.00	0.00	0.01	0.01
0.00	0.00	0.00	0.00	0.24	0.54	0.00	1.42	5.21	10.83	0.18	0.12
1.14	1.99	3.15	2.48	6.64	16.27	34.93	92.20	219.52	654.22	10.24	7.15
0.10	0.00	0.00	0.00	0.24	0.54	0.64	4.73	13.88	55.68	0.60	0.38
1.03	1.99	3.15	2.48	6.40	15.73	34.29	87.47	205.64	598.54	9.64	6.77
0.93	1.99	2.88	2.29	5.93	14.92	33.34	84.16	197.83	564.52	9.09	6.39
0.21	0.00	0.00	0.00	0.00	0.00	0.00	0.00	0.00	0.00	0.15	0.19
0.10	0.00	0.00	0.00	0.00	0.00	0.00	0.00	0.00	0.00	0.14	0.18
0.10	0.00	0.00	0.00	0.00	0.00	0.00	0.00	0.00	0.00	0.05	0.06
0.00	0.00	0.00	0.00	0.00	0.00	0.00	0.00	0.00	0.00	0.02	0.03
0.00	0.00	0.00	0.00	0.00	0.00	0.00	0.00	0.00	0.00	0.02	0.02
0.00	0.00	0.00	0.00	0.00	0.00	0.00	0.00	0.00	0.00	0.00	0.00
0.00	0.00	0.00	0.00	0.00	0.00	0.00	0.00	0.00	0.00	0.02	0.02
0.00	0.00	0.00	0.00	0.00	0.00	0.00	0.00	0.00	0.00	0.01	0.01
0.10	0.00	0.00	0.00	0.00	0.00	0.00	0.00	0.00	0.00	0.01	0.01
0.00	0.00	0.00	0.00	0.00	0.00	0.00	0.00	0.00	0.00	5.49	3.44
0.00	0.00	0.00	0.00	0.00	0.00	0.00	0.00	0.00	0.00	1.16	0.73

表7-2-19(续) 2006年全国疾病监测系统分死因

疾病编码	疾病名称	总计	0岁	1岁~	5岁~	10岁~	15岁~	20岁~	25岁~	30岁~	35岁~
C046	a.早产儿和未成熟儿	0.34	47.08	0.00	0.00	0.00	0.00	0.00	0.00	0.00	0.00
C047	2.新生儿产伤和窒息	1.53	214.48	0.00	0.00	0.00	0.00	0.00	0.00	0.00	0.00
C048	3.新生儿溶血性疾病	0.03	3.92	0.00	0.00	0.00	0.00	0.00	0.00	0.00	0.00
C049	4.新生儿硬化病	0.03	3.92	0.00	0.00	0.00	0.00	0.00	0.00	0.00	0.00
C050	E.营养缺乏性疾病	1.44	5.23	0.91	0.20	0.00	0.12	0.24	0.00	0.00	0.00
C051	1.营养不良	1.05	2.62	0.61	0.00	0.00	0.00	0.12	0.00	0.00	0.00
C052	2.缺铁性贫血	0.30	1.31	0.00	0.00	0.00	0.00	0.12	0.00	0.00	0.00
C053	Ⅱ.非感染性疾病	510.78	230.17	14.60	7.90	7.84	9.99	14.13	17.59	29.30	56.45
C054	A.恶性肿瘤	160.99	6.54	4.56	3.36	2.96	4.39	5.51	7.51	13.90	27.30
C055	1.唇、口腔和咽恶性肿瘤	3.35	0.00	0.00	0.00	0.00	0.00	0.12	0.34	0.53	1.12
C056	a.鼻咽癌	2.11	0.00	0.00	0.00	0.00	0.00	0.12	0.34	0.43	0.92
C057	2.食管癌	9.43	0.00	0.00	0.00	0.00	0.12	0.00	0.11	0.32	0.31
C058	3.胃癌	20.61	0.00	0.00	0.00	0.00	0.12	0.12	0.78	1.60	2.35
C059	4.结直肠癌	13.80	0.00	0.00	0.00	0.00	0.00	0.24	0.56	1.18	1.74
C060	5.肝癌	23.53	0.00	0.00	0.00	0.15	0.37	0.72	1.34	2.67	6.65
C061	6.胰腺癌	6.05	0.00	0.00	0.00	0.00	0.00	0.12	0.11	0.00	0.61
C062	7.肺癌	46.84	0.00	0.00	0.00	0.00	0.12	0.00	0.34	1.50	3.07
C063	8.皮肤癌	0.61	0.00	0.00	0.00	0.00	0.00	0.12	0.00	0.00	0.20
C064	9.乳腺癌	4.77	0.00	0.00	0.00	0.00	0.00	0.00	0.22	0.86	2.76
C065	10.子宫颈癌	0.99	0.00	0.00	0.00	0.00	0.00	0.00	0.45	0.21	0.61
C066	11.子宫体癌	1.38	0.00	0.00	0.00	0.00	0.00	0.00	0.00	0.43	0.51
C067	12.卵巢癌	1.77	0.00	0.00	0.00	0.00	0.00	0.24	0.00	0.32	0.10
C068	13.前列腺癌	1.50	0.00	0.00	0.00	0.00	0.00	0.00	0.00	0.21	0.20
C069	14.膀胱癌	2.28	0.00	0.00	0.00	0.00	0.00	0.00	0.00	0.00	0.20
C070	15.淋巴瘤与多发性骨髓瘤	3.35	0.00	0.61	0.59	0.30	0.24	0.72	0.45	0.43	1.23
C071	16.白血病	3.96	1.31	2.13	1.38	1.18	1.58	1.32	1.46	1.50	2.56
C072	B.其他肿瘤	2.29	0.00	0.00	0.00	0.00	0.00	0.00	0.22	0.32	0.20
C073	1.良性肿瘤	0.52	0.00	0.00	0.00	0.00	0.00	0.00	0.00	0.11	0.10
C074	C.糖尿病	16.42	0.00	0.00	0.00	0.00	0.12	0.00	0.34	0.53	1.02
C075	D.内分泌、血液造血及免疫疾病	1.48	2.62	0.30	0.59	0.89	0.37	0.60	0.11	0.00	0.72
C076	E.神经和精神疾病	8.45	6.54	3.04	1.19	1.18	1.10	1.32	1.79	2.03	2.35
C077	1.精神障碍	3.29	0.00	0.00	0.00	0.15	0.24	0.24	0.45	1.07	1.12
C078	a.精神分裂症	0.52	0.00	0.00	0.00	0.00	0.00	0.00	0.34	0.86	0.41
C079	2.神经系统疾病	5.16	6.54	3.04	1.19	1.04	0.85	1.08	1.34	0.96	1.23
C080	a.阿尔茨海默病	0.16	0.00	0.00	0.00	0.00	0.00	0.00	0.00	0.00	0.00
C081	b.帕金森病	1.07	0.00	0.00	0.00	0.00	0.00	0.00	0.00	0.00	0.00
C082	c.癫痫	0.61	0.00	0.30	0.00	0.00	0.24	0.60	0.78	0.32	0.51
C083	F.感官疾病	0.06	0.00	0.00	0.00	0.00	0.00	0.00	0.00	0.00	0.00
C084	G.循环系统疾病	230.85	10.46	0.61	0.59	1.33	1.22	3.11	4.37	8.55	16.36
C085	1.急性风湿热	0.39	1.31	0.00	0.00	0.00	0.00	0.00	0.00	0.00	0.10
C086	2.心脏病	112.02	5.23	0.61	0.00	0.89	0.61	1.32	2.80	5.56	9.00
C087	a.慢性风湿性心脏病	2.58	0.00	0.00	0.00	0.00	0.12	0.00	0.00	0.21	0.41
C088	b.高血压心脏病	13.88	0.00	0.00	0.00	0.00	0.00	0.00	0.22	0.32	1.02
C089	c.肺源性心脏病	0.75	0.00	0.00	0.00	0.15	0.00	0.00	0.00	0.11	0.10
C090	d.缺血性心脏病	83.96	2.62	0.30	0.00	0.30	0.24	0.36	1.90	3.21	4.60

年龄别死亡率（东部城市，男女合计）

40岁~	45岁~	50岁~	55岁~	60岁~	65岁~	70岁~	75岁~	80岁~	85岁~	世调率(2000)	中调率(2000)
0.00	0.00	0.00	0.00	0.00	0.00	0.00	0.00	0.00	0.00	0.79	0.49
0.00	0.00	0.00	0.00	0.00	0.00	0.00	0.00	0.00	0.00	3.59	2.25
0.00	0.00	0.00	0.00	0.00	0.00	0.00	0.00	0.00	0.00	0.07	0.04
0.00	0.00	0.00	0.00	0.00	0.00	0.00	0.00	0.00	0.00	0.07	0.04
0.10	0.22	0.26	0.38	0.47	1.90	1.59	5.67	32.97	111.36	1.45	0.93
0.00	0.11	0.13	0.19	0.24	1.08	0.32	5.20	25.16	89.70	1.04	0.65
0.10	0.00	0.13	0.00	0.24	0.54	1.27	0.47	6.07	20.11	0.29	0.20
113.54	191.31	348.09	571.32	803.97	1403.49	2643.61	4621.15	7952.12	13698.41	438.30	350.76
55.43	101.74	184.73	286.04	367.25	587.43	933.80	1283.65	1591.29	1636.32	134.09	116.79
2.07	2.77	5.24	8.77	10.91	11.93	13.34	15.60	18.22	34.03	2.81	2.52
1.55	1.55	4.20	6.29	7.11	8.95	6.35	6.62	6.94	15.47	1.77	1.62
1.24	5.31	10.10	17.54	20.39	38.51	54.61	79.43	115.40	109.81	7.86	6.70
5.07	9.74	20.98	34.71	47.18	77.29	132.40	178.72	229.06	211.89	17.10	14.75
4.34	6.09	9.83	20.59	27.74	43.39	80.33	132.38	184.81	214.98	11.53	9.69
13.55	25.02	39.73	58.92	61.64	75.40	107.95	129.07	152.71	170.13	19.43	17.50
0.83	3.32	6.56	10.68	12.09	26.85	39.37	45.86	62.47	80.42	5.04	4.30
10.55	23.25	45.89	71.51	114.04	194.45	320.37	435.45	459.86	417.59	38.69	33.51
0.21	0.11	1.05	0.19	0.71	1.08	3.18	3.78	8.68	23.20	0.52	0.41
3.10	6.64	9.31	13.16	9.25	12.48	17.78	17.02	37.31	35.57	3.91	3.57
0.93	1.77	1.57	1.53	1.90	1.63	4.45	3.78	6.94	7.73	0.80	0.76
0.41	1.22	1.97	2.86	3.79	5.42	8.57	6.62	9.54	9.28	1.14	1.04
1.03	2.77	4.33	3.05	5.45	6.51	5.40	10.87	8.68	3.09	1.44	1.33
0.00	0.33	0.26	0.19	0.95	3.80	6.99	22.69	27.77	47.95	1.28	0.99
0.10	0.11	0.79	1.53	2.37	6.24	11.75	31.20	45.12	58.77	1.93	1.50
1.34	1.44	3.93	4.96	5.45	13.56	23.81	21.28	33.84	15.47	2.83	2.53
2.48	3.10	5.51	6.29	6.88	10.85	14.29	18.91	29.50	15.47	3.53	3.28
0.93	1.33	2.88	3.43	2.61	4.88	13.34	16.55	32.10	52.59	1.92	1.59
0.41	0.22	0.66	0.76	1.19	1.63	1.91	2.84	6.07	13.92	0.45	0.37
2.27	5.54	9.96	18.69	31.77	56.95	109.54	159.33	249.02	276.84	13.74	11.37
1.14	0.55	1.31	1.53	2.13	2.98	6.03	12.29	14.75	21.65	1.34	1.16
2.48	2.99	4.46	6.10	9.01	13.29	27.31	66.66	165.72	270.66	7.62	6.04
1.24	0.89	1.97	1.14	2.61	2.98	7.94	25.06	75.49	145.38	2.89	2.20
0.52	0.44	1.05	0.38	1.19	1.63	1.27	0.95	0.87	6.19	0.44	0.44
1.24	2.10	2.49	4.96	6.40	10.31	19.37	41.61	90.24	125.28	4.73	3.84
0.00	0.11	0.00	0.00	0.27	0.00	0.95	3.47	13.92		0.15	0.09
0.00	0.00	0.26	0.38	1.19	2.44	6.99	14.66	25.16	23.20	0.90	0.70
0.52	0.66	0.92	0.95	0.47	1.08	0.32	2.84	3.47	3.09	0.53	0.51
0.00	0.00	0.00	0.00	0.00	0.00	0.00	0.47	0.87	6.19	0.05	0.03
35.26	57.13	110.13	196.22	301.34	558.41	1166.86	2222.64	4162.17	7948.08	198.73	153.16
0.00	0.22	0.13	1.14	1.42	0.81	1.27	3.31	4.34	9.28	0.35	0.28
18.82	28.90	53.49	94.97	142.96	253.85	546.44	1013.68	1953.11	4316.62	97.09	74.04
0.62	0.89	2.75	5.91	4.27	8.14	13.65	17.97	32.10	57.22	2.19	1.80
2.17	1.66	6.95	8.58	17.54	30.10	60.96	140.89	268.98	542.86	12.02	9.04
0.41	0.00	0.79	0.76	0.95	2.98	3.18	8.51	8.68	15.47	0.63	0.53
12.00	21.70	36.58	67.70	104.56	189.03	416.58	764.52	1500.19	3312.86	72.82	55.19

表7-2-19(续) 2006年全国疾病监测系统分死因

疾病编码	疾病名称	总计	0岁	1岁~	5岁~	10岁~	15岁~	20岁~	25岁~	30岁~	35岁~
C091	急性心肌梗死	42.31	0.00	0.00	0.00	0.30	0.24	0.12	1.46	2.89	3.89
C092	3.脑血管疾病	116.70	3.92	0.00	0.40	0.44	0.49	1.68	1.57	2.99	7.16
C093	H.呼吸系统疾病	63.32	10.46	0.30	0.20	0.00	0.61	0.96	0.90	0.75	2.05
C094	1.慢性下呼吸道疾病	56.28	5.23	0.00	0.00	0.00	0.24	0.24	0.22	0.21	1.02
C095	a.慢性阻塞性肺疾病	53.74	3.92	0.00	0.00	0.00	0.00	0.00	0.11	0.11	0.92
C096	b.哮喘	2.28	1.31	0.00	0.00	0.00	0.24	0.24	0.11	0.11	0.10
C097	2.尘肺	0.65	0.00	0.00	0.00	0.00	0.00	0.00	0.00	0.00	0.00
C098	I.消化系统疾病	15.02	3.92	0.00	0.00	0.00	0.12	0.36	0.45	1.18	3.68
C099	1.消化性溃疡	1.62	1.31	0.00	0.00	0.00	0.00	0.00	0.00	0.11	0.20
C100	2.肝疾病	6.73	0.00	0.00	0.00	0.00	0.00	0.24	0.22	0.75	2.56
C101	a.肝硬化	5.27	0.00	0.00	0.00	0.00	0.00	0.24	0.11	0.43	2.05
C102	3.阑尾炎	0.07	0.00	0.00	0.00	0.00	0.00	0.00	0.00	0.00	0.00
C103	4.肠梗阻	0.93	0.00	0.00	0.00	0.00	0.12	0.12	0.00	0.11	0.00
C104	J.泌尿生殖系统疾病	7.44	0.00	0.00	0.20	0.00	0.49	0.48	0.78	0.86	2.25
C105	1.肾炎和肾病	6.62	0.00	0.00	0.00	0.00	0.49	0.36	0.67	0.86	2.05
C106	a.肾小球和肾小管间质疾病	4.11	0.00	0.00	0.20	0.00	0.49	0.36	0.56	0.43	1.43
C107	2.良性前列腺肥大	0.16	0.00	0.00	0.00	0.00	0.00	0.00	0.00	0.00	0.00
C108	K.皮肤病	0.79	1.31	0.00	0.00	0.00	0.12	0.24	0.11	0.21	0.10
C109	L.肌肉骨骼和结缔组织疾病	1.32	1.31	0.00	0.00	0.15	0.49	0.12	0.56	0.43	0.00
C110	1.风湿性关节炎	0.40	0.00	0.00	0.00	0.00	0.00	0.00	0.00	0.00	0.00
C111	2.骨关节炎	0.02	0.00	0.00	0.00	0.00	0.00	0.00	0.00	0.00	0.00
C112	M.先天异常	2.37	187.02	5.78	1.78	1.33	0.97	1.44	0.45	0.53	0.41
C113	1.先天性心脏病	1.33	100.70	3.65	1.38	0.30	0.61	0.72	0.22	0.32	0.20
C114	N.口腔疾病	0.00	0.00	0.00	0.00	0.00	0.00	0.00	0.00	0.00	0.00
C115	Ⅲ.伤害	37.06	18.31	13.69	7.11	7.84	13.28	19.16	17.48	21.38	31.40
C116	A.意外伤害	28.64	14.39	12.17	6.92	6.22	9.26	14.61	13.78	16.25	23.52
C117	1.交通事故	13.17	0.00	2.13	3.16	2.22	5.00	9.70	8.63	10.26	14.62
C118	a.道路交通事故	7.99	0.00	0.91	2.17	1.18	2.80	5.63	5.15	5.99	7.57
C119	1a*机动车辆交通事故	6.17	0.00	0.30	1.98	0.74	2.31	5.03	4.03	4.49	5.73
C120	1b*机动车以外的运输事故	2.86	0.00	0.91	0.20	0.74	1.22	1.44	2.13	2.46	3.48
C121	2.意外中毒	2.46	1.31	0.61	0.20	0.44	0.61	1.20	1.34	1.82	2.56
C122	3.意外跌落	6.68	3.92	1.52	0.00	0.15	0.49	1.80	1.12	1.82	2.76
C123	4.火灾	0.59	0.00	1.52	0.00	0.00	0.00	0.12	0.11	0.00	0.31
C124	5.溺水	2.23	0.00	6.09	2.77	2.96	2.07	1.08	1.12	0.75	1.23
C125	6.意外的机械性窒息	0.40	5.23	0.30	0.00	0.00	0.12	0.00	0.11	0.32	0.31
C126	7.触电	0.41	0.00	0.00	0.20	0.30	0.37	0.48	0.45	0.11	0.51
C127	8.砸死	0.38	0.00	0.30	0.40	0.00	0.00	0.00	0.45	0.21	0.41
C128	9.由机械切割和穿刺工具所致的意外事故	0.13	0.00	0.00	0.00	0.00	0.24	0.00	0.11	0.21	0.31
C129	10.自然环境因素导致的意外事故	0.21	0.00	0.00	0.00	0.00	0.00	0.00	0.00	0.00	0.10
C130	B.故意伤害	7.56	3.92	0.91	0.00	1.48	3.41	4.19	3.47	4.60	7.16
C131	1.自杀	6.05	0.00	0.00	0.00	0.74	2.19	3.35	2.47	3.10	4.50
C132	2.被杀	1.35	3.92	0.91	0.00	0.74	1.22	0.72	0.67	1.39	2.35

第七章 地区别、性别、年龄别、死因别死亡数及死亡率

年龄别死亡率(东部城市,男女合计)

40岁~	45岁~	50岁~	55岁~	60岁~	65岁~	70岁~	75岁~	80岁~	85岁~	世调率(2000)	中调率(2000)
8.58	16.05	24.65	47.10	63.54	110.11	219.08	369.26	648.14	1376.49	36.31	28.57
16.24	27.24	55.72	98.21	152.92	299.41	610.89	1185.31	2182.17	3578.88	99.80	77.64
4.55	5.87	10.75	25.55	52.87	118.79	281.95	651.52	1416.89	2855.06	55.49	40.36
2.69	3.99	8.52	21.17	44.10	104.41	254.65	585.33	1310.17	2539.55	49.24	35.65
2.27	3.32	8.00	18.88	40.07	100.62	242.58	561.21	1255.51	2454.49	47.02	33.96
0.41	0.66	0.52	1.91	2.85	3.53	10.48	21.28	48.59	81.97	1.99	1.51
0.10	0.00	0.00	0.38	0.71	2.98	4.13	8.51	10.41	15.47	0.55	0.44
6.72	10.63	14.29	21.93	21.34	38.51	61.28	122.93	189.15	403.67	12.76	10.43
0.41	0.66	0.66	2.29	2.13	2.98	8.89	16.08	19.09	58.77	1.40	1.09
5.07	8.97	11.93	15.26	13.04	22.51	25.40	39.72	51.19	34.03	5.48	5.00
3.83	7.31	9.44	12.59	10.91	18.98	18.10	30.26	35.57	27.84	4.31	3.93
0.00	0.00	0.00	0.00	0.00	0.00	0.00	0.95	1.74	4.64	0.06	0.04
0.10	0.00	0.26	1.33	0.95	1.90	3.81	9.46	14.75	40.21	0.83	0.62
3.00	4.43	7.08	8.77	12.33	18.44	35.24	65.72	95.44	156.21	6.26	5.25
2.79	4.21	6.29	8.39	12.33	17.09	32.70	59.10	78.96	117.54	5.55	4.73
2.07	2.77	4.33	4.96	9.25	11.66	18.42	34.04	40.78	71.14	3.46	2.98
0.00	0.00	0.00	0.00	0.00	0.27	0.00	0.95	6.07	10.83	0.15	0.09
0.31	0.11	0.26	0.76	0.24	0.54	1.91	5.67	19.96	35.57	0.72	0.53
0.41	0.33	1.44	1.72	2.37	2.17	5.08	11.82	13.88	35.57	1.16	0.96
0.00	0.11	0.26	0.76	0.47	1.08	1.91	6.62	3.47	9.28	0.34	0.27
0.00	0.00	0.00	0.00	0.00	0.00	0.00	0.00	0.87	1.55	0.02	0.01
1.03	0.66	0.79	0.57	0.71	1.08	1.27	1.89	0.87	0.00	4.42	3.09
0.62	0.66	0.39	0.00	0.47	0.54	1.27	0.95	0.87	0.00	2.44	1.71
0.00	0.00	0.00	0.00	0.00	0.00	0.00	0.00	0.00	0.00	0.00	0.00
42.60	33.88	46.94	50.72	42.68	55.87	76.20	138.53	223.86	567.61	32.86	30.29
33.92	23.69	34.09	40.43	31.53	39.87	54.93	106.85	182.21	511.93	25.65	23.33
19.34	14.06	20.58	25.36	19.20	19.53	20.32	27.90	28.63	32.48	11.36	11.34
11.48	9.08	12.59	16.02	11.85	13.56	11.11	19.86	20.82	20.11	6.88	6.82
8.58	6.97	9.18	12.59	9.48	9.22	9.53	17.02	16.49	12.37	5.31	5.27
4.03	2.99	5.24	5.72	3.08	4.34	3.49	4.26	7.81	7.73	2.46	2.48
4.45	3.10	2.49	3.24	2.85	5.15	6.35	8.04	7.81	4.64	2.08	2.07
3.31	2.32	5.38	5.91	4.27	7.05	14.92	46.81	96.31	320.15	6.02	4.61
0.52	0.33	0.92	0.19	0.24	1.08	2.54	3.31	1.74	30.93	0.51	0.40
2.27	1.66	0.92	1.33	2.13	2.17	5.72	8.04	15.62	13.92	2.41	2.18
0.21	0.55	0.79	0.38	0.24	0.81	0.64	1.42	3.47	3.09	0.40	0.35
0.41	0.55	0.66	0.38	0.71	0.54	0.32	0.47	0.00	1.55	0.37	0.38
1.03	0.22	0.92	0.19	0.24	0.27	0.95	0.47	0.87	1.55	0.34	0.33
0.21	0.00	0.13	0.19	0.00	0.00	0.00	0.47	0.00	1.55	0.11	0.12
0.21	0.11	0.13	0.19	1.19	0.54	0.00	1.42	1.74	7.73	0.19	0.15
7.76	9.19	11.80	9.73	10.19	14.37	19.69	29.31	33.84	43.31	6.44	6.25
5.58	6.86	9.44	8.39	8.77	14.10	18.42	26.95	32.97	43.31	5.08	4.85
1.96	1.99	2.10	1.33	1.19	0.27	1.27	2.36	0.00	0.00	1.22	1.25

表 7-2-20 2006 年全国疾病监测系统分死因

疾病编码	疾病名称	总计	0 岁	1 岁~	5 岁~	10 岁~	15 岁~	20 岁~	25 岁~	30 岁~	35 岁~
C001	总计	651.10	658.74	33.62	20.39	22.62	35.57	47.25	51.88	71.09	128.48
C002	Ⅰ.感染性、母婴及营养缺乏性疾病	25.83	387.78	2.90	1.51	0.57	1.44	1.18	0.89	4.65	5.89
C003	A.传染病和寄生虫病	10.82	14.91	2.32	0.00	0.29	0.72	0.47	0.67	4.23	4.87
C004	1.结核病	3.67	0.00	0.58	0.00	0.00	0.24	0.24	0.22	1.48	2.03
C005	a.呼吸道结核	3.56	0.00	0.58	0.00	0.00	0.00	0.00	0.00	1.48	2.03
C006	2.性传播疾病(不包括艾滋病)	0.04	0.00	0.00	0.00	0.00	0.00	0.00	0.00	0.00	0.00
C007	a.梅毒	0.04	0.00	0.00	0.00	0.00	0.00	0.00	0.00	0.00	0.00
C008	3.艾滋病	0.24	0.00	0.00	0.00	0.00	0.00	0.00	0.00	0.42	0.00
C009	4.腹泻病	0.07	0.00	0.00	0.00	0.00	0.00	0.00	0.00	0.00	0.00
C010	a.痢疾	0.04	0.00	0.00	0.00	0.00	0.00	0.00	0.00	0.00	0.00
C011	b.伤寒和副伤寒	0.02	0.00	0.00	0.00	0.00	0.00	0.00	0.00	0.00	0.00
C012	5.好发于儿童期的疾病	0.06	0.00	0.00	0.00	0.00	0.00	0.00	0.22	0.21	0.00
C013	a.百日咳	0.00	0.00	0.00	0.00	0.00	0.00	0.00	0.00	0.00	0.00
C014	b.脊髓灰质炎	0.02	0.00	0.00	0.00	0.00	0.00	0.00	0.00	0.21	0.00
C015	c.白喉	0.00	0.00	0.00	0.00	0.00	0.00	0.00	0.00	0.00	0.00
C016	d.麻疹	0.00	0.00	0.00	0.00	0.00	0.00	0.00	0.00	0.00	0.00
C017	e.破伤风	0.04	0.00	0.00	0.00	0.00	0.00	0.00	0.22	0.00	0.00
C018	6.脑(脊)膜炎	0.17	4.97	0.00	0.00	0.00	0.00	0.00	0.00	0.00	0.00
C019	a.脑膜炎球菌感染	0.06	2.49	0.00	0.00	0.00	0.00	0.00	0.00	0.00	0.00
C020	b.脑膜炎	0.11	2.49	0.00	0.00	0.00	0.00	0.00	0.00	0.00	0.00
C021	7.病毒性肝炎	4.42	0.00	0.00	0.00	0.00	0.24	0.24	0.22	1.48	2.44
C022	a.乙型肝炎	4.30	0.00	0.00	0.00	0.00	0.24	0.24	0.22	1.48	2.44
C023	b.丙型肝炎	0.07	0.00	0.00	0.00	0.00	0.00	0.00	0.00	0.00	0.00
C024	8.疟疾	0.00	0.00	0.00	0.00	0.00	0.00	0.00	0.00	0.00	0.00
C025	9.热带病	0.06	0.00	0.00	0.00	0.00	0.00	0.00	0.00	0.00	0.00
C026	a.血吸虫病	0.06	0.00	0.00	0.00	0.00	0.00	0.00	0.00	0.00	0.00
C027	10.流行性乙型脑炎	0.02	2.49	0.00	0.00	0.00	0.00	0.00	0.00	0.00	0.00
C028	11.钩端螺旋体病	0.00	0.00	0.00	0.00	0.00	0.00	0.00	0.00	0.00	0.00
C029	12.流行性出血热	0.02	0.00	0.00	0.00	0.00	0.00	0.00	0.00	0.00	0.00
C030	13.败血病	0.17	0.00	0.00	0.00	0.00	0.00	0.00	0.00	0.00	0.00
C031	B.呼吸系统感染性疾病	11.17	12.43	0.58	1.13	0.29	0.48	0.24	0.22	0.42	1.01
C032	1.上呼吸道感染	0.59	0.00	0.00	0.00	0.00	0.00	0.00	0.00	0.21	0.00
C033	2.下呼吸道感染	10.58	12.43	0.58	1.13	0.29	0.48	0.24	0.22	0.21	1.01
C034	a.肺炎	10.02	12.43	0.58	0.76	0.29	0.24	0.24	0.22	0.21	0.81
C035	C.妊娠、分娩和产褥期疾病	0.00									
C036	1.直接产科原因	0.00									
C037	a.产后出血	0.00									
C038	b.产褥期感染	0.00									
C039	c.妊娠高血压综合征	0.00									
C040	d.阻梗性分娩	0.00									
C041	e.流产	0.00									
C042	f.母体产伤	0.00									
C043	2.间接产科原因	0.00									
C044	D.起源于围生期的某些情况	2.65	355.47	0.00	0.00	0.00	0.00	0.00	0.00	0.00	0.00
C045	1.低出生体重	0.56	74.57	0.00	0.00	0.00	0.00	0.00	0.00	0.00	0.00

年龄别死亡率(东部城市,男)

40岁~	45岁~	50岁~	55岁~	60岁~	65岁~	70岁~	75岁~	80岁~	85岁~	世调率(2000)	中调率(2000)
234.61	327.39	555.45	855.34	1145.41	1941.26	3469.19	6090.59	10336.93	18291.13	625.18	507.92
9.56	14.92	20.51	25.33	31.99	50.00	86.66	183.70	415.91	1032.32	29.39	21.91
8.13	12.29	16.35	21.55	23.05	30.56	43.67	57.74	109.23	121.45	9.76	8.69
1.02	2.85	4.15	1.89	8.47	10.56	24.86	24.14	56.72	60.72	3.35	2.92
1.02	2.63	4.15	1.51	8.47	10.00	24.18	24.14	56.72	60.72	3.25	2.82
0.00	0.00	0.26	0.00	0.00	0.00	0.67	0.00	0.00	0.00	0.03	0.03
0.00	0.00	0.26	0.00	0.00	0.00	0.67	0.00	0.00	0.00	0.03	0.03
1.22	0.44	0.26	0.38	0.00	0.56	0.00	0.00	0.00	0.00	0.19	0.20
0.20	0.22	0.00	0.00	0.00	0.00	0.00	0.00	2.10	4.34	0.07	0.06
0.20	0.00	0.00	0.00	0.00	0.00	0.00	0.00	2.10	0.00	0.03	0.03
0.00	0.22	0.00	0.00	0.00	0.00	0.00	0.00	0.00	0.00	0.01	0.02
0.00	0.00	0.26	0.00	0.00	0.00	0.00	0.00	0.00	0.00	0.05	0.06
0.00	0.00	0.00	0.00	0.00	0.00	0.00	0.00	0.00	0.00	0.00	0.00
0.00	0.00	0.00	0.00	0.00	0.00	0.00	0.00	0.00	0.00	0.02	0.02
0.00	0.00	0.00	0.00	0.00	0.00	0.00	0.00	0.00	0.00	0.00	0.00
0.00	0.00	0.26	0.00	0.00	0.00	0.00	0.00	0.00	0.00	0.03	0.03
0.00	0.22	0.52	1.13	0.00	0.00	0.67	0.00	0.00	0.00	0.19	0.15
0.00	0.00	0.00	0.38	0.00	0.00	0.67	0.00	0.00	0.00	0.07	0.05
0.00	0.22	0.52	0.76	0.00	0.00	0.00	0.00	0.00	0.00	0.12	0.10
4.07	6.80	10.12	12.86	10.82	13.33	10.08	18.90	18.91	13.01	3.71	3.50
4.07	6.80	9.86	12.86	9.88	12.78	10.08	17.85	16.80	13.01	3.61	3.42
0.00	0.00	0.00	0.00	0.47	0.56	0.00	1.05	2.10	0.00	0.07	0.06
0.00	0.00	0.00	0.00	0.00	0.00	0.00	0.00	0.00	0.00	0.00	0.00
0.00	0.00	0.00	0.00	0.00	0.56	0.00	1.05	2.10	0.00	0.05	0.04
0.00	0.00	0.00	0.00	0.00	0.56	0.00	1.05	2.10	0.00	0.05	0.04
0.00	0.00	0.00	0.00	0.00	0.00	0.00	0.00	0.00	0.00	0.04	0.03
0.00	0.00	0.00	0.00	0.00	0.00	0.00	0.00	0.00	0.00	0.00	0.00
0.00	0.00	0.00	0.00	0.00	0.00	0.00	0.00	0.00	0.00	0.02	0.02
0.00	0.00	0.00	0.00	0.00	1.11	0.00	1.05	8.40	8.67	0.18	0.13
1.42	2.41	4.15	3.40	8.00	18.33	40.98	116.52	275.18	802.43	12.25	8.55
0.20	0.00	0.00	0.00	0.00	0.56	0.67	7.35	14.70	60.72	0.69	0.45
1.22	2.41	4.15	3.40	8.00	17.78	40.31	109.17	260.47	741.71	11.56	8.10
1.02	2.41	3.63	3.03	7.53	16.67	38.96	104.97	252.07	698.33	10.94	7.66
0.00	0.00	0.00	0.00	0.00	0.00	0.00	0.00	0.00	0.00	0.00	0.00
0.00	0.00	0.00	0.00	0.00	0.00	0.00	0.00	0.00	0.00	0.00	0.00
0.00	0.00	0.00	0.00	0.00	0.00	0.00	0.00	0.00	0.00	0.00	0.00
0.00	0.00	0.00	0.00	0.00	0.00	0.00	0.00	0.00	0.00	0.00	0.00
0.00	0.00	0.00	0.00	0.00	0.00	0.00	0.00	0.00	0.00	0.00	0.00
0.00	0.00	0.00	0.00	0.00	0.00	0.00	0.00	0.00	0.00	5.95	3.73
0.00	0.00	0.00	0.00	0.00	0.00	0.00	0.00	0.00	0.00	1.25	0.78

表 7-2-20(续) 2006年全国疾病监测系统分死因

疾病编码	疾病名称	总计	0岁	1岁~	5岁~	10岁~	15岁~	20岁~	25岁~	30岁~	35岁~
C046	a.早产儿和未成熟儿	0.45	59.66	0.00	0.00	0.00	0.00	0.00	0.00	0.00	0.00
C047	2.新生儿产伤和窒息	1.69	226.21	0.00	0.00	0.00	0.00	0.00	0.00	0.00	0.00
C048	3.新生儿溶血性疾病	0.04	4.97	0.00	0.00	0.00	0.00	0.00	0.00	0.00	0.00
C049	4.新生儿硬化病	0.06	7.46	0.00	0.00	0.00	0.00	0.00	0.00	0.00	0.00
C050	E.营养缺乏性疾病	1.19	4.97	0.00	0.38	0.00	0.24	0.47	0.00	0.00	0.00
C051	1.营养不良	0.82	2.49	0.00	0.00	0.00	0.00	0.24	0.00	0.00	0.00
C052	2.缺铁性贫血	0.22	0.00	0.00	0.00	0.00	0.00	0.00	0.00	0.00	0.00
C053	Ⅱ.非感染性疾病	563.57	243.61	13.91	8.68	10.02	12.50	16.22	22.17	32.16	71.65
C054	A.恶性肿瘤	200.43	2.49	6.38	2.64	3.15	5.77	4.47	8.20	13.96	30.65
C055	1.唇、口腔和咽恶性肿瘤	4.69	0.00	0.00	0.00	0.00	0.00	0.67	0.85	2.03	
C056	a.鼻咽癌	2.89	0.00	0.00	0.00	0.00	0.00	0.24	0.67	0.85	1.62
C057	2.食管癌	14.03	0.00	0.00	0.00	0.00	0.00	0.00	0.22	0.42	0.61
C058	3.胃癌	28.69	0.00	0.00	0.00	0.00	0.00	0.24	0.00	0.67	1.06	3.04
C059	4.结直肠癌	15.35	0.00	0.00	0.00	0.00	0.00	0.24	1.11	1.06	1.62
C060	5.肝癌	34.33	0.00	0.00	0.00	0.00	0.48	0.24	2.22	4.23	10.76
C061	6.胰腺癌	7.03	0.00	0.00	0.00	0.00	0.00	0.24	0.22	0.00	0.81
C062	7.肺癌	62.16	0.00	0.00	0.00	0.00	0.00	0.00	0.22	1.48	3.04
C063	8.皮肤癌	0.72	0.00	0.00	0.00	0.00	0.00	0.00	0.00	0.00	0.41
C064	9.乳腺癌	0.24	0.00	0.00	0.00	0.00	0.00	0.00	0.00	0.00	0.00
C065	10.子宫颈癌	0.00	0.00	0.00	0.00	0.00	0.00	0.00	0.00	0.00	0.00
C066	11.子宫体癌	0.00	0.00	0.00	0.00	0.00	0.00	0.00	0.00	0.00	0.00
C067	12.卵巢癌	0.00	0.00	0.00	0.00	0.00	0.00	0.00	0.00	0.00	0.00
C068	13.前列腺癌	2.99	0.00	0.00	0.00	0.00	0.00	0.00	0.00	0.42	0.41
C069	14.膀胱癌	3.21	0.00	0.00	0.00	0.00	0.00	0.00	0.00	0.00	0.00
C070	15.淋巴瘤与多发性骨髓瘤	3.99	0.00	1.16	0.00	0.00	0.48	0.24	0.22	0.42	1.22
C071	16.白血病	4.62	0.00	3.48	1.51	1.43	2.16	1.41	1.55	1.90	2.44
C072	B.其他肿瘤	2.41	0.00	0.00	0.00	0.00	0.00	0.00	0.44	0.21	0.00
C073	1.良性肿瘤	0.39	0.00	0.00	0.00	0.00	0.00	0.00	0.00	0.00	0.00
C074	C.糖尿病	13.93	0.00	0.00	0.00	0.00	0.24	0.00	0.44	0.42	1.01
C075	D.内分泌、血液造血及免疫疾病	1.61	2.49	0.00	1.13	1.15	0.48	0.71	0.22	0.00	1.01
C076	E.神经和精神疾病	8.52	7.46	3.48	2.27	1.72	1.92	2.12	2.66	1.69	2.64
C077	1.精神障碍	2.89	0.00	0.00	0.00	0.29	0.48	0.47	0.67	0.85	1.62
C078	a.精神分裂症	0.59	0.00	0.00	0.00	0.00	0.00	0.00	0.44	0.63	0.61
C079	2.神经系统疾病	5.62	7.46	3.48	2.27	1.43	1.44	1.65	2.00	0.85	1.01
C080	a.阿尔茨海默病	0.13	0.00	0.00	0.00	0.00	0.00	0.00	0.00	0.00	0.00
C081	b.帕金森病	1.22	0.00	0.00	0.00	0.00	0.00	0.00	0.00	0.00	0.00
C082	c.癫痫	0.72	0.00	0.00	0.00	0.00	0.48	0.94	1.33	0.42	0.41
C083	F.感官疾病	0.02	0.00	0.00	0.00	0.00	0.00	0.00	0.00	0.00	0.00
C084	G.循环系统疾病	237.97	4.97	0.00	0.38	1.72	1.44	4.70	5.76	11.85	23.54
C085	1.急性风湿热	0.32	0.00	0.00	0.00	0.00	0.00	0.00	0.00	0.00	0.20
C086	2.心脏病	112.31	0.00	0.00	0.00	1.43	0.96	2.12	3.33	7.62	13.19
C087	a.慢性风湿性心脏病	1.80	0.00	0.00	0.00	0.00	0.00	0.00	0.00	0.00	0.61
C088	b.高血压心脏病	13.08	0.00	0.00	0.00	0.00	0.00	0.00	0.44	0.63	1.42
C089	c.肺源性心脏病	0.69	0.00	0.00	0.00	0.00	0.00	0.00	0.00	0.00	0.00
C090	d.缺血性心脏病	84.63	0.00	0.00	0.00	0.57	0.48	0.47	2.44	4.65	6.70

第七章 地区别、性别、年龄别、死因别死亡数及死亡率

年龄别死亡率（东部城市，男）

40岁~	45岁~	50岁~	55岁~	60岁~	65岁~	70岁~	75岁~	80岁~	85岁~	世调率(2000)	中调率(2000)
0.00	0.00	0.00	0.00	0.00	0.00	0.00	0.00	0.00	0.00	1.00	0.63
0.00	0.00	0.00	0.00	0.00	0.00	0.00	0.00	0.00	0.00	3.79	2.37
0.00	0.00	0.00	0.00	0.00	0.00	0.00	0.00	0.00	0.00	0.08	0.05
0.00	0.00	0.00	0.00	0.00	0.00	0.00	0.00	0.00	0.00	0.12	0.08
0.00	0.22	0.00	0.38	0.94	1.11	2.02	9.45	31.51	108.44	1.43	0.94
0.00	0.00	0.00	0.00	0.47	0.56	0.67	8.40	23.11	86.75	0.99	0.62
0.00	0.00	0.00	0.00	0.47	0.56	1.34	1.05	4.20	17.35	0.25	0.17
150.24	257.39	457.60	746.44	1042.86	1786.25	3246.16	5669.64	9503.00	15736.35	537.44	433.75
69.33	127.49	239.83	378.51	492.03	783.39	1242.84	1778.26	2222.41	2472.36	179.86	155.25
3.66	4.83	7.79	12.86	15.52	18.33	19.48	17.85	25.21	30.36	4.06	3.72
2.64	2.41	5.97	9.45	8.94	13.33	7.39	7.35	12.60	4.34	2.47	2.32
2.24	9.65	18.17	29.49	34.81	56.67	80.62	114.42	199.55	203.86	12.73	10.77
5.69	13.17	29.85	51.80	71.03	120.56	205.57	280.28	340.29	342.66	25.76	22.06
5.49	7.90	12.72	23.07	31.52	50.56	97.41	171.11	222.66	273.26	14.04	11.77
22.77	41.69	65.15	94.91	91.26	110.01	158.55	183.70	207.96	251.57	29.58	26.77
0.61	5.27	7.53	13.99	18.82	34.45	48.37	47.24	75.62	108.44	6.37	5.45
13.21	31.16	63.33	99.07	164.64	267.80	450.11	639.29	714.20	707.01	55.66	47.72
0.41	0.22	1.56	0.38	0.00	1.67	4.70	2.10	16.80	30.36	0.70	0.55
0.20	0.22	0.26	1.51	0.47	1.67	0.67	0.00	2.10	0.00	0.21	0.19
0.00	0.00	0.00	0.00	0.00	0.00	0.00	0.00	0.00	0.00	0.00	0.00
0.00	0.00	0.00	0.00	0.00	0.00	0.00	0.00	0.00	0.00	0.00	0.00
0.00	0.00	0.00	0.00	0.00	0.00	0.00	0.00	0.00	0.00	0.00	0.00
0.00	0.66	0.52	0.38	1.88	7.78	14.78	50.39	67.22	134.46	3.00	2.26
0.20	0.22	1.04	2.27	4.23	8.33	18.14	53.54	79.82	91.09	3.10	2.41
1.63	1.54	4.67	6.43	5.17	21.11	32.92	30.44	44.11	13.01	3.51	3.13
3.46	2.85	7.53	6.05	6.12	15.00	16.80	28.34	31.51	39.04	4.33	3.95
0.81	2.19	3.37	3.03	3.29	7.78	18.14	14.70	35.71	56.39	2.21	1.85
0.41	0.22	0.78	0.38	0.94	1.11	2.02	1.05	6.30	13.01	0.37	0.30
3.25	7.24	9.08	18.91	32.93	51.11	98.08	129.12	214.26	320.97	13.00	10.69
1.22	0.88	1.56	1.89	1.41	2.78	7.39	13.65	21.01	21.69	1.56	1.37
2.85	3.51	5.71	4.92	10.82	15.00	30.23	77.68	180.65	294.95	8.71	6.96
1.42	1.32	2.60	0.76	3.29	4.44	10.08	16.80	71.42	134.46	2.91	2.29
0.61	0.66	1.56	0.00	1.41	1.67	2.69	2.10	0.00	0.00	0.48	0.50
1.42	2.19	3.11	4.16	7.53	10.56	20.15	60.88	109.23	160.49	5.80	4.67
0.00	0.22	0.00	0.00	0.00	0.00	0.00	1.05	4.20	13.01	0.15	0.10
0.00	0.00	0.26	0.38	0.47	2.22	7.39	24.14	35.71	34.70	1.19	0.91
0.41	0.44	1.04	0.76	0.94	1.11	0.67	4.20	6.30	4.34	0.66	0.64
0.00	0.00	0.00	0.00	0.00	0.00	0.00	0.00	2.10	0.00	0.02	0.01
51.03	82.95	151.06	263.18	389.02	693.39	1342.94	2546.67	4644.37	8557.83	231.77	181.29
0.00	0.22	0.26	0.76	0.94	0.56	2.69	3.15	0.00	8.67	0.29	0.25
28.87	43.67	72.94	131.21	182.98	315.58	602.61	1126.37	2073.27	4489.28	110.29	85.75
0.81	0.88	2.08	5.29	3.76	5.00	5.37	12.60	27.31	60.72	1.73	1.38
2.85	1.76	9.34	10.59	22.11	35.00	73.23	148.01	273.07	503.15	12.84	9.91
0.20	0.00	0.26	0.76	0.94	3.33	2.69	9.45	16.80	17.35	0.66	0.52
18.70	33.13	51.39	94.91	135.94	238.35	462.20	856.59	1606.94	3513.35	83.55	64.47

表 7-2-20(续) 2006年全国疾病监测系统分死因

疾病编码	疾病名称	总计	0岁	1岁~	5岁~	10岁~	15岁~	20岁~	25岁~	30岁~	35岁~
C091	急性心肌梗死	45.52	0.00	0.00	0.00	0.57	0.48	0.24	2.00	4.44	6.09
C092	3.脑血管疾病	123.24	4.97	0.00	0.00	0.29	0.48	2.59	2.44	4.23	9.95
C093	H.呼吸系统疾病	68.60	12.43	0.00	0.38	0.00	0.96	1.18	1.77	0.85	2.23
C094	1.慢性下呼吸道疾病	60.51	4.97	0.00	0.00	0.00	0.24	0.47	0.44	0.21	1.22
C095	a.慢性阻塞性肺疾病	57.98	2.49	0.00	0.00	0.00	0.00	0.00	0.22	0.21	1.22
C096	b.哮喘	2.32	2.49	0.00	0.00	0.00	0.24	0.47	0.22	0.00	0.00
C097	2.尘肺	1.19	0.00	0.00	0.00	0.00	0.00	0.00	0.00	0.00	0.00
C098	I.消化系统疾病	18.09	4.97	0.00	0.00	0.00	0.24	0.47	0.67	2.12	6.29
C099	1.消化性溃疡	2.02	2.49	0.00	0.00	0.00	0.00	0.00	0.00	0.21	0.00
C100	2.肝疾病	9.67	0.00	0.00	0.00	0.00	0.00	0.47	0.44	1.48	4.26
C101	a.肝硬化	7.68	0.00	0.00	0.00	0.00	0.00	0.47	0.22	0.85	3.65
C102	3.阑尾炎	0.04	0.00	0.00	0.00	0.00	0.00	0.00	0.00	0.00	0.00
C103	4.肠梗阻	0.93	0.00	0.00	0.00	0.00	0.24	0.00	0.00	0.21	0.00
C104	J.泌尿生殖系统疾病	8.13	0.00	0.00	0.00	0.00	0.72	0.94	1.11	0.63	3.45
C105	1.肾炎和肾病	6.87	0.00	0.00	0.00	0.00	0.72	0.71	0.89	0.63	3.04
C106	a.肾小球和肾小管间质疾病	4.08	0.00	0.00	0.00	0.00	0.72	0.71	0.67	0.42	1.83
C107	2.良性前列腺肥大	0.32	0.00	0.00	0.00	0.00	0.00	0.00	0.00	0.00	0.00
C108	K.皮肤病	0.43	0.00	0.00	0.00	0.00	0.00	0.00	0.00	0.00	0.00
C109	L.肌肉骨骼和结缔组织疾病	0.91	2.49	0.00	0.00	0.29	0.00	0.00	0.22	0.00	0.00
C110	1.风湿性关节炎	0.24	0.00	0.00	0.00	0.00	0.00	0.00	0.00	0.00	0.00
C111	2.骨关节炎	0.02	0.00	0.00	0.00	0.00	0.00	0.00	0.00	0.00	0.00
C112	M.先天异常	2.52	206.32	4.06	1.89	2.00	0.72	1.65	0.67	0.42	0.81
C113	1.先天性心脏病	1.22	94.46	2.90	1.13	0.57	0.48	0.71	0.22	0.21	0.41
C114	N.口腔疾病	0.00	0.00	0.00	0.00	0.00	0.00	0.00	0.00	0.00	0.00
C115	Ⅲ.伤害	47.70	14.91	15.65	9.44	11.17	19.23	27.27	25.94	32.37	46.07
C116	A.意外伤害	37.93	12.43	13.33	9.06	8.88	14.66	21.63	21.29	26.66	36.74
C117	1.交通事故	19.19	0.00	2.32	4.15	3.15	7.69	14.34	13.52	16.50	21.92
C118	a.道路交通事故	11.36	0.00	1.16	3.02	1.72	3.85	7.29	8.20	9.31	11.16
C119	1a*机动车辆交通事故	8.74	0.00	0.58	2.64	1.15	3.12	6.58	6.21	6.77	8.32
C120	1b*机动车以外的运输事故	4.19	0.00	1.16	0.38	0.86	2.16	2.12	3.77	4.44	5.28
C121	2.意外中毒	3.67	2.49	0.58	0.38	0.57	1.20	1.41	1.33	3.39	4.26
C122	3.意外跌落	6.96	4.97	1.74	0.00	0.00	0.96	2.59	2.00	2.75	4.26
C123	4.火灾	0.76	0.00	0.00	0.00	0.00	0.24	0.22	0.00	0.61	
C124	5.溺水	3.01	0.00	6.38	4.15	4.29	3.12	1.88	1.77	1.27	1.62
C125	6.意外的机械性窒息	0.54	4.97	0.58	0.00	0.00	0.24	0.00	0.22	0.42	0.61
C126	7.触电	0.69	0.00	0.00	0.00	0.57	0.48	0.71	0.67	0.21	1.01
C127	8.砸死	0.59	0.00	0.00	0.38	0.00	0.00	0.00	0.89	0.42	0.81
C128	9.由机械切割和穿刺工具所致的意外事故	0.19	0.00	0.00	0.00	0.00	0.24	0.00	0.00	0.42	0.61
C129	10.自然环境因素导致的意外事故	0.17	0.00	0.00	0.00	0.00	0.00	0.00	0.00	0.00	0.20
C130	B.故意伤害	8.78	2.49	1.74	0.00	2.00	4.09	5.17	4.21	5.08	8.52
C131	1.自杀	6.59	0.00	0.00	0.00	0.57	2.16	3.76	2.44	3.17	4.67
C132	2.被杀	1.87	2.49	1.74	0.00	1.43	1.92	1.18	1.11	1.69	3.25

年龄别死亡率(东部城市,男)

40岁~	45岁~	50岁~	55岁~	60岁~	65岁~	70岁~	75岁~	80岁~	85岁~	世调率(2000)	中调率(2000)
12.60	25.89	35.56	69.20	84.67	147.79	249.24	419.90	695.29	1474.74	43.51	35.00
22.16	37.96	76.83	128.19	198.98	370.58	724.88	1389.85	2550.10	3999.15	119.18	93.67
5.69	8.56	12.72	30.63	67.74	156.68	375.54	871.28	1833.80	3357.20	70.27	51.69
3.46	5.71	10.38	24.58	55.04	135.57	338.59	774.71	1703.57	2971.17	62.05	45.41
2.85	4.83	9.60	22.31	49.86	129.45	324.48	747.41	1640.55	2901.77	59.58	43.46
0.61	0.88	0.78	1.89	3.76	6.11	12.09	25.19	60.92	65.06	2.27	1.78
0.20	0.00	0.00	0.76	0.94	5.56	8.06	18.90	23.11	34.70	1.14	0.90
11.18	18.87	23.36	32.52	30.58	52.78	81.29	140.67	216.36	394.71	16.50	14.02
0.61	1.10	0.52	2.27	2.82	5.00	15.45	23.09	27.31	73.74	1.97	1.55
8.74	16.24	19.73	23.82	18.35	32.22	30.90	48.29	65.12	56.39	8.19	7.56
6.71	13.39	15.83	19.28	15.05	27.22	20.83	35.69	50.41	56.39	6.54	6.01
0.00	0.00	0.00	0.00	0.00	0.00	0.00	0.00	1.05	2.10	0.04	0.03
0.20	0.00	0.52	2.27	0.94	1.11	5.37	8.40	18.91	43.37	0.94	0.71
3.66	5.05	9.08	10.97	12.70	19.45	40.98	81.88	111.33	203.86	7.55	6.30
3.46	4.61	7.79	10.21	12.70	17.22	36.95	69.28	79.82	130.12	6.24	5.34
2.85	3.29	5.45	5.67	8.47	11.67	22.17	32.54	33.61	69.40	3.66	3.21
0.00	0.00	0.00	0.00	0.00	0.56	0.00	2.10	14.70	30.36	0.37	0.23
0.20	0.22	0.00	0.38	0.47	0.56	2.69	5.25	10.50	17.35	0.42	0.32
0.20	0.00	1.04	1.51	1.88	2.22	5.37	8.40	8.40	39.04	0.93	0.72
0.00	0.00	0.26	0.38	0.00	1.11	1.34	4.20	0.00	13.01	0.24	0.18
0.00	0.00	0.00	0.00	0.00	0.00	0.00	0.00	2.10	0.00	0.02	0.01
0.81	0.44	0.78	0.00	0.00	1.11	0.67	2.10	2.10	0.00	4.64	3.26
0.41	0.44	0.52	0.00	0.00	0.56	0.67	0.00	2.10	0.00	2.23	1.56
0.00	0.00	0.00	0.00	0.00	0.00	0.00	0.00	0.00	0.00	0.00	0.00
68.31	49.81	67.48	68.82	55.04	77.23	94.05	151.16	228.96	550.86	43.36	41.19
58.55	37.30	52.95	55.21	41.39	55.56	66.51	119.67	180.65	477.12	34.66	32.82
33.34	21.72	30.63	32.52	23.05	29.45	24.86	33.59	42.01	43.37	16.60	16.75
19.52	13.82	18.69	18.91	14.58	19.45	14.11	23.09	31.51	34.70	9.84	9.85
14.84	11.19	13.76	15.50	11.29	12.78	10.75	18.90	27.31	21.69	7.58	7.57
6.51	4.39	7.53	6.05	3.29	7.22	4.70	6.30	10.50	13.01	3.65	3.72
7.93	5.27	3.63	5.29	4.70	5.56	7.39	8.40	14.70	8.67	3.15	3.15
6.10	3.73	8.57	9.08	6.12	7.78	17.47	51.44	81.92	290.61	6.87	5.59
0.81	0.66	1.30	0.00	0.47	2.22	4.03	3.15	4.20	34.70	0.72	0.60
3.66	2.19	1.56	1.89	3.29	3.33	6.72	11.55	12.60	13.01	3.25	3.02
0.41	1.10	1.56	0.38	0.00	0.56	0.00	2.10	2.10	4.34	0.53	0.48
0.81	0.66	1.30	0.76	1.41	0.56	0.67	1.05	0.00	4.34	0.61	0.62
1.63	0.22	1.56	0.38	0.00	0.56	2.02	0.00	0.00	4.34	0.50	0.51
0.20	0.00	0.26	0.38	0.00	0.00	0.00	1.05	0.00	0.00	0.16	0.17
0.20	0.22	0.26	0.00	1.41	0.56	0.00	0.00	2.10	0.00	0.14	0.14
8.54	11.19	12.98	12.86	12.23	18.89	25.53	31.49	42.01	56.39	7.75	7.50
5.69	7.90	9.60	10.59	9.88	18.33	24.18	29.39	39.91	56.39	5.77	5.45
2.44	2.63	2.86	2.27	1.88	0.56	1.34	2.10	0.00	0.00	1.72	1.77

表 7-2-21 2006年全国疾病监测系统分死因

疾病编码	疾病名称	总计	0岁	1岁~	5岁~	10岁~	15岁~	20岁~	25岁~	30岁~	35岁~
C001	总计	518.14	593.34	32.67	13.27	10.42	15.81	24.66	24.24	40.42	63.28
C002	Ⅰ.感染性、母婴及营养缺乏性疾病	19.63	344.96	4.48	1.66	0.31	0.49	0.98	1.36	1.95	3.92
C003	A.传染病和寄生虫病	4.57	5.52	1.28	0.83	0.00	0.49	0.49	0.00	0.00	1.86
C004	1.结核病	1.20	0.00	0.00	0.41	0.00	0.25	0.49	0.00	0.00	1.24
C005	a.呼吸道结核	1.13	0.00	0.00	0.00	0.00	0.25	0.24	0.00	0.00	1.24
C006	2.性传播疾病(不包括艾滋病)	0.06	0.00	0.00	0.00	0.00	0.00	0.00	0.00	0.00	0.00
C007	a.梅毒	0.00	0.00	0.00	0.00	0.00	0.00	0.00	0.00	0.00	0.00
C008	3.艾滋病	0.00	0.00	0.00	0.00	0.00	0.00	0.00	0.00	0.00	0.00
C009	4.腹泻病	0.13	2.76	0.00	0.00	0.00	0.00	0.00	0.00	0.00	0.00
C010	a.痢疾	0.00	0.00	0.00	0.00	0.00	0.00	0.00	0.00	0.00	0.00
C011	b.伤寒和副伤寒	0.06	2.76	0.00	0.00	0.00	0.00	0.00	0.00	0.00	0.00
C012	5.好发于儿童期的疾病	0.00	0.00	0.00	0.00	0.00	0.00	0.00	0.00	0.00	0.00
C013	a.百日咳	0.00	0.00	0.00	0.00	0.00	0.00	0.00	0.00	0.00	0.00
C014	b.脊髓灰质炎	0.00	0.00	0.00	0.00	0.00	0.00	0.00	0.00	0.00	0.00
C015	c.白喉	0.00	0.00	0.00	0.00	0.00	0.00	0.00	0.00	0.00	0.00
C016	d.麻疹	0.00	0.00	0.00	0.00	0.00	0.00	0.00	0.00	0.00	0.00
C017	e.破伤风	0.00	0.00	0.00	0.00	0.00	0.00	0.00	0.00	0.00	0.00
C018	6.脑(脊)膜炎	0.13	0.00	0.00	0.41	0.00	0.00	0.00	0.00	0.00	0.00
C019	a.脑膜炎球菌感染	0.02	0.00	0.00	0.00	0.00	0.00	0.00	0.00	0.00	0.00
C020	b.脑膜炎	0.11	0.00	0.00	0.41	0.00	0.00	0.00	0.00	0.00	0.00
C021	7.病毒性肝炎	1.60	0.00	0.00	0.00	0.00	0.00	0.00	0.00	0.00	0.41
C022	a.乙型肝炎	1.56	0.00	0.00	0.00	0.00	0.00	0.00	0.00	0.00	0.41
C023	b.丙型肝炎	0.04	0.00	0.00	0.00	0.00	0.00	0.00	0.00	0.00	0.00
C024	8.疟疾	0.00	0.00	0.00	0.00	0.00	0.00	0.00	0.00	0.00	0.00
C025	9.热带病	0.04	0.00	0.00	0.00	0.00	0.00	0.00	0.00	0.00	0.00
C026	a.血吸虫病	0.04	0.00	0.00	0.00	0.00	0.00	0.00	0.00	0.00	0.00
C027	10.流行性乙型脑炎	0.00	0.00	0.00	0.00	0.00	0.00	0.00	0.00	0.00	0.00
C028	11.钩端螺旋体病	0.00	0.00	0.00	0.00	0.00	0.00	0.00	0.00	0.00	0.00
C029	12.流行性出血热	0.00	0.00	0.00	0.00	0.00	0.00	0.00	0.00	0.00	0.00
C030	13.败血病	0.21	2.76	0.00	0.00	0.00	0.00	0.00	0.00	0.00	0.00
C031	B.呼吸系统感染性疾病	10.95	35.88	1.28	0.83	0.31	0.00	0.49	0.68	0.22	0.82
C032	1.上呼吸道感染	0.70	0.00	0.00	0.00	0.00	0.00	0.00	0.00	0.00	0.00
C033	2.下呼吸道感染	10.26	35.88	1.28	0.83	0.31	0.00	0.49	0.68	0.22	0.82
C034	a.肺炎	9.73	27.60	1.28	0.83	0.00	0.00	0.49	0.68	0.22	0.62
C035	C.妊娠、分娩和产褥期疾病	0.36	0.00	0.00	0.00	0.00	0.00	0.00	0.68	1.73	1.24
C036	1.直接产科原因	0.34	0.00	0.00	0.00	0.00	0.00	0.00	0.68	1.73	1.24
C037	a.产后出血	0.11	0.00	0.00	0.00	0.00	0.00	0.00	0.23	0.43	0.41
C038	b.产褥期感染	0.06	0.00	0.00	0.00	0.00	0.00	0.00	0.00	0.22	0.41
C039	c.妊娠高血压综合征	0.04	0.00	0.00	0.00	0.00	0.00	0.00	0.00	0.43	0.00
C040	d.阻梗性分娩	0.00	0.00	0.00	0.00	0.00	0.00	0.00	0.00	0.00	0.00
C041	e.流产	0.04	0.00	0.00	0.00	0.00	0.00	0.00	0.23	0.00	0.21
C042	f.母体产伤	0.02	0.00	0.00	0.00	0.00	0.00	0.00	0.00	0.00	0.21
C043	2.间接产科原因	0.02	0.00	0.00	0.00	0.00	0.00	0.00	0.00	0.00	0.00
C044	D.起源于围生期的某些情况	2.03	298.05	0.00	0.00	0.00	0.00	0.00	0.00	0.00	0.00
C045	1.低出生体重	0.43	63.47	0.00	0.00	0.00	0.00	0.00	0.00	0.00	0.00

年龄别死亡率（东部城市，女）

40岁~	45岁~	50岁~	55岁~	60岁~	65岁~	70岁~	75岁~	80岁~	85岁~	世调率(2000)	中调率(2000)
95.34	146.81	272.87	440.86	609.96	1113.71	2235.47	4061.29	7543.65	14975.16	406.71	318.00
2.32	3.58	7.42	10.77	11.95	27.02	49.37	104.95	274.96	761.98	19.39	13.67
0.84	1.56	4.77	8.85	6.69	10.07	18.66	30.11	60.61	76.92	3.73	3.07
0.21	0.67	0.53	1.15	2.87	0.00	6.02	10.32	13.30	19.23	0.96	0.83
0.21	0.67	0.53	0.77	2.87	0.00	6.02	10.32	13.30	16.83	0.87	0.76
0.00	0.00	0.26	0.00	0.48	0.53	0.00	0.00	0.00	0.00	0.05	0.04
0.00	0.00	0.00	0.00	0.00	0.00	0.00	0.00	0.00	0.00	0.00	0.00
0.00	0.00	0.00	0.00	0.00	0.00	0.00	0.00	0.00	0.00	0.00	0.00
0.00	0.00	0.00	0.38	0.00	0.00	0.00	0.86	4.43	2.40	0.13	0.09
0.00	0.00	0.00	0.00	0.00	0.00	0.00	0.00	0.00	0.00	0.00	0.00
0.00	0.00	0.00	0.00	0.00	0.00	0.00	0.86	1.48	0.00	0.07	0.05
0.00	0.00	0.00	0.00	0.00	0.00	0.00	0.00	0.00	0.00	0.00	0.00
0.00	0.00	0.00	0.00	0.00	0.00	0.00	0.00	0.00	0.00	0.00	0.00
0.00	0.00	0.00	0.00	0.00	0.00	0.00	0.00	0.00	0.00	0.00	0.00
0.00	0.00	0.00	0.00	0.00	0.00	0.00	0.00	0.00	0.00	0.00	0.00
0.00	0.00	0.00	0.00	0.00	0.00	0.00	0.00	0.00	0.00	0.00	0.00
0.21	0.00	0.00	0.38	0.00	1.06	0.60	0.00	1.48	0.00	0.13	0.11
0.00	0.00	0.00	0.00	0.00	0.00	0.60	0.00	0.00	0.00	0.01	0.01
0.21	0.00	0.00	0.38	0.00	1.06	0.00	0.00	1.48	0.00	0.11	0.10
0.21	0.89	3.44	4.62	1.43	5.83	6.02	12.04	13.30	14.42	1.25	1.08
0.21	0.89	3.44	4.62	1.43	5.83	6.02	11.18	11.83	14.42	1.22	1.06
0.00	0.00	0.00	0.00	0.00	0.00	0.00	0.86	1.48	0.00	0.03	0.02
0.00	0.00	0.00	0.00	0.00	0.00	0.00	0.00	0.00	0.00	0.00	0.00
0.00	0.00	0.00	0.00	0.00	0.00	0.00	0.00	1.48	2.40	0.03	0.02
0.00	0.00	0.00	0.00	0.00	0.00	0.00	0.00	1.48	2.40	0.03	0.02
0.00	0.00	0.00	0.00	0.00	0.00	0.00	0.00	0.00	0.00	0.00	0.00
0.00	0.00	0.00	0.00	0.00	0.00	0.00	0.00	0.00	0.00	0.00	0.00
0.00	0.00	0.00	0.00	0.00	0.00	0.00	0.00	0.00	0.00	0.00	0.00
0.00	0.00	0.00	0.00	0.48	0.00	0.00	1.72	2.96	12.02	0.19	0.12
0.84	1.56	2.12	1.54	5.26	14.31	29.50	72.26	180.35	572.08	8.90	6.16
0.00	0.00	0.00	0.00	0.48	0.53	0.60	2.58	13.30	52.88	0.54	0.33
0.84	1.56	2.12	1.54	4.78	13.78	28.90	69.68	167.05	519.20	8.36	5.83
0.84	1.56	2.12	1.54	4.30	13.25	28.30	67.10	159.65	490.36	7.85	5.48
0.42	0.00	0.00	0.00	0.00	0.00	0.00	0.00	0.00	0.00	0.30	0.38
0.21	0.00	0.00	0.00	0.00	0.00	0.00	0.00	0.00	0.00	0.29	0.36
0.21	0.00	0.00	0.00	0.00	0.00	0.00	0.00	0.00	0.00	0.09	0.12
0.00	0.00	0.00	0.00	0.00	0.00	0.00	0.00	0.00	0.00	0.05	0.06
0.00	0.00	0.00	0.00	0.00	0.00	0.00	0.00	0.00	0.00	0.03	0.04
0.00	0.00	0.00	0.00	0.00	0.00	0.00	0.00	0.00	0.00	0.00	0.00
0.00	0.00	0.00	0.00	0.00	0.00	0.00	0.00	0.00	0.00	0.03	0.04
0.00	0.00	0.00	0.00	0.00	0.00	0.00	0.00	0.00	0.00	0.01	0.02
0.21	0.00	0.00	0.00	0.00	0.00	0.00	0.00	0.00	0.00	0.01	0.01
0.00	0.00	0.00	0.00	0.00	0.00	0.00	0.00	0.00	0.00	4.97	3.12
0.00	0.00	0.00	0.00	0.00	0.00	0.00	0.00	0.00	0.00	1.06	0.66

表 7-2-21（续） 2006年全国疾病监测系统分死因

疾病编码	疾病名称	总计	0岁	1岁~	5岁~	10岁~	15岁~	20岁~	25岁~	30岁~	35岁~
C046	a.早产儿和未成熟儿	0.23	33.12	0.00	0.00	0.00	0.00	0.00	0.00	0.00	0.00
C047	2.新生儿产伤和窒息	1.37	201.46	0.00	0.00	0.00	0.00	0.00	0.00	0.00	0.00
C048	3.新生儿溶血性疾病	0.02	2.76	0.00	0.00	0.00	0.00	0.00	0.00	0.00	0.00
C049	4.新生儿硬化病	0.00	0.00	0.00	0.00	0.00	0.00	0.00	0.00	0.00	0.00
C050	E.营养缺乏性疾病	1.69	5.52	1.92	0.00	0.00	0.00	0.00	0.00	0.00	0.00
C051	1.营养不良	1.28	2.76	1.28	0.00	0.00	0.00	0.00	0.00	0.00	0.00
C052	2.缺铁性贫血	0.38	2.76	0.00	0.00	0.00	0.00	0.00	0.00	0.00	0.00
C053	Ⅱ.非感染性疾病	457.24	215.26	15.37	7.05	5.51	7.41	11.96	12.91	26.37	41.02
C054	A.恶性肿瘤	120.99	11.04	2.56	4.15	2.76	2.97	6.59	6.80	13.83	23.91
C055	1.唇、口腔和咽恶性肿瘤	2.00	0.00	0.00	0.00	0.00	0.00	0.00	0.00	0.22	0.21
C056	a.鼻咽癌	1.32	0.00	0.00	0.00	0.00	0.00	0.00	0.00	0.00	0.21
C057	2.食管癌	4.76	0.00	0.00	0.00	0.00	0.25	0.00	0.00	0.22	0.00
C058	3.胃癌	12.42	0.00	0.00	0.00	0.00	0.00	0.24	0.91	2.16	1.65
C059	4.结直肠癌	12.23	0.00	0.00	0.00	0.00	0.00	0.24	0.00	1.30	1.86
C060	5.肝癌	12.57	0.00	0.00	0.00	0.31	0.25	1.22	0.45	1.08	2.47
C061	6.胰腺癌	5.04	0.00	0.00	0.00	0.00	0.00	0.00	0.00	0.00	0.41
C062	7.肺癌	31.30	0.00	0.00	0.00	0.00	0.25	0.00	0.45	1.51	3.09
C063	8.皮肤癌	0.49	0.00	0.00	0.00	0.00	0.00	0.24	0.00	0.00	0.00
C064	9.乳腺癌	9.35	0.00	0.00	0.00	0.00	0.00	0.00	0.45	1.73	5.57
C065	10.子宫颈癌	2.00	0.00	0.00	0.00	0.00	0.00	0.00	0.91	0.43	1.24
C066	11.子宫体癌	2.79	0.00	0.00	0.00	0.00	0.00	0.00	0.00	0.86	1.03
C067	12.卵巢癌	3.56	0.00	0.00	0.00	0.00	0.00	0.49	0.00	0.65	0.21
C068	13.前列腺癌	0.00	0.00	0.00	0.00	0.00	0.00	0.00	0.00	0.00	0.00
C069	14.膀胱癌	1.34	0.00	0.00	0.00	0.00	0.00	0.00	0.00	0.00	0.41
C070	15.淋巴瘤与多发性骨髓瘤	2.71	0.00	0.00	1.24	0.61	0.00	1.22	0.68	0.43	1.24
C071	16.白血病	3.29	2.76	0.64	1.24	0.92	0.99	1.22	1.36	1.08	2.68
C072	B.其他肿瘤	2.16	0.00	0.00	0.00	0.00	0.00	0.00	0.00	0.43	0.41
C073	1.良性肿瘤	0.66	0.00	0.00	0.00	0.00	0.00	0.00	0.00	0.22	0.21
C074	C.糖尿病	18.93	0.00	0.00	0.00	0.00	0.00	0.00	0.23	0.65	1.03
C075	D.内分泌、血液造血及免疫疾病	1.34	2.76	0.64	0.00	0.61	0.25	0.49	0.00	0.00	0.41
C076	E.神经和精神疾病	8.38	5.52	2.56	0.00	0.61	0.25	0.49	0.91	2.38	2.06
C077	1.精神障碍	3.69	0.00	0.00	0.00	0.00	0.00	0.00	0.23	1.30	0.62
C078	a.精神分裂症	0.45	0.00	0.00	0.00	0.00	0.00	0.00	0.23	1.08	0.21
C079	2.神经系统疾病	4.69	5.52	2.56	0.00	0.61	0.25	0.49	0.68	1.08	1.44
C080	a.阿尔茨海默病	0.19	0.00	0.00	0.00	0.00	0.00	0.00	0.00	0.00	0.00
C081	b.帕金森病	0.92	0.00	0.00	0.00	0.00	0.00	0.00	0.00	0.00	0.00
C082	c.癫痫	0.49	0.00	0.64	0.00	0.00	0.00	0.24	0.23	0.22	0.62
C083	F.感官疾病	0.09	0.00	0.00	0.00	0.00	0.00	0.00	0.00	0.00	0.00
C084	G.循环系统疾病	223.62	16.56	1.28	0.83	0.92	0.99	1.46	2.95	5.19	9.07
C085	1.急性风湿热	0.47	2.76	0.00	0.00	0.00	0.00	0.00	0.00	0.00	0.00
C086	2.心脏病	111.73	11.04	1.28	0.00	0.31	0.25	0.49	2.27	3.46	4.74
C087	a.慢性风湿性心脏病	3.37	0.00	0.00	0.00	0.00	0.25	0.00	0.00	0.43	0.21
C088	b.高血压心脏病	14.70	0.00	0.00	0.00	0.00	0.00	0.00	0.00	0.00	0.62
C089	c.肺源性心脏病	0.81	0.00	0.00	0.00	0.00	0.31	0.00	0.00	0.22	0.21
C090	d.缺血性心脏病	83.29	5.52	0.64	0.00	0.00	0.00	0.24	1.36	1.73	2.47

年龄别死亡率(东部城市,女)

40岁~	45岁~	50岁~	55岁~	60岁~	65岁~	70岁~	75岁~	80岁~	85岁~	世调率(2000)	中调率(2000)
0.00	0.00	0.00	0.00	0.00	0.00	0.00	0.00	0.00	0.00	0.55	0.35
0.00	0.00	0.00	0.00	0.00	0.00	0.00	0.00	0.00	0.00	3.36	2.11
0.00	0.00	0.00	0.00	0.00	0.00	0.00	0.00	0.00	0.00	0.05	0.03
0.00	0.00	0.00	0.00	0.00	0.00	0.00	0.00	0.00	0.00	0.00	0.00
0.21	0.22	0.53	0.38	0.00	2.65	1.20	2.58	34.00	112.97	1.47	0.93
0.00	0.22	0.26	0.38	0.00	1.59	0.00	2.58	26.61	91.34	1.09	0.67
0.21	0.00	0.26	0.00	0.00	0.53	1.20	0.00	7.39	21.63	0.32	0.21
75.55	124.02	236.31	393.16	561.20	1038.48	2103.62	3761.92	6860.68	12569.04	353.21	277.26
41.04	75.53	128.49	191.96	240.45	400.55	656.85	878.33	1147.14	1173.01	94.43	82.52
0.42	0.67	2.65	4.62	6.21	5.83	7.83	13.76	13.30	36.06	1.59	1.33
0.42	0.67	2.38	3.08	5.26	4.77	5.42	6.02	2.96	21.63	1.06	0.92
0.21	0.89	1.85	5.39	5.74	21.19	31.31	50.76	56.17	57.69	3.63	3.04
4.42	6.26	11.92	17.31	22.95	36.03	66.83	95.49	150.78	139.42	9.57	8.24
3.16	4.25	6.89	18.08	23.90	36.56	65.02	100.65	158.18	182.68	9.43	7.90
4.00	8.04	13.78	22.31	31.55	42.39	62.61	84.31	113.83	124.99	9.86	8.61
1.05	1.34	5.56	7.31	5.26	19.60	31.31	44.73	53.22	64.90	3.85	3.25
7.79	15.19	28.08	43.47	62.62	124.51	204.10	268.40	280.87	257.20	24.08	20.96
0.00	0.00	0.53	0.00	1.43	0.53	1.81	5.16	2.96	19.23	0.38	0.29
6.10	13.18	18.54	25.01	18.16	22.78	33.11	30.97	62.09	55.29	7.36	6.80
1.89	3.58	3.18	3.08	3.82	3.18	8.43	6.88	11.83	12.02	1.55	1.48
0.84	2.46	3.97	5.77	7.65	10.60	16.26	12.04	16.26	14.42	2.20	2.01
2.10	5.59	8.74	6.16	10.99	12.72	10.24	19.79	14.78	4.81	2.81	2.62
0.00	0.00	0.00	0.00	0.00	0.00	0.00	0.00	0.00	0.00	0.00	0.00
0.00	0.00	0.53	0.77	0.48	4.24	6.02	12.90	20.70	40.86	1.01	0.78
1.05	1.34	3.18	3.46	5.74	6.36	15.65	13.76	26.61	16.83	2.22	2.01
1.47	3.35	3.44	6.54	7.65	6.89	12.04	11.18	28.09	2.40	2.82	2.67
1.05	0.45	2.38	3.85	1.91	2.12	9.03	18.07	29.57	50.48	1.66	1.34
0.42	0.22	0.53	1.15	1.43	2.12	1.81	4.30	5.91	14.42	0.52	0.44
1.26	3.80	10.86	18.47	30.59	62.52	119.81	184.10	273.48	252.39	14.39	11.94
1.05	0.22	1.06	1.15	2.87	3.18	4.82	11.18	10.35	21.63	1.13	0.96
2.10	2.46	3.18	7.31	7.17	11.66	24.68	57.64	155.22	257.20	6.64	5.18
1.05	0.45	1.32	1.54	1.91	1.59	6.02	31.83	78.35	151.43	2.80	2.07
0.42	0.22	0.53	0.77	0.96	1.59	0.00	0.00	1.48	9.61	0.38	0.37
1.05	2.01	1.85	5.77	5.26	10.07	18.66	25.81	76.87	105.76	3.85	3.12
0.00	0.00	0.00	0.00	0.00	0.53	0.00	0.86	2.96	14.42	0.15	0.09
0.00	0.00	0.26	0.38	1.91	2.65	6.62	6.88	17.74	16.83	0.70	0.56
0.63	0.89	0.79	1.15	0.00	1.06	0.00	1.72	1.48	2.40	0.42	0.40
0.00	0.00	0.00	0.00	0.00	0.00	0.00	0.86	0.00	9.61	0.07	0.04
18.94	30.84	68.35	128.10	212.24	429.70	1009.06	1957.09	3822.82	7610.17	169.95	127.90
0.00	0.22	0.00	1.54	1.91	1.06	0.00	3.44	7.39	9.61	0.41	0.32
8.42	13.85	33.65	58.09	102.30	194.98	496.10	921.34	1868.54	4220.93	85.10	63.15
0.42	0.89	3.44	6.54	4.78	11.13	21.07	22.37	35.48	55.29	2.62	2.19
1.47	1.56	4.50	6.54	12.91	25.43	49.97	135.06	266.09	564.87	11.14	8.17
0.63	0.00	1.32	0.77	0.96	2.65	3.61	7.74	2.96	14.42	0.63	0.55
5.05	10.06	21.46	40.01	72.66	142.00	375.69	689.07	1425.06	3201.75	63.29	46.69

表 7-2-21(续) 2006年全国疾病监测系统分死因

疾病编码	疾病名称	总计	0岁	1岁~	5岁~	10岁~	15岁~	20岁~	25岁~	30岁~	35岁~
C091	急性心肌梗死	39.05	0.00	0.00	0.00	0.00	0.00	0.00	0.91	1.30	1.65
C092	3. 脑血管疾病	110.07	2.76	0.00	0.83	0.61	0.49	0.73	0.68	1.73	4.33
C093	H. 呼吸系统疾病	57.97	8.28	0.64	0.00	0.00	0.25	0.73	0.00	0.65	1.86
C094	1. 慢性下呼吸道疾病	51.99	5.52	0.00	0.00	0.00	0.25	0.00	0.00	0.22	0.82
C095	a. 慢性阻塞性肺疾病	49.43	5.52	0.00	0.00	0.00	0.00	0.00	0.00	0.00	0.62
C096	b. 哮喘	2.24	0.00	0.00	0.00	0.00	0.25	0.00	0.00	0.22	0.21
C097	2. 尘肺	0.11	0.00	0.00	0.00	0.00	0.00	0.00	0.00	0.00	0.00
C098	I. 消化系统疾病	11.90	2.76	0.00	0.00	0.00	0.00	0.24	0.23	0.22	1.03
C099	1. 消化性溃疡	1.20	0.00	0.00	0.00	0.00	0.00	0.00	0.00	0.00	0.21
C100	2. 肝疾病	3.75	0.00	0.00	0.00	0.00	0.00	0.00	0.00	0.00	0.82
C101	a. 肝硬化	2.82	0.00	0.00	0.00	0.00	0.00	0.00	0.00	0.00	0.41
C102	3. 阑尾炎	0.09	0.00	0.00	0.00	0.00	0.00	0.00	0.00	0.00	0.00
C103	4. 肠梗阻	0.94	0.00	0.00	0.00	0.00	0.00	0.24	0.23	0.00	0.00
C104	J. 泌尿生殖系统疾病	6.74	0.00	0.00	0.41	0.00	0.25	0.00	0.45	1.08	1.03
C105	1. 肾炎和肾病	6.38	0.00	0.00	0.41	0.00	0.25	0.00	0.45	1.08	1.03
C106	a. 肾小球和肾小管间质疾病	4.14	0.00	0.00	0.41	0.00	0.25	0.00	0.45	0.43	1.03
C107	2. 良性前列腺肥大	0.00	0.00	0.00	0.00	0.00	0.00	0.00	0.00	0.00	0.00
C108	K. 皮肤病	1.17	2.76	0.00	0.00	0.00	0.25	0.49	0.23	0.43	0.21
C109	L. 肌肉骨骼和结缔组织疾病	1.73	0.00	0.00	0.00	0.00	0.99	0.24	0.91	0.86	0.00
C110	1. 风湿性关节炎	0.56	0.00	0.00	0.00	0.00	0.00	0.00	0.00	0.00	0.00
C111	2. 骨关节炎	0.02	0.00	0.00	0.00	0.00	0.00	0.00	0.00	0.00	0.00
C112	M. 先天异常	2.22	165.58	7.69	1.66	0.61	1.24	1.22	0.23	0.65	0.00
C113	1. 先天性心脏病	1.43	107.63	4.48	1.66	0.00	0.74	0.73	0.23	0.43	0.00
C114	N. 口腔疾病	0.00	0.00	0.00	0.00	0.00	0.00	0.00	0.00	0.00	0.00
C115	Ⅲ. 伤害	26.26	22.08	11.53	4.56	4.29	7.17	10.74	8.84	10.16	16.49
C116	A. 意外伤害	19.22	16.56	10.89	4.56	3.37	3.71	7.32	6.12	5.62	10.10
C117	1. 交通事故	7.08	0.00	1.92	2.07	1.23	2.22	4.88	3.62	3.89	7.21
C118	a. 道路交通事故	4.57	0.00	0.64	1.24	0.61	1.73	3.91	2.04	2.59	3.92
C119	1a* 机动车辆交通事故	3.56	0.00	0.00	1.24	0.31	1.48	3.42	1.81	2.16	3.09
C120	1b* 机动车以外的运输事故	1.51	0.00	0.64	0.00	0.61	0.25	0.73	0.45	0.43	1.65
C121	2. 意外中毒	1.22	0.00	0.64	0.00	0.31	0.00	0.98	1.36	0.22	0.82
C122	3. 意外跌落	6.40	2.76	1.28	0.00	0.31	0.00	0.98	0.23	0.86	1.24
C123	4. 火灾	0.41	0.00	0.00	0.00	0.00	0.00	0.00	0.00	0.00	0.00
C124	5. 溺水	1.45	0.00	5.76	1.24	1.53	0.99	0.24	0.45	0.22	0.82
C125	6. 意外的机械性窒息	0.26	5.52	0.00	0.00	0.00	0.00	0.00	0.00	0.22	0.00
C126	7. 触电	0.13	0.00	0.00	0.41	0.00	0.25	0.24	0.23	0.00	0.00
C127	8. 砸死	0.17	0.00	0.64	0.41	0.00	0.00	0.00	0.00	0.00	0.00
C128	9. 由机械切割和穿刺工具所致的意外事故	0.08	0.00	0.00	0.00	0.00	0.25	0.00	0.23	0.00	0.00
C129	10. 自然环境因素导致的意外事故	0.26	0.00	0.00	0.00	0.00	0.00	0.00	0.00	0.00	0.00
C130	B. 故意伤害	6.32	5.52	0.00	0.00	0.92	2.72	3.17	2.72	4.11	5.77
C131	1. 自杀	5.51	0.00	0.00	0.00	0.92	2.22	2.93	2.49	3.03	4.33
C132	2. 被杀	0.81	5.52	0.00	0.00	0.00	0.49	0.24	0.23	1.08	1.44

第七章 地区别、性别、年龄别、死因别死亡数及死亡率

年龄别死亡率（东部城市，女）

40岁~	45岁~	50岁~	55岁~	60岁~	65岁~	70岁~	75岁~	80岁~	85岁~	世调率(2000)	中调率(2000)
4.42	6.03	13.51	24.62	42.07	74.18	192.06	327.76	614.96	1322.04	29.69	22.53
10.10	16.31	34.18	67.71	106.12	231.54	508.75	1017.69	1923.24	3345.97	83.40	63.62
3.37	3.13	8.74	20.39	37.76	82.65	198.08	471.42	1123.49	2576.78	44.09	31.29
1.89	2.23	6.62	17.70	32.98	74.71	179.42	430.13	1033.32	2300.36	39.43	27.90
1.68	1.79	6.36	15.39	30.12	73.12	169.18	408.62	984.53	2206.61	37.48	26.46
0.21	0.45	0.26	1.92	1.91	1.06	9.03	18.07	39.91	91.34	1.71	1.25
0.00	0.00	0.00	0.00	0.48	0.53	0.60	0.00	1.48	4.81	0.09	0.07
2.10	2.23	5.03	11.16	11.95	24.90	43.35	108.39	170.00	408.63	9.13	6.93
0.21	0.22	0.79	2.31	1.43	1.06	3.01	10.32	13.30	50.48	0.94	0.69
1.26	1.56	3.97	6.54	7.65	13.25	20.47	32.69	41.39	21.63	2.89	2.51
0.84	1.12	2.91	5.77	6.69	11.13	15.65	25.81	25.13	12.02	2.19	1.92
0.00	0.00	0.00	0.00	0.00	0.00	0.00	0.86	1.48	7.21	0.07	0.04
0.00	0.00	0.00	0.38	0.96	2.65	2.41	10.32	11.83	38.46	0.73	0.54
2.32	3.80	5.03	6.54	11.95	17.48	30.10	52.48	84.26	129.80	5.21	4.35
2.10	3.80	4.77	6.54	11.95	16.95	28.90	50.76	78.35	110.57	4.94	4.16
1.26	2.23	3.18	4.23	10.04	11.66	15.05	35.27	45.83	72.11	3.24	2.74
0.00	0.00	0.00	0.00	0.00	0.00	0.00	0.00	0.00	0.00	0.00	0.00
0.42	0.00	0.53	1.15	0.00	0.53	1.20	6.02	26.61	45.67	0.94	0.70
0.63	0.67	1.85	1.92	2.87	2.12	4.82	14.62	17.74	33.65	1.38	1.19
0.00	0.22	0.26	1.15	0.96	1.06	2.41	8.60	5.91	7.21	0.43	0.35
0.00	0.00	0.00	0.00	0.00	0.00	0.00	0.00	0.00	2.40	0.02	0.01
1.26	0.89	0.79	1.15	1.43	1.06	1.81	1.72	0.00	0.00	4.17	2.91
0.84	0.89	0.26	0.00	0.96	0.53	1.81	1.72	0.00	0.00	2.68	1.87
0.00	0.00	0.00	0.00	0.00	0.00	0.00	0.00	0.00	0.00	0.00	0.00
15.99	17.65	25.96	32.31	30.12	35.50	60.21	128.18	220.26	576.89	22.17	19.20
8.42	9.83	14.84	25.39	21.51	24.90	44.55	96.35	183.31	531.22	16.39	13.63
4.84	6.26	10.33	18.08	15.30	10.07	16.26	23.23	19.22	26.44	6.11	5.88
3.16	4.25	6.36	13.08	9.08	7.95	8.43	17.21	13.30	12.02	3.93	3.78
2.10	2.68	4.50	9.62	7.65	5.83	8.43	15.48	8.87	7.21	3.05	2.95
1.47	1.56	2.91	5.39	2.87	1.59	2.41	2.58	5.91	4.81	1.29	1.23
0.84	0.89	1.32	1.15	0.96	4.77	5.42	7.74	2.96	2.40	1.02	0.99
0.42	0.89	2.12	2.69	2.39	6.36	12.64	43.01	106.44	336.52	5.03	3.55
0.21	0.00	0.53	0.38	0.00	0.00	1.20	3.44	0.00	28.84	0.32	0.22
0.84	1.12	0.26	0.77	0.96	1.06	4.82	5.16	17.74	14.42	1.55	1.30
0.00	0.00	0.00	0.38	0.48	1.06	1.20	0.86	4.43	2.40	0.27	0.21
0.00	0.45	0.00	0.00	0.00	0.53	0.00	0.00	0.00	0.00	0.14	0.14
0.42	0.22	0.26	0.00	0.48	0.00	0.00	0.86	1.48	0.00	0.18	0.15
0.21	0.00	0.00	0.00	0.00	0.00	0.00	0.00	0.00	2.40	0.07	0.06
0.21	0.00	0.00	0.38	0.96	0.53	0.00	2.58	1.48	12.02	0.21	0.16
6.95	7.15	10.60	6.54	8.13	10.07	14.45	27.53	28.09	36.06	5.18	5.03
5.47	5.81	9.27	6.16	7.65	10.07	13.25	24.95	28.09	36.06	4.47	4.31
1.47	1.34	1.32	0.38	0.48	0.00	1.20	2.58	0.00	0.00	0.71	0.72

表 7-2-22 2006年全国疾病监测系统分死因

疾病编码	疾病名称	总计	0岁	1岁~	5岁~	10岁~	15岁~	20岁~	25岁~	30岁~	35岁~
C001	总计	523.39	634.06	54.06	30.11	18.11	35.96	47.58	51.04	77.24	128.60
C002	Ⅰ.感染性、母婴及营养缺乏性疾病	20.92	370.39	5.07	1.09	0.53	1.57	2.20	2.92	4.03	7.44
C003	A.传染病和寄生虫病	8.73	20.93	3.38	1.09	0.53	1.38	0.80	1.75	3.29	6.06
C004	1.结核病	3.69	0.00	0.00	0.00	0.00	0.59	0.40	0.58	1.28	3.29
C005	a.呼吸道结核	3.42	0.00	0.00	0.00	0.00	0.59	0.20	0.39	0.92	2.77
C006	2.性传播疾病(不包括艾滋病)	0.00	0.00	0.00	0.00	0.00	0.00	0.00	0.00	0.00	0.00
C007	a.梅毒	0.00	0.00	0.00	0.00	0.00	0.00	0.00	0.00	0.00	0.00
C008	3.艾滋病	0.20	0.00	0.00	0.00	0.00	0.00	0.00	0.00	0.37	0.00
C009	4.腹泻病	0.12	4.19	0.00	0.00	0.00	0.00	0.00	0.00	0.00	0.00
C010	a.痢疾	0.02	2.09	0.00	0.00	0.00	0.00	0.00	0.00	0.00	0.00
C011	b.伤寒和副伤寒	0.02	0.00	0.00	0.00	0.00	0.20	0.00	0.00	0.00	0.00
C012	5.好发于儿童期的疾病	0.07	4.19	0.00	0.00	0.00	0.00	0.00	0.00	0.00	0.00
C013	a.百日咳	0.00	0.00	0.00	0.00	0.00	0.00	0.00	0.00	0.00	0.00
C014	b.脊髓灰质炎	0.00	0.00	0.00	0.00	0.00	0.00	0.00	0.00	0.00	0.00
C015	c.白喉	0.02	0.00	0.00	0.00	0.00	0.00	0.00	0.00	0.00	0.00
C016	d.麻疹	0.03	4.19	0.00	0.00	0.00	0.00	0.00	0.00	0.00	0.00
C017	e.破伤风	0.02	0.00	0.00	0.00	0.00	0.00	0.00	0.00	0.00	0.00
C018	6.脑(脊)膜炎	0.32	2.09	2.25	0.36	0.00	0.20	0.00	0.00	0.00	0.00
C019	a.脑膜炎球菌感染	0.14	2.09	0.56	0.36	0.00	0.00	0.00	0.00	0.00	0.00
C020	b.脑膜炎	0.19	0.00	1.69	0.00	0.00	0.20	0.00	0.00	0.00	0.00
C021	7.病毒性肝炎	2.84	0.00	0.00	0.00	0.00	0.00	0.20	0.97	1.65	2.08
C022	a.乙型肝炎	2.71	0.00	0.00	0.00	0.00	0.00	0.20	0.97	1.65	1.90
C023	b.丙型肝炎	0.05	0.00	0.00	0.00	0.00	0.00	0.00	0.00	0.00	0.00
C024	8.疟疾	0.00	0.00	0.00	0.00	0.00	0.00	0.00	0.00	0.00	0.00
C025	9.热带病	0.19	0.00	0.00	0.00	0.00	0.00	0.00	0.00	0.00	0.00
C026	a.血吸虫病	0.19	0.00	0.00	0.00	0.00	0.00	0.00	0.00	0.00	0.00
C027	10.流行性乙型脑炎	0.03	0.00	1.13	0.00	0.00	0.00	0.00	0.00	0.00	0.00
C028	11.钩端螺旋体病	0.00	0.00	0.00	0.00	0.00	0.00	0.00	0.00	0.00	0.00
C029	12.流行性出血热	0.07	0.00	0.00	0.00	0.00	0.00	0.00	0.00	0.00	0.35
C030	13.败血病	0.39	4.19	0.00	0.00	0.00	0.00	0.00	0.19	0.00	0.17
C031	B.呼吸系统感染性疾病	8.62	37.67	1.69	0.00	0.00	0.20	0.40	0.19	0.37	0.69
C032	1.上呼吸道感染	1.07	0.00	0.00	0.00	0.00	0.00	0.00	0.00	0.00	0.00
C033	2.下呼吸道感染	7.56	37.67	1.69	0.00	0.00	0.20	0.40	0.19	0.37	0.69
C034	a.肺炎	6.49	35.57	1.69	0.00	0.00	0.20	0.40	0.19	0.18	0.35
C035	C.妊娠、分娩和产褥期疾病	0.25	0.00	0.00	0.00	0.00	0.00	1.00	0.97	0.37	0.52
C036	1.直接产科原因	0.25	0.00	0.00	0.00	0.00	0.00	1.00	0.97	0.37	0.52
C037	a.产后出血	0.03	0.00	0.00	0.00	0.00	0.00	0.00	0.19	0.00	0.17
C038	b.产褥期感染	0.07	0.00	0.00	0.00	0.00	0.00	0.20	0.19	0.00	0.35
C039	c.妊娠高血压综合征	0.07	0.00	0.00	0.00	0.00	0.00	0.40	0.19	0.18	0.00
C040	d.阻梗性分娩	0.00	0.00	0.00	0.00	0.00	0.00	0.00	0.00	0.00	0.00
C041	e.流产	0.00	0.00	0.00	0.00	0.00	0.00	0.00	0.00	0.18	0.00
C042	f.母体产伤	0.02	0.00	0.00	0.00	0.00	0.00	0.00	0.00	0.00	0.00
C043	2.间接产科原因	0.00	0.00	0.00	0.00	0.00	0.00	0.00	0.00	0.00	0.00
C044	D.起源于围生期的某些情况	2.52	311.80	0.00	0.00	0.00	0.00	0.00	0.00	0.00	0.00
C045	1.低出生体重	0.76	94.17	0.00	0.00	0.00	0.00	0.00	0.00	0.00	0.00

第七章 地区别、性别、年龄别、死因别死亡数及死亡率

年龄别死亡率(中部城市,男女合计)

40岁~	45岁~	50岁~	55岁~	60岁~	65岁~	70岁~	75岁~	80岁~	85岁~	世调率(2000)	中调率(2000)
223.09	296.13	492.54	671.45	849.90	1613.94	3154.08	5467.20	10697.67	18138.40	579.17	465.49
10.13	11.44	17.77	18.86	14.95	38.38	82.81	156.79	369.74	1151.56	28.52	20.79
9.35	10.12	14.32	15.71	11.41	20.38	36.81	54.94	73.95	146.05	8.75	7.72
4.29	3.96	6.37	4.89	2.36	9.95	22.35	27.47	27.39	61.79	3.48	3.16
4.29	3.74	5.57	4.54	2.36	9.48	21.03	27.47	27.39	56.17	3.23	2.92
0.00	0.00	0.00	0.00	0.00	0.00	0.00	0.00	0.00	0.00	0.00	0.00
0.00	0.00	0.00	0.00	0.00	0.00	0.00	0.00	0.00	0.00	0.00	0.00
0.19	0.88	0.80	0.00	0.39	0.00	0.00	0.00	2.74	0.00	0.18	0.18
0.00	0.22	0.00	0.00	0.00	0.00	0.00	1.14	5.48	0.00	0.18	0.13
0.00	0.00	0.00	0.00	0.00	0.00	0.00	0.00	0.00	0.00	0.04	0.02
0.00	0.00	0.00	0.00	0.00	0.00	0.00	0.00	0.00	0.00	0.02	0.02
0.00	0.00	0.27	0.00	0.00	0.00	0.00	0.00	0.00	5.62	0.13	0.08
0.00	0.00	0.00	0.00	0.00	0.00	0.00	0.00	0.00	0.00	0.00	0.00
0.00	0.00	0.00	0.00	0.00	0.00	0.00	0.00	0.00	0.00	0.00	0.00
0.00	0.00	0.27	0.00	0.00	0.00	0.00	0.00	0.00	0.00	0.01	0.01
0.00	0.00	0.00	0.00	0.00	0.00	0.00	0.00	0.00	0.00	0.08	0.05
0.00	0.00	0.00	0.00	0.00	0.00	0.00	0.00	0.00	5.62	0.04	0.02
0.00	0.00	0.80	0.70	0.39	0.47	0.66	0.00	2.74	16.85	0.49	0.34
0.00	0.00	0.00	0.35	0.00	0.00	0.00	0.00	2.74	16.85	0.26	0.16
0.00	0.00	0.80	0.35	0.39	0.47	0.66	0.00	0.00	0.00	0.24	0.18
2.92	3.08	5.30	8.03	7.48	6.63	9.20	12.59	19.17	22.47	2.58	2.41
2.73	3.08	5.30	7.68	7.48	5.69	9.20	12.59	16.43	11.23	2.42	2.29
0.19	0.00	0.00	0.35	0.00	0.47	0.00	0.00	0.00	0.00	0.04	0.04
0.00	0.00	0.00	0.00	0.00	0.00	0.00	0.00	0.00	0.00	0.00	0.00
0.39	0.00	0.00	0.35	0.00	0.47	1.31	2.29	2.74	11.23	0.22	0.16
0.39	0.00	0.00	0.35	0.00	0.47	1.31	2.29	2.74	11.23	0.22	0.16
0.00	0.00	0.00	0.00	0.00	0.00	0.00	0.00	0.00	0.00	0.08	0.05
0.00	0.00	0.00	0.00	0.00	0.00	0.00	0.00	0.00	0.00	0.00	0.00
0.00	0.22	0.27	0.00	0.00	0.00	0.00	0.00	0.00	0.00	0.05	0.06
0.00	0.66	0.00	0.70	0.00	0.47	2.63	5.72	8.22	5.62	0.45	0.37
0.78	1.10	3.18	3.14	3.15	18.01	44.69	97.28	257.45	876.31	12.38	8.34
0.00	0.00	0.00	0.00	0.00	0.00	1.97	10.30	62.99	157.29	1.76	1.08
0.78	1.10	3.18	3.14	3.15	18.01	42.72	86.98	194.45	719.02	10.61	7.26
0.39	1.10	2.92	3.14	3.15	16.11	39.43	77.82	164.33	561.73	8.96	6.21
0.00	0.00	0.00	0.00	0.00	0.00	0.00	0.00	0.00	0.00	0.22	0.25
0.00	0.00	0.00	0.00	0.00	0.00	0.00	0.00	0.00	0.00	0.22	0.25
0.00	0.00	0.00	0.00	0.00	0.00	0.00	0.00	0.00	0.00	0.03	0.03
0.00	0.00	0.00	0.00	0.00	0.00	0.00	0.00	0.00	0.00	0.06	0.06
0.00	0.00	0.00	0.00	0.00	0.00	0.00	0.00	0.00	0.00	0.06	0.07
0.00	0.00	0.00	0.00	0.00	0.00	0.00	0.00	0.00	0.00	0.00	0.00
0.00	0.00	0.00	0.00	0.00	0.00	0.00	0.00	0.00	0.00	0.00	0.00
0.00	0.00	0.00	0.00	0.00	0.00	0.00	0.00	0.00	0.00	0.01	0.02
0.00	0.00	0.00	0.00	0.00	0.00	0.00	0.00	0.00	0.00	0.00	0.00
0.00	0.00	0.00	0.00	0.00	0.00	0.00	0.00	0.00	0.00	5.86	3.67
0.00	0.00	0.00	0.00	0.00	0.00	0.00	0.00	0.00	0.00	1.77	1.11

表 7-2-22(续)　2006年全国疾病监测系统分死因

疾病编码	疾病名称	总计	0岁	1岁~	5岁~	10岁~	15岁~	20岁~	25岁~	30岁~	35岁~
C046	a.早产儿和未成熟儿	0.68	83.70	0.00	0.00	0.00	0.00	0.00	0.00	0.00	0.00
C047	2.新生儿产伤和窒息	1.32	163.22	0.00	0.00	0.00	0.00	0.00	0.00	0.00	0.00
C048	3.新生儿溶血性疾病	0.03	4.19	0.00	0.00	0.00	0.00	0.00	0.00	0.00	0.00
C049	4.新生儿硬化病	0.03	4.19	0.00	0.00	0.00	0.00	0.00	0.00	0.00	0.00
C050	E.营养缺乏性疾病	0.79	0.00	0.00	0.00	0.00	0.00	0.00	0.00	0.00	0.17
C051	1.营养不良	0.54	0.00	0.00	0.00	0.00	0.00	0.00	0.00	0.00	0.00
C052	2.缺铁性贫血	0.15	0.00	0.00	0.00	0.00	0.00	0.00	0.00	0.00	0.17
C053	Ⅱ.非感染性疾病	450.25	200.89	23.65	9.43	5.59	13.17	18.39	21.43	39.72	70.10
C054	A.恶性肿瘤	125.84	14.65	6.19	5.44	2.13	4.91	6.80	10.13	17.76	31.50
C055	1.唇、口腔和咽恶性肿瘤	2.22	0.00	0.00	0.00	0.20	0.00	0.58	0.55	1.04	
C056	a.鼻咽癌	1.18	0.00	0.00	0.00	0.20	0.00	0.39	0.37	0.87	
C057	2.食管癌	6.38	0.00	0.00	0.00	0.00	0.00	0.20	0.19	0.18	0.52
C058	3.胃癌	14.19	0.00	0.00	0.00	0.00	0.39	0.20	0.19	2.56	1.90
C059	4.结直肠癌	8.64	0.00	0.00	0.00	0.00	0.20	0.00	0.00	1.10	1.04
C060	5.肝癌	20.60	0.00	0.00	0.00	0.00	0.20	0.60	1.36	2.93	8.83
C061	6.胰腺癌	4.11	0.00	0.00	0.00	0.00	0.00	0.00	0.00	0.00	0.69
C062	7.肺癌	37.51	0.00	0.00	0.00	0.27	0.20	0.00	1.17	2.38	3.63
C063	8.皮肤癌	0.49	0.00	0.00	0.00	0.00	0.00	0.00	0.19	0.00	0.17
C064	9.乳腺癌	3.52	0.00	0.00	0.00	0.00	0.00	0.00	0.58	0.73	2.08
C065	10.子宫颈癌	1.34	0.00	0.00	0.00	0.00	0.00	0.20	0.00	0.37	1.21
C066	11.子宫体癌	1.10	0.00	0.00	0.00	0.00	0.00	0.00	0.00	0.18	0.00
C067	12.卵巢癌	1.37	0.00	0.00	0.00	0.00	0.20	0.20	0.00	0.37	0.52
C068	13.前列腺癌	0.76	0.00	0.00	0.00	0.00	0.00	0.00	0.00	0.00	0.00
C069	14.膀胱癌	1.66	0.00	0.00	0.00	0.00	0.00	0.00	0.00	0.37	0.52
C070	15.淋巴瘤与多发性骨髓瘤	2.16	2.09	0.56	0.00	0.27	0.39	0.40	0.78	0.18	0.69
C071	16.白血病	3.37	8.37	4.50	3.99	0.80	1.77	2.80	1.75	1.28	1.90
C072	B.其他肿瘤	2.06	2.09	0.00	0.00	0.00	0.20	0.00	0.00	0.55	1.21
C073	1.良性肿瘤	0.95	2.09	0.00	0.00	0.00	0.20	0.00	0.00	0.55	0.69
C074	C.糖尿病	13.43	2.09	0.00	0.00	0.00	0.20	0.20	0.97	0.73	1.56
C075	D.内分泌、血液造血及免疫疾病	1.93	2.09	1.13	0.36	0.00	0.00	0.20	0.58	0.00	0.87
C076	E.神经和精神疾病	7.41	6.28	1.69	0.73	1.07	1.38	2.00	1.36	3.48	4.15
C077	1.精神障碍	3.20	0.00	0.00	0.00	0.00	0.39	0.40	0.78	2.93	1.90
C078	a.精神分裂症	0.49	0.00	0.00	0.00	0.00	0.00	0.00	0.19	0.92	0.35
C079	2.神经系统疾病	4.21	6.28	1.69	0.73	1.07	0.98	1.60	0.58	0.55	2.25
C080	a.阿尔茨海默病	0.08	0.00	0.00	0.00	0.00	0.00	0.00	0.00	0.00	0.00
C081	b.帕金森病	0.47	0.00	0.00	0.00	0.00	0.00	0.00	0.00	0.00	0.00
C082	c.癫痫	0.68	0.00	0.00	0.00	0.53	0.39	0.40	0.39	0.37	0.87
C083	F.感官疾病	0.05	0.00	0.00	0.00	0.00	0.00	0.00	0.00	0.00	0.00
C084	G.循环系统疾病	219.88	39.76	2.82	2.18	0.27	1.97	3.80	5.45	11.90	18.69
C085	1.急性风湿热	0.56	0.00	0.00	0.00	0.00	0.00	0.00	0.00	0.00	0.17
C086	2.心脏病	98.34	23.02	2.82	1.09	0.00	1.38	2.20	3.90	6.22	8.65
C087	a.慢性风湿性心脏病	3.11	0.00	0.00	0.00	0.00	0.00	0.00	0.19	0.37	0.52
C088	b.高血压心脏病	9.77	0.00	0.00	0.00	0.00	0.00	0.20	0.39	0.18	0.52
C089	c.肺源性心脏病	3.01	2.09	0.00	0.00	0.00	0.00	0.20	0.00	0.18	0.17
C090	d.缺血性心脏病	65.65	0.00	0.00	0.36	0.00	0.79	1.20	1.75	3.11	6.23

第七章 地区别、性别、年龄别、死因别死亡数及死亡率

年龄别死亡率（中部城市，男女合计）

40岁~	45岁~	50岁~	55岁~	60岁~	65岁~	70岁~	75岁~	80岁~	85岁~	世调率(2000)	中调率(2000)
0.00	0.00	0.00	0.00	0.00	0.00	0.00	0.00	0.00	0.00	1.57	0.99
0.00	0.00	0.00	0.00	0.00	0.00	0.00	0.00	0.00	0.00	3.07	1.92
0.00	0.00	0.00	0.00	0.00	0.00	0.00	0.00	0.00	0.00	0.08	0.05
0.00	0.00	0.00	0.00	0.00	0.00	0.00	0.00	0.00	0.00	0.08	0.05
0.00	0.22	0.27	0.00	0.39	0.00	1.31	4.58	38.34	129.20	1.32	0.81
0.00	0.22	0.27	0.00	0.00	0.00	0.00	1.14	30.13	101.11	0.96	0.56
0.00	0.00	0.00	0.00	0.39	0.00	1.31	2.29	0.00	16.85	0.20	0.14
156.07	231.45	413.50	589.40	784.98	1507.32	2956.25	5090.67	9829.48	15357.82	494.96	395.88
63.52	103.40	174.26	230.45	293.93	513.66	845.21	1144.48	1478.94	1331.31	121.04	106.37
0.97	2.64	5.84	2.44	4.33	9.95	9.20	18.31	16.43	16.85	2.02	1.86
0.58	1.54	3.71	1.75	2.36	5.21	1.97	8.01	8.22	5.62	1.06	1.00
2.73	3.30	9.81	12.57	18.49	23.22	37.46	64.09	112.29	106.73	6.43	5.40
5.07	7.92	18.83	25.84	30.69	73.45	92.01	154.51	194.45	134.82	13.71	11.94
3.12	6.16	11.67	12.57	19.28	35.54	67.04	89.27	112.29	162.90	8.60	7.32
20.65	25.08	36.07	46.79	46.04	77.71	105.16	136.19	169.80	157.29	18.91	17.16
0.97	2.20	4.77	10.48	10.62	14.69	37.46	41.20	54.78	22.47	3.90	3.40
8.77	24.42	40.32	64.60	94.04	172.48	321.39	408.58	468.33	353.89	36.13	31.42
0.19	0.00	0.53	1.05	1.18	0.95	1.31	5.72	13.69	22.47	0.57	0.44
4.87	7.26	9.02	7.68	8.66	8.06	14.46	5.72	10.96	28.09	3.09	2.92
2.73	3.52	2.39	2.10	1.97	2.84	2.63	5.72	8.22	5.62	1.16	1.12
0.19	1.10	2.12	3.49	2.75	2.37	5.26	10.30	16.43	28.09	1.14	0.94
0.97	2.20	2.12	3.49	3.93	5.21	5.26	6.87	10.96	11.23	1.26	1.15
0.00	0.22	0.27	0.00	0.39	1.42	4.60	13.73	38.34	33.70	0.96	0.71
0.39	0.22	1.06	0.70	2.36	3.79	15.12	29.76	41.08	33.70	1.76	1.45
0.78	0.66	1.86	4.54	7.48	11.37	9.86	20.60	19.17	11.23	2.08	1.85
1.56	2.86	4.77	4.19	7.48	8.53	13.80	11.44	2.74	11.23	3.47	3.16
1.17	2.20	3.18	1.75	2.75	5.69	19.72	17.17	27.39	11.23	1.95	1.76
0.19	0.66	1.33	1.40	1.97	4.26	6.57	4.58	13.69	5.62	0.91	0.82
2.92	5.06	11.41	19.55	23.61	49.75	115.67	201.43	205.41	247.16	13.71	11.47
1.36	1.10	2.65	5.94	3.15	3.32	14.46	17.17	16.43	16.85	1.91	1.66
4.68	4.84	7.16	4.89	10.62	13.74	29.58	62.95	161.59	320.19	8.45	6.84
3.31	2.20	4.24	1.05	2.75	3.79	9.86	28.61	79.42	134.82	3.55	2.94
0.97	0.22	1.86	0.00	0.39	0.95	0.66	1.14	2.74	5.62	0.44	0.44
1.36	2.64	2.92	3.84	7.87	9.95	19.72	34.33	82.16	185.37	4.89	3.90
0.00	0.00	0.00	0.00	0.00	0.00	0.00	2.29	5.48	5.62	0.12	0.08
0.00	0.00	0.53	0.35	1.57	1.42	5.92	2.29	13.69	11.23	0.51	0.41
0.58	1.54	1.33	0.35	1.18	0.47	2.63	1.14	0.00	0.00	0.58	0.61
0.00	0.00	0.00	0.00	0.00	0.00	0.00	0.00	2.74	11.23	0.10	0.05
58.65	88.22	172.67	262.57	352.16	711.73	1436.72	2625.45	5677.49	9470.84	251.80	195.07
0.19	0.88	0.53	1.40	0.39	0.95	3.29	6.87	8.22	22.47	0.61	0.49
23.97	33.44	69.23	114.88	160.93	313.69	586.91	1131.90	2626.49	5038.76	116.02	88.09
0.58	1.76	3.45	4.89	7.87	14.22	19.72	26.32	60.25	84.26	3.26	2.68
1.75	1.76	5.04	13.62	17.31	35.07	56.52	124.75	246.49	522.41	11.57	8.71
0.78	0.66	1.33	2.79	2.36	10.42	21.69	33.19	87.64	179.76	3.68	2.73
15.00	22.00	43.50	77.52	106.63	214.66	396.97	779.39	1802.12	3252.44	77.01	58.63

表 7-2-22(续) 2006年全国疾病监测系统分死因

疾病编码	疾病名称	总计	0岁	1岁~	5岁~	10岁~	15岁~	20岁~	25岁~	30岁~	35岁~
C091	急性心肌梗死	34.75	0.00	0.00	0.00	0.00	0.59	1.00	1.36	3.11	4.50
C092	3.脑血管疾病	119.67	16.74	0.00	1.09	0.27	0.59	1.60	1.36	5.67	9.52
C093	H.呼吸系统疾病	52.88	8.37	0.56	0.00	0.27	0.00	0.60	0.00	0.37	1.04
C094	1.慢性下呼吸道疾病	49.16	4.19	0.00	0.00	0.00	0.00	0.20	0.00	0.18	0.87
C095	a.慢性阻塞性肺疾病	46.10	4.19	0.00	0.00	0.00	0.00	0.20	0.00	0.18	0.52
C096	b.哮喘	2.89	0.00	0.00	0.00	0.00	0.00	0.00	0.00	0.00	0.35
C097	2.尘肺	0.54	0.00	0.00	0.00	0.00	0.00	0.00	0.00	0.00	0.00
C098	I.消化系统疾病	14.05	10.46	0.00	0.00	0.27	0.20	0.40	0.58	1.83	5.37
C099	1.消化性溃疡	1.47	0.00	0.00	0.00	0.00	0.00	0.00	0.19	0.00	0.00
C100	2.肝疾病	7.32	2.09	0.00	0.00	0.27	0.20	0.20	0.00	1.10	3.81
C101	a.肝硬化	5.17	0.00	0.00	0.00	0.00	0.00	0.20	0.00	0.55	3.12
C102	3.阑尾炎	0.15	0.00	0.00	0.00	0.00	0.00	0.00	0.00	0.00	0.17
C103	4.肠梗阻	0.63	2.09	0.00	0.00	0.00	0.00	0.00	0.39	0.00	0.00
C104	J.泌尿生殖系统疾病	8.73	0.00	0.56	0.00	0.00	0.79	2.00	0.97	1.83	3.46
C105	1.肾炎和肾病	8.19	0.00	0.56	0.00	0.00	0.79	2.00	0.97	1.65	3.29
C106	a.肾小球和肾小管间质疾病	5.92	0.00	0.56	0.00	0.00	0.79	1.60	0.97	1.10	2.25
C107	2.良性前列腺肥大	0.15	0.00	0.00	0.00	0.00	0.00	0.00	0.00	0.00	0.00
C108	K.皮肤病	0.25	0.00	0.00	0.00	0.00	0.20	0.40	0.00	0.18	0.17
C109	L.肌肉骨骼和结缔组织疾病	1.64	0.00	0.00	0.00	0.27	0.98	0.20	0.19	0.92	1.38
C110	1.风湿性关节炎	0.42	0.00	0.00	0.00	0.00	0.00	0.00	0.00	0.00	0.00
C111	2.骨关节炎	0.00	0.00	0.00	0.00	0.00	0.00	0.00	0.00	0.00	0.00
C112	M.先天异常	2.10	115.09	10.70	0.73	1.33	2.16	1.60	1.17	0.18	0.69
C113	1.先天性心脏病	1.20	60.69	6.76	0.73	0.80	1.38	1.00	0.78	0.00	0.35
C114	N.口腔疾病	0.00	0.00	0.00	0.00	0.00	0.00	0.00	0.00	0.00	0.00
C115	Ⅲ.伤害	44.87	29.30	22.52	18.87	11.45	20.83	26.79	26.30	32.76	49.33
C116	A.意外伤害	34.62	27.20	21.40	17.78	9.86	16.51	20.99	18.70	24.89	39.98
C117	1.交通事故	16.32	6.28	2.82	4.35	2.93	8.06	10.00	10.71	13.36	20.08
C118	a.道路交通事故	11.50	6.28	1.69	2.90	2.40	5.11	8.40	8.77	9.70	14.19
C119	1a*机动车辆交通事故	9.18	6.28	1.13	2.54	1.60	4.32	6.60	6.62	7.69	9.87
C120	1b*机动车以外的运输事故	3.82	0.00	0.56	0.36	0.80	1.97	2.40	2.34	3.11	5.88
C121	2.意外中毒	2.81	2.09	1.13	0.00	0.53	1.57	2.40	0.78	1.28	3.29
C122	3.意外跌落	6.36	0.00	5.07	1.09	0.80	1.77	2.80	1.75	2.01	6.06
C123	4.火灾	0.61	2.09	0.00	0.36	0.00	0.00	0.00	0.78	0.18	0.35
C124	5.溺水	2.72	2.09	9.01	9.07	3.73	3.34	2.40	0.97	1.83	0.69
C125	6.意外的机械性窒息	0.71	8.37	0.56	0.36	0.53	0.39	0.40	1.17	0.73	0.69
C126	7.触电	1.08	0.00	0.00	0.36	0.53	0.20	0.80	0.97	2.01	2.77
C127	8.砸死	0.49	0.00	0.00	0.36	0.00	0.20	0.00	0.19	1.10	1.38
C128	9.由机械切割和穿刺工具所致的意外事故	0.07	0.00	0.00	0.00	0.00	0.00	0.00	0.00	0.18	0.00
C129	10.自然环境因素导致的意外事故	0.64	0.00	1.13	0.36	0.27	0.59	0.60	0.19	0.55	1.21
C130	B.故意伤害	9.47	2.09	0.56	1.09	1.07	4.13	5.40	6.62	7.32	8.48
C131	1.自杀	7.83	0.00	0.00	0.00	1.07	2.36	4.00	5.26	5.31	6.58
C132	2.被杀	1.51	2.09	0.56	1.09	0.00	1.77	1.20	1.17	1.83	1.90

第七章 地区别、性别、年龄别、死因别死亡数及死亡率

年龄别死亡率(中部城市,男女合计)

40岁~	45岁~	50岁~	55岁~	60岁~	65岁~	70岁~	75岁~	80岁~	85岁~	世调率(2000)	中调率(2000)
10.91	15.40	31.03	50.63	68.46	125.57	197.17	376.54	816.16	1365.01	38.78	30.55
34.10	52.58	101.05	144.21	187.29	393.77	838.63	1477.53	3015.40	4364.68	133.76	105.35
4.09	7.04	14.85	25.49	51.94	144.52	373.31	781.68	1837.72	3196.27	66.20	48.38
2.53	5.72	11.67	22.70	47.22	134.10	348.34	737.05	1741.86	3016.51	61.81	45.03
2.34	5.28	9.81	19.20	43.28	125.10	327.30	707.29	1646.01	2808.67	57.97	42.25
0.19	0.44	1.33	3.49	3.54	8.06	20.37	28.61	93.12	196.61	3.63	2.63
0.00	0.22	0.27	0.00	0.79	3.32	7.23	4.58	10.96	11.23	0.55	0.46
10.91	13.42	17.77	24.09	27.94	36.01	61.12	144.21	224.58	432.54	14.83	12.24
0.78	1.10	0.53	1.40	0.39	3.32	8.54	21.75	54.78	61.79	1.74	1.34
7.99	9.24	14.59	18.51	18.89	17.53	26.29	49.21	54.78	123.58	6.99	6.17
5.65	5.94	9.02	12.57	14.56	12.32	19.06	36.62	46.56	95.49	4.98	4.35
0.00	0.22	0.27	0.00	0.39	0.00	0.66	1.14	5.48	5.62	0.17	0.14
0.00	0.44	0.53	0.35	0.00	1.42	3.29	12.59	16.43	22.47	0.74	0.58
6.62	4.62	7.43	11.52	17.31	25.59	49.29	88.13	164.33	224.69	9.11	7.61
6.62	4.18	7.43	11.17	16.92	24.64	47.98	83.55	139.68	174.14	8.36	7.08
4.68	2.20	6.10	8.38	12.98	16.58	41.41	56.08	79.42	129.20	5.99	5.09
0.00	0.00	0.00	0.00	0.00	0.00	0.66	2.29	13.69	5.62	0.21	0.15
0.39	0.00	0.00	0.35	0.00	0.95	0.00	1.14	2.74	16.85	0.29	0.23
1.17	0.88	1.33	1.75	1.57	2.37	10.52	6.87	30.13	78.64	1.82	1.50
0.00	0.00	0.00	0.35	1.18	0.95	4.60	3.43	13.69	22.47	0.51	0.38
0.00	0.00	0.00	0.00	0.00	0.00	0.00	0.00	0.00	0.00	0.00	0.00
0.58	0.66	0.80	1.05	0.00	0.00	0.66	0.00	0.00	0.00	3.74	2.68
0.19	0.44	0.27	0.70	0.00	0.00	0.66	0.00	0.00	0.00	2.13	1.53
0.00	0.00	0.00	0.00	0.00	0.00	0.00	0.00	0.00	0.00	0.00	0.00
55.53	51.48	56.76	56.57	45.64	55.44	95.30	176.25	314.96	690.93	44.54	41.53
43.64	40.04	44.56	41.20	32.66	41.23	71.64	112.16	238.27	572.97	34.81	32.30
22.21	22.00	28.11	27.93	21.25	20.85	31.55	33.19	43.82	44.94	14.61	14.62
15.20	16.94	18.57	17.81	14.95	14.22	19.72	25.18	27.39	16.85	10.25	10.36
13.05	14.08	15.91	13.62	12.59	11.85	14.46	21.75	13.69	22.47	8.20	8.24
5.26	3.96	5.30	6.98	4.72	4.74	11.17	6.87	13.69	5.62	3.36	3.40
3.31	4.18	2.92	3.84	4.33	2.37	7.89	16.02	16.43	28.09	2.67	2.51
5.85	5.28	6.37	4.89	2.75	9.95	13.80	36.62	112.29	387.60	7.61	5.99
0.39	0.22	0.27	0.00	0.39	2.84	1.97	4.58	16.43	11.23	0.67	0.58
2.92	2.42	1.06	1.40	2.36	0.47	4.60	4.58	8.22	11.23	3.40	3.05
0.97	0.88	1.06	0.00	0.00	0.95	0.66	0.00	0.00	0.00	0.75	0.73
1.36	1.76	1.06	1.05	0.39	0.47	0.00	0.00	0.00	0.00	0.92	1.03
1.17	0.44	0.53	0.00	0.00	0.00	0.66	1.14	0.00	0.00	0.41	0.46
0.19	0.22	0.27	0.00	0.00	0.00	0.00	0.00	0.00	0.00	0.05	0.06
0.78	0.00	0.80	0.00	0.00	0.95	1.97	3.43	2.74	5.62	0.65	0.62
11.11	10.34	11.14	13.97	12.20	13.74	22.35	60.66	73.95	112.35	8.99	8.51
7.99	7.92	8.75	12.57	11.41	13.27	21.69	59.51	71.21	106.73	7.48	6.97
2.53	2.20	2.12	1.40	0.79	0.47	0.66	1.14	2.74	5.62	1.40	1.41

表 7-2-23　2006 年全国疾病监测系统分死因

疾病编码	疾病名称	总计	0岁	1岁~	5岁~	10岁~	15岁~	20岁~	25岁~	30岁~	35岁~
C001	总计	608.37	666.25	56.40	37.93	21.34	46.95	62.44	64.55	106.01	181.58
C002	Ⅰ.感染性、母婴及营养缺乏性疾病	24.69	373.75	3.32	1.40	0.52	2.79	1.51	2.71	5.07	10.92
C003	A.传染病和寄生虫病	12.40	20.31	3.32	1.40	0.52	2.39	1.14	2.32	4.34	9.90
C004	1.结核病	5.81	0.00	0.00	0.00	0.00	0.80	0.76	0.77	1.45	5.46
C005	a.呼吸道结核	5.41	0.00	0.00	0.00	0.00	0.80	0.38	0.39	0.72	4.44
C006	2.性传播疾病(不包括艾滋病)	0.00	0.00	0.00	0.00	0.00	0.00	0.00	0.00	0.00	0.00
C007	a.梅毒	0.00	0.00	0.00	0.00	0.00	0.00	0.00	0.00	0.00	0.00
C008	3.艾滋病	0.30	0.00	0.00	0.00	0.00	0.00	0.00	0.00	0.72	0.00
C009	4.腹泻病	0.10	4.06	0.00	0.00	0.00	0.40	0.00	0.00	0.00	0.00
C010	a.痢疾	0.00	0.00	0.00	0.00	0.00	0.00	0.00	0.00	0.00	0.00
C011	b.伤寒和副伤寒	0.03	0.00	0.00	0.00	0.00	0.40	0.00	0.00	0.00	0.00
C012	5.好发于儿童期的疾病	0.07	4.06	0.00	0.00	0.00	0.00	0.00	0.00	0.00	0.00
C013	a.百日咳	0.00	0.00	0.00	0.00	0.00	0.00	0.00	0.00	0.00	0.00
C014	b.脊髓灰质炎	0.00	0.00	0.00	0.00	0.00	0.00	0.00	0.00	0.00	0.00
C015	c.白喉	0.03	0.00	0.00	0.00	0.00	0.00	0.00	0.00	0.00	0.00
C016	d.麻疹	0.03	4.06	0.00	0.00	0.00	0.00	0.00	0.00	0.00	0.00
C017	e.破伤风	0.00	0.00	0.00	0.00	0.00	0.00	0.00	0.00	0.00	0.00
C018	6.脑(脊)膜炎	0.37	0.00	3.32	0.70	0.00	0.40	0.00	0.00	0.00	0.00
C019	a.脑膜炎球菌感染	0.17	0.00	1.11	0.70	0.00	0.00	0.00	0.00	0.00	0.00
C020	b.脑膜炎	0.20	0.00	2.21	0.00	0.00	0.40	0.00	0.00	0.00	0.00
C021	7.病毒性肝炎	3.81	0.00	0.00	0.00	0.00	0.00	0.38	1.16	2.17	3.41
C022	a.乙型肝炎	3.61	0.00	0.00	0.00	0.00	0.00	0.38	1.16	2.17	3.07
C023	b.丙型肝炎	0.07	0.00	0.00	0.00	0.00	0.00	0.00	0.00	0.00	0.00
C024	8.疟疾	0.00	0.00	0.00	0.00	0.00	0.00	0.00	0.00	0.00	0.00
C025	9.热带病	0.33	0.00	0.00	0.00	0.00	0.00	0.00	0.00	0.00	0.00
C026	a.血吸虫病	0.33	0.00	0.00	0.00	0.00	0.00	0.00	0.00	0.00	0.00
C027	10.流行性乙型脑炎	0.00	0.00	0.00	0.00	0.00	0.00	0.00	0.00	0.00	0.00
C028	11.钩端螺旋体病	0.00	0.00	0.00	0.00	0.00	0.00	0.00	0.00	0.00	0.00
C029	12.流行性出血热	0.07	0.00	0.00	0.00	0.00	0.00	0.00	0.00	0.00	0.34
C030	13.败血病	0.60	4.06	0.00	0.00	0.00	0.00	0.00	0.39	0.00	0.34
C031	B.呼吸系统感染性疾病	9.19	44.69	0.00	0.00	0.00	0.40	0.38	0.39	0.72	1.02
C032	1.上呼吸道感染	0.84	0.00	0.00	0.00	0.00	0.00	0.00	0.00	0.00	0.00
C033	2.下呼吸道感染	8.35	44.69	0.00	0.00	0.00	0.40	0.38	0.39	0.72	1.02
C034	a.肺炎	7.38	44.69	0.00	0.00	0.00	0.40	0.38	0.39	0.36	0.34
C035	C.妊娠、分娩和产褥期疾病	0.00	0.00	0.00	0.00	0.00	0.00	0.00	0.00	0.00	0.00
C036	1.直接产科原因	0.00	0.00	0.00	0.00	0.00	0.00	0.00	0.00	0.00	0.00
C037	a.产后出血	0.00	0.00	0.00	0.00	0.00	0.00	0.00	0.00	0.00	0.00
C038	b.产褥期感染	0.00	0.00	0.00	0.00	0.00	0.00	0.00	0.00	0.00	0.00
C039	c.妊娠高血压综合征	0.00	0.00	0.00	0.00	0.00	0.00	0.00	0.00	0.00	0.00
C040	d.阻梗性分娩	0.00	0.00	0.00	0.00	0.00	0.00	0.00	0.00	0.00	0.00
C041	e.流产	0.00	0.00	0.00	0.00	0.00	0.00	0.00	0.00	0.00	0.00
C042	f.母体产伤	0.00	0.00	0.00	0.00	0.00	0.00	0.00	0.00	0.00	0.00
C043	2.间接产科原因	0.00	0.00	0.00	0.00	0.00	0.00	0.00	0.00	0.00	0.00
C044	D.起源于围生期的某些情况	2.54	308.75	0.00	0.00	0.00	0.00	0.00	0.00	0.00	0.00
C045	1.低出生体重	0.67	81.25	0.00	0.00	0.00	0.00	0.00	0.00	0.00	0.00

年龄别死亡率(中部城市,男)

40岁~	45岁~	50岁~	55岁~	60岁~	65岁~	70岁~	75岁~	80岁~	85岁~	世调率(2000)	中调率(2000)
311.21	393.79	660.12	873.00	1065.58	1943.21	3721.68	6469.66	13222.33	21366.50	708.90	574.00
17.10	15.99	24.62	25.74	19.26	48.41	106.30	213.36	465.21	1419.40	34.72	25.74
15.96	13.83	20.43	22.26	14.44	25.63	52.49	78.23	137.60	302.00	13.09	11.37
7.98	6.05	11.00	9.04	3.21	13.29	30.18	42.67	65.52	151.00	5.96	5.22
7.98	5.62	9.43	9.04	3.21	13.29	28.87	42.67	65.52	151.00	5.63	4.85
0.00	0.00	0.00	0.00	0.00	0.00	0.00	0.00	0.00	0.00	0.00	0.00
0.00	0.00	0.00	0.00	0.00	0.00	0.00	0.00	0.00	0.00	0.00	0.00
0.00	1.30	1.57	0.00	0.00	0.00	0.00	0.00	6.55	0.00	0.28	0.29
0.00	0.00	0.00	0.00	0.00	0.00	0.00	0.00	6.55	0.00	0.17	0.12
0.00	0.00	0.00	0.00	0.00	0.00	0.00	0.00	0.00	0.00	0.00	0.00
0.00	0.00	0.52	0.00	0.00	0.00	0.00	0.00	0.00	0.00	0.03	0.03
0.00	0.00	0.00	0.00	0.00	0.00	0.00	0.00	0.00	0.00	0.11	0.07
0.00	0.00	0.00	0.00	0.00	0.00	0.00	0.00	0.00	0.00	0.00	0.00
0.00	0.00	0.00	0.00	0.00	0.00	0.00	0.00	0.00	0.00	0.00	0.00
0.00	0.00	0.52	0.00	0.00	0.00	0.00	0.00	0.00	0.00	0.03	0.03
0.00	0.00	0.00	0.00	0.00	0.00	0.00	0.00	0.00	0.00	0.08	0.05
0.00	0.00	0.00	0.00	0.00	0.00	0.00	0.00	0.00	0.00	0.00	0.00
0.00	0.00	0.00	1.39	0.80	0.95	0.00	0.00	6.55	15.10	0.60	0.42
0.00	0.00	0.00	0.70	0.00	0.00	0.00	0.00	6.55	15.10	0.32	0.22
0.00	0.00	0.00	0.70	0.80	0.95	0.00	0.00	0.00	0.00	0.28	0.21
4.94	3.46	6.81	9.74	9.63	7.59	14.44	16.59	32.76	45.30	3.61	3.33
4.56	3.46	6.81	9.74	9.63	6.65	14.44	16.59	26.21	15.10	3.28	3.11
0.38	0.00	0.00	0.00	0.00	0.95	0.00	0.00	0.00	0.00	0.05	0.05
0.00	0.00	0.00	0.00	0.00	0.00	0.00	0.00	0.00	0.00	0.00	0.00
0.76	0.00	0.00	0.70	0.95	2.62	2.37	6.55	30.20	0.45	0.33	
0.76	0.00	0.00	0.70	0.00	0.95	2.62	2.37	6.55	30.20	0.45	0.33
0.00	0.00	0.00	0.00	0.00	0.00	0.00	0.00	0.00	0.00	0.00	0.00
0.00	0.00	0.00	0.00	0.00	0.00	0.00	0.00	0.00	0.00	0.00	0.00
0.00	0.43	0.00	0.00	0.00	0.00	0.00	0.00	0.00	0.00	0.05	0.06
0.00	1.30	0.00	1.39	0.00	0.00	3.94	9.48	13.10	15.10	0.72	0.59
1.14	1.73	3.67	3.48	4.81	22.78	51.18	128.02	307.95	1011.70	14.71	10.04
0.00	0.00	0.00	0.00	0.00	0.00	0.00	16.59	58.97	135.90	1.64	1.03
1.14	1.73	3.67	3.48	4.81	22.78	51.18	111.42	248.98	875.80	13.06	9.01
0.38	1.73	3.67	3.48	4.81	21.83	48.56	106.68	203.12	694.60	11.22	7.84
0.00	0.00	0.00	0.00	0.00	0.00	0.00	0.00	0.00	0.00	0.00	0.00
0.00	0.00	0.00	0.00	0.00	0.00	0.00	0.00	0.00	0.00	0.00	0.00
0.00	0.00	0.00	0.00	0.00	0.00	0.00	0.00	0.00	0.00	0.00	0.00
0.00	0.00	0.00	0.00	0.00	0.00	0.00	0.00	0.00	0.00	0.00	0.00
0.00	0.00	0.00	0.00	0.00	0.00	0.00	0.00	0.00	0.00	0.00	0.00
0.00	0.00	0.00	0.00	0.00	0.00	0.00	0.00	0.00	0.00	0.00	0.00
0.00	0.00	0.00	0.00	0.00	0.00	0.00	0.00	0.00	0.00	5.85	3.67
0.00	0.00	0.00	0.00	0.00	0.00	0.00	0.00	0.00	0.00	1.54	0.97

表 7-2-23(续) 2006年全国疾病监测系统分死因

疾病编码	疾病名称	总计	0岁	1岁~	5岁~	10岁~	15岁~	20岁~	25岁~	30岁~	35岁~
C046	a.早产儿和未成熟儿	0.57	69.06	0.00	0.00	0.00	0.00	0.00	0.00	0.00	0.00
C047	2.新生儿产伤和窒息	1.37	166.56	0.00	0.00	0.00	0.00	0.00	0.00	0.00	0.00
C048	3.新生儿溶血性疾病	0.03	4.06	0.00	0.00	0.00	0.00	0.00	0.00	0.00	0.00
C049	4.新生儿硬化病	0.07	8.13	0.00	0.00	0.00	0.00	0.00	0.00	0.00	0.00
C050	E.营养缺乏性疾病	0.57	0.00	0.00	0.00	0.00	0.00	0.00	0.00	0.00	0.00
C051	1.营养不良	0.33	0.00	0.00	0.00	0.00	0.00	0.00	0.00	0.00	0.00
C052	2.缺铁性贫血	0.20	0.00	0.00	0.00	0.00	0.00	0.00	0.00	0.00	0.00
C053	Ⅱ.非感染性疾病	517.48	211.25	26.54	11.24	3.64	15.92	19.68	28.22	53.91	87.72
C054	A.恶性肿瘤	158.89	12.19	5.53	5.62	1.56	5.97	6.43	12.76	22.07	35.84
C055	1.唇、口腔和咽恶性肿瘤	3.17	0.00	0.00	0.00	0.00	0.40	0.00	0.77	0.00	1.71
C056	a.鼻咽癌	1.64	0.00	0.00	0.00	0.00	0.40	0.00	0.39	0.00	1.37
C057	2.食管癌	10.12	0.00	0.00	0.00	0.00	0.00	0.38	0.39	0.36	0.68
C058	3.胃癌	20.18	0.00	0.00	0.00	0.00	0.40	0.38	0.00	2.89	0.68
C059	4.结直肠癌	9.02	0.00	0.00	0.00	0.00	0.40	0.00	0.00	2.17	0.68
C060	5.肝癌	30.24	0.00	0.00	0.00	0.00	0.40	0.76	1.55	5.07	15.02
C061	6.胰腺癌	4.71	0.00	0.00	0.00	0.00	0.00	0.00	0.00	0.00	0.00
C062	7.肺癌	51.56	0.00	0.00	0.00	0.52	0.40	0.00	1.93	2.89	4.78
C063	8.皮肤癌	0.60	0.00	0.00	0.00	0.00	0.00	0.00	0.39	0.00	0.34
C064	9.乳腺癌	0.20	0.00	0.00	0.00	0.00	0.00	0.00	0.39	0.00	0.00
C065	10.子宫颈癌	0.00	0.00	0.00	0.00	0.00	0.00	0.00	0.00	0.00	0.00
C066	11.子宫体癌	0.00	0.00	0.00	0.00	0.00	0.00	0.00	0.00	0.00	0.00
C067	12.卵巢癌	0.00	0.00	0.00	0.00	0.00	0.00	0.00	0.00	0.00	0.00
C068	13.前列腺癌	1.50	0.00	0.00	0.00	0.00	0.00	0.00	0.00	0.00	0.00
C069	14.膀胱癌	2.11	0.00	0.00	0.00	0.00	0.00	0.00	0.00	0.72	0.34
C070	15.淋巴瘤与多发性骨髓瘤	2.74	0.00	0.00	0.00	0.00	0.80	0.38	0.77	0.36	0.68
C071	16.白血病	3.68	8.13	5.53	5.62	0.00	1.99	2.65	3.09	1.09	1.71
C072	B.其他肿瘤	2.71	4.06	0.00	0.00	0.00	0.40	0.38	0.00	0.72	1.71
C073	1.良性肿瘤	1.34	4.06	0.00	0.00	0.00	0.00	0.38	0.00	0.72	1.37
C074	C.糖尿病	12.06	4.06	0.00	0.00	0.00	0.00	0.00	1.93	1.09	1.71
C075	D.内分泌、血液造血及免疫疾病	1.60	0.00	0.00	0.70	0.00	0.00	0.38	0.39	0.00	0.00
C076	E.神经和精神疾病	8.75	8.13	1.11	1.40	1.56	2.39	2.65	1.55	5.07	5.80
C077	1.精神障碍	3.74	0.00	0.00	0.00	0.00	0.80	0.00	1.55	4.34	3.07
C078	a.精神分裂症	0.57	0.00	0.00	0.00	0.00	0.40	0.00	0.39	1.09	0.68
C079	2.神经系统疾病	5.01	8.13	1.11	1.40	1.56	1.59	2.65	0.00	0.72	2.73
C080	a.阿尔茨海默病	0.10	0.00	0.00	0.00	0.00	0.00	0.00	0.00	0.00	0.00
C081	b.帕金森病	0.47	0.00	0.00	0.00	0.00	0.00	0.00	0.00	0.00	0.00
C082	c.癫痫	0.74	0.00	0.00	0.00	1.04	0.40	0.76	0.00	0.36	1.02
C083	F.感官疾病	0.03	0.00	0.00	0.00	0.00	0.00	0.00	0.00	0.00	0.00
C084	G.循环系统疾病	242.13	48.75	3.32	2.81	0.00	2.39	4.54	8.89	17.73	26.62
C085	1.急性风湿热	0.53	0.00	0.00	0.00	0.00	0.00	0.00	0.00	0.00	0.34
C086	2.心脏病	104.59	24.38	3.32	1.40	0.00	1.19	2.27	6.18	9.05	13.31
C087	a.慢性风湿性心脏病	2.24	0.00	0.00	0.00	0.00	0.00	0.00	0.39	0.36	1.02
C088	b.高血压心脏病	9.89	0.00	0.00	0.00	0.00	0.00	0.00	0.39	0.36	0.68
C089	c.肺源性心脏病	3.58	0.00	0.00	0.00	0.00	0.00	0.00	0.00	0.36	0.34
C090	d.缺血性心脏病	71.48	0.00	0.00	0.70	0.00	0.40	1.51	3.09	3.98	9.22

年龄别死亡率（中部城市，男）

40岁~	45岁~	50岁~	55岁~	60岁~	65岁~	70岁~	75岁~	80岁~	85岁~	世调率(2000)	中调率(2000)
0.00	0.00	0.00	0.00	0.00	0.00	0.00	0.00	0.00	0.00	1.31	0.82
0.00	0.00	0.00	0.00	0.00	0.00	0.00	0.00	0.00	0.00	3.16	1.98
0.00	0.00	0.00	0.00	0.00	0.00	0.00	0.00	0.00	0.00	0.08	0.05
0.00	0.00	0.00	0.00	0.00	0.00	0.00	0.00	0.00	0.00	0.15	0.10
0.00	0.43	0.52	0.00	0.00	0.00	2.62	7.11	19.66	105.70	1.06	0.67
0.00	0.43	0.52	0.00	0.00	0.00	0.00	0.00	19.66	75.50	0.71	0.43
0.00	0.00	0.00	0.00	0.00	0.00	2.62	4.74	0.00	30.20	0.32	0.21
212.42	301.29	544.33	763.79	985.34	1814.10	3481.53	6026.33	12246.05	18376.70	604.82	485.09
78.28	129.25	220.04	309.55	386.75	651.22	1076.08	1614.45	2149.12	2038.50	160.73	139.76
0.76	4.32	11.00	4.87	6.42	11.39	13.12	26.08	26.21	15.10	2.94	2.70
0.00	2.59	6.81	3.48	4.01	7.59	2.62	4.74	13.10	0.00	1.47	1.39
5.32	5.19	17.29	22.96	32.90	36.07	57.74	109.05	170.36	166.10	10.59	8.93
6.84	9.08	25.15	41.04	44.13	116.76	140.42	241.81	255.54	302.00	20.65	17.66
2.66	6.92	9.95	12.52	19.26	41.77	65.61	106.68	183.46	151.00	9.59	8.14
35.72	43.66	54.49	66.08	69.01	107.27	140.42	194.40	268.64	256.70	28.45	25.91
1.90	3.03	5.24	14.61	12.84	13.29	40.68	52.16	65.52	30.20	4.65	4.03
11.02	34.15	59.20	98.78	138.01	222.14	434.37	618.75	746.95	588.90	52.46	45.18
0.38	0.00	0.52	0.70	0.80	1.90	2.62	9.48	19.66	15.10	0.70	0.57
0.38	0.43	0.52	0.00	0.00	0.95	0.00	0.00	6.55	0.00	0.20	0.19
0.00	0.00	0.00	0.00	0.00	0.00	0.00	0.00	0.00	0.00	0.00	0.00
0.00	0.00	0.00	0.00	0.00	0.00	0.00	0.00	0.00	0.00	0.00	0.00
0.00	0.43	0.52	0.00	0.80	2.85	9.19	28.45	91.73	90.60	2.21	1.60
0.00	0.43	1.57	1.39	2.41	5.70	22.31	37.93	52.42	60.40	2.44	1.98
1.14	0.86	1.57	8.35	12.04	11.39	14.44	21.34	39.31	15.10	2.71	2.39
1.52	3.46	5.24	4.17	6.42	10.44	13.12	16.59	0.00	30.20	3.92	3.51
1.90	1.30	4.19	2.09	4.01	10.44	26.25	23.71	32.76	15.10	2.63	2.37
0.38	0.43	1.57	1.39	2.41	7.59	10.50	4.74	26.21	0.00	1.32	1.20
3.42	3.89	11.00	17.39	22.47	45.57	95.80	180.17	196.57	407.70	13.70	11.11
0.38	1.30	2.10	5.56	4.01	3.80	10.50	14.22	26.21	30.20	1.73	1.45
6.08	6.48	9.95	6.96	11.23	16.14	30.18	78.23	196.57	437.90	10.77	8.72
4.56	3.89	6.81	0.70	3.21	0.95	10.50	30.82	91.73	151.00	4.31	3.69
1.14	0.43	2.62	0.00	0.00	0.95	0.00	0.00	0.00	0.00	0.47	0.51
1.52	2.59	3.14	6.26	8.02	15.19	19.68	47.41	104.84	286.90	6.46	5.03
0.00	0.00	0.00	0.00	0.00	0.00	0.00	4.74	6.55	0.00	0.13	0.10
0.00	0.00	0.52	0.70	0.80	1.90	5.25	4.74	13.10	15.10	0.55	0.43
0.76	2.16	1.05	0.70	0.80	0.00	1.31	2.37	0.00	0.00	0.65	0.68
0.00	0.00	0.00	0.00	0.00	0.00	0.00	0.00	0.00	15.10	0.10	0.05
90.44	124.49	240.47	341.55	434.90	844.87	1637.75	2795.06	6630.82	10751.20	295.72	230.98
0.00	0.00	0.52	1.39	0.80	1.90	3.94	4.74	13.10	30.20	0.67	0.51
37.62	48.85	99.02	144.69	188.56	362.63	654.84	1149.79	3027.11	5405.80	131.82	101.32
0.76	1.73	3.14	4.17	4.81	7.59	15.75	16.59	45.87	60.40	2.45	2.05
3.04	2.59	7.33	14.61	23.27	43.67	66.93	109.05	242.43	513.40	12.25	9.42
0.76	0.43	1.57	1.39	2.41	8.54	27.56	42.67	150.70	347.30	5.43	3.80
25.08	32.42	63.92	103.65	127.58	255.36	451.43	803.67	2149.12	3563.60	89.66	69.02

表 7-2-23(续)　2006 年全国疾病监测系统分死因

疾病编码	疾病名称	总计	0 岁	1 岁~	5 岁~	10 岁~	15 岁~	20 岁~	25 岁~	30 岁~	35 岁~
C091	急性心肌梗死	39.76	0.00	0.00	0.00	0.00	0.40	1.51	2.32	3.98	6.83
C092	3.脑血管疾病	135.27	24.38	0.00	1.40	0.00	1.19	2.27	2.32	8.68	12.29
C093	H.呼吸系统疾病	61.45	8.13	1.11	0.00	0.00	0.00	0.76	0.00	0.72	0.68
C094	1.慢性下呼吸道疾病	56.24	4.06	0.00	0.00	0.00	0.00	0.38	0.00	0.36	0.34
C095	a.慢性阻塞性肺疾病	53.00	4.06	0.00	0.00	0.00	0.00	0.38	0.00	0.36	0.34
C096	b.哮喘	3.07	0.00	0.00	0.00	0.00	0.00	0.00	0.00	0.00	0.00
C097	2.尘肺	1.04	0.00	0.00	0.00	0.00	0.00	0.00	0.00	0.00	0.00
C098	I.消化系统疾病	17.18	12.19	0.00	0.00	0.52	0.40	0.38	1.16	3.26	9.22
C099	1.消化性溃疡	1.84	0.00	0.00	0.00	0.00	0.00	0.00	0.39	0.00	0.00
C100	2.肝疾病	10.16	4.06	0.00	0.00	0.52	0.40	0.38	0.00	1.81	6.48
C101	a.肝硬化	7.02	0.00	0.00	0.00	0.00	0.00	0.38	0.00	1.09	5.12
C102	3.阑尾炎	0.20	0.00	0.00	0.00	0.00	0.00	0.00	0.00	0.00	0.34
C103	4.肠梗阻	0.63	4.06	0.00	0.00	0.00	0.00	0.00	0.77	0.00	0.00
C104	J.泌尿生殖系统疾病	9.16	0.00	1.11	0.00	0.00	1.19	2.27	0.39	2.17	4.78
C105	1.肾炎和肾病	8.32	0.00	1.11	0.00	0.00	1.19	2.27	0.39	2.17	4.78
C106	a.肾小球和肾小管间质疾病	5.98	0.00	1.11	0.00	0.00	1.19	1.51	0.39	1.45	2.73
C107	2.良性前列腺肥大	0.30	0.00	0.00	0.00	0.00	0.00	0.00	0.00	0.00	0.00
C108	K.皮肤病	0.27	0.00	0.00	0.00	0.00	0.00	0.76	0.00	0.36	0.00
C109	L.肌肉骨骼和结缔组织疾病	1.00	0.00	0.00	0.00	0.00	0.00	0.00	0.00	0.36	0.34
C110	1.风湿性关节炎	0.23	0.00	0.00	0.00	0.00	0.00	0.00	0.00	0.00	0.00
C111	2.骨关节炎	0.00	0.00	0.00	0.00	0.00	0.00	0.00	0.00	0.00	0.00
C112	M.先天异常	2.24	113.75	14.38	0.70	0.00	2.79	1.14	1.16	0.36	1.02
C113	1.先天性心脏病	1.20	65.00	7.74	0.70	0.00	1.59	0.38	0.39	0.00	0.68
C114	N.口腔疾病	0.00	0.00	0.00	0.00	0.00	0.00	0.00	0.00	0.00	0.00
C115	Ⅲ.伤害	59.15	40.63	23.22	25.29	16.65	27.85	40.87	33.24	45.95	80.21
C116	A.意外伤害	47.45	36.56	22.12	23.18	16.13	22.28	32.54	25.90	38.71	67.92
C117	1.交通事故	23.52	8.13	3.32	4.92	4.68	10.74	13.62	14.69	20.26	33.79
C118	a.道路交通事故	16.67	8.13	2.21	2.11	4.68	7.56	10.60	11.60	14.83	23.21
C119	1a* 机动车辆交通事故	13.10	8.13	1.11	1.40	3.12	6.37	8.70	9.66	11.94	16.04
C120	1b* 机动车以外的运输事故	5.58	0.00	1.11	0.70	1.56	2.39	3.03	2.32	4.70	10.24
C121	2.意外中毒	3.44	4.06	2.21	0.00	0.52	1.19	3.41	0.39	1.45	5.12
C122	3.意外跌落	7.45	0.00	3.32	1.40	0.52	2.79	4.54	2.32	3.62	9.90
C123	4.火灾	0.77	4.06	0.00	0.70	0.00	0.00	0.38	1.16	0.36	0.34
C124	5.溺水	3.51	0.00	11.06	13.34	6.77	5.17	4.54	1.16	1.81	0.68
C125	6.意外的机械性窒息	1.27	12.19	1.11	0.70	1.04	0.80	0.76	2.32	1.09	1.37
C126	7.触电	1.87	0.00	0.00	0.00	1.04	0.40	1.51	1.16	3.62	5.46
C127	8.砸死	0.90	0.00	0.00	0.70	0.00	0.00	0.39	2.17	2.73	
C128	9.由机械切割和穿刺工具所致的意外事故	0.13	0.00	0.00	0.00	0.00	0.00	0.00	0.00	0.36	0.00
C129	10.自然环境因素导致的意外事故	0.80	0.00	0.00	0.00	0.52	0.40	1.14	0.39	1.09	1.71
C130	B.故意伤害	10.76	4.06	0.00	2.11	0.52	5.17	7.57	5.80	6.87	10.58
C131	1.自杀	8.45	0.00	0.00	0.00	0.52	2.39	5.30	3.87	4.70	7.51
C132	2.被杀	2.07	4.06	0.00	2.11	0.00	2.79	1.89	1.55	1.81	3.07

第七章 地区别、性别、年龄别、死因别死亡数及死亡率

年龄别死亡率（中部城市，男）

40岁~	45岁~	50岁~	55岁~	60岁~	65岁~	70岁~	75岁~	80岁~	85岁~	世调率(2000)	中调率(2000)
17.48	22.48	47.15	70.26	82.65	157.58	232.28	381.68	1041.80	1404.30	46.36	37.17
52.06	73.49	139.36	191.29	239.11	479.39	969.79	1626.30	3551.29	5239.70	161.17	127.51
5.32	8.65	18.86	29.91	70.61	180.37	482.93	1026.52	2463.63	3956.20	85.20	62.45
3.04	6.92	13.10	26.43	61.78	161.38	446.18	971.99	2293.27	3699.50	78.55	57.36
2.66	6.92	10.48	23.65	55.36	148.09	425.18	922.20	2194.99	3503.20	74.27	54.18
0.38	0.00	2.10	2.78	5.62	12.34	19.68	49.78	98.28	181.20	4.06	3.03
0.00	0.43	0.52	0.00	1.60	6.65	14.44	7.11	26.21	30.20	1.17	0.95
19.00	20.32	27.24	33.39	31.29	39.87	72.18	165.95	281.74	347.30	18.01	15.50
1.52	2.16	1.05	1.39	0.80	3.80	7.87	35.56	72.07	60.40	2.27	1.80
13.68	15.13	23.05	25.04	21.66	22.78	32.81	59.27	78.63	181.20	9.94	8.85
9.88	10.37	15.19	16.00	16.05	18.04	21.00	37.93	65.52	120.80	6.83	6.09
0.00	0.00	0.52	0.00	0.80	0.00	1.31	0.00	6.55	15.10	0.27	0.20
0.00	0.00	0.52	0.70	0.00	0.95	5.25	11.85	19.66	15.10	0.80	0.64
6.08	3.89	7.86	15.30	18.45	18.04	43.31	116.16	242.43	302.00	10.70	8.67
6.08	3.03	7.86	15.30	18.45	16.14	40.68	106.68	190.01	196.30	9.25	7.71
4.18	2.16	6.81	11.13	15.25	13.29	35.43	66.38	104.84	135.90	6.48	5.45
0.00	0.00	0.00	0.00	0.00	0.00	1.31	4.74	32.76	15.10	0.49	0.35
0.76	0.00	0.00	0.00	0.00	0.95	0.00	2.37	0.00	15.10	0.30	0.25
0.38	0.43	1.05	1.39	1.60	2.85	6.56	9.48	26.21	60.40	1.27	0.98
0.00	0.00	0.00	0.00	0.80	0.95	0.00	2.37	13.10	30.20	0.40	0.27
0.00	0.00	0.00	0.00	0.00	0.00	0.00	0.00	0.00	0.00	0.00	0.00
0.38	1.30	1.57	0.70	0.00	0.00	0.00	0.00	0.00	0.00	3.96	2.80
0.00	0.86	0.52	0.70	0.00	0.00	0.00	0.00	0.00	0.00	2.19	1.53
0.00	0.00	0.00	0.00	0.00	0.00	0.00	0.00	0.00	0.00	0.00	0.00
79.42	73.92	85.40	74.43	56.97	64.55	118.11	180.17	314.51	634.20	57.49	55.26
65.74	60.09	68.63	57.04	41.72	48.41	86.61	111.42	235.88	528.50	46.35	44.66
33.06	34.58	41.39	37.56	24.87	25.63	48.56	40.30	65.52	75.50	21.00	21.22
23.18	26.37	27.77	25.74	17.65	18.99	28.87	28.45	45.87	30.20	14.79	15.09
19.76	22.48	22.00	19.48	12.84	13.29	21.00	23.71	26.21	45.30	11.64	11.84
7.98	5.19	8.91	9.74	6.42	6.65	17.06	9.48	19.66	0.00	4.89	4.98
6.08	4.75	4.19	3.48	8.83	0.95	6.56	14.22	13.10	30.20	3.26	3.08
8.36	7.35	11.00	8.35	3.21	12.34	14.44	40.30	104.84	302.00	8.41	7.17
0.38	0.43	0.52	0.00	0.80	2.85	1.31	2.37	26.21	30.20	1.00	0.82
2.28	3.03	1.05	2.78	0.80	0.95	3.94	2.37	6.55	30.20	4.55	4.08
1.52	1.73	2.10	0.00	0.00	1.90	0.00	0.00	0.00	0.00	1.33	1.30
2.28	2.59	2.10	2.09	0.80	0.00	0.00	0.00	0.00	0.00	1.55	1.75
2.28	0.86	1.05	0.00	0.00	0.00	1.31	0.00	0.00	0.00	0.74	0.84
0.38	0.43	0.52	0.00	0.00	0.00	0.00	0.00	0.00	0.00	0.11	0.12
1.52	0.00	1.57	0.00	0.00	0.95	2.62	0.00	0.00	0.00	0.68	0.73
12.54	12.97	15.72	14.61	14.44	16.14	30.18	68.75	78.63	90.60	10.23	9.74
7.60	9.51	11.53	13.22	14.44	16.14	30.18	66.38	78.63	90.60	8.15	7.60
4.18	3.03	3.67	1.39	0.00	0.00	0.00	2.37	0.00	0.00	1.89	1.93

表 7-2-24　2006 年全国疾病监测系统分死因

疾病编码	疾病名称	总计	0 岁	1 岁~	5 岁~	10 岁~	15 岁~	20 岁~	25 岁~	30 岁~	35 岁~
C001	总计	436.32	599.86	51.63	21.76	14.73	25.24	30.94	37.31	47.79	74.09
C002	Ⅰ.感染性、母婴及营养缺乏性疾病	17.05	366.82	6.88	0.75	0.55	0.39	2.97	3.14	2.96	3.86
C003	A.传染病和寄生虫病	4.96	21.58	3.44	0.75	0.55	0.39	0.42	1.18	2.22	2.11
C004	1.结核病	1.51	0.00	0.00	0.00	0.00	0.39	0.00	0.39	1.11	1.05
C005	a.呼吸道结核	1.37	0.00	0.00	0.00	0.00	0.39	0.00	0.39	1.11	1.05
C006	2.性传播疾病(不包括艾滋病)	0.00	0.00	0.00	0.00	0.00	0.00	0.00	0.00	0.00	0.00
C007	a.梅毒	0.00	0.00	0.00	0.00	0.00	0.00	0.00	0.00	0.00	0.00
C008	3.艾滋病	0.10	0.00	0.00	0.00	0.00	0.00	0.00	0.00	0.00	0.00
C009	4.腹泻病	0.14	4.32	0.00	0.00	0.00	0.00	0.00	0.00	0.00	0.00
C010	a.痢疾	0.03	4.32	0.00	0.00	0.00	0.00	0.00	0.00	0.00	0.00
C011	b.伤寒和副伤寒	0.00	0.00	0.00	0.00	0.00	0.00	0.00	0.00	0.00	0.00
C012	5.好发于儿童期的疾病	0.07	4.32	0.00	0.00	0.00	0.00	0.00	0.00	0.00	0.00
C013	a.百日咳	0.00	0.00	0.00	0.00	0.00	0.00	0.00	0.00	0.00	0.00
C014	b.脊髓灰质炎	0.00	0.00	0.00	0.00	0.00	0.00	0.00	0.00	0.00	0.00
C015	c.白喉	0.00	0.00	0.00	0.00	0.00	0.00	0.00	0.00	0.00	0.00
C016	d.麻疹	0.03	4.32	0.00	0.00	0.00	0.00	0.00	0.00	0.00	0.00
C017	e.破伤风	0.03	0.00	0.00	0.00	0.00	0.00	0.00	0.00	0.00	0.00
C018	6.脑(脊)膜炎	0.27	4.32	1.15	0.00	0.00	0.00	0.00	0.00	0.00	0.00
C019	a.脑膜炎球菌感染	0.10	4.32	0.00	0.00	0.00	0.00	0.00	0.00	0.00	0.00
C020	b.脑膜炎	0.17	0.00	1.15	0.00	0.00	0.00	0.00	0.00	0.00	0.00
C021	7.病毒性肝炎	1.85	0.00	0.00	0.00	0.00	0.00	0.00	0.79	1.11	0.70
C022	a.乙型肝炎	1.78	0.00	0.00	0.00	0.00	0.00	0.00	0.79	1.11	0.70
C023	b.丙型肝炎	0.03	0.00	0.00	0.00	0.00	0.00	0.00	0.00	0.00	0.00
C024	8.疟疾	0.00	0.00	0.00	0.00	0.00	0.00	0.00	0.00	0.00	0.00
C025	9.热带病	0.03	0.00	0.00	0.00	0.00	0.00	0.00	0.00	0.00	0.00
C026	a.血吸虫病	0.03	0.00	0.00	0.00	0.00	0.00	0.00	0.00	0.00	0.00
C027	10.流行性乙型脑炎	0.07	0.00	2.29	0.00	0.00	0.00	0.00	0.00	0.00	0.00
C028	11.钩端螺旋体病	0.00	0.00	0.00	0.00	0.00	0.00	0.00	0.00	0.00	0.00
C029	12.流行性出血热	0.07	0.00	0.00	0.00	0.00	0.00	0.00	0.00	0.00	0.35
C030	13.败血病	0.17	4.32	0.00	0.00	0.00	0.00	0.00	0.00	0.00	0.00
C031	B.呼吸系统感染性疾病	8.05	30.21	3.44	0.00	0.00	0.00	0.42	0.00	0.00	0.35
C032	1.上呼吸道感染	1.30	0.00	0.00	0.00	0.00	0.00	0.00	0.00	0.00	0.00
C033	2.下呼吸道感染	6.75	30.21	3.44	0.00	0.00	0.00	0.42	0.00	0.00	0.35
C034	a.肺炎	5.58	25.89	3.44	0.00	0.00	0.00	0.42	0.00	0.00	0.35
C035	C.妊娠、分娩和产褥期疾病	0.51	0.00	0.00	0.00	0.00	0.00	2.12	1.96	0.74	1.05
C036	1.直接产科原因	0.51	0.00	0.00	0.00	0.00	0.00	2.12	1.96	0.74	1.05
C037	a.产后出血	0.07	0.00	0.00	0.00	0.00	0.00	0.00	0.39	0.00	0.35
C038	b.产褥期感染	0.14	0.00	0.00	0.00	0.00	0.00	0.42	0.39	0.00	0.70
C039	c.妊娠高血压综合征	0.14	0.00	0.00	0.00	0.00	0.00	0.85	0.39	0.37	0.00
C040	d.阻梗性分娩	0.00	0.00	0.00	0.00	0.00	0.00	0.00	0.00	0.00	0.00
C041	e.流产	0.00	0.00	0.00	0.00	0.00	0.00	0.00	0.00	0.00	0.00
C042	f.母体产伤	0.03	0.00	0.00	0.00	0.00	0.00	0.00	0.00	0.37	0.00
C043	2.间接产科原因	0.00	0.00	0.00	0.00	0.00	0.00	0.00	0.00	0.00	0.00
C044	D.起源于围生期的某些情况	2.50	315.03	0.00	0.00	0.00	0.00	0.00	0.00	0.00	0.00
C045	1.低出生体重	0.86	107.89	0.00	0.00	0.00	0.00	0.00	0.00	0.00	0.00

第七章 地区别、性别、年龄别、死因别死亡数及死亡率

年龄别死亡率（中部城市，女）

40岁~	45岁~	50岁~	55岁~	60岁~	65岁~	70岁~	75岁~	80岁~	85岁~	世调率（2000）	中调率（2000）
130.36	194.90	320.71	468.32	642.38	1285.77	2584.60	4531.57	8884.47	16226.14	464.29	365.66
2.80	6.72	10.74	11.92	10.81	28.38	59.25	104.00	301.17	992.89	23.28	16.37
2.40	6.27	8.06	9.11	8.49	15.14	21.07	33.19	28.23	53.67	4.95	4.36
0.40	1.79	1.61	0.70	1.54	6.62	14.48	13.28	0.00	8.94	1.31	1.27
0.40	1.79	1.61	0.00	1.54	5.68	13.17	13.28	0.00	0.00	1.16	1.16
0.00	0.00	0.00	0.00	0.00	0.00	0.00	0.00	0.00	0.00	0.00	0.00
0.00	0.00	0.00	0.00	0.00	0.00	0.00	0.00	0.00	0.00	0.00	0.00
0.40	0.45	0.00	0.00	0.77	0.00	0.00	0.00	0.00	0.00	0.08	0.08
0.00	0.45	0.00	0.00	0.00	0.00	0.00	2.21	4.71	0.00	0.18	0.14
0.00	0.00	0.00	0.00	0.00	0.00	0.00	0.00	0.00	0.00	0.08	0.05
0.00	0.00	0.00	0.00	0.00	0.00	0.00	0.00	0.00	8.94	0.14	0.08
0.00	0.00	0.00	0.00	0.00	0.00	0.00	0.00	0.00	0.00	0.00	0.00
0.00	0.00	0.00	0.00	0.00	0.00	0.00	0.00	0.00	0.00	0.00	0.00
0.00	0.00	0.00	0.00	0.00	0.00	0.00	0.00	0.00	0.00	0.08	0.05
0.00	0.00	0.00	0.00	0.00	0.00	0.00	0.00	0.00	8.94	0.06	0.03
0.00	0.00	1.61	0.00	0.00	0.00	1.32	0.00	0.00	17.89	0.39	0.27
0.00	0.00	0.00	0.00	0.00	0.00	0.00	0.00	0.00	17.89	0.19	0.11
0.00	0.00	1.61	0.00	0.00	0.00	1.32	0.00	0.00	0.00	0.20	0.16
0.80	2.69	3.76	6.31	5.40	5.68	3.95	8.85	9.41	8.94	1.63	1.54
0.80	2.69	3.76	5.61	5.40	4.73	3.95	8.85	9.41	8.94	1.57	1.49
0.00	0.00	0.00	0.70	0.00	0.00	0.00	0.00	0.00	0.00	0.03	0.03
0.00	0.00	0.00	0.00	0.00	0.00	0.00	0.00	0.00	0.00	0.00	0.00
0.00	0.00	0.00	0.00	0.00	0.00	0.00	2.21	0.00	0.00	0.03	0.03
0.00	0.00	0.00	0.00	0.00	0.00	0.00	2.21	0.00	0.00	0.03	0.03
0.00	0.00	0.00	0.00	0.00	0.00	0.00	0.00	0.00	0.00	0.16	0.10
0.00	0.00	0.00	0.00	0.00	0.00	0.00	0.00	0.00	0.00	0.00	0.00
0.00	0.00	0.54	0.00	0.00	0.00	0.00	0.00	0.00	0.00	0.05	0.06
0.00	0.00	0.00	0.00	0.00	0.95	1.32	2.21	4.71	0.00	0.21	0.16
0.40	0.45	2.69	2.80	1.54	13.25	38.18	68.59	221.17	796.10	10.55	6.94
0.00	0.00	0.00	0.00	0.00	0.00	3.95	4.43	65.88	169.95	1.82	1.11
0.40	0.45	2.69	2.80	1.54	13.25	34.23	64.17	155.29	626.15	8.72	5.83
0.40	0.45	2.15	2.80	1.54	10.41	30.28	50.89	136.47	483.03	7.17	4.84
0.00	0.00	0.00	0.00	0.00	0.00	0.00	0.00	0.00	0.00	0.46	0.52
0.00	0.00	0.00	0.00	0.00	0.00	0.00	0.00	0.00	0.00	0.46	0.52
0.00	0.00	0.00	0.00	0.00	0.00	0.00	0.00	0.00	0.00	0.06	0.07
0.00	0.00	0.00	0.00	0.00	0.00	0.00	0.00	0.00	0.00	0.12	0.13
0.00	0.00	0.00	0.00	0.00	0.00	0.00	0.00	0.00	0.00	0.13	0.14
0.00	0.00	0.00	0.00	0.00	0.00	0.00	0.00	0.00	0.00	0.00	0.00
0.00	0.00	0.00	0.00	0.00	0.00	0.00	0.00	0.00	0.00	0.00	0.00
0.00	0.00	0.00	0.00	0.00	0.00	0.00	0.00	0.00	0.00	0.03	0.04
0.00	0.00	0.00	0.00	0.00	0.00	0.00	0.00	0.00	0.00	0.00	0.00
0.00	0.00	0.00	0.00	0.00	0.00	0.00	0.00	0.00	0.00	5.86	3.67
0.00	0.00	0.00	0.00	0.00	0.00	0.00	0.00	0.00	0.00	2.01	1.26

表 7-2-24(续) 2006年全国疾病监测系统分死因

疾病编码	疾病名称	总计	0岁	1岁~	5岁~	10岁~	15岁~	20岁~	25岁~	30岁~	35岁~
C046	a.早产儿和未成熟儿	0.79	99.26	0.00	0.00	0.00	0.00	0.00	0.00	0.00	0.00
C047	2.新生儿产伤和窒息	1.27	159.67	0.00	0.00	0.00	0.00	0.00	0.00	0.00	0.00
C048	3.新生儿溶血性疾病	0.03	4.32	0.00	0.00	0.00	0.00	0.00	0.00	0.00	0.00
C049	4.新生儿硬化病	0.00	0.00	0.00	0.00	0.00	0.00	0.00	0.00	0.00	0.00
C050	E.营养缺乏性疾病	1.03	0.00	0.00	0.00	0.00	0.00	0.00	0.00	0.00	0.35
C051	1.营养不良	0.75	0.00	0.00	0.00	0.00	0.00	0.00	0.00	0.00	0.00
C052	2.缺铁性贫血	0.10	0.00	0.00	0.00	0.00	0.00	0.00	0.00	0.00	0.35
C053	Ⅱ.非感染性疾病	381.37	189.88	20.65	7.51	7.64	10.48	16.95	14.53	25.19	51.97
C054	A.恶性肿瘤	91.97	17.26	6.88	5.25	2.73	3.88	7.20	7.46	13.34	27.04
C055	1.唇、口腔和咽恶性肿瘤	1.23	0.00	0.00	0.00	0.00	0.00	0.00	0.39	1.11	0.35
C056	a.鼻咽癌	0.72	0.00	0.00	0.00	0.00	0.00	0.00	0.39	0.74	0.35
C057	2.食管癌	2.53	0.00	0.00	0.00	0.00	0.00	0.00	0.00	0.00	0.35
C058	3.胃癌	8.05	0.00	0.00	0.00	0.00	0.39	0.00	0.39	2.22	3.16
C059	4.结直肠癌	8.25	0.00	0.00	0.00	0.00	0.00	0.00	0.00	0.00	1.40
C060	5.肝癌	10.72	0.00	0.00	0.00	0.00	0.00	0.42	1.18	0.74	2.46
C061	6.胰腺癌	3.49	0.00	0.00	0.00	0.00	0.00	0.00	0.00	0.00	0.70
C062	7.肺癌	23.11	0.00	0.00	0.00	0.00	0.00	0.00	0.39	1.85	2.46
C063	8.皮肤癌	0.38	0.00	0.00	0.00	0.00	0.00	0.00	0.00	0.00	0.00
C064	9.乳腺癌	6.92	0.00	0.00	0.00	0.00	0.00	0.00	0.79	1.48	4.21
C065	10.子宫颈癌	2.70	0.00	0.00	0.00	0.00	0.00	0.42	0.00	0.74	2.46
C066	11.子宫体癌	2.23	0.00	0.00	0.00	0.00	0.00	0.00	0.00	0.37	0.00
C067	12.卵巢癌	2.77	0.00	0.00	0.00	0.00	0.39	0.42	0.00	0.74	1.05
C068	13.前列腺癌	0.00	0.00	0.00	0.00	0.00	0.00	0.00	0.00	0.00	0.00
C069	14.膀胱癌	1.20	0.00	0.00	0.00	0.00	0.00	0.00	0.00	0.00	0.70
C070	15.淋巴瘤与多发性骨髓瘤	1.58	4.32	1.15	0.00	0.55	0.00	0.42	0.79	0.00	0.70
C071	16.白血病	3.05	8.63	3.44	2.25	1.64	1.55	2.97	0.39	1.48	2.11
C072	B.其他肿瘤	1.40	0.00	0.00	0.00	0.00	0.00	0.00	0.00	0.37	0.70
C073	1.良性肿瘤	0.55	0.00	0.00	0.00	0.00	0.00	0.00	0.00	0.37	0.00
C074	C.糖尿病	14.83	0.00	0.00	0.00	0.00	0.00	0.42	0.00	0.37	1.40
C075	D.内分泌、血液造血及免疫疾病	2.26	4.32	2.29	0.00	0.39	0.00	0.00	0.79	0.00	1.76
C076	E.神经和精神疾病	6.03	4.32	2.29	0.00	0.55	0.39	1.27	1.18	1.85	2.46
C077	1.精神障碍	2.64	0.00	0.00	0.00	0.00	0.00	0.85	0.00	1.48	0.70
C078	a.精神分裂症	0.41	0.00	0.00	0.00	0.00	0.00	0.00	0.00	0.74	0.00
C079	2.神经系统疾病	3.39	4.32	2.29	0.00	0.55	0.39	0.42	1.18	0.37	1.76
C080	a.阿尔茨海默病	0.07	0.00	0.00	0.00	0.00	0.00	0.00	0.00	0.00	0.00
C081	b.帕金森病	0.48	0.00	0.00	0.00	0.00	0.00	0.00	0.00	0.00	0.00
C082	c.癫痫	0.62	0.00	0.00	0.00	0.00	0.39	0.00	0.79	0.37	0.70
C083	F.感官疾病	0.07	0.00	0.00	0.00	0.00	0.00	0.00	0.00	0.00	0.00
C084	G.循环系统疾病	197.09	30.21	2.29	1.50	0.55	1.55	2.97	1.96	5.93	10.53
C085	1.急性风湿热	0.58	0.00	0.00	0.00	0.00	0.00	0.00	0.00	0.00	0.00
C086	2.心脏病	91.93	21.58	2.29	0.75	1.55	2.12	1.57	3.33	3.86	
C087	a.慢性风湿性心脏病	4.01	0.00	0.00	0.00	0.00	0.00	0.00	0.00	0.37	0.00
C088	b.高血压心脏病	9.66	0.00	0.00	0.00	0.00	0.00	0.42	0.39	0.00	0.35
C089	c.肺源性心脏病	2.43	4.32	0.00	0.00	0.00	0.00	0.42	0.00	0.00	0.00
C090	d.缺血性心脏病	59.68	0.00	0.00	0.00	0.00	1.16	0.85	0.39	2.22	3.16

年龄别死亡率（中部城市，女）

40岁~	45岁~	50岁~	55岁~	60岁~	65岁~	70岁~	75岁~	80岁~	85岁~	世调率(2000)	中调率(2000)
0.00	0.00	0.00	0.00	0.00	0.00	0.00	0.00	0.00	0.00	1.85	1.16
0.00	0.00	0.00	0.00	0.00	0.00	0.00	0.00	0.00	0.00	2.97	1.86
0.00	0.00	0.00	0.00	0.00	0.00	0.00	0.00	0.00	0.00	0.08	0.05
0.00	0.00	0.00	0.00	0.00	0.00	0.00	0.00	0.00	0.00	0.00	0.00
0.00	0.00	0.00	0.00	0.77	0.00	0.00	2.21	51.76	143.12	1.46	0.88
0.00	0.00	0.00	0.00	0.00	0.00	0.00	2.21	37.65	116.28	1.11	0.64
0.00	0.00	0.00	0.00	0.77	0.00	0.00	0.00	0.00	8.94	0.11	0.09
96.77	159.06	279.35	413.63	592.19	1201.57	2429.23	4217.37	8093.90	13569.49	399.57	315.36
47.99	76.62	127.32	150.73	204.60	376.55	613.56	705.85	997.62	912.39	85.29	75.43
1.20	0.90	0.54	0.00	2.32	8.52	5.27	11.06	9.41	17.89	1.12	1.03
1.20	0.45	0.54	0.00	0.77	2.84	1.32	11.06	4.71	8.94	0.66	0.61
0.00	1.34	2.15	2.10	4.63	10.41	17.12	22.13	70.59	71.56	2.60	2.08
3.20	6.72	12.36	10.52	17.76	30.28	43.45	73.02	150.58	35.78	7.44	6.63
3.60	5.38	13.43	12.62	19.30	29.33	68.47	73.02	61.17	169.95	7.79	6.64
4.80	5.82	17.19	27.34	23.93	48.25	69.78	81.87	98.82	98.39	9.82	8.64
0.00	1.34	4.30	6.31	8.49	16.08	34.23	30.98	47.06	17.89	3.21	2.81
6.40	14.34	20.95	30.15	51.73	123.00	208.03	212.42	268.23	214.68	21.31	18.64
0.00	0.00	0.54	1.40	1.54	0.00	0.00	2.21	9.41	26.83	0.44	0.31
9.60	14.34	17.73	15.42	16.99	15.14	28.97	11.06	14.12	44.72	5.93	5.66
5.60	7.17	4.83	4.21	3.86	5.68	5.27	11.06	14.12	8.94	2.30	2.24
0.40	2.24	4.30	7.01	5.40	4.73	10.53	19.91	28.23	44.72	2.15	1.81
2.00	4.48	4.30	7.01	7.72	10.41	10.53	13.28	18.82	17.89	2.46	2.27
0.00	0.00	0.00	0.00	0.00	0.00	0.00	0.00	0.00	0.00	0.00	0.00
0.80	0.00	0.54	0.00	2.32	1.89	7.90	22.13	32.94	17.89	1.20	0.99
0.40	0.45	2.15	0.70	3.09	11.35	5.27	19.91	4.71	8.94	1.52	1.36
1.60	2.24	4.30	4.21	8.49	6.62	14.48	6.64	4.71	0.00	3.05	2.83
0.40	3.14	2.15	1.40	1.54	0.95	13.17	11.06	23.53	8.94	1.29	1.17
0.00	0.90	1.07	1.40	1.54	0.95	2.63	4.43	4.71	8.94	0.51	0.45
2.40	6.27	11.82	21.73	24.71	53.93	135.62	221.27	211.76	152.06	14.08	12.01
2.40	0.90	3.22	6.31	2.32	2.84	18.43	19.91	9.41	8.94	2.16	1.91
3.20	3.14	4.30	2.80	10.04	11.35	28.97	48.68	136.47	250.46	6.50	5.16
2.00	0.45	1.61	1.40	2.32	6.62	9.22	26.55	70.59	125.23	2.86	2.22
0.80	0.00	1.07	0.00	0.77	0.95	1.32	2.21	4.71	8.94	0.39	0.35
1.20	2.69	2.69	1.40	7.72	4.73	19.75	22.13	65.88	125.23	3.64	2.94
0.00	0.00	0.00	0.00	0.00	0.00	0.00	0.00	4.71	8.94	0.10	0.06
0.00	0.00	0.54	0.00	2.32	0.95	6.58	0.00	14.12	8.94	0.47	0.39
0.00	0.00	0.00	0.00	0.00	0.00	0.00	0.00	0.00	0.00	0.51	0.54
0.40	0.90	1.61	0.00	1.54	0.95	3.95	0.00	0.00	0.00	0.10	0.06
0.00	0.00	0.00	0.00	0.00	0.00	0.00	0.00	4.71	8.94	0.10	0.06
25.19	50.63	103.14	182.98	272.55	579.02	1235.02	2467.14	4992.81	8712.38	213.55	162.46
0.40	1.79	0.54	1.40	0.00	0.00	2.63	8.85	4.71	17.89	0.58	0.48
9.60	17.47	38.68	84.83	134.34	264.91	518.76	1115.19	2338.76	4821.33	102.09	75.95
0.40	1.79	3.76	5.61	10.81	20.81	23.70	35.40	70.59	98.39	3.96	3.25
0.40	0.90	2.69	12.62	11.58	26.49	46.08	139.40	249.41	527.75	10.83	7.96
0.80	0.90	1.07	4.21	2.32	12.30	15.80	24.34	42.35	80.50	2.53	2.00
4.40	11.20	22.56	51.18	86.47	174.09	342.33	756.74	1552.90	3068.12	65.98	49.21

表7-2-24(续) 2006年全国疾病监测系统分死因

疾病编码	疾病名称	总计	0岁	1岁~	5岁~	10岁~	15岁~	20岁~	25岁~	30岁~	35岁~
C091	急性心肌梗死	29.62	0.00	0.00	0.00	0.00	0.78	0.42	0.39	2.22	2.11
C092	3.脑血管疾病	103.68	8.63	0.00	0.75	0.55	0.00	0.85	0.39	2.59	6.67
C093	H.呼吸系统疾病	44.10	8.63	0.00	0.00	0.55	0.00	0.42	0.00	0.00	1.40
C094	1.慢性下呼吸道疾病	41.91	4.32	0.00	0.00	0.00	0.00	0.00	0.00	0.00	1.40
C095	a.慢性阻塞性肺疾病	39.03	4.32	0.00	0.00	0.00	0.00	0.00	0.00	0.00	0.70
C096	b.哮喘	2.70	0.00	0.00	0.00	0.00	0.00	0.00	0.00	0.00	0.70
C097	2.尘肺	0.03	0.00	0.00	0.00	0.00	0.00	0.00	0.00	0.00	0.00
C098	I.消化系统疾病	10.85	8.63	0.00	0.00	0.00	0.00	0.42	0.00	0.37	1.40
C099	1.消化性溃疡	1.10	0.00	0.00	0.00	0.00	0.00	0.00	0.00	0.00	0.00
C100	2.肝疾病	4.42	0.00	0.00	0.00	0.00	0.00	0.00	0.00	0.37	1.05
C101	a.肝硬化	3.29	0.00	0.00	0.00	0.00	0.00	0.00	0.00	0.00	1.05
C102	3.阑尾炎	0.10	0.00	0.00	0.00	0.00	0.00	0.00	0.00	0.00	0.00
C103	4.肠梗阻	0.62	0.00	0.00	0.00	0.00	0.00	0.00	0.00	0.00	0.00
C104	J.泌尿生殖系统疾病	8.29	0.00	0.00	0.00	0.00	0.39	1.70	1.57	1.48	2.11
C105	1.肾炎和肾病	8.05	0.00	0.00	0.00	0.00	0.39	1.70	1.57	1.11	1.76
C106	a.肾小球和肾小管间质疾病	5.86	0.00	0.00	0.00	0.00	0.39	1.70	1.57	0.74	1.76
C107	2.良性前列腺肥大	0.00	0.00	0.00	0.00	0.00	0.00	0.00	0.00	0.00	0.00
C108	K.皮肤病	0.24	0.00	0.00	0.00	0.00	0.39	0.00	0.00	0.00	0.35
C109	L.肌肉骨骼和结缔组织疾病	2.29	0.00	0.00	0.00	0.55	1.94	0.42	0.39	1.48	2.46
C110	1.风湿性关节炎	0.62	0.00	0.00	0.00	0.00	0.00	0.00	0.00	0.00	0.00
C111	2.骨关节炎	0.00	0.00	0.00	0.00	0.00	0.00	0.00	0.00	0.00	0.00
C112	M.先天异常	1.95	116.52	6.88	0.75	2.73	1.55	2.12	1.18	0.00	0.35
C113	1.先天性心脏病	1.20	56.10	5.74	0.75	1.64	1.16	1.70	1.18	0.00	0.00
C114	N.口腔疾病	0.00	0.00	0.00	0.00	0.00	0.00	0.00	0.00	0.00	0.00
C115	Ⅲ.伤害	30.23	17.26	21.80	12.01	6.00	13.98	11.02	19.24	19.26	17.56
C116	A.意外伤害	21.47	17.26	20.65	12.01	3.27	10.87	8.05	11.39	10.74	11.24
C117	1.交通事故	8.94	4.32	2.29	3.75	1.09	5.44	5.93	6.68	6.30	5.97
C118	a.道路交通事故	6.20	4.32	1.15	3.75	0.00	2.72	5.93	5.89	4.45	4.92
C119	1a*机动车辆交通事故	5.17	4.32	1.15	3.75	0.00	2.33	4.24	3.53	3.33	3.51
C120	1b*机动车以外的运输事故	2.02	0.00	0.00	0.00	0.00	1.55	1.70	2.36	1.48	1.40
C121	2.意外中毒	2.16	0.00	0.00	0.00	0.55	1.94	1.27	1.18	1.11	1.40
C122	3.意外跌落	5.24	0.00	6.88	0.75	1.09	0.78	0.85	1.18	0.37	2.11
C123	4.火灾	0.45	0.00	0.00	0.00	0.00	0.00	0.00	0.39	0.00	0.35
C124	5.溺水	1.92	4.32	6.88	4.50	0.55	1.55	0.00	0.79	1.85	0.70
C125	6.意外的机械性窒息	0.14	4.32	0.00	0.00	0.00	0.00	0.00	0.00	0.37	0.00
C126	7.触电	0.27	0.00	0.00	0.75	0.00	0.00	0.00	0.79	0.37	0.00
C127	8.砸死	0.07	0.00	0.00	0.00	0.00	0.39	0.00	0.00	0.00	0.00
C128	9.由机械切割和穿刺工具所致的意外事故	0.00	0.00	0.00	0.00	0.00	0.00	0.00	0.00	0.00	0.00
C129	10.自然环境因素导致的意外事故	0.48	0.00	2.29	0.75	0.00	0.78	0.00	0.00	0.00	0.70
C130	B.故意伤害	8.15	0.00	1.15	0.00	1.64	3.11	2.97	7.46	7.78	6.32
C131	1.自杀	7.19	0.00	0.00	0.00	1.64	2.33	2.54	6.68	5.93	5.62
C132	2.被杀	0.92	0.00	1.15	0.00	0.00	0.78	0.42	0.79	1.85	0.70

年龄别死亡率（中部城市，女）

40岁~	45岁~	50岁~	55岁~	60岁~	65岁~	70岁~	75岁~	80岁~	85岁~	世调率(2000)	中调率(2000)
4.00	8.06	14.50	30.85	54.82	93.67	161.95	371.73	654.10	1341.74	31.82	24.34
15.20	30.92	61.78	96.75	137.43	308.43	707.04	1338.67	2630.52	3846.33	109.99	85.30
2.80	5.38	10.74	21.03	33.97	108.80	263.33	553.17	1388.20	2746.10	51.02	36.66
2.00	4.48	10.21	18.93	33.20	106.91	250.16	517.77	1345.85	2611.93	48.48	34.80
2.00	3.58	9.13	14.72	31.66	102.18	229.10	506.70	1251.73	2397.25	45.09	32.40
0.00	0.90	0.54	4.21	1.54	3.78	21.07	8.85	89.41	205.73	3.20	2.25
0.00	0.00	0.00	0.00	0.00	0.00	0.00	2.21	0.00	0.00	0.03	0.03
2.40	6.27	8.06	14.72	24.71	32.17	50.03	123.91	183.52	483.03	11.53	8.93
0.00	0.00	0.00	1.40	0.00	2.84	9.22	8.85	42.35	62.61	1.27	0.91
2.00	3.14	5.91	11.92	16.21	12.30	19.75	39.83	37.65	89.45	4.20	3.56
1.20	1.34	2.69	9.11	13.13	6.62	17.12	35.40	32.94	80.50	3.20	2.64
0.00	0.45	0.00	0.00	0.00	0.00	0.00	2.21	4.71	0.00	0.10	0.09
0.00	0.00	0.00	0.00	0.00	1.89	1.32	13.28	14.12	26.83	0.67	0.52
0.00	0.90	0.54	0.00	0.00	0.00	0.00	0.00	0.00	0.00	0.00	0.00
7.20	5.38	6.98	7.71	16.21	33.11	55.30	61.96	108.23	178.90	7.94	6.81
7.20	5.38	6.98	7.01	15.44	33.11	55.30	61.96	103.53	161.01	7.67	6.60
5.20	2.24	5.37	5.61	10.81	19.87	47.40	46.47	61.17	125.23	5.59	4.80
0.00	0.00	0.00	0.00	0.00	0.00	0.00	0.00	0.00	0.00	0.00	0.00
0.00	0.00	0.00	0.70	0.00	0.95	0.00	0.00	4.71	17.89	0.27	0.20
2.00	1.34	1.61	2.10	1.54	1.89	14.48	4.43	32.94	89.45	2.32	2.00
0.00	0.00	0.00	0.70	1.54	0.95	9.22	4.43	14.12	17.89	0.63	0.50
0.00	0.00	0.00	0.00	0.00	0.00	0.00	0.00	0.00	0.00	0.00	0.00
0.80	0.00	0.00	1.40	0.00	0.00	1.32	0.00	0.00	0.00	3.52	2.55
0.40	0.00	0.00	0.70	0.00	0.00	0.00	0.00	0.00	0.00	2.07	1.54
0.00	0.00	0.00	0.00	0.00	0.00	0.00	0.00	0.00	0.00	0.00	0.00
30.39	28.23	27.40	38.56	34.74	46.36	72.42	172.59	315.29	724.54	30.99	27.26
20.39	19.27	19.88	25.24	23.93	34.06	56.62	112.85	239.99	599.31	22.74	19.44
10.80	8.96	14.50	18.23	17.76	16.08	14.48	26.55	28.23	26.83	8.19	7.93
6.80	7.17	9.13	9.82	12.35	9.46	10.53	22.13	14.12	8.94	5.67	5.56
6.00	5.38	9.67	7.71	12.35	10.41	7.90	19.91	4.71	8.94	4.75	4.60
2.40	2.69	1.61	4.21	3.09	2.84	5.27	4.43	9.41	8.94	1.79	1.77
0.40	3.58	1.61	4.21	0.00	3.78	9.22	17.70	18.82	26.83	2.04	1.90
3.20	3.14	1.61	1.40	2.32	7.57	13.17	33.19	117.64	438.30	6.53	4.64
0.40	0.00	0.00	0.00	0.00	2.84	2.63	6.64	9.41	0.00	0.41	0.37
3.60	1.79	1.07	0.00	3.86	0.00	5.27	6.64	9.41	0.00	2.23	1.99
0.40	0.00	0.00	0.00	0.00	0.00	1.32	0.00	0.00	0.00	0.16	0.14
0.40	0.90	0.00	0.00	0.00	0.95	0.00	0.00	0.00	0.00	0.26	0.28
0.00	0.00	0.00	0.00	0.00	0.00	0.00	2.21	0.00	0.00	0.07	0.06
0.00	0.00	0.00	0.00	0.00	0.00	0.00	0.00	0.00	0.00	0.00	0.00
0.00	0.00	0.00	0.00	0.00	0.95	1.32	6.64	4.71	8.94	0.60	0.48
9.60	7.62	6.45	13.32	10.04	11.35	14.48	53.10	70.59	125.23	7.67	7.23
8.40	6.27	5.91	11.92	8.49	10.41	13.17	53.10	65.88	116.28	6.77	6.34
0.80	1.34	0.54	1.40	1.54	0.95	1.32	0.00	4.71	8.94	0.87	0.86

表 7-2-25 2006年全国疾病监测系统分死因

疾病编码	疾病名称	总计	0岁	1岁~	5岁~	10岁~	15岁~	20岁~	25岁~	30岁~	35岁~
C001	总计	456.78	716.32	60.09	26.61	27.49	43.71	40.27	37.24	91.68	144.66
C002	Ⅰ.感染性、母婴及营养缺乏性疾病	22.96	438.32	11.56	2.66	1.09	1.74	3.53	2.65	8.02	8.31
C003	A.传染病和寄生虫病	8.66	36.53	2.77	1.00	1.09	0.87	2.06	1.83	5.96	6.18
C004	1.结核病	2.82	2.03	0.00	0.00	0.00	0.29	1.18	0.20	1.23	1.66
C005	a.呼吸道结核	2.65	0.00	0.00	0.00	0.00	0.00	0.59	0.20	1.23	1.66
C006	2.性传播疾病(不包括艾滋病)	0.02	2.03	0.00	0.00	0.00	0.00	0.00	0.00	0.00	0.00
C007	a.梅毒	0.02	2.03	0.00	0.00	0.00	0.00	0.00	0.00	0.00	0.00
C008	3.艾滋病	0.32	0.00	0.00	0.00	0.00	0.00	0.29	0.41	1.64	0.48
C009	4.腹泻病	0.34	8.12	0.46	0.00	0.27	0.00	0.00	0.20	0.21	0.00
C010	a.痢疾	0.09	2.03	0.00	0.00	0.00	0.00	0.00	0.00	0.21	0.00
C011	b.伤寒和副伤寒	0.02	0.00	0.00	0.00	0.00	0.00	0.00	0.00	0.00	0.00
C012	5.好发于儿童期的疾病	0.11	6.09	0.00	0.00	0.00	0.00	0.00	0.00	0.21	0.24
C013	a.百日咳	0.00	0.00	0.00	0.00	0.00	0.00	0.00	0.00	0.00	0.00
C014	b.脊髓灰质炎	0.00	0.00	0.00	0.00	0.00	0.00	0.00	0.00	0.00	0.00
C015	c.白喉	0.00	0.00	0.00	0.00	0.00	0.00	0.00	0.00	0.00	0.00
C016	d.麻疹	0.00	0.00	0.00	0.00	0.00	0.00	0.00	0.00	0.00	0.00
C017	e.破伤风	0.11	6.09	0.00	0.00	0.00	0.00	0.00	0.00	0.21	0.24
C018	6.脑(脊)膜炎	0.28	8.12	0.46	0.33	0.27	0.00	0.00	0.20	0.00	0.24
C019	a.脑膜炎球菌感染	0.11	8.12	0.00	0.00	0.00	0.00	0.00	0.00	0.00	0.24
C020	b.脑膜炎	0.17	0.00	0.46	0.33	0.27	0.00	0.00	0.20	0.00	0.00
C021	7.病毒性肝炎	3.40	0.00	0.00	0.00	0.00	0.29	0.00	0.61	1.64	2.14
C022	a.乙型肝炎	3.25	0.00	0.00	0.00	0.00	0.29	0.00	0.61	1.64	2.14
C023	b.丙型肝炎	0.13	0.00	0.00	0.00	0.00	0.00	0.00	0.00	0.00	0.00
C024	8.疟疾	0.00	0.00	0.00	0.00	0.00	0.00	0.00	0.00	0.00	0.00
C025	9.热带病	0.00	0.00	0.00	0.00	0.00	0.00	0.00	0.00	0.00	0.00
C026	a.血吸虫病	0.00	0.00	0.00	0.00	0.00	0.00	0.00	0.00	0.00	0.00
C027	10.流行性乙型脑炎	0.04	0.00	0.46	0.33	0.00	0.00	0.00	0.00	0.00	0.00
C028	11.钩端螺旋体病	0.00	0.00	0.00	0.00	0.00	0.00	0.00	0.00	0.00	0.00
C029	12.流行性出血热	0.00	0.00	0.00	0.00	0.00	0.00	0.00	0.00	0.00	0.00
C030	13.败血病	0.41	0.00	0.92	0.00	0.27	0.00	0.29	0.00	0.00	0.71
C031	B.呼吸系统感染性疾病	9.83	71.02	8.78	1.00	0.00	0.58	1.47	0.41	0.62	1.43
C032	1.上呼吸道感染	0.62	2.03	0.46	0.00	0.00	0.00	0.29	0.00	0.00	0.00
C033	2.下呼吸道感染	9.21	68.99	8.32	1.00	0.00	0.58	1.18	0.41	0.62	1.43
C034	a.肺炎	7.59	64.94	6.93	1.00	0.00	0.58	1.18	0.20	0.62	1.43
C035	C.妊娠、分娩和产褥期疾病	0.28	0.00	0.00	0.00	0.00	0.29	0.00	0.41	1.23	0.71
C036	1.直接产科原因	0.28	0.00	0.00	0.00	0.00	0.29	0.00	0.41	1.23	0.71
C037	a.产后出血	0.06	0.00	0.00	0.00	0.00	0.00	0.00	0.00	0.41	0.00
C038	b.产褥期感染	0.06	0.00	0.00	0.00	0.00	0.00	0.29	0.00	0.41	0.00
C039	c.妊娠高血压综合征	0.09	0.00	0.00	0.00	0.00	0.00	0.00	0.20	0.21	0.48
C040	d.阻梗性分娩	0.00	0.00	0.00	0.00	0.00	0.00	0.00	0.00	0.00	0.00
C041	e.流产	0.06	0.00	0.00	0.00	0.00	0.00	0.00	0.20	0.21	0.24
C042	f.母体产伤	0.00	0.00	0.00	0.00	0.00	0.00	0.00	0.00	0.00	0.00
C043	2.间接产科原因	0.00	0.00	0.00	0.00	0.00	0.00	0.00	0.00	0.00	0.00
C044	D.起源于围生期的某些情况	3.38	320.62	0.00	0.00	0.00	0.00	0.00	0.00	0.00	0.00
C045	1.低出生体重	0.83	79.14	0.00	0.00	0.00	0.00	0.00	0.00	0.00	0.00

年龄别死亡率(西部城市,男女合计)

40岁~	45岁~	50岁~	55岁~	60岁~	65岁~	70岁~	75岁~	80岁~	85岁~	世调率(2000)	中调率(2000)
234.95	219.14	440.52	632.12	961.06	1694.27	3189.08	4547.87	6573.54	13075.68	496.77	411.57
13.05	6.44	18.37	17.82	23.60	46.67	81.03	141.44	353.22	847.93	28.01	21.03
10.77	5.82	15.75	12.19	17.01	31.82	42.01	40.83	51.94	81.87	8.84	8.05
3.26	1.53	4.50	5.63	4.39	12.02	21.01	21.87	18.18	29.24	2.85	2.59
3.26	1.53	4.50	5.16	4.39	11.31	20.01	21.87	15.58	29.24	2.66	2.43
0.00	0.00	0.00	0.00	0.00	0.00	0.00	0.00	0.00	0.00	0.03	0.02
0.00	0.00	0.00	0.00	0.00	0.00	0.00	0.00	0.00	0.00	0.03	0.02
0.33	0.00	0.00	0.00	0.00	0.71	0.00	0.00	0.00	0.00	0.26	0.31
0.00	0.00	0.00	0.47	0.00	0.71	2.00	2.92	2.60	5.85	0.41	0.32
0.00	0.00	0.00	0.47	0.00	0.71	0.00	0.00	0.00	0.00	0.09	0.08
0.00	0.00	0.00	0.00	0.00	0.00	1.00	0.00	0.00	0.00	0.02	0.02
0.00	0.00	0.00	0.00	0.00	0.00	0.00	0.00	0.00	0.00	0.13	0.10
0.00	0.00	0.00	0.00	0.00	0.00	0.00	0.00	0.00	0.00	0.00	0.00
0.00	0.00	0.00	0.00	0.00	0.00	0.00	0.00	0.00	0.00	0.00	0.00
0.00	0.00	0.00	0.00	0.00	0.00	0.00	0.00	0.00	0.00	0.00	0.00
0.00	0.00	0.00	0.00	0.00	0.00	0.00	0.00	0.00	0.00	0.13	0.10
0.00	0.00	0.37	0.47	1.10	0.00	0.00	0.00	0.00	0.00	0.33	0.27
0.00	0.00	0.00	0.00	0.00	0.00	0.00	0.00	0.00	0.00	0.15	0.10
0.00	0.00	0.37	0.47	1.10	0.00	0.00	0.00	0.00	0.00	0.18	0.17
4.89	3.98	10.12	4.22	8.23	17.68	17.01	13.12	18.18	5.85	3.26	3.13
4.89	3.68	9.75	3.75	8.23	16.26	16.01	11.66	18.18	5.85	3.11	2.99
0.00	0.31	0.37	0.00	0.00	1.41	1.00	1.46	0.00	0.00	0.12	0.12
0.00	0.00	0.00	0.00	0.00	0.00	0.00	0.00	0.00	0.00	0.00	0.00
0.00	0.00	0.00	0.00	0.00	0.00	0.00	0.00	0.00	0.00	0.00	0.00
0.00	0.00	0.00	0.00	0.00	0.00	0.00	0.00	0.00	0.00	0.06	0.05
0.00	0.00	0.00	0.00	0.00	0.00	0.00	0.00	0.00	0.00	0.00	0.00
0.00	0.00	0.00	0.00	0.00	0.00	0.00	0.00	0.00	0.00	0.00	0.00
0.65	0.00	0.00	0.94	1.10	0.00	1.00	0.00	5.19	17.54	0.47	0.38
1.96	0.00	2.62	4.69	4.94	13.44	34.01	93.32	280.50	748.52	12.74	8.68
0.00	0.00	0.37	0.00	0.55	2.83	0.00	5.83	15.58	58.48	0.81	0.54
1.96	0.00	2.25	4.69	4.39	10.61	34.01	87.49	264.92	690.04	11.92	8.13
1.96	0.00	2.25	4.22	3.29	9.19	28.01	69.99	218.17	520.45	9.75	6.72
0.33	0.00	0.00	0.00	0.00	0.00	0.00	0.00	0.00	0.00	0.22	0.27
0.33	0.00	0.00	0.00	0.00	0.00	0.00	0.00	0.00	0.00	0.22	0.27
0.33	0.00	0.00	0.00	0.00	0.00	0.00	0.00	0.00	0.00	0.05	0.06
0.00	0.00	0.00	0.00	0.00	0.00	0.00	0.00	0.00	0.00	0.06	0.07
0.00	0.00	0.00	0.00	0.00	0.00	0.00	0.00	0.00	0.00	0.07	0.08
0.00	0.00	0.00	0.00	0.00	0.00	0.00	0.00	0.00	0.00	0.00	0.00
0.00	0.00	0.00	0.00	0.00	0.00	0.00	0.00	0.00	0.00	0.05	0.06
0.00	0.00	0.00	0.00	0.00	0.00	0.00	0.00	0.00	0.00	0.00	0.00
0.00	0.00	0.00	0.00	0.00	0.00	0.00	0.00	0.00	0.00	5.27	3.30
0.00	0.00	0.00	0.00	0.00	0.00	0.00	0.00	0.00	0.00	1.30	0.82

表 7-2-25（续） 2006年全国疾病监测系统分死因

疾病编码	疾病名称	总计	0岁	1岁~	5岁~	10岁~	15岁~	20岁~	25岁~	30岁~	35岁~
C046	a.早产儿和未成熟儿	0.32	30.44	0.00	0.00	0.00	0.00	0.00	0.00	0.00	0.00
C047	2.新生儿产伤和窒息	2.01	190.75	0.00	0.00	0.00	0.00	0.00	0.00	0.00	0.00
C048	3.新生儿溶血性疾病	0.09	8.12	0.00	0.00	0.00	0.00	0.00	0.00	0.00	0.00
C049	4.新生儿硬化病	0.02	2.03	0.00	0.00	0.00	0.00	0.00	0.00	0.00	0.00
C050	E.营养缺乏性疾病	0.81	10.15	0.00	0.67	0.00	0.00	0.00	0.00	0.21	0.00
C051	1.营养不良	0.28	10.15	0.00	0.67	0.00	0.00	0.00	0.00	0.00	0.00
C052	2.缺铁性贫血	0.26	0.00	0.00	0.00	0.00	0.00	0.00	0.00	0.21	0.00
C053	Ⅱ.非感染性疾病	383.23	184.66	16.64	7.98	10.62	15.92	12.93	17.30	44.20	79.81
C054	A.恶性肿瘤	112.02	10.15	2.31	3.33	3.54	4.34	5.88	5.49	19.53	30.88
C055	1.唇、口腔和咽恶性肿瘤	2.12	0.00	0.00	0.00	0.00	0.00	0.00	0.20	0.21	0.24
C056	a.鼻咽癌	0.98	0.00	0.00	0.00	0.00	0.00	0.00	0.00	0.21	0.00
C057	2.食管癌	15.60	0.00	0.00	0.00	0.00	0.00	0.00	0.20	0.82	1.43
C058	3.胃癌	13.36	0.00	0.00	0.00	0.00	0.00	0.00	0.00	0.82	3.33
C059	4.结直肠癌	7.40	0.00	0.00	0.00	0.00	0.00	0.59	0.20	1.64	1.43
C060	5.肝癌	16.82	0.00	0.00	0.00	0.00	0.29	0.88	1.63	4.52	8.79
C061	6.胰腺癌	3.36	0.00	0.00	0.00	0.00	0.00	0.00	0.00	0.00	0.48
C062	7.肺癌	29.09	0.00	0.00	0.00	0.27	0.00	0.29	0.61	2.26	3.80
C063	8.皮肤癌	0.47	0.00	0.00	0.00	0.00	0.00	0.00	0.20	0.00	0.48
C064	9.乳腺癌	2.56	0.00	0.00	0.00	0.00	0.00	0.00	0.00	1.64	1.19
C065	10.子宫颈癌	0.83	0.00	0.00	0.00	0.00	0.29	0.29	0.00	0.62	0.48
C066	11.子宫体癌	1.35	0.00	0.00	0.00	0.00	0.00	0.29	0.20	0.41	1.66
C067	12.卵巢癌	0.66	0.00	0.00	0.00	0.00	0.00	0.00	0.00	0.21	0.48
C068	13.前列腺癌	0.79	0.00	0.00	0.00	0.00	0.00	0.00	0.00	0.00	0.00
C069	14.膀胱癌	1.50	0.00	0.00	0.00	0.00	0.00	0.00	0.00	0.00	0.00
C070	15.淋巴瘤与多发性骨髓瘤	1.52	0.00	0.00	0.33	0.00	0.00	1.18	0.41	0.82	0.95
C071	16.白血病	3.61	8.12	0.92	1.33	1.63	2.32	1.76	1.02	2.06	3.09
C072	B.其他肿瘤	1.75	4.06	0.00	0.33	0.00	0.29	0.59	0.00	0.41	1.19
C073	1.良性肿瘤	0.51	4.06	0.00	0.00	0.00	0.29	0.59	0.00	0.21	0.00
C074	C.糖尿病	8.46	0.00	0.00	0.00	0.27	0.58	0.00	0.20	0.82	0.71
C075	D.内分泌、血液造血及免疫疾病	1.43	4.06	0.46	0.00	0.00	0.29	0.29	1.02	0.41	1.66
C076	E.神经和精神疾病	6.09	8.12	3.24	2.33	1.36	2.32	1.18	2.03	2.67	4.75
C077	1.精神障碍	1.45	0.00	0.00	0.00	0.00	0.00	0.88	1.22	1.03	1.66
C078	a.精神分裂症	0.77	0.00	0.00	0.00	0.00	0.00	0.29	0.81	0.41	0.95
C079	2.神经系统疾病	4.64	8.12	3.24	2.33	1.36	2.32	0.29	0.81	1.64	3.09
C080	a.阿尔茨海默病	1.00	0.00	0.00	0.00	0.00	0.00	0.00	0.00	0.00	0.00
C081	b.帕金森病	0.36	0.00	0.00	0.00	0.00	0.00	0.00	0.00	0.00	0.00
C082	c.癫痫	0.90	0.00	0.92	1.33	0.27	0.58	0.29	0.61	1.44	1.43
C083	F.感官疾病	0.09	0.00	0.00	0.00	0.00	0.00	0.00	0.00	0.00	0.00
C084	G.循环系统疾病	157.44	20.29	1.39	1.00	2.99	2.32	3.53	3.66	11.10	23.52
C085	1.急性风湿热	0.43	0.00	0.00	0.00	0.00	0.00	0.00	0.20	0.00	0.24
C086	2.心脏病	63.33	12.18	0.92	1.00	1.36	1.45	2.35	2.44	7.40	11.40
C087	a.慢性风湿性心脏病	6.35	0.00	0.00	0.00	0.00	0.58	0.88	0.81	1.64	3.09
C088	b.高血压性心脏病	15.22	0.00	0.00	0.00	0.00	0.00	0.29	0.41	0.82	2.14
C089	c.肺源性心脏病	1.13	0.00	0.00	0.00	0.00	0.29	0.00	0.00	0.00	0.00
C090	d.缺血性心脏病	31.10	2.03	0.00	0.00	0.27	0.58	0.88	0.61	2.88	3.80

年龄别死亡率（西部城市，男女合计）

40岁~	45岁~	50岁~	55岁~	60岁~	65岁~	70岁~	75岁~	80岁~	85岁~	世调率(2000)	中调率(2000)
0.00	0.00	0.00	0.00	0.00	0.00	0.00	0.00	0.00	0.00	0.50	0.31
0.00	0.00	0.00	0.00	0.00	0.00	0.00	0.00	0.00	0.00	3.13	1.96
0.00	0.00	0.00	0.00	0.00	0.00	0.00	0.00	0.00	0.00	0.13	0.08
0.00	0.00	0.00	0.00	0.00	0.00	0.00	0.00	0.00	0.00	0.03	0.02
0.00	0.61	0.00	0.94	1.65	1.41	5.00	7.29	20.78	17.54	0.94	0.73
0.00	0.00	0.00	0.00	0.55	0.00	2.00	1.46	2.60	5.85	0.37	0.27
0.00	0.00	0.00	0.94	0.55	0.71	1.00	4.37	7.79	0.00	0.26	0.22
159.90	169.80	359.17	557.56	871.05	1558.50	2981.01	4200.84	5882.69	11093.27	415.71	342.63
68.20	83.37	158.59	239.16	334.81	518.32	831.28	1032.35	1075.25	1233.89	114.22	101.02
1.96	2.45	3.37	3.75	5.49	11.31	17.01	14.58	28.57	5.85	2.11	1.91
0.98	2.15	2.62	2.34	2.20	4.95	6.00	4.37	5.19	5.85	0.97	0.90
3.26	6.44	17.25	38.45	55.98	77.08	135.05	161.85	171.42	216.37	16.19	13.89
6.85	8.58	16.12	22.04	42.26	68.59	101.03	151.64	122.07	245.61	13.93	12.00
4.24	4.60	10.87	11.25	16.47	35.36	58.02	78.74	109.08	81.87	7.59	6.64
19.25	17.16	31.12	47.36	49.40	62.23	92.03	123.94	103.89	128.65	16.68	15.24
0.98	2.45	4.50	6.10	12.08	16.97	38.01	33.54	25.97	11.70	3.38	3.03
12.40	13.79	38.99	63.77	90.56	152.74	260.09	290.17	270.11	362.56	29.97	26.09
0.65	0.31	0.75	0.00	0.00	2.12	4.00	4.37	10.39	0.00	0.46	0.43
4.24	6.44	7.50	4.22	7.14	6.36	9.00	7.29	15.58	11.70	2.45	2.37
2.61	1.53	1.12	0.94	1.10	0.71	3.00	10.21	2.60	0.00	0.80	0.79
1.96	2.45	2.62	2.81	4.39	5.66	3.00	5.83	5.19	0.00	1.27	1.24
0.00	0.92	3.00	0.94	4.94	1.41	2.00	1.46	2.60	0.00	0.62	0.60
0.00	0.00	0.00	1.88	0.00	2.83	6.00	7.29	28.57	40.93	0.93	0.68
0.00	0.92	0.75	1.41	2.74	7.78	17.01	16.04	33.76	29.24	1.60	1.33
1.63	0.31	1.12	2.81	2.74	6.36	11.00	8.75	15.58	23.39	1.56	1.39
1.63	3.06	7.12	7.03	6.04	14.85	7.00	24.79	12.99	5.85	3.60	3.42
1.31	0.92	3.00	1.88	4.39	4.95	11.00	18.96	18.18	23.39	1.83	1.60
0.65	0.61	0.37	0.94	0.55	2.12	3.00	4.37	2.60	0.00	0.54	0.48
4.24	3.68	10.50	12.19	27.44	40.31	62.02	102.07	114.28	134.50	8.84	7.56
1.96	0.00	1.87	2.34	3.84	4.95	6.00	5.83	10.39	23.39	1.47	1.31
5.87	3.98	5.62	4.22	7.68	11.31	21.01	49.58	93.50	181.28	6.63	5.63
1.96	2.76	2.25	0.47	1.10	4.95	1.00	7.29	12.99	29.24	1.43	1.35
0.33	1.84	1.12	0.47	1.10	2.83	1.00	4.37	5.19	11.70	0.74	0.71
3.92	1.23	3.37	3.75	6.59	6.36	20.01	42.29	80.51	152.04	5.21	4.28
0.00	0.00	0.37	0.00	1.10	1.41	4.00	16.04	38.96	70.17	1.23	0.86
0.00	0.00	0.00	0.47	0.00	0.00	6.00	10.21	5.19	5.85	0.39	0.32
0.98	0.61	1.50	0.00	1.10	1.41	0.00	1.46	0.00	11.70	0.90	0.88
0.00	0.00	0.37	0.00	0.00	0.71	0.00	1.46	2.60	0.00	0.09	0.07
50.25	53.64	118.10	201.17	329.32	636.41	1300.44	1824.11	2667.34	5830.26	174.63	140.09
0.33	0.31	0.00	0.00	2.20	1.41	2.00	2.92	15.58	0.00	0.43	0.37
22.84	26.36	43.12	82.53	131.73	259.51	497.17	675.11	1020.70	2520.40	70.50	56.50
3.92	4.90	7.12	17.35	13.72	26.87	46.02	40.83	67.53	116.96	6.55	5.73
4.24	6.44	9.75	19.70	36.23	78.49	133.05	174.97	241.54	415.19	16.44	13.57
0.33	0.61	0.75	0.94	2.20	5.66	11.00	13.12	15.58	40.93	1.26	1.02
8.81	11.03	20.62	33.29	60.38	118.80	246.08	349.95	535.03	1497.04	35.40	27.64

表 7-2-25(续)　2006 年全国疾病监测系统分死因

疾病编码	疾病名称	总计	0岁	1岁~	5岁~	10岁~	15岁~	20岁~	25岁~	30岁~	35岁~
C091	急性心肌梗死	15.05	0.00	0.00	0.00	0.00	0.29	0.00	0.61	2.06	3.09
C092	3.脑血管疾病	91.69	8.12	0.46	0.00	1.63	0.87	1.18	1.02	3.29	11.64
C093	H.呼吸系统疾病	71.94	10.15	0.92	0.00	0.54	2.89	0.29	1.42	3.29	4.51
C094	1.慢性下呼吸道疾病	66.94	2.03	0.00	0.00	0.27	0.58	0.00	1.42	1.85	2.38
C095	a.慢性阻塞性肺疾病	65.34	2.03	0.00	0.00	0.27	0.58	0.00	1.02	0.62	1.90
C096	b.哮喘	1.50	0.00	0.00	0.00	0.00	0.00	0.00	0.41	1.03	0.48
C097	2.尘肺	1.50	0.00	0.00	0.00	0.00	0.00	0.00	0.00	0.41	0.24
C098	I.消化系统疾病	13.70	12.18	0.92	0.00	0.27	0.87	0.29	1.22	3.49	7.36
C099	1.消化性溃疡	2.65	0.00	0.00	0.00	0.00	0.29	0.00	0.00	0.62	0.95
C100	2.肝疾病	6.78	0.00	0.00	0.00	0.27	0.29	0.00	0.81	2.06	5.70
C101	a.肝硬化	5.90	0.00	0.00	0.00	0.27	0.29	0.00	0.81	1.85	4.75
C102	3.阑尾炎	0.06	0.00	0.00	0.00	0.00	0.00	0.00	0.00	0.00	0.00
C103	4.肠梗阻	0.77	0.00	0.00	0.00	0.00	0.00	0.00	0.00	0.41	0.24
C104	J.泌尿生殖系统疾病	6.58	0.00	0.46	1.00	0.00	0.87	0.59	1.63	2.26	3.09
C105	1.肾炎和肾病	5.77	0.00	0.46	1.00	0.00	0.87	0.29	1.42	1.85	3.09
C106	a.肾小球和肾小管间质疾病	3.93	0.00	0.00	0.67	0.00	0.87	0.29	0.81	0.82	2.38
C107	2.良性前列腺肥大	0.13	0.00	0.00	0.00	0.00	0.00	0.00	0.00	0.00	0.00
C108	K.皮肤病	0.38	0.00	0.00	0.00	0.00	0.29	0.00	0.00	0.00	0.00
C109	L.肌肉骨骼和结缔组织疾病	1.28	0.00	0.00	0.00	0.27	0.00	0.00	0.20	0.00	1.43
C110	1.风湿性关节炎	0.51	0.00	0.00	0.00	0.00	0.00	0.00	0.00	0.00	0.24
C111	2.骨关节炎	0.00	0.00	0.00	0.00	0.00	0.00	0.00	0.00	0.00	0.00
C112	M.先天异常	2.05	115.67	6.93	0.00	1.36	0.87	0.29	0.41	0.21	0.71
C113	1.先天性心脏病	1.20	60.88	5.55	0.00	0.54	0.58	0.29	0.41	0.00	0.48
C114	N.口腔疾病	0.00	0.00	0.00	0.00	0.00	0.00	0.00	0.00	0.00	0.00
C115	Ⅲ.伤害	43.30	60.88	30.05	14.63	15.24	24.32	22.93	15.87	38.44	53.44
C116	A.意外伤害	33.56	58.85	28.20	13.64	13.88	17.95	20.28	11.80	30.01	41.33
C117	1.交通事故	13.85	4.06	4.62	2.66	4.36	8.40	12.34	7.94	14.80	22.57
C118	a.道路交通事故	11.39	4.06	3.70	2.33	4.36	6.66	9.70	5.49	13.16	18.29
C119	1a* 机动车辆交通事故	9.81	4.06	3.24	1.66	4.08	6.66	9.41	4.68	12.13	15.68
C120	1b* 机动车以外的运输事故	2.56	0.00	0.46	0.67	0.27	0.87	2.06	1.63	2.26	4.28
C121	2.意外中毒	2.48	4.06	0.92	0.67	0.54	1.45	1.18	0.81	3.49	2.61
C122	3.意外跌落	8.10	6.09	6.47	1.33	1.63	2.03	1.18	1.42	5.14	8.55
C123	4.火灾	0.58	2.03	1.39	0.33	0.00	0.29	0.59	0.00	0.00	0.48
C124	5.溺水	3.44	2.03	10.63	6.32	5.44	3.47	1.47	0.20	1.85	2.14
C125	6.意外的机械性窒息	1.05	34.50	0.46	0.33	1.09	0.58	0.59	0.61	0.82	0.48
C126	7.触电	0.83	0.00	0.46	0.33	0.27	0.87	0.88	0.20	0.82	1.19
C127	8.砸死	0.94	0.00	0.92	0.00	0.00	0.29	0.29	0.00	1.23	0.95
C128	9.由机械切割和穿刺工具所致的意外事故	0.11	0.00	0.00	0.00	0.00	0.00	0.00	0.20	0.21	0.24
C129	10.自然环境因素导致的意外事故	0.45	0.00	0.00	0.00	0.00	0.00	0.00	0.20	0.21	0.24
C130	B.故意伤害	9.17	2.03	0.46	0.33	1.09	6.08	2.65	3.26	8.22	10.93
C131	1.自杀	7.78	0.00	0.00	0.00	0.54	4.63	1.76	2.24	6.17	9.74
C132	2.被杀	1.35	2.03	0.46	0.33	0.54	1.45	0.59	0.81	2.06	1.19

第七章 地区别、性别、年龄别、死因别死亡数及死亡率

年龄别死亡率(西部城市,男女合计)

40岁~	45岁~	50岁~	55岁~	60岁~	65岁~	70岁~	75岁~	80岁~	85岁~	世调率(2000)	中调率(2000)
6.20	9.50	13.12	23.92	32.93	55.16	109.04	166.23	215.57	567.24	16.55	13.42
25.78	25.75	72.73	114.89	187.71	369.12	783.27	1130.04	1610.27	3263.07	101.60	81.44
8.48	8.89	30.37	59.09	126.24	260.22	616.21	998.81	1612.87	3052.55	81.73	63.46
5.55	7.66	26.62	54.40	120.20	244.66	578.20	950.69	1532.36	2853.73	76.10	58.92
4.24	7.36	24.74	49.24	116.91	241.84	572.19	930.28	1514.17	2812.79	74.43	57.49
0.98	0.31	1.87	4.22	2.74	2.83	6.00	20.41	18.18	40.93	1.57	1.33
0.65	0.31	0.37	1.88	2.20	7.07	19.01	17.50	25.97	23.39	1.58	1.35
11.09	10.73	19.50	24.38	21.95	50.21	89.03	106.44	179.21	345.02	14.50	12.38
2.61	0.61	0.75	1.88	2.74	9.90	22.01	32.08	57.14	87.72	2.91	2.37
6.85	7.66	15.37	16.88	13.72	24.04	41.01	36.45	51.94	52.63	6.67	6.18
6.53	6.44	13.87	15.01	12.08	21.21	37.01	33.54	33.76	35.09	5.77	5.39
0.00	0.00	0.00	0.00	0.00	0.00	1.00	1.46	0.00	5.85	0.08	0.06
0.00	0.31	1.12	0.47	0.55	3.54	8.00	5.83	15.58	23.39	0.83	0.69
6.53	3.68	7.87	11.72	12.08	23.34	33.01	48.12	85.71	204.67	7.04	5.95
5.87	3.68	6.37	11.25	11.53	20.51	30.01	43.74	67.53	152.04	6.09	5.23
4.89	3.06	3.75	7.03	7.68	15.56	24.01	27.70	44.15	81.87	4.10	3.59
0.00	0.00	0.37	0.00	0.00	0.00	0.00	0.00	7.79	11.70	0.16	0.11
0.00	0.31	1.12	0.47	0.00	0.00	1.00	2.92	7.79	35.09	0.48	0.34
1.63	0.61	1.87	0.00	2.74	6.36	9.00	8.75	15.58	29.24	1.33	1.18
0.65	0.00	0.37	0.00	0.55	4.24	3.00	5.83	7.79	17.54	0.56	0.46
0.00	0.00	0.00	0.00	0.00	0.00	0.00	0.00	0.00	0.00	0.00	0.00
0.33	0.00	0.37	0.94	0.55	1.41	1.00	1.46	0.00	0.00	2.91	2.03
0.00	0.00	0.00	0.94	0.55	1.41	0.00	0.00	0.00	0.00	1.69	1.18
0.00	0.00	0.00	0.00	0.00	0.00	0.00	0.00	0.00	0.00	0.00	0.00
59.72	40.46	62.99	55.33	59.83	77.78	104.04	154.56	215.57	380.11	43.50	41.36
48.62	31.57	50.24	38.45	40.62	55.86	71.02	109.36	145.44	327.48	34.07	32.25
27.08	15.94	21.75	13.60	12.08	27.58	26.01	23.33	15.58	23.39	13.12	13.44
21.54	13.49	18.75	11.25	10.43	23.34	19.01	18.96	12.99	17.54	10.78	11.07
18.60	12.26	16.87	7.97	8.23	15.56	17.01	11.66	10.39	11.70	9.27	9.58
6.20	1.53	2.62	3.75	2.74	8.49	5.00	8.75	2.60	5.85	2.43	2.45
3.59	3.68	3.37	3.75	4.39	4.95	1.00	7.29	10.39	11.70	2.40	2.37
10.77	5.82	15.75	9.38	13.17	14.14	26.01	48.12	57.14	198.83	8.53	7.54
0.00	0.61	0.37	0.00	1.10	0.00	2.00	4.37	5.19	29.24	0.71	0.54
1.63	0.92	3.00	1.88	1.65	3.54	9.00	14.58	25.97	29.24	3.96	3.49
0.33	1.23	0.37	0.94	0.55	0.00	2.00	1.46	0.00	5.85	1.25	1.04
1.63	0.61	1.50	1.88	0.55	0.71	1.00	0.00	5.19	0.00	0.82	0.81
1.63	1.53	2.62	3.75	1.10	0.71	1.00	0.00	0.00	5.85	0.91	0.88
0.33	0.00	0.00	0.00	0.00	0.00	1.00	0.00	0.00	0.00	0.09	0.10
0.33	0.00	0.37	1.41	1.65	0.00	0.00	2.92	15.58	11.70	0.48	0.38
10.12	8.58	12.37	16.41	18.66	21.92	33.01	43.74	67.53	46.78	8.83	8.55
6.20	6.74	10.87	15.47	17.56	20.51	33.01	39.37	64.93	46.78	7.50	7.19
3.92	1.84	1.50	0.94	1.10	1.41	0.00	4.37	2.60	0.00	1.28	1.32

表 7-2-26 2006年全国疾病监测系统分死因

疾病编码	疾病名称	总计	0岁	1岁~	5岁~	10岁~	15岁~	20岁~	25岁~	30岁~	35岁~
C001	总计	539.04	837.32	74.86	32.12	33.75	61.11	53.93	47.12	115.82	190.11
C002	Ⅰ.感染性、母婴及营养缺乏性疾病	26.34	505.55	14.26	1.93	1.05	2.28	3.48	2.00	10.42	9.27
C003	A.传染病和寄生虫病	11.68	35.55	3.56	0.64	1.05	1.14	2.32	1.60	9.22	7.88
C004	1.结核病	4.23	3.95	0.00	0.00	0.00	0.57	1.74	0.40	2.40	2.32
C005	a.呼吸道结核	4.06	0.00	0.00	0.00	0.00	0.00	1.16	0.40	2.40	2.32
C006	2.性传播疾病(不包括艾滋病)	0.04	3.95	0.00	0.00	0.00	0.00	0.00	0.00	0.00	0.00
C007	a.梅毒	0.04	3.95	0.00	0.00	0.00	0.00	0.00	0.00	0.00	0.00
C008	3.艾滋病	0.46	0.00	0.00	0.00	0.00	0.00	0.00	0.40	2.81	0.46
C009	4.腹泻病	0.29	3.95	0.89	0.00	0.00	0.00	0.00	0.00	0.40	0.00
C010	a.痢疾	0.13	0.00	0.00	0.00	0.00	0.00	0.00	0.00	0.40	0.00
C011	b.伤寒和副伤寒	0.00	0.00	0.00	0.00	0.00	0.00	0.00	0.00	0.00	0.00
C012	5.好发于儿童期的疾病	0.08	3.95	0.00	0.00	0.00	0.00	0.00	0.00	0.40	0.00
C013	a.百日咳	0.00	0.00	0.00	0.00	0.00	0.00	0.00	0.00	0.00	0.00
C014	b.脊髓灰质炎	0.00	0.00	0.00	0.00	0.00	0.00	0.00	0.00	0.00	0.00
C015	c.白喉	0.00	0.00	0.00	0.00	0.00	0.00	0.00	0.00	0.00	0.00
C016	d.麻疹	0.00	0.00	0.00	0.00	0.00	0.00	0.00	0.00	0.00	0.00
C017	e.破伤风	0.08	3.95	0.00	0.00	0.00	0.00	0.00	0.00	0.40	0.00
C018	6.脑(脊)膜炎	0.38	11.85	0.89	0.00	0.00	0.00	0.00	0.00	0.00	0.46
C019	a.脑膜炎球菌感染	0.17	11.85	0.00	0.00	0.00	0.00	0.00	0.00	0.00	0.46
C020	b.脑膜炎	0.21	0.00	0.89	0.00	0.00	0.00	0.00	0.00	0.00	0.00
C021	7.病毒性肝炎	4.90	0.00	0.00	0.00	0.00	0.00	0.00	0.80	2.81	2.78
C022	a.乙型肝炎	4.69	0.00	0.00	0.00	0.00	0.00	0.00	0.80	2.81	2.78
C023	b.丙型肝炎	0.17	0.00	0.00	0.00	0.00	0.00	0.00	0.00	0.00	0.00
C024	8.疟疾	0.00	0.00	0.00	0.00	0.00	0.00	0.00	0.00	0.00	0.00
C025	9.热带病	0.00	0.00	0.00	0.00	0.00	0.00	0.00	0.00	0.00	0.00
C026	a.血吸虫病	0.00	0.00	0.00	0.00	0.00	0.00	0.00	0.00	0.00	0.00
C027	10.流行性乙型脑炎	0.08	0.00	0.89	0.64	0.00	0.00	0.00	0.00	0.00	0.00
C028	11.钩端螺旋体病	0.00	0.00	0.00	0.00	0.00	0.00	0.00	0.00	0.00	0.00
C029	12.流行性出血热	0.00	0.00	0.00	0.00	0.00	0.00	0.00	0.00	0.00	0.00
C030	13.败血病	0.42	0.00	0.00	0.00	0.53	0.00	0.58	0.00	0.00	0.93
C031	B.呼吸系统感染性疾病	9.76	67.14	10.69	0.64	0.00	1.14	1.16	0.40	0.80	1.39
C032	1.上呼吸道感染	0.54	0.00	0.89	0.00	0.00	0.00	0.00	0.00	0.00	0.00
C033	2.下呼吸道感染	9.21	67.14	9.80	0.64	0.00	1.14	1.16	0.40	0.80	1.39
C034	a.肺炎	7.96	63.19	8.91	0.64	0.00	1.14	1.16	0.40	0.80	1.39
C035	C.妊娠、分娩和产褥期疾病	0.00	0.00	0.00	0.00	0.00	0.00	0.00	0.00	0.00	0.00
C036	1.直接产科原因	0.00	0.00	0.00	0.00	0.00	0.00	0.00	0.00	0.00	0.00
C037	a.产后出血	0.00	0.00	0.00	0.00	0.00	0.00	0.00	0.00	0.00	0.00
C038	b.产褥期感染	0.00	0.00	0.00	0.00	0.00	0.00	0.00	0.00	0.00	0.00
C039	c.妊娠高血压综合征	0.00	0.00	0.00	0.00	0.00	0.00	0.00	0.00	0.00	0.00
C040	d.阻梗性分娩	0.00	0.00	0.00	0.00	0.00	0.00	0.00	0.00	0.00	0.00
C041	e.流产	0.00	0.00	0.00	0.00	0.00	0.00	0.00	0.00	0.00	0.00
C042	f.母体产伤	0.00	0.00	0.00	0.00	0.00	0.00	0.00	0.00	0.00	0.00
C043	2.间接产科原因	0.00	0.00	0.00	0.00	0.00	0.00	0.00	0.00	0.00	0.00
C044	D.起源于围生期的某些情况	4.19	394.96	0.00	0.00	0.00	0.00	0.00	0.00	0.00	0.00
C045	1.低出生体重	1.21	114.54	0.00	0.00	0.00	0.00	0.00	0.00	0.00	0.00

年龄别死亡率（西部城市，男）

40岁~	45岁~	50岁~	55岁~	60岁~	65岁~	70岁~	75岁~	80岁~	85岁~	世调率(2000)	中调率(2000)
301.79	291.49	571.92	796.96	1175.23	2080.78	3865.89	5823.63	7934.34	14375.96	606.84	507.76
14.43	10.20	29.44	26.78	27.08	59.93	91.71	191.19	372.37	963.12	33.16	25.15
11.92	9.60	25.03	21.24	20.58	44.60	61.81	54.62	68.75	127.47	12.05	11.01
3.76	1.80	6.62	8.31	6.50	18.12	31.90	36.42	34.37	56.65	4.43	3.98
3.76	1.80	6.62	8.31	6.50	18.12	29.91	36.42	34.37	56.65	4.23	3.80
0.00	0.00	0.00	0.00	0.00	0.00	0.00	0.00	0.00	0.00	0.06	0.04
0.00	0.00	0.00	0.00	0.00	0.00	0.00	0.00	0.00	0.00	0.06	0.04
0.63	0.00	0.00	0.00	0.00	1.39	0.00	0.00	0.00	0.00	0.36	0.45
0.00	0.00	0.00	0.00	0.92	0.00	1.39	0.00	0.00	5.73	14.16	0.38	0.28
0.00	0.00	0.00	0.92	0.00	1.39	0.00	0.00	0.00	0.00	0.11	0.11
0.00	0.00	0.00	0.92	0.00	1.39	0.00	0.00	0.00	0.00	0.11	0.11
0.00	0.00	0.00	0.00	0.00	0.00	0.00	0.00	0.00	0.00	0.00	0.00
0.00	0.00	0.00	0.00	0.00	0.00	0.00	0.00	0.00	0.00	0.09	0.08
0.00	0.00	0.00	0.00	0.00	0.00	0.00	0.00	0.00	0.00	0.00	0.00
0.00	0.00	0.00	0.00	0.00	0.00	0.00	0.00	0.00	0.00	0.00	0.00
0.00	0.00	0.00	0.00	0.00	0.00	0.00	0.00	0.00	0.00	0.00	0.00
0.00	0.00	0.00	0.00	0.00	0.00	0.00	0.00	0.00	0.00	0.09	0.08
0.00	0.00	0.74	0.92	2.17	0.00	0.00	0.00	0.00	0.00	0.45	0.35
0.00	0.00	0.00	0.00	0.00	0.00	0.00	0.00	0.00	0.00	0.23	0.16
0.00	0.00	0.74	0.92	2.17	0.00	0.00	0.00	0.00	0.00	0.23	0.19
6.27	7.80	16.93	8.31	9.75	22.30	27.91	15.17	11.46	14.16	4.71	4.57
6.27	7.20	16.19	7.39	9.75	22.30	25.92	12.14	11.46	14.16	4.50	4.37
0.00	0.60	0.74	0.00	0.00	0.00	1.99	3.03	0.00	0.00	0.17	0.16
0.00	0.00	0.00	0.00	0.00	0.00	0.00	0.00	0.00	0.00	0.00	0.00
0.00	0.00	0.00	0.00	0.00	0.00	0.00	0.00	0.00	0.00	0.00	0.00
0.00	0.00	0.00	0.00	0.00	0.00	0.00	0.00	0.00	0.00	0.12	0.09
0.00	0.00	0.00	0.00	0.00	0.00	0.00	0.00	0.00	0.00	0.00	0.00
0.00	0.00	0.00	0.00	0.00	0.00	0.00	0.00	0.00	0.00	0.00	0.00
0.63	0.00	0.00	1.85	1.08	0.00	0.00	0.00	5.73	14.16	0.47	0.41
2.51	0.00	4.42	5.54	3.25	15.33	27.91	127.46	280.71	821.48	13.82	9.43
0.00	0.00	0.74	0.00	0.00	2.79	0.00	9.10	11.46	56.65	0.79	0.53
2.51	0.00	3.68	5.54	3.25	12.54	27.91	118.35	269.25	764.83	13.03	8.91
2.51	0.00	3.68	4.62	3.25	11.15	25.92	103.18	240.61	552.38	10.95	7.65
0.00	0.00	0.00	0.00	0.00	0.00	0.00	0.00	0.00	0.00	0.00	0.00
0.00	0.00	0.00	0.00	0.00	0.00	0.00	0.00	0.00	0.00	0.00	0.00
0.00	0.00	0.00	0.00	0.00	0.00	0.00	0.00	0.00	0.00	0.00	0.00
0.00	0.00	0.00	0.00	0.00	0.00	0.00	0.00	0.00	0.00	0.00	0.00
0.00	0.00	0.00	0.00	0.00	0.00	0.00	0.00	0.00	0.00	0.00	0.00
0.00	0.00	0.00	0.00	0.00	0.00	0.00	0.00	0.00	0.00	0.00	0.00
0.00	0.00	0.00	0.00	0.00	0.00	0.00	0.00	0.00	0.00	6.44	4.04
0.00	0.00	0.00	0.00	0.00	0.00	0.00	0.00	0.00	0.00	1.87	1.17

表 7-2-26(续)　2006年全国疾病监测系统分死因

疾病编码	疾病名称	总计	0岁	1岁~	5岁~	10岁~	15岁~	20岁~	25岁~	30岁~	35岁~
C046	a.早产儿和未成熟儿	0.46	43.45	0.00	0.00	0.00	0.00	0.00	0.00	0.00	0.00
C047	2.新生儿产伤和窒息	2.39	225.13	0.00	0.00	0.00	0.00	0.00	0.00	0.00	0.00
C048	3.新生儿溶血性疾病	0.17	15.80	0.00	0.00	0.00	0.00	0.00	0.00	0.00	0.00
C049	4.新生儿硬化病	0.00	0.00	0.00	0.00	0.00	0.00	0.00	0.00	0.00	0.00
C050	E.营养缺乏性疾病	0.71	7.90	0.00	0.64	0.00	0.00	0.00	0.00	0.40	0.00
C051	1.营养不良	0.21	7.90	0.00	0.64	0.00	0.00	0.00	0.00	0.00	0.00
C052	2.缺铁性贫血	0.34	0.00	0.00	0.00	0.00	0.00	0.00	0.00	0.40	0.00
C053	Ⅱ.非感染性疾病	447.50	244.88	21.39	7.71	12.66	21.13	15.08	18.77	50.50	95.98
C054	A.恶性肿瘤	143.05	11.85	2.67	1.93	5.80	5.71	5.80	5.19	21.24	33.85
C055	1.唇、口腔和咽恶性肿瘤	2.97	0.00	0.00	0.00	0.00	0.00	0.00	0.00	0.40	0.00
C056	a.鼻咽癌	1.47	0.00	0.00	0.00	0.00	0.00	0.00	0.00	0.40	0.00
C057	2.食管癌	20.27	0.00	0.00	0.00	0.00	0.00	0.00	0.00	1.20	1.85
C058	3.胃癌	17.63	0.00	0.00	0.00	0.00	0.00	0.00	0.00	0.40	4.17
C059	4.结直肠癌	8.25	0.00	0.00	0.00	0.00	0.00	0.58	0.00	0.80	1.39
C060	5.肝癌	24.33	0.00	0.00	0.00	0.00	0.57	1.74	2.40	6.41	13.91
C061	6.胰腺癌	3.94	0.00	0.00	0.00	0.00	0.00	0.00	0.00	0.00	0.93
C062	7.肺癌	42.34	0.00	0.00	0.00	0.53	0.00	0.00	0.80	4.01	4.17
C063	8.皮肤癌	0.63	0.00	0.00	0.00	0.00	0.00	0.00	0.00	0.00	0.93
C064	9.乳腺癌	0.04	0.00	0.00	0.00	0.00	0.00	0.00	0.00	0.00	0.00
C065	10.子宫颈癌	0.00	0.00	0.00	0.00	0.00	0.00	0.00	0.00	0.00	0.00
C066	11.子宫体癌	0.00	0.00	0.00	0.00	0.00	0.00	0.00	0.00	0.00	0.00
C067	12.卵巢癌	0.00	0.00	0.00	0.00	0.00	0.00	0.00	0.00	0.00	0.00
C068	13.前列腺癌	1.55	0.00	0.00	0.00	0.00	0.00	0.00	0.00	0.00	0.00
C069	14.膀胱癌	2.18	0.00	0.00	0.00	0.00	0.00	0.00	0.00	0.00	0.00
C070	15.淋巴瘤与多发性骨髓瘤	1.93	0.00	0.00	0.00	0.00	0.00	1.16	0.40	1.20	0.00
C071	16.白血病	4.36	7.90	0.89	1.28	2.64	3.43	1.74	1.20	2.00	3.25
C072	B.其他肿瘤	1.80	0.00	0.00	0.64	0.00	0.57	1.16	0.00	0.00	0.93
C073	1.良性肿瘤	0.46	0.00	0.00	0.00	0.00	0.57	1.16	0.00	0.00	0.00
C074	C.糖尿病	8.46	0.00	0.00	0.00	0.00	1.14	0.00	0.00	1.60	0.00
C075	D.内分泌、血液造血及免疫疾病	1.59	7.90	0.89	0.00	0.00	0.00	0.58	0.80	0.40	1.85
C076	E.神经和精神疾病	6.74	7.90	4.46	1.93	1.05	2.28	2.32	1.60	3.21	4.64
C077	1.精神障碍	1.63	0.00	0.00	0.00	0.00	0.00	1.74	0.80	1.20	1.85
C078	a.精神分裂症	0.75	0.00	0.00	0.00	0.00	0.58	0.40	0.40	0.40	0.46
C079	2.神经系统疾病	5.11	7.90	4.46	1.93	1.05	2.28	0.58	0.80	2.00	2.78
C080	a.阿尔茨海默病	1.05	0.00	0.00	0.00	0.00	0.00	0.00	0.00	0.00	0.00
C081	b.帕金森病	0.38	0.00	0.00	0.00	0.00	0.00	0.00	0.00	0.00	0.00
C082	c.癫痫	0.92	0.00	1.78	0.00	0.00	0.00	0.58	0.40	1.60	0.93
C083	F.感官疾病	0.13	0.00	0.00	0.00	0.00	0.00	0.00	0.00	0.00	0.00
C084	G.循环系统疾病	174.67	27.65	1.78	1.93	3.16	4.57	3.48	4.79	11.62	31.53
C085	1.急性风湿热	0.25	0.00	0.00	0.00	0.00	0.00	0.00	0.00	0.40	0.00
C086	2.心脏病	69.26	19.75	0.89	1.93	1.05	2.86	2.32	3.19	7.61	13.45
C087	a.慢性风湿性心脏病	5.28	0.00	0.00	0.00	0.00	1.14	1.16	0.80	0.80	2.32
C088	b.高血压心脏病	17.59	0.00	0.00	0.00	0.00	0.00	0.00	0.80	0.80	3.25
C089	c.肺源性心脏病	1.42	0.00	0.00	0.00	0.00	0.57	0.00	0.00	0.00	0.00
C090	d.缺血性心脏病	34.38	0.00	0.00	0.00	0.53	1.14	1.16	0.40	3.21	5.10

年龄别死亡率(西部城市,男)

40岁~	45岁~	50岁~	55岁~	60岁~	65岁~	70岁~	75岁~	80岁~	85岁~	世调率(2000)	中调率(2000)
0.00	0.00	0.00	0.00	0.00	0.00	0.00	0.00	0.00	0.00	0.71	0.44
0.00	0.00	0.00	0.00	0.00	0.00	0.00	0.00	0.00	0.00	3.67	2.30
0.00	0.00	0.00	0.00	0.00	0.00	0.00	0.00	0.00	0.00	0.26	0.16
0.00	0.00	0.00	0.00	0.00	0.00	0.00	0.00	0.00	0.00	0.00	0.00
0.00	0.60	0.00	0.00	3.25	0.00	1.99	9.10	22.92	14.16	0.85	0.67
0.00	0.00	0.00	0.00	1.08	0.00	0.00	3.03	0.00	0.00	0.27	0.20
0.00	0.00	0.00	0.00	1.08	0.00	1.99	6.07	17.19	0.00	0.36	0.31
198.89	215.32	455.62	690.76	1052.84	1921.90	3620.66	5386.63	7195.33	12463.88	506.33	419.49
80.94	95.97	206.10	308.44	414.85	681.51	1120.49	1553.78	1506.66	1770.44	151.50	132.79
2.51	2.40	5.15	3.69	7.58	19.51	23.93	27.31	45.83	14.16	3.09	2.75
1.88	1.80	3.68	2.77	3.25	9.76	9.97	9.10	5.73	14.16	1.50	1.37
4.39	6.00	22.82	51.71	71.49	100.35	175.45	251.88	246.34	297.43	21.90	18.67
10.67	9.60	23.55	28.63	59.57	86.41	137.57	236.71	166.13	311.60	19.06	16.39
3.76	6.00	13.25	12.93	14.08	41.81	67.79	115.32	108.85	127.47	8.92	7.69
29.49	27.59	51.52	71.11	67.16	87.80	119.63	176.01	143.22	240.78	24.70	22.52
1.25	3.00	5.15	4.62	14.08	18.12	55.83	36.42	40.10	0.00	4.03	3.66
15.06	20.39	55.94	86.81	129.98	228.56	392.77	491.62	464.03	524.05	45.15	39.20
1.25	0.60	0.74	0.00	0.00	2.79	3.99	6.07	17.19	0.00	0.64	0.59
0.00	0.00	0.00	0.00	0.00	0.00	1.99	0.00	0.00	0.00	0.04	0.04
0.00	0.00	0.00	0.00	0.00	0.00	0.00	0.00	0.00	0.00	0.00	0.00
0.00	0.00	0.00	0.00	0.00	0.00	0.00	0.00	0.00	0.00	0.00	0.00
0.00	0.00	0.00	3.69	0.00	5.57	11.96	15.17	63.02	99.14	2.03	1.46
0.00	1.20	0.74	1.85	3.25	12.54	23.93	27.31	63.02	42.49	2.47	2.03
1.88	0.60	1.47	5.54	4.33	11.15	13.96	12.14	17.19	28.33	2.03	1.80
2.51	4.80	9.57	7.39	8.67	16.72	9.97	30.35	11.46	0.00	4.35	4.18
1.88	0.00	2.21	0.92	5.42	5.57	11.96	24.28	28.64	28.33	1.99	1.70
1.25	0.00	0.00	0.00	1.08	2.79	3.99	0.00	5.73	0.00	0.49	0.45
6.90	4.80	8.10	11.08	27.08	30.66	75.76	88.01	160.41	169.96	9.36	7.90
1.88	0.00	2.21	1.85	5.42	8.36	5.98	0.00	17.19	28.33	1.71	1.49
7.53	5.40	8.10	5.54	4.33	13.94	23.93	57.66	114.58	226.62	7.75	6.50
3.14	3.00	2.94	0.92	0.00	4.18	1.99	9.10	11.46	42.49	1.70	1.58
0.63	1.80	1.47	0.92	0.00	1.39	1.99	6.07	5.73	28.33	0.82	0.72
4.39	2.40	5.15	4.62	4.33	9.76	21.93	48.56	103.12	184.13	6.06	4.92
0.00	0.00	0.74	0.00	0.00	2.79	3.99	18.21	45.83	84.98	1.44	1.00
0.00	0.00	0.00	0.00	0.00	0.00	7.98	6.07	11.46	14.16	0.46	0.36
1.88	1.20	2.21	0.00	1.08	2.79	0.00	0.00	0.00	14.16	0.92	0.89
0.00	0.00	0.74	0.00	0.00	0.00	0.00	3.03	5.73	0.00	0.14	0.11
64.00	73.77	145.00	241.95	397.52	741.44	1471.39	2181.96	3145.09	6246.10	203.01	164.24
0.00	0.60	0.00	0.00	2.17	0.00	0.00	0.00	11.46	0.00	0.25	0.23
28.86	37.79	57.41	99.74	159.23	291.28	520.37	785.99	1208.77	2776.05	81.13	65.29
3.76	3.00	7.36	15.70	11.91	25.09	37.88	33.38	51.56	99.14	5.64	4.92
6.27	9.60	13.99	26.78	45.49	82.23	145.54	209.40	292.17	580.70	20.16	16.48
0.63	1.20	1.47	0.92	4.33	5.57	7.98	24.28	17.19	56.65	1.67	1.35
12.55	18.59	29.44	42.48	72.57	143.55	251.21	440.03	635.89	1515.49	40.85	32.47

表 7－2－26（续） 2006年全国疾病监测系统分死因

疾病编码	疾病名称	总计	0岁	1岁~	5岁~	10岁~	15岁~	20岁~	25岁~	30岁~	35岁~
C091	急性心肌梗死	17.71	0.00	0.00	0.00	0.00	0.57	0.00	0.40	2.40	4.17
C092	3. 脑血管疾病	102.56	7.90	0.89	0.00	2.11	1.71	1.16	1.20	3.21	17.62
C093	H. 呼吸系统疾病	82.62	15.80	0.89	0.00	0.00	2.86	0.58	1.20	4.01	6.03
C094	1. 慢性下呼吸道疾病	75.59	3.95	0.00	0.00	0.00	0.57	0.00	1.20	1.60	2.78
C095	a. 慢性阻塞性肺疾病	74.00	3.95	0.00	0.00	0.00	0.57	0.00	1.20	0.40	2.32
C096	b. 哮喘	1.42	0.00	0.00	0.00	0.00	0.00	0.00	0.00	0.80	0.46
C097	2. 尘肺	2.81	0.00	0.00	0.00	0.00	0.00	0.00	0.00	0.80	0.46
C098	I. 消化系统疾病	17.21	19.75	0.89	0.00	0.00	1.71	0.58	2.00	6.01	10.66
C099	1. 消化性溃疡	3.22	0.00	0.00	0.00	0.00	0.57	0.00	0.00	0.80	0.46
C100	2. 肝疾病	9.34	0.00	0.00	0.00	0.00	0.57	0.00	1.60	4.01	9.27
C101	a. 肝硬化	8.29	0.00	0.00	0.00	0.00	0.57	0.00	1.60	3.61	8.35
C102	3. 阑尾炎	0.04	0.00	0.00	0.00	0.00	0.00	0.00	0.00	0.00	0.00
C103	4. 肠梗阻	0.71	0.00	0.00	0.00	0.00	0.00	0.00	0.00	0.80	0.46
C104	J. 泌尿生殖系统疾病	7.41	0.00	0.00	1.28	0.00	1.14	0.58	2.80	2.00	4.17
C105	1. 肾炎和肾病	6.37	0.00	0.00	1.28	0.00	1.14	0.58	2.40	2.00	4.17
C106	a. 肾小球和肾小管间质疾病	4.36	0.00	0.00	1.28	0.00	1.14	0.58	1.20	0.40	3.25
C107	2. 良性前列腺肥大	0.25	0.00	0.00	0.00	0.00	0.00	0.00	0.00	0.00	0.00
C108	K. 皮肤病	0.21	0.00	0.00	0.00	0.00	0.00	0.00	0.00	0.00	0.00
C109	L. 肌肉骨骼和结缔组织疾病	0.92	0.00	0.00	0.00	0.53	0.00	0.00	0.00	0.00	1.39
C110	1. 风湿性关节炎	0.38	0.00	0.00	0.00	0.00	0.00	0.00	0.00	0.00	0.46
C111	2. 骨关节炎	0.00	0.00	0.00	0.00	0.00	0.00	0.00	0.00	0.00	0.00
C112	M. 先天异常	2.68	154.03	9.80	0.00	2.11	1.14	0.00	0.40	0.40	0.93
C113	1. 先天性心脏病	1.63	90.84	7.13	0.00	1.05	1.14	0.00	0.00	0.00	0.46
C114	N. 口腔疾病	0.00	0.00	0.00	0.00	0.00	0.00	0.00	0.00	0.00	0.00
C115	Ⅲ. 伤害	58.29	51.34	35.65	21.20	19.51	35.41	33.63	24.76	53.70	79.29
C116	A. 意外伤害	47.61	51.34	33.86	19.91	17.93	27.41	30.16	18.37	46.89	66.77
C117	1. 交通事故	20.44	7.90	7.13	2.57	4.75	13.71	18.56	13.58	23.24	35.24
C118	a. 道路交通事故	16.67	7.90	6.24	1.93	4.75	11.42	13.92	9.18	20.04	28.75
C119	1a* 机动车辆交通事故	14.24	7.90	5.35	1.28	4.22	11.42	13.34	7.59	18.44	25.04
C120	1b* 机动车以外的运输事故	3.94	0.00	0.89	0.64	0.53	1.14	3.48	2.80	4.01	6.03
C121	2. 意外中毒	3.77	0.00	0.89	0.00	0.00	1.14	2.32	1.20	6.01	5.10
C122	3. 意外跌落	10.76	3.95	5.35	1.93	2.11	3.43	0.58	1.20	8.42	15.30
C123	4. 火灾	0.71	3.95	1.78	0.00	0.00	0.57	0.58	0.00	0.00	0.93
C124	5. 溺水	4.52	0.00	14.26	11.56	8.97	4.57	1.74	0.40	1.20	2.78
C125	6. 意外的机械性窒息	1.30	35.55	0.00	0.64	1.05	1.14	1.16	0.80	1.20	0.46
C126	7. 触电	1.47	0.00	0.89	0.64	0.53	1.71	1.74	0.40	1.60	1.85
C127	8. 砸死	1.68	0.00	0.00	0.00	0.00	0.57	0.58	0.00	2.00	1.85
C128	9. 由机械切割和穿刺工具所致的意外事故	0.21	0.00	0.00	0.00	0.00	0.00	0.00	0.40	0.40	0.46
C129	10. 自然环境因素导致的意外事故	0.50	0.00	0.00	0.00	0.00	0.00	0.00	0.00	0.40	0.46
C130	B. 故意伤害	9.97	0.00	0.89	0.64	1.05	7.42	3.48	4.79	6.81	10.20
C131	1. 自杀	7.87	0.00	0.00	0.00	0.53	5.14	1.74	2.80	4.41	8.81
C132	2. 被杀	2.01	0.00	0.89	0.64	0.53	2.28	1.16	1.60	2.40	1.39

第七章 地区别、性别、年龄别、死因别死亡数及死亡率

年龄别死亡率（西部城市，男）

40岁~	45岁~	50岁~	55岁~	60岁~	65岁~	70岁~	75岁~	80岁~	85岁~	世调率(2000)	中调率(2000)
8.78	15.59	19.14	33.25	40.08	75.26	113.64	206.36	274.98	566.54	20.05	16.59
33.25	34.19	83.17	135.75	226.38	441.80	923.11	1380.80	1901.95	3427.57	118.87	96.31
11.29	11.40	40.48	72.95	157.06	351.21	785.54	1253.34	1867.58	3328.42	98.95	77.90
6.27	9.00	34.59	65.57	147.31	327.52	729.72	1168.37	1753.00	3101.81	90.85	71.21
5.02	9.00	33.12	58.18	144.06	321.94	723.73	1150.16	1730.09	3073.48	89.15	69.76
0.63	0.00	1.47	5.54	3.25	5.57	5.98	18.21	22.92	28.33	1.55	1.31
1.25	0.60	0.74	3.69	4.33	13.94	33.89	36.42	51.56	56.65	3.12	2.64
15.06	17.99	27.97	33.25	27.08	57.14	87.73	148.70	234.88	424.91	18.76	16.16
3.14	1.20	1.47	1.85	3.25	13.94	15.95	42.49	108.85	113.31	3.82	3.04
10.67	12.60	21.35	24.01	17.33	34.84	49.84	51.59	40.10	70.82	9.22	8.70
10.67	10.20	19.87	21.24	16.25	29.27	45.86	48.56	22.92	42.49	8.09	7.72
0.00	0.00	0.00	0.00	0.00	0.00	0.00	0.00	0.00	14.16	0.09	0.05
0.00	0.60	2.21	0.00	0.00	0.00	5.98	9.10	11.46	28.33	0.80	0.68
8.78	4.80	11.04	12.93	11.91	26.48	31.90	60.69	103.12	226.62	8.20	6.99
7.53	4.80	8.83	12.01	11.91	20.91	29.91	54.62	63.02	169.96	6.90	6.00
6.27	4.20	5.89	6.46	7.58	15.33	23.93	36.42	51.56	70.82	4.62	4.11
0.00	0.00	0.74	0.00	0.00	0.00	0.00	0.00	17.19	28.33	0.37	0.24
0.00	0.60	1.47	0.92	0.00	0.00	0.00	3.03	0.00	0.00	0.20	0.19
0.00	0.60	2.21	0.00	2.17	4.18	5.98	9.10	11.46	14.16	0.97	0.88
0.00	0.00	0.00	0.00	1.08	2.79	1.99	9.10	5.73	0.00	0.39	0.35
0.00	0.00	0.00	0.00	0.00	0.00	0.00	0.00	0.00	0.00	0.00	0.00
0.63	0.00	0.00	0.92	0.00	1.39	0.00	3.03	0.00	0.00	3.80	2.64
0.00	0.00	0.00	0.92	0.00	1.39	0.00	0.00	0.00	0.00	2.33	1.60
0.00	0.00	0.00	0.00	0.00	0.00	0.00	0.00	0.00	0.00	0.00	0.00
84.70	61.78	86.86	79.42	88.82	86.41	121.62	185.12	257.79	396.58	58.20	56.34
73.41	49.18	78.76	58.18	64.99	58.53	83.74	139.60	177.59	339.92	47.71	46.22
40.15	22.79	35.33	20.32	21.66	26.48	25.92	36.42	17.19	28.33	19.22	19.80
32.00	19.19	30.18	16.62	18.41	25.09	13.96	30.35	11.46	28.33	15.70	16.17
27.61	17.39	26.50	11.08	14.08	13.94	11.96	21.24	11.46	14.16	13.36	13.88
9.41	2.40	5.15	6.46	5.42	9.76	7.98	12.14	0.00	0.00	3.69	3.76
6.27	6.60	4.42	4.62	7.58	9.76	0.00	9.10	22.92	14.16	3.53	3.59
15.69	9.60	25.76	15.70	17.33	15.33	37.88	48.56	68.75	169.96	11.05	10.27
0.00	0.60	0.00	0.00	2.17	0.00	1.99	9.10	5.73	28.33	0.89	0.69
1.88	1.80	2.94	2.77	3.25	0.00	9.97	21.24	22.92	56.65	5.40	4.72
0.63	1.20	0.74	1.85	0.00	0.00	1.99	3.03	0.00	14.16	1.52	1.29
2.51	1.20	2.21	2.77	1.08	1.39	1.99	0.00	11.46	0.00	1.45	1.43
3.14	3.00	5.15	6.46	2.17	1.39	1.99	0.00	0.00	14.16	1.59	1.57
0.63	0.00	0.00	0.00	0.00	0.00	1.99	0.00	0.00	0.00	0.18	0.20
0.63	0.00	0.74	1.85	2.17	0.00	0.00	3.03	17.19	0.00	0.51	0.45
10.04	12.00	8.10	21.24	22.75	27.87	37.88	45.52	80.20	56.65	9.83	9.41
4.39	8.40	6.62	19.39	20.58	25.09	37.88	36.42	80.20	56.65	7.83	7.37
5.65	3.60	1.47	1.85	2.17	2.79	0.00	9.10	0.00	0.00	1.92	1.97

表 7-2-27 2006 年全国疾病监测系统分死因

疾病编码	疾病名称	总计	0岁	1岁~	5岁~	10岁~	15岁~	20岁~	25岁~	30岁~	35岁~
C001	总计	371.02	588.47	44.18	20.69	20.81	25.83	26.22	26.97	66.26	96.92
C002	Ⅰ．感染性、母婴及营养缺乏性疾病	19.43	367.27	8.64	3.45	1.12	1.17	3.58	3.32	5.49	7.31
C003	A.传染病和寄生虫病	5.50	37.56	1.92	1.38	1.12	0.59	1.79	2.07	2.53	4.38
C004	1.结核病	1.35	0.00	0.00	0.00	0.00	0.00	0.60	0.00	0.00	0.97
C005	a.呼吸道结核	1.18	0.00	0.00	0.00	0.00	0.00	0.00	0.00	0.00	0.97
C006	2.性传播疾病(不包括艾滋病)	0.00	0.00	0.00	0.00	0.00	0.00	0.00	0.00	0.00	0.00
C007	a.梅毒	0.00	0.00	0.00	0.00	0.00	0.00	0.00	0.00	0.00	0.00
C008	3.艾滋病	0.17	0.00	0.00	0.00	0.00	0.00	0.60	0.41	0.42	0.49
C009	4.腹泻病	0.39	12.52	0.00	0.00	0.56	0.00	0.00	0.41	0.00	0.00
C010	a.痢疾	0.04	4.17	0.00	0.00	0.00	0.00	0.00	0.00	0.00	0.00
C011	b.伤寒和副伤寒	0.04	0.00	0.00	0.00	0.00	0.00	0.00	0.00	0.00	0.00
C012	5.好发于儿童期的疾病	0.13	8.35	0.00	0.00	0.00	0.00	0.00	0.00	0.00	0.49
C013	a.百日咳	0.00	0.00	0.00	0.00	0.00	0.00	0.00	0.00	0.00	0.00
C014	b.脊髓灰质炎	0.00	0.00	0.00	0.00	0.00	0.00	0.00	0.00	0.00	0.00
C015	c.白喉	0.00	0.00	0.00	0.00	0.00	0.00	0.00	0.00	0.00	0.00
C016	d.麻疹	0.00	0.00	0.00	0.00	0.00	0.00	0.00	0.00	0.00	0.00
C017	e.破伤风	0.13	8.35	0.00	0.00	0.00	0.00	0.00	0.00	0.00	0.49
C018	6.脑(脊)膜炎	0.17	4.17	0.00	0.69	0.56	0.00	0.00	0.41	0.00	0.00
C019	a.脑膜炎球菌感染	0.04	4.17	0.00	0.00	0.00	0.00	0.00	0.00	0.00	0.00
C020	b.脑膜炎	0.13	0.00	0.00	0.69	0.56	0.00	0.00	0.41	0.00	0.00
C021	7.病毒性肝炎	1.83	0.00	0.00	0.00	0.00	0.59	0.00	0.41	0.42	1.46
C022	a.乙型肝炎	1.75	0.00	0.00	0.00	0.00	0.59	0.00	0.41	0.42	1.46
C023	b.丙型肝炎	0.09	0.00	0.00	0.00	0.00	0.00	0.00	0.00	0.00	0.00
C024	8.疟疾	0.00	0.00	0.00	0.00	0.00	0.00	0.00	0.00	0.00	0.00
C025	9.热带病	0.00	0.00	0.00	0.00	0.00	0.00	0.00	0.00	0.00	0.00
C026	a.血吸虫病	0.00	0.00	0.00	0.00	0.00	0.00	0.00	0.00	0.00	0.00
C027	10.流行性乙型脑炎	0.00	0.00	0.00	0.00	0.00	0.00	0.00	0.00	0.00	0.00
C028	11.钩端螺旋体病	0.00	0.00	0.00	0.00	0.00	0.00	0.00	0.00	0.00	0.00
C029	12.流行性出血热	0.00	0.00	0.00	0.00	0.00	0.00	0.00	0.00	0.00	0.00
C030	13.败血病	0.39	0.00	1.92	0.00	0.00	0.00	0.00	0.00	0.00	0.49
C031	B.呼吸系统感染性疾病	9.91	75.12	6.72	1.38	0.00	0.00	1.79	0.41	0.42	1.46
C032	1.上呼吸道感染	0.70	4.17	0.00	0.00	0.00	0.00	0.60	0.00	0.00	0.00
C033	2.下呼吸道感染	9.21	70.95	6.72	1.38	0.00	0.00	1.19	0.41	0.42	1.46
C034	a.肺炎	7.20	66.78	4.80	1.38	0.00	0.00	1.19	0.00	0.42	1.46
C035	C.妊娠、分娩和产褥期疾病	0.57	0.00	0.00	0.00	0.00	0.59	0.00	0.83	2.53	1.46
C036	1.直接产科原因	0.57	0.00	0.00	0.00	0.00	0.59	0.00	0.83	2.53	1.46
C037	a.产后出血	0.13	0.00	0.00	0.00	0.00	0.00	0.00	0.00	0.84	0.00
C038	b.产褥期感染	0.13	0.00	0.00	0.00	0.00	0.59	0.00	0.00	0.84	0.00
C039	c.妊娠高血压综合征	0.17	0.00	0.00	0.00	0.00	0.00	0.00	0.41	0.42	0.97
C040	d.阻梗性分娩	0.00	0.00	0.00	0.00	0.00	0.00	0.00	0.00	0.00	0.00
C041	e.流产	0.13	0.00	0.00	0.00	0.00	0.00	0.00	0.41	0.42	0.49
C042	f.母体产伤	0.00	0.00	0.00	0.00	0.00	0.00	0.00	0.00	0.00	0.00
C043	2.间接产科原因	0.00	0.00	0.00	0.00	0.00	0.00	0.00	0.00	0.00	0.00
C044	D.起源于围生期的某些情况	2.53	242.07	0.00	0.00	0.00	0.00	0.00	0.00	0.00	0.00
C045	1.低出生体重	0.44	41.74	0.00	0.00	0.00	0.00	0.00	0.00	0.00	0.00

年龄别死亡率(西部城市,女)

40岁~	45岁~	50岁~	55岁~	60岁~	65岁~	70岁~	75岁~	80岁~	85岁~	世调率(2000)	中调率(2000)
162.52	143.53	304.12	462.07	741.05	1296.19	2507.55	3367.98	5444.94	12161.28	390.30	317.04
11.56	2.51	6.88	8.57	20.03	33.01	70.27	95.43	337.34	766.93	23.00	16.96
9.52	1.88	6.11	2.86	13.35	18.66	22.08	28.07	38.01	49.80	5.67	5.08
2.72	1.25	2.29	2.86	2.23	5.74	10.04	8.42	4.75	9.96	1.33	1.23
2.72	1.25	2.29	1.91	2.23	4.31	10.04	8.42	0.00	9.96	1.16	1.08
0.00	0.00	0.00	0.00	0.00	0.00	0.00	0.00	0.00	0.00	0.00	0.00
0.00	0.00	0.00	0.00	0.00	0.00	0.00	0.00	0.00	0.00	0.00	0.00
0.00	0.00	0.00	0.00	0.00	0.00	0.00	0.00	0.00	0.00	0.15	0.17
0.00	0.00	0.00	0.00	0.00	0.00	4.02	5.61	0.00	0.00	0.46	0.38
0.00	0.00	0.00	0.00	0.00	0.00	0.00	0.00	0.00	0.00	0.07	0.04
0.00	0.00	0.00	0.00	0.00	0.00	2.01	0.00	0.00	0.00	0.04	0.04
0.00	0.00	0.00	0.00	0.00	0.00	0.00	0.00	0.00	0.00	0.17	0.13
0.00	0.00	0.00	0.00	0.00	0.00	0.00	0.00	0.00	0.00	0.00	0.00
0.00	0.00	0.00	0.00	0.00	0.00	0.00	0.00	0.00	0.00	0.00	0.00
0.00	0.00	0.00	0.00	0.00	0.00	0.00	0.00	0.00	0.00	0.00	0.00
0.00	0.00	0.00	0.00	0.00	0.00	0.00	0.00	0.00	0.00	0.17	0.13
0.00	0.00	0.00	0.00	0.00	0.00	0.00	0.00	0.00	0.00	0.21	0.19
0.00	0.00	0.00	0.00	0.00	0.00	0.00	0.00	0.00	0.00	0.07	0.04
0.00	0.00	0.00	0.00	0.00	0.00	0.00	0.00	0.00	0.00	0.14	0.15
3.40	0.00	3.06	0.00	6.68	12.92	6.02	11.23	23.76	0.00	1.76	1.64
3.40	0.00	3.06	0.00	6.68	10.05	6.02	11.23	23.76	0.00	1.67	1.56
0.00	0.00	0.00	0.00	0.00	2.87	0.00	0.00	0.00	0.00	0.08	0.08
0.00	0.00	0.00	0.00	0.00	0.00	0.00	0.00	0.00	0.00	0.00	0.00
0.00	0.00	0.00	0.00	0.00	0.00	0.00	0.00	0.00	0.00	0.00	0.00
0.00	0.00	0.00	0.00	0.00	0.00	0.00	0.00	0.00	0.00	0.00	0.00
0.00	0.00	0.00	0.00	0.00	0.00	0.00	0.00	0.00	0.00	0.00	0.00
0.00	0.00	0.00	0.00	0.00	0.00	0.00	0.00	0.00	0.00	0.00	0.00
0.68	0.00	0.00	0.00	1.11	0.00	2.01	0.00	4.75	19.92	0.47	0.35
1.36	0.00	0.76	3.81	6.68	11.48	40.15	61.75	280.32	697.21	11.82	8.01
0.00	0.00	0.00	0.00	1.11	2.87	0.00	2.81	19.01	59.76	0.84	0.56
1.36	0.00	0.76	3.81	5.56	8.61	40.15	58.94	261.32	637.45	10.99	7.45
1.36	0.00	0.76	3.81	3.34	7.18	30.11	39.29	199.55	498.01	8.66	5.87
0.68	0.00	0.00	0.00	0.00	0.00	0.00	0.00	0.00	0.00	0.46	0.56
0.68	0.00	0.00	0.00	0.00	0.00	0.00	0.00	0.00	0.00	0.46	0.56
0.68	0.00	0.00	0.00	0.00	0.00	0.00	0.00	0.00	0.00	0.11	0.13
0.00	0.00	0.00	0.00	0.00	0.00	0.00	0.00	0.00	0.00	0.11	0.14
0.00	0.00	0.00	0.00	0.00	0.00	0.00	0.00	0.00	0.00	0.13	0.17
0.00	0.00	0.00	0.00	0.00	0.00	0.00	0.00	0.00	0.00	0.00	0.00
0.00	0.00	0.00	0.00	0.00	0.00	0.00	0.00	0.00	0.00	0.10	0.13
0.00	0.00	0.00	0.00	0.00	0.00	0.00	0.00	0.00	0.00	0.00	0.00
0.00	0.00	0.00	0.00	0.00	0.00	0.00	0.00	0.00	0.00	4.01	2.51
0.00	0.00	0.00	0.00	0.00	0.00	0.00	0.00	0.00	0.00	0.69	0.43

表 7-2-27(续) 2006年全国疾病监测系统分死因

疾病编码	疾病名称	总计	0岁	1岁~	5岁~	10岁~	15岁~	20岁~	25岁~	30岁~	35岁~
C046	a.早产儿和未成熟儿	0.17	16.69	0.00	0.00	0.00	0.00	0.00	0.00	0.00	0.00
C047	2.新生儿产伤和窒息	1.62	154.42	0.00	0.00	0.00	0.00	0.00	0.00	0.00	0.00
C048	3.新生儿溶血性疾病	0.00	0.00	0.00	0.00	0.00	0.00	0.00	0.00	0.00	0.00
C049	4.新生儿硬化病	0.04	4.17	0.00	0.00	0.00	0.00	0.00	0.00	0.00	0.00
C050	E.营养缺乏性疾病	0.92	12.52	0.00	0.69	0.00	0.00	0.00	0.00	0.00	0.00
C051	1.营养不良	0.35	12.52	0.00	0.69	0.00	0.00	0.00	0.00	0.00	0.00
C052	2.缺铁性贫血	0.17	0.00	0.00	0.00	0.00	0.00	0.00	0.00	0.00	0.00
C053	Ⅱ.非感染性疾病	316.23	121.03	11.52	8.28	8.44	10.57	10.73	15.77	37.56	62.83
C054	A.恶性肿瘤	79.67	8.35	1.92	4.83	1.12	2.94	5.96	5.81	17.73	27.76
C055	1.唇、口腔和咽恶性肿瘤	1.22	0.00	0.00	0.00	0.00	0.00	0.00	0.41	0.00	0.49
C056	a.鼻咽癌	0.48	0.00	0.00	0.00	0.00	0.00	0.00	0.00	0.00	0.00
C057	2.食管癌	10.74	0.00	0.00	0.00	0.00	0.00	0.00	0.41	0.42	0.97
C058	3.胃癌	8.91	0.00	0.00	0.00	0.00	0.00	0.00	0.00	1.27	2.44
C059	4.结直肠癌	6.50	0.00	0.00	0.00	0.00	0.00	0.60	0.41	2.53	1.46
C060	5.肝癌	8.99	0.00	0.00	0.00	0.00	0.00	0.00	0.83	2.53	3.41
C061	6.胰腺癌	2.75	0.00	0.00	0.00	0.00	0.00	0.00	0.00	0.00	0.00
C062	7.肺癌	15.28	0.00	0.00	0.00	0.00	0.00	0.60	0.41	0.42	3.41
C063	8.皮肤癌	0.31	0.00	0.00	0.00	0.00	0.00	0.00	0.41	0.00	0.00
C064	9.乳腺癌	5.19	0.00	0.00	0.00	0.00	0.00	0.00	0.00	3.38	2.44
C065	10.子宫颈癌	1.70	0.00	0.00	0.00	0.00	0.59	0.60	0.00	1.27	0.97
C066	11.子宫体癌	2.75	0.00	0.00	0.00	0.00	0.00	0.60	0.41	0.84	3.41
C067	12.卵巢癌	1.35	0.00	0.00	0.00	0.00	0.00	0.00	0.00	0.42	0.97
C068	13.前列腺癌	0.00	0.00	0.00	0.00	0.00	0.00	0.00	0.00	0.00	0.00
C069	14.膀胱癌	0.79	0.00	0.00	0.00	0.00	0.00	0.00	0.00	0.00	0.00
C070	15.淋巴瘤与多发性骨髓瘤	1.09	0.00	0.00	0.69	0.00	0.00	1.19	0.41	0.42	1.95
C071	16.白血病	2.84	8.35	0.96	1.38	0.56	1.17	1.79	0.83	2.11	2.92
C072	B.其他肿瘤	1.70	8.35	0.00	0.00	0.00	0.00	0.00	0.00	0.84	1.46
C073	1.良性肿瘤	0.57	8.35	0.00	0.00	0.00	0.00	0.00	0.00	0.42	0.00
C074	C.糖尿病	8.47	0.00	0.00	0.00	0.56	0.00	0.00	0.41	0.00	1.46
C075	D.内分泌、血液造血及免疫疾病	1.27	0.00	0.00	0.00	0.00	0.59	0.00	1.24	0.42	1.46
C076	E.神经和精神疾病	5.41	8.35	1.92	2.76	1.69	2.35	0.00	2.49	2.11	4.87
C077	1.精神障碍	1.27	0.00	0.00	0.00	0.00	0.00	0.00	1.66	0.84	1.46
C078	a.精神分裂症	0.79	0.00	0.00	0.00	0.00	0.00	0.00	1.24	0.42	1.46
C079	2.神经系统疾病	4.15	8.35	1.92	2.76	1.69	2.35	0.00	0.83	1.27	3.41
C080	a.阿尔茨海默病	0.96	0.00	0.00	0.00	0.00	0.00	0.00	0.00	0.00	0.00
C081	b.帕金森病	0.35	0.00	0.00	0.00	0.00	0.00	0.00	0.00	0.00	0.00
C082	c.癫痫	0.87	0.00	0.00	2.76	0.56	1.17	0.00	0.83	1.27	1.95
C083	F.感官疾病	0.04	0.00	0.00	0.00	0.00	0.00	0.00	0.00	0.00	0.00
C084	G.循环系统疾病	139.48	12.52	0.96	0.00	2.81	0.00	3.58	2.49	10.55	15.10
C085	1.急性风湿热	0.61	0.00	0.00	0.00	0.00	0.00	0.00	0.00	0.00	0.49
C086	2.心脏病	57.14	4.17	0.96	0.00	1.69	0.00	2.38	1.66	7.18	9.25
C087	a.慢性风湿性心脏病	7.46	0.00	0.00	0.00	0.00	0.00	0.60	0.83	2.53	3.90
C088	b.高血压心脏病	12.75	0.00	0.00	0.00	0.00	0.00	0.60	0.00	0.84	0.97
C089	c.肺源性心脏病	0.83	0.00	0.00	0.00	0.00	0.00	0.00	0.00	0.00	0.00
C090	d.缺血性心脏病	27.68	4.17	0.00	0.00	0.00	0.00	0.60	0.83	2.53	2.44

年龄别死亡率(西部城市,女)

40岁~	45岁~	50岁~	55岁~	60岁~	65岁~	70岁~	75岁~	80岁~	85岁~	世调率(2000)	中调率(2000)
0.00	0.00	0.00	0.00	0.00	0.00	0.00	0.00	0.00	0.00	0.28	0.17
0.00	0.00	0.00	0.00	0.00	0.00	0.00	0.00	0.00	0.00	2.56	1.60
0.00	0.00	0.00	0.00	0.00	0.00	0.00	0.00	0.00	0.00	0.00	0.00
0.00	0.00	0.00	0.00	0.00	0.00	0.00	0.00	0.00	0.00	0.07	0.04
0.00	0.63	0.00	1.91	0.00	2.87	8.03	5.61	19.01	19.92	1.04	0.80
0.00	0.00	0.00	0.00	0.00	0.00	4.02	0.00	4.75	9.96	0.46	0.33
0.00	0.00	0.00	1.91	0.00	1.44	0.00	2.81	0.00	0.00	0.17	0.15
117.64	122.22	259.04	420.15	684.30	1184.22	2336.90	3104.16	4794.02	10129.42	329.50	268.20
54.40	70.20	109.27	167.68	252.58	350.24	540.06	550.10	717.44	856.57	78.61	70.17
1.36	2.51	1.53	3.81	3.34	2.87	10.04	2.81	14.25	0.00	1.17	1.09
0.00	2.51	1.53	1.91	1.11	0.00	2.01	0.00	4.75	0.00	0.45	0.43
2.04	6.89	11.46	24.77	40.06	53.11	94.36	78.59	109.28	159.36	10.77	9.28
2.72	7.52	8.41	15.24	24.48	50.24	64.24	72.97	85.52	199.20	9.01	7.71
4.76	3.13	8.41	9.53	18.92	28.71	48.18	44.91	109.28	49.80	6.37	5.65
8.16	6.27	9.93	22.87	31.16	35.89	64.24	75.78	71.27	49.80	8.74	7.92
0.68	1.88	3.82	7.62	10.01	15.79	20.08	30.87	14.25	19.92	2.72	2.40
9.52	6.89	21.40	40.01	50.07	74.64	126.48	103.85	109.28	249.00	15.38	13.32
0.00	0.00	0.76	0.00	0.00	1.44	4.02	2.81	4.75	0.00	0.29	0.27
8.84	13.16	15.28	8.57	14.46	12.92	16.06	14.03	28.51	19.92	4.89	4.75
5.44	3.13	2.29	1.91	2.23	1.44	6.02	19.65	4.75	0.00	1.62	1.59
4.08	5.01	5.35	5.72	8.90	11.48	6.02	11.23	9.50	0.00	2.57	2.52
0.00	1.88	6.11	1.91	10.01	2.87	4.02	2.81	4.75	0.00	1.26	1.21
0.00	0.00	0.00	0.00	0.00	0.00	0.00	0.00	0.00	0.00	0.00	0.00
0.00	0.63	0.76	0.95	2.23	2.87	10.04	5.61	9.50	19.92	0.81	0.68
1.36	0.00	0.76	0.00	1.11	1.44	8.03	5.61	14.25	19.92	1.09	0.99
0.68	1.25	4.58	6.67	3.34	12.92	4.02	19.65	14.25	9.96	2.81	2.62
0.68	1.88	3.82	2.86	3.34	4.31	10.04	14.03	9.50	19.92	1.70	1.52
0.00	1.25	0.76	1.91	0.00	1.44	2.01	8.42	0.00	0.00	0.59	0.52
1.36	2.51	12.99	13.34	27.82	50.24	48.18	115.07	76.02	109.56	8.45	7.29
2.04	0.00	1.53	2.86	2.23	1.44	6.02	11.23	4.75	19.92	1.23	1.13
4.08	2.51	3.06	2.86	11.13	8.61	18.07	42.10	76.02	149.40	5.62	4.82
0.68	2.51	1.53	0.00	2.23	5.74	0.00	5.61	14.25	19.92	1.17	1.13
0.00	1.88	0.76	0.00	2.23	4.31	0.00	2.81	4.75	0.00	0.69	0.72
3.40	0.00	1.53	2.86	8.90	2.87	18.07	36.49	61.77	129.48	4.45	3.69
0.00	0.00	0.00	0.00	2.23	0.00	4.02	14.03	33.26	59.76	1.06	0.74
0.00	0.00	0.00	0.95	0.00	0.00	4.02	14.03	0.00	0.00	0.35	0.30
0.00	0.00	0.76	0.00	1.11	0.00	0.00	2.81	0.00	9.96	0.88	0.88
0.00	0.00	0.00	0.00	0.00	1.44	0.00	0.00	0.00	0.00	0.04	0.04
35.36	32.59	90.17	159.10	259.26	528.24	1128.30	1493.14	2271.10	5537.82	147.69	116.74
0.68	0.00	0.00	0.00	2.23	2.87	4.02	5.61	19.01	0.00	0.59	0.52
16.32	14.42	28.27	64.78	103.48	226.80	473.81	572.56	864.73	2340.62	60.56	48.07
4.08	6.89	6.88	19.05	15.58	28.71	54.21	47.71	80.77	129.48	7.41	6.52
2.04	3.13	5.35	12.39	26.70	74.64	120.46	143.14	199.55	298.80	13.09	10.85
0.00	0.00	0.00	0.95	0.00	5.74	14.05	2.81	14.25	29.88	0.88	0.71
4.76	3.13	11.46	23.82	47.85	93.30	240.92	266.63	451.37	1484.05	30.12	22.92

表 7-2-27(续) 2006年全国疾病监测系统分死因

疾病编码	疾病名称	总计	0岁	1岁~	5岁~	10岁~	15岁~	20岁~	25岁~	30岁~	35岁~
C091	急性心肌梗死	12.27	0.00	0.00	0.00	0.00	0.00	0.00	0.83	1.69	1.95
C092	3.脑血管疾病	80.37	8.35	0.00	0.00	1.12	0.00	1.19	0.83	3.38	5.36
C093	H.呼吸系统疾病	60.81	4.17	0.96	0.00	1.12	2.94	0.00	1.66	2.53	2.92
C094	1.慢性下呼吸道疾病	57.93	0.00	0.00	0.00	0.56	0.59	0.00	1.66	2.11	1.95
C095	a.慢性阻塞性肺疾病	56.31	0.00	0.00	0.00	0.56	0.59	0.00	0.83	0.84	1.46
C096	b.哮喘	1.57	0.00	0.00	0.00	0.00	0.00	0.00	0.83	1.27	0.49
C097	2.尘肺	0.13	0.00	0.00	0.00	0.00	0.00	0.00	0.00	0.00	0.00
C098	I.消化系统疾病	10.04	4.17	0.96	0.00	0.56	0.00	0.00	0.41	0.84	3.90
C099	1.消化性溃疡	2.05	0.00	0.00	0.00	0.00	0.00	0.00	0.00	0.42	1.46
C100	2.肝疾病	4.10	0.00	0.00	0.00	0.56	0.00	0.00	0.00	0.00	1.95
C101	a.肝硬化	3.41	0.00	0.00	0.00	0.56	0.00	0.00	0.00	0.00	0.97
C102	3.阑尾炎	0.09	0.00	0.00	0.00	0.00	0.00	0.00	0.00	0.00	0.00
C103	4.肠梗阻	0.83	0.00	0.00	0.00	0.00	0.00	0.00	0.00	0.00	0.00
C104	J.泌尿生殖系统疾病	5.72	0.00	0.96	0.69	0.00	0.59	0.60	0.41	2.53	1.95
C105	1.肾炎和肾病	5.15	0.00	0.96	0.69	0.00	0.59	0.00	0.41	1.69	1.95
C106	a.肾小球和肾小管间质疾病	3.49	0.00	0.00	0.00	0.00	0.59	0.00	0.41	1.27	1.46
C107	2.良性前列腺肥大	0.00	0.00	0.00	0.00	0.00	0.00	0.00	0.00	0.00	0.00
C108	K.皮肤病	0.57	0.00	0.00	0.00	0.00	0.59	0.00	0.00	0.00	0.00
C109	L.肌肉骨骼和结缔组织疾病	1.66	0.00	0.00	0.00	0.00	0.00	0.00	0.41	0.00	1.46
C110	1.风湿性关节炎	0.65	0.00	0.00	0.00	0.00	0.00	0.00	0.00	0.00	0.00
C111	2.骨关节炎	0.00	0.00	0.00	0.00	0.00	0.00	0.00	0.00	0.00	0.00
C112	M.先天异常	1.40	75.12	3.84	0.00	0.56	0.59	0.60	0.41	0.00	0.49
C113	1.先天性心脏病	0.74	29.21	3.84	0.00	0.00	0.00	0.60	0.41	0.00	0.49
C114	N.口腔疾病	0.00	0.00	0.00	0.00	0.00	0.00	0.00	0.00	0.00	0.00
C115	Ⅲ.伤害	27.68	70.95	24.01	7.59	10.69	12.92	11.92	6.64	22.37	26.30
C116	A.意外伤害	18.90	66.78	22.09	6.90	9.56	8.22	10.13	4.98	12.24	14.61
C117	1.交通事故	6.98	0.00	1.92	2.76	3.94	2.94	5.96	2.07	5.91	9.25
C118	a.道路交通事故	5.89	0.00	0.96	2.76	3.94	1.76	5.36	1.66	5.91	7.31
C119	1a* 机动车辆交通事故	5.19	0.00	0.96	2.07	3.94	1.76	5.36	1.66	5.49	5.84
C120	1b* 机动车以外的运输事故	1.14	0.00	0.00	0.69	0.00	0.59	0.60	0.41	0.42	2.44
C121	2.意外中毒	1.14	8.35	0.96	1.38	1.12	1.76	0.00	0.41	0.84	0.00
C122	3.意外跌落	5.33	8.35	7.68	0.69	1.12	0.59	1.79	1.66	1.69	1.46
C123	4.火灾	0.44	0.00	0.96	0.69	0.00	0.00	0.60	0.00	0.00	0.00
C124	5.溺水	2.31	4.17	6.72	0.69	1.69	2.35	1.19	0.00	2.53	1.46
C125	6.意外的机械性窒息	0.79	33.39	0.96	0.00	1.12	0.00	0.00	0.41	0.42	0.49
C126	7.触电	0.17	0.00	0.00	0.00	0.00	0.00	0.00	0.00	0.00	0.49
C127	8.砸死	0.17	0.00	1.92	0.00	0.00	0.00	0.00	0.00	0.42	0.00
C128	9.由机械切割和穿刺工具所致的意外事故	0.00	0.00	0.00	0.00	0.00	0.00	0.00	0.00	0.00	0.00
C129	10.自然环境因素导致的意外事故	0.39	0.00	0.00	0.00	0.00	0.00	0.00	0.41	0.00	0.00
C130	B.故意伤害	8.34	4.17	0.00	0.00	1.12	4.70	1.79	1.66	9.71	11.69
C131	1.自杀	7.68	0.00	0.00	0.00	0.56	4.11	1.79	1.66	8.02	10.71
C132	2.被杀	0.65	4.17	0.00	0.00	0.56	0.59	0.00	0.00	1.69	0.97

年龄别死亡率(西部城市,女)

40岁~	45岁~	50岁~	55岁~	60岁~	65岁~	70岁~	75岁~	80岁~	85岁~	世调率(2000)	中调率(2000)
3.40	3.13	6.88	14.29	25.59	34.45	104.40	129.11	166.29	567.73	13.09	10.27
17.68	16.92	61.89	93.37	147.99	294.26	642.45	898.13	1368.36	3147.39	85.12	67.02
5.44	6.27	19.87	44.78	94.58	166.51	445.70	763.41	1401.62	2858.55	65.50	49.60
4.76	6.27	18.34	42.87	92.35	159.33	425.62	749.38	1349.36	2679.27	62.25	47.16
3.40	5.64	16.05	40.01	89.02	159.33	419.60	726.92	1335.10	2629.47	60.63	45.77
1.36	0.63	2.29	2.86	2.23	0.00	6.02	22.45	14.25	49.80	1.58	1.35
0.00	0.00	0.00	0.00	0.00	0.00	4.02	0.00	4.75	0.00	0.13	0.11
6.80	3.13	10.70	15.24	16.69	43.06	90.34	67.36	133.04	288.84	10.41	8.66
2.04	0.00	0.00	1.91	2.23	5.74	28.11	22.45	14.25	69.72	2.14	1.79
2.72	2.51	9.17	9.53	10.01	12.92	32.12	22.45	61.77	39.84	4.06	3.57
2.04	2.51	7.64	8.57	7.79	12.92	28.11	19.65	42.76	29.88	3.37	2.98
0.00	0.00	0.00	0.00	0.00	0.00	2.01	2.81	0.00	0.00	0.09	0.08
0.00	0.00	0.00	0.00	0.95	1.11	7.18	10.04	2.81	19.01	19.92	0.86	0.70
4.08	2.51	4.58	10.48	12.24	20.10	34.13	36.49	71.27	189.24	5.93	4.93
4.08	2.51	3.82	10.48	11.13	20.10	30.11	33.68	71.27	139.44	5.29	4.45
3.40	1.88	1.53	7.62	7.79	15.79	24.09	19.65	38.01	89.64	3.55	3.04
0.00	0.00	0.00	0.00	0.00	0.00	0.00	0.00	0.00	0.00	0.00	0.00
0.00	0.00	0.76	0.00	0.00	0.00	2.01	2.81	14.25	59.76	0.68	0.45
3.40	0.63	1.53	0.00	3.34	8.61	12.05	8.42	19.01	39.84	1.68	1.47
1.36	0.00	0.76	0.00	0.00	5.74	4.02	2.81	9.50	29.88	0.71	0.56
0.00	0.00	0.00	0.00	0.00	0.00	0.00	0.00	0.00	0.00	0.00	0.00
0.00	0.00	0.00	0.95	1.11	1.44	2.01	0.00	0.00	0.00	1.95	1.38
0.00	0.00	0.00	0.95	1.11	1.44	0.00	0.00	0.00	0.00	1.00	0.72
0.00	0.00	0.00	0.00	0.00	0.00	0.00	0.00	0.00	0.00	0.00	0.00
32.64	18.18	38.21	30.49	30.04	68.90	86.33	126.30	180.55	368.52	28.30	25.81
21.76	13.16	20.63	18.10	15.58	53.11	58.22	81.39	118.78	318.72	19.94	17.71
12.92	8.77	7.64	6.67	2.23	28.71	26.10	11.23	14.25	19.92	6.76	6.80
10.20	7.52	6.88	5.72	2.23	21.53	24.09	8.42	14.25	9.96	5.67	5.75
8.84	6.89	6.88	4.76	2.23	17.23	22.08	2.81	9.50	9.96	5.00	5.10
2.72	0.63	0.00	0.95	0.00	7.18	2.01	5.61	4.75	9.96	1.11	1.07
0.68	0.63	2.29	2.86	1.11	0.00	2.01	5.61	0.00	9.96	1.24	1.11
5.44	1.88	5.35	2.86	8.90	12.92	14.05	47.71	47.51	219.12	5.86	4.68
0.00	0.63	0.76	0.00	0.00	0.00	2.01	0.00	4.75	29.88	0.53	0.39
1.36	0.00	3.06	0.95	0.00	7.18	8.03	8.42	28.51	9.96	2.49	2.21
0.00	1.25	0.00	0.00	1.11	0.00	2.01	0.00	0.00	0.00	0.98	0.79
0.68	0.00	0.76	0.95	0.00	0.00	0.00	0.00	0.00	0.00	0.16	0.16
0.00	0.00	0.00	0.95	0.00	0.00	0.00	0.00	0.00	0.00	0.21	0.17
0.00	0.00	0.00	0.00	0.00	0.00	0.00	0.00	0.00	0.00	0.00	0.00
0.00	0.00	0.00	0.95	1.11	0.00	0.00	2.81	14.25	19.92	0.42	0.30
10.20	5.01	16.81	11.43	14.46	15.79	28.11	42.10	57.02	39.84	7.85	7.70
8.16	5.01	15.28	11.43	14.46	15.79	28.11	42.10	52.26	39.84	7.22	7.05
2.04	0.00	1.53	0.00	0.00	0.00	0.00	0.00	4.75	0.00	0.62	0.65

表 7-2-28 2006 年全国疾病监测系统分死因

疾病编码	疾病名称	总计	0岁	1岁~	5岁~	10岁~	15岁~	20岁~	25岁~	30岁~	35岁~
C001	总计	540.14	728.14	50.17	22.56	20.44	43.04	53.98	51.21	69.40	129.17
C002	Ⅰ.感染性、母婴及营养缺乏性疾病	23.98	460.15	7.99	1.50	0.77	1.35	1.47	2.12	3.37	6.20
C003	A.传染病和寄生虫病	9.37	11.78	2.21	0.96	0.39	0.84	0.64	1.55	2.15	4.98
C004	1.结核病	3.37	0.74	0.00	0.11	0.00	0.25	0.18	0.49	0.43	0.92
C005	a.呼吸道结核	3.22	0.00	0.00	0.00	0.00	0.00	0.18	0.49	0.36	0.84
C006	2.性传播疾病(不包括艾滋病)	0.04	0.00	0.00	0.00	0.00	0.00	0.00	0.08	0.07	0.00
C007	a.梅毒	0.01	0.00	0.00	0.00	0.00	0.00	0.00	0.00	0.07	0.00
C008	3.艾滋病	0.03	0.00	0.00	0.00	0.00	0.00	0.00	0.16	0.07	0.08
C009	4.腹泻病	0.18	0.74	0.17	0.00	0.00	0.00	0.00	0.16	0.00	0.08
C010	a.痢疾	0.01	0.00	0.00	0.00	0.00	0.00	0.00	0.00	0.00	0.00
C011	b.伤寒和副伤寒	0.00	0.00	0.00	0.00	0.00	0.00	0.00	0.00	0.00	0.00
C012	5.好发于儿童期的疾病	0.08	0.00	0.17	0.00	0.15	0.08	0.09	0.00	0.07	0.00
C013	a.百日咳	0.00	0.00	0.00	0.00	0.00	0.00	0.00	0.00	0.00	0.00
C014	b.脊髓灰质炎	0.02	0.00	0.00	0.00	0.08	0.00	0.00	0.00	0.00	0.00
C015	c.白喉	0.00	0.00	0.00	0.00	0.00	0.00	0.00	0.00	0.00	0.00
C016	d.麻疹	0.00	0.00	0.00	0.00	0.00	0.00	0.00	0.00	0.00	0.00
C017	e.破伤风	0.06	0.00	0.17	0.00	0.08	0.00	0.09	0.00	0.07	0.00
C018	6.脑(脊)膜炎	0.12	3.68	0.51	0.11	0.00	0.00	0.00	0.00	0.07	0.15
C019	a.脑膜炎球菌感染	0.04	0.00	0.17	0.11	0.00	0.00	0.00	0.00	0.00	0.08
C020	b.脑膜炎	0.08	3.68	0.34	0.00	0.00	0.00	0.00	0.00	0.07	0.00
C021	7.病毒性肝炎	3.46	0.74	0.00	0.00	0.08	0.00	0.00	0.41	1.00	2.60
C022	a.乙型肝炎	3.39	0.74	0.00	0.00	0.08	0.08	0.00	0.41	1.00	2.45
C023	b.丙型肝炎	0.06	0.00	0.00	0.00	0.00	0.00	0.00	0.00	0.00	0.15
C024	8.疟疾	0.00	0.00	0.00	0.00	0.00	0.00	0.00	0.00	0.00	0.00
C025	9.热带病	0.00	0.00	0.00	0.00	0.00	0.00	0.00	0.00	0.00	0.00
C026	a.血吸虫病	0.00	0.00	0.00	0.00	0.00	0.00	0.00	0.00	0.00	0.00
C027	10.流行性乙型脑炎	0.00	0.00	0.00	0.00	0.00	0.00	0.00	0.00	0.00	0.00
C028	11.钩端螺旋体病	0.00	0.00	0.00	0.00	0.00	0.00	0.00	0.00	0.00	0.00
C029	12.流行性出血热	0.05	0.00	0.00	0.00	0.00	0.00	0.00	0.00	0.00	0.00
C030	13.败血病	0.29	3.68	0.17	0.00	0.00	0.00	0.00	0.08	0.21	0.08
C031	B.呼吸系统感染性疾病	10.14	46.38	5.27	0.53	0.39	0.42	0.46	0.24	0.50	0.84
C032	1.上呼吸道感染	1.78	0.74	0.17	0.00	0.08	0.00	0.00	0.08	0.00	0.08
C033	2.下呼吸道感染	8.34	45.65	5.10	0.53	0.31	0.42	0.46	0.16	0.43	0.77
C034	a.肺炎	7.70	43.44	4.76	0.53	0.23	0.42	0.46	0.16	0.43	0.69
C035	C.妊娠、分娩和产褥期疾病	0.14	0.00	0.00	0.00	0.08	0.37	0.33	0.57	0.23	
C036	1.直接产科原因	0.14	0.00	0.00	0.00	0.08	0.37	0.33	0.57	0.23	
C037	a.产后出血	0.05	0.00	0.00	0.00	0.00	0.09	0.08	0.21	0.15	
C038	b.产褥期感染	0.03	0.00	0.00	0.00	0.00	0.00	0.16	0.14	0.00	
C039	c.妊娠高血压综合征	0.01	0.00	0.00	0.00	0.00	0.00	0.00	0.00	0.08	
C040	d.阻梗性分娩	0.00	0.00	0.00	0.00	0.00	0.00	0.00	0.00	0.00	
C041	e.流产	0.01	0.00	0.00	0.00	0.00	0.00	0.00	0.07	0.00	
C042	f.母体产伤	0.01	0.00	0.00	0.00	0.00	0.00	0.00	0.07	0.00	
C043	2.间接产科原因	0.00	0.00	0.00	0.00	0.00	0.00	0.00	0.00	0.00	
C044	D.起源于围生期的某些情况	3.77	400.52	0.00	0.00	0.00	0.00	0.00	0.00	0.00	0.00
C045	1.低出生体重	0.97	103.07	0.00	0.00	0.00	0.00	0.00	0.00	0.00	0.00

年龄别死亡率(东部农村,男女合计)

40 岁~	45 岁~	50 岁~	55 岁~	60 岁~	65 岁~	70 岁~	75 岁~	80 岁~	85 岁~	世调率(2000)	中调率(2000)
219.65	260.25	508.08	804.73	1069.28	1590.93	2983.62	5058.09	9151.61	15412.00	550.09	447.85
7.69	10.34	17.30	26.37	29.40	42.22	79.83	152.65	356.44	874.15	27.96	20.61
6.26	9.57	15.27	21.74	23.44	31.84	49.75	68.37	87.32	79.70	9.29	8.31
1.07	2.80	4.89	7.02	8.84	13.38	26.03	30.10	40.49	27.00	3.31	2.94
0.98	2.80	4.06	6.85	8.63	13.15	25.16	29.24	40.49	27.00	3.15	2.79
0.09	0.19	0.00	0.00	0.00	0.00	0.00	0.00	0.79	0.00	0.04	0.04
0.00	0.00	0.00	0.00	0.00	0.00	0.00	0.00	0.00	0.00	0.01	0.01
0.00	0.00	0.00	0.00	0.00	0.00	0.00	0.00	0.00	0.00	0.02	0.03
0.00	0.00	0.24	0.00	0.00	0.00	0.87	1.72	1.59	12.86	0.20	0.14
0.00	0.00	0.12	0.00	0.00	0.00	0.29	0.00	0.00	0.00	0.01	0.01
0.00	0.00	0.00	0.00	0.00	0.00	0.00	0.00	0.00	0.00	0.00	0.00
0.18	0.10	0.00	0.00	0.00	0.00	0.00	0.86	0.00	0.00	0.08	0.07
0.00	0.00	0.00	0.00	0.00	0.00	0.00	0.00	0.00	0.00	0.00	0.00
0.00	0.10	0.00	0.00	0.00	0.00	0.00	0.43	0.00	0.00	0.02	0.02
0.00	0.00	0.00	0.00	0.00	0.00	0.00	0.00	0.00	0.00	0.00	0.00
0.00	0.00	0.00	0.00	0.00	0.00	0.00	0.00	0.00	0.00	0.00	0.00
0.18	0.00	0.00	0.00	0.00	0.00	0.00	0.43	0.00	0.00	0.06	0.05
0.00	0.10	0.00	0.00	0.21	0.23	0.29	0.43	0.00	0.00	0.16	0.13
0.00	0.10	0.00	0.00	0.21	0.00	0.00	0.43	0.00	0.00	0.05	0.04
0.00	0.00	0.00	0.00	0.00	0.23	0.29	0.00	0.00	0.00	0.12	0.09
3.67	4.54	7.75	11.13	10.07	11.31	14.17	17.63	22.23	12.86	3.33	3.11
3.49	4.35	7.63	10.96	10.07	11.31	14.17	17.20	21.43	11.57	3.26	3.05
0.09	0.19	0.12	0.00	0.00	0.00	0.00	0.00	0.79	1.29	0.05	0.05
0.00	0.00	0.00	0.00	0.00	0.00	0.00	0.00	0.00	0.00	0.00	0.00
0.00	0.00	0.00	0.00	0.00	0.00	0.00	0.00	0.00	0.00	0.00	0.00
0.00	0.00	0.00	0.00	0.00	0.00	0.00	0.00	0.00	0.00	0.00	0.00
0.00	0.00	0.00	0.00	0.00	0.00	0.00	0.00	0.00	0.00	0.00	0.00
0.09	0.10	0.00	0.17	0.41	0.23	0.00	0.00	0.79	0.00	0.05	0.04
0.09	0.00	0.24	0.34	0.82	0.69	1.16	2.58	0.79	10.28	0.32	0.26
1.16	0.68	1.91	4.11	5.76	9.69	28.06	79.98	258.00	757.17	11.28	7.55
0.18	0.00	0.48	0.17	1.03	0.69	3.18	9.46	44.46	190.26	1.96	1.22
0.98	0.68	1.43	3.94	4.73	9.00	24.59	70.52	213.55	566.91	9.30	6.32
0.80	0.68	1.43	3.77	4.52	8.77	22.27	65.36	193.70	520.63	8.60	5.85
0.00	0.00	0.00	0.00	0.00	0.00	0.00	0.00	0.00	0.00	0.12	0.14
0.00	0.00	0.00	0.00	0.00	0.00	0.00	0.00	0.00	0.00	0.12	0.14
0.00	0.00	0.00	0.00	0.00	0.00	0.00	0.00	0.00	0.00	0.04	0.05
0.00	0.00	0.00	0.00	0.00	0.00	0.00	0.00	0.00	0.00	0.02	0.03
0.00	0.00	0.00	0.00	0.00	0.00	0.00	0.00	0.00	0.00	0.01	0.01
0.00	0.00	0.00	0.00	0.00	0.00	0.00	0.00	0.00	0.00	0.00	0.00
0.00	0.00	0.00	0.00	0.00	0.00	0.00	0.00	0.00	0.00	0.01	0.01
0.00	0.00	0.00	0.00	0.00	0.00	0.00	0.00	0.00	0.00	0.01	0.01
0.00	0.00	0.00	0.00	0.00	0.00	0.00	0.00	0.00	0.00	0.00	0.00
0.00	0.00	0.00	0.00	0.00	0.00	0.00	0.00	0.00	0.00	6.66	4.17
0.00	0.00	0.00	0.00	0.00	0.00	0.00	0.00	0.00	0.00	1.71	1.07

表7-2-28(续) 2006年全国疾病监测系统分死因

疾病编码	疾病名称	总计	0岁	1岁~	5岁~	10岁~	15岁~	20岁~	25岁~	30岁~	35岁~
C046	a.早产儿和未成熟儿	0.60	64.05	0.00	0.00	0.00	0.00	0.00	0.00	0.00	0.00
C047	2.新生儿产伤和窒息	2.12	225.29	0.00	0.00	0.00	0.00	0.00	0.00	0.00	0.00
C048	3.新生儿溶血性疾病	0.01	1.47	0.00	0.00	0.00	0.00	0.00	0.00	0.00	0.00
C049	4.新生儿硬化病	0.03	3.68	0.00	0.00	0.00	0.00	0.00	0.00	0.00	0.00
C050	E.营养缺乏性疾病	0.56	1.47	0.51	0.00	0.00	0.00	0.00	0.00	0.14	0.15
C051	1.营养不良	0.30	0.00	0.34	0.00	0.00	0.00	0.00	0.00	0.00	0.08
C052	2.缺铁性贫血	0.21	0.00	0.17	0.00	0.00	0.00	0.00	0.00	0.14	0.08
C053	Ⅱ.非感染性疾病	445.06	210.57	18.71	7.91	6.58	13.39	18.30	16.69	30.37	66.92
C054	A.恶性肿瘤	128.36	7.36	4.59	3.31	3.10	5.81	6.80	7.33	14.97	32.70
C055	1.唇、口腔和咽恶性肿瘤	2.29	0.00	0.17	0.00	0.00	0.00	0.00	0.16	0.79	0.92
C056	a.鼻咽癌	1.53	0.00	0.00	0.00	0.00	0.00	0.00	0.08	0.72	0.77
C057	2.食管癌	17.25	0.00	0.00	0.00	0.00	0.00	0.09	0.08	0.14	0.92
C058	3.胃癌	21.79	0.00	0.00	0.00	0.00	0.25	0.18	0.49	1.72	2.30
C059	4.结直肠癌	5.96	0.00	0.00	0.00	0.00	0.00	0.46	0.33	0.50	1.53
C060	5.肝癌	24.29	0.00	0.00	0.00	0.23	0.42	0.83	2.20	4.44	11.72
C061	6.胰腺癌	2.90	0.00	0.00	0.00	0.00	0.00	0.00	0.00	0.14	0.31
C062	7.肺癌	29.87	0.00	0.00	0.00	0.08	0.46	0.33	1.36	3.45	
C063	8.皮肤癌	0.69	0.00	0.00	0.00	0.08	0.08	0.00	0.16	0.21	0.08
C064	9.乳腺癌	2.47	0.00	0.00	0.00	0.00	0.00	0.00	0.24	0.93	2.30
C065	10.子宫颈癌	0.83	0.00	0.00	0.00	0.00	0.00	0.00	0.00	0.21	0.69
C066	11.子宫体癌	1.52	0.00	0.00	0.00	0.08	0.08	0.18	0.16	0.43	0.61
C067	12.卵巢癌	0.46	0.00	0.00	0.00	0.00	0.08	0.00	0.08	0.00	0.08
C068	13.前列腺癌	0.80	0.00	0.00	0.00	0.00	0.00	0.00	0.00	0.00	0.00
C069	14.膀胱癌	1.16	0.00	0.00	0.00	0.00	0.00	0.00	0.00	0.00	0.15
C070	15.淋巴瘤与多发性骨髓瘤	1.67	0.00	0.17	0.00	0.08	0.34	0.37	0.49	0.29	0.77
C071	16.白血病	3.85	5.15	2.89	2.03	2.01	3.28	2.85	1.63	1.58	2.60
C072	B.其他肿瘤	1.66	0.74	0.85	0.43	0.08	0.08	0.18	0.33	0.43	0.84
C073	1.良性肿瘤	0.59	0.00	0.34	0.11	0.08	0.00	0.09	0.16	0.29	0.31
C074	C.糖尿病	8.63	0.00	0.00	0.00	0.08	0.37	0.81	0.36	1.38	
C075	D.内分泌、血液造血及免疫疾病	1.20	5.89	1.19	0.11	0.23	0.51	0.09	0.33	0.36	0.61
C076	E.神经和精神疾病	9.19	6.63	2.04	1.71	0.93	1.77	2.57	1.38	2.44	3.06
C077	1.精神障碍	5.13	0.00	0.00	0.00	0.15	0.34	1.38	0.49	1.00	1.76
C078	a.精神分裂症	1.05	0.00	0.00	0.00	0.00	0.08	0.46	0.41	0.64	0.84
C079	2.神经系统疾病	4.05	6.63	2.04	1.71	0.77	1.43	1.20	0.90	1.43	1.30
C080	a.阿尔茨海默病	0.07	0.00	0.00	0.00	0.00	0.00	0.00	0.00	0.00	0.00
C081	b.帕金森病	0.37	0.00	0.00	0.00	0.00	0.00	0.00	0.00	0.00	0.08
C082	c.癫痫	0.92	1.47	0.51	0.21	0.15	0.84	0.83	0.65	1.00	1.00
C083	F.感官疾病	0.04	0.00	0.00	0.00	0.00	0.00	0.00	0.00	0.00	0.00
C084	G.循环系统疾病	201.98	7.36	1.02	0.11	0.62	2.11	3.49	3.42	7.16	18.15
C085	1.急性风湿热	0.32	0.00	0.00	0.00	0.00	0.00	0.00	0.00	0.00	0.23
C086	2.心脏病	81.86	2.94	0.51	0.00	0.54	1.35	2.21	2.28	4.80	10.26
C087	a.慢性风湿性心脏病	2.96	0.00	0.00	0.00	0.00	0.34	0.28	0.24	0.50	0.84
C088	b.高血压心脏病	18.11	0.00	0.00	0.00	0.00	0.00	0.00	0.16	0.29	0.92
C089	c.肺源性心脏病	1.59	0.00	0.00	0.00	0.00	0.00	0.09	0.08	0.07	0.00
C090	d.缺血性心脏病	52.56	0.00	0.00	0.00	0.31	0.51	1.10	1.71	3.08	7.43

第七章　地区别、性别、年龄别、死因别死亡数及死亡率

年龄别死亡率（东部农村，男女合计）

40岁~	45岁~	50岁~	55岁~	60岁~	65岁~	70岁~	75岁~	80岁~	85岁~	世调率(2000)	中调率(2000)
0.00	0.00	0.00	0.00	0.00	0.00	0.00	0.00	0.00	0.00	1.06	0.67
0.00	0.00	0.00	0.00	0.00	0.00	0.00	0.00	0.00	0.00	3.74	2.35
0.00	0.00	0.00	0.00	0.00	0.00	0.00	0.00	0.00	0.00	0.02	0.02
0.00	0.00	0.00	0.00	0.00	0.00	0.00	0.00	0.00	0.00	0.06	0.04
0.27	0.10	0.12	0.51	0.21	0.69	2.02	4.30	11.11	37.28	0.61	0.43
0.00	0.10	0.12	0.17	0.00	0.23	0.29	1.29	5.56	32.14	0.34	0.21
0.18	0.00	0.00	0.34	0.21	0.46	1.16	2.58	3.97	5.14	0.21	0.17
141.66	189.77	410.14	690.35	945.31	1440.49	2744.12	4628.09	8110.86	12186.65	450.64	365.57
68.86	102.48	208.89	354.42	421.05	553.31	792.84	1048.77	1205.87	965.42	126.71	112.60
1.61	2.32	5.49	11.13	5.55	9.00	6.94	12.47	18.26	11.57	2.25	2.04
1.34	1.64	4.06	7.70	3.70	5.08	5.50	5.59	10.32	5.14	1.49	1.38
4.47	11.21	25.89	48.45	61.06	80.53	118.30	161.68	218.31	129.84	17.18	14.93
8.85	13.82	25.89	54.62	67.02	103.14	155.91	212.85	274.68	191.54	21.59	18.80
2.41	3.09	6.80	12.84	16.45	28.84	39.92	61.49	69.07	77.13	5.90	5.11
20.39	29.87	57.14	74.48	84.70	88.60	119.17	138.89	138.93	114.41	23.58	21.71
1.52	1.55	5.49	8.90	9.66	14.07	19.09	23.65	31.75	15.43	2.87	2.53
11.89	19.82	40.80	82.87	114.72	147.67	216.65	273.91	257.21	210.82	29.61	26.11
0.27	0.19	1.07	0.68	1.03	2.31	3.47	6.02	10.32	25.71	0.70	0.57
2.24	4.64	8.11	9.42	6.17	4.85	4.92	8.60	7.94	20.57	2.36	2.22
1.16	0.77	1.67	2.23	1.23	2.08	2.60	8.17	8.73	7.71	0.80	0.72
1.43	1.35	2.98	5.48	4.52	5.54	4.92	9.89	11.91	15.43	1.50	1.35
0.63	0.39	0.84	2.23	1.44	2.08	2.31	1.29	2.38	3.86	0.46	0.41
0.09	0.00	0.24	0.68	1.64	2.08	6.07	12.90	18.26	20.57	0.80	0.64
0.09	0.10	0.84	1.54	2.26	6.92	6.94	16.34	21.43	21.85	1.16	0.96
1.34	1.74	1.91	5.31	5.35	8.54	7.23	11.18	11.11	3.86	1.64	1.51
3.94	3.00	5.49	5.82	7.81	8.54	14.17	13.33	17.46	10.28	3.87	3.64
1.61	1.74	2.51	5.14	2.88	4.85	8.10	11.61	15.88	10.28	1.65	1.48
0.89	0.58	0.95	1.20	1.03	2.08	2.60	3.44	4.76	2.57	0.57	0.53
2.95	5.32	9.07	16.09	28.99	36.46	65.66	89.01	100.82	115.70	8.57	7.40
1.16	0.39	1.79	1.88	2.88	2.54	4.05	9.46	11.91	14.14	1.25	1.07
4.74	3.87	7.04	10.10	11.10	20.77	36.16	76.11	181.79	322.66	9.41	7.56
2.77	2.13	3.34	4.97	5.76	11.08	15.62	45.15	123.84	226.25	5.24	4.06
1.43	0.77	2.27	2.23	1.44	3.92	1.74	7.74	7.94	9.00	1.00	0.94
1.97	1.74	3.70	5.14	5.35	9.69	20.54	30.96	57.95	96.41	4.18	3.50
0.00	0.00	0.12	0.17	0.21	0.00	0.58	0.00	0.79	5.14	0.07	0.05
0.09	0.00	0.24	0.68	0.82	1.38	2.60	6.02	6.35	5.14	0.37	0.30
1.07	0.87	1.19	1.88	0.41	0.69	2.31	3.01	3.18	5.14	0.90	0.87
0.00	0.00	0.00	0.00	0.00	0.00	0.29	0.43	0.79	3.86	0.04	0.03
43.46	55.49	137.07	226.18	352.38	587.46	1294.11	2313.83	4428.15	7009.90	205.37	160.98
0.18	0.10	0.60	0.34	1.03	1.15	2.31	2.15	4.76	5.14	0.31	0.27
22.98	25.81	63.82	96.91	140.83	222.89	461.64	881.50	1675.04	3206.07	83.47	65.00
1.43	1.93	5.73	8.22	6.78	7.38	15.62	24.94	34.93	59.13	2.95	2.51
2.77	4.45	10.26	16.44	24.26	57.22	118.59	209.84	456.47	633.76	18.40	14.27
0.27	0.48	0.95	0.34	1.44	3.46	10.12	19.35	35.72	78.42	1.63	1.22
16.37	16.14	42.71	64.55	99.51	137.75	286.07	559.00	1012.17	2149.38	53.68	41.73

表 7-2-28（续） 2006 年全国疾病监测系统分死因

疾病编码	疾病名称	总计	0 岁	1 岁~	5 岁~	10 岁~	15 岁~	20 岁~	25 岁~	30 岁~	35 岁~
C091	急性心肌梗死	37.74	0.00	0.00	0.00	0.23	0.42	0.92	1.71	2.65	6.51
C092	3.脑血管疾病	118.33	2.94	0.51	0.11	0.08	0.76	1.29	1.06	2.22	7.58
C093	H.呼吸系统疾病	69.82	4.42	0.00	0.11	0.15	0.34	0.09	0.41	0.43	1.61
C094	1.慢性下呼吸道疾病	68.30	2.21	0.00	0.00	0.08	0.25	0.00	0.24	0.21	1.38
C095	a.慢性阻塞性肺疾病	67.25	2.21	0.00	0.00	0.08	0.25	0.00	0.16	0.14	1.15
C096	b.哮喘	0.96	0.00	0.00	0.00	0.00	0.00	0.00	0.08	0.07	0.15
C097	2.尘肺	0.41	0.00	0.00	0.00	0.00	0.00	0.00	0.16	0.00	0.00
C098	I.消化系统疾病	12.28	10.31	1.02	0.43	0.08	0.17	0.83	0.24	1.65	3.83
C099	1.消化性溃疡	2.67	0.00	0.00	0.11	0.00	0.28	0.00	0.00	0.43	0.23
C100	2.肝疾病	4.85	2.21	0.00	0.00	0.08	0.18	0.00	0.16	1.15	2.68
C101	a.肝硬化	3.65	0.00	0.00	0.00	0.08	0.00	0.00	0.08	0.93	1.99
C102	3.阑尾炎	0.13	0.00	0.00	0.00	0.00	0.08	0.00	0.00	0.00	0.00
C103	4.肠梗阻	0.50	0.74	0.17	0.21	0.00	0.00	0.37	0.00	0.00	0.08
C104	J.泌尿生殖系统疾病	7.30	1.47	0.34	0.53	0.23	0.76	2.21	1.63	1.58	3.60
C105	1.肾炎和肾病	6.23	0.74	0.34	0.53	0.23	0.67	2.12	1.55	1.58	3.29
C106	a.肾小球和肾小管间质疾病	4.70	0.00	0.00	0.43	0.15	0.59	2.02	1.22	1.36	2.53
C107	2.良性前列腺肥大	0.23	0.00	0.00	0.00	0.00	0.00	0.00	0.00	0.00	0.00
C108	K.皮肤病	0.67	1.47	0.00	0.00	0.00	0.17	0.09	0.08	0.29	0.08
C109	L.肌肉骨骼和结缔组织疾病	1.48	0.00	0.17	0.11	0.23	0.34	0.74	0.16	0.14	0.61
C110	1.风湿性关节炎	0.61	0.00	0.00	0.00	0.00	0.00	0.00	0.00	0.07	0.00
C111	2.骨关节炎	0.01	0.00	0.00	0.00	0.00	0.00	0.00	0.00	0.00	0.00
C112	M.先天异常	2.45	164.92	7.48	1.07	0.85	1.26	0.83	0.57	0.57	0.46
C113	1.先天性心脏病	1.44	87.61	5.27	0.64	0.46	0.93	0.46	0.49	0.36	0.38
C114	N.口腔疾病	0.00	0.00	0.00	0.00	0.00	0.00	0.00	0.00	0.00	0.00
C115	Ⅲ.伤害	58.29	36.81	22.28	12.40	12.93	27.88	33.47	31.83	34.88	55.51
C116	A.意外伤害	45.49	35.34	21.43	12.19	12.00	23.25	26.48	26.70	27.00	44.03
C117	1.交通事故	21.94	2.21	6.12	3.10	1.94	13.39	19.22	19.21	18.55	29.02
C118	a.道路交通事故	13.98	1.47	4.25	2.46	1.16	8.68	11.31	12.21	11.60	17.99
C119	1a*机动车辆交通事故	12.03	0.74	3.23	1.92	0.93	7.58	9.10	10.34	10.24	15.54
C120	1b*机动车以外的运输事故	3.52	1.47	1.53	0.53	0.62	2.11	3.86	2.85	2.22	4.44
C121	2.意外中毒	2.36	0.00	1.36	0.21	0.08	0.76	1.20	0.98	1.93	1.99
C122	3.意外跌落	9.65	5.89	1.53	0.43	0.31	0.93	1.56	1.47	1.22	3.45
C123	4.火灾	0.70	0.00	0.17	0.21	0.00	0.34	0.37	0.08	0.36	0.15
C124	5.溺水	4.59	2.21	10.37	7.16	8.91	4.80	1.84	1.14	1.43	2.60
C125	6.意外的机械性窒息	0.98	16.20	0.17	0.11	0.15	0.76	0.46	0.90	0.36	0.92
C126	7.触电	0.82	0.00	0.17	0.21	0.23	0.84	0.74	0.90	0.72	1.23
C127	8.砸死	1.12	0.00	0.00	0.00	0.15	0.17	0.09	0.81	1.00	1.68
C128	9.由机械切割和穿刺工具所致的意外事故	0.17	0.00	0.00	0.00	0.00	0.00	0.28	0.16	0.14	0.54
C129	10.自然环境因素导致的意外事故	0.49	0.00	0.17	0.11	0.15	0.17	0.00	0.00	0.21	0.38
C130	B.故意伤害	12.31	0.00	0.51	0.21	0.93	4.46	6.99	4.97	7.73	10.95
C131	1.自杀	11.11	0.00	0.00	0.00	0.85	3.54	5.33	4.07	6.30	8.81
C132	2.被杀	1.09	0.00	0.51	0.21	0.08	0.93	1.38	0.73	1.15	1.91

年龄别死亡率（东部农村，男女合计）

40岁~	45岁~	50岁~	55岁~	60岁~	65岁~	70岁~	75岁~	80岁~	85岁~	世调率(2000)	中调率(2000)
15.20	13.24	36.62	55.30	76.89	105.91	208.55	394.31	649.38	1362.64	38.30	30.42
19.94	29.29	71.70	127.56	208.26	358.80	819.74	1413.41	2711.82	3758.84	120.09	94.52
4.47	7.44	18.37	38.35	78.95	175.82	431.27	906.44	1840.17	3163.65	71.89	53.59
4.20	7.06	17.18	36.81	76.27	171.44	422.88	889.67	1810.79	3109.65	70.33	52.35
4.02	6.38	16.46	35.96	74.01	168.44	417.39	882.36	1783.80	3068.52	69.26	51.52
0.18	0.68	0.72	0.68	2.06	3.00	4.92	6.02	25.40	38.57	0.98	0.77
0.09	0.19	0.60	0.00	1.23	1.85	2.89	7.31	3.97	3.86	0.40	0.35
7.87	7.64	14.67	19.18	30.02	31.15	62.77	103.20	202.43	338.09	12.39	10.18
0.63	0.87	2.39	2.40	5.35	5.54	17.36	27.52	67.48	79.70	2.69	2.14
6.44	5.61	9.66	13.53	16.86	16.15	17.36	26.23	35.72	42.42	4.73	4.29
4.29	4.45	7.63	10.10	12.34	11.08	12.44	21.50	32.55	34.71	3.55	3.21
0.00	0.00	0.12	0.00	0.21	0.23	1.16	2.15	2.38	3.86	0.13	0.11
0.00	0.00	0.48	0.34	0.21	0.92	3.47	6.02	8.73	19.28	0.52	0.40
5.46	4.45	9.31	15.58	13.36	24.23	39.34	49.45	85.74	146.55	7.24	6.27
5.01	4.25	8.59	14.21	12.34	21.46	34.71	38.27	63.51	97.70	6.14	5.43
3.76	3.29	6.44	10.10	10.07	15.23	26.03	29.67	43.66	75.85	4.63	4.11
0.00	0.00	0.00	0.17	0.00	0.69	0.87	1.72	3.97	20.57	0.25	0.16
0.27	0.19	0.48	0.00	0.41	0.23	1.74	5.59	15.88	43.71	0.71	0.51
0.45	0.58	0.72	2.74	2.67	3.46	7.23	13.33	21.43	52.71	1.52	1.23
0.18	0.10	0.24	1.37	1.85	2.31	3.18	7.31	10.32	18.00	0.62	0.50
0.00	0.00	0.00	0.00	0.00	0.00	0.00	0.00	0.00	1.29	0.01	0.00
0.36	0.19	0.24	0.68	0.62	0.23	0.58	0.86	0.00	0.00	3.88	2.66
0.36	0.10	0.24	0.51	0.21	0.23	0.29	0.43	0.00	0.00	2.23	1.56
0.00	0.00	0.00	0.00	0.00	0.00	0.00	0.00	0.00	0.00	0.00	0.00
69.04	59.26	79.21	84.92	89.84	101.99	146.65	226.61	447.74	807.30	57.10	52.98
54.29	46.31	61.08	60.44	64.97	70.14	102.68	161.25	352.47	683.89	44.81	41.43
34.34	27.36	33.52	38.35	36.39	33.92	43.10	42.14	43.66	42.42	20.71	20.84
21.73	16.43	20.64	24.66	24.26	22.15	28.93	30.53	30.96	32.14	13.24	13.25
19.32	14.02	17.30	20.72	22.00	18.69	26.32	27.95	23.82	29.57	11.36	11.39
5.10	4.16	6.44	6.16	5.76	5.77	6.36	6.02	7.94	5.14	3.38	3.35
2.77	3.29	4.06	5.14	3.29	6.23	5.50	7.74	18.26	12.86	2.28	2.17
5.37	5.99	7.16	7.36	10.07	13.84	32.69	78.26	202.43	482.07	9.94	7.61
0.36	0.39	0.60	0.51	0.82	1.38	3.47	6.02	11.91	19.28	0.71	0.59
2.50	2.51	5.25	2.23	5.96	6.23	6.94	10.75	24.61	30.85	4.96	4.53
1.43	0.68	1.31	0.68	0.82	1.15	2.31	2.58	4.76	9.00	1.06	0.93
1.43	0.77	1.79	1.54	0.62	0.23	1.16	0.43	0.00	1.29	0.77	0.79
3.04	2.42	2.27	1.37	1.03	1.62	1.16	0.86	2.38	3.86	1.00	1.04
0.09	0.19	0.36	0.00	0.21	0.00	0.00	0.43	0.79	2.57	0.16	0.16
0.54	0.58	0.60	1.03	0.82	1.38	0.58	1.72	7.14	11.57	0.49	0.43
14.31	12.37	17.06	23.29	23.64	30.92	42.52	63.21	91.29	119.55	11.79	11.10
12.34	11.02	15.39	21.57	23.44	30.69	41.36	62.78	85.74	114.41	10.68	9.97
1.79	1.35	1.55	1.71	0.21	0.23	1.16	0.43	5.56	5.14	1.03	1.03

表 7-2-29　2006 年全国疾病监测系统分死因

疾病编码	疾病名称	总计	0 岁	1 岁~	5 岁~	10 岁~	15 岁~	20 岁~	25 岁~	30 岁~	35 岁~
C001	总计	609.82	768.89	53.99	29.69	26.94	60.42	78.08	72.82	94.77	177.81
C002	Ⅰ.感染性、母婴及营养缺乏性疾病	25.74	474.12	9.16	1.42	0.60	1.17	1.48	2.41	3.80	9.49
C003	A.传染病和寄生虫病	12.52	13.90	1.89	0.81	0.45	0.83	0.74	2.09	3.10	8.28
C004	1.结核病	4.76	0.00	0.00	0.00	0.00	0.00	0.19	0.64	0.56	1.66
C005	a.呼吸道结核	4.64	0.00	0.00	0.00	0.00	0.00	0.19	0.64	0.56	1.51
C006	2.性传播疾病(不包括艾滋病)	0.00	0.00	0.00	0.00	0.00	0.00	0.00	0.00	0.00	0.00
C007	a.梅毒	0.00	0.00	0.00	0.00	0.00	0.00	0.00	0.00	0.00	0.00
C008	3.艾滋病	0.01	0.00	0.00	0.00	0.00	0.00	0.00	0.16	0.00	0.00
C009	4.腹泻病	0.14	0.00	0.00	0.00	0.00	0.00	0.00	0.16	0.00	0.00
C010	a.痢疾	0.03	0.00	0.00	0.00	0.00	0.00	0.00	0.00	0.00	0.00
C011	b.伤寒和副伤寒	0.00	0.00	0.00	0.00	0.00	0.00	0.00	0.00	0.00	0.00
C012	5.好发于儿童期的疾病	0.14	0.00	0.00	0.00	0.30	0.17	0.19	0.00	0.14	0.00
C013	a.百日咳	0.00	0.00	0.00	0.00	0.00	0.00	0.00	0.00	0.00	0.00
C014	b.脊髓灰质炎	0.04	0.00	0.00	0.00	0.15	0.00	0.00	0.00	0.00	0.00
C015	c.白喉	0.00	0.00	0.00	0.00	0.00	0.00	0.00	0.00	0.00	0.00
C016	d.麻疹	0.00	0.00	0.00	0.00	0.00	0.00	0.00	0.00	0.00	0.00
C017	e.破伤风	0.10	0.00	0.00	0.00	0.15	0.17	0.19	0.00	0.14	0.00
C018	6.脑(脊)膜炎	0.18	6.95	0.63	0.20	0.00	0.17	0.00	0.00	0.14	0.30
C019	a.脑膜炎球菌感染	0.04	0.00	0.32	0.20	0.00	0.00	0.00	0.00	0.00	0.15
C020	b.脑膜炎	0.14	6.95	0.32	0.00	0.00	0.17	0.00	0.00	0.14	0.15
C021	7.病毒性肝炎	4.84	1.39	0.00	0.00	0.00	0.17	0.00	0.64	1.83	4.82
C022	a.乙型肝炎	4.75	1.39	0.00	0.00	0.00	0.17	0.00	0.64	1.83	4.52
C023	b.丙型肝炎	0.08	0.00	0.00	0.00	0.00	0.00	0.00	0.00	0.00	0.30
C024	8.疟疾	0.00	0.00	0.00	0.00	0.00	0.00	0.00	0.00	0.00	0.00
C025	9.热带病	0.00	0.00	0.00	0.00	0.00	0.00	0.00	0.00	0.00	0.00
C026	a.血吸虫病	0.00	0.00	0.00	0.00	0.00	0.00	0.00	0.00	0.00	0.00
C027	10.流行性乙型脑炎	0.00	0.00	0.00	0.00	0.00	0.00	0.00	0.00	0.00	0.00
C028	11.钩端螺旋体病	0.00	0.00	0.00	0.00	0.00	0.00	0.00	0.00	0.00	0.00
C029	12.流行性出血热	0.05	0.00	0.00	0.00	0.00	0.00	0.00	0.00	0.00	0.00
C030	13.败血病	0.27	1.39	0.00	0.00	0.00	0.00	0.00	0.16	0.14	0.15
C031	B.呼吸系统感染性疾病	8.83	44.49	6.63	0.61	0.15	0.33	0.74	0.32	0.70	1.05
C032	1.上呼吸道感染	1.31	1.39	0.00	0.00	0.00	0.00	0.00	0.16	0.00	0.15
C033	2.下呼吸道感染	7.50	43.10	6.63	0.61	0.15	0.33	0.74	0.16	0.70	0.90
C034	a.肺炎	6.94	43.10	6.00	0.61	0.15	0.33	0.74	0.16	0.70	0.90
C035	C.妊娠、分娩和产褥期疾病	0.00	0.00	0.00	0.00	0.00	0.00	0.00	0.00	0.00	0.00
C036	1.直接产科原因	0.00	0.00	0.00	0.00	0.00	0.00	0.00	0.00	0.00	0.00
C037	a.产后出血	0.00	0.00	0.00	0.00	0.00	0.00	0.00	0.00	0.00	0.00
C038	b.产褥期感染	0.00	0.00	0.00	0.00	0.00	0.00	0.00	0.00	0.00	0.00
C039	c.妊娠高血压综合征	0.00	0.00	0.00	0.00	0.00	0.00	0.00	0.00	0.00	0.00
C040	d.阻梗性分娩	0.00	0.00	0.00	0.00	0.00	0.00	0.00	0.00	0.00	0.00
C041	e.流产	0.00	0.00	0.00	0.00	0.00	0.00	0.00	0.00	0.00	0.00
C042	f.母体产伤	0.00	0.00	0.00	0.00	0.00	0.00	0.00	0.00	0.00	0.00
C043	2.间接产科原因	0.00	0.00	0.00	0.00	0.00	0.00	0.00	0.00	0.00	0.00
C044	D.起源于围生期的某些情况	4.05	412.95	0.00	0.00	0.00	0.00	0.00	0.00	0.00	0.00
C045	1.低出生体重	0.97	98.72	0.00	0.00	0.00	0.00	0.00	0.00	0.00	0.00

年龄别死亡率（东部农村，男）

40岁~	45岁~	50岁~	55岁~	60岁~	65岁~	70岁~	75岁~	80岁~	85岁~	世调率(2000)	中调率(2000)
291.21	362.92	679.99	1039.02	1343.96	2012.35	3891.67	6222.53	11378.46	18161.04	691.44	568.75
11.51	14.92	24.69	35.27	38.81	55.31	107.74	188.44	429.56	869.41	32.28	24.51
9.42	13.97	21.90	29.94	30.89	42.06	72.03	98.11	145.85	88.87	12.96	11.69
1.74	4.53	7.45	9.32	12.28	17.37	44.33	46.63	75.92	30.91	4.98	4.43
1.57	4.53	6.76	9.32	11.88	16.91	43.71	45.65	75.92	30.91	4.87	4.32
0.00	0.00	0.00	0.00	0.00	0.00	0.00	0.00	0.00	0.00	0.00	0.00
0.00	0.00	0.00	0.00	0.00	0.00	0.00	0.00	0.00	0.00	0.00	0.00
0.00	0.00	0.00	0.00	0.00	0.00	0.00	0.00	0.00	0.00	0.01	0.02
0.00	0.00	0.47	0.00	0.00	0.00	1.85	1.94	2.00	3.86	0.15	0.13
0.00	0.00	0.23	0.00	0.00	0.00	0.62	0.00	0.00	0.00	0.03	0.02
0.00	0.00	0.00	0.00	0.00	0.00	0.00	0.00	0.00	0.00	0.00	0.00
0.35	0.19	0.00	0.00	0.00	0.00	0.00	1.94	0.00	0.00	0.13	0.13
0.00	0.00	0.00	0.00	0.00	0.00	0.00	0.00	0.00	0.00	0.00	0.00
0.00	0.19	0.00	0.00	0.00	0.00	0.97	0.00	0.00	0.00	0.04	0.04
0.00	0.00	0.00	0.00	0.00	0.00	0.00	0.00	0.00	0.00	0.00	0.00
0.00	0.00	0.00	0.00	0.00	0.00	0.00	0.00	0.00	0.00	0.00	0.00
0.35	0.00	0.00	0.00	0.00	0.00	0.00	0.97	0.00	0.00	0.09	0.09
0.00	0.00	0.00	0.00	0.00	0.46	0.00	0.00	0.00	0.00	0.24	0.18
0.00	0.00	0.00	0.00	0.00	0.00	0.00	0.00	0.00	0.00	0.05	0.04
0.00	0.00	0.00	0.00	0.00	0.46	0.00	0.00	0.00	0.00	0.19	0.14
5.75	6.80	11.18	15.64	13.46	15.09	17.24	20.40	35.96	23.18	4.78	4.49
5.58	6.61	10.95	15.64	13.46	15.09	17.24	19.43	33.97	23.18	4.69	4.41
0.17	0.19	0.23	0.00	0.00	0.00	0.00	0.00	2.00	0.00	0.08	0.08
0.00	0.00	0.00	0.00	0.00	0.00	0.00	0.00	0.00	0.00	0.00	0.00
0.00	0.00	0.00	0.00	0.00	0.00	0.00	0.00	0.00	0.00	0.00	0.00
0.00	0.00	0.00	0.00	0.00	0.00	0.00	0.00	0.00	0.00	0.00	0.00
0.00	0.00	0.00	0.00	0.00	0.00	0.00	0.00	0.00	0.00	0.00	0.00
0.17	0.19	0.00	0.00	0.00	0.46	0.00	0.00	2.00	0.00	0.05	0.05
0.17	0.00	0.00	0.33	1.19	0.91	1.85	2.91	0.00	11.59	0.31	0.26
1.57	0.94	2.56	5.32	7.92	13.26	35.09	86.45	271.72	761.22	12.10	8.26
0.35	0.00	0.70	0.00	0.79	1.37	3.08	6.80	51.95	173.88	1.92	1.21
1.22	0.94	1.86	5.32	7.13	11.89	31.40	79.65	219.78	587.34	10.17	7.03
1.05	0.94	1.86	4.99	6.73	11.89	28.32	72.85	195.80	540.97	9.40	6.52
0.00	0.00	0.00	0.00	0.00	0.00	0.00	0.00	0.00	0.00	0.00	0.00
0.00	0.00	0.00	0.00	0.00	0.00	0.00	0.00	0.00	0.00	0.00	0.00
0.00	0.00	0.00	0.00	0.00	0.00	0.00	0.00	0.00	0.00	0.00	0.00
0.00	0.00	0.00	0.00	0.00	0.00	0.00	0.00	0.00	0.00	0.00	0.00
0.00	0.00	0.00	0.00	0.00	0.00	0.00	0.00	0.00	0.00	0.00	0.00
0.00	0.00	0.00	0.00	0.00	0.00	0.00	0.00	0.00	0.00	6.77	4.24
0.00	0.00	0.00	0.00	0.00	0.00	0.00	0.00	0.00	0.00	1.62	1.01

表 7-2-29(续)　2006 年全国疾病监测系统分死因

疾病编码	疾病名称	总计	0岁	1岁~	5岁~	10岁~	15岁~	20岁~	25岁~	30岁~	35岁~
C046	a.早产儿和未成熟儿	0.56	57.01	0.00	0.00	0.00	0.00	0.00	0.00	0.00	0.00
C047	2.新生儿产伤和窒息	2.26	230.81	0.00	0.00	0.00	0.00	0.00	0.00	0.00	0.00
C048	3.新生儿溶血性疾病	0.03	2.78	0.00	0.00	0.00	0.00	0.00	0.00	0.00	0.00
C049	4.新生儿硬化病	0.04	4.17	0.00	0.00	0.00	0.00	0.00	0.00	0.00	0.00
C050	E.营养缺乏性疾病	0.34	2.78	0.63	0.00	0.00	0.00	0.00	0.00	0.00	0.15
C051	1.营养不良	0.10	0.00	0.32	0.00	0.00	0.00	0.00	0.00	0.00	0.15
C052	2.缺铁性贫血	0.18	0.00	0.32	0.00	0.00	0.00	0.00	0.00	0.00	0.00
C053	Ⅱ.非感染性疾病	497.06	225.24	18.63	9.36	7.18	16.64	23.00	19.93	37.88	85.52
C054	A.恶性肿瘤	168.18	9.73	4.10	4.27	3.14	7.32	8.53	8.68	17.88	42.16
C055	1.唇、口腔和咽恶性肿瘤	3.26	0.00	0.32	0.00	0.00	0.00	0.00	0.16	1.27	1.36
C056	a.鼻咽癌	2.20	0.00	0.00	0.00	0.00	0.00	0.00	0.00	1.13	1.20
C057	2.食管癌	24.57	0.00	0.00	0.00	0.00	0.00	0.00	0.00	0.00	1.51
C058	3.胃癌	29.55	0.00	0.00	0.00	0.00	0.33	0.37	0.32	1.83	2.11
C059	4.结直肠癌	6.77	0.00	0.00	0.00	0.00	0.00	0.74	0.48	0.42	2.11
C060	5.肝癌	35.97	0.00	0.00	0.00	0.30	0.50	1.48	3.05	7.04	20.02
C061	6.胰腺癌	3.56	0.00	0.00	0.00	0.00	0.00	0.00	0.00	0.28	0.15
C062	7.肺癌	41.36	0.00	0.00	0.00	0.00	0.17	0.74	0.64	1.69	4.37
C063	8.皮肤癌	0.76	0.00	0.00	0.00	0.00	0.00	0.00	0.16	0.42	0.15
C064	9.乳腺癌	0.14	0.00	0.00	0.00	0.00	0.00	0.00	0.00	0.00	0.15
C065	10.子宫颈癌	0.00	0.00	0.00	0.00	0.00	0.00	0.00	0.00	0.00	0.00
C066	11.子宫体癌	0.00	0.00	0.00	0.00	0.00	0.00	0.00	0.00	0.00	0.00
C067	12.卵巢癌	0.00	0.00	0.00	0.00	0.00	0.00	0.00	0.00	0.00	0.00
C068	13.前列腺癌	1.57	0.00	0.00	0.00	0.00	0.00	0.00	0.00	0.00	0.15
C069	14.膀胱癌	1.83	0.00	0.00	0.00	0.00	0.00	0.00	0.00	0.00	0.30
C070	15.淋巴瘤与多发性骨髓瘤	1.96	0.00	0.00	0.00	0.00	0.50	0.56	0.48	0.28	1.05
C071	16.白血病	4.26	5.56	2.53	2.85	2.25	4.16	3.34	2.57	1.55	2.71
C072	B.其他肿瘤	1.77	1.39	0.95	0.61	0.00	0.17	0.37	0.32	0.14	0.15
C073	1.良性肿瘤	0.64	0.00	0.32	0.00	0.00	0.00	0.19	0.32	0.00	0.00
C074	C.糖尿病	7.03	0.00	0.00	0.00	0.00	0.17	0.56	0.64	0.56	1.51
C075	D.内分泌、血液造血及免疫疾病	1.08	8.34	0.95	0.20	0.30	0.50	0.19	0.16	0.14	0.15
C076	E.神经和精神疾病	9.36	9.73	2.84	2.24	1.05	2.50	3.52	1.77	3.10	4.07
C077	1.精神障碍	4.90	0.00	0.00	0.00	0.15	0.67	1.30	0.64	1.27	2.71
C078	a.精神分裂症	1.04	0.00	0.00	0.00	0.00	0.17	0.56	0.48	0.84	0.90
C079	2.神经系统疾病	4.46	9.73	2.84	2.24	0.90	1.83	2.23	1.13	1.83	1.36
C080	a.阿尔茨海默病	0.07	0.00	0.00	0.00	0.00	0.00	0.00	0.00	0.00	0.00
C081	b.帕金森病	0.38	0.00	0.00	0.00	0.00	0.00	0.00	0.00	0.00	0.15
C082	c.癫痫	1.12	1.39	0.32	0.20	0.15	0.83	1.67	0.96	1.41	1.20
C083	F.感官疾病	0.03	0.00	0.00	0.00	0.00	0.00	0.00	0.00	0.00	0.00
C084	G.循环系统疾病	209.43	9.73	1.58	0.20	0.75	2.83	4.27	4.18	10.14	23.79
C085	1.急性风湿热	0.23	0.00	0.00	0.00	0.00	0.00	0.00	0.00	0.00	0.15
C086	2.心脏病	82.57	4.17	0.95	0.00	0.60	1.66	2.60	2.57	6.48	13.10
C087	a.慢性风湿性心脏病	2.10	0.00	0.00	0.00	0.00	0.33	0.19	0.16	0.14	0.75
C088	b.高血压心脏病	17.75	0.00	0.00	0.00	0.00	0.00	0.00	0.32	0.42	0.60
C089	c.肺源性心脏病	1.50	0.00	0.00	0.00	0.00	0.00	0.00	0.00	0.00	0.00
C090	d.缺血性心脏病	54.81	0.00	0.00	0.00	0.45	0.83	1.67	1.93	4.65	10.24

第七章 地区别、性别、年龄别、死因别死亡数及死亡率

年龄别死亡率(东部农村,男)

40岁~	45岁~	50岁~	55岁~	60岁~	65岁~	70岁~	75岁~	80岁~	85岁~	世调率(2000)	中调率(2000)
0.00	0.00	0.00	0.00	0.00	0.00	0.00	0.00	0.00	0.00	0.93	0.59
0.00	0.00	0.00	0.00	0.00	0.00	0.00	0.00	0.00	0.00	3.78	2.37
0.00	0.00	0.00	0.00	0.00	0.00	0.00	0.00	0.00	0.00	0.05	0.03
0.00	0.00	0.00	0.00	0.00	0.00	0.00	0.00	0.00	0.00	0.07	0.04
0.52	0.00	0.23	0.00	0.00	0.00	0.62	3.89	11.99	19.32	0.45	0.32
0.00	0.00	0.23	0.00	0.00	0.00	0.00	0.00	2.00	11.59	0.14	0.09
0.35	0.00	0.00	0.00	0.00	0.00	0.00	2.91	9.99	7.73	0.23	0.16
175.77	256.04	537.42	878.33	1174.09	1819.89	3584.45	5703.82	10183.67	14992.52	566.63	461.23
85.27	141.43	288.63	481.42	574.57	767.55	1158.70	1508.52	1726.25	1394.92	176.12	156.05
2.44	4.53	9.09	16.30	6.73	13.26	11.08	12.63	21.98	19.32	3.29	3.01
1.92	3.21	6.52	10.65	5.15	7.77	8.62	3.89	15.98	3.86	2.17	2.03
7.67	19.26	42.86	76.52	92.26	111.54	176.70	243.81	329.67	197.07	26.14	22.73
10.29	20.77	37.04	78.85	93.85	152.23	242.58	316.66	415.58	270.48	31.53	27.40
2.27	3.40	6.99	14.64	19.80	34.74	47.41	80.62	95.90	127.51	7.39	6.29
32.08	49.09	92.02	110.12	127.51	131.66	181.01	201.07	185.81	185.47	35.98	33.29
1.74	1.89	7.22	13.31	13.46	20.11	20.93	33.03	31.97	19.32	3.73	3.29
13.43	25.87	58.47	122.43	165.92	219.89	336.16	414.77	391.60	305.26	43.61	38.35
0.17	0.00	1.40	0.33	1.58	3.66	4.93	9.71	9.99	30.91	0.87	0.71
0.00	0.38	0.00	0.33	0.79	0.46	0.62	0.97	2.00	0.00	0.14	0.13
0.00	0.00	0.00	0.00	0.00	0.00	0.00	0.00	0.00	0.00	0.00	0.00
0.00	0.00	0.00	0.00	0.00	0.00	0.00	0.00	0.00	0.00	0.00	0.00
0.17	0.00	0.47	1.33	3.17	4.11	12.93	29.14	45.95	61.82	1.88	1.45
0.17	0.00	1.63	2.66	3.56	9.14	11.08	29.14	47.95	57.96	2.13	1.69
1.57	2.27	2.10	5.99	5.54	10.97	9.24	15.54	13.99	7.73	2.00	1.84
4.71	1.89	7.92	6.99	5.54	7.77	17.24	18.46	19.98	11.59	4.38	4.11
1.39	1.51	2.56	5.32	3.17	5.03	10.47	18.46	23.98	23.18	1.94	1.65
0.87	0.57	1.16	1.33	1.58	2.29	3.69	4.86	9.99	3.86	0.68	0.60
3.31	5.29	8.15	13.31	21.38	32.91	57.26	70.91	93.90	123.65	7.59	6.53
1.22	0.19	2.10	2.00	2.38	0.91	4.93	9.71	11.99	19.32	1.24	1.02
4.88	5.48	7.69	11.64	11.09	22.40	41.87	88.39	217.78	340.04	10.88	8.82
3.14	3.02	2.80	5.32	5.54	11.43	17.24	51.48	147.85	231.84	5.81	4.57
1.39	0.76	1.40	2.00	0.79	3.66	1.85	11.66	11.99	7.73	1.04	0.97
1.74	2.45	4.89	6.32	5.54	10.97	24.63	36.91	69.93	108.19	5.07	4.25
0.00	0.00	0.23	0.00	0.40	0.00	0.62	0.00	0.00	7.73	0.09	0.06
0.17	0.00	0.23	0.33	0.79	1.37	3.69	8.74	5.99	3.86	0.41	0.35
0.87	1.32	1.86	2.66	0.79	0.91	1.85	1.94	2.00	7.73	1.11	1.09
0.00	0.00	0.00	0.00	0.00	0.00	0.00	0.97	2.00	0.00	0.03	0.03
55.80	72.89	171.22	275.81	405.88	699.43	1596.44	2643.07	5390.53	8489.32	247.29	193.96
0.17	0.00	0.93	0.33	0.79	0.46	1.85	0.97	5.99	0.00	0.24	0.21
30.52	34.74	80.37	119.11	158.39	253.26	531.33	961.65	2053.92	3744.27	98.02	76.40
1.05	1.32	3.73	6.32	3.96	5.03	11.08	25.26	33.97	54.10	2.33	1.94
3.14	5.29	12.58	18.30	28.11	61.71	132.37	239.93	565.43	703.26	21.15	16.39
0.17	0.57	0.93	0.67	1.58	3.66	13.54	22.34	41.96	85.01	1.85	1.39
23.19	24.74	57.54	86.17	114.04	167.32	342.31	598.36	1242.74	2588.91	64.97	50.72

表 7-2-29(续) 2006年全国疾病监测系统分死因

疾病编码	疾病名称	总计	0岁	1岁~	5岁~	10岁~	15岁~	20岁~	25岁~	30岁~	35岁~
C091	急性心肌梗死	41.17	0.00	0.00	0.00	0.30	0.67	1.30	1.93	3.80	9.64
C092	3.脑血管疾病	125.04	2.78	0.63	0.20	0.15	1.17	1.67	1.45	3.38	10.39
C093	H.呼吸系统疾病	72.81	5.56	0.00	0.00	0.15	0.50	0.19	0.64	0.42	2.26
C094	1.慢性下呼吸道疾病	70.82	2.78	0.00	0.00	0.15	0.33	0.00	0.32	0.14	2.11
C095	a.慢性阻塞性肺疾病	69.64	2.78	0.00	0.00	0.15	0.33	0.00	0.32	0.14	1.66
C096	b.哮喘	1.06	0.00	0.00	0.00	0.00	0.00	0.00	0.00	0.00	0.30
C097	2.尘肺	0.78	0.00	0.00	0.00	0.00	0.00	0.00	0.32	0.00	0.00
C098	I.消化系统疾病	14.67	9.73	0.95	0.20	0.00	0.17	0.93	0.48	2.82	5.87
C099	1.消化性溃疡	3.30	0.00	0.00	0.20	0.00	0.00	0.37	0.00	0.70	0.45
C100	2.肝疾病	6.81	2.78	0.00	0.00	0.00	0.00	0.19	0.32	1.97	4.22
C101	a.肝硬化	5.31	0.00	0.00	0.00	0.00	0.00	0.00	0.16	1.69	3.46
C102	3.阑尾炎	0.10	0.00	0.00	0.00	0.00	0.17	0.00	0.00	0.00	0.00
C103	4.肠梗阻	0.56	1.39	0.00	0.00	0.00	0.00	0.37	0.00	0.00	0.00
C104	J.泌尿生殖系统疾病	8.40	1.39	0.00	0.41	0.30	1.00	2.78	1.93	1.97	4.67
C105	1.肾炎和肾病	6.86	1.39	0.00	0.41	0.30	0.83	2.60	1.77	1.97	4.22
C106	a.肾小球和肾小管间质疾病	5.02	0.00	0.00	0.41	0.30	0.83	2.41	1.45	1.69	3.01
C107	2.良性前列腺肥大	0.45	0.00	0.00	0.00	0.00	0.00	0.19	0.00	0.00	0.00
C108	K.皮肤病	0.55	2.78	0.00	0.00	0.15	0.17	0.19	0.16	0.14	0.00
C109	L.肌肉骨骼和结缔组织病	1.15	0.00	0.32	0.00	0.00	0.17	0.37	0.16	0.00	0.75
C110	1.风湿性关节炎	0.45	0.00	0.00	0.00	0.00	0.00	0.00	0.00	0.00	0.00
C111	2.骨关节炎	0.00	0.00	0.00	0.00	0.00	0.00	0.00	0.00	0.00	0.00
C112	M.先天异常	2.62	166.85	6.95	1.22	1.35	1.17	1.11	0.80	0.56	0.15
C113	1.先天性心脏病	1.49	83.42	5.37	0.81	0.60	1.00	0.56	0.64	0.28	0.15
C114	N.口腔疾病	0.00	0.00	0.00	0.00	0.00	0.00	0.00	0.00	0.00	0.00
C115	Ⅲ.伤害	77.20	45.88	25.26	17.90	19.16	41.94	52.86	49.83	51.96	81.90
C116	A.意外伤害	63.14	43.10	24.63	17.69	17.81	36.95	44.14	44.53	44.22	69.56
C117	1.交通事故	33.68	1.39	5.68	4.27	2.39	21.97	32.83	32.79	29.85	45.17
C118	a.道路交通事故	21.20	1.39	3.79	3.05	1.35	14.81	17.99	21.22	18.87	27.40
C119	1a*机动车辆交通事故	18.10	0.00	3.16	2.24	1.05	12.98	14.28	17.84	16.48	23.04
C120	1b*机动车以外的运输事故	5.61	1.39	1.26	0.81	1.05	3.33	7.23	4.98	3.94	7.23
C121	2.意外中毒	3.47	0.00	1.89	0.00	0.15	0.67	1.48	1.29	3.24	3.31
C122	3.意外跌落	9.71	6.95	1.89	0.61	0.30	1.66	2.41	2.41	2.25	5.42
C123	4.火灾	0.71	0.00	0.32	0.20	0.00	0.33	0.37	0.16	0.28	0.30
C124	5.溺水	6.38	1.39	12.95	11.39	13.77	7.32	2.97	1.45	1.97	4.22
C125	6.意外的机械性窒息	1.38	20.86	0.00	0.20	0.15	1.33	0.74	1.13	0.70	1.51
C126	7.触电	1.43	0.00	0.32	0.00	0.30	1.33	1.30	1.61	1.41	2.26
C127	8.砸死	2.09	0.00	0.00	0.00	0.30	0.33	0.19	1.45	1.97	3.01
C128	9.由机械切割和穿刺工具所致的意外事故	0.29	0.00	0.00	0.00	0.00	0.00	0.56	0.32	0.14	0.90
C129	10.自然环境因素导致的意外事故	0.57	0.00	0.32	0.00	0.30	0.17	0.00	0.00	0.42	0.15
C130	B.故意伤害	13.41	0.00	0.00	0.20	1.35	4.83	8.72	5.14	7.74	11.44
C131	1.自杀	11.87	0.00	0.00	0.00	1.20	3.33	5.94	3.70	5.63	8.73
C132	2.被杀	1.34	0.00	0.00	0.20	0.15	1.50	2.23	1.13	1.55	2.26

年龄别死亡率(东部农村,男)

40岁~	45岁~	50岁~	55岁~	60岁~	65岁~	70岁~	75岁~	80岁~	85岁~	世调率(2000)	中调率(2000)
21.45	20.96	49.85	77.52	93.06	136.23	253.04	417.68	805.18	1715.64	47.76	38.08
24.76	37.58	88.29	154.71	243.53	439.77	1050.95	1655.20	3294.66	4714.14	147.25	115.88
4.53	9.82	22.13	41.25	98.60	214.86	570.11	1160.77	2341.63	3848.60	90.16	67.45
4.36	9.06	20.03	39.26	94.64	209.37	555.34	1130.66	2305.66	3763.59	87.81	65.60
4.36	7.93	18.64	38.59	91.47	204.80	548.56	1121.92	2273.69	3705.63	86.42	64.51
0.00	1.13	1.40	0.33	2.77	4.57	6.16	5.83	29.97	57.96	1.28	0.99
0.17	0.38	1.16	0.00	2.38	3.66	6.16	15.54	9.99	7.73	0.83	0.72
12.38	12.84	22.13	27.95	41.97	44.80	81.88	118.51	223.77	405.73	16.15	13.57
1.22	1.32	3.73	4.33	8.32	7.31	26.47	34.97	87.91	104.33	3.79	3.05
10.11	9.44	15.61	19.63	23.36	25.14	23.40	34.97	29.97	57.96	6.80	6.28
7.67	7.36	12.58	15.97	18.22	17.37	18.47	26.23	29.97	46.37	5.30	4.89
0.00	0.00	0.23	0.00	0.40	0.00	0.62	0.97	2.00	3.86	0.11	0.09
0.00	0.00	0.70	0.67	0.00	1.83	4.93	7.77	13.99	23.18	0.68	0.52
5.93	5.29	11.41	17.63	11.48	27.89	53.56	61.20	121.88	262.76	9.29	7.84
5.41	5.29	10.72	15.97	9.90	23.77	46.18	42.74	83.91	135.24	7.29	6.41
4.01	3.97	7.45	11.64	7.92	16.46	33.86	31.08	51.95	96.60	5.30	4.70
0.00	0.00	0.00	0.33	0.00	1.37	1.85	3.89	9.99	61.82	0.65	0.42
0.35	0.00	0.47	0.00	0.79	0.46	2.46	6.80	15.98	27.05	0.68	0.51
0.17	0.94	0.47	1.66	2.38	3.66	5.54	15.54	13.99	57.96	1.35	1.07
0.17	0.19	0.23	0.67	1.19	2.29	1.85	8.74	7.99	15.46	0.52	0.42
0.00	0.00	0.00	0.00	0.00	0.00	0.00	0.00	0.00	0.00	0.00	0.00
0.52	0.38	0.47	0.33	0.40	0.00	1.23	0.97	0.00	0.00	3.92	2.73
0.52	0.19	0.47	0.00	0.40	0.00	0.62	0.00	0.00	0.00	2.19	1.54
0.00	0.00	0.00	0.00	0.00	0.00	0.00	0.00	0.00	0.00	0.00	0.00
102.01	90.45	116.01	121.10	124.34	128.46	185.93	279.75	503.49	799.86	77.75	73.90
86.14	75.34	95.04	93.16	92.66	91.43	134.83	197.19	395.60	637.57	63.48	60.62
54.23	43.24	51.95	58.56	52.27	43.43	59.72	61.20	81.92	81.15	32.04	32.40
34.18	26.25	31.91	37.60	34.45	27.43	38.17	41.77	55.94	69.55	20.26	20.39
30.52	22.09	26.32	30.61	31.28	23.31	34.48	40.80	41.96	65.69	17.28	17.39
8.20	6.80	10.48	9.65	8.71	7.31	9.85	7.77	15.98	7.73	5.38	5.40
4.71	5.48	6.76	7.65	5.15	9.14	8.00	8.74	23.98	27.05	3.42	3.27
8.72	10.20	11.18	11.64	12.67	18.29	40.63	85.48	197.80	363.22	11.03	9.07
0.70	0.57	0.47	0.33	1.58	1.83	4.93	4.86	9.99	19.32	0.78	0.67
2.96	3.21	6.76	3.99	9.11	6.86	7.39	16.51	23.98	50.23	6.98	6.44
2.44	1.32	2.33	1.00	0.40	1.83	3.69	1.94	2.00	7.73	1.45	1.33
2.44	1.32	3.26	2.99	1.19	0.00	1.23	0.97	0.00	3.86	1.34	1.38
5.58	4.72	4.43	2.66	1.98	3.20	1.23	1.94	5.99	7.73	1.89	1.96
0.17	0.38	0.70	0.00	0.40	0.00	0.00	0.00	2.00	3.86	0.28	0.28
0.52	1.13	0.70	0.67	0.79	1.37	0.62	1.94	11.99	23.18	0.64	0.54
15.69	14.16	19.57	26.28	30.49	35.66	49.25	77.71	101.90	154.56	13.57	12.66
12.90	12.27	18.17	24.62	30.49	35.20	46.79	77.71	97.90	150.70	12.13	11.16
2.44	1.89	1.16	1.66	0.00	0.46	2.46	0.00	4.00	3.86	1.25	1.30

表 7-2-30　2006 年全国疾病监测系统分死因

疾病编码	疾病名称	总计	0岁	1岁~	5岁~	10岁~	15岁~	20岁~	25岁~	30岁~	35岁~
C001	总计	468.21	682.28	45.71	14.66	13.48	25.23	30.28	29.03	43.14	78.84
C002	Ⅰ.感染性、母婴及营养缺乏性疾病	22.16	444.42	6.64	1.58	0.96	1.53	1.46	1.81	2.91	2.80
C003	A.传染病和寄生虫病	6.13	9.39	2.58	1.13	0.32	0.85	0.55	0.99	1.17	1.56
C004	1.结核病	1.94	1.56	0.00	0.23	0.00	0.51	0.18	0.33	0.29	0.16
C005	a.呼吸道结核	1.75	0.00	0.00	0.00	0.00	0.00	0.18	0.33	0.15	0.16
C006	2.性传播疾病(不包括艾滋病)	0.08	0.00	0.00	0.00	0.00	0.00	0.00	0.16	0.15	0.00
C007	a.梅毒	0.01	0.00	0.00	0.00	0.00	0.00	0.00	0.00	0.15	0.00
C008	3.艾滋病	0.04	0.00	0.00	0.00	0.00	0.00	0.00	0.16	0.15	0.16
C009	4.腹泻病	0.23	1.56	0.37	0.00	0.00	0.00	0.00	0.16	0.00	0.16
C010	a.痢疾	0.00	0.00	0.00	0.00	0.00	0.00	0.00	0.00	0.00	0.00
C011	b.伤寒和副伤寒	0.00	0.00	0.00	0.00	0.00	0.00	0.00	0.00	0.00	0.00
C012	5.好发于儿童期的疾病	0.01	0.00	0.37	0.00	0.00	0.00	0.00	0.00	0.00	0.00
C013	a.百日咳	0.00	0.00	0.00	0.00	0.00	0.00	0.00	0.00	0.00	0.00
C014	b.脊髓灰质炎	0.00	0.00	0.00	0.00	0.00	0.00	0.00	0.00	0.00	0.00
C015	c.白喉	0.00	0.00	0.00	0.00	0.00	0.00	0.00	0.00	0.00	0.00
C016	d.麻疹	0.00	0.00	0.00	0.00	0.00	0.00	0.00	0.00	0.00	0.00
C017	e.破伤风	0.01	0.00	0.37	0.00	0.00	0.00	0.00	0.00	0.00	0.00
C018	6.脑(脊)膜炎	0.07	0.00	0.37	0.00	0.00	0.00	0.00	0.00	0.00	0.00
C019	a.脑膜炎球菌感染	0.04	0.00	0.00	0.00	0.00	0.00	0.00	0.00	0.00	0.00
C020	b.脑膜炎	0.03	0.00	0.37	0.00	0.00	0.00	0.00	0.00	0.00	0.00
C021	7.病毒性肝炎	2.04	0.00	0.00	0.00	0.16	0.00	0.00	0.16	0.15	0.31
C022	a.乙型肝炎	1.99	0.00	0.00	0.00	0.16	0.00	0.00	0.16	0.15	0.31
C023	b.丙型肝炎	0.03	0.00	0.00	0.00	0.00	0.00	0.00	0.00	0.00	0.00
C024	8.疟疾	0.00	0.00	0.00	0.00	0.00	0.00	0.00	0.00	0.00	0.00
C025	9.热带病	0.00	0.00	0.00	0.00	0.00	0.00	0.00	0.00	0.00	0.00
C026	a.血吸虫病	0.00	0.00	0.00	0.00	0.00	0.00	0.00	0.00	0.00	0.00
C027	10.流行性乙型脑炎	0.00	0.00	0.00	0.00	0.00	0.00	0.00	0.00	0.00	0.00
C028	11.钩端螺旋体病	0.00	0.00	0.00	0.00	0.00	0.00	0.00	0.00	0.00	0.00
C029	12.流行性出血热	0.04	0.00	0.00	0.00	0.00	0.00	0.00	0.00	0.00	0.00
C030	13.败血病	0.31	6.26	0.37	0.00	0.00	0.00	0.00	0.00	0.29	0.00
C031	B.呼吸系统感染性疾病	11.49	48.51	3.69	0.45	0.64	0.51	0.18	0.16	0.29	0.62
C032	1.上呼吸道感染	2.27	0.00	0.37	0.00	0.16	0.00	0.00	0.00	0.00	0.00
C033	2.下呼吸道感染	9.21	48.51	3.32	0.45	0.48	0.51	0.18	0.16	0.15	0.62
C034	a.肺炎	8.48	43.82	3.32	0.45	0.32	0.51	0.18	0.16	0.15	0.47
C035	C.妊娠、分娩和产褥期疾病	0.28	0.00	0.00	0.00	0.17	0.73	0.66	1.17	0.47	
C036	1.直接产科原因	0.28	0.00	0.00	0.00	0.17	0.73	0.66	1.17	0.47	
C037	a.产后出血	0.10	0.00	0.00	0.00	0.00	0.18	0.16	0.44	0.31	
C038	b.产褥期感染	0.06	0.00	0.00	0.00	0.00	0.00	0.33	0.29	0.00	
C039	c.妊娠高血压综合征	0.03	0.00	0.00	0.00	0.00	0.00	0.00	0.00	0.16	
C040	d.阻梗性分娩	0.00	0.00	0.00	0.00	0.00	0.00	0.00	0.00	0.00	
C041	e.流产	0.03	0.00	0.00	0.00	0.00	0.17	0.00	0.15	0.00	
C042	f.母体产伤	0.01	0.00	0.00	0.00	0.00	0.00	0.00	0.15	0.00	
C043	2.间接产科原因	0.00	0.00	0.00	0.00	0.00	0.00	0.00	0.00	0.00	
C044	D.起源于围生期的某些情况	3.48	386.52	0.00	0.00	0.00	0.00	0.00	0.00	0.00	0.00
C045	1.低出生体重	0.97	107.98	0.00	0.00	0.00	0.00	0.00	0.00	0.00	0.00

年龄别死亡率（东部农村，女）

40岁~	45岁~	50岁~	55岁~	60岁~	65岁~	70岁~	75岁~	80岁~	85岁~	世调率(2000)	中调率(2000)
144.30	152.54	327.64	556.31	772.66	1161.45	2178.98	4133.17	7683.47	14041.49	427.07	338.46
3.67	5.55	9.54	16.93	19.24	28.88	55.10	124.22	308.23	876.51	23.88	16.89
2.94	4.95	8.31	13.05	15.39	21.43	30.01	44.75	48.74	75.13	5.86	5.10
0.37	0.99	2.20	4.59	5.13	9.32	9.82	16.97	17.12	25.04	1.83	1.58
0.37	0.99	1.22	4.23	5.13	9.32	8.73	16.20	17.12	25.04	1.62	1.40
0.18	0.40	0.00	0.00	0.00	0.00	0.00	0.00	1.32	0.00	0.07	0.08
0.00	0.00	0.00	0.00	0.00	0.00	0.00	0.00	0.00	0.00	0.01	0.01
0.00	0.00	0.00	0.00	0.00	0.00	0.00	0.00	0.00	0.00	0.04	0.04
0.00	0.00	0.00	0.00	0.00	0.00	0.00	1.54	1.32	17.34	0.22	0.15
0.00	0.00	0.00	0.00	0.00	0.00	0.00	0.00	0.00	0.00	0.00	0.00
0.00	0.00	0.00	0.00	0.00	0.00	0.00	0.00	0.00	0.00	0.00	0.00
0.00	0.00	0.00	0.00	0.00	0.00	0.00	0.00	0.00	0.00	0.03	0.02
0.00	0.00	0.00	0.00	0.00	0.00	0.00	0.00	0.00	0.00	0.00	0.00
0.00	0.00	0.00	0.00	0.00	0.00	0.00	0.00	0.00	0.00	0.00	0.00
0.00	0.00	0.00	0.00	0.00	0.00	0.00	0.00	0.00	0.00	0.00	0.00
0.00	0.00	0.00	0.00	0.00	0.00	0.00	0.00	0.00	0.00	0.00	0.00
0.00	0.00	0.00	0.00	0.00	0.00	0.00	0.00	0.00	0.00	0.03	0.02
0.00	0.20	0.00	0.00	0.43	0.00	0.55	0.77	0.00	0.00	0.08	0.07
0.00	0.20	0.00	0.00	0.43	0.00	0.00	0.77	0.00	0.00	0.04	0.04
0.00	0.00	0.00	0.00	0.00	0.00	0.55	0.00	0.00	0.00	0.04	0.03
1.47	2.18	4.16	6.35	6.41	7.45	11.46	15.43	13.17	7.71	1.92	1.74
1.29	1.98	4.16	6.00	6.41	7.45	11.46	15.43	13.17	5.78	1.86	1.69
0.00	0.20	0.00	0.00	0.00	0.00	0.00	0.00	0.00	1.93	0.02	0.02
0.00	0.00	0.00	0.00	0.00	0.00	0.00	0.00	0.00	0.00	0.00	0.00
0.00	0.00	0.00	0.00	0.00	0.00	0.00	0.00	0.00	0.00	0.00	0.00
0.00	0.00	0.00	0.00	0.00	0.00	0.00	0.00	0.00	0.00	0.00	0.00
0.00	0.00	0.00	0.00	0.00	0.00	0.00	0.00	0.00	0.00	0.00	0.00
0.00	0.00	0.00	0.35	0.86	0.00	0.00	0.00	0.00	0.00	0.05	0.04
0.00	0.00	0.49	0.35	0.43	0.47	0.55	2.31	1.32	9.63	0.35	0.26
0.73	0.40	1.22	2.82	3.42	6.06	21.82	74.84	248.96	755.15	10.53	6.90
0.00	0.00	0.24	0.35	1.28	0.00	3.27	11.57	39.52	198.42	1.97	1.21
0.73	0.40	0.98	2.47	2.14	6.06	18.55	63.27	209.44	556.73	8.54	5.68
0.55	0.40	0.98	2.47	2.14	5.59	16.91	59.41	192.32	510.49	7.87	5.23
0.00	0.00	0.00	0.00	0.00	0.00	0.00	0.00	0.00	0.00	0.25	0.29
0.00	0.00	0.00	0.00	0.00	0.00	0.00	0.00	0.00	0.00	0.25	0.29
0.00	0.00	0.00	0.00	0.00	0.00	0.00	0.00	0.00	0.00	0.08	0.10
0.00	0.00	0.00	0.00	0.00	0.00	0.00	0.00	0.00	0.00	0.05	0.06
0.00	0.00	0.00	0.00	0.00	0.00	0.00	0.00	0.00	0.00	0.03	0.03
0.00	0.00	0.00	0.00	0.00	0.00	0.00	0.00	0.00	0.00	0.00	0.00
0.00	0.00	0.00	0.00	0.00	0.00	0.00	0.00	0.00	0.00	0.03	0.03
0.00	0.00	0.00	0.00	0.00	0.00	0.00	0.00	0.00	0.00	0.01	0.01
0.00	0.00	0.00	0.00	0.00	0.00	0.00	0.00	0.00	0.00	0.00	0.00
0.00	0.00	0.00	0.00	0.00	0.00	0.00	0.00	0.00	0.00	6.53	4.09
0.00	0.00	0.00	0.00	0.00	0.00	0.00	0.00	0.00	0.00	1.82	1.14

表 7-2-30(续)　2006年全国疾病监测系统分死因

疾病编码	疾病名称	总计	0岁	1岁~	5岁~	10岁~	15岁~	20岁~	25岁~	30岁~	35岁~
C046	a.早产儿和未成熟儿	0.65	71.98	0.00	0.00	0.00	0.00	0.00	0.00	0.00	0.00
C047	2.新生儿产伤和窒息	1.97	219.08	0.00	0.00	0.00	0.00	0.00	0.00	0.00	0.00
C048	3.新生儿溶血性疾病	0.00	0.00	0.00	0.00	0.00	0.00	0.00	0.00	0.00	0.00
C049	4.新生儿硬化病	0.03	3.13	0.00	0.00	0.00	0.00	0.00	0.00	0.00	0.00
C050	E.营养缺乏性疾病	0.79	0.00	0.37	0.00	0.00	0.00	0.00	0.00	0.29	0.16
C051	1.营养不良	0.51	0.00	0.37	0.00	0.00	0.00	0.00	0.00	0.00	0.00
C052	2.缺铁性贫血	0.24	0.00	0.00	0.00	0.00	0.00	0.00	0.00	0.29	0.16
C053	Ⅱ.非感染性疾病	391.40	194.04	18.80	6.31	5.94	10.06	13.68	13.36	22.59	47.68
C054	A.恶性肿瘤	87.26	4.69	5.16	2.25	3.05	4.26	5.11	5.94	11.95	22.90
C055	1.唇、口腔和咽恶性肿瘤	1.28	0.00	0.00	0.00	0.00	0.00	0.00	0.16	0.29	0.47
C056	a.鼻咽癌	0.84	0.00	0.00	0.00	0.00	0.00	0.00	0.16	0.29	0.31
C057	2.食管癌	9.69	0.00	0.00	0.00	0.00	0.18	0.16	0.00	0.29	0.31
C058	3.胃癌	13.78	0.00	0.00	0.00	0.00	0.17	0.00	0.66	1.60	2.49
C059	4.结直肠癌	5.13	0.00	0.00	0.00	0.00	0.18	0.16	0.58	0.00	0.93
C060	5.肝癌	12.22	0.00	0.00	0.00	0.16	0.34	0.18	1.32	1.75	3.12
C061	6.胰腺癌	2.21	0.00	0.00	0.00	0.00	0.00	0.00	0.00	0.00	0.47
C062	7.肺癌	18.01	0.00	0.00	0.00	0.00	0.00	0.18	0.00	1.02	2.49
C063	8.皮肤癌	0.62	0.00	0.00	0.00	0.16	0.17	0.00	0.16	0.00	0.00
C064	9.乳腺癌	4.87	0.00	0.00	0.00	0.00	0.00	0.00	0.49	1.89	4.52
C065	10.子宫颈癌	1.69	0.00	0.00	0.00	0.00	0.00	0.00	0.00	0.44	1.40
C066	11.子宫体癌	3.10	0.00	0.00	0.00	0.16	0.17	0.36	0.33	0.87	1.25
C067	12.卵巢癌	0.94	0.00	0.00	0.00	0.17	0.00	0.16	0.00	0.16	0.16
C068	13.前列腺癌	0.00	0.00	0.00	0.00	0.00	0.00	0.00	0.00	0.00	0.00
C069	14.膀胱癌	0.46	0.00	0.00	0.00	0.00	0.00	0.00	0.00	0.00	0.00
C070	15.淋巴瘤与多发性骨髓瘤	1.37	0.00	0.37	0.00	0.16	0.17	0.18	0.49	0.29	0.47
C071	16.白血病	3.42	4.69	3.32	1.13	1.76	2.39	2.37	0.66	1.60	2.49
C072	B.其他肿瘤	1.55	0.00	0.74	0.23	0.16	0.00	0.33	0.73	1.56	
C073	1.良性肿瘤	0.54	0.00	0.37	0.23	0.16	0.00	0.00	0.00	0.58	0.62
C074	C.糖尿病	10.29	0.00	0.00	0.00	0.00	0.00	0.18	0.99	0.15	1.25
C075	D.内分泌、血液造血及免疫疾病	1.32	3.13	1.47	0.00	0.16	0.51	0.00	0.49	0.58	1.09
C076	E.神经和精神疾病	9.01	3.13	1.11	1.13	0.80	1.02	1.64	0.99	1.75	2.03
C077	1.精神障碍	5.38	0.00	0.00	0.00	0.16	0.00	1.46	0.33	0.73	0.78
C078	a.精神分裂症	1.07	0.00	0.00	0.00	0.00	0.00	0.36	0.33	0.44	0.78
C079	2.神经系统疾病	3.63	3.13	1.11	1.13	0.64	1.02	0.18	0.66	1.02	1.25
C080	a.阿尔茨海默病	0.07	0.00	0.00	0.00	0.00	0.00	0.00	0.00	0.00	0.00
C081	b.帕金森病	0.35	0.00	0.00	0.00	0.00	0.00	0.00	0.00	0.00	0.00
C082	c.癫痫	0.72	1.56	0.74	0.23	0.16	0.85	0.00	0.33	0.58	0.78
C083	F.感官疾病	0.06	0.00	0.00	0.00	0.00	0.00	0.00	0.00	0.00	0.00
C084	G.循环系统疾病	194.28	4.69	0.37	0.00	0.48	1.36	2.74	2.64	4.08	12.31
C085	1.急性风湿热	0.41	0.00	0.00	0.00	0.00	0.00	0.00	0.00	0.00	0.31
C086	2.心脏病	81.12	1.56	0.00	0.00	0.48	1.02	1.82	1.98	3.06	7.32
C087	a.慢性风湿性心脏病	3.84	0.00	0.00	0.00	0.00	0.34	0.36	0.33	0.87	0.93
C088	b.高血压性心脏病	18.49	0.00	0.00	0.00	0.00	0.00	0.00	0.00	0.15	1.25
C089	c.肺源性心脏病	1.68	0.00	0.00	0.00	0.00	0.18	0.16	0.15	0.00	
C090	d.缺血性心脏病	50.23	0.00	0.00	0.00	0.16	0.17	0.55	1.48	1.46	4.52

年龄别死亡率(东部农村,女)

40岁~	45岁~	50岁~	55岁~	60岁~	65岁~	70岁~	75岁~	80岁~	85岁~	世调率 (2000)	中调率 (2000)
0.00	0.00	0.00	0.00	0.00	0.00	0.00	0.00	0.00	0.00	1.22	0.76
0.00	0.00	0.00	0.00	0.00	0.00	0.00	0.00	0.00	0.00	3.70	2.32
0.00	0.00	0.00	0.00	0.00	0.00	0.00	0.00	0.00	0.00	0.00	0.00
0.00	0.00	0.00	0.00	0.00	0.00	0.00	0.00	0.00	0.00	0.05	0.03
0.00	0.20	0.00	1.06	0.43	1.40	3.27	4.63	10.54	46.23	0.71	0.51
0.00	0.20	0.00	0.35	0.00	0.47	0.55	2.31	7.90	42.38	0.45	0.28
0.00	0.00	0.00	0.71	0.43	0.93	2.18	2.31	0.00	3.85	0.22	0.20
105.75	120.25	276.54	491.04	698.26	1053.83	1999.49	3773.63	6744.28	10787.81	353.22	281.76
51.59	61.61	125.19	219.77	255.27	334.97	468.64	683.59	862.79	751.29	81.27	71.80
0.73	0.00	1.71	5.64	4.28	4.66	3.27	12.34	15.81	7.71	1.21	1.06
0.73	0.00	1.47	4.59	2.14	2.33	2.73	6.94	6.59	5.78	0.80	0.71
1.10	2.77	8.07	18.70	27.37	48.92	66.56	96.44	144.90	96.32	8.92	7.59
7.34	6.54	14.18	28.93	38.06	53.11	79.11	130.39	181.78	152.19	12.65	10.91
2.57	2.77	6.60	10.94	12.83	22.83	33.28	46.29	51.37	52.01	4.71	4.12
8.08	9.71	20.54	36.69	38.48	44.73	64.38	89.50	108.01	78.98	11.42	10.21
1.29	1.19	3.67	4.23	5.56	7.92	17.46	16.20	31.61	13.48	2.02	1.77
10.28	13.47	22.25	40.92	59.44	74.08	110.75	162.02	168.61	163.74	16.69	14.63
0.37	0.40	0.73	1.06	0.43	0.93	2.18	3.09	10.54	23.12	0.56	0.44
4.59	9.11	16.63	19.05	11.97	9.32	8.73	14.66	11.86	30.82	4.56	4.33
2.39	1.58	3.42	4.59	2.57	4.19	4.91	14.66	14.49	11.56	1.53	1.40
2.94	2.77	6.11	11.29	9.41	11.18	9.27	17.75	19.76	23.12	2.92	2.65
1.29	0.79	1.71	4.59	2.99	4.19	4.36	2.31	3.95	5.78	0.91	0.82
0.00	0.00	0.00	0.00	0.00	0.00	0.00	0.00	0.00	0.00	0.00	0.00
0.00	0.20	0.00	0.35	0.86	4.66	3.27	6.17	3.95	3.85	0.42	0.37
1.10	1.19	1.71	4.59	5.13	6.06	5.46	7.72	9.22	1.93	1.31	1.21
3.12	4.16	2.93	4.59	10.26	9.32	11.46	9.26	15.81	9.63	3.39	3.19
1.84	1.98	2.45	4.94	2.57	4.66	6.00	6.17	10.54	3.85	1.46	1.37
0.92	0.59	0.73	1.06	0.43	1.86	1.64	2.31	1.32	1.93	0.50	0.49
2.57	5.35	10.02	19.05	37.20	40.07	73.11	103.39	105.38	111.73	9.51	8.23
1.10	0.59	1.47	1.76	3.42	4.19	3.27	9.26	11.86	11.56	1.29	1.15
4.59	2.18	6.36	8.47	11.12	19.10	31.10	66.35	158.07	314.00	8.13	6.42
2.39	1.19	3.91	4.59	5.99	10.72	14.18	40.12	108.01	223.46	4.77	3.63
1.47	0.79	3.18	2.47	2.14	4.19	1.64	4.63	5.27	9.63	0.99	0.92
2.20	0.99	2.45	3.88	5.13	8.39	16.91	26.23	50.06	90.54	3.36	2.79
0.00	0.00	0.00	0.35	0.00	0.00	0.55	0.00	1.32	3.85	0.06	0.05
0.00	0.00	0.24	1.06	0.86	1.40	1.64	3.86	6.59	5.78	0.33	0.26
1.29	0.40	0.49	1.06	0.00	0.47	2.73	3.86	3.95	3.85	0.69	0.64
0.00	0.00	0.00	0.00	0.00	0.00	0.55	0.00	0.00	5.78	0.05	0.03
30.48	37.24	101.23	173.56	294.61	473.34	1026.21	2052.31	3793.66	6272.34	172.31	133.53
0.18	0.20	0.24	0.35	1.28	1.86	2.73	3.09	3.95	7.71	0.37	0.32
15.05	16.44	46.46	73.37	121.86	191.95	399.90	817.84	1425.26	2937.75	71.98	55.45
1.84	2.58	7.82	10.23	9.83	9.78	19.64	24.69	35.57	61.64	3.56	3.09
2.39	3.57	7.82	14.46	20.10	52.65	106.38	185.94	384.63	599.11	16.30	12.59
0.37	0.40	0.98	0.00	1.28	3.26	7.09	16.97	31.61	75.13	1.46	1.09
9.18	7.13	27.14	41.63	83.81	107.62	236.23	527.74	860.16	1930.25	44.53	33.98

表 7-2-30(续)　2006年全国疾病监测系统分死因

疾病编码	疾病名称	总计	0岁	1岁~	5岁~	10岁~	15岁~	20岁~	25岁~	30岁~	35岁~
C091	急性心肌梗死	34.20	0.00	0.00	0.00	0.16	0.17	0.55	1.48	1.46	3.27
C092	3.脑血管疾病	111.41	3.13	0.37	0.00	0.00	0.34	0.91	0.66	1.02	4.67
C093	H.呼吸系统疾病	66.74	3.13	0.00	0.23	0.16	0.17	0.00	0.16	0.44	0.93
C094	1.慢性下呼吸道疾病	65.70	1.56	0.00	0.00	0.00	0.17	0.00	0.16	0.29	0.62
C095	a.慢性阻塞性肺疾病	64.78	1.56	0.00	0.00	0.00	0.17	0.00	0.00	0.15	0.62
C096	b.哮喘	0.86	0.00	0.00	0.00	0.00	0.00	0.00	0.16	0.15	0.00
C097	2.尘肺	0.03	0.00	0.00	0.00	0.00	0.00	0.00	0.00	0.00	0.00
C098	I.消化系统疾病	9.81	10.95	1.11	0.68	0.16	0.17	0.73	0.00	0.44	1.71
C099	1.消化性溃疡	2.01	0.00	0.00	0.00	0.00	0.00	0.18	0.00	0.15	0.00
C100	2.肝疾病	2.83	1.56	0.00	0.00	0.00	0.00	0.18	0.00	0.29	1.09
C101	a.肝硬化	1.94	0.00	0.00	0.00	0.00	0.17	0.00	0.00	0.15	0.47
C102	3.阑尾炎	0.17	0.00	0.00	0.00	0.00	0.00	0.00	0.00	0.00	0.00
C103	4.肠梗阻	0.44	0.00	0.37	0.45	0.00	0.00	0.36	0.00	0.00	0.16
C104	J.泌尿生殖系统疾病	6.15	1.56	0.74	0.68	0.16	0.51	1.64	1.32	1.17	2.49
C105	1.肾炎和肾病	5.58	0.00	0.74	0.68	0.16	0.51	1.64	1.32	1.17	2.34
C106	a.肾小球和肾小管间质疾病	4.38	0.00	0.00	0.45	0.00	0.34	1.64	0.99	1.02	2.03
C107	2.良性前列腺肥大	0.00	0.00	0.00	0.00	0.00	0.00	0.00	0.00	0.00	0.00
C108	K.皮肤病	0.80	0.00	0.00	0.00	0.00	0.17	0.00	0.00	0.44	0.16
C109	L.肌肉骨骼和结缔组织疾病	1.83	0.00	0.00	0.23	0.48	0.51	1.09	0.16	0.29	0.47
C110	1.风湿性关节炎	0.77	0.00	0.00	0.00	0.00	0.00	0.00	0.00	0.15	0.00
C111	2.骨关节炎	0.01	0.00	0.00	0.00	0.00	0.00	0.00	0.00	0.00	0.00
C112	M.先天异常	2.28	162.75	8.11	0.90	0.32	1.36	0.55	0.33	0.58	0.78
C113	1.先天性心脏病	1.39	92.33	5.16	0.45	0.32	0.85	0.36	0.33	0.44	0.62
C114	N.口腔疾病	0.00	0.00	0.00	0.00	0.00	0.00	0.00	0.00	0.00	0.00
C115	Ⅲ.伤害	38.78	26.60	18.80	6.31	6.26	13.47	14.41	13.36	17.20	28.20
C116	A.意外伤害	27.27	26.60	17.69	6.09	5.78	9.21	9.12	8.41	9.18	17.61
C117	1.交通事故	9.81	3.13	6.64	1.80	1.44	4.60	5.84	5.28	6.85	12.31
C118	a.道路交通事故	6.52	1.56	4.79	1.80	0.96	2.39	4.74	2.97	4.08	8.26
C119	1a*机动车辆交通事故	5.76	1.56	3.32	1.58	0.80	2.05	4.01	2.64	3.79	7.79
C120	1b*机动车以外的运输事故	1.37	1.56	1.84	0.23	0.16	0.85	0.55	0.66	0.44	1.56
C121	2.意外中毒	1.21	0.00	0.74	0.45	0.00	0.85	0.91	0.66	0.58	0.62
C122	3.意外跌落	9.59	4.69	1.11	0.23	0.32	0.17	0.73	0.49	0.15	1.40
C123	4.火灾	0.69	0.00	0.00	0.23	0.00	0.34	0.36	0.00	0.44	0.00
C124	5.溺水	2.73	3.13	7.37	2.48	3.69	2.22	0.73	0.82	0.87	0.93
C125	6.意外的机械性窒息	0.58	10.95	0.37	0.00	0.16	0.00	0.18	0.66	0.00	0.31
C126	7.触电	0.20	0.00	0.00	0.00	0.16	0.34	0.18	0.16	0.00	0.16
C127	8.砸死	0.11	0.00	0.00	0.00	0.00	0.00	0.00	0.00	0.00	0.31
C128	9.由机械切割和穿刺工具所致的意外事故	0.06	0.00	0.00	0.00	0.00	0.00	0.00	0.00	0.15	0.16
C129	10.自然环境因素导致的意外事故	0.41	0.00	0.00	0.23	0.00	0.17	0.00	0.00	0.00	0.62
C130	B.故意伤害	11.17	0.00	1.11	0.23	0.48	4.09	5.29	4.78	7.72	10.44
C131	1.自杀	10.34	0.00	0.00	0.00	0.48	3.75	4.74	4.45	7.00	8.88
C132	2.被杀	0.83	0.00	1.11	0.23	0.00	0.34	0.55	0.33	0.73	1.56

年龄别死亡率（东部农村，女）

40岁~	45岁~	50岁~	55岁~	60岁~	65岁~	70岁~	75岁~	80岁~	85岁~	世调率(2000)	中调率(2000)
8.63	5.15	22.74	31.75	59.44	75.01	169.12	375.74	546.66	1186.66	30.40	23.64
14.87	20.60	54.28	98.77	170.18	276.27	614.85	1221.36	2327.57	3282.58	98.77	76.86
4.41	4.95	14.43	35.28	57.73	136.04	308.24	704.42	1509.56	2822.17	58.38	42.82
4.04	4.95	14.18	34.22	56.44	132.78	305.52	698.25	1484.53	2783.64	57.43	42.09
3.67	4.75	14.18	33.16	55.16	131.38	301.15	692.08	1460.82	2750.89	56.62	41.48
0.37	0.20	0.00	1.06	1.28	1.40	3.82	6.17	22.39	28.90	0.76	0.58
0.00	0.00	0.00	0.00	0.00	0.00	0.00	0.77	0.00	1.93	0.02	0.02
3.12	2.18	6.85	9.88	17.10	17.24	45.83	91.04	188.37	304.37	8.89	6.93
0.00	0.40	0.98	0.35	2.14	3.73	9.27	21.60	54.01	67.42	1.76	1.33
2.57	1.58	3.42	7.06	9.83	6.99	12.00	19.29	39.52	34.68	2.63	2.27
0.73	1.39	2.45	3.88	5.99	4.66	7.09	17.75	34.25	28.90	1.78	1.50
0.00	0.00	0.00	0.00	0.00	0.47	1.64	3.09	2.63	3.85	0.15	0.12
0.00	0.00	0.24	0.00	0.43	0.00	2.18	4.63	5.27	17.34	0.41	0.31
4.96	3.57	7.09	13.40	15.39	20.50	26.73	40.12	61.91	88.61	5.73	5.01
4.59	3.17	6.36	12.35	14.97	19.10	24.55	34.72	50.06	78.98	5.21	4.58
3.49	2.58	5.38	8.47	12.40	13.98	19.09	28.55	38.20	65.50	4.05	3.58
0.00	0.00	0.00	0.00	0.00	0.00	0.00	0.00	0.00	0.00	0.00	0.00
0.18	0.40	0.49	0.00	0.00	0.00	1.09	4.63	15.81	52.01	0.69	0.49
0.73	0.20	0.98	3.88	2.99	3.26	8.73	11.57	26.34	50.09	1.68	1.38
0.18	0.00	0.24	2.12	2.57	2.33	4.36	6.17	11.86	19.26	0.72	0.58
0.00	0.00	0.00	0.00	0.00	0.00	0.00	0.00	0.00	1.93	0.01	0.01
0.18	0.00	0.00	1.06	0.86	0.47	0.00	0.77	0.00	0.00	3.84	2.60
0.18	0.00	0.00	1.06	0.00	0.47	0.00	0.77	0.00	0.00	2.29	1.58
0.00	0.00	0.00	0.00	0.00	0.00	0.00	0.00	0.00	0.00	0.00	0.00
34.33	26.55	40.59	46.56	52.59	75.01	111.84	184.40	410.98	811.01	36.05	31.59
20.75	15.85	25.43	25.75	35.06	48.45	74.20	132.71	324.04	706.99	25.55	21.67
13.40	10.70	14.18	16.93	19.24	24.23	28.37	27.00	18.44	23.12	9.34	9.13
8.63	6.14	8.80	10.94	13.26	16.77	20.73	21.60	14.49	13.48	6.24	6.04
7.53	5.55	7.82	10.23	11.97	13.98	19.09	17.75	11.86	11.56	5.47	5.34
1.84	1.39	2.20	2.47	2.57	4.19	3.27	4.63	2.63	3.85	1.35	1.27
0.73	0.99	1.22	2.47	1.28	3.26	3.27	6.94	14.49	5.78	1.16	1.06
1.84	1.58	2.93	2.82	7.27	9.32	25.64	72.53	205.49	541.32	8.43	5.91
0.00	0.20	0.73	0.71	0.00	0.93	2.18	6.94	13.17	19.26	0.62	0.50
2.02	1.78	3.67	0.35	2.57	5.59	6.55	6.17	25.03	21.19	2.87	2.55
0.37	0.00	0.24	0.35	1.28	0.47	1.09	3.09	6.59	9.63	0.64	0.51
0.37	0.20	0.24	0.00	0.00	0.47	1.09	0.00	0.00	0.00	0.19	0.19
0.37	0.00	0.00	0.00	0.00	0.00	1.09	0.00	0.00	1.93	0.10	0.10
0.00	0.00	0.00	0.00	0.00	0.00	0.00	0.77	0.00	1.93	0.05	0.04
0.55	0.00	0.49	1.41	0.86	1.40	0.55	1.54	3.95	5.78	0.39	0.34
12.85	10.50	14.43	20.11	16.25	26.09	36.55	51.69	84.30	102.10	10.18	9.63
11.75	9.71	12.47	18.34	15.82	26.09	36.55	50.92	77.72	96.32	9.39	8.87
1.10	0.79	1.96	1.76	0.43	0.00	0.00	0.77	6.59	5.78	0.80	0.76

表 7-2-31 2006年全国疾病监测系统分死因

疾病编码	疾病名称	总计	0岁	1岁~	5岁~	10岁~	15岁~	20岁~	25岁~	30岁~	35岁~
C001	总计	535.26	1001.61	61.82	27.92	21.60	44.29	54.93	54.90	82.61	150.51
C002	Ⅰ.感染性、母婴及营养缺乏性疾病	24.92	673.25	9.84	1.41	1.73	2.46	2.42	2.10	4.19	7.73
C003	A.传染病和寄生虫病	9.83	33.06	4.52	0.53	1.28	1.88	1.59	1.25	2.52	5.52
C004	1.结核病	3.91	0.57	0.53	0.09	0.17	0.45	0.45	0.53	0.98	1.82
C005	a.呼吸道结核	3.78	0.57	0.13	0.00	0.11	0.32	0.38	0.33	0.92	1.69
C006	2.性传播疾病(不包括艾滋病)	0.03	0.57	0.00	0.00	0.00	0.00	0.00	0.00	0.06	0.00
C007	a.梅毒	0.01	0.57	0.00	0.00	0.00	0.00	0.00	0.00	0.00	0.00
C008	3.艾滋病	0.46	0.57	0.27	0.00	0.17	0.06	0.00	0.07	0.34	0.91
C009	4.腹泻病	0.26	6.27	0.66	0.00	0.00	0.00	0.15	0.00	0.06	0.06
C010	a.痢疾	0.04	1.71	0.00	0.00	0.00	0.00	0.08	0.00	0.00	0.00
C011	b.伤寒和副伤寒	0.02	0.00	0.00	0.00	0.00	0.00	0.08	0.00	0.00	0.00
C012	5.好发于儿童期的疾病	0.12	5.13	0.00	0.09	0.06	0.00	0.00	0.00	0.06	0.06
C013	a.百日咳	0.00	0.00	0.00	0.00	0.00	0.00	0.00	0.00	0.00	0.00
C014	b.脊髓灰质炎	0.02	0.00	0.00	0.00	0.06	0.00	0.00	0.00	0.00	0.06
C015	c.白喉	0.00	0.00	0.00	0.00	0.00	0.00	0.00	0.00	0.00	0.00
C016	d.麻疹	0.01	0.57	0.00	0.00	0.00	0.00	0.00	0.00	0.00	0.00
C017	e.破伤风	0.09	4.56	0.00	0.09	0.00	0.00	0.00	0.00	0.06	0.00
C018	6.脑(脊)膜炎	0.13	3.99	0.27	0.09	0.11	0.26	0.08	0.07	0.06	0.00
C019	a.脑膜炎球菌感染	0.03	0.57	0.27	0.00	0.06	0.00	0.00	0.00	0.00	0.00
C020	b.脑膜炎	0.10	3.42	0.00	0.00	0.11	0.19	0.08	0.07	0.06	0.00
C021	7.病毒性肝炎	3.29	0.00	0.13	0.00	0.11	0.26	0.45	0.39	0.75	1.82
C022	a.乙型肝炎	3.23	0.00	0.13	0.00	0.11	0.26	0.45	0.33	0.75	1.75
C023	b.丙型肝炎	0.01	0.00	0.00	0.00	0.00	0.00	0.00	0.07	0.00	0.00
C024	8.疟疾	0.00	0.00	0.00	0.00	0.00	0.00	0.00	0.00	0.00	0.00
C025	9.热带病	0.05	0.00	0.00	0.00	0.00	0.00	0.00	0.00	0.00	0.00
C026	a.血吸虫病	0.05	0.00	0.00	0.00	0.00	0.00	0.00	0.00	0.00	0.00
C027	10.流行性乙型脑炎	0.03	0.00	0.13	0.09	0.11	0.00	0.00	0.00	0.00	0.06
C028	11.钩端螺旋体病	0.00	0.00	0.00	0.00	0.00	0.00	0.00	0.00	0.00	0.00
C029	12.流行性出血热	0.02	0.00	0.00	0.00	0.00	0.00	0.00	0.00	0.00	0.00
C030	13.败血症	0.57	9.12	0.93	0.00	0.11	0.19	0.23	0.00	0.06	0.06
C031	B.呼吸系统感染性疾病	9.11	115.72	5.32	0.88	0.45	0.58	0.08	0.13	0.34	0.65
C032	1.上呼吸道感染	1.27	3.42	0.27	0.00	0.00	0.06	0.00	0.00	0.00	0.06
C033	2.下呼吸道感染	7.85	112.30	5.05	0.88	0.45	0.52	0.08	0.13	0.34	0.58
C034	a.肺炎	7.42	110.02	5.05	0.88	0.45	0.39	0.08	0.13	0.34	0.58
C035	C.妊娠、分娩和产褥期疾病	0.39	0.00	0.00	0.00	0.00	0.00	0.76	0.72	1.26	1.43
C036	1.直接产科原因	0.39	0.00	0.00	0.00	0.00	0.00	0.76	0.72	1.20	1.43
C037	a.产后出血	0.16	0.00	0.00	0.00	0.00	0.00	0.30	0.33	0.52	0.58
C038	b.产褥期感染	0.06	0.00	0.00	0.00	0.00	0.23	0.13	0.23	0.06	
C039	c.妊娠高血压综合征	0.03	0.00	0.00	0.00	0.00	0.00	0.00	0.07	0.17	0.13
C040	d.阻梗性分娩	0.01	0.00	0.00	0.00	0.00	0.00	0.00	0.00	0.00	0.06
C041	e.流产	0.03	0.00	0.00	0.00	0.00	0.00	0.08	0.00	0.11	0.13
C042	f.母体产伤	0.01	0.00	0.00	0.00	0.00	0.00	0.00	0.00	0.00	0.13
C043	2.间接产科原因										
C044	D.起源于围生期的某些情况	5.28	521.61	0.00	0.00	0.00	0.00	0.00	0.00	0.00	0.00
C045	1.低出生体重	1.06	104.32	0.00	0.00	0.00	0.00	0.00	0.00	0.00	0.00

年龄别死亡率(中部农村,男女合计)

40岁~	45岁~	50岁~	55岁~	60岁~	65岁~	70岁~	75岁~	80岁~	85岁~	世调率(2000)	中调率(2000)
231.42	258.34	536.93	890.41	1339.00	2035.25	3949.97	5819.25	10844.78	17063.36	647.17	528.20
9.80	9.51	16.59	28.60	40.62	53.16	105.14	151.50	368.99	894.57	33.81	24.90
9.13	7.95	14.28	22.37	31.69	37.82	60.81	66.20	84.95	115.54	11.02	9.70
2.66	2.33	6.30	7.79	13.48	18.70	30.69	35.99	40.33	49.02	4.35	3.87
2.57	2.16	6.09	7.79	13.13	18.70	30.69	35.10	39.47	49.02	4.21	3.73
0.00	0.00	0.00	0.00	0.00	0.00	0.57	0.44	0.00	0.00	0.03	0.03
0.00	0.00	0.00	0.00	0.00	0.00	0.00	0.00	0.00	0.00	0.01	0.01
1.74	1.04	0.63	0.42	0.88	0.42	0.57	0.00	0.00	0.00	0.43	0.45
0.08	0.00	0.31	0.14	0.35	0.21	1.70	0.89	3.43	8.75	0.36	0.26
0.00	0.00	0.00	0.00	0.00	0.00	0.28	0.00	0.00	3.50	0.06	0.04
0.00	0.00	0.10	0.00	0.00	0.00	0.00	0.44	0.86	0.00	0.03	0.02
0.00	0.00	0.21	0.00	0.18	0.21	0.28	0.00	1.72	0.00	0.15	0.12
0.00	0.00	0.00	0.00	0.00	0.00	0.00	0.00	0.00	0.00	0.00	0.00
0.00	0.00	0.00	0.00	0.00	0.00	0.00	0.00	0.86	0.00	0.02	0.02
0.00	0.00	0.00	0.00	0.00	0.00	0.00	0.00	0.00	0.00	0.00	0.00
0.00	0.00	0.00	0.00	0.00	0.00	0.00	0.00	0.00	0.00	0.01	0.01
0.00	0.00	0.21	0.00	0.18	0.21	0.28	0.00	0.86	0.00	0.13	0.09
0.00	0.00	0.10	0.00	0.00	0.00	0.57	0.00	0.86	0.00	0.17	0.13
0.00	0.00	0.00	0.00	0.00	0.00	0.00	0.00	0.00	0.00	0.04	0.03
0.00	0.00	0.10	0.00	0.00	0.00	0.57	0.00	0.86	0.00	0.13	0.10
3.65	3.54	4.93	10.19	11.73	14.50	18.47	23.55	29.18	29.76	3.56	3.23
3.57	3.54	4.72	9.91	11.73	14.29	18.47	23.55	27.46	29.76	3.50	3.17
0.00	0.00	0.00	0.00	0.00	0.00	0.00	0.00	0.00	0.00	0.01	0.01
0.00	0.00	0.00	0.00	0.00	0.00	0.00	0.00	0.00	0.00	0.00	0.00
0.08	0.00	0.21	0.14	0.18	0.42	0.28	0.00	0.00	0.00	0.05	0.04
0.08	0.00	0.21	0.14	0.18	0.42	0.28	0.00	0.00	0.00	0.05	0.04
0.00	0.00	0.00	0.00	0.00	0.00	0.28	0.00	0.00	0.00	0.04	0.04
0.00	0.00	0.00	0.00	0.00	0.00	0.00	0.00	0.00	0.00	0.00	0.00
0.00	0.09	0.00	0.14	0.35	0.00	0.00	0.00	0.00	0.00	0.02	0.02
0.33	0.35	0.31	1.56	1.58	1.47	2.27	3.11	6.01	10.50	0.72	0.57
0.50	1.56	2.10	5.95	8.58	14.50	42.62	81.75	275.45	758.02	13.30	9.02
0.00	0.00	0.10	0.28	0.35	1.89	5.11	14.66	39.47	173.31	1.96	1.24
0.50	1.56	1.99	5.66	8.23	12.61	37.51	67.09	235.98	584.71	11.34	7.78
0.42	1.47	1.89	5.52	7.88	11.35	34.67	62.64	229.12	535.69	10.71	7.36
0.17	0.00	0.00	0.14	0.00	0.00	0.00	0.00	0.00	0.00	0.33	0.40
0.17	0.00	0.00	0.14	0.00	0.00	0.00	0.00	0.00	0.00	0.33	0.39
0.08	0.00	0.00	0.00	0.00	0.00	0.00	0.00	0.00	0.00	0.14	0.16
0.00	0.00	0.00	0.00	0.00	0.00	0.00	0.00	0.00	0.00	0.05	0.06
0.00	0.00	0.00	0.00	0.00	0.00	0.00	0.00	0.00	0.00	0.03	0.04
0.00	0.00	0.00	0.00	0.00	0.00	0.00	0.00	0.00	0.00	0.00	0.01
0.08	0.00	0.00	0.00	0.00	0.00	0.00	0.00	0.00	0.00	0.03	0.03
0.00	0.00	0.00	0.00	0.00	0.00	0.00	0.00	0.00	0.00	0.01	0.01
0.00	0.00	0.00	0.00	0.00	0.00	0.00	0.00	0.00	0.00	0.00	0.00
0.00	0.00	0.00	0.00	0.00	0.00	0.00	0.00	0.00	0.00	8.74	5.48
0.00	0.00	0.00	0.00	0.00	0.00	0.00	0.00	0.00	0.00	1.75	1.10

表 7-2-31(续)　　2006 年全国疾病监测系统分死因

疾病编码	疾病名称	总计	0岁	1岁~	5岁~	10岁~	15岁~	20岁~	25岁~	30岁~	35岁~
C046	a.早产儿和未成熟儿	0.91	89.50	0.00	0.00	0.00	0.00	0.00	0.00	0.00	0.00
C047	2.新生儿产伤和窒息	3.16	312.40	0.00	0.00	0.00	0.00	0.00	0.00	0.00	0.00
C048	3.新生儿溶血性疾病	0.03	3.42	0.00	0.00	0.00	0.00	0.00	0.00	0.00	0.00
C049	4.新生儿硬化病	0.07	6.84	0.00	0.00	0.00	0.00	0.00	0.00	0.00	0.00
C050	E.营养缺乏性疾病	0.31	2.85	0.00	0.00	0.00	0.00	0.00	0.00	0.06	0.13
C051	1.营养不良	0.07	1.14	0.00	0.00	0.00	0.00	0.00	0.00	0.00	0.00
C052	2.缺铁性贫血	0.13	1.14	0.00	0.00	0.00	0.00	0.00	0.00	0.06	0.06
C053	Ⅱ.非感染性疾病	447.10	235.44	18.61	7.93	6.03	14.44	15.19	19.50	36.20	77.27
C054	A.恶性肿瘤	113.56	8.55	4.92	2.64	2.73	5.44	4.91	6.57	13.94	33.40
C055	1.唇、口腔和咽恶性肿瘤	1.63	0.57	0.00	0.00	0.06	0.26	0.00	0.13	0.17	0.84
C056	a.鼻咽癌	0.88	0.00	0.00	0.00	0.06	0.13	0.00	0.13	0.11	0.71
C057	2.食管癌	15.92	0.00	0.00	0.00	0.00	0.00	0.23	0.00	0.23	0.84
C058	3.胃癌	20.97	0.00	0.00	0.00	0.00	0.13	0.08	0.46	0.98	2.34
C059	4.结直肠癌	5.75	0.00	0.00	0.00	0.00	0.06	0.00	0.66	0.75	2.60
C060	5.肝癌	23.76	0.00	0.00	0.00	0.00	0.19	0.53	1.12	4.19	10.79
C061	6.胰腺癌	1.80	0.00	0.00	0.00	0.00	0.00	0.00	0.20	0.06	0.32
C062	7.肺癌	22.92	0.00	0.00	0.00	0.00	0.13	0.38	0.85	2.07	4.48
C063	8.皮肤癌	0.53	0.00	0.00	0.00	0.06	0.06	0.00	0.26	0.17	0.00
C064	9.乳腺癌	2.28	0.00	0.00	0.00	0.00	0.00	0.00	0.07	0.57	2.21
C065	10.子宫颈癌	1.80	0.00	0.00	0.00	0.00	0.00	0.00	0.13	0.40	0.97
C066	11.子宫体癌	1.89	0.00	0.00	0.00	0.00	0.00	0.00	0.13	0.23	0.65
C067	12.卵巢癌	0.34	0.00	0.00	0.00	0.00	0.13	0.08	0.07	0.00	0.19
C068	13.前列腺癌	0.57	0.00	0.00	0.00	0.00	0.00	0.00	0.00	0.00	0.00
C069	14.膀胱癌	0.90	0.00	0.00	0.00	0.00	0.00	0.00	0.00	0.00	0.13
C070	15.淋巴瘤与多发性骨髓瘤	1.10	0.00	0.00	0.00	0.06	0.45	0.45	0.07	0.34	0.78
C071	16.白血病	3.38	4.56	3.19	1.67	1.79	2.59	1.89	1.25	2.41	2.79
C072	B.其他肿瘤	1.65	0.57	0.53	0.44	0.00	0.13	0.15	0.26	0.34	0.45
C073	1.良性肿瘤	0.61	0.57	0.40	0.35	0.00	0.00	0.15	0.07	0.23	0.32
C074	C.糖尿病	6.34	1.14	0.13	0.00	0.06	0.45	0.38	0.72	0.52	1.23
C075	D.内分泌、血液造血及免疫疾病	0.86	5.70	0.53	0.18	0.28	0.19	0.08	0.26	0.23	0.19
C076	E.神经和精神疾病	4.82	3.99	1.73	0.62	0.45	1.49	1.59	0.92	2.01	3.05
C077	1.精神障碍	1.94	0.00	0.00	0.00	0.00	0.26	0.38	0.53	0.98	1.49
C078	a.精神分裂症	0.70	0.00	0.00	0.00	0.00	0.00	0.15	0.33	0.75	0.71
C079	2.神经系统疾病	2.88	3.99	1.73	0.62	0.45	1.23	1.21	0.39	1.03	1.56
C080	a.阿尔茨海默病	0.01	0.00	0.00	0.00	0.00	0.00	0.00	0.00	0.00	0.00
C081	b.帕金森病	0.14	0.00	0.00	0.00	0.00	0.00	0.00	0.00	0.00	0.00
C082	c.癫痫	0.67	0.00	0.13	0.18	0.28	0.65	1.06	0.26	0.75	1.04
C083	F.感官疾病	0.01	0.00	0.00	0.00	0.00	0.00	0.00	0.00	0.00	0.00
C084	G.循环系统疾病	224.45	21.66	0.93	0.53	0.67	2.91	4.76	6.11	11.87	26.64
C085	1.急性风湿热	1.25	0.57	0.00	0.00	0.11	0.00	0.00	0.00	0.06	0.19
C086	2.心脏病	97.93	7.41	0.53	0.35	0.50	1.81	2.57	3.61	6.37	15.47
C087	a.慢性风湿性心脏病	2.70	0.00	0.00	0.17	0.06	0.08	0.53	0.34	0.97
C088	b.高血压心脏病	21.16	0.00	0.00	0.00	0.00	0.15	0.39	0.29	1.43
C089	c.肺源性心脏病	0.68	0.00	0.00	0.00	0.06	0.00	0.00	0.11	0.06
C090	d.缺血性心脏病	62.11	3.42	0.00	0.00	0.17	1.04	1.81	2.17	4.13	10.79

第七章 地区别、性别、年龄别、死因别死亡数及死亡率

年龄别死亡率(中部农村,男女合计)

40岁~	45岁~	50岁~	55岁~	60岁~	65岁~	70岁~	75岁~	80岁~	85岁~	世调率(2000)	中调率(2000)
0.00	0.00	0.00	0.00	0.00	0.00	0.00	0.00	0.00	0.00	1.50	0.94
0.00	0.00	0.00	0.00	0.00	0.00	0.00	0.00	0.00	0.00	5.23	3.28
0.00	0.00	0.00	0.00	0.00	0.00	0.00	0.00	0.00	0.00	0.06	0.04
0.00	0.00	0.00	0.00	0.00	0.00	0.00	0.00	0.00	0.00	0.11	0.07
0.00	0.00	0.21	0.14	0.35	0.84	1.70	3.55	8.58	21.01	0.42	0.30
0.00	0.00	0.00	0.00	0.18	0.00	0.00	0.89	3.43	7.00	0.11	0.07
0.00	0.00	0.10	0.00	0.18	0.63	0.85	2.22	2.57	3.50	0.16	0.13
147.22	191.44	434.48	763.86	1202.95	1855.59	3640.81	5371.41	9899.14	15023.88	544.49	440.75
63.02	85.22	181.39	312.14	421.29	570.48	904.73	1024.52	1291.45	1332.23	127.27	111.92
1.16	2.07	2.31	4.53	6.65	7.35	8.52	14.66	14.59	24.51	1.82	1.61
0.66	1.30	1.47	2.41	3.68	3.57	3.98	5.78	9.44	8.75	0.96	0.87
3.57	6.66	16.27	38.36	64.61	88.25	159.98	195.49	237.70	222.33	18.43	15.75
7.56	11.06	28.03	53.51	80.37	115.57	188.11	223.92	306.34	311.61	24.12	20.69
3.24	5.01	7.87	12.60	16.46	25.63	49.73	67.98	79.80	59.52	6.42	5.68
18.27	24.89	50.91	80.41	91.93	107.16	156.85	159.94	196.51	208.32	25.92	23.34
1.33	1.56	2.83	5.10	7.53	7.77	18.75	14.66	12.87	17.51	1.98	1.76
11.29	13.66	34.64	59.74	85.27	131.75	209.70	228.81	244.56	266.10	25.81	22.63
0.33	0.86	0.84	1.13	1.23	1.89	1.99	3.11	9.44	21.01	0.63	0.52
2.91	3.72	7.24	8.07	7.00	7.77	7.96	7.11	13.73	17.51	2.39	2.23
1.49	1.90	4.83	7.36	5.60	8.83	7.96	9.33	13.73	17.51	1.95	1.76
1.83	2.77	5.25	5.95	6.83	10.09	7.96	9.33	13.73	22.76	2.05	1.85
0.58	0.52	0.73	0.71	1.23	0.63	1.14	1.33	6.86	3.50	0.37	0.33
0.00	0.00	0.21	0.28	0.88	3.36	5.11	8.89	20.59	21.01	0.72	0.56
0.25	0.43	0.94	1.42	3.85	4.41	6.25	11.11	24.89	14.01	1.06	0.89
0.75	1.12	1.47	2.26	4.03	4.41	7.10	7.11	11.16	12.25	1.19	1.08
2.99	2.59	3.78	8.92	7.88	10.09	10.23	9.33	13.73	5.25	3.54	3.34
0.75	1.64	2.31	4.67	6.65	6.93	10.51	11.11	24.03	21.01	1.88	1.64
0.17	0.78	0.63	1.56	2.28	2.31	3.13	3.55	10.30	5.25	0.69	0.61
2.57	3.20	7.56	17.27	22.59	35.51	55.69	63.09	77.23	98.04	7.24	6.26
0.83	0.69	1.05	1.84	0.88	2.94	4.55	8.00	13.73	7.00	0.99	0.85
2.41	2.33	3.15	4.67	7.00	12.61	24.44	41.76	109.84	234.58	5.95	4.76
1.08	1.12	1.05	1.98	2.80	5.04	11.37	15.55	50.63	96.28	2.37	1.91
0.75	0.69	0.52	1.13	1.75	1.05	3.13	4.44	12.01	17.51	0.77	0.69
1.33	1.21	2.10	2.69	4.20	7.56	13.07	26.21	59.21	138.30	3.58	2.84
0.00	0.00	0.00	0.00	0.00	0.00	0.89	0.00	0.00	0.00	0.01	0.01
0.08	0.09	0.00	0.14	0.00	0.84	0.57	2.22	5.15	7.00	0.18	0.14
0.75	0.69	1.15	0.57	1.05	0.84	1.42	0.44	3.43	0.00	0.65	0.67
0.00	0.00	0.00	0.00	0.00	0.00	0.00	0.00	0.86	1.75	0.02	0.01
53.39	74.42	186.01	332.24	568.03	902.90	1880.50	2934.95	5638.63	8903.69	278.93	221.19
0.42	0.26	0.73	2.97	2.63	6.93	10.80	17.33	26.60	29.76	1.49	1.23
24.91	34.92	72.54	134.91	233.76	350.69	764.65	1180.91	2591.49	4838.73	124.22	96.42
1.49	1.47	3.99	4.25	9.28	5.67	22.45	30.21	48.05	84.03	3.19	2.66
2.99	4.84	10.92	27.46	54.28	92.66	204.87	281.23	562.06	847.30	26.50	20.89
0.00	0.09	0.42	0.42	1.23	2.94	7.10	10.22	15.45	33.26	0.86	0.67
17.19	24.72	49.34	89.75	151.11	214.75	460.32	731.29	1634.70	3145.88	78.86	61.11

表 7-2-31(续) 2006年全国疾病监测系统分死因

疾病编码	疾病名称	总计	0岁	1岁~	5岁~	10岁~	15岁~	20岁~	25岁~	30岁~	35岁~
C091	急性心肌梗死	39.84	0.00	0.00	0.00	0.06	0.91	1.44	1.51	3.50	8.64
C092	3.脑血管疾病	124.08	13.11	0.40	0.18	0.06	1.10	2.19	2.43	5.45	10.92
C093	H.呼吸系统疾病	70.11	11.97	0.66	0.70	0.17	0.52	0.45	0.85	1.49	2.60
C094	1.慢性下呼吸道疾病	67.95	9.12	0.27	0.35	0.17	0.19	0.23	0.66	1.26	1.95
C095	a.慢性阻塞性肺疾病	65.72	8.55	0.27	0.35	0.17	0.06	0.23	0.53	1.09	1.75
C096	b.哮喘	2.06	0.57	0.00	0.00	0.00	0.13	0.00	0.07	0.06	0.13
C097	2.尘肺	0.22	0.00	0.00	0.00	0.00	0.06	0.00	0.00	0.06	0.19
C098	I.消化系统疾病	13.54	14.25	1.20	0.26	0.17	0.26	0.38	0.79	2.87	3.77
C099	1.消化性溃疡	2.33	0.57	0.00	0.00	0.00	0.00	0.08	0.20	0.40	0.58
C100	2.肝疾病	6.65	2.85	0.40	0.26	0.17	0.06	0.08	0.26	1.66	2.60
C101	a.肝硬化	4.68	1.71	0.00	0.18	0.11	0.00	0.08	0.20	1.26	1.95
C102	3.阑尾炎	0.14	0.00	0.00	0.00	0.00	0.13	0.08	0.00	0.06	0.00
C103	4.肠梗阻	0.56	2.28	0.13	0.00	0.00	0.06	0.00	0.13	0.00	0.06
C104	J.泌尿生殖系统疾病	7.63	1.71	0.13	0.44	0.11	0.97	1.44	1.84	2.64	4.74
C105	1.肾炎和肾病	6.88	1.14	0.13	0.35	0.11	0.97	1.44	1.84	2.41	4.42
C106	a.肾小球和肾小管间质疾病	5.01	1.14	0.13	0.26	0.11	0.91	1.06	1.44	1.72	2.86
C107	2.良性前列腺肥大	0.05	0.00	0.00	0.00	0.00	0.00	0.00	0.00	0.00	0.00
C108	K.皮肤病	0.33	0.00	0.00	0.00	0.00	0.06	0.23	0.00	0.11	0.13
C109	L.肌肉骨骼和结缔组织疾病	1.03	0.00	0.00	0.09	0.00	0.39	0.15	0.26	0.11	0.45
C110	1.风湿性关节炎	0.48	0.00	0.00	0.00	0.00	0.00	0.00	0.00	0.06	0.06
C111	2.骨关节炎	0.01	0.00	0.00	0.00	0.00	0.00	0.00	0.00	0.00	0.00
C112	M.先天异常	2.71	165.89	7.84	1.94	1.34	1.62	0.68	0.92	0.06	0.58
C113	1.先天性心脏病	2.05	120.85	6.78	1.50	1.06	1.42	0.53	0.66	0.06	0.45
C114	N.口腔疾病	0.05	0.00	0.00	0.09	0.00	0.00	0.00	0.00	0.00	0.00
C115	Ⅲ.伤害	58.60	63.28	30.45	17.79	13.73	26.87	36.95	32.90	41.70	64.92
C116	A.意外伤害	42.35	63.28	30.18	17.27	12.73	21.17	28.64	25.61	32.30	52.57
C117	1.交通事故	20.47	9.69	7.98	4.76	2.57	12.89	18.21	15.63	18.47	29.76
C118	a.道路交通事故	15.62	6.84	5.45	3.00	2.12	9.52	13.30	11.82	14.40	23.39
C119	1a*机动车辆交通事故	12.36	5.70	3.59	2.11	1.67	7.84	11.11	8.60	11.42	19.11
C120	1b*机动车以外的运输事故	4.66	2.28	2.92	1.15	0.61	2.59	3.40	4.47	3.84	6.63
C121	2.意外中毒	3.03	1.71	0.80	0.62	0.61	1.17	2.04	1.64	1.78	3.57
C122	3.意外跌落	6.21	4.56	1.99	0.88	0.39	0.91	1.74	1.97	2.64	5.00
C123	4.火灾	0.92	0.57	0.53	0.00	0.22	0.13	0.23	0.33	0.98	1.10
C124	5.溺水	5.44	6.84	15.82	9.51	7.87	3.89	2.72	1.84	2.29	3.96
C125	6.意外的机械性窒息	1.66	30.78	0.80	0.26	0.28	0.39	0.60	1.38	1.89	3.25
C126	7.触电	1.27	0.00	0.13	0.44	0.17	1.10	1.36	0.92	1.43	1.36
C127	8.砸死	1.00	0.00	0.00	0.00	0.06	0.32	0.38	0.66	0.80	1.62
C128	9.由机械切割和穿刺工具所致的意外事故	0.20	0.00	0.13	0.18	0.06	0.06	0.30	0.07	0.23	0.32
C129	10.自然环境因素导致的意外事故	0.31	0.00	0.00	0.00	0.00	0.00	0.08	0.13	0.06	0.39
C130	B.故意伤害	15.56	0.00	0.00	0.53	0.95	5.05	8.08	6.96	9.01	11.24
C131	1.自杀	14.45	0.00	0.00	0.09	0.78	3.95	6.20	5.78	7.69	9.75
C132	2.被杀	1.04	0.00	0.00	0.44	0.17	1.04	1.66	0.92	1.15	1.36

年龄别死亡率（中部农村，男女合计）

40岁~	45岁~	50岁~	55岁~	60岁~	65岁~	70岁~	75岁~	80岁~	85岁~	世调率 (2000)	中调率 (2000)
13.53	18.06	35.59	66.82	99.28	138.05	288.41	447.84	985.97	1888.93	49.96	39.18
27.82	38.98	111.79	192.52	327.96	538.96	1093.98	1722.94	2998.23	3984.43	151.74	122.36
6.73	8.82	23.41	45.16	107.16	231.13	607.23	1068.06	2397.56	3952.91	92.24	69.09
5.81	8.21	22.04	42.89	102.78	225.04	593.31	1044.96	2340.92	3832.12	89.45	66.96
5.56	7.87	21.73	42.04	99.11	218.95	568.30	1006.31	2266.27	3748.09	86.64	64.75
0.25	0.35	0.31	0.85	3.68	5.46	23.30	35.10	68.65	82.28	2.62	2.04
0.58	0.35	0.73	0.42	0.35	0.21	1.42	1.33	1.72	0.00	0.23	0.22
9.13	9.59	18.16	30.29	39.92	57.99	90.93	146.61	210.24	299.36	15.73	13.33
0.75	1.30	2.83	4.39	5.43	10.09	16.76	31.10	46.34	66.52	2.77	2.29
6.64	6.22	11.02	20.10	24.69	27.32	41.20	58.65	61.78	78.78	7.36	6.54
5.15	4.93	8.71	14.58	16.28	19.33	28.41	32.43	44.62	59.52	5.16	4.60
0.08	0.00	0.10	0.28	0.18	0.63	1.42	0.89	4.29	1.75	0.17	0.14
0.42	0.09	0.52	0.42	0.70	2.10	5.11	7.11	14.59	17.51	0.70	0.56
7.81	4.75	10.29	13.45	25.39	29.63	49.44	57.76	108.12	127.80	8.52	7.53
7.31	4.58	9.76	12.60	23.46	27.11	42.91	49.32	96.11	92.78	7.60	6.79
5.40	2.68	6.51	9.34	17.34	18.07	31.82	39.10	73.80	73.53	5.58	4.94
0.00	0.00	0.00	0.00	0.18	0.00	0.28	0.89	2.57	3.50	0.07	0.05
0.08	0.17	0.42	0.57	0.70	0.42	2.27	2.67	8.58	14.01	0.40	0.32
0.25	0.43	0.73	1.13	2.28	4.62	9.66	12.00	17.16	29.76	1.21	1.02
0.08	0.17	0.10	0.57	1.05	2.31	5.11	7.55	8.58	19.26	0.59	0.47
0.00	0.00	0.00	0.00	0.00	0.00	0.28	0.00	0.00	0.00	0.01	0.01
0.25	0.17	0.00	0.42	0.53	0.21	0.57	0.00	0.86	1.75	4.04	2.79
0.17	0.17	0.00	0.42	0.18	0.00	0.28	0.00	0.86	0.00	3.05	2.11
0.00	0.00	0.00	0.00	0.53	0.21	0.28	0.89	0.86	0.00	0.06	0.05
73.32	55.92	84.19	94.28	91.05	123.13	189.53	266.13	450.51	614.47	61.95	57.98
58.21	42.78	61.62	64.55	54.63	76.27	102.58	150.61	233.41	400.89	44.37	41.95
33.55	21.61	33.38	34.68	27.32	37.19	40.07	46.21	54.06	99.79	20.44	20.22
24.83	16.68	26.87	27.18	22.06	29.84	29.27	32.88	41.19	64.77	15.51	15.43
19.26	12.96	20.68	22.08	17.16	24.79	24.15	25.77	34.32	47.27	12.25	12.20
7.81	4.84	8.19	7.08	6.48	7.56	9.38	11.11	12.01	24.51	4.69	4.62
3.74	3.03	5.14	5.80	4.38	8.83	11.37	15.55	16.30	19.26	3.13	2.99
6.31	5.36	8.08	10.48	9.11	13.87	28.41	52.87	95.25	192.57	7.17	6.12
1.33	1.90	0.63	0.99	1.05	0.63	2.84	5.33	12.87	15.76	0.97	0.91
2.99	2.42	4.83	4.25	5.25	6.30	12.50	16.88	31.75	33.26	6.12	5.46
3.32	1.56	1.57	0.57	1.05	1.26	0.85	2.22	3.43	1.75	1.78	1.66
1.49	1.38	2.52	3.11	1.75	2.94	1.42	2.22	0.86	1.75	1.24	1.25
2.49	2.68	1.05	2.12	1.40	0.84	1.42	3.11	2.57	0.00	0.95	0.98
0.25	0.26	0.10	0.28	0.53	0.42	0.00	0.44	0.00	0.00	0.20	0.20
0.25	0.35	0.94	0.28	1.05	0.42	0.85	1.33	6.01	8.75	0.35	0.31
13.95	12.71	21.94	27.75	35.20	46.02	84.68	111.52	212.81	206.57	16.86	15.35
12.21	11.75	20.26	26.61	34.14	45.39	83.26	108.85	211.95	203.07	15.78	14.25
1.74	0.95	1.68	1.13	1.05	0.63	1.42	2.67	0.86	3.50	1.01	1.03

表 7-2-32　2006年全国疾病监测系统分死因

疾病编码	疾病名称	总计	0岁	1岁~	5岁~	10岁~	15岁~	20岁~	25岁~	30岁~	35岁~
C001	总计	619.96	1080.35	71.15	36.10	29.29	61.65	76.77	75.31	110.90	202.53
C002	Ⅰ.感染性、母婴及营养缺乏性疾病	28.60	712.82	10.76	1.32	1.82	3.40	2.52	1.78	3.95	8.00
C003	A.传染病和寄生虫病	13.13	38.13	5.62	0.66	1.39	2.65	2.38	1.66	3.38	6.73
C004	1.结核病	5.55	1.06	0.98	0.17	0.00	0.50	0.74	0.64	1.13	2.54
C005	a.呼吸道结核	5.38	1.06	0.24	0.00	0.00	0.25	0.59	0.51	1.13	2.29
C006	2.性传播疾病(不包括艾滋病)	0.01	0.00	0.00	0.00	0.00	0.00	0.00	0.00	0.00	0.00
C007	a.梅毒	0.00	0.00	0.00	0.00	0.00	0.00	0.00	0.00	0.00	0.00
C008	3.艾滋病	0.51	1.06	0.49	0.00	0.32	0.13	0.00	0.13	0.45	0.76
C009	4.腹泻病	0.26	7.41	0.49	0.00	0.00	0.00	0.00	0.00	0.11	0.13
C010	a.痢疾	0.03	2.12	0.00	0.00	0.00	0.00	0.00	0.00	0.00	0.00
C011	b.伤寒和副伤寒	0.02	0.00	0.00	0.00	0.00	0.00	0.00	0.00	0.00	0.00
C012	5.好发于儿童期的疾病	0.12	6.36	0.00	0.00	0.13	0.00	0.00	0.00	0.00	0.00
C013	a.百日咳	0.00	0.00	0.00	0.00	0.00	0.00	0.00	0.00	0.00	0.00
C014	b.脊髓灰质炎	0.01	0.00	0.00	0.00	0.13	0.00	0.00	0.00	0.00	0.00
C015	c.白喉	0.00	0.00	0.00	0.00	0.00	0.00	0.00	0.00	0.00	0.00
C016	d.麻疹	0.01	1.06	0.00	0.00	0.00	0.00	0.00	0.00	0.00	0.00
C017	e.破伤风	0.10	5.30	0.00	0.00	0.00	0.00	0.00	0.00	0.00	0.00
C018	6.脑(脊)膜炎	0.17	4.24	0.24	0.17	0.11	0.50	0.15	0.00	0.00	0.00
C019	a.脑膜炎球菌感染	0.04	1.06	0.24	0.17	0.00	0.13	0.00	0.00	0.00	0.00
C020	b.脑膜炎	0.12	3.18	0.00	0.00	0.11	0.38	0.15	0.00	0.00	0.00
C021	7.病毒性肝炎	4.54	0.00	0.00	0.00	0.21	0.38	0.89	0.76	1.24	2.67
C022	a.乙型肝炎	4.47	0.00	0.00	0.00	0.21	0.38	0.89	0.64	1.24	2.54
C023	b.丙型肝炎	0.01	0.00	0.00	0.00	0.00	0.00	0.00	0.13	0.00	0.00
C024	8.疟疾	0.00	0.00	0.00	0.00	0.00	0.00	0.00	0.00	0.00	0.00
C025	9.热带病	0.06	0.00	0.00	0.00	0.00	0.00	0.00	0.00	0.00	0.00
C026	a.血吸虫病	0.06	0.00	0.00	0.00	0.00	0.00	0.00	0.00	0.00	0.00
C027	10.流行性乙型脑炎	0.04	0.00	0.24	0.17	0.21	0.00	0.00	0.00	0.00	0.00
C028	11.钩端螺旋体病	0.00	0.00	0.00	0.00	0.00	0.00	0.00	0.00	0.00	0.00
C029	12.流行性出血热	0.01	0.00	0.00	0.00	0.00	0.00	0.00	0.00	0.00	0.00
C030	13.败血病	0.63	10.59	1.22	0.00	0.00	0.13	0.00	0.30	0.00	0.11
C031	B.呼吸系统感染性疾病	9.25	112.27	5.13	0.66	0.43	0.76	0.15	0.13	0.56	1.02
C032	1.上呼吸道感染	1.10	2.12	0.49	0.00	0.00	0.13	0.00	0.00	0.00	0.13
C033	2.下呼吸道感染	8.15	110.15	4.65	0.66	0.43	0.63	0.15	0.13	0.56	0.89
C034	a.肺炎	7.75	109.09	4.65	0.66	0.43	0.50	0.15	0.13	0.56	0.89
C035	C.妊娠、分娩和产褥期疾病	0.00	0.00	0.00	0.00	0.00	0.00	0.00	0.00	0.00	0.00
C036	1.直接产科原因	0.00	0.00	0.00	0.00	0.00	0.00	0.00	0.00	0.00	0.00
C037	a.产后出血	0.00	0.00	0.00	0.00	0.00	0.00	0.00	0.00	0.00	0.00
C038	b.产褥期感染	0.00	0.00	0.00	0.00	0.00	0.00	0.00	0.00	0.00	0.00
C039	c.妊娠高血压综合征	0.00	0.00	0.00	0.00	0.00	0.00	0.00	0.00	0.00	0.00
C040	d.阻梗性分娩	0.00	0.00	0.00	0.00	0.00	0.00	0.00	0.00	0.00	0.00
C041	e.流产	0.00	0.00	0.00	0.00	0.00	0.00	0.00	0.00	0.00	0.00
C042	f.母体产伤	0.00	0.00	0.00	0.00	0.00	0.00	0.00	0.00	0.00	0.00
C043	2.间接产科原因	0.00	0.00	0.00	0.00	0.00	0.00	0.00	0.00	0.00	0.00
C044	D.起源于围生期的某些情况	5.90	558.18	0.00	0.00	0.00	0.00	0.00	0.00	0.00	0.00
C045	1.低出生体重	1.06	100.62	0.00	0.00	0.00	0.00	0.00	0.00	0.00	0.00

年龄别死亡率（中部农村，男）

40岁~	45岁~	50岁~	55岁~	60岁~	65岁~	70岁~	75岁~	80岁~	85岁~	世调率(2000)	中调率(2000)
306.35	343.23	676.04	1122.22	1661.19	2540.54	5039.73	7201.29	13334.39	19802.62	801.13	659.64
11.86	13.82	22.91	37.01	56.53	77.67	137.04	212.52	444.14	1046.01	40.21	30.05
11.22	11.97	19.87	28.91	44.22	57.53	84.20	98.01	128.35	171.95	15.30	13.45
3.05	3.20	9.32	10.54	19.29	31.23	45.87	57.25	71.31	76.42	6.55	5.76
3.05	3.03	8.92	10.54	18.95	31.23	45.87	56.28	71.31	76.42	6.36	5.59
0.00	0.00	0.00	0.00	0.00	0.00	0.58	0.00	0.00	0.00	0.01	0.01
0.00	0.00	0.00	0.00	0.00	0.00	0.00	0.00	0.00	0.00	0.00	0.00
1.44	1.52	0.81	0.27	0.67	0.41	1.16	0.00	0.00	0.00	0.50	0.51
0.00	0.00	0.20	0.27	0.67	0.00	0.58	1.94	4.07	14.33	0.39	0.27
0.00	0.00	0.00	0.00	0.00	0.00	0.00	0.00	0.00	4.78	0.07	0.04
0.00	0.00	0.20	0.00	0.00	0.00	0.00	0.97	0.00	0.00	0.03	0.02
0.00	0.00	0.41	0.00	0.00	0.00	0.58	0.00	2.04	0.00	0.17	0.12
0.00	0.00	0.00	0.00	0.00	0.00	0.00	0.00	0.00	0.00	0.00	0.00
0.00	0.00	0.00	0.00	0.00	0.00	0.00	0.00	0.00	0.00	0.01	0.01
0.00	0.00	0.00	0.00	0.00	0.00	0.00	0.00	0.00	0.00	0.00	0.00
0.00	0.00	0.00	0.00	0.00	0.00	0.00	0.00	0.00	0.00	0.02	0.01
0.00	0.00	0.41	0.00	0.00	0.00	0.58	0.00	2.04	0.00	0.14	0.10
0.00	0.00	0.20	0.00	0.00	0.00	1.16	0.00	0.00	0.00	0.20	0.17
0.00	0.00	0.00	0.00	0.00	0.00	0.00	0.00	0.00	0.00	0.06	0.04
0.00	0.00	0.20	0.00	0.00	0.00	1.16	0.00	0.00	0.00	0.14	0.12
5.45	6.41	7.30	12.97	15.63	20.96	23.23	33.96	38.71	42.99	5.05	4.62
5.29	6.41	6.89	12.70	15.63	20.55	23.23	33.96	38.71	42.99	4.97	4.54
0.00	0.00	0.00	0.00	0.00	0.00	0.00	0.00	0.00	0.00	0.01	0.01
0.00	0.00	0.00	0.00	0.00	0.00	0.00	0.00	0.00	0.00	0.00	0.00
0.16	0.00	0.20	0.27	0.33	0.00	0.58	0.00	0.00	0.00	0.06	0.05
0.16	0.00	0.20	0.27	0.33	0.00	0.58	0.00	0.00	0.00	0.06	0.05
0.00	0.00	0.00	0.00	0.00	0.00	0.00	0.00	0.00	0.00	0.05	0.04
0.00	0.00	0.00	0.00	0.00	0.00	0.00	0.00	0.00	0.00	0.00	0.00
0.00	0.00	0.00	0.27	0.00	0.00	0.00	0.00	0.00	0.00	0.01	0.01
0.32	0.17	0.20	1.89	2.66	2.05	2.32	2.91	6.11	14.33	0.84	0.64
0.64	1.85	2.64	7.83	11.97	19.32	50.52	112.57	303.56	850.18	15.14	10.44
0.00	0.00	0.20	0.27	0.00	3.29	5.23	18.44	46.86	148.07	1.97	1.30
0.64	1.85	2.43	7.56	11.97	16.03	45.29	94.13	256.70	702.12	13.18	9.14
0.48	1.85	2.43	7.56	11.31	14.38	42.97	87.34	248.56	644.80	12.48	8.66
0.00	0.00	0.00	0.00	0.00	0.00	0.00	0.00	0.00	0.00	0.00	0.00
0.00	0.00	0.00	0.00	0.00	0.00	0.00	0.00	0.00	0.00	0.00	0.00
0.00	0.00	0.00	0.00	0.00	0.00	0.00	0.00	0.00	0.00	0.00	0.00
0.00	0.00	0.00	0.00	0.00	0.00	0.00	0.00	0.00	0.00	0.00	0.00
0.00	0.00	0.00	0.00	0.00	0.00	0.00	0.00	0.00	0.00	0.00	0.00
0.00	0.00	0.00	0.00	0.00	0.00	0.00	0.00	0.00	0.00	0.00	0.00
0.00	0.00	0.00	0.00	0.00	0.00	0.00	0.00	0.00	0.00	9.27	5.81
0.00	0.00	0.00	0.00	0.00	0.00	0.00	0.00	0.00	0.00	1.67	1.05

表 7-2-32(续) 2006 年全国疾病监测系统分死因

疾病编码	疾病名称	总计	0岁	1岁~	5岁~	10岁~	15岁~	20岁~	25岁~	30岁~	35岁~
C046	a.早产儿和未成熟儿	0.88	83.67	0.00	0.00	0.00	0.00	0.00	0.00	0.00	0.00
C047	2.新生儿产伤和窒息	3.64	344.23	0.00	0.00	0.00	0.00	0.00	0.00	0.00	0.00
C048	3.新生儿溶血性疾病	0.04	4.24	0.00	0.00	0.00	0.00	0.00	0.00	0.00	0.00
C049	4.新生儿硬化病	0.06	5.30	0.00	0.00	0.00	0.00	0.00	0.00	0.00	0.00
C050	E.营养缺乏性疾病	0.32	4.24	0.00	0.00	0.00	0.00	0.00	0.00	0.00	0.25
C051	1.营养不良	0.09	2.12	0.00	0.00	0.00	0.00	0.00	0.00	0.00	0.00
C052	2.缺铁性贫血	0.13	1.06	0.00	0.00	0.00	0.00	0.00	0.00	0.00	0.13
C053	Ⅱ.非感染性疾病	507.07	270.09	19.81	8.61	7.08	16.89	17.67	23.32	45.24	94.53
C054	A.恶性肿瘤	143.18	8.47	4.65	2.15	3.33	6.43	6.09	7.90	16.70	39.39
C055	1.唇、口腔和咽恶性肿瘤	2.03	1.06	0.00	0.00	0.11	0.25	0.00	0.13	0.11	1.02
C056	a.鼻咽癌	1.09	0.00	0.00	0.00	0.11	0.13	0.00	0.13	0.11	0.89
C057	2.食管癌	21.16	0.00	0.00	0.00	0.00	0.00	0.30	0.00	0.23	1.02
C058	3.胃癌	27.92	0.00	0.00	0.00	0.00	0.25	0.00	0.51	0.79	2.80
C059	4.结直肠癌	6.56	0.00	0.00	0.00	0.13	0.00	0.76	0.68	2.67	
C060	5.肝癌	34.08	0.00	0.00	0.00	0.00	0.25	0.74	1.53	6.54	18.04
C061	6.胰腺癌	2.06	0.00	0.00	0.00	0.00	0.00	0.00	0.25	0.11	0.25
C062	7.肺癌	31.68	0.00	0.00	0.00	0.00	0.25	0.59	1.27	2.82	5.46
C063	8.皮肤癌	0.55	0.00	0.00	0.00	0.11	0.13	0.00	0.13	0.34	0.00
C064	9.乳腺癌	0.16	0.00	0.00	0.00	0.00	0.00	0.00	0.13	0.00	0.00
C065	10.子宫颈癌	0.00	0.00	0.00	0.00	0.00	0.00	0.00	0.00	0.00	0.00
C066	11.子宫体癌	0.00	0.00	0.00	0.00	0.00	0.00	0.00	0.00	0.00	0.00
C067	12.卵巢癌	0.00	0.00	0.00	0.00	0.00	0.00	0.00	0.00	0.00	0.00
C068	13.前列腺癌	1.11	0.00	0.00	0.00	0.00	0.00	0.00	0.00	0.00	0.00
C069	14.膀胱癌	1.28	0.00	0.00	0.00	0.00	0.00	0.00	0.00	0.00	0.25
C070	15.淋巴瘤与多发性骨髓瘤	1.28	0.00	0.00	0.00	0.11	0.63	0.59	0.00	0.34	1.02
C071	16.白血病	3.85	3.18	3.18	1.66	1.93	2.77	2.97	1.66	2.93	3.43
C072	B.其他肿瘤	1.89	0.00	0.73	0.33	0.00	0.25	0.30	0.38	0.34	0.51
C073	1.良性肿瘤	0.69	0.00	0.73	0.17	0.00	0.00	0.30	0.00	0.34	0.38
C074	C.糖尿病	5.27	0.00	0.24	0.00	0.00	0.25	0.59	0.76	0.34	1.78
C075	D.内分泌、血液造血及免疫疾病	0.86	7.41	0.49	0.00	0.32	0.00	0.00	0.38	0.23	0.25
C076	E.神经和精神疾病	5.03	4.24	2.45	0.83	0.64	2.77	1.34	0.76	2.26	3.94
C077	1.精神障碍	1.89	0.00	0.00	0.00	0.00	0.38	0.45	0.51	1.02	1.78
C078	a.精神分裂症	0.58	0.00	0.00	0.00	0.00	0.15	0.25	0.79	0.64	
C079	2.神经系统疾病	3.13	4.24	2.45	0.83	0.64	2.40	0.89	0.25	1.24	2.16
C080	a.阿尔茨海默病	0.02	0.00	0.00	0.00	0.00	0.00	0.00	0.00	0.00	0.00
C081	b.帕金森病	0.16	0.00	0.00	0.00	0.00	0.00	0.00	0.00	0.00	0.00
C082	c.癫痫	0.83	0.00	0.24	0.17	0.32	1.26	0.74	0.13	0.79	1.40
C083	F.感官疾病	0.01	0.00	0.00	0.00	0.00	0.00	0.00	0.00	0.00	0.00
C084	G.循环系统疾病	243.33	25.42	0.98	0.17	0.75	3.03	6.24	7.39	15.12	33.42
C085	1.急性风湿热	1.21	0.00	0.00	0.00	0.21	0.00	0.00	0.00	0.00	0.00
C086	2.心脏病	102.35	9.53	0.49	0.17	0.43	2.14	3.42	4.21	8.12	19.31
C087	a.慢性风湿性心脏病	2.22	0.00	0.00	0.00	0.11	0.13	0.15	0.13	0.23	0.89
C088	b.高血压心脏病	22.31	0.00	0.00	0.00	0.00	0.00	0.30	0.51	0.23	1.78
C089	c.肺源性心脏病	0.71	0.00	0.00	0.00	0.00	0.13	0.00	0.00	0.11	0.00
C090	d.缺血性心脏病	65.82	4.24	0.00	0.00	0.21	1.26	2.23	2.80	5.53	14.74

年龄别死亡率(中部农村,男)

40岁~	45岁~	50岁~	55岁~	60岁~	65岁~	70岁~	75岁~	80岁~	85岁~	世调率(2000)	中调率(2000)
0.00	0.00	0.00	0.00	0.00	0.00	0.00	0.00	0.00	0.00	1.39	0.87
0.00	0.00	0.00	0.00	0.00	0.00	0.00	0.00	0.00	0.00	5.72	3.58
0.00	0.00	0.00	0.00	0.00	0.00	0.00	0.00	0.00	0.00	0.07	0.04
0.00	0.00	0.00	0.00	0.00	0.00	0.00	0.00	0.00	0.00	0.09	0.06
0.00	0.00	0.41	0.27	0.33	0.82	2.32	1.94	12.22	23.88	0.50	0.36
0.00	0.00	0.00	0.00	0.00	0.00	0.00	0.00	6.11	14.33	0.18	0.11
0.00	0.00	0.20	0.00	0.33	0.82	1.16	1.94	4.07	0.00	0.17	0.14
184.20	244.78	537.59	951.21	1482.31	2305.47	4643.12	6613.23	12144.58	17414.46	667.82	543.48
78.71	112.28	232.71	406.31	538.99	753.70	1245.56	1405.13	1764.34	1834.11	168.46	147.68
1.28	3.37	3.45	5.94	7.65	9.04	11.03	21.35	20.37	19.11	2.31	2.07
1.12	2.19	1.82	1.89	4.66	4.11	4.65	8.73	14.26	9.55	1.21	1.11
4.97	10.11	22.70	57.81	85.79	124.52	220.08	277.53	334.12	339.12	26.03	22.16
9.78	17.03	40.74	77.26	109.73	164.38	259.56	327.99	425.80	405.99	33.79	29.04
3.69	6.91	7.70	15.13	17.96	34.52	67.36	72.78	99.83	76.42	7.75	6.84
29.82	40.12	78.04	120.22	134.33	141.78	235.18	221.25	258.74	300.91	38.03	34.44
1.44	2.19	2.84	5.67	6.65	11.10	26.13	16.50	14.26	23.88	2.37	2.11
16.35	19.05	51.08	82.40	118.70	192.74	308.92	330.90	391.17	396.43	37.52	32.78
0.64	0.84	0.41	0.81	1.00	2.47	1.74	5.82	10.19	28.66	0.72	0.59
0.16	0.00	0.61	0.00	1.00	0.82	1.16	0.97	2.04	0.00	0.17	0.16
0.00	0.00	0.00	0.00	0.00	0.00	0.00	0.00	0.00	0.00	0.00	0.00
0.00	0.00	0.00	0.00	0.00	0.00	0.00	0.00	0.00	0.00	0.00	0.00
0.00	0.00	0.00	0.00	0.00	0.00	0.00	0.00	0.00	0.00	0.00	0.00
0.00	0.00	0.41	0.54	1.66	6.58	10.45	19.41	48.90	57.32	1.63	1.24
0.32	0.67	1.01	2.16	4.32	4.93	10.45	19.41	48.90	28.66	1.69	1.38
1.28	1.35	1.82	2.43	3.66	4.52	8.71	10.67	10.19	28.66	1.48	1.32
2.24	2.70	4.66	9.19	9.64	11.92	13.94	13.59	16.30	4.78	4.05	3.86
0.80	1.85	2.64	5.67	8.31	7.40	14.52	13.59	20.37	38.21	2.27	1.96
0.32	0.84	0.61	1.62	2.99	2.05	4.65	3.88	10.19	14.33	0.84	0.72
1.76	2.36	5.07	13.51	21.28	28.77	46.45	62.11	79.46	114.63	6.50	5.53
0.80	0.67	1.01	1.35	1.00	2.47	5.23	9.70	16.30	14.33	1.07	0.90
2.56	2.70	4.26	6.48	7.98	14.79	27.29	32.99	130.39	257.92	6.74	5.41
1.12	1.18	1.22	2.43	3.66	6.16	12.19	7.76	61.12	105.08	2.56	2.06
0.80	0.51	0.61	1.08	2.00	1.23	2.90	0.97	6.11	19.11	0.67	0.61
1.44	1.52	3.04	4.05	4.32	8.63	15.10	25.23	69.27	152.84	4.18	3.35
0.00	0.00	0.00	0.00	0.00	0.00	0.00	1.94	0.00	0.00	0.03	0.02
0.16	0.17	0.00	0.27	0.00	1.23	1.16	0.97	6.11	9.55	0.23	0.17
0.64	0.84	2.03	0.54	1.33	1.64	1.16	0.97	6.11	0.00	0.82	0.82
0.00	0.00	0.00	0.00	0.00	0.00	0.00	0.00	2.04	0.00	0.02	0.01
68.13	94.24	224.00	399.83	691.28	1087.81	2327.95	3457.51	6627.47	9839.22	329.98	263.75
0.64	0.00	0.61	2.43	2.99	9.04	11.61	15.53	26.49	47.76	1.62	1.30
33.83	43.33	94.06	163.98	271.32	415.48	894.25	1359.52	2962.29	5101.11	142.27	111.69
1.44	1.35	2.84	4.05	5.99	6.58	21.49	29.11	44.82	76.42	2.86	2.36
4.33	6.57	13.18	33.77	63.18	101.51	244.47	333.82	662.14	897.95	30.64	24.34
0.00	0.17	0.81	0.81	1.33	3.29	9.29	13.59	12.22	23.88	0.93	0.76
23.57	30.34	65.68	108.06	179.22	263.01	545.84	837.45	1853.98	3429.40	91.60	71.78

表 7-2-32(续) 2006年全国疾病监测系统分死因

疾病编码	疾病名称	总计	0岁	1岁~	5岁~	10岁~	15岁~	20岁~	25岁~	30岁~	35岁~
C091	急性心肌梗死	42.93	0.00	0.00	0.00	0.11	1.13	1.93	2.29	4.51	12.45
C092	3.脑血管疾病	138.46	15.89	0.49	0.00	0.11	0.88	2.82	3.19	6.99	13.98
C093	H.呼吸系统疾病	77.09	14.83	0.98	0.83	0.11	0.25	0.59	1.02	1.47	3.18
C094	1.慢性下呼吸道疾病	74.66	12.71	0.49	0.33	0.11	0.13	0.15	0.76	1.13	2.16
C095	a.慢性阻塞性肺病	72.38	11.65	0.49	0.33	0.11	0.00	0.15	0.64	0.79	1.91
C096	b.哮喘	2.04	1.06	0.00	0.00	0.00	0.13	0.00	0.00	0.11	0.25
C097	2.尘肺	0.41	0.00	0.00	0.00	0.00	0.00	0.00	0.00	0.11	0.38
C098	I.消化系统疾病	16.82	15.89	1.47	0.50	0.11	0.50	0.15	0.89	4.63	5.72
C099	1.消化性溃疡	2.88	1.06	0.00	0.00	0.00	0.00	0.15	0.13	0.68	0.89
C100	2.肝疾病	8.94	2.12	0.24	0.50	0.11	0.13	0.00	0.13	2.82	3.81
C101	a.肝硬化	6.46	0.00	0.00	0.33	0.11	0.00	0.00	0.00	2.03	3.18
C102	3.阑尾炎	0.16	0.00	0.00	0.00	0.00	0.25	0.00	0.00	0.11	0.00
C103	4.肠梗阻	0.65	3.18	0.24	0.00	0.00	0.13	0.00	0.25	0.00	0.13
C104	J.泌尿生殖系统疾病	9.22	1.06	0.24	0.66	0.21	0.88	1.48	2.68	4.06	5.34
C105	1.肾炎和肾病	8.16	1.06	0.24	0.50	0.21	0.88	1.48	2.68	3.84	5.08
C106	a.肾小球和肾小管间质疾病	5.91	1.06	0.24	0.33	0.21	0.88	1.04	2.17	2.59	3.56
C107	2.良性前列腺肥大	0.10	0.00	0.00	0.00	0.00	0.00	0.00	0.00	0.00	0.00
C108	K.皮肤病	0.29	0.00	0.00	0.00	0.00	0.13	0.00	0.00	0.00	0.25
C109	L.肌肉骨骼和结缔组织病	0.82	0.00	0.00	0.17	0.00	0.38	0.00	0.00	0.00	0.25
C110	1.风湿性关节炎	0.37	0.00	0.00	0.00	0.00	0.00	0.00	0.00	0.00	0.00
C111	2.骨关节炎	0.01	0.00	0.00	0.00	0.00	0.00	0.00	0.00	0.00	0.00
C112	M.先天异常	3.23	192.77	7.58	2.82	1.61	2.02	0.89	1.15	0.11	0.51
C113	1.先天性心脏病	2.41	140.87	6.36	2.15	1.07	1.64	0.74	0.76	0.11	0.38
C114	N.口腔疾病	0.01	0.00	0.00	0.17	0.00	0.00	0.00	0.00	0.00	0.00
C115	Ⅲ.伤害	79.76	60.37	38.39	25.50	20.28	40.72	56.27	49.95	61.15	98.98
C116	A.意外伤害	61.70	60.37	38.14	25.17	19.20	33.79	46.62	42.05	52.35	86.15
C117	1.交通事故	30.22	9.53	8.80	6.29	3.54	20.42	29.10	25.74	29.56	47.52
C118	a.道路交通事故	22.97	7.41	6.36	3.81	3.00	15.13	21.53	19.75	22.68	36.97
C119	1a*机动车辆交通事故	18.17	6.36	3.91	2.48	2.36	12.48	18.71	14.53	18.16	30.11
C120	1b*机动车以外的运输事故	7.01	2.12	3.42	1.66	0.97	4.29	4.75	6.75	6.09	10.67
C121	2.意外中毒	4.28	2.12	0.73	0.83	1.18	1.39	2.52	2.42	2.59	5.59
C122	3.意外跌落	8.38	4.24	2.93	0.66	0.54	1.51	2.97	3.19	4.17	9.02
C123	4.火灾	1.37	0.00	0.73	0.00	0.32	0.25	0.30	0.51	1.69	1.78
C124	5.溺水	7.66	5.30	20.54	15.24	12.12	6.56	4.90	2.55	3.72	6.10
C125	6.意外的机械性窒息	2.69	32.83	0.73	0.50	0.32	0.50	1.19	2.55	3.61	6.10
C126	7.触电	2.12	0.00	0.24	0.50	0.32	2.02	2.67	1.78	2.37	2.41
C127	8.砸死	1.72	0.00	0.00	0.00	0.11	0.63	0.45	1.27	1.47	3.18
C128	9.由机械切割和穿刺工具所致的意外事故	0.31	0.00	0.24	0.33	0.11	0.13	0.59	0.00	0.34	0.38
C129	10.自然环境因素导致的意外事故	0.41	0.00	0.00	0.00	0.00	0.00	0.15	0.13	0.11	0.64
C130	B.故意伤害	17.15	0.00	0.00	0.33	0.97	6.30	9.65	7.39	8.46	11.18
C131	1.自杀	15.63	0.00	0.00	0.00	0.86	4.54	7.13	5.48	6.54	9.40
C132	2.被杀	1.39	0.00	0.00	0.33	0.11	1.64	2.08	1.40	1.58	1.65

年龄别死亡率(中部农村,男)

40岁~	45岁~	50岁~	55岁~	60岁~	65岁~	70岁~	75岁~	80岁~	85岁~	世调率(2000)	中调率(2000)
18.28	24.28	47.03	79.97	122.69	170.14	342.02	517.22	1102.20	2025.16	58.31	46.43
33.34	50.74	128.11	230.98	412.31	655.48	1406.41	2065.00	3620.35	4637.81	184.37	149.36
8.02	9.78	30.41	58.35	131.67	290.14	781.60	1354.67	3064.16	4723.78	115.25	86.69
6.57	8.60	28.18	55.92	126.68	281.92	760.69	1326.53	2996.93	4609.15	111.93	84.05
6.25	8.43	27.77	55.11	123.03	274.52	727.01	1285.77	2899.13	4556.61	108.82	81.53
0.32	0.17	0.41	0.81	3.66	6.58	30.20	35.90	85.57	52.54	2.80	2.25
1.12	0.67	1.42	0.81	0.67	0.41	2.90	1.94	4.07	0.00	0.43	0.41
14.11	15.00	24.73	43.22	49.21	77.26	117.88	181.46	254.67	324.79	20.28	17.47
1.12	1.85	4.26	5.94	7.65	13.97	20.90	39.79	57.05	81.20	3.63	3.04
10.58	10.11	15.81	29.18	32.25	38.22	55.16	74.72	83.53	90.75	10.11	9.08
8.50	7.75	12.77	21.34	21.28	26.71	40.65	45.61	61.12	66.87	7.25	6.55
0.16	0.00	0.00	0.54	0.33	0.41	1.16	0.97	6.11	0.00	0.19	0.16
0.16	0.00	0.41	0.54	0.67	2.47	8.71	10.67	18.34	9.55	0.85	0.70
8.98	5.56	11.96	13.78	29.26	37.81	65.62	81.51	165.02	205.38	11.10	9.67
8.50	5.39	11.35	12.97	26.60	33.70	54.58	65.99	142.61	128.96	9.55	8.49
6.57	3.03	7.70	8.64	18.62	23.01	40.07	50.46	105.94	124.18	7.06	6.18
0.00	0.00	0.00	0.00	0.33	0.00	0.58	1.94	6.11	9.55	0.17	0.12
0.16	0.00	0.61	0.81	1.33	0.82	1.74	2.91	2.04	14.33	0.37	0.30
0.16	0.17	0.20	1.08	1.66	4.52	8.71	11.64	16.30	42.99	1.13	0.89
0.00	0.00	0.00	0.81	0.67	2.05	4.06	6.79	6.11	28.66	0.55	0.41
0.00	0.00	0.00	0.00	0.00	0.00	0.58	0.00	0.00	0.00	0.01	0.01
0.00	0.17	0.00	0.81	0.33	0.00	0.58	0.00	2.04	4.78	4.63	3.21
0.00	0.17	0.00	0.81	0.00	0.00	0.00	0.00	2.04	0.00	3.44	2.38
0.00	0.00	0.00	0.00	0.00	0.00	0.00	0.00	0.00	0.00	0.01	0.01
108.85	82.77	113.32	129.13	117.37	152.47	242.14	343.52	588.79	778.54	85.32	80.89
91.22	68.78	90.21	94.01	73.48	96.58	137.04	202.81	293.38	472.86	64.38	62.17
50.82	35.07	46.62	50.52	37.24	46.03	50.52	64.05	69.27	167.17	30.24	30.24
37.67	27.14	37.91	38.63	29.26	35.34	36.00	45.61	52.97	100.30	22.80	22.94
28.37	20.23	30.20	31.07	21.95	29.59	30.20	36.87	44.82	76.42	18.02	18.14
13.15	8.93	10.74	11.08	9.64	9.45	12.19	15.53	16.30	38.21	7.04	7.01
5.29	5.23	8.11	8.10	6.65	12.33	16.26	23.29	20.37	4.78	4.38	4.30
11.38	8.26	13.38	15.40	13.30	18.08	37.74	63.08	114.09	219.71	9.88	8.70
2.24	3.20	1.22	1.35	1.00	0.00	3.48	8.73	26.49	19.11	1.50	1.42
4.01	2.70	5.47	5.13	5.99	8.22	18.58	20.38	40.75	28.66	8.50	7.73
6.09	2.87	3.04	1.08	1.33	1.23	1.16	2.91	4.07	0.00	2.70	2.68
2.73	2.19	4.05	5.40	2.00	4.93	2.32	1.94	0.00	0.00	2.05	2.09
4.49	4.72	1.82	3.78	2.33	1.23	1.16	5.82	0.00	0.00	1.63	1.71
0.48	0.51	0.20	0.27	1.00	0.41	0.00	0.97	0.00	0.00	0.32	0.31
0.32	0.67	1.42	0.27	1.00	0.82	1.16	1.94	10.19	4.78	0.47	0.43
16.19	13.32	22.30	31.88	41.56	55.07	102.20	134.88	285.23	300.91	19.96	17.80
13.95	11.97	19.66	30.26	40.57	53.84	100.46	131.00	283.19	296.13	18.47	16.28
2.24	1.35	2.64	1.62	1.00	1.23	1.74	3.88	2.04	4.78	1.36	1.38

表 7-2-33 2006年全国疾病监测系统分死因

疾病编码	疾病名称	总计	0岁	1岁~	5岁~	10岁~	15岁~	20岁~	25岁~	30岁~	35岁~
C001	总计	445.27	909.82	50.70	18.63	13.26	25.96	32.31	33.20	53.33	96.04
C002	Ⅰ.感染性、母婴及营养缺乏性疾病	21.01	627.12	8.74	1.51	1.63	1.46	2.31	2.44	4.43	7.45
C003	A.传染病和寄生虫病	6.32	27.16	3.21	0.38	1.16	1.06	0.77	0.81	1.63	4.26
C004	1.结核病	2.18	0.00	0.00	0.00	0.35	0.40	0.15	0.41	0.82	1.06
C005	a.呼吸道结核	2.07	0.00	0.00	0.00	0.23	0.40	0.15	0.14	0.70	1.06
C006	2.性传播疾病(不包括艾滋病)	0.05	1.23	0.00	0.00	0.00	0.00	0.00	0.00	0.12	0.00
C007	a.梅毒	0.01	1.23	0.00	0.00	0.00	0.00	0.00	0.00	0.00	0.00
C008	3.艾滋病	0.39	0.00	0.00	0.00	0.00	0.00	0.00	0.00	0.23	1.06
C009	4.腹泻病	0.26	4.94	0.87	0.00	0.00	0.00	0.31	0.00	0.00	0.00
C010	a.痢疾	0.05	1.23	0.00	0.00	0.00	0.00	0.15	0.00	0.00	0.00
C011	b.伤寒和副伤寒	0.02	0.00	0.00	0.00	0.00	0.00	0.15	0.00	0.00	0.00
C012	5.好发于儿童期的疾病	0.11	3.70	0.00	0.19	0.00	0.00	0.00	0.00	0.12	0.13
C013	a.百日咳	0.00	0.00	0.00	0.00	0.00	0.00	0.00	0.00	0.00	0.00
C014	b.脊髓灰质炎	0.02	0.00	0.00	0.00	0.00	0.00	0.00	0.00	0.00	0.13
C015	c.白喉	0.00	0.00	0.00	0.00	0.00	0.00	0.00	0.00	0.00	0.00
C016	d.麻疹	0.00	0.00	0.00	0.00	0.00	0.00	0.00	0.00	0.00	0.00
C017	e.破伤风	0.08	3.70	0.00	0.19	0.00	0.00	0.00	0.00	0.12	0.00
C018	6.脑(脊)膜炎	0.10	3.70	0.29	0.00	0.12	0.00	0.00	0.14	0.12	0.00
C019	a.脑膜炎球菌感染	0.01	0.00	0.29	0.00	0.00	0.00	0.00	0.00	0.00	0.00
C020	b.脑膜炎	0.08	3.70	0.00	0.00	0.12	0.00	0.00	0.14	0.12	0.00
C021	7.病毒性肝炎	1.95	0.00	0.29	0.00	0.00	0.13	0.00	0.00	0.23	0.93
C022	a.乙型肝炎	1.91	0.00	0.29	0.00	0.00	0.13	0.00	0.00	0.23	0.93
C023	b.丙型肝炎	0.00	0.00	0.00	0.00	0.00	0.00	0.00	0.00	0.00	0.00
C024	8.疟疾	0.00	0.00	0.00	0.00	0.00	0.00	0.00	0.00	0.00	0.00
C025	9.热带病	0.04	0.00	0.00	0.00	0.00	0.00	0.00	0.00	0.00	0.00
C026	a.血吸虫病	0.04	0.00	0.00	0.00	0.00	0.00	0.00	0.00	0.00	0.00
C027	10.流行性乙型脑炎	0.02	0.00	0.00	0.00	0.00	0.00	0.00	0.00	0.00	0.13
C028	11.钩端螺旋体病	0.00	0.00	0.00	0.00	0.00	0.00	0.00	0.00	0.00	0.00
C029	12.流行性出血热	0.04	0.00	0.00	0.00	0.00	0.00	0.00	0.00	0.00	0.00
C030	13.败血病	0.51	7.41	0.58	0.00	0.23	0.27	0.15	0.00	0.00	0.13
C031	B.呼吸系统感染性疾病	8.98	119.75	5.54	1.13	0.47	0.40	0.00	0.14	0.12	0.27
C032	1.上呼吸道感染	1.45	4.94	0.00	0.00	0.00	0.00	0.00	0.00	0.00	0.00
C033	2.下呼吸道感染	7.53	114.81	5.54	1.13	0.47	0.40	0.00	0.14	0.12	0.27
C034	a.肺炎	7.07	111.10	5.54	1.13	0.47	0.27	0.00	0.14	0.12	0.27
C035	C.妊娠、分娩和产褥期疾病	0.81	0.00	0.00	0.00	0.00	1.54	1.49	2.57	2.93	
C036	1.直接产科原因	0.80	0.00	0.00	0.00	0.00	1.54	1.49	2.45	2.93	
C037	a.产后出血	0.33	0.00	0.00	0.00	0.00	0.00	0.62	0.68	1.05	1.20
C038	b.产褥期感染	0.12	0.00	0.00	0.00	0.00	0.00	0.46	0.27	0.47	0.13
C039	c.妊娠高血压综合征	0.07	0.00	0.00	0.00	0.00	0.00	0.00	0.14	0.35	0.27
C040	d.阻梗性分娩	0.01	0.00	0.00	0.00	0.00	0.00	0.00	0.00	0.00	0.13
C041	e.流产	0.07	0.00	0.00	0.00	0.00	0.00	0.15	0.00	0.23	0.27
C042	f.母体产伤	0.02	0.00	0.00	0.00	0.00	0.00	0.00	0.00	0.00	0.27
C043	2.间接产科原因	0.00	0.00	0.00	0.00	0.00	0.00	0.00	0.00	0.00	0.00
C044	D.起源于围生期的某些情况	4.61	478.98	0.00	0.00	0.00	0.00	0.00	0.00	0.00	0.00
C045	1.低出生体重	1.05	108.64	0.00	0.00	0.00	0.00	0.00	0.00	0.00	0.00

年龄别死亡率(中部农村,女)

40岁~	45岁~	50岁~	55岁~	60岁~	65岁~	70岁~	75岁~	80岁~	85岁~	世调率(2000)	中调率(2000)
150.73	169.02	387.52	635.23	980.58	1506.59	2905.71	4652.16	9033.13	15478.46	505.62	403.64
7.58	4.97	9.80	19.33	22.93	27.52	74.56	99.98	314.30	806.95	27.86	19.98
6.89	3.72	8.27	15.17	17.75	17.20	38.39	39.33	53.37	82.91	6.90	6.02
2.24	1.42	3.05	4.76	7.03	5.59	16.14	18.03	17.79	33.16	2.29	2.05
2.07	1.24	3.05	4.76	6.66	5.59	16.14	17.21	16.31	33.16	2.19	1.94
0.00	0.00	0.00	0.00	0.00	0.00	0.56	0.82	0.00	0.00	0.05	0.05
0.00	0.00	0.00	0.00	0.00	0.00	0.00	0.00	0.00	0.00	0.02	0.01
2.07	0.53	0.44	0.59	1.11	0.43	0.00	0.00	0.00	0.00	0.37	0.38
0.17	0.00	0.44	0.00	0.00	0.43	2.78	0.00	2.97	5.53	0.34	0.25
0.00	0.00	0.00	0.00	0.00	0.00	0.56	0.00	0.00	2.76	0.06	0.05
0.00	0.00	0.00	0.00	0.00	0.00	0.00	0.00	1.48	0.00	0.03	0.02
0.00	0.00	0.00	0.00	0.37	0.43	0.00	0.00	1.48	0.00	0.14	0.11
0.00	0.00	0.00	0.00	0.00	0.00	0.00	0.00	0.00	0.00	0.00	0.00
0.00	0.00	0.00	0.00	0.00	0.00	0.00	0.00	1.48	0.00	0.02	0.02
0.00	0.00	0.00	0.00	0.00	0.00	0.00	0.00	0.00	0.00	0.00	0.00
0.00	0.00	0.00	0.00	0.00	0.00	0.00	0.00	0.00	0.00	0.00	0.00
0.00	0.00	0.00	0.00	0.37	0.43	0.00	0.00	0.00	0.00	0.11	0.09
0.00	0.00	0.00	0.00	0.00	0.00	0.00	0.00	1.48	0.00	0.13	0.10
0.00	0.00	0.00	0.00	0.00	0.00	0.00	0.00	0.00	0.00	0.02	0.01
0.00	0.00	0.00	0.00	0.00	0.00	0.00	0.00	1.48	0.00	0.11	0.09
1.72	0.53	2.39	7.14	7.40	7.74	13.91	14.75	22.24	22.11	2.09	1.82
1.72	0.53	2.39	6.84	7.40	7.74	13.91	14.75	19.27	22.11	2.05	1.79
0.00	0.00	0.00	0.00	0.00	0.00	0.00	0.00	0.00	0.00	0.00	0.00
0.00	0.00	0.00	0.00	0.00	0.00	0.00	0.00	0.00	0.00	0.00	0.00
0.00	0.00	0.22	0.00	0.00	0.86	0.00	0.00	0.00	0.00	0.04	0.04
0.00	0.00	0.22	0.00	0.00	0.86	0.00	0.00	0.00	0.00	0.04	0.04
0.00	0.00	0.00	0.00	0.00	0.00	0.56	0.00	0.00	0.00	0.02	0.02
0.00	0.00	0.00	0.00	0.00	0.00	0.00	0.00	0.00	0.00	0.00	0.00
0.00	0.18	0.00	0.00	0.74	0.00	0.00	0.00	0.00	0.00	0.04	0.04
0.34	0.53	0.44	1.19	0.37	0.86	2.23	3.28	5.93	8.29	0.61	0.49
0.34	1.24	1.52	3.87	4.81	9.46	35.06	55.72	255.00	704.70	11.83	7.83
0.00	0.00	0.00	0.30	0.74	0.43	5.01	11.47	34.10	187.92	1.92	1.17
0.34	1.24	1.52	3.57	4.07	9.03	30.05	44.25	220.90	516.78	9.91	6.65
0.34	1.06	1.31	3.27	4.07	8.17	26.71	41.79	214.97	472.56	9.33	6.26
0.34	0.00	0.00	0.30	0.00	0.00	0.00	0.00	0.00	0.00	0.69	0.81
0.34	0.00	0.00	0.30	0.00	0.00	0.00	0.00	0.00	0.00	0.68	0.80
0.17	0.00	0.00	0.00	0.00	0.00	0.00	0.00	0.00	0.00	0.28	0.33
0.00	0.00	0.00	0.00	0.00	0.00	0.00	0.00	0.00	0.00	0.10	0.12
0.00	0.00	0.00	0.00	0.00	0.00	0.00	0.00	0.00	0.00	0.06	0.07
0.00	0.00	0.00	0.00	0.00	0.00	0.00	0.00	0.00	0.00	0.01	0.01
0.17	0.00	0.00	0.00	0.00	0.00	0.00	0.00	0.00	0.00	0.06	0.07
0.00	0.00	0.00	0.00	0.00	0.00	0.00	0.00	0.00	0.00	0.02	0.02
0.00	0.00	0.00	0.00	0.00	0.00	0.00	0.00	0.00	0.00	0.00	0.00
0.00	0.00	0.00	0.00	0.00	0.00	0.00	0.00	0.00	0.00	8.10	5.08
0.00	0.00	0.00	0.00	0.00	0.00	0.00	0.00	0.00	0.00	1.84	1.15

表 7-2-33(续) 2006年全国疾病监测系统分死因

疾病编码	疾病名称	总计	0岁	1岁~	5岁~	10岁~	15岁~	20岁~	25岁~	30岁~	35岁~
C046	a.早产儿和未成熟儿	0.93	96.29	0.00	0.00	0.00	0.00	0.00	0.00	0.00	0.00
C047	2.新生儿产伤和窒息	2.65	275.29	0.00	0.00	0.00	0.00	0.00	0.00	0.00	0.00
C048	3.新生儿溶血性疾病	0.02	2.47	0.00	0.00	0.00	0.00	0.00	0.00	0.00	0.00
C049	4.新生儿硬化病	0.08	8.64	0.00	0.00	0.00	0.00	0.00	0.00	0.00	0.00
C050	E.营养缺乏性疾病	0.29	1.23	0.00	0.00	0.00	0.00	0.00	0.00	0.12	0.00
C051	1.营养不良	0.06	0.00	0.00	0.00	0.00	0.00	0.00	0.00	0.00	0.00
C052	2.缺铁性贫血	0.12	1.23	0.00	0.00	0.00	0.00	0.00	0.00	0.12	0.00
C053	Ⅱ.非感染性疾病	383.39	195.05	17.19	7.15	4.89	11.85	12.62	15.45	26.84	59.19
C054	A.恶性肿瘤	82.09	8.64	5.25	3.20	2.09	4.39	3.69	5.15	11.09	27.14
C055	1.唇、口腔和咽恶性肿瘤	1.21	0.00	0.00	0.00	0.00	0.27	0.00	0.14	0.23	0.67
C056	a.鼻咽癌	0.67	0.00	0.00	0.00	0.00	0.13	0.00	0.14	0.12	0.53
C057	2.食管癌	10.37	0.00	0.00	0.00	0.00	0.15	0.00	0.00	0.23	0.67
C058	3.胃癌	13.60	0.00	0.00	0.00	0.00	0.15	0.00	0.41	1.17	1.86
C059	4.结直肠癌	4.89	0.00	0.00	0.00	0.12	0.00	0.00	0.54	0.82	2.53
C060	5.肝癌	12.80	0.00	0.00	0.00	0.00	0.13	0.31	0.68	1.75	3.19
C061	6.胰腺癌	1.52	0.00	0.00	0.00	0.00	0.00	0.00	0.14	0.00	0.40
C062	7.肺癌	13.62	0.00	0.00	0.00	0.00	0.15	0.00	0.41	1.28	3.46
C063	8.皮肤癌	0.51	0.00	0.00	0.00	0.00	0.00	0.00	0.41	0.00	0.00
C064	9.乳腺癌	4.54	0.00	0.00	0.00	0.00	0.00	0.00	0.00	1.17	4.52
C065	10.子宫颈癌	3.71	0.00	0.00	0.00	0.00	0.00	0.15	0.27	0.82	2.00
C066	11.子宫体癌	3.90	0.00	0.00	0.00	0.00	0.00	0.00	0.27	0.47	1.33
C067	12.卵巢癌	0.70	0.00	0.00	0.00	0.00	0.27	0.15	0.14	0.00	0.40
C068	13.前列腺癌	0.00	0.00	0.00	0.00	0.00	0.00	0.00	0.00	0.00	0.00
C069	14.膀胱癌	0.50	0.00	0.00	0.00	0.00	0.00	0.00	0.00	0.00	0.00
C070	15.淋巴瘤与多发性骨髓瘤	0.90	0.00	0.00	0.00	0.00	0.27	0.31	0.14	0.35	0.53
C071	16.白血病	2.88	6.17	3.21	1.69	1.63	2.40	0.77	0.81	1.87	2.13
C072	B.其他肿瘤	1.40	1.23	0.29	0.56	0.00	0.00	0.00	0.14	0.35	0.40
C073	1.良性肿瘤	0.52	1.23	0.00	0.56	0.00	0.00	0.00	0.14	0.12	0.27
C074	C.糖尿病	7.47	2.47	0.00	0.00	0.12	0.67	0.15	0.68	0.70	0.67
C075	D.内分泌、血液造血及免疫疾病	0.87	3.70	0.58	0.38	0.23	0.40	0.15	0.14	0.23	0.13
C076	E.神经和精神疾病	4.60	3.70	0.87	0.38	0.23	0.13	1.85	1.08	1.75	2.13
C077	1.精神障碍	1.99	0.00	0.00	0.00	0.00	0.13	0.31	0.54	0.93	1.20
C078	a.精神分裂症	0.82	0.00	0.00	0.00	0.00	0.00	0.15	0.41	0.70	0.80
C079	2.神经系统疾病	2.62	3.70	0.87	0.38	0.23	0.00	1.54	0.54	0.82	0.93
C080	a.阿尔茨海默病	0.00	0.00	0.00	0.00	0.00	0.00	0.00	0.00	0.00	0.00
C081	b.帕金森病	0.12	0.00	0.00	0.00	0.00	0.00	0.00	0.00	0.00	0.00
C082	c.癫痫	0.51	0.00	0.00	0.19	0.23	0.00	1.38	0.41	0.70	0.67
C083	F.感官疾病	0.01	0.00	0.00	0.00	0.00	0.00	0.00	0.00	0.00	0.00
C084	G.循环系统疾病	204.39	17.28	0.87	0.94	0.58	2.80	3.23	4.74	8.52	19.55
C085	1.急性风湿热	1.28	1.23	0.00	0.00	0.00	0.00	0.00	0.00	0.12	0.40
C086	2.心脏病	93.23	4.94	0.58	0.56	0.58	1.46	1.69	2.98	4.55	11.44
C087	a.慢性风湿性心脏病	3.21	0.00	0.00	0.00	0.23	0.00	0.00	0.95	0.47	1.06
C088	b.高血压心脏病	19.94	0.00	0.00	0.00	0.00	0.00	0.00	0.27	0.35	1.06
C089	c.肺源性心脏病	0.65	0.00	0.00	0.00	0.00	0.00	0.00	0.00	0.12	0.13
C090	d.缺血性心脏病	58.16	2.47	0.00	0.00	0.12	0.80	1.38	1.49	2.68	6.65

第七章 地区别、性别、年龄别、死因别死亡数及死亡率

年龄别死亡率（中部农村，女）

40岁~	45岁~	50岁~	55岁~	60岁~	65岁~	70岁~	75岁~	80岁~	85岁~	世调率（2000）	中调率（2000）
0.00	0.00	0.00	0.00	0.00	0.00	0.00	0.00	0.00	0.00	1.63	1.02
0.00	0.00	0.00	0.00	0.00	0.00	0.00	0.00	0.00	0.00	4.66	2.92
0.00	0.00	0.00	0.00	0.00	0.00	0.00	0.00	0.00	0.00	0.04	0.03
0.00	0.00	0.00	0.00	0.00	0.00	0.00	0.00	0.00	0.00	0.15	0.09
0.00	0.00	0.00	0.00	0.37	0.86	1.11	4.92	5.93	19.34	0.34	0.25
0.00	0.00	0.00	0.00	0.37	0.00	0.00	1.64	1.48	2.76	0.07	0.05
0.00	0.00	0.00	0.00	0.00	0.43	0.56	2.46	1.48	5.53	0.14	0.11
107.32	135.32	323.73	557.61	892.18	1384.91	2680.35	4322.73	8265.17	13640.72	433.26	345.19
46.17	56.75	126.27	208.47	290.36	378.80	578.14	703.11	947.34	1041.85	88.22	77.26
1.03	0.71	1.09	2.97	5.55	5.59	6.12	9.01	10.38	27.64	1.32	1.14
0.17	0.35	1.09	2.97	2.59	3.01	3.34	3.28	5.93	8.29	0.71	0.63
2.07	3.02	9.36	16.95	41.06	50.31	102.38	126.20	167.53	154.76	11.36	9.63
5.17	4.79	14.37	27.36	47.72	64.49	119.63	136.03	219.42	257.01	14.92	12.60
2.76	3.02	8.06	9.81	14.80	16.34	32.83	63.92	65.23	49.74	5.18	4.56
5.86	8.87	21.77	36.58	44.76	70.94	81.80	108.17	151.22	154.76	13.77	12.05
1.21	0.89	2.83	4.46	8.51	4.30	11.69	13.11	11.86	13.82	1.62	1.43
5.86	7.98	16.98	34.80	48.09	67.93	114.63	142.59	137.88	190.68	14.70	12.78
0.00	0.89	1.31	1.49	1.48	1.29	2.23	0.82	8.90	16.58	0.56	0.47
5.86	7.63	14.37	16.95	13.69	15.05	14.47	12.29	22.24	27.64	4.64	4.36
3.10	3.90	10.01	15.46	11.84	18.06	15.58	17.21	23.72	27.64	3.89	3.54
3.79	5.68	10.89	12.49	14.43	20.64	15.58	17.21	23.72	35.93	4.09	3.72
1.21	1.06	1.52	1.49	2.59	1.29	2.23	2.46	11.86	5.53	0.73	0.66
0.00	0.00	0.00	0.00	0.00	0.00	0.00	0.00	0.00	0.00	0.00	0.00
0.17	0.18	0.87	0.59	3.33	3.87	2.23	4.10	7.41	5.53	0.55	0.47
0.17	0.89	1.09	2.08	4.44	4.30	5.56	4.10	11.86	2.76	0.94	0.87
3.79	2.48	2.83	8.62	5.92	8.17	6.68	5.74	11.86	5.53	3.03	2.83
0.69	1.42	1.96	3.57	4.81	6.45	6.68	9.01	26.69	11.05	1.52	1.33
0.00	0.71	0.65	1.49	1.48	2.58	1.67	3.28	10.38	0.00	0.57	0.50
3.45	4.08	10.23	21.41	24.04	42.57	64.55	63.92	75.61	88.43	8.07	7.04
0.86	0.71	1.09	2.38	0.74	3.44	3.90	6.56	11.86	2.76	0.95	0.83
2.24	1.95	1.96	2.68	5.92	10.32	21.70	49.17	94.88	221.08	5.21	4.12
1.03	1.06	0.87	1.49	1.85	3.87	10.57	22.13	42.99	91.20	2.20	1.77
0.69	0.89	0.44	1.19	1.48	0.86	3.34	7.38	16.31	16.58	0.85	0.76
1.21	0.89	1.09	1.19	4.07	6.45	11.13	27.04	51.89	129.89	3.01	2.35
0.00	0.00	0.00	0.00	0.00	0.00	0.00	0.00	0.00	0.00	0.00	0.00
0.00	0.00	0.00	0.00	0.00	0.43	0.00	3.28	4.45	5.53	0.14	0.10
0.86	0.53	0.22	0.59	0.74	0.00	1.67	0.00	1.48	0.00	0.49	0.51
0.00	0.00	0.00	0.00	0.00	0.00	0.00	0.00	0.00	2.76	0.02	0.01
37.38	53.56	145.21	257.84	430.92	709.44	1451.74	2493.66	4919.07	8362.40	233.03	181.74
0.17	0.53	0.87	3.57	2.22	4.73	10.02	18.85	26.69	19.34	1.41	1.17
15.16	26.07	49.42	102.90	191.97	282.91	640.46	1030.08	2321.66	4686.92	107.75	82.09
1.55	1.60	5.23	4.46	12.95	4.73	23.37	31.14	50.41	88.43	3.52	2.95
1.55	3.02	8.49	20.52	44.39	83.41	166.93	236.83	489.24	818.00	22.81	17.74
0.00	0.00	0.00	0.00	1.11	2.58	5.01	7.38	17.79	38.69	0.76	0.57
10.16	18.80	31.79	69.59	119.84	164.25	378.38	641.65	1475.13	2981.83	67.33	51.10

表 7-2-33（续） 2006 年全国疾病监测系统分死因

疾病编码	疾病名称	总计	0岁	1岁~	5岁~	10岁~	15岁~	20岁~	25岁~	30岁~	35岁~
C091	急性心肌梗死	36.56	0.00	0.00	0.00	0.00	0.67	0.92	0.68	2.45	4.66
C092	3.脑血管疾病	108.81	9.88	0.29	0.38	0.00	1.33	1.54	1.63	3.85	7.72
C093	H.呼吸系统疾病	62.69	8.64	0.29	0.56	0.23	0.80	0.31	0.68	1.52	2.00
C094	1.慢性下呼吸道病	60.82	4.94	0.00	0.38	0.23	0.27	0.31	0.54	1.40	1.73
C095	a.慢性阻塞性肺疾病	58.65	4.94	0.00	0.38	0.23	0.13	0.31	0.41	1.40	1.60
C096	b.哮喘	2.09	0.00	0.00	0.00	0.00	0.13	0.00	0.14	0.00	0.00
C097	2.尘肺	0.02	0.00	0.00	0.00	0.00	0.13	0.00	0.00	0.00	0.00
C098	I.消化系统疾病	10.06	12.34	0.87	0.00	0.23	0.00	0.62	0.68	1.05	1.73
C099	1.消化性溃疡	1.75	0.00	0.00	0.00	0.00	0.00	0.00	0.27	0.12	0.27
C100	2.肝疾病	4.22	3.70	0.58	0.00	0.23	0.00	0.15	0.41	0.47	1.33
C101	a.肝硬化	2.79	3.70	0.00	0.00	0.12	0.00	0.15	0.41	0.47	0.67
C102	3.阑尾炎	0.13	0.00	0.00	0.00	0.00	0.00	0.15	0.00	0.00	0.00
C103	4.肠梗阻	0.48	1.23	0.00	0.00	0.00	0.00	0.00	0.00	0.00	0.00
C104	J.泌尿生殖系统疾病	5.93	2.47	0.00	0.19	0.00	1.06	1.38	0.95	1.17	4.12
C105	1.肾炎和肾病	5.53	1.23	0.00	0.19	0.00	1.06	1.38	0.95	0.93	3.72
C106	a.肾小球和肾小管间质疾病	4.05	1.23	0.00	0.19	0.00	0.93	1.08	0.68	0.82	2.13
C107	2.良性前列腺肥大	0.00	0.00	0.00	0.00	0.00	0.00	0.00	0.00	0.00	0.00
C108	K.皮肤病	0.37	0.00	0.00	0.00	0.00	0.46	0.00	0.23	0.00	0.00
C109	L.肌肉骨骼和结缔组织疾病	1.26	0.00	0.00	0.00	0.12	0.40	0.31	0.54	0.23	0.67
C110	1.风湿性关节炎	0.59	0.00	0.00	0.00	0.00	0.00	0.00	0.00	0.12	0.13
C111	2.骨关节炎	0.00	0.00	0.00	0.00	0.00	0.00	0.00	0.00	0.00	0.00
C112	M.先天异常	2.15	134.56	8.16	0.94	1.05	1.20	0.46	0.68	0.00	0.67
C113	1.先天性心脏病	1.68	97.53	7.29	0.75	1.05	1.20	0.31	0.54	0.00	0.53
C114	N.口腔疾病	0.10	0.00	0.00	0.00	0.00	0.00	0.00	0.00	0.00	0.00
C115	Ⅲ.伤害	36.13	66.66	20.98	9.03	6.63	12.25	16.92	14.77	21.59	29.26
C116	A.意外伤害	21.79	66.66	20.69	8.28	5.70	7.85	10.00	8.13	11.55	17.43
C117	1.交通事故	10.11	9.88	6.99	3.01	1.51	4.93	6.92	4.88	7.00	11.17
C118	a.道路交通事故	7.81	6.17	4.37	2.07	1.16	3.59	4.77	3.39	5.84	9.18
C119	1a*机动车辆交通事故	6.19	4.94	3.21	1.69	0.93	2.93	3.23	2.30	4.43	7.58
C120	1b*机动车以外的运输事故	2.18	2.47	2.33	0.56	0.23	0.80	2.00	2.03	1.52	2.39
C121	2.意外中毒	1.70	1.23	0.87	0.38	0.00	0.93	1.54	0.81	0.93	1.46
C122	3.意外跌落	3.90	4.94	0.87	1.13	0.23	0.27	0.46	0.68	1.05	0.80
C123	4.火灾	0.44	1.23	0.29	0.00	0.12	0.00	0.15	0.14	0.23	0.40
C124	5.溺水	3.08	8.64	10.20	3.01	3.26	1.06	0.46	1.08	0.82	1.73
C125	6.意外的机械性窒息	0.57	28.39	0.87	0.00	0.00	0.27	0.00	0.14	0.12	0.27
C126	7.触电	0.37	0.00	0.00	0.38	0.00	0.13	0.00	0.00	0.47	0.27
C127	8.砸死	0.23	0.00	0.00	0.00	0.00	0.00	0.31	0.00	0.12	0.00
C128	9.由机械切割和穿刺工具所致的意外事故	0.07	0.00	0.00	0.00	0.00	0.00	0.00	0.14	0.12	0.27
C129	10.自然环境因素导致的意外事故	0.20	0.00	0.00	0.00	0.00	0.00	0.00	0.14	0.00	0.13
C130	B.故意伤害	13.87	0.00	0.00	0.75	0.93	3.73	6.46	6.50	9.57	11.31
C131	1.自杀	13.20	0.00	0.00	0.19	0.70	3.33	5.23	6.10	8.87	10.11
C132	2.被杀	0.67	0.00	0.00	0.56	0.23	0.40	1.23	0.41	0.70	1.06

第七章 地区别、性别、年龄别、死因别死亡数及死亡率

年龄别死亡率（中部农村，女）

40岁~	45岁~	50岁~	55岁~	60岁~	65岁~	70岁~	75岁~	80岁~	85岁~	世调率(2000)	中调率(2000)
8.27	11.53	23.29	52.34	73.24	104.48	237.04	389.25	901.39	1810.10	42.14	32.20
21.88	26.60	94.27	150.18	234.14	417.06	794.59	1434.08	2545.52	3606.39	122.64	97.52
5.34	7.80	15.89	30.63	79.90	169.40	440.14	826.03	1912.48	3506.90	73.46	54.15
5.00	7.80	15.46	28.55	76.20	165.54	432.91	807.18	1863.55	3382.54	71.20	52.53
4.82	7.27	15.24	27.66	72.50	160.81	416.21	770.31	1805.74	3280.29	68.70	50.63
0.17	0.53	0.22	0.89	3.70	4.30	16.69	34.42	56.34	99.49	2.41	1.83
0.00	0.00	0.00	0.00	0.00	0.00	0.00	0.82	0.00	0.00	0.02	0.02
3.79	3.90	11.10	16.06	29.59	37.84	65.10	117.18	177.90	284.64	11.26	9.20
0.34	0.71	1.31	2.68	2.96	6.02	12.80	23.76	38.55	58.03	1.95	1.57
2.41	2.13	5.88	10.11	16.28	15.91	27.82	45.07	45.96	71.85	4.61	3.95
1.55	1.95	4.35	7.14	10.73	11.61	16.69	21.31	32.62	55.27	3.06	2.62
0.00	0.00	0.22	0.00	0.00	0.86	1.67	0.82	2.97	2.76	0.14	0.12
0.69	0.18	0.65	0.30	0.74	1.72	1.67	4.10	11.86	22.11	0.55	0.42
6.55	3.90	8.49	13.09	21.08	21.07	33.94	37.70	66.71	82.91	6.30	5.60
6.03	3.72	8.06	12.19	19.97	20.21	31.72	35.24	62.27	71.85	5.86	5.22
4.13	2.31	5.23	10.11	15.91	12.90	23.93	29.50	50.41	44.22	4.31	3.83
0.00	0.00	0.00	0.00	0.00	0.00	0.00	0.00	0.00	0.00	0.00	0.00
0.00	0.35	0.22	0.30	0.00	0.00	2.78	2.46	13.34	13.82	0.41	0.32
0.34	0.71	1.31	1.19	2.96	4.73	10.57	12.29	17.79	22.11	1.34	1.18
0.17	0.35	0.22	0.30	1.48	2.58	6.12	8.19	10.38	13.82	0.65	0.55
0.00	0.00	0.00	0.00	0.00	0.00	0.00	0.00	0.00	0.00	0.00	0.00
0.52	0.18	0.00	0.00	0.74	0.43	0.56	0.00	0.00	0.00	3.37	2.32
0.34	0.18	0.00	0.00	0.37	0.00	0.56	0.00	0.00	0.00	2.59	1.80
0.00	0.00	0.00	0.00	1.11	0.43	0.56	1.64	1.48	0.00	0.10	0.09
35.14	27.67	52.90	55.91	61.77	92.44	139.11	200.77	349.88	519.54	38.30	34.46
22.74	15.43	30.91	32.12	33.66	55.04	69.55	106.53	189.77	359.26	23.65	20.87
14.99	7.45	19.16	17.25	16.28	27.95	30.05	31.14	42.99	60.80	10.36	9.82
11.02	5.68	15.02	14.57	14.06	24.08	22.81	22.13	32.62	44.22	7.95	7.59
9.47	5.32	10.45	12.19	11.84	19.78	18.36	16.39	26.69	30.40	6.29	6.02
2.07	0.53	5.44	2.68	2.96	5.59	6.68	7.38	8.90	16.58	2.26	2.12
2.07	0.71	1.96	3.27	1.85	5.16	6.68	9.01	13.34	27.64	1.80	1.62
0.86	2.31	2.39	5.06	4.44	9.46	19.48	44.25	81.54	176.87	4.47	3.50
0.34	0.53	0.00	0.59	1.11	1.29	2.23	2.46	2.97	13.82	0.48	0.42
1.89	2.13	4.14	3.27	4.44	4.30	6.68	13.93	25.20	35.93	3.55	3.02
0.34	0.18	0.00	0.00	0.74	1.29	0.56	1.64	2.97	2.76	0.80	0.59
0.17	0.53	0.87	0.59	1.48	0.86	0.56	2.46	1.48	2.76	0.38	0.36
0.34	0.53	0.22	0.30	0.37	0.43	1.67	0.82	4.45	0.00	0.23	0.21
0.00	0.00	0.00	0.30	0.00	0.43	0.00	0.00	0.00	0.00	0.06	0.07
0.17	0.00	0.44	0.30	1.11	0.00	0.56	0.82	2.97	11.05	0.23	0.18
11.54	12.06	21.55	23.20	28.11	36.55	67.89	91.78	160.11	151.99	14.18	13.15
10.34	11.53	20.90	22.60	27.00	36.55	66.77	90.14	160.11	149.23	13.52	12.48
1.21	0.53	0.65	0.59	1.11	0.00	1.11	1.64	0.00	2.76	0.65	0.66

表 7-2-34 2006年全国疾病监测系统分死因

疾病编码	疾病名称	总计	0岁	1岁~	5岁~	10岁~	15岁~	20岁~	25岁~	30岁~	35岁~
C001	总计	473.89	1315.97	116.42	42.38	28.89	61.67	88.25	73.97	106.94	176.42
C002	Ⅰ.感染性、母婴及营养缺乏性疾病	40.52	916.31	33.76	6.98	3.54	4.61	9.24	9.04	11.49	13.86
C003	A.传染病和寄生虫病	18.37	96.83	9.84	3.29	2.39	3.04	5.22	5.01	8.64	10.49
C004	1.结核病	7.57	2.60	0.76	0.60	0.54	1.66	2.71	2.55	3.41	4.68
C005	a.呼吸道结核	7.04	1.95	0.30	0.20	0.39	1.11	1.91	2.05	3.09	4.12
C006	2.性传播疾病(不包括艾滋病)	0.14	0.00	0.00	0.00	0.00	0.00	0.00	0.00	0.24	0.19
C007	a.梅毒	0.01	0.00	0.00	0.00	0.00	0.00	0.00	0.00	0.00	0.00
C008	3.艾滋病	0.25	0.00	0.00	0.00	0.00	0.00	0.20	0.49	0.63	0.47
C009	4.腹泻病	1.28	47.44	2.73	0.30	0.08	0.00	0.00	0.08	0.16	0.00
C010	a.痢疾	0.15	1.95	0.15	0.10	0.00	0.00	0.00	0.08	0.00	0.00
C011	b.伤寒和副伤寒	0.04	0.65	0.00	0.00	0.00	0.00	0.00	0.00	0.00	0.00
C012	5.好发于儿童期的疾病	0.29	18.85	0.15	0.00	0.00	0.00	0.10	0.00	0.16	0.00
C013	a.百日咳	0.00	0.00	0.00	0.00	0.00	0.00	0.00	0.00	0.00	0.00
C014	b.脊髓灰质炎	0.01	0.00	0.00	0.00	0.00	0.00	0.00	0.00	0.08	0.00
C015	c.白喉	0.00	0.00	0.00	0.00	0.00	0.00	0.00	0.00	0.00	0.00
C016	d.麻疹	0.00	0.00	0.00	0.00	0.00	0.00	0.00	0.00	0.00	0.00
C017	e.破伤风	0.29	18.85	0.15	0.00	0.00	0.00	0.00	0.00	0.08	0.00
C018	6.脑(脊)膜炎	0.38	5.20	1.67	0.50	0.15	0.18	0.10	0.25	0.00	0.19
C019	a.脑膜炎球菌感染	0.17	2.60	1.06	0.20	0.08	0.09	0.00	0.08	0.00	0.00
C020	b.脑膜炎	0.21	2.60	0.61	0.30	0.08	0.09	0.10	0.16	0.00	0.19
C021	7.病毒性肝炎	6.37	1.95	0.30	0.10	0.39	0.37	1.31	0.99	3.01	4.03
C022	a.乙型肝炎	6.27	1.95	0.30	0.10	0.39	0.28	1.31	0.99	3.01	3.93
C023	b.丙型肝炎	0.00	0.00	0.00	0.00	0.00	0.00	0.00	0.00	0.00	0.00
C024	8.疟疾	0.02	0.00	0.00	0.00	0.00	0.00	0.00	0.00	0.08	0.09
C025	9.热带病	0.05	0.00	0.00	0.00	0.00	0.00	0.00	0.00	0.00	0.00
C026	a.血吸虫病	0.05	0.00	0.00	0.00	0.00	0.00	0.00	0.00	0.00	0.00
C027	10.流行性乙型脑炎	0.06	0.00	0.45	0.40	0.00	0.00	0.00	0.00	0.00	0.00
C028	11.钩端螺旋体病	0.01	0.00	0.00	0.00	0.00	0.00	0.00	0.00	0.00	0.00
C029	12.流行性出血热	0.04	0.00	0.00	0.00	0.00	0.00	0.00	0.00	0.08	0.19
C030	13.败血病	0.43	7.80	0.15	0.20	0.15	0.28	0.30	0.00	0.24	0.28
C031	B.呼吸系统感染性疾病	13.84	283.34	22.56	3.59	1.08	1.11	1.41	0.99	1.03	1.31
C032	1.上呼吸道感染	2.40	36.39	3.78	0.40	0.31	0.28	0.40	0.41	0.32	0.28
C033	2.下呼吸道感染	11.43	246.95	18.77	3.19	0.77	0.74	1.00	0.58	0.71	1.03
C034	a.肺炎	10.44	241.10	18.62	3.09	0.77	0.65	0.90	0.58	0.71	0.84
C035	C.妊娠、分娩和产褥期疾病	0.82	0.00	0.00	0.00	0.28	2.61	2.63	1.74	1.78
C036	1.直接产科原因	0.80	0.00	0.00	0.00	0.28	2.51	2.63	1.74	1.69
C037	a.产后出血	0.28	0.00	0.00	0.00	0.09	0.60	0.99	0.48	0.84
C038	b.产褥期感染	0.08	0.00	0.00	0.00	0.00	0.30	0.16	0.24	0.19
C039	c.妊娠高血压综合征	0.11	0.00	0.00	0.00	0.09	0.40	0.41	0.24	0.09
C040	d.阻梗性分娩	0.02	0.00	0.00	0.00	0.00	0.08	0.00	0.00	0.00
C041	e.流产	0.06	0.00	0.00	0.00	0.09	0.20	0.00	0.32	0.09
C042	f.母体产伤	0.02	0.00	0.00	0.00	0.10	0.00	0.08	0.00
C043	2.间接产科原因	0.02	0.00	0.00	0.00	0.10	0.00	0.00	0.09
C044	D.起源于围生期的某些情况	5.97	501.69	0.00	0.00	0.00	0.00	0.00	0.00	0.00	0.00
C045	1.低出生体重	0.98	82.53	0.00	0.00	0.00	0.00	0.00	0.00	0.00	0.00

年龄别死亡率（西部农村，男女合计）

40岁~	45岁~	50岁~	55岁~	60岁~	65岁~	70岁~	75岁~	80岁~	85岁~	世调率(2000)	中调率(2000)
273.51	260.46	551.95	762.42	1147.77	1746.03	3025.23	4598.44	6819.11	9948.95	529.45	447.18
21.68	16.44	35.13	49.33	69.48	92.46	152.52	226.59	331.08	640.80	48.13	37.67
18.54	14.20	30.15	41.30	52.89	65.00	88.81	104.67	101.72	109.00	19.94	17.90
5.76	5.98	11.01	19.62	26.22	35.02	44.59	48.77	41.88	52.85	8.03	7.43
5.26	5.61	10.55	18.69	25.77	34.74	43.09	47.58	40.89	46.24	7.47	6.91
0.38	0.12	0.45	0.37	0.45	0.28	0.00	0.59	0.00	0.00	0.14	0.14
0.13	0.00	0.00	0.00	0.00	0.00	0.00	0.00	0.00	0.00	0.01	0.01
1.00	0.12	0.00	0.00	0.22	0.28	0.00	0.00	0.00	0.00	0.23	0.26
0.25	0.25	0.75	0.37	1.57	1.12	3.37	7.14	10.97	23.12	1.65	1.15
0.00	0.00	0.15	0.19	0.45	0.56	1.50	1.19	0.00	3.30	0.18	0.14
0.13	0.00	0.15	0.00	0.45	0.00	0.00	0.00	0.00	0.00	0.04	0.04
0.13	0.00	0.00	0.19	0.22	0.28	0.37	0.00	0.00	0.00	0.39	0.27
0.00	0.00	0.00	0.00	0.00	0.00	0.00	0.00	0.00	0.00	0.00	0.00
0.00	0.00	0.00	0.00	0.00	0.00	0.00	0.00	0.00	0.00	0.01	0.01
0.00	0.00	0.00	0.00	0.00	0.00	0.00	0.00	0.00	0.00	0.00	0.00
0.00	0.00	0.00	0.00	0.00	0.00	0.00	0.00	0.00	0.00	0.00	0.00
0.13	0.00	0.00	0.19	0.22	0.28	0.37	0.00	0.00	0.00	0.38	0.26
0.25	0.25	0.30	0.00	0.90	0.28	0.37	0.59	0.00	3.30	0.45	0.36
0.25	0.12	0.00	0.00	0.22	0.00	0.37	0.59	0.00	0.00	0.21	0.16
0.00	0.12	0.30	0.00	0.67	0.28	0.00	0.00	0.00	3.30	0.24	0.20
9.40	6.48	16.28	17.38	20.17	24.09	33.73	38.66	37.90	9.91	6.71	6.32
9.15	6.48	15.98	17.01	20.17	23.81	32.60	38.66	37.90	8.26	6.60	6.22
0.00	0.00	0.00	0.00	0.00	0.00	0.00	0.00	0.00	0.00	0.00	0.00
0.00	0.00	0.00	0.00	0.00	0.00	0.00	0.00	0.00	0.00	0.01	0.02
0.00	0.00	0.00	0.00	0.22	0.56	0.37	1.19	0.00	0.00	0.05	0.05
0.00	0.00	0.00	0.00	0.22	0.56	0.37	1.19	0.00	0.00	0.05	0.05
0.13	0.00	0.00	0.00	0.00	0.00	0.00	0.00	0.00	0.00	0.08	0.06
0.00	0.00	0.00	0.00	0.00	0.00	0.00	0.00	0.00	0.00	0.01	0.01
0.00	0.00	0.00	0.37	0.00	0.00	0.00	0.00	0.00	0.00	0.04	0.04
0.13	0.12	0.15	0.37	0.22	0.56	1.50	2.38	4.99	9.91	0.50	0.40
2.38	1.74	4.82	7.47	15.69	24.94	59.58	108.24	209.42	455.83	17.15	12.32
0.38	0.25	1.51	0.75	2.47	5.04	10.12	22.00	39.89	82.58	2.91	2.14
2.00	1.49	3.32	6.73	13.22	19.89	49.46	85.64	169.53	373.25	14.22	10.16
2.00	1.12	2.86	6.35	12.55	17.37	44.59	71.37	149.59	313.79	13.03	9.30
0.38	0.00	0.15	0.00	0.00	0.00	0.00	0.00	0.00	0.00	0.74	0.84
0.38	0.00	0.15	0.00	0.00	0.00	0.00	0.00	0.00	0.00	0.72	0.82
0.25	0.00	0.00	0.00	0.00	0.00	0.00	0.00	0.00	0.00	0.25	0.29
0.00	0.00	0.00	0.00	0.00	0.00	0.00	0.00	0.00	0.00	0.07	0.08
0.00	0.00	0.00	0.00	0.00	0.00	0.00	0.00	0.00	0.00	0.10	0.11
0.13	0.00	0.00	0.00	0.00	0.00	0.00	0.00	0.00	0.00	0.01	0.02
0.00	0.00	0.00	0.00	0.00	0.00	0.00	0.00	0.00	0.00	0.06	0.06
0.00	0.00	0.00	0.00	0.00	0.00	0.00	0.00	0.00	0.00	0.01	0.02
0.00	0.00	0.00	0.00	0.00	0.00	0.00	0.00	0.00	0.00	0.01	0.02
0.00	0.00	0.00	0.00	0.00	0.00	0.00	0.00	0.00	0.00	8.40	5.26
0.00	0.00	0.00	0.00	0.00	0.00	0.00	0.00	0.00	0.00	1.38	0.87

表 7-2-34(续) 2006年全国疾病监测系统分死因

疾病编码	疾病名称	总计	0岁	1岁~	5岁~	10岁~	15岁~	20岁~	25岁~	30岁~	35岁~
C046	a.早产儿和未成熟儿	0.84	70.84	0.00	0.00	0.00	0.00	0.00	0.00	0.00	0.00
C047	2.新生儿产伤和窒息	4.05	340.53	0.00	0.00	0.00	0.00	0.00	0.00	0.00	0.00
C048	3.新生儿溶血性疾病	0.06	5.20	0.00	0.00	0.00	0.00	0.00	0.00	0.00	0.00
C049	4.新生儿硬化病	0.02	1.95	0.00	0.00	0.00	0.00	0.00	0.00	0.00	0.00
C050	E.营养缺乏性疾病	1.53	34.44	1.36	0.10	0.08	0.18	0.00	0.41	0.08	0.28
C051	1.营养不良	0.61	18.85	0.45	0.00	0.00	0.00	0.00	0.00	0.00	0.19
C052	2.缺铁性贫血	0.29	0.65	0.15	0.10	0.00	0.09	0.00	0.33	0.08	0.09
C053	Ⅱ.非感染性疾病	366.84	250.20	25.89	8.78	9.24	18.71	27.41	25.72	44.47	93.45
C054	A.恶性肿瘤	75.42	5.85	4.24	3.19	3.62	5.16	7.23	6.58	14.27	36.14
C055	1.唇、口腔和咽恶性肿瘤	1.62	0.00	0.00	0.10	0.15	0.09	0.20	0.33	0.48	0.84
C056	a.鼻咽癌	1.00	0.00	0.00	0.15	0.09	0.20	0.33	0.40	0.75	
C057	2.食管癌	8.43	0.00	0.00	0.00	0.00	0.09	0.20	0.00	0.16	0.84
C058	3.胃癌	15.47	0.00	0.00	0.00	0.08	0.00	0.60	0.58	1.51	4.87
C059	4.结直肠癌	4.19	0.00	0.00	0.00	0.00	0.00	0.20	0.33	1.19	1.87
C060	5.肝癌	15.21	0.00	0.00	0.00	0.08	0.46	0.80	1.32	3.09	10.58
C061	6.胰腺癌	0.97	0.00	0.00	0.00	0.00	0.00	0.00	0.00	0.32	0.75
C062	7.肺癌	13.79	0.00	0.00	0.00	0.31	0.18	0.50	0.41	1.74	3.56
C063	8.皮肤癌	0.49	0.00	0.15	0.00	0.08	0.00	0.00	0.00	0.08	0.09
C064	9.乳腺癌	1.31	0.00	0.00	0.00	0.00	0.00	0.10	0.08	0.63	1.69
C065	10.子宫颈癌	0.84	0.00	0.00	0.00	0.00	0.00	0.00	0.25	0.24	1.40
C066	11.子宫体癌	1.65	0.00	0.00	0.00	0.00	0.00	0.10	0.00	0.79	1.97
C067	12.卵巢癌	0.26	0.00	0.00	0.00	0.00	0.00	0.10	0.00	0.08	0.00
C068	13.前列腺癌	0.43	0.00	0.00	0.00	0.00	0.00	0.00	0.00	0.00	0.00
C069	14.膀胱癌	0.70	0.00	0.00	0.00	0.08	0.00	0.00	0.00	0.08	0.19
C070	15.淋巴瘤与多发性骨髓瘤	0.75	0.00	0.30	0.00	0.15	0.37	0.10	0.00	0.32	0.19
C071	16.白血病	2.71	4.55	2.27	2.09	1.46	1.94	2.71	1.97	1.66	2.62
C072	B.其他肿瘤	3.68	4.55	0.45	0.10	0.23	0.18	0.80	0.49	0.79	1.40
C073	1.良性肿瘤	0.71	3.25	0.15	0.10	0.08	0.09	0.10	0.08	0.16	0.28
C074	C.糖尿病	5.14	0.00	0.15	0.00	0.08	0.18	0.30	0.41	0.79	1.97
C075	D.内分泌、血液造血及免疫疾病	1.59	5.20	3.78	0.60	0.15	0.46	0.90	0.66	0.71	0.84
C076	E.神经和精神疾病	5.74	9.10	2.42	1.20	0.92	2.03	2.21	2.79	2.14	4.59
C077	1.精神障碍	2.26	0.00	0.00	0.00	0.23	0.28	1.00	1.23	0.87	2.15
C078	a.精神分裂症	0.72	0.00	0.00	0.00	0.15	0.18	0.30	0.49	0.48	0.75
C079	2.神经系统疾病	3.49	9.10	2.42	1.20	0.69	1.75	1.20	1.56	1.27	2.43
C080	a.阿尔茨海默病	0.01	0.00	0.00	0.00	0.00	0.00	0.00	0.00	0.00	0.00
C081	b.帕金森病	0.14	0.00	0.00	0.00	0.00	0.00	0.00	0.00	0.00	0.00
C082	c.癫痫	1.10	1.30	0.45	0.40	0.54	1.01	1.10	1.32	0.71	1.78
C083	F.感官疾病	0.08	0.00	0.00	0.00	0.00	0.00	0.00	0.00	0.08	0.00
C084	G.循环系统疾病	148.40	27.94	2.73	0.90	1.08	4.89	7.33	6.82	12.37	26.13
C085	1.急性风湿热	1.17	0.00	0.00	0.00	0.00	0.37	0.20	0.16	0.08	0.28
C086	2.心脏病	79.39	9.10	1.67	0.30	0.46	3.23	4.82	4.60	8.09	17.04
C087	a.慢性风湿性心脏病	4.80	0.00	0.00	0.00	0.08	0.37	0.40	0.58	0.71	3.00
C088	b.高血压心脏病	37.30	0.00	0.00	0.00	0.00	0.37	0.70	0.99	1.98	4.96
C089	c.肺源性心脏病	0.87	0.65	0.30	0.00	0.00	0.00	0.00	0.16	0.00	0.09
C090	d.缺血性心脏病	27.54	1.30	0.15	0.20	0.31	1.38	1.61	1.81	3.41	6.65

年龄别死亡率(西部农村,男女合计)

40岁~	45岁~	50岁~	55岁~	60岁~	65岁~	70岁~	75岁~	80岁~	85岁~	世调率(2000)	中调率(2000)
0.00	0.00	0.00	0.00	0.00	0.00	0.00	0.00	0.00	0.00	1.19	0.74
0.00	0.00	0.00	0.00	0.00	0.00	0.00	0.00	0.00	0.00	5.70	3.57
0.00	0.00	0.00	0.00	0.00	0.00	0.00	0.00	0.00	0.00	0.09	0.05
0.00	0.00	0.00	0.00	0.00	0.00	0.00	0.00	0.00	0.00	0.03	0.02
0.38	0.50	0.00	0.56	0.90	2.52	4.12	13.68	19.94	75.97	1.91	1.34
0.00	0.25	0.00	0.19	0.22	1.12	0.37	4.76	4.99	36.33	0.79	0.52
0.25	0.12	0.00	0.37	0.67	0.84	1.87	4.76	1.99	1.65	0.31	0.28
167.39	193.69	442.49	634.79	990.43	1551.87	2699.21	4122.06	6034.29	8226.38	410.63	345.06
61.39	69.88	154.53	192.85	272.77	363.66	482.28	594.13	633.25	536.75	81.27	73.65
2.00	1.87	3.92	2.99	6.05	7.00	8.99	9.52	12.96	9.91	1.72	1.59
1.38	1.87	2.56	2.06	3.14	3.92	3.37	2.97	6.98	6.61	1.04	0.99
3.26	5.11	15.08	25.79	35.19	46.23	67.83	82.67	86.76	71.02	9.27	8.13
8.65	11.21	26.84	37.93	58.72	85.73	119.91	143.33	154.57	153.59	16.90	14.97
3.13	3.24	6.63	8.04	14.57	24.94	34.10	35.68	39.89	29.73	4.52	4.10
18.17	20.80	41.76	45.41	56.26	59.40	74.95	94.56	85.76	75.97	16.17	15.02
0.88	0.75	2.26	2.24	4.71	5.32	6.37	7.73	3.99	0.00	1.03	0.97
9.15	11.09	26.69	34.01	49.76	77.61	100.05	129.65	140.61	104.05	15.02	13.41
0.38	0.50	0.75	1.49	1.34	1.68	3.37	4.76	6.98	4.95	0.53	0.47
1.75	2.24	4.37	3.92	2.24	5.32	3.75	7.14	6.98	3.30	1.36	1.31
1.00	1.25	2.41	2.80	2.91	2.24	2.25	2.97	4.99	3.30	0.87	0.84
2.13	2.62	5.58	4.30	5.15	6.44	4.87	4.76	8.98	11.56	1.72	1.63
0.63	0.37	0.60	1.87	0.22	0.84	0.75	1.19	0.00	1.65	0.27	0.25
0.13	0.12	0.00	0.75	1.34	1.96	4.12	2.97	11.97	13.21	0.49	0.39
0.50	0.37	1.06	1.87	2.69	2.24	5.25	7.14	10.97	8.26	0.77	0.66
0.75	0.62	1.06	2.06	3.14	3.36	2.62	5.95	5.98	6.61	0.81	0.73
3.13	1.74	3.62	3.92	5.60	5.88	6.37	7.14	6.98	3.30	2.80	2.69
2.51	2.62	6.33	9.53	13.45	20.45	22.48	26.76	31.91	28.08	3.99	3.57
0.50	0.50	1.66	1.12	2.91	3.64	3.75	4.16	3.99	6.61	0.78	0.69
2.26	4.24	7.54	11.96	17.93	24.94	43.47	58.88	52.85	31.38	5.58	5.00
1.63	1.62	2.26	3.18	2.47	2.80	5.62	8.33	7.98	14.86	1.77	1.53
5.01	4.98	7.84	6.17	11.21	13.73	28.11	42.82	61.83	102.40	6.21	5.52
2.63	2.49	3.77	3.74	5.38	4.48	9.74	15.46	21.94	44.59	2.40	2.18
0.75	0.87	1.96	1.87	2.47	1.12	3.37	1.78	1.00	3.30	0.73	0.72
2.38	2.49	4.07	2.43	5.83	9.25	18.36	27.36	39.89	57.80	3.81	3.34
0.00	0.00	0.00	0.00	0.00	0.00	0.00	0.59	0.00	0.00	0.01	0.01
0.00	0.00	0.15	0.19	0.00	1.12	1.12	2.97	2.99	1.65	0.16	0.13
1.13	1.25	1.96	0.75	2.47	1.12	1.87	1.78	0.00	1.65	1.09	1.11
0.00	0.00	0.00	0.19	0.00	0.00	0.75	1.19	1.99	3.30	0.09	0.07
58.14	66.52	161.32	249.84	383.26	616.94	1130.95	1725.90	2757.36	4071.07	167.52	138.05
0.50	0.37	1.81	2.06	4.71	4.48	8.99	13.08	14.96	19.82	1.30	1.12
31.95	39.11	87.75	137.35	202.61	321.08	571.09	901.61	1457.96	2264.28	89.51	73.77
2.76	3.24	7.69	8.78	10.31	18.21	29.60	48.77	79.78	109.00	5.30	4.54
11.78	16.57	37.24	63.35	104.89	165.86	303.53	467.46	677.12	943.04	42.05	34.78
0.25	0.62	0.60	0.56	2.47	2.24	7.49	13.68	17.95	19.82	0.98	0.81
13.78	13.83	33.62	53.44	66.57	107.87	179.12	288.44	496.62	848.90	31.05	25.53

表 7-2-34(续) 2006年全国疾病监测系统分死因

疾病编码	疾病名称	总计	0岁	1岁~	5岁~	10岁~	15岁~	20岁~	25岁~	30岁~	35岁~
C091	急性心肌梗死	15.81	0.00	0.00	0.00	0.23	0.55	1.00	1.48	1.98	4.49
C092	3.脑血管疾病	66.57	18.20	0.91	0.60	0.54	1.29	2.21	1.73	4.12	8.52
C093	H.呼吸系统疾病	92.29	19.50	1.51	0.50	0.77	1.01	2.11	2.22	3.17	7.40
C094	1.慢性下呼吸道疾病	89.32	11.70	0.61	0.50	0.54	0.92	1.31	2.05	2.30	6.27
C095	a.慢性阻塞性肺疾病	88.09	11.05	0.61	0.50	0.54	0.92	1.20	1.97	2.14	6.27
C096	b.哮喘	1.04	0.65	0.00	0.00	0.00	0.00	0.00	0.00	0.08	0.00
C097	2.尘肺	0.74	0.00	0.00	0.00	0.00	0.00	0.00	0.00	0.32	0.47
C098	I.消化系统疾病	21.41	50.69	5.30	0.80	0.92	1.29	2.81	2.96	5.31	8.61
C099	1.消化性溃疡	4.06	2.60	0.00	0.20	0.15	0.37	0.50	0.58	0.55	1.50
C100	2.肝疾病	7.87	0.65	0.15	0.00	0.15	0.00	1.31	1.07	2.46	4.59
C101	a.肝硬化	6.35	0.65	0.00	0.00	0.00	0.00	0.80	0.58	1.98	3.84
C102	3.阑尾炎	0.37	0.65	0.00	0.10	0.00	0.18	0.20	0.08	0.00	0.19
C103	4.肠梗阻	0.82	2.60	1.21	0.10	0.31	0.18	0.10	0.25	0.16	0.28
C104	J.泌尿生殖系统疾病	7.37	2.60	0.15	0.20	0.46	1.47	2.11	1.81	3.25	5.24
C105	1.肾炎和肾病	6.03	1.95	0.15	0.20	0.46	1.38	2.11	1.56	3.01	5.06
C106	a.肾小球和肾小管间质疾病	4.32	1.95	0.15	0.20	0.46	0.92	2.01	1.15	2.06	3.18
C107	2.良性前列腺肥大	0.26	0.00	0.00	0.00	0.00	0.00	0.00	0.00	0.00	0.00
C108	K.皮肤病	0.36	0.65	0.15	0.00	0.08	0.18	0.20	0.00	0.16	0.19
C109	L.肌肉骨骼和结缔组织疾病	2.91	0.00	0.00	0.00	0.15	0.18	0.50	0.33	0.79	0.47
C110	1.风湿性关节炎	1.43	0.00	0.00	0.00	0.00	0.00	0.10	0.25	0.40	0.19
C111	2.骨关节炎	0.02	0.00	0.00	0.00	0.00	0.00	0.00	0.00	0.00	0.09
C112	M.先天异常	2.36	120.87	4.84	1.30	0.77	1.66	0.90	0.66	0.63	0.47
C113	1.先天性心脏病	1.55	67.59	3.94	1.10	0.54	1.47	0.80	0.58	0.48	0.47
C114	N.口腔疾病	0.09	3.25	0.15	0.00	0.00	0.00	0.00	0.00	0.00	0.00
C115	Ⅲ.伤害	56.26	65.64	51.63	25.13	15.72	37.15	50.30	37.89	50.02	67.33
C116	A.意外伤害	44.29	62.39	49.36	23.04	13.94	29.40	40.26	28.11	39.87	52.63
C117	1.交通事故	17.75	7.80	9.39	6.68	3.70	13.37	22.29	15.94	20.93	25.66
C118	a.道路交通事故	11.56	7.15	5.90	4.69	2.54	8.66	15.46	9.94	13.79	17.60
C119	1a* 机动车辆交通事故	9.40	5.20	4.54	3.39	2.16	7.10	12.95	8.14	10.78	14.98
C120	1b* 机动车以外的运输事故	4.27	2.60	2.73	1.79	0.62	3.87	4.72	4.44	4.91	5.52
C121	2.意外中毒	3.45	0.00	1.82	0.50	0.62	1.29	3.71	2.22	3.17	4.40
C122	3.意外跌落	7.53	4.55	3.48	1.79	1.54	1.75	3.01	1.89	4.04	5.52
C123	4.火灾	0.59	1.30	0.45	0.30	0.08	0.09	0.10	0.25	0.32	0.37
C124	5.溺水	6.28	11.70	29.07	11.67	6.93	6.45	4.02	1.64	1.82	2.81
C125	6.意外的机械性窒息	2.00	21.45	0.91	0.60	0.08	1.20	1.00	1.48	1.82	3.93
C126	7.触电	1.04	0.00	0.30	0.20	0.46	1.75	1.10	0.90	0.79	2.25
C127	8.砸死	1.58	1.30	0.00	0.60	0.08	0.92	1.31	0.74	2.38	4.03
C128	9.由机械切割和穿刺工具所致的意外事故	0.49	0.00	0.15	0.00	0.08	0.37	1.00	0.74	0.87	0.47
C129	10.自然环境因素导致的意外事故	0.62	3.90	0.45	0.10	0.08	0.46	0.40	0.58	0.55	0.84
C130	B.故意伤害	9.81	1.30	0.00	1.20	1.54	6.18	7.73	8.30	7.93	12.17
C131	1.自杀	8.41	0.00	0.00	0.40	1.39	4.42	6.12	6.33	6.34	10.30
C132	2.被杀	1.28	1.30	0.00	0.80	0.15	1.66	1.20	1.89	1.19	1.69

年龄别死亡率（西部农村，男女合计）

40岁~	45岁~	50岁~	55岁~	60岁~	65岁~	70岁~	75岁~	80岁~	85岁~	世调率(2000)	中调率(2000)
8.65	8.84	21.11	31.95	37.65	62.76	103.05	164.15	260.28	464.09	17.75	14.74
24.81	26.66	70.56	107.64	172.58	285.49	542.24	802.88	1261.51	1748.99	75.28	61.98
12.40	19.56	54.43	99.60	207.32	382.71	793.69	1389.29	2049.32	2905.08	105.82	84.81
10.02	17.56	50.96	95.12	200.37	368.99	773.45	1365.50	2011.43	2847.27	102.52	81.98
9.90	16.94	50.36	94.18	198.58	364.50	762.21	1346.47	1985.50	2802.68	101.11	80.86
0.13	0.50	0.60	0.75	1.57	3.64	8.62	16.06	24.93	39.64	1.20	0.94
0.75	0.87	1.51	1.87	2.24	3.08	7.12	1.19	5.98	9.91	0.79	0.72
15.79	16.94	34.22	43.91	56.70	91.90	128.16	173.66	267.26	317.10	23.60	20.48
1.63	2.74	4.37	8.78	9.64	17.93	30.73	41.04	70.80	61.11	4.47	3.85
9.15	9.96	19.75	20.93	23.76	35.02	44.22	45.79	51.86	56.15	8.38	7.74
7.64	7.47	16.13	17.01	21.07	29.70	35.97	38.66	38.89	34.68	6.76	6.27
0.13	0.12	0.75	0.56	0.45	1.96	2.62	1.78	5.98	6.61	0.41	0.35
0.38	0.12	0.90	1.49	0.90	3.92	3.00	5.35	14.96	16.52	0.93	0.76
5.89	4.86	9.35	11.96	16.14	22.97	42.34	66.61	113.69	130.47	7.99	7.05
5.39	4.24	8.44	10.09	13.90	19.89	32.98	45.79	77.78	94.14	6.46	5.81
4.01	3.36	5.28	7.29	9.64	15.13	24.36	34.49	48.86	66.06	4.63	4.17
0.00	0.00	0.00	0.19	0.22	0.56	1.50	4.76	11.97	8.26	0.30	0.23
0.50	0.12	0.90	0.75	0.00	0.56	2.25	2.97	1.00	11.56	0.40	0.34
1.25	2.12	3.62	3.92	8.52	10.93	17.99	30.33	55.85	74.32	3.25	2.73
0.38	0.87	1.51	2.24	4.93	7.00	10.49	13.08	25.93	31.38	1.59	1.35
0.00	0.00	0.00	0.00	0.00	0.00	0.37	0.00	1.00	0.00	0.02	0.02
0.50	0.25	0.15	0.93	0.45	0.28	0.37	0.59	0.00	0.00	3.04	2.16
0.38	0.25	0.00	0.56	0.22	0.28	0.00	0.00	0.00	0.00	1.94	1.43
0.13	0.00	0.00	0.00	0.22	0.00	0.75	0.59	0.00	0.00	0.11	0.08
82.82	48.58	71.46	74.56	79.34	85.73	135.65	164.74	235.35	341.87	58.14	55.72
65.28	36.75	52.92	54.75	57.38	58.56	101.93	124.89	182.49	297.28	46.01	43.75
31.70	16.44	21.71	20.56	22.19	22.41	26.98	32.12	31.91	52.85	17.73	17.87
20.42	9.84	14.32	12.89	13.90	15.97	13.87	18.44	20.94	33.03	11.54	11.63
17.42	8.10	11.61	10.09	11.65	12.33	10.87	15.46	13.96	24.77	9.37	9.48
7.27	3.74	5.13	5.98	4.93	5.04	6.00	7.14	11.97	9.91	4.28	4.28
5.51	2.86	7.24	6.17	4.93	6.16	11.99	8.92	13.96	6.61	3.51	3.46
7.52	5.85	8.74	12.15	12.55	14.85	38.60	52.34	89.75	171.76	8.19	7.17
0.63	0.50	0.30	0.56	1.12	2.24	2.62	2.97	5.98	14.86	0.65	0.56
3.38	1.87	4.37	5.05	5.83	4.20	7.87	16.06	16.95	14.86	7.05	6.01
4.26	2.37	2.41	2.06	2.24	1.68	1.12	1.19	3.99	3.30	2.08	2.00
1.38	0.75	1.21	1.87	1.34	0.84	0.37	1.78	1.99	0.00	1.02	1.05
5.51	1.87	1.36	1.49	1.12	0.56	0.37	0.00	3.99	3.30	1.53	1.62
0.63	0.37	0.75	0.37	0.90	0.00	0.00	0.59	1.00	1.65	0.47	0.49
0.63	0.50	0.60	0.75	0.45	1.40	2.25	1.78	1.00	4.95	0.65	0.61
14.28	9.47	14.32	17.94	19.05	23.53	30.35	35.68	48.86	34.68	9.93	9.81
10.52	8.72	12.97	16.63	17.48	22.69	28.48	34.49	46.87	34.68	8.54	8.39
3.38	0.75	1.21	1.31	1.57	0.84	1.87	1.19	1.99	0.00	1.26	1.29

表 7-2-35 2006年全国疾病监测系统分死因

疾病编码	疾病名称	总计	0 岁	1 岁~	5 岁~	10 岁~	15 岁~	20 岁~	25 岁~	30 岁~	35 岁~
C001	总计	548.86	1494.16	127.45	53.51	37.13	83.78	118.44	96.25	144.68	228.64
C002	Ⅰ.感染性、母婴及营养缺乏性疾病	46.09	1044.69	32.15	6.41	4.44	5.63	7.66	8.66	13.43	14.86
C003	A.传染病和寄生虫病	23.17	115.12	7.11	3.20	3.55	3.34	5.89	7.06	12.20	13.59
C004	1.结核病	9.37	3.67	0.57	0.57	0.74	1.76	2.55	3.37	4.32	5.44
C005	a.呼吸道结核	8.72	3.67	0.00	0.00	0.44	1.06	1.77	2.73	3.86	4.71
C006	2.性传播疾病(不包括艾滋病)	0.01	0.00	0.00	0.00	0.00	0.00	0.00	0.00	0.00	0.00
C007	a.梅毒	0.01	0.00	0.00	0.00	0.00	0.00	0.00	0.00	0.00	0.00
C008	3.艾滋病	0.33	0.00	0.00	0.00	0.00	0.00	0.39	0.64	0.93	0.91
C009	4.腹泻病	1.36	52.66	1.42	0.19	0.15	0.00	0.00	0.16	0.31	0.00
C010	a.痢疾	0.21	1.22	0.28	0.19	0.00	0.00	0.00	0.00	0.15	0.00
C011	b.伤寒和副伤寒	0.04	1.22	0.00	0.00	0.00	0.00	0.00	0.00	0.00	0.00
C012	5.好发于儿童期的疾病	0.33	19.60	0.28	0.00	0.00	0.00	0.00	0.00	0.31	0.00
C013	a.百日咳	0.00	0.00	0.00	0.00	0.00	0.00	0.00	0.00	0.00	0.00
C014	b.脊髓灰质炎	0.01	0.00	0.00	0.00	0.00	0.00	0.00	0.00	0.15	0.00
C015	c.白喉	0.00	0.00	0.00	0.00	0.00	0.00	0.00	0.00	0.00	0.00
C016	d.麻疹	0.00	0.00	0.00	0.00	0.00	0.00	0.00	0.00	0.00	0.00
C017	e.破伤风	0.31	19.60	0.28	0.00	0.00	0.00	0.00	0.00	0.15	0.00
C018	6.脑(脊)膜炎	0.45	7.35	1.71	0.57	0.15	0.00	0.20	0.32	0.00	0.36
C019	a.脑膜炎球菌感染	0.18	4.90	1.14	0.38	0.00	0.00	0.00	0.00	0.00	0.00
C020	b.脑膜炎	0.27	2.45	0.57	0.19	0.15	0.00	0.20	0.32	0.00	0.36
C021	7.病毒性肝炎	8.87	3.67	0.00	0.00	0.59	0.35	1.57	1.76	4.63	6.34
C022	a.乙型肝炎	8.77	3.67	0.00	0.00	0.59	0.35	1.57	1.76	4.63	6.34
C023	b.丙型肝炎	0.00	0.00	0.00	0.00	0.00	0.00	0.00	0.00	0.00	0.00
C024	8.疟疾	0.03	0.00	0.00	0.00	0.00	0.00	0.00	0.00	0.15	0.18
C025	9.热带病	0.07	0.00	0.00	0.00	0.00	0.00	0.00	0.00	0.00	0.00
C026	a.血吸虫病	0.07	0.00	0.00	0.00	0.00	0.00	0.00	0.00	0.00	0.00
C027	10.流行性乙型脑炎	0.07	0.00	0.28	0.57	0.00	0.00	0.00	0.00	0.00	0.00
C028	11.钩端螺旋体病	0.00	0.00	0.00	0.00	0.00	0.00	0.00	0.00	0.00	0.00
C029	12.流行性出血热	0.07	0.00	0.00	0.00	0.00	0.00	0.00	0.00	0.15	0.36
C030	13.败血病	0.55	12.25	0.28	0.19	0.30	0.53	0.59	0.00	0.46	0.00
C031	B.呼吸系统感染性疾病	14.46	302.51	23.90	3.01	0.74	2.11	1.77	1.28	1.08	1.09
C032	1.上呼吸道感染	2.34	37.97	2.84	0.38	0.15	0.53	0.79	0.64	0.31	0.00
C033	2.下呼吸道感染	12.09	264.54	21.05	2.64	0.59	1.41	0.98	0.64	0.77	1.09
C034	a.肺炎	11.10	258.42	20.77	2.64	0.59	1.23	0.79	0.64	0.77	0.72
C035	C.妊娠、分娩和产褥期疾病	0.00	0.00	0.00	0.00	0.00	0.00	0.00	0.00	0.00	0.00
C036	1.直接产科原因	0.00	0.00	0.00	0.00	0.00	0.00	0.00	0.00	0.00	0.00
C037	a.产后出血	0.00	0.00	0.00	0.00	0.00	0.00	0.00	0.00	0.00	0.00
C038	b.产褥期感染	0.00	0.00	0.00	0.00	0.00	0.00	0.00	0.00	0.00	0.00
C039	c.妊娠高血压综合征	0.00	0.00	0.00	0.00	0.00	0.00	0.00	0.00	0.00	0.00
C040	d.阻梗性分娩	0.00	0.00	0.00	0.00	0.00	0.00	0.00	0.00	0.00	0.00
C041	e.流产	0.00	0.00	0.00	0.00	0.00	0.00	0.00	0.00	0.00	0.00
C042	f.母体产伤	0.00	0.00	0.00	0.00	0.00	0.00	0.00	0.00	0.00	0.00
C043	2.间接产科原因	0.00	0.00	0.00	0.00	0.00	0.00	0.00	0.00	0.00	0.00
C044	D.起源于围生期的某些情况	7.07	578.07	0.00	0.00	0.00	0.00	0.00	0.00	0.00	0.00
C045	1.低出生体重	1.17	95.53	0.00	0.00	0.00	0.00	0.00	0.00	0.00	0.00

年龄别死亡率(西部农村,男)

40岁~	45岁~	50岁~	55岁~	60岁~	65岁~	70岁~	75岁~	80岁~	85岁~	世调率(2000)	中调率(2000)
362.45	334.36	703.92	941.44	1396.84	2116.62	3772.87	5464.25	8284.28	11131.08	644.87	549.61
30.30	22.11	48.89	64.07	89.36	108.26	193.11	267.44	371.14	667.86	55.88	44.20
26.46	18.95	42.41	53.21	68.54	76.22	110.67	145.65	160.37	136.05	25.61	23.18
8.18	8.50	12.96	23.16	32.54	38.66	59.54	76.59	71.02	74.21	10.31	9.48
7.46	8.26	12.66	22.08	31.67	38.11	57.25	75.33	68.73	70.08	9.64	8.84
0.24	0.00	0.00	0.00	0.00	0.00	0.00	0.00	0.00	0.00	0.02	0.02
0.24	0.00	0.00	0.00	0.00	0.00	0.00	0.00	0.00	0.00	0.02	0.02
0.48	0.24	0.00	0.00	0.43	0.55	0.00	0.00	0.00	0.00	0.30	0.34
0.24	0.24	1.18	0.72	0.87	1.66	5.34	7.53	16.04	20.61	1.76	1.26
0.00	0.00	0.29	0.36	0.43	1.10	3.05	1.26	0.00	0.00	0.24	0.21
0.24	0.00	0.29	0.00	0.00	0.00	0.00	0.00	0.00	0.00	0.05	0.04
0.24	0.00	0.00	0.36	0.43	0.00	0.00	0.00	0.00	0.00	0.42	0.29
0.00	0.00	0.00	0.00	0.00	0.00	0.00	0.00	0.00	0.00	0.00	0.00
0.00	0.00	0.00	0.00	0.00	0.00	0.00	0.00	0.00	0.00	0.01	0.02
0.00	0.00	0.00	0.00	0.00	0.00	0.00	0.00	0.00	0.00	0.00	0.00
0.00	0.00	0.00	0.00	0.00	0.00	0.00	0.00	0.00	0.00	0.00	0.00
0.24	0.00	0.00	0.36	0.43	0.00	0.00	0.00	0.00	0.00	0.41	0.28
0.24	0.00	0.29	0.00	1.30	0.55	0.00	1.26	0.00	8.25	0.54	0.42
0.24	0.00	0.00	0.00	0.00	0.00	0.00	1.26	0.00	0.00	0.23	0.16
0.00	0.00	0.29	0.00	1.30	0.55	0.00	0.00	0.00	8.25	0.31	0.26
15.39	8.99	26.21	24.25	29.06	30.38	41.22	47.71	57.28	12.37	9.50	9.00
14.91	8.99	25.92	23.53	29.06	30.38	40.45	47.71	57.28	8.25	9.38	8.90
0.00	0.00	0.00	0.00	0.00	0.00	0.00	0.00	0.00	0.00	0.00	0.00
0.00	0.00	0.00	0.00	0.00	0.00	0.00	0.00	0.00	0.00	0.02	0.03
0.00	0.00	0.00	0.00	0.43	1.10	0.00	2.51	0.00	0.00	0.09	0.08
0.00	0.00	0.00	0.00	0.43	1.10	0.00	2.51	0.00	0.00	0.09	0.08
0.24	0.00	0.00	0.00	0.00	0.00	0.00	0.00	0.00	0.00	0.09	0.07
0.00	0.00	0.00	0.00	0.00	0.00	0.00	0.00	0.00	0.00	0.00	0.00
0.00	0.00	0.00	0.72	0.00	0.00	0.00	0.00	0.00	0.00	0.07	0.07
0.24	0.24	0.00	0.72	0.43	0.55	0.76	2.51	6.87	8.25	0.66	0.53
3.61	2.43	6.48	10.13	19.95	29.83	80.14	113.00	194.74	478.22	18.77	13.68
0.72	0.00	2.06	0.72	2.60	7.18	10.69	22.60	36.66	82.45	3.00	2.24
2.89	2.43	4.42	9.41	17.35	22.65	69.46	89.15	158.08	395.77	15.73	11.41
2.89	1.94	4.12	8.69	16.48	19.88	63.35	75.33	137.46	329.81	14.42	10.44
0.00	0.00	0.00	0.00	0.00	0.00	0.00	0.00	0.00	0.00	0.00	0.00
0.00	0.00	0.00	0.00	0.00	0.00	0.00	0.00	0.00	0.00	0.00	0.00
0.00	0.00	0.00	0.00	0.00	0.00	0.00	0.00	0.00	0.00	0.00	0.00
0.00	0.00	0.00	0.00	0.00	0.00	0.00	0.00	0.00	0.00	0.00	0.00
0.00	0.00	0.00	0.00	0.00	0.00	0.00	0.00	0.00	0.00	0.00	0.00
0.00	0.00	0.00	0.00	0.00	0.00	0.00	0.00	0.00	0.00	0.00	0.00
0.00	0.00	0.00	0.00	0.00	0.00	0.00	0.00	0.00	0.00	9.65	6.05
0.00	0.00	0.00	0.00	0.00	0.00	0.00	0.00	0.00	0.00	1.59	1.00

表 7-2-35(续) 2006年全国疾病监测系统分死因

疾病编码	疾病名称	总计	0 岁	1 岁~	5 岁~	10 岁~	15 岁~	20 岁~	25 岁~	30 岁~	35 岁~
C046	a. 早产儿和未成熟儿	1.03	84.51	0.00	0.00	0.00	0.00	0.00	0.00	0.00	0.00
C047	2. 新生儿产伤和窒息	4.81	393.14	0.00	0.00	0.00	0.00	0.00	0.00	0.00	0.00
C048	3. 新生儿溶血性疾病	0.10	8.57	0.00	0.00	0.00	0.00	0.00	0.00	0.00	0.00
C049	4. 新生儿硬化病	0.03	2.45	0.00	0.00	0.00	0.00	0.00	0.00	0.00	0.00
C050	E. 营养缺乏性疾病	1.39	48.99	1.14	0.19	0.15	0.18	0.00	0.32	0.15	0.18
C051	1. 营养不良	0.67	26.94	0.28	0.00	0.15	0.00	0.00	0.00	0.00	0.18
C052	2. 缺铁性贫血	0.25	1.22	0.00	0.19	0.00	0.00	0.00	0.32	0.15	0.00
C053	II. 非感染性疾病	414.11	286.58	28.73	9.61	10.65	22.00	32.80	30.32	54.81	111.96
C054	A. 恶性肿瘤	96.17	7.35	4.84	4.33	4.59	6.51	8.64	7.54	16.06	42.94
C055	1. 唇、口腔和咽恶性肿瘤	2.28	0.00	0.00	0.19	0.15	0.18	0.20	0.48	0.77	0.91
C056	a. 鼻咽癌	1.36	0.00	0.00	0.00	0.15	0.18	0.20	0.48	0.62	0.72
C057	2. 食管癌	12.11	0.00	0.00	0.00	0.00	0.18	0.00	0.00	0.15	1.45
C058	3. 胃癌	20.29	0.00	0.00	0.00	0.00	0.00	0.79	0.80	1.39	5.98
C059	4. 结直肠癌	5.00	0.00	0.00	0.00	0.00	0.00	0.20	0.32	0.77	2.36
C060	5. 肝癌	21.79	0.00	0.00	0.00	0.00	0.35	0.98	1.60	4.63	16.49
C061	6. 胰腺癌	1.21	0.00	0.00	0.00	0.00	0.00	0.00	0.00	0.62	1.27
C062	7. 肺癌	18.78	0.00	0.00	0.00	0.44	0.35	0.79	0.64	2.47	4.35
C063	8. 皮肤癌	0.46	0.00	0.28	0.00	0.15	0.00	0.00	0.00	0.00	0.00
C064	9. 乳腺癌	0.09	0.00	0.00	0.00	0.00	0.00	0.00	0.00	0.00	0.18
C065	10. 子宫颈癌	0.00	0.00	0.00	0.00	0.00	0.00	0.00	0.00	0.00	0.00
C066	11. 子宫体癌	0.00	0.00	0.00	0.00	0.00	0.00	0.00	0.00	0.00	0.00
C067	12. 卵巢癌	0.00	0.00	0.00	0.00	0.00	0.00	0.00	0.00	0.00	0.00
C068	13. 前列腺癌	0.82	0.00	0.00	0.00	0.00	0.00	0.00	0.00	0.00	0.00
C069	14. 膀胱癌	0.97	0.00	0.00	0.00	0.15	0.00	0.00	0.00	0.00	0.18
C070	15. 淋巴瘤与多发性骨髓瘤	1.03	0.00	0.57	0.00	0.30	0.70	0.20	0.00	0.31	0.18
C071	16. 白血病	3.28	6.12	2.56	2.45	1.33	2.29	3.54	1.92	2.62	3.26
C072	B. 其他肿瘤	4.30	4.90	0.85	0.00	0.30	0.35	1.18	0.64	0.62	1.45
C073	1. 良性肿瘤	0.75	3.67	0.28	0.00	0.15	0.18	0.20	0.16	0.15	0.36
C074	C. 糖尿病	4.84	0.00	0.28	0.00	0.00	0.18	0.39	0.64	0.62	1.99
C075	D. 内分泌、血液造血及免疫疾病	1.75	8.57	4.55	0.57	0.15	0.70	1.37	1.12	0.77	1.09
C076	E. 神经和精神疾病	6.22	4.90	2.56	0.94	1.33	2.46	3.14	4.17	2.47	4.71
C077	1. 精神障碍	2.53	0.00	0.00	0.00	0.30	0.35	1.37	1.28	0.93	2.54
C078	a. 精神分裂症	0.75	0.00	0.00	0.00	0.30	0.35	0.59	0.48	0.46	0.72
C079	2. 神经系统疾病	3.69	4.90	2.56	0.94	1.04	2.11	1.77	2.89	1.54	2.17
C080	a. 阿尔茨海默病	0.00	0.00	0.00	0.00	0.00	0.00	0.00	0.00	0.00	0.00
C081	b. 帕金森病	0.13	0.00	0.00	0.00	0.00	0.00	0.00	0.00	0.00	0.00
C082	c. 癫痫	1.36	1.22	0.57	0.57	0.74	1.41	1.77	2.41	0.93	1.99
C083	F. 感官疾病	0.04	0.00	0.00	0.00	0.00	0.00	0.00	0.00	0.00	0.00
C084	G. 循环系统疾病	159.83	30.62	2.84	0.94	1.63	5.46	9.62	7.38	16.52	32.79
C085	1. 急性风湿热	0.93	0.00	0.00	0.00	0.00	0.35	0.00	0.00	0.15	0.18
C086	2. 心脏病	83.24	8.57	1.14	0.19	0.74	3.34	5.30	4.81	10.65	20.65
C087	a. 慢性风湿性心脏病	3.78	0.00	0.00	0.00	0.15	0.35	0.39	0.64	1.08	1.99
C088	b. 高血压心脏病	40.26	0.00	0.00	0.00	0.00	0.53	0.39	0.96	2.93	5.62
C089	c. 肺源性心脏病	0.84	0.00	0.57	0.00	0.00	0.00	0.00	0.32	0.00	0.18
C090	d. 缺血性心脏病	29.76	1.22	0.00	0.19	0.44	1.23	2.16	1.60	4.94	10.69

第七章 地区别、性别、年龄别、死因别死亡数及死亡率

年龄别死亡率（西部农村，男）

40岁~	45岁~	50岁~	55岁~	60岁~	65岁~	70岁~	75岁~	80岁~	85岁~	世调率(2000)	中调率(2000)
0.00	0.00	0.00	0.00	0.00	0.00	0.00	0.00	0.00	0.00	1.41	0.88
0.00	0.00	0.00	0.00	0.00	0.00	0.00	0.00	0.00	0.00	6.56	4.11
0.00	0.00	0.00	0.00	0.00	0.00	0.00	0.00	0.00	0.00	0.14	0.09
0.00	0.00	0.00	0.00	0.00	0.00	0.00	0.00	0.00	0.00	0.04	0.03
0.24	0.73	0.00	0.72	0.87	2.21	2.29	8.79	16.04	53.59	1.85	1.29
0.00	0.49	0.00	0.36	0.00	1.10	0.00	3.77	9.16	32.98	0.92	0.62
0.24	0.24	0.00	0.36	0.87	0.55	1.53	2.51	4.58	0.00	0.28	0.26
206.36	239.35	544.58	769.87	1190.35	1874.14	3340.09	4905.52	7409.12	9234.67	493.66	416.55
77.69	87.96	200.87	253.73	366.13	494.36	676.26	784.73	836.22	775.05	107.74	97.21
3.13	2.43	6.48	3.62	6.94	12.15	12.98	13.81	20.62	16.49	2.49	2.30
2.41	2.43	4.12	2.17	3.04	7.18	4.58	3.77	11.46	12.37	1.47	1.39
5.05	8.99	22.68	38.37	50.32	72.36	107.62	100.45	130.59	131.92	13.90	12.17
11.54	16.04	36.52	52.85	81.99	116.55	170.97	205.91	199.32	181.40	23.11	20.53
3.85	4.13	8.84	10.13	19.09	32.59	36.64	48.97	50.40	41.23	5.65	5.09
27.90	32.32	66.27	68.77	82.86	87.27	107.62	115.51	109.97	90.70	23.61	22.09
1.20	0.97	2.06	2.17	6.07	6.08	9.92	11.30	2.29	0.00	1.30	1.24
10.82	13.36	36.52	48.14	73.31	109.37	151.13	185.82	199.32	177.27	21.41	18.98
0.24	0.49	0.29	1.81	1.30	2.21	3.82	6.28	0.00	12.37	0.55	0.46
0.00	0.00	0.29	0.36	0.00	0.00	0.00	0.00	4.58	4.12	0.11	0.09
0.00	0.00	0.00	0.00	0.00	0.00	0.00	0.00	0.00	0.00	0.00	0.00
0.00	0.00	0.00	0.00	0.00	0.00	0.00	0.00	0.00	0.00	0.00	0.00
0.00	0.00	0.00	0.00	0.00	0.00	0.00	0.00	0.00	0.00	0.00	0.00
0.24	0.24	0.00	1.45	2.60	3.87	8.40	6.28	27.49	32.98	1.05	0.82
0.48	0.49	0.88	2.90	3.04	3.31	9.16	11.30	20.62	20.61	1.17	0.98
1.20	0.24	1.77	2.53	5.21	4.97	3.82	8.79	9.16	4.12	1.15	1.03
4.09	1.70	3.24	4.71	6.07	7.73	11.45	10.04	9.16	8.25	3.44	3.28
3.13	1.70	7.36	12.67	13.45	25.41	30.53	33.90	52.69	28.86	4.88	4.32
0.72	0.24	1.77	1.45	2.17	3.87	6.11	1.26	6.87	4.12	0.84	0.75
2.65	5.10	6.19	13.03	15.62	21.54	41.98	59.01	52.69	45.35	5.52	4.91
1.20	1.46	1.47	3.98	2.60	2.76	6.11	8.79	6.87	20.61	2.00	1.71
6.49	6.07	9.42	6.88	13.01	16.57	27.48	46.46	64.15	107.19	6.94	6.27
3.13	3.64	4.42	4.34	7.37	6.63	8.40	16.32	22.91	49.47	2.81	2.57
0.24	0.97	1.77	1.81	3.90	1.66	2.29	1.26	0.00	4.12	0.77	0.75
3.37	2.43	5.01	2.53	5.64	9.94	19.08	30.13	41.24	57.72	4.14	3.71
0.00	0.00	0.00	0.00	0.00	0.00	0.00	0.00	0.00	0.00	0.00	0.00
0.00	0.00	0.29	0.00	0.00	1.66	0.76	2.51	2.29	4.12	0.17	0.14
1.20	0.97	2.65	0.72	2.60	1.66	1.53	0.00	0.00	0.00	1.33	1.38
0.00	0.00	0.00	0.00	0.00	0.00	0.00	2.51	2.29	0.00	0.06	0.05
67.34	81.65	188.79	284.13	445.08	705.91	1341.08	1978.78	3363.20	4316.38	193.72	160.57
0.48	0.00	1.18	1.45	4.77	3.87	6.87	13.81	11.46	20.61	1.10	0.93
35.60	49.57	104.85	161.07	228.18	366.76	653.36	996.92	1663.27	2279.81	100.40	83.55
1.92	1.70	6.48	7.96	7.37	14.91	25.95	45.20	73.31	82.45	4.45	3.81
13.47	21.14	45.36	77.10	120.16	198.30	358.74	536.13	794.98	944.08	48.47	40.47
0.00	0.73	0.59	1.09	2.60	3.31	4.58	15.07	16.04	24.74	1.03	0.84
16.11	18.71	43.00	64.79	78.52	122.62	207.61	315.15	581.92	878.12	35.82	29.83

表 7-2-35(续) 2006年全国疾病监测系统分死因

疾病编码	疾病名称	总计	0岁	1岁~	5岁~	10岁~	15岁~	20岁~	25岁~	30岁~	35岁~
C091	急性心肌梗死	17.31	0.00	0.00	0.00	0.30	0.53	1.57	1.44	2.47	7.61
C092	3.脑血管疾病	74.11	20.82	1.42	0.75	0.89	1.76	4.12	2.25	5.56	11.41
C093	H.呼吸系统疾病	99.90	29.39	1.71	0.75	1.04	1.06	1.96	2.09	3.86	8.15
C094	1.慢性下呼吸道疾病	95.83	17.15	0.28	0.75	0.74	1.06	0.98	1.76	2.47	6.70
C095	a.慢性阻塞性肺疾病	94.49	15.92	0.28	0.75	0.74	1.06	0.98	1.76	2.16	6.70
C096	b.哮喘	1.12	1.22	0.00	0.00	0.00	0.00	0.00	0.00	0.15	0.00
C097	2.尘肺	1.39	0.00	0.00	0.00	0.00	0.00	0.00	0.00	0.62	0.91
C098	I.消化系统疾病	26.73	60.01	5.41	0.75	0.44	1.23	3.34	3.53	8.03	12.14
C099	1.消化性溃疡	5.15	3.67	0.00	0.19	0.30	0.53	0.39	0.96	0.77	1.63
C100	2.肝疾病	11.12	1.22	0.00	0.00	0.00	0.00	2.16	1.60	4.32	7.25
C101	a.肝硬化	9.14	1.22	0.00	0.00	0.00	0.00	1.37	0.96	3.55	5.98
C102	3.阑尾炎	0.36	1.22	0.00	0.19	0.00	0.18	0.20	0.00	0.00	0.00
C103	4.肠梗阻	0.91	2.45	1.14	0.19	0.15	0.35	0.00	0.16	0.15	0.36
C104	J.泌尿生殖系统疾病	8.75	3.67	0.28	0.00	0.44	1.76	2.16	2.09	4.01	5.80
C105	1.肾炎和肾病	6.71	2.45	0.28	0.00	0.44	1.58	2.16	1.92	3.71	5.80
C106	a.肾小球和肾小管间质疾病	4.80	2.45	0.28	0.00	0.44	1.06	2.16	1.12	2.47	3.62
C107	2.良性前列腺肥大	0.49	0.00	0.00	0.00	0.00	0.00	0.00	0.00	0.00	0.00
C108	K.皮肤病	0.36	1.22	0.28	0.00	0.00	0.00	0.20	0.00	0.15	0.18
C109	L.肌肉骨骼和结缔组织疾病	2.49	0.00	0.00	0.00	0.00	0.18	0.00	0.48	0.77	0.36
C110	1.风湿性关节炎	1.26	0.00	0.00	0.00	0.00	0.00	0.00	0.32	0.46	0.18
C111	2.骨关节炎	0.00	0.00	0.00	0.00	0.00	0.00	0.00	0.00	0.00	0.00
C112	M.先天异常	2.65	132.27	5.12	1.32	0.74	2.11	0.79	0.64	0.93	0.36
C113	1.先天性心脏病	1.62	68.58	3.70	1.13	0.59	1.94	0.59	0.48	0.77	0.36
C114	N.口腔疾病	0.06	3.67	0.00	0.00	0.00	0.00	0.00	0.00	0.00	0.00
C115	Ⅲ.伤害	78.58	61.24	61.73	35.61	21.45	54.92	76.41	55.98	75.20	99.46
C116	A.意外伤害	64.22	57.56	59.74	32.79	19.23	45.24	65.60	44.76	63.15	84.06
C117	1.交通事故	26.75	6.12	11.38	9.80	5.47	20.24	37.71	25.19	33.20	40.76
C118	a.道路交通事故	17.49	4.90	7.97	6.97	3.55	14.26	26.12	16.04	21.46	28.08
C119	1a*机动车辆交通事故	14.24	3.67	5.97	4.90	2.96	11.79	22.00	12.83	16.83	23.73
C120	1b*机动车以外的运输事故	6.61	2.45	3.41	2.64	1.04	5.81	8.25	6.90	8.18	9.42
C121	2.意外中毒	4.89	0.00	2.28	0.38	0.44	1.23	5.11	2.89	4.48	5.98
C122	3.意外跌落	10.13	4.90	5.12	3.01	2.07	2.99	4.32	3.21	6.79	8.88
C123	4.火灾	0.76	0.00	0.28	0.19	0.00	0.18	0.00	0.48	0.62	0.72
C124	5.溺水	8.32	9.80	34.99	17.15	9.91	10.03	6.87	1.92	2.32	2.72
C125	6.意外的机械性窒息	3.15	20.82	1.42	0.94	0.00	1.58	1.96	2.73	3.24	6.70
C126	7.触电	1.74	0.00	0.57	0.38	0.59	3.34	1.57	1.76	1.39	4.35
C127	8.砸死	2.58	1.22	0.00	0.38	0.00	1.41	2.36	1.44	3.86	7.25
C128	9.由机械切割和穿刺工具所致的意外事故	0.82	0.00	0.00	0.00	0.15	0.70	1.96	1.28	1.39	0.91
C129	10.自然环境因素导致的意外事故	0.84	3.67	0.57	0.00	0.00	0.70	0.59	0.80	0.93	1.45
C130	B.故意伤害	11.30	2.45	0.00	2.07	2.07	7.22	7.66	8.98	8.49	11.23
C131	1.自杀	9.28	0.00	0.00	0.75	1.77	4.93	5.11	6.42	6.02	8.70
C132	2.被杀	1.78	2.45	0.00	1.32	0.30	2.11	1.77	2.41	1.85	2.17

年龄别死亡率(西部农村,男)

40岁~	45岁~	50岁~	55岁~	60岁~	65岁~	70岁~	75岁~	80岁~	85岁~	世调率(2000)	中调率(2000)
9.62	11.66	27.69	40.90	43.81	72.91	119.07	174.52	325.32	453.49	20.62	17.37
30.30	31.35	81.29	118.36	207.79	327.55	670.92	951.72	1658.69	1974.74	90.36	74.54
14.91	22.84	65.97	114.74	235.99	446.85	980.05	1644.80	2513.23	3240.38	125.10	100.56
11.30	19.44	60.67	106.78	227.31	429.73	948.75	1615.92	2455.96	3149.68	120.31	96.48
11.06	18.95	60.08	104.97	224.28	423.66	937.30	1593.32	2426.18	3100.21	118.64	95.14
0.24	0.49	0.59	1.45	2.60	4.42	8.40	18.83	29.78	45.35	1.43	1.12
1.44	1.70	2.95	3.62	4.34	4.97	13.74	2.51	13.75	24.74	1.56	1.41
25.25	25.03	48.30	59.36	75.05	119.31	156.47	215.96	318.45	420.51	30.70	26.85
2.16	3.64	4.71	11.58	14.32	25.96	38.93	59.01	96.22	82.45	6.03	5.18
15.39	16.28	30.63	28.59	32.97	48.61	60.30	64.03	54.98	82.45	12.10	11.31
12.99	12.15	25.03	23.89	29.50	41.98	48.85	55.25	45.82	53.59	9.94	9.30
0.24	0.24	0.59	1.09	0.43	1.10	2.29	2.51	9.16	4.12	0.43	0.36
0.24	0.00	0.88	2.17	0.87	5.52	2.29	7.53	20.62	28.86	1.12	0.89
5.53	5.10	11.78	14.84	16.05	29.83	58.77	97.93	155.79	185.52	10.16	8.83
5.29	4.62	10.90	12.67	12.15	24.30	44.27	57.76	89.35	103.07	7.54	6.79
3.85	3.64	7.66	9.05	7.81	18.78	33.58	45.20	50.40	70.08	5.37	4.85
0.00	0.00	0.00	0.36	0.43	1.10	3.05	10.04	27.49	20.61	0.67	0.49
0.00	0.00	0.88	1.09	0.00	1.10	3.82	2.51	0.00	16.49	0.44	0.35
1.44	2.19	3.24	3.98	6.94	10.49	16.79	28.88	43.53	78.33	2.99	2.50
0.72	1.21	2.06	1.45	3.90	5.52	9.92	12.56	20.62	32.98	1.49	1.27
0.00	0.00	0.00	0.00	0.00	0.00	0.00	0.00	0.00	0.00	0.00	0.00
0.48	0.24	0.29	1.45	0.43	0.00	0.76	1.26	0.00	0.00	3.33	2.37
0.48	0.24	0.00	0.72	0.00	0.00	0.00	0.00	0.00	0.00	1.97	1.46
0.24	0.00	0.00	0.00	0.00	0.00	0.00	0.00	0.00	0.00	0.08	0.05
123.14	70.47	106.32	102.79	106.72	115.44	199.21	207.17	279.50	441.12	81.60	79.22
101.26	56.62	83.06	78.91	77.65	78.99	154.18	151.92	213.06	371.04	66.69	64.64
49.79	24.54	32.10	28.23	29.06	30.38	38.93	43.95	50.40	90.70	26.80	27.19
31.99	14.34	21.79	17.37	16.92	22.09	19.08	26.37	32.07	53.59	17.50	17.76
27.18	11.91	17.08	14.12	14.32	18.23	16.03	22.60	18.33	37.10	14.21	14.48
12.03	6.07	8.84	8.32	6.94	4.42	7.63	8.79	22.91	16.49	6.63	6.70
7.22	4.62	12.66	10.13	6.07	9.39	20.61	11.30	22.91	12.37	5.07	4.96
11.79	9.48	14.14	17.74	16.92	18.78	56.48	60.27	103.10	193.76	11.33	10.19
0.24	0.97	0.59	1.09	1.30	3.31	3.05	5.02	6.87	24.74	0.87	0.77
4.09	2.43	6.77	5.79	6.94	6.08	12.98	17.58	11.46	12.37	9.17	7.94
7.22	4.13	4.12	3.26	3.47	2.76	2.29	1.26	2.29	4.12	3.19	3.18
2.65	1.21	1.77	2.90	1.74	0.55	0.76	1.26	0.00	0.00	1.68	1.76
9.62	2.92	2.36	2.90	1.74	0.55	0.76	0.00	0.00	4.12	2.48	2.67
1.20	0.73	1.18	0.36	1.74	0.00	0.00	1.26	0.00	0.00	0.79	0.84
0.72	0.49	1.18	0.72	0.87	2.21	2.29	2.51	2.29	8.25	0.88	0.84
16.60	10.45	16.49	21.36	25.16	31.48	39.69	48.97	64.15	53.59	11.79	11.47
11.06	9.23	15.02	19.18	22.56	30.38	37.40	47.71	61.86	53.59	9.80	9.42
4.81	1.21	1.18	2.17	2.60	1.10	2.29	1.26	2.29	0.00	1.76	1.80

表 7-2-36 2006 年全国疾病监测系统分死因

疾病编码	疾病名称	总计	0 岁	1 岁~	5 岁~	10 岁~	15 岁~	20 岁~	25 岁~	30 岁~	35 岁~
C001	总计	394.05	1114.62	103.89	29.87	19.94	37.35	56.68	50.56	67.12	120.55
C002	Ⅰ.感染性、母婴及营养缺乏性疾病	34.59	771.23	35.60	7.63	2.57	3.48	10.88	9.44	9.45	12.79
C003	A.传染病和寄生虫病	13.26	76.15	12.95	3.39	1.13	2.71	4.52	2.87	4.89	7.17
C004	1.结核病	5.66	1.38	0.97	0.64	0.32	1.55	2.88	1.69	2.44	3.88
C005	a.呼吸道结核	5.25	0.00	0.65	0.42	0.32	1.16	2.05	1.35	2.28	3.49
C006	2.性传播疾病(不包括艾滋病)	0.27	0.00	0.00	0.00	0.00	0.00	0.00	0.00	0.49	0.39
C007	a.梅毒	0.00	0.00	0.00	0.00	0.00	0.00	0.00	0.00	0.00	0.00
C008	3.艾滋病	0.16	0.00	0.00	0.00	0.00	0.00	0.00	0.34	0.33	0.00
C009	4.腹泻病	1.20	41.54	4.21	0.42	0.00	0.00	0.00	0.00	0.00	0.00
C010	a.痢疾	0.10	2.77	0.00	0.00	0.00	0.00	0.00	0.00	0.00	0.00
C011	b.伤寒和副伤寒	0.03	0.00	0.00	0.00	0.00	0.00	0.00	0.00	0.00	0.00
C012	5.好发于儿童期的疾病	0.26	18.00	0.00	0.00	0.00	0.00	0.21	0.00	0.00	0.00
C013	a.百日咳	0.00	0.00	0.00	0.00	0.00	0.00	0.00	0.00	0.00	0.00
C014	b.脊髓灰质炎	0.00	0.00	0.00	0.00	0.00	0.00	0.00	0.00	0.00	0.00
C015	c.白喉	0.00	0.00	0.00	0.00	0.00	0.00	0.00	0.00	0.00	0.00
C016	d.麻疹	0.00	0.00	0.00	0.00	0.00	0.00	0.00	0.00	0.00	0.00
C017	e.破伤风	0.26	18.00	0.00	0.00	0.00	0.00	0.21	0.00	0.00	0.00
C018	6.脑(脊)膜炎	0.30	2.77	1.62	0.42	0.16	0.39	0.00	0.17	0.00	0.00
C019	a.脑膜炎球菌感染	0.16	0.00	0.97	0.00	0.16	0.19	0.00	0.17	0.00	0.00
C020	b.脑膜炎	0.14	2.77	0.65	0.00	0.00	0.19	0.00	0.00	0.00	0.00
C021	7.病毒性肝炎	3.70	0.00	0.65	0.21	0.16	0.39	1.03	0.17	1.30	1.55
C022	a.乙型肝炎	3.61	0.00	0.65	0.21	0.16	0.19	1.03	0.17	1.30	1.36
C023	b.丙型肝炎	0.00	0.00	0.00	0.00	0.00	0.00	0.00	0.00	0.00	0.00
C024	8.疟疾	0.00	0.00	0.00	0.00	0.00	0.00	0.00	0.00	0.00	0.00
C025	9.热带病	0.02	0.00	0.00	0.00	0.00	0.00	0.00	0.00	0.00	0.00
C026	a.血吸虫病	0.02	0.00	0.00	0.00	0.00	0.00	0.00	0.00	0.00	0.00
C027	10.流行性乙型脑炎	0.05	0.00	0.65	0.21	0.00	0.00	0.00	0.00	0.00	0.00
C028	11.钩端螺旋体病	0.02	0.00	0.00	0.00	0.00	0.19	0.00	0.00	0.00	0.00
C029	12.流行性出血热	0.00	0.00	0.00	0.00	0.00	0.00	0.00	0.00	0.00	0.00
C030	13.败血病	0.30	2.77	0.00	0.21	0.00	0.00	0.00	0.00	0.00	0.58
C031	B.呼吸系统感染性疾病	13.18	261.69	21.04	4.24	1.45	0.00	1.03	0.67	0.98	1.55
C032	1.上呼吸道感染	2.46	34.62	4.85	0.42	0.48	0.00	0.00	0.17	0.33	0.58
C033	2.下呼吸道感染	10.72	227.08	16.18	3.81	0.96	0.00	1.03	0.51	0.65	0.97
C034	a.肺炎	9.73	221.54	16.18	3.60	0.96	0.00	1.03	0.51	0.65	0.97
C035	C.妊娠、分娩和产褥期疾病	1.69	0.00	0.00	0.00	0.00	0.58	5.34	5.39	3.58	3.68
C036	1.直接产科原因	1.66	0.00	0.00	0.00	0.00	0.58	5.13	5.39	3.58	3.49
C037	a.产后出血	0.57	0.00	0.00	0.00	0.00	0.19	1.23	2.02	0.98	1.74
C038	b.产褥期感染	0.16	0.00	0.00	0.00	0.00	0.00	0.62	0.34	0.49	0.39
C039	c.妊娠高血压综合征	0.22	0.00	0.00	0.00	0.00	0.19	0.82	0.84	0.49	0.19
C040	d.阻梗性分娩	0.03	0.00	0.00	0.00	0.00	0.00	0.00	0.17	0.00	0.00
C041	e.流产	0.13	0.00	0.00	0.00	0.00	0.19	0.41	0.00	0.65	0.19
C042	f.母体产伤	0.03	0.00	0.00	0.00	0.00	0.00	0.21	0.00	0.16	0.00
C043	2.间接产科原因	0.03	0.00	0.00	0.00	0.00	0.00	0.21	0.00	0.00	0.19
C044	D.起源于围生期的某些情况	4.79	415.39	0.00	0.00	0.00	0.00	0.00	0.00	0.00	0.00
C045	1.低出生体重	0.78	67.85	0.00	0.00	0.00	0.00	0.00	0.00	0.00	0.00

第七章　地区别、性别、年龄别、死因别死亡数及死亡率

年龄别死亡率（西部农村，女）

40岁~	45岁~	50岁~	55岁~	60岁~	65岁~	70岁~	75岁~	80岁~	85岁~	世调率(2000)	中调率(2000)
176.75	182.73	392.59	571.38	881.55	1364.65	2304.29	3819.46	5690.28	9159.35	417.33	345.94
12.29	10.48	20.69	33.61	48.23	76.19	113.37	189.84	300.23	622.75	40.13	30.91
9.94	9.20	17.30	28.59	36.17	53.45	67.73	67.80	56.51	90.93	14.29	12.57
3.14	3.32	8.96	15.84	19.48	31.27	30.18	23.73	19.43	38.58	5.85	5.42
2.88	2.81	8.34	15.07	19.48	31.27	29.45	22.60	19.43	30.31	5.41	5.03
0.52	0.26	0.93	0.77	0.93	0.57	0.00	1.13	0.00	0.00	0.27	0.27
0.00	0.00	0.00	0.00	0.00	0.00	0.00	0.00	0.00	0.00	0.00	0.00
1.57	0.00	0.00	0.00	0.00	0.00	0.00	0.00	0.00	0.00	0.15	0.17
0.26	0.26	0.31	0.00	2.32	0.57	1.47	6.78	7.06	24.80	1.54	1.04
0.00	0.00	0.00	0.00	0.46	0.00	0.00	1.13	0.00	5.51	0.12	0.08
0.00	0.00	0.00	0.00	0.93	0.00	0.00	0.00	0.00	0.00	0.03	0.03
0.00	0.00	0.00	0.00	0.00	0.57	0.74	0.00	0.00	0.00	0.35	0.24
0.00	0.00	0.00	0.00	0.00	0.00	0.00	0.00	0.00	0.00	0.00	0.00
0.00	0.00	0.00	0.00	0.00	0.00	0.00	0.00	0.00	0.00	0.00	0.00
0.00	0.00	0.00	0.00	0.00	0.00	0.00	0.00	0.00	0.00	0.00	0.00
0.00	0.00	0.00	0.00	0.00	0.57	0.74	0.00	0.00	0.00	0.35	0.24
0.26	0.51	0.31	0.00	0.46	0.00	0.74	0.00	0.00	0.00	0.36	0.30
0.26	0.26	0.00	0.00	0.46	0.00	0.74	0.00	0.00	0.00	0.18	0.16
0.00	0.26	0.31	0.00	0.00	0.00	0.00	0.00	0.00	0.00	0.18	0.14
2.88	3.83	5.87	10.04	10.67	17.63	26.50	30.51	22.96	8.27	3.84	3.54
2.88	3.83	5.56	10.04	10.67	17.06	25.03	30.51	22.96	8.27	3.74	3.45
0.00	0.00	0.00	0.00	0.00	0.00	0.00	0.00	0.00	0.00	0.00	0.00
0.00	0.00	0.00	0.00	0.00	0.00	0.00	0.00	0.00	0.00	0.00	0.00
0.00	0.00	0.00	0.00	0.00	0.00	0.74	0.00	0.00	0.00	0.02	0.02
0.00	0.00	0.00	0.00	0.00	0.00	0.74	0.00	0.00	0.00	0.02	0.02
0.00	0.00	0.00	0.00	0.00	0.00	0.00	0.00	0.00	0.00	0.06	0.04
0.00	0.00	0.00	0.00	0.00	0.00	0.00	0.00	0.00	0.00	0.02	0.02
0.00	0.00	0.00	0.00	0.00	0.00	0.00	0.00	0.00	0.00	0.00	0.00
0.00	0.00	0.31	0.00	0.00	0.57	2.21	2.26	3.53	11.02	0.32	0.26
1.05	1.02	3.09	4.64	11.13	19.90	39.75	103.96	220.76	440.88	15.47	10.92
0.00	0.51	0.93	0.77	2.32	2.84	9.57	21.47	42.39	82.67	2.82	2.04
1.05	0.51	2.16	3.86	8.81	17.06	30.18	82.49	178.37	358.22	12.65	8.88
1.05	0.26	1.54	3.86	8.35	14.78	26.50	67.80	158.95	303.11	11.58	8.11
0.78	0.00	0.31	0.00	0.00	0.00	0.00	0.00	0.00	0.00	1.52	1.72
0.78	0.00	0.31	0.00	0.00	0.00	0.00	0.00	0.00	0.00	1.49	1.69
0.52	0.00	0.00	0.00	0.00	0.00	0.00	0.00	0.00	0.00	0.51	0.59
0.00	0.00	0.00	0.00	0.00	0.00	0.00	0.00	0.00	0.00	0.14	0.16
0.00	0.00	0.00	0.00	0.00	0.00	0.00	0.00	0.00	0.00	0.20	0.23
0.26	0.00	0.00	0.00	0.00	0.00	0.00	0.00	0.00	0.00	0.03	0.03
0.00	0.00	0.00	0.00	0.00	0.00	0.00	0.00	0.00	0.00	0.11	0.13
0.00	0.00	0.00	0.00	0.00	0.00	0.00	0.00	0.00	0.00	0.03	0.03
0.00	0.00	0.00	0.00	0.00	0.00	0.00	0.00	0.00	0.00	6.97	4.37
0.00	0.00	0.00	0.00	0.00	0.00	0.00	0.00	0.00	0.00	1.14	0.71

表 7-2-36(续)　2006 年全国疾病监测系统分死因

疾病编码	疾病名称	总计	0岁	1岁~	5岁~	10岁~	15岁~	20岁~	25岁~	30岁~	35岁~
C046	a.早产儿和未成熟儿	0.64	55.38	0.00	0.00	0.00	0.00	0.00	0.00	0.00	0.00
C047	2.新生儿产伤和窒息	3.24	281.08	0.00	0.00	0.00	0.00	0.00	0.00	0.00	0.00
C048	3.新生儿溶血性疾病	0.02	1.38	0.00	0.00	0.00	0.00	0.00	0.00	0.00	0.00
C049	4.新生儿硬化病	0.02	1.38	0.00	0.00	0.00	0.00	0.00	0.00	0.00	0.00
C050	E.营养缺乏性疾病	1.68	18.00	1.62	0.00	0.00	0.19	0.00	0.51	0.00	0.39
C051	1.营养不良	0.54	9.69	0.65	0.00	0.00	0.00	0.00	0.00	0.00	0.19
C052	2.缺铁性贫血	0.32	0.00	0.32	0.00	0.00	0.19	0.00	0.34	0.00	0.19
C053	Ⅱ.非感染性疾病	316.52	209.08	22.65	7.84	7.72	15.09	21.77	20.90	33.56	73.65
C054	A.恶性肿瘤	53.33	4.15	3.56	1.91	2.57	3.68	5.75	5.56	12.38	28.88
C055	1.唇、口腔和咽恶性肿瘤	0.93	0.00	0.00	0.00	0.16	0.00	0.21	0.17	0.16	0.78
C056	a.鼻咽癌	0.61	0.00	0.00	0.00	0.16	0.00	0.21	0.17	0.16	0.78
C057	2.食管癌	4.52	0.00	0.00	0.00	0.00	0.00	0.41	0.00	0.16	0.19
C058	3.胃癌	10.34	0.00	0.00	0.00	0.16	0.00	0.41	0.34	1.63	3.68
C059	4.结直肠癌	3.32	0.00	0.00	0.00	0.00	0.00	0.21	0.34	1.63	1.36
C060	5.肝癌	8.20	0.00	0.00	0.00	0.16	0.58	0.62	1.01	1.47	4.26
C061	6.胰腺癌	0.72	0.00	0.00	0.00	0.00	0.00	0.00	0.00	0.00	0.19
C062	7.肺癌	8.49	0.00	0.00	0.00	0.16	0.00	0.21	0.17	0.98	2.71
C063	8.皮肤癌	0.51	0.00	0.00	0.00	0.00	0.00	0.00	0.00	0.16	0.19
C064	9.乳腺癌	2.62	0.00	0.00	0.00	0.00	0.00	0.21	0.17	1.30	3.29
C065	10.子宫颈癌	1.74	0.00	0.00	0.00	0.00	0.00	0.00	0.51	0.49	2.91
C066	11.子宫体癌	3.40	0.00	0.00	0.00	0.00	0.00	0.21	0.00	1.63	4.07
C067	12.卵巢癌	0.53	0.00	0.00	0.00	0.00	0.00	0.21	0.00	0.16	0.00
C068	13.前列腺癌	0.00	0.00	0.00	0.00	0.00	0.00	0.00	0.00	0.00	0.00
C069	14.膀胱癌	0.40	0.00	0.00	0.00	0.00	0.00	0.00	0.00	0.16	0.19
C070	15.淋巴瘤与多发性骨髓瘤	0.45	0.00	0.00	0.00	0.00	0.00	0.00	0.00	0.33	0.19
C071	16.白血病	2.11	2.77	1.94	1.69	1.61	1.55	1.85	2.02	0.65	1.94
C072	B.其他肿瘤	3.02	4.15	0.00	0.21	0.16	0.00	0.41	0.34	0.98	1.36
C073	1.良性肿瘤	0.67	2.77	0.00	0.21	0.00	0.00	0.00	0.00	0.16	0.19
C074	C.糖尿病	5.46	0.00	0.00	0.00	0.16	0.19	0.21	0.17	0.98	1.94
C075	D.内分泌、血液造血及免疫疾病	1.42	1.38	2.91	0.64	0.16	0.19	0.41	0.17	0.65	0.58
C076	E.神经和精神疾病	5.23	13.85	2.27	1.48	0.48	1.55	1.23	1.35	1.79	4.46
C077	1.精神障碍	1.96	0.00	0.00	0.00	0.16	0.19	0.62	1.18	0.81	1.74
C078	a.精神分裂症	0.69	0.00	0.00	0.00	0.00	0.00	0.00	0.51	0.49	0.78
C079	2.神经系统疾病	3.27	13.85	2.27	1.48	0.32	1.35	0.62	0.17	0.98	2.71
C080	a.阿尔茨海默病	0.02	0.00	0.00	0.00	0.00	0.00	0.00	0.00	0.00	0.00
C081	b.帕金森病	0.14	0.00	0.00	0.00	0.00	0.00	0.00	0.00	0.00	0.00
C082	c.癫痫	0.81	1.38	0.32	0.21	0.32	0.58	0.41	0.17	0.49	1.55
C083	F.感官疾病	0.11	0.00	0.00	0.00	0.00	0.00	0.00	0.00	0.16	0.00
C084	G.循环系统疾病	136.23	24.92	2.59	0.85	0.48	4.26	4.93	6.24	7.98	18.99
C085	1.急性风湿热	1.44	0.00	0.00	0.00	0.00	0.39	0.41	0.34	0.00	0.39
C086	2.心脏病	75.30	9.69	2.27	0.42	0.16	3.10	4.31	4.38	5.38	13.18
C087	a.慢性风湿性心脏病	5.89	0.00	0.00	0.00	0.00	0.39	0.41	0.51	0.33	4.07
C088	b.高血压心脏病	34.15	0.00	0.00	0.00	0.00	0.19	1.03	1.01	0.98	4.26
C089	c.肺源性心脏病	0.89	1.38	0.00	0.00	0.00	0.00	0.00	0.00	0.00	0.00
C090	d.缺血性心脏病	25.18	1.38	0.32	0.21	0.16	1.55	1.03	2.02	1.79	2.33

年龄别死亡率（西部农村，女）

40岁~	45岁~	50岁~	55岁~	60岁~	65岁~	70岁~	75岁~	80岁~	85岁~	世调率(2000)	中调率(2000)
0.00	0.00	0.00	0.00	0.00	0.00	0.00	0.00	0.00	0.00	0.93	0.58
0.00	0.00	0.00	0.00	0.00	0.00	0.00	0.00	0.00	0.00	4.72	2.96
0.00	0.00	0.00	0.00	0.00	0.00	0.00	0.00	0.00	0.00	0.02	0.01
0.00	0.00	0.00	0.00	0.00	0.00	0.00	0.00	0.00	0.00	0.02	0.01
0.52	0.26	0.00	0.39	0.93	2.84	5.89	18.08	22.96	90.93	1.87	1.33
0.00	0.00	0.00	0.00	0.46	1.14	0.74	5.65	1.77	38.58	0.64	0.42
0.26	0.00	0.00	0.39	0.46	1.14	2.21	6.78	0.00	2.76	0.34	0.30
124.98	145.67	335.44	490.63	776.75	1220.23	2081.23	3417.18	4975.02	7552.88	332.10	276.12
43.67	50.86	105.95	127.87	172.97	229.15	295.21	422.63	476.84	377.51	55.27	50.19
0.78	1.28	1.24	2.32	5.10	1.71	5.15	5.65	7.06	5.51	0.95	0.88
0.26	1.28	0.93	1.93	3.25	0.57	2.21	2.26	3.53	2.76	0.61	0.59
1.31	1.02	7.10	12.36	19.01	19.33	29.45	66.67	52.98	30.31	4.77	4.12
5.49	6.13	16.68	22.02	33.85	54.02	70.67	87.01	120.09	135.02	10.77	9.45
2.35	2.30	4.32	5.79	9.74	17.06	31.66	23.73	31.79	22.04	3.41	3.12
7.58	8.69	16.06	20.48	27.82	30.70	43.44	75.71	67.11	66.13	8.51	7.71
0.52	0.51	2.47	2.32	3.25	4.55	2.94	4.52	5.30	0.00	0.75	0.69
7.32	8.69	16.37	18.93	24.58	44.92	50.80	79.10	95.37	55.11	8.84	7.94
0.52	0.51	1.24	1.16	1.39	1.14	2.94	3.39	12.36	0.00	0.53	0.47
3.66	4.60	8.65	7.73	4.64	10.80	7.36	13.56	8.83	2.76	2.66	2.59
2.09	2.56	4.94	5.79	6.03	4.55	4.42	5.65	8.83	5.51	1.76	1.70
4.44	5.37	11.43	8.89	10.67	13.08	9.57	9.04	15.89	19.29	3.46	3.31
1.31	0.77	1.24	3.86	0.46	1.71	1.47	2.26	0.00	2.76	0.56	0.51
0.00	0.00	0.00	0.00	0.00	0.00	0.00	0.00	0.00	0.00	0.00	0.00
0.52	0.26	1.24	0.77	2.32	1.14	1.47	3.39	3.53	0.00	0.41	0.38
0.26	1.02	0.31	1.55	0.93	1.71	1.47	3.39	3.53	8.27	0.46	0.41
2.09	1.79	4.02	3.09	5.10	3.98	1.47	4.52	5.30	0.00	2.16	2.08
1.83	3.58	5.25	6.18	13.45	15.35	14.72	20.34	15.89	27.56	3.14	2.86
0.26	0.77	1.54	0.77	3.71	3.41	1.47	6.78	1.77	8.27	0.72	0.63
1.83	3.32	8.96	10.82	20.40	28.43	44.91	58.76	52.98	22.04	5.67	5.11
2.09	1.79	3.09	2.32	2.32	2.84	5.15	7.91	8.83	11.02	1.53	1.35
3.40	3.83	6.18	5.41	9.27	10.80	28.71	39.55	60.05	99.20	5.46	4.75
2.09	1.28	3.09	3.09	3.25	2.27	11.04	14.69	21.19	41.33	1.99	1.78
1.31	0.77	2.16	1.93	0.93	0.57	4.42	2.26	1.77	2.76	0.69	0.67
1.31	2.56	3.09	2.32	6.03	8.53	17.67	24.86	38.85	57.87	3.47	2.97
0.00	0.00	0.00	0.00	0.00	0.00	0.00	1.13	0.00	0.00	0.02	0.01
0.00	0.00	0.00	0.39	0.00	0.57	1.47	3.39	3.53	0.00	0.15	0.13
1.05	1.53	1.24	0.77	2.32	0.57	2.21	3.39	0.00	2.76	0.82	0.82
0.00	0.00	0.00	0.39	0.00	0.00	1.47	0.00	1.77	5.51	0.11	0.09
48.11	50.60	132.51	213.25	317.19	525.39	928.34	1498.41	2290.59	3907.33	143.05	116.60
0.52	0.77	2.47	2.70	4.64	5.12	11.04	12.43	17.66	19.29	1.50	1.30
27.98	28.11	69.81	112.03	175.29	274.07	491.78	815.87	1299.83	2254.02	78.99	64.21
3.66	4.86	8.96	9.66	13.45	21.61	33.13	51.98	84.77	126.75	6.11	5.25
9.94	11.76	28.73	48.68	88.57	132.49	250.31	405.68	586.34	942.39	35.86	29.24
0.52	0.51	0.62	0.00	2.32	1.14	10.31	12.43	19.43	16.53	0.94	0.77
11.24	8.69	23.78	41.34	53.79	92.68	151.66	264.42	430.92	829.41	26.44	21.29

表 7-2-36(续) 2006 年全国疾病监测系统分死因

疾病编码	疾病名称	总计	0岁	1岁~	5岁~	10岁~	15岁~	20岁~	25岁~	30岁~	35岁~
C091	急性心肌梗死	14.22	0.00	0.00	0.00	0.16	0.58	0.41	1.52	1.47	1.16
C092	3.脑血管疾病	58.53	15.23	0.32	0.42	0.16	0.77	0.21	1.18	2.61	5.43
C093	H.呼吸系统疾病	84.18	8.31	1.29	0.21	0.48	0.97	2.26	2.36	2.44	6.59
C094	1.慢性下呼吸道疾病	82.40	5.54	0.97	0.21	0.32	0.77	1.64	2.36	2.12	5.81
C095	a.慢性阻塞性肺疾病	81.28	5.54	0.97	0.21	0.32	0.77	1.44	2.19	2.12	5.81
C096	b.哮喘	0.94	0.00	0.00	0.00	0.00	0.00	0.00	0.00	0.00	0.00
C097	2.尘肺	0.05	0.00	0.00	0.00	0.00	0.00	0.00	0.00	0.00	0.00
C098	I.消化系统疾病	15.73	40.15	5.18	0.85	1.45	1.35	2.26	2.36	2.44	4.85
C099	1.消化性溃疡	2.89	1.38	0.00	0.21	0.00	0.19	0.62	0.17	0.33	1.36
C100	2.肝疾病	4.40	0.00	0.32	0.00	0.32	0.00	0.41	0.51	0.49	1.74
C101	a.肝硬化	3.38	0.00	0.00	0.00	0.00	0.00	0.21	0.17	0.33	1.55
C102	3.阑尾炎	0.38	0.00	0.00	0.00	0.00	0.19	0.21	0.17	0.00	0.39
C103	4.肠梗阻	0.72	2.77	1.29	0.00	0.48	0.00	0.21	0.34	0.16	0.19
C104	J.泌尿生殖系统疾病	5.90	1.38	0.00	0.42	0.48	1.16	2.05	1.52	2.44	4.65
C105	1.肾炎和肾病	5.30	1.38	0.00	0.42	0.48	1.16	2.05	1.18	2.28	4.26
C106	a.肾小球和肾小管间质疾病	3.81	1.38	0.00	0.42	0.48	0.77	1.85	1.18	1.63	2.71
C107	2.良性前列腺肥大	0.00	0.00	0.00	0.00	0.00	0.00	0.00	0.00	0.00	0.00
C108	K.皮肤病	0.37	0.00	0.00	0.00	0.16	0.39	0.21	0.00	0.16	0.19
C109	L.肌肉骨骼和结缔组织疾病	3.37	0.00	0.00	0.00	0.32	0.19	1.03	0.17	0.81	0.58
C110	1.风湿性关节炎	1.61	0.00	0.00	0.00	0.00	0.00	0.21	0.17	0.33	0.19
C111	2.骨关节炎	0.05	0.00	0.00	0.00	0.00	0.00	0.00	0.00	0.00	0.19
C112	M.先天异常	2.06	108.00	4.53	1.27	0.80	1.16	1.03	0.67	0.33	0.58
C113	1.先天性心脏病	1.47	66.46	4.21	1.06	0.48	0.97	1.03	0.67	0.16	0.58
C114	N.口腔疾病	0.11	2.77	0.32	0.00	0.00	0.00	0.00	0.00	0.00	0.00
C115	Ⅲ.伤害	32.49	70.62	40.13	13.35	9.49	17.61	23.00	18.88	23.46	32.95
C116	A.意外伤害	23.07	67.85	37.54	12.07	8.20	12.00	13.76	10.62	15.31	18.99
C117	1.交通事故	8.17	9.69	7.12	3.18	1.77	5.81	6.16	6.24	7.98	9.50
C118	a.道路交通事故	5.25	9.69	3.56	2.12	1.45	2.52	4.31	3.54	5.70	6.40
C119	1a*机动车辆交通事故	4.24	6.92	2.91	1.69	1.29	1.94	3.49	3.20	4.40	5.62
C120	1b*机动车以外的运输事故	1.79	2.77	1.94	0.85	0.16	1.74	1.03	1.85	1.47	1.36
C121	2.意外中毒	1.93	0.00	1.29	0.64	0.80	1.35	2.26	1.52	1.79	2.71
C122	3.意外跌落	4.75	4.15	1.62	0.42	0.96	0.39	1.64	0.51	1.14	1.94
C123	4.火灾	0.40	2.77	0.65	0.42	0.00	0.00	0.21	0.00	0.00	0.00
C124	5.溺水	4.12	13.85	22.33	5.51	3.70	2.52	1.03	1.35	1.30	2.91
C125	6.意外的机械性窒息	0.78	22.15	0.32	0.21	0.16	0.77	0.00	0.17	0.33	0.97
C126	7.触电	0.30	0.00	0.00	0.00	0.32	0.00	0.62	0.00	0.16	0.00
C127	8.砸死	0.51	1.38	0.00	0.85	0.16	0.39	0.21	0.00	0.81	0.58
C128	9.由机械切割和穿刺工具所致的意外事故	0.13	0.00	0.32	0.00	0.00	0.00	0.00	0.17	0.33	0.00
C129	10.自然环境因素导致的意外事故	0.38	4.15	0.32	0.21	0.16	0.19	0.21	0.34	0.16	0.19
C130	B.故意伤害	8.23	0.00	0.00	0.00	0.21	0.96	5.03	7.80	7.58	7.33	13.18
C131	1.自杀	7.48	0.00	0.00	0.00	0.96	3.87	7.19	6.24	6.68	12.02
C132	2.被杀	0.73	0.00	0.00	0.21	0.00	1.16	0.62	1.35	0.49	1.16

第七章 地区别、性别、年龄别、死因别死亡数及死亡率

年龄别死亡率(西部农村,女)

40岁~	45岁~	50岁~	55岁~	60岁~	65岁~	70岁~	75岁~	80岁~	85岁~	世调率(2000)	中调率(2000)
7.58	5.88	14.21	22.41	31.07	52.31	87.61	154.81	210.16	471.19	14.92	12.11
18.83	21.72	59.30	96.20	134.95	242.23	418.16	668.97	955.44	1598.20	61.55	50.27
9.67	16.10	42.32	83.45	176.68	316.71	613.99	1159.40	1691.89	2681.12	88.48	70.33
8.63	15.59	40.77	82.67	171.58	306.48	604.42	1140.19	1668.94	2645.30	86.60	68.73
8.63	14.82	40.15	82.67	171.12	303.64	593.37	1124.37	1645.98	2603.97	85.44	67.81
0.00	0.51	0.62	0.00	0.46	2.84	8.83	13.56	21.19	35.82	0.99	0.77
0.00	0.00	0.00	0.00	0.00	1.14	0.74	0.00	0.00	0.00	0.05	0.05
5.49	8.43	19.46	27.43	37.10	63.68	100.86	135.60	227.82	248.00	16.61	14.11
1.05	1.79	4.02	5.79	4.64	9.67	22.82	24.86	51.22	46.84	3.00	2.57
2.35	3.32	8.34	12.75	13.91	21.04	28.71	29.38	49.45	38.58	4.58	4.08
1.83	2.56	6.80	9.66	12.06	17.06	23.56	23.73	33.56	22.04	3.52	3.16
0.00	0.00	0.93	0.00	0.46	2.84	2.94	1.13	3.53	8.27	0.39	0.35
0.52	0.26	0.93	0.77	0.93	2.27	3.68	3.39	10.60	8.27	0.77	0.65
6.28	4.60	6.80	8.89	16.23	15.92	26.50	38.42	81.24	93.69	6.04	5.41
5.49	3.83	5.87	7.34	15.77	15.35	22.09	35.03	68.88	88.18	5.43	4.85
4.18	3.07	2.78	5.41	11.59	11.37	15.46	24.86	47.68	63.38	3.91	3.50
0.00	0.00	0.00	0.00	0.00	0.00	0.00	0.00	0.00	0.00	0.00	0.00
1.05	0.26	0.93	0.39	0.00	0.00	0.74	3.39	1.77	8.27	0.38	0.34
1.05	2.04	4.02	3.86	10.20	11.37	19.14	31.64	65.34	71.64	3.49	2.95
0.00	0.51	0.93	3.09	6.03	8.53	11.04	13.56	30.02	30.31	1.68	1.41
0.00	0.00	0.00	0.00	0.00	0.00	0.74	0.00	1.77	0.00	0.05	0.04
0.52	0.26	0.00	0.39	0.46	0.57	0.00	0.00	0.00	0.00	2.72	1.93
0.26	0.26	0.00	0.39	0.46	0.57	0.00	0.00	0.00	0.00	1.91	1.38
0.00	0.00	0.00	0.00	0.46	0.00	1.47	1.13	0.00	0.00	0.14	0.10
38.96	25.56	34.90	44.43	50.08	55.15	74.36	126.56	201.33	275.55	33.69	31.07
26.15	15.85	21.31	28.97	35.71	37.53	51.53	100.57	158.95	248.00	24.35	21.78
12.03	7.92	10.81	12.36	14.84	14.22	15.46	21.47	17.66	27.56	8.27	8.06
7.84	5.11	6.49	8.11	10.67	9.67	8.83	11.30	12.36	19.29	5.29	5.17
6.80	4.09	5.87	5.79	8.81	6.25	5.89	9.04	10.60	16.53	4.28	4.20
2.09	1.28	1.24	3.48	2.78	5.69	4.42	5.65	3.53	5.51	1.82	1.74
3.66	1.02	1.54	1.93	3.71	2.84	3.68	6.78	7.06	2.76	1.93	1.92
2.88	2.04	3.09	6.18	7.88	10.80	21.35	45.20	79.47	157.06	4.98	4.06
1.05	0.00	0.00	0.00	0.93	1.14	2.21	1.13	5.30	8.27	0.45	0.36
2.61	1.28	1.85	4.25	4.64	2.27	2.94	14.69	21.19	16.53	4.71	3.90
1.05	0.51	0.62	0.77	0.93	0.57	0.00	1.13	5.30	2.76	0.90	0.75
0.00	0.26	0.62	0.77	0.93	1.14	0.00	2.26	3.53	0.00	0.31	0.29
1.05	0.77	0.31	0.00	0.46	0.57	0.00	0.00	7.06	2.76	0.51	0.50
0.00	0.00	0.31	0.39	0.00	0.00	0.00	0.00	1.77	2.76	0.13	0.11
0.52	0.51	0.00	0.77	0.00	0.57	2.21	1.13	0.00	2.76	0.41	0.37
11.77	8.43	12.05	14.29	12.52	15.35	21.35	23.73	37.09	22.04	8.08	8.15
9.94	8.18	10.81	13.91	12.06	14.78	19.88	22.60	35.32	22.04	7.35	7.39
1.83	0.26	1.24	0.39	0.46	0.57	1.47	1.13	1.77	0.00	0.71	0.74

附录1 居民死亡医学证明书及孕产妇死亡、5岁以下儿童死亡登记副卡样式

附录1-1　居民死亡医学证明书样式

附录1-2　孕产妇死亡登记副卡

附录1-3　5岁以下儿童死亡登记副卡

附录1 居民死亡医学证明书及孕产妇死亡、5岁以下儿童死亡登记副卡样式

附录1-1 居民死亡医学证明书样式

居民死亡医学证明书

死者姓名		编号					调查记录
	性别 1男 2女	如果是女性,其属于哪种情况:1.死前一年内没有怀孕 2.死时怀孕 3.死时未怀孕,但死前42天内曾怀孕 4.死时未怀孕,但死前43天至一年内曾怀孕 5.不清楚死前一年是否曾怀孕					死者生前病史及症状体征:
民族		主要职业及工种		身份证号码			
户口所在地		省 市 区(县) 街道(乡) 村(居委会)					
生前常住地址		省 市 区(县) 街道(乡) 村(居委会)					
婚姻状况	1未婚 2已婚 3丧偶 4离婚 9不详						
文化程度	1大学及以上 2中学 3小学 4文盲或半文盲 9不详						
生前工作单位							
出生日期	年 月 日	死亡时间	年 月 日		实足年龄		
死亡地点	1医院病房 2急诊室 3家中 4赴医院途中 5外地及其他 9不详						
可以联系的家属姓名			联系电话				
家属住址或工作单位							被调查者姓名
致死的主要疾病诊断(请填写具体病名,勿填症状体征)			发病到死亡的时间间隔				与死者的关系
Ⅰ* (a)直接导致死亡的疾病或情况:							联系地址或工作单位
(b)引起(a)的疾病或情况:							
(c)引起(b)的疾病或情况:							电话号码
(d)引起(c)的疾病或情况:							死因推断
Ⅱ* 其他疾病诊断(促进死亡,但与导致死亡无关的其他重要情况):							调查者签名
死者生前上述疾病最高诊断单位:1省级医院 2地市级医院 3县区级医院 4卫生室 5村卫生室 6未就诊 9其他及不详							调查日期 年 月 日
死者生前上述疾病最高诊断依据:1尸检 2病理 3手术 4临床+理化 5临床 6死后推断 9不详							
住院号		医师签名		填报日期 年 月 日			
医疗单位盖章							
根本死亡原因:			ICD编码:				
备注:							

第一联 出证单位保存

居民死亡医学证明书

死者姓名		编号		
		性别 1男 2女		实足年龄
民族		身份证号码		
户口所在地	省 市 区(县) 街道(乡) 村(居委会)			
生前常住地址	省 市 区(县) 街道(乡) 村(居委会)			
死亡原因				
死亡日期	年 月 日			
家属姓名及联系处				
医生签字	年 月 日		户籍民警盖章	
医疗单位盖章	年 月 日		派出所盖章	
填报日期	年 月 日			

第三联 户籍管理部门保存

— 497 —

居民死亡医学证明书

编号				性别 1男 2女		如果是女性,其属于哪种情况:1.死前一年内没有怀孕 2.死时怀孕 3.死时未怀孕,但死前42天内曾怀孕 4.死时未怀孕,但死前43天至一年内曾怀孕 5.不清楚死前一年内是否曾怀孕
死者姓名						
民族		主要职业及工种		身份证号码		
户口所在地		省 市 区(县) 街道(乡) 村(居委会)				
生前常住地址		省 市 区(县) 街道(乡) 村(居委会)				
婚姻状况	1未婚 2已婚 3丧偶 4离婚 9不详					
文化程度	1大学及以上 2中学 3小学 4文盲或半文盲 9不详					
生前工作单位						
出生日期	年 月 日	死亡时间	年 月 日		实足年龄	
死亡地点	1医院病房 2急诊室 3家中 4赴医院途中 5外地及其他 9不详					
可以联系的家属姓名				联系电话		
家属联系住址或工作单位						
致死的主要疾病诊断(请填写具体病或伤情况)						发病到死亡的时间间隔
I * (a)直接导致死亡的疾病或情况:						
(b)引起(a)的疾病或情况:						
(c)引起(b)的疾病或情况:						
(d)引起(c)的疾病或情况:						
II * 其他疾病诊断(促进死亡,但与导致死亡无关的其他重要情况):						
死者生前上述疾病诊断:1省级医院 2地市级医院 3县区级医院						
病最高诊断单位:4卫生院 5村卫生室 6未就诊 9其他及不详						
死者生前上述疾病最高诊断依据:						
1尸检 2病理 3手术 4临床+理化 5临床 6死后推断 9不详						
住院号				医师签名		
医疗单位盖章					填报日期 年 月 日	
根本死亡原因:				ICD编码:		
备注:						

调查记录

死者生前病史及症状体征:

被调查者姓名	
与死者的关系	
联系地址或工作单位	
电话号码	
死因推断	
调查者签名	调查日期 年 月 日

居民死亡医学证明书

编号		性别 1男 2女	
死者姓名			
民族		实足年龄	
身份证号码			
户口所在地	省 市 区(县) 街道(乡) 村(居委会)		
生前常住地址	省 市 区(县) 街道(乡) 村(居委会)		
死亡原因			
死亡日期	年 月 日		
家属姓名及联系处			
医生签字		户籍民警盖章	
医疗单位盖章	年 月 日	派出所盖章 年 月 日	
填报日期	年 月 日		

注:第一联和第二联相同,由出证单位定期寄送县(区)疾控中心,由疾控中心保存,第四联与第三联相同,由殡葬管理部门保存。

附录1　居民死亡医学证明书及孕产妇死亡、5岁以下儿童死亡登记副卡样式

（死亡证第二联和第四联的反面）

填 写 说 明

1. 若为女性死者，在死亡时或之前一年的时间里是否怀孕这一问题对孕产妇死亡率的测算非常重要。
2. 主要职业及工种：尽可能同时填写职业和主要从事的工作。如：工人、农民、干部、学生、军人、服务行业等；还可详细填写工种，如：车工、钳工、电工、纺织工等。
3. 常住户口地址：应按户口簿上登记的住址填写完整，包括住处的具体门牌号码。
4. 实足年龄：按照周岁填写，如为婴儿，可填写实际存活的月、日、小时。
5. 死亡地点：医疗机构病房含村卫生室。在相应的项目前打√。
6. 致死的主要疾病诊断可分两部分报告：在第Ⅰ部分（a）中填写最后造成死亡的那个疾病诊断或损伤，中毒的临床表现，如心病、脑出血、颅骨骨折（不要填写呼吸、循环衰竭等情况）；（b）中填写引起（a）的疾病或情况；如肺气肿、高血压、损伤中毒的外部原因（骑自行车与汽车相撞、跳楼自杀等）；（c）中填写引起（b）的疾病或情况，但促进了死亡的其他疾病或情况填写在第Ⅱ部分中。
7. 根本死亡原因ICD编码：按国际疾病分类第十版（ICD-10）标准对死者根本死亡原因进行编码，由死因统计人员填写。
8. 疾病的最高诊断单位：一般指死前主要疾病的最后诊断单位，也可填写在第Ⅰ部分（a）中报告的疾病的最高一级诊断单位。如：省（市）医院包括相当于省级及以上的各类医院，其他依此类推。

说 明

1. 持此证到火葬场办理尸体火化手续。
2. 此证无医生签字、医疗单位所盖章无效。

— 499 —

附录 1-2 孕产妇死亡登记副卡

（与居民死亡医学证明书同时填写）

姓名_____　　　　　　　　　死亡医学证明书编号_____

常住址_____省_____市_____区(县)

暂住址_____省_____市_____区(县)

户口　　　　1. 本地　2. 非本地　□	计划内外　1. 计划内　2. 计划外　□
年龄　　　　□□周岁	民族　　　1. 汉族　2. 少数民族　□

文化程度　1. 大专及以上　2. 高中或中专　3. 初中　4. 小学　5. 文盲　□

家庭年人均收入(元)
1. <1000元　2. 1000元~　3. 2000元~　4. 4000元~　5. 8000元~　□

居住地区　1. 平原　2. 山区　3. 其他地区　□

孕产次　　孕次□□　产次□□　人工流产、引产次　□□

末次月经　□□□□年□□月□□日

分娩时间　□□□□年□□月□□日□□时

死亡时间　□□□□年□□月□□日□□时

分娩地点　1. 省(地、市)级医院　2. 区县级医院　3. 街道(乡镇)卫生院　4. 村接生室
　　　　　5. 家中　6. 途中　7. 其他　9. 不详　□

死亡地点　1. 省(地、市)级医院　2. 区县级医院　3. 街道(乡镇)卫生院　4. 村接生室
　　　　　5. 家中　6. 途中　7. 其他　9. 不详　□

分娩方式　0. 未娩　1. 自然产　2. 阴道手术产　3. 剖宫产　□

新法接生　1. 是　2. 否　□

接生者　　1. 医务人员　2. 乡村医生　3. 接生员　4. 其他人员　□

产前检查　1. 有　2. 无　□

初检孕周　□□周　产检次数　□□

致死的主要疾病诊断　A _____
　　　　　　　　　　B _____
　　　　　　　　　　C _____

根本死因　_____

死因诊断依据　1. 尸检　2. 病理　3. 临床　4. 死后推断　□

省级医疗保健机构评审结果　1. 可避免　2. 不可避免　□
　影响死亡的主要因素　编号1□□　编号2□□　编号3□□
国家级评审结果　1. 可避免　2. 不可避免　□
　影响死亡的主要因素　编号1□□　编号2□□　编号3□□

填卡单位_____　填卡人_____　日期_____

《孕产妇死亡登记副卡》填写说明

发生在辖区的所有孕产妇死亡（不论是本地户籍还是非本地户籍）均要求填写一张死亡报告主卡和一张孕产妇死亡登记副卡。

计划内外：指本次怀孕是否持有准生证，有准生证者为计划内，无准生证者为计划外。

年龄：填写实足周岁年龄。

文化程度：以已毕业的文化程度为标准。如曾上过高中，但未毕业，则以初中文化程度计算，中专毕业以高中文化程度计，大专毕业以大学文化程度计，半文盲以文盲计。

家庭年人均收入：此项为估算，指一年12个月的人均总收入。

居住地区："山区"项中含半山区，坝区归在其他项目中。

孕产次：凡妊娠一次，不管其妊娠部位和结局怎样，都算一孕次。产次包括孕满28周及以上的分娩。双胎及多胎分娩，只算一孕次、一产次。人工流产、引产次：包括药物流产，不包括自然流产及不全流产刮宫者。

末次月经：按公历日期填写。如流产或分娩后未来月经而再次妊娠者，则此项填0；若末次月经不详者则年月日全填9，即9999年99月99日。

分娩时间：按公历日期填写，时间按00~23点的格式填写，时间取整数，够半个小时往上进，如分娩时间为2006年12月18日13:31，则填写2006121814；不详者全填9；如未分娩或28周以前流产者，此项全填0。

死亡时间：填写格式同分娩时间。

分娩地点：指胎儿娩出时，孕产妇所在的地点。未娩或28周之前流产者填0，不详者填9。
　　1）省（地、市）级医院：指省、地市级医院及与此相当的军队、厂矿医院。
　　2）区县级医院：指区县级医院及与此相当的军队、厂矿医院。
　　3）街道（乡镇）卫生院：包括街道（乡镇）卫生院及平级厂矿医院。
　　4）村接生室：为村医或接生员接生的场所。

死亡地点：同分娩地点。

分娩方式：臀牵引术、胎头吸引术、产钳术、毁胎术、内倒转术均属阴道手术产范围。

新法接生：指四消毒，即产包、接生者的手、产妇外阴部及婴儿脐带消毒，由医生、助产士、培训过的初级卫生人员或培训过的接生员接生。

接生者：1）医务人员指乡级卫生院及以上的医生、护士、助产士；
　　2）乡村医生指村医或个体开业医生；
　　3）接生员指受过培训的接生人员；
　　4）其他人员指未受过培训的接生人员及其家属、周围邻里等。

产前检查：如有，应填写初检孕周和孕期产检次数。

致死的主要疾病诊断：填写按照国际疾病分类（ICD-10）的原则寻找根本死因，如死亡直接原因由根本死因所致，则填写该病因的疾病全称，如根本死因又导致了其他疾病或并发症，则按并发症的顺序，将各疾病的全称填写清楚。如：某孕产妇因妊娠期高血压并发胎盘早剥大出血死亡，则按胎盘早剥→妊娠期高血压疾病的顺序填写。

死因诊断依据：按最高的诊断依据填写，如同时有临床诊断与病理诊断则填病理诊断，临床诊断包括实验室及其他的辅助检查。

各级医疗机构评审结果及影响死亡的主要因素：该项可暂不填写。但在该地区的《孕产妇死亡报告卡》评审结束后，可将评审结果回填入副卡中。

附录1-3　5岁以下儿童死亡登记副卡

（与居民死亡医学证明书同时填写）

死亡医学证明书编号_____

户籍住址_____省_____市_____区(县)_____街道(乡镇)

现住址_____省_____市_____区(县)_____街道(乡镇)

治疗性引产死亡：1. 是　　2. 否　　□

出生信息登记卡号_____　　出生医学证明编号_____

儿童免疫接种卡号_____

儿童姓名_____　父亲姓名_____　母亲姓名_____

户口　　1. 本地户口　2. 非本地户口　3. 非本地户口居住1年以上　　□

性别　　1. 男　2. 女　3. 性别不明　　□

出生日期　　□□□□年□□月□□日

出生体重　　□□□□克　1. 测量　2. 估计　□

孕周　　□□周

出生地点　1. 省(地、市)级医院　2. 县(区)级医院　3. 乡镇、街道卫生院　4. 村(诊所)卫生室
　　　　　5. 途中　6. 家中　　□

死亡日期　　□□□□年□□月□□日

死亡年龄　　□岁□□月□□天

死亡诊断　A _____
　　　　　B _____
　　　　　C _____

根本死因　_____

死亡地点　1. 医院　2. 途中　3. 家中　　□

死前治疗　1. 住院　2. 门诊　3. 未治疗　　□

诊断级别　1. 省(市)　2. 区(县)　3. 街道(乡镇)　4. 村(诊所)　5. 未就医　□

未治疗或未就医的主要原因(单选)　1. 经济困难　2. 交通不便　3. 来不及送医院
　　　　　　　　　　　　　　　　4. 家长认为病情不重　5. 风俗习惯　6. 其他(注明)_____□

死因诊断依据　1. 病理尸检　2. 临床　3. 死后推断　　□

填卡单位_____　　填卡人_____　　日期_____

《5岁以下儿童死亡登记副卡》填写说明

凡妊娠满28周,出生后有心跳、呼吸、脐带搏动、随意肌收缩4项指标之一,而后死亡的5岁以下儿童(死亡时不满5周岁),无论本地还是非本地户口,每一例死亡均需填报此卡。

治疗性引产死亡:指治疗性引产原因出生时,具有4项生命指标之一,而后又死亡的婴儿。不包括由于计划生育原因而做的引产。

出生信息登记卡号:来自婴儿出生信息登记卡。

出生医学证明编号:如果给儿童已颁发出生医学证明,则应填写出生医学证明书编号。

儿童免疫接种卡号:来自儿童免疫接种卡,如有该卡应当填写。

儿童姓名:填写死亡儿童姓名。如尚未取名,则父亲和母亲姓名必须填写。

性别:如属于两性畸形则填写性别不明。

出生日期:按公历日期填写,如月、日只有一位数字时,前一方格必须填0。

出生体重、孕周、出生地点:年龄小于1岁以下的死亡儿童必须填写。孕周按整数填写,如35周+6天,填写35周即可。

死亡日期:填写格式同出生日期。

死亡年龄:填写实足年龄,出生不满24小时填写"0"天;1天~不满28天填具体天数;满28天~1月29天填写1月;1月30天~不足1岁填月数;1岁及其以上填岁数。

死亡诊断:填写按照国际疾病分类(ICD-10)的原则寻找根本死因,如死亡直接原因由根本死因所致,则填写该病因的疾病全称,如根本死因又导致了其他疾病或并发症,则按并发症的顺序,将各疾病的全称填写清楚。

死前治疗:指导致本次死亡疾病的治疗情况。住院指正式办理住院手续,住院治疗后死亡者(包括死在医院或出院回家死亡);门诊包括急诊、观察室治疗未正式住院者;未治疗指根本未治或未接受医生治疗、家长自治。如果同时有两种治疗情况,即"门诊"和"住院",则填写最高治疗级别"住院"。凡经村医生诊治,按"门诊"治疗填写。"未治疗"指根本未治或家长自治。

诊断级别:填写疾病的最高诊断级别,如患儿曾在村卫生所、乡卫生院、县医院诊治,应填写县医院。

未治疗或未就医的主要原因:仅选其中一项。

死因诊断依据:病理尸检指在医院死亡做过尸检证实诊断的;临床诊断指医疗单位根据患儿的临床表现做出的诊断;死后推断指死前未经医疗单位治疗,死因是死后分析判断出来的。

附录 2 全国疾病监测系统监测点名单

序号	监测点全称	监测点编码
1	北京市东城区	A1111
2	北京市通州区	A1112
3	天津市红桥区	B1211
4	天津市蓟县	A1221
5	河北省唐山市开平区	A1311
6	河北省迁西县	B1321
7	河北省秦皇岛市海港区	B1312
8	河北省磁县	B1322
9	河北省武安市	A1323
10	河北省张家口市桥东区	A1313
11	河北省宣化县	B1324
12	河北省丰宁满族自治县	A1325
13	山西省太原市杏花岭区	A1411
14	山西省平定县	A1421
15	山西省壶关县	B1422
16	山西省朔州市朔城区	B1412
17	山西省绛县	A1423
18	山西省临县	B1424
19	内蒙古自治区呼和浩特市回民区	A1511
20	内蒙古自治区巴林右旗	B1521
21	内蒙古自治区开鲁县	A1522
22	内蒙古自治区巴彦淖尔市临河区	B1523
23	内蒙古自治区苏尼特右旗	A1524
24	辽宁省沈阳市新城子区	B2111
25	辽宁省大连市沙河口区	A2112
26	辽宁省鞍山市千山区	B2113
27	辽宁省凤城市	A2121
28	辽宁省阜新蒙古族自治县	A2122
29	辽宁省辽阳县	B2123

附录2 全国疾病监测系统监测点名单

续表

序号	监测点全称	监测点编码
30	吉林省长春市南关区	A2211
31	吉林省德惠市	A2221
32	吉林省吉林市丰满区	B2212
33	吉林省集安市	A2222
34	吉林省龙井市	A2223
35	黑龙江省哈尔滨市南岗区	A2311
36	黑龙江省齐齐哈尔市梅里斯达斡尔族区	B2312
37	黑龙江省依安县	A2321
38	黑龙江省鸡西市梨树区	B2313
39	黑龙江省宝清县	A2322
40	黑龙江省大庆市大同区	A2314
41	黑龙江省桦川县	B2323
42	上海市卢湾区	A3111
43	上海市松江区	A3112
44	江苏省南京市浦口区	B3211
45	江苏省徐州市云龙区	A3212
46	江苏省苏州市吴中区	B3213
47	江苏省张家港市	A3221
48	江苏省金湖县	A3222
49	江苏省响水县	B3223
50	浙江省杭州市下城区	A3311
51	浙江省奉化市	A3321
52	浙江省桐乡市	B3322
53	浙江省安吉县	B3323
54	浙江省金华市婺城区	A3312
55	浙江省遂昌县	B3324
56	安徽省马鞍山市雨山区	B3411
57	安徽省安庆市大观区	A3412
58	安徽省天长市	A3421
59	安徽省巢湖市居巢区	A3413
60	安徽省蒙城县	A3422
61	安徽省泾县	A3423
62	福建省三明市梅列区	A3511
63	福建省惠安县	A3521
64	福建省建瓯市	B3522

续表

序号	监测点全称	监测点编码
65	福建省永定县	A3523
66	福建省宁德市蕉城区	B3512
67	江西省南昌市东湖区	A3611
68	江西省武宁县	A3621
69	江西省赣州市章贡区	A3612
70	江西省龙南县	A3622
71	江西省上高县	A3623
72	山东省青岛市市北区	A3711
73	山东省沂源县	A3721
74	山东省枣庄市薛城区	B3712
75	山东省烟台市芝罘区	A3713
76	山东省蓬莱市	A3722
77	山东省高密市	B3723
78	山东省莱芜市莱城区	A3714
79	山东省莒南县	A3724
80	山东省青岛市李沧区	B3715
81	河南省郑州市中原区	A4111
82	河南省洛阳市吉利区	B4112
83	河南省新安县	B4121
84	河南省滑县	B4122
85	河南省辉县市	A4123
86	河南省唐河县	A4124
87	河南省睢县	A4125
88	河南省信阳市浉河区	B4113
89	湖北省武汉市江岸区	A4211
90	湖北省黄石市黄石港区	A4212
91	湖北省宜昌市伍家岗区	B4213
92	湖北省谷城县	A4221
93	湖北省云梦县	B4222
94	湖北省天门市	A4223
95	湖南省长沙市天心区	B4311
96	湖南省浏阳市	A4321
97	湖南省常德市武陵区	B4312
98	湖南省平江县	B4322
99	湖南省郴州市苏仙区	A4313

附录2 全国疾病监测系统监测点名单

续表

序号	监测点全称	监测点编码
100	湖南省洪江市	A4323
101	湖南省凤凰县	A4324
102	广东省广州市越秀区	A4411
103	广东省南雄市	A4421
104	广东省四会市	B4422
105	广东省五华县	A4423
106	广东省汕尾市城区	B4412
107	广东省云浮市云城区	B4413
108	广西壮族自治区宾阳县	A4521
109	广西壮族自治区柳州市柳北区	B4511
110	广西壮族自治区桂林市秀峰区	A4512
111	广西壮族自治区合浦县	A4522
112	广西壮族自治区凌云县	A4523
113	广西壮族自治区罗城仫佬族自治县	A4524
114	海南省海口市美兰区	A4611
115	海南省定安县	B4621
116	重庆市万州区	A5011
117	重庆市大足县	A5021
118	四川省成都市青羊区	A5111
119	四川省彭州市	B5121
120	四川省攀枝花市仁和区	B5112
121	四川省资中县	A5122
122	四川省西充县	A5123
123	四川省汉源县	A5124
124	四川省康定县	B5125
125	四川省越西县	B5126
126	贵州省遵义市红花岗区	A5211
127	贵州省湄潭县	A5221
128	贵州省玉屏侗族自治县	A5222
129	贵州省施秉县	A5223
130	贵州省独山县	A5224
131	云南省玉溪市红塔区	B5311
132	云南省通海县	A5321
133	云南省广南县	A5322
134	云南省勐腊县	B5323

续表

序号	监测点全称	监测点编码
135	云南省祥云县	A5324
136	云南省兰坪白族普米族自治县	B5325
137	西藏自治区拉萨市城关区	A5411
138	西藏自治区墨竹工卡县	A5421
139	西藏自治区米林县	B5422
140	西藏自治区乃东县	B5423
141	西藏自治区江孜县	B5424
142	陕西省铜川市王益区	A6111
143	陕西省眉县	A6121
144	陕西省华阴市	A6122
145	陕西省洛川县	A6123
146	陕西省汉阴县	A6124
147	甘肃省景泰县	A6221
148	甘肃省天水市麦积区	A6211
149	甘肃省张掖市甘州区	A6222
150	甘肃省敦煌市	A6223
151	甘肃省临潭县	A6224
152	青海省西宁市城中区	A6311
153	青海省平安县	B6321
154	青海省门源回族自治县	A6322
155	宁夏回族自治区银川市兴庆区	A6411
156	宁夏回族自治区中卫市中卫城区	A6421
157	新疆维吾尔自治区乌鲁木齐市天山区	A6511
158	新疆维吾尔自治区新和县	B6521
159	新疆维吾尔自治区莎车县	B6522
160	新疆维吾尔自治区和田县	A6523
161	新疆维吾尔自治区新源县	A6524

监测点编码说明:第1位:A为调整前原有的监测点,B为调整后新增的监测点;第2-3位:为各省(区、市)的行政区划代码;第4位:为城乡区别码,1为城市,2为农村;第5位:为同一省(区、市)内相同城乡类别的监测点的顺序码

附录3　死因顺位疾病 ICD-10 编码对照表

疾病名称	ICD-10 编码*
传染病	A00-A99,B00-B49,B91-B94.8,B99
寄生虫病	B50-B89,B94.9
恶性肿瘤	C00-C97
血液造血免疫疾病	D50-D89
内分泌营养代谢疾病	E00-E88
精神障碍	F00-F99
神经系统疾病	G00-G04,G06,G08-G93,G95-G98
心脑血管疾病	I05-I09,I11,I20-I27,I30-I52,I60-I69
呼吸系统疾病	J00-J99
消化系统疾病	K00-K92
肌肉骨骼和结缔组织疾病	M00-M99
泌尿生殖系统疾病	N00-N45,N47-N96,N98
产科疾病	O00-O29,O31-O99
围生期疾病	P00-P96
先天异常	Q00-Q99
诊断不明	R00-R99
损伤中毒(伤害)	V01-Y89
其他疾病	除以上编码之外的所有编码

注：* 以上仅标出 ICD-10 三位码范围(除四位码另有说明外)。

附录4 死因分类ICD-10编码对照表

编号	疾病名称	ICD-10编码	GBD编码
C001	总计		U000
C002	I. 感染性、母婴及营养缺乏性疾病	A00-B99, G00-G04, N70-N73, J00-J06, J10-J18, J20-J22, H65-H66, O00-O99, P00-P96, E00-E02, E40-E46, E50, D50-D53, D64.9, E51-E64	U001
C003	A. 传染病和寄生虫病	A00-B99, G00, G03-G04, N70-N73	U002
C004	1. 结核病	A15-A19, B90	U003
C005	a. 呼吸道结核	A15-A16, B90.9	
C006	2. 性传播疾病（不包括艾滋病）	A50-A64, N70-N73	U004
C007	a. 梅毒	A50-A53	U005
C008	3. 艾滋病	B20-B24	U009
C009	4. 腹泻病	A00, A01, A03, A04, A06-A09	U010
C010	a. 痢疾	A03	
C011	b. 伤寒和副伤寒	A01	
C012	5. 好发于儿童期的疾病	A33-A37, A80, B05, B91	U011
C013	a. 百日咳	A37	U012
C014	b. 脊髓灰质炎	A80, B91	U013
C015	c. 白喉	A36	U014
C016	d. 麻疹	B05	U015
C017	e. 破伤风	A33-A35	U016
C018	6. 脑（脊）膜炎	A39, G00, G03	U017
C019	a. 脑膜炎球菌感染	A39	
C020	b. 脑膜炎	G00, G03	
C021	7. 病毒性肝炎	B15-B19	
C022	a. 乙型肝炎	B16-B19（除外 B17.1, B18.2）	U018
C023	b. 丙型肝炎	B17.1, B18.2	U019
C024	8. 疟疾	B50-B54	U020
C025	9. 热带病	B55-B57, B65, B73, B74.0-B74.2	U021

附录4 死因分类ICD-10编码对照表

续表

编号	疾病名称	ICD-10编码	GBD编码
C026	a.血吸虫病	B65	U024
C027	10.流行性乙型脑炎	A83.0	U030
C028	11.钩端螺旋体病	A27	
C029	12.流行性出血热	A98.5	
C030	13.败血病	A40-A41	
C031	B.呼吸系统感染性疾病	J00-J06,J10-J18,J20-J22,H65-H66	U038
C032	1.下呼吸道感染	J10-J18,J20-J22	U039
C033	a.肺炎	J12-J18	
C034	2.上呼吸道感染	J00-J06	U040
C035	C.妊娠、分娩和产褥期疾病	O00-O99	U042
C036	1.直接产科原因	O00-O29,O31-O92	
C037	a.产后出血	O72	
C038	b.产褥期感染	O85-O92	
C039	c.妊娠高血压综合征	O10-O16	U045
C040	d.阻梗性分娩	O64-O66	U046
C041	e.流产	O00-O07	U047
C042	f.母体产伤	O70-O71	
C043	2.间接产科原因	O98-O99	
C044	D.起源于围生期的某些情况	P00-P96	U049
C045	1.低出生体重	P05-P07	U050
C046	a、早产儿和未成熟儿	P05,P07.2,P07.3	
C047	2.新生儿产伤和窒息	P03,P10-P15,P20-P29	U051
C048	3.新生儿溶血性疾病	P55-P57	
C049	4.新生儿硬化病	P83.0	
C050	E.营养缺乏性疾病	E00-E02,E40-E46,E50,D50-D53,D64.9,E51-E64	U053
C051	1.营养不良	E40-E46	U054
C052	2.缺铁性贫血	D50,D64.9	U057
C053	II.非感染性疾病	C00-C97,D00-D48,D55-D64（除外D64.9）,D65-D89,E03-E07,E10-E16,E20-E34,E65-E88,F01-F99,G06-G98,H00-H61,H68-H93,I00-I99,J30-J98,K00-K92,N00-N64,N75-N98,L00-L98,M00-M99,Q00-Q99	U059
C054	A.恶性肿瘤	C00-C97	U060
C055	1.唇、口腔和咽恶性肿瘤	C00-C14	U061

续表

编号	疾病名称	ICD-10 编码	GBD 编码
C056	a. 鼻咽癌	C11	
C057	2. 食管癌	C15	U062
C058	3. 胃癌	C16	U063
C059	4. 结直肠癌	C18 – C21	U064
C060	5. 肝癌	C22	U065
C061	6. 胰腺癌	C25	U066
C062	7. 肺癌	C33 – C34	U067
C063	8. 皮肤癌	C43 – C44	U068
C064	9. 乳腺癌	C50	U069
C065	10. 子宫颈癌	C53	U070
C066	11. 子宫体癌	C54 – C55	U071
C067	12. 卵巢癌	C56	U072
C068	13. 前列腺癌	C61	U073
C069	14. 膀胱癌	C67	U074
C070	15. 淋巴瘤与多发性骨髓瘤	C81 – C90，C96	U075
C071	16. 白血病	C91 – C95	U076
C072	B. 其他肿瘤	D00 – D48	U078
C073	1. 良性肿瘤	D10 – D36	
C074	C. 糖尿病	E10 – E14	U079
C075	D. 内分泌、血液造血及免疫疾病	D55 – D64（除外 D64.9）， D65 – D89，E03 – E07， E15 – E16，E20 – E34，E65 – E88	U080
C076	E. 神经和精神疾病	F01 – F99，G06 – G98	U081
C077	1. 精神障碍	F01 – F99	
C078	a. 精神分裂症	F20 – F29	U084
C079	2. 神经系统疾病	G06 – G98	
C080	a. 阿尔茨海默病	G30	
C081	b. 帕金森病	G20 – G21	U088
C082	c. 癫痫	G40 – G41	U085
C083	F. 感官疾病	H00 – H61，H68 – H93	U098
C084	G. 循环系统疾病	I00 – I99（除外 I27.9）	U104
C085	1. 急性风湿热	I00 – I02	U105
C086	2. 心脏病	I05 – I09，I10 – I13，I20 – I27（除外 27.9）， I30 – I52	
C087	a. 慢性风湿性心脏病	I05 – I09	
C088	b. 高血压心脏病	I10 – I13	U106
C089	c. 肺源性心脏病	I26，I27（除外 I27.9）	
C090	d. 缺血性心脏病	I20 – I25	U107

附录4 死因分类ICD-10编码对照表

编号	疾病名称	ICD-10编码	GBD编码
C091	急性心肌梗死	I21	
C092	3.脑血管疾病	I60-I69	U108
C093	H.呼吸系统疾病	J30-J98, I27.9	U111
C094	1.慢性下呼吸道疾病	J40-J47, I27.9	
C095	a.慢性阻塞性肺疾病	J40-J44, I27.9	U112
C096	b.哮喘	J45-J46	U113
C097	2.尘肺	J60-J65	
C098	I.消化系统疾病	K20-K92	U115
C099	1.消化性溃疡	K25-K27	U116
C100	2.肝疾病	K70-K76	
C101	a.肝硬化	K70, K74	U117
C102	3.阑尾炎	K35-K37	U118
C103	4.肠梗阻	K56	
C104	J.泌尿生殖系统疾病	N00-N64, N75-N98	U120
C105	1.肾炎和肾病	N00-N19	U121
C106	a.肾小球和肾小管间质疾病	N00-N15	
C107	2.良性前列腺肥大	N40	U122
C108	K.皮肤病	L00-L98	U124
C109	L.肌肉骨骼和结缔组织疾病	M00-M99	U125
C110	1.风湿性关节炎	M05-M06	U126
C111	2.骨关节炎	M15-M19	U127
C112	M.先天异常	Q00-Q99	U131
C113	1.先天性心脏病	Q20-Q24	
C114	N.口腔疾病	K00-K14	U143
C115	Ⅲ.伤害	V01-Y89	U148
C116	A.意外伤害	V01-X59, Y40-Y86, Y88, Y89	U149
C117	1.交通事故		
C118	a.道路交通事故	见附注a	U150
C119	1a*机动车辆交通事故	见附注b	
C120	1b*机动车以外的运输事故	见附注c	
C121	2.意外中毒	X40-X49	U151
C122	3.意外跌落	W00-W19	U152
C123	4.火灾	X00-X09	U153
C124	5.溺水	W65-W74	U154
C125	6.意外的机械性窒息	W75-W77, W81-W84	
C126	7.触电	W85-W87	
C127	8.砸死	W20	
C128	9.由机械切割和穿刺工具所致的意外事故	W25-W31	
C129	10.自然环境因素导致的意外事故	X30-X39	

续表

编号	疾病名称	ICD-10 编码	GBD 编码
C130	B. 故意伤害	X60-Y09, Y35-Y36, Y87.0, Y87.1	U156
C131	1. 自杀	X60-X84, Y87.0	U157
C132	2. 被杀	X85-Y09, Y87.1	U158

附注：
a.（1）仅有三位码的使用以下编码范围：V01-V04, V06, V09-V80, V87, V89, V99。
（2）编码编到四位码的，使用以下编码范围：V01.1-V01.9, V02.1-V02.9, V03.1-V03.9, V04.1-V04.9, V06.1-V06.9, V09.2, V09.3, V10.4-V10.9, V11.4-V11.9, V12.3-V12.9, V13.3-V13.9, V14.3-V14.9, V15.4-V15.9, V16.4-V16.9, V17.4-V17.9, V18.4-V18.9, V19.4-V19.6, V20.3-V20.9, V21.3-V21.9, V22.3-V22.9, V23.3-V23.9, V24.3-V24.9, V25.3-V25.9, V26.3-V26.9, V27.3-V27.9, V28.3-V28.9, V29.4-V29.9, V30.4-V30.9, V31.4-V31.9, V32.4-V32.9, V33.4-V33.9, V34.4-V34.9, V35.4-V35.9, V36.4-V36.9, V37.4-V37.9, V38.4-V38.9, V39.4-V39.9, V40.4-V40.9, V41.4-V41.9, V42.4-V42.9, V43.4-V43.9, V44.4-V44.9, V45.4-V45.9, V46.4-V46.9, V47.4-V47.9, V48.4-V48.9, V49.4-V49.9, V50.4-V50.9, V51.4-V51.9, V52.4-V52.9, V53.4-V53.9, V54.4-V54.9, V55.4-V55.9, V56.4-V56.9, V57.4-V57.9, V58.4-V58.9, V59.4-V59.9, V60.4-V60.9, V61.4-V61.9, V62.4-V62.9, V63.4-V63.9, V64.4-V64.9, V65.4-V65.9, V66.4-V66.9, V67.4-V67.9, V68.4-V68.9, V69.4-V69.9, V70.4-V70.9, V71.4-V71.9, V72.4-V72.9, V73.4-V73.9, V74.4-V74.9, V75.4-V75.9, V76.4-V76.9, V77.4-V77.9, V78.4-V78.9, V79.4-V79.9, V80.3-V80.5, V81.1, V82.1, V83.0-V83.3, V84.0-V84.3, V85.0-V85.3, V86.0-V86.3, V87.0-V87.8, V89.2, V89.9, V99, Y85.0

b. 包括以下编码：
V02.1, V03.1, V04.1, V05.1, V09.2-V09.3, V12.4-V12.5, V12.9, V13.4-V13.5, V13.9, V14.4-V14.5, V14.9, V15.4-V15.5, V15.9, V19.4-V19.6, V19.9, V20.4-V20.5, V20.9, V21.4-V21.5, V21.9, V22.4-V22.5, V22.9, V23.4-V23.5, V23.9, V24.4-V24.5, V24.9, V25.4-V25.5, V25.9, V26.4-V26.5, V26.9, V27.4-V27.5, V27.9, V28.4-V28.5, V28.9, V29.4-V29.6, V29.8-V29.9, V30.5-V30.7, V30.9, V31.5-V31.7, V31.9, V32.5-V32.7, V32.9, V33.5-V33.7, V33.9, V34.5-V34.7, V34.9, V35.5-V35.7, V35.9, V36.5-V36.7, V36.9, V37.5-V37.7, V37.9, V38.5-V38.7, V38.9, V39.4-V39.6, V39.8, V39.9, V40.5-V40.7, V40.9, V41.5-V41.7, V41.9, V42.5-V42.7, V42.9, V43.5-V43.7, V43.9, V44.5-V44.7, V44.9, V45.5-V45.7, V45.9, V46.5-V46.7, V46.9, V47.5-V47.7, V47.9, V48.5-V48.7, V48.9, V49.4-V49.6, V49.8-V49.9, V50.5-V50.7, V50.9, V51.5-V51.7, V51.9, V52.5-V52.7, V52.9, V53.5-V53.7, V53.9, V54.5-V54.7, V54.9, V55.5-V55.7, V55.9, V56.5-V56.7, V56.9, V57.5-V57.7, V57.9, V58.5-V58.7, V58.9, V59.4-V59.6, V59.8-V59.9, V60.5-V60.7, V60.9, V61.5-V61.7, V61.9, V62.5-V62.7, V62.9, V63.5-V63.7, V63.9, V64.5-V64.7, V64.9, V65.5-V65.7, V65.9, V66.5-V66.7, V66.9, V67.5-V67.7, V67.9, V68.5-V68.7, V68.9, V69.4-V69.6, V69.8-V69.9, V70.5-V70.6, V71.5-V71.6, V72.5-V72.6, V73.5-V73.6, V74.5-V74.6, V75.5-V75.6, V76.5-V76.6, V77.5-V77.6, V78.5-V78.6, V79.4-V79.6, V79.8-V79.9, V82.1-V82.9, V83.0-V83.3, V84.0-V84.3, V85.0-V85.3, V86.0-V86.3, V87.0-V87.9, V89.2

c. 包括以下编码：
V01.0-V01.1, V01.9, V02.0, V02.9, V03.0, V03.9, V04.0, V04.9, V05.0, V05.9, V06.0-V06.1, V06.9, V09.0-V09.1, V09.9, V10.0-V10.5, V10.9, V11.0-V11.5, V11.9, V12.0-V12.3, V13.0-V13.3, V14.0-V14.3, V15.0-V15.3, V16.0-V16.5, V16.9, V17.0-V17.5, V17.9, V18.0-V18.5, V18.9, V19.0-V19.3, V19.8, V20.0-V20.3, V21.0-V21.3, V22.0-V22.3, V23.0-V23.3, V24.0-V24.3, V25.0-V25.3, V26.0-V26.3, V27.0-V27.3, V28.0-V28.3, V29.0-V29.3, V30.0-V30.4, V31.0-V31.4, V32.0-V32.4, V33.0-V33.4, V34.0-V34.4, V35.0-V35.4, V36.0-V36.4, V37.0-V37.4, V38.0-V38.4, V39.0-V39.3, V40.0-V40.4, V41.0-V41.4, V42.0-V42.4, V43.0-V43.4, V44.0-V44.4, V45.0-V45.4, V46.0-V46.4, V47.0-V47.4, V48.0-V48.4, V49.0-V49.3, V50.0-V50.4, V51.0-V51.4, V52.0-V52.4, V53.0-V53.4, V54.0-V54.4, V55.0-V55.4, V56.0-V56.4, V57.0-V57.4, V58.0-V58.4, V59.0-V59.3, V60.0-V60.4, V61.0-V61.4, V62.0-V62.4, V63.0-V63.4, V64.0-V64.4, V65.0-V65.4, V66.0-V66.4, V67.0-V67.4, V68.0-V68.4, V69.0-V69.3, V70.0-V70.4, V70.7, V70.9, V71.0-V71.4, V71.7, V71.9, V72.0-V72.4, V72.7, V72.9, V73.0-V73.4, V73.7, V73.9, V74.0-V74.4, V74.7, V74.9, V75.0-V75.4, V75.7, V75.9, V76.0-V76.7, V76.9, V77.0-V77.4, V77.7, V77.9, V78.0-V78.4, V78.7, V78.9, V79.0-V79.3, V80.0-V80.9, V81.0-V81.9, V82.0, V83.4-V83.7, V83.9, V84.4-V84.7, V84.9, V85.4-V85.7, V85.9, V86.4-V86.7, V86.9, V88.0-V88.9, V89.0-V89.1, V89.3, V89.9, V90.0-V90.9, V91.0-V91.9, V92.0-V92.9, V93.0-V93.9, V94.0-V94.9, V95.0-V95.4, V95.8-V95.9, V96.0-V96.2, V96.8-V96.9, V97.0-V97.3, V97.8

注：GBD 分类标准来源：Table 3A.2. GBD Cause Categories and ICD Codes
http://www.ncbi.nlm.nih.gov/books/bv.fcgi?indexed=google&rid=gbd.table.351